全国高等医药院校药学类第四轮规划教材

# 临床药物治疗学

（供药学、临床药学及相关专业用）

第 2 版

主　　编　李明亚
副 主 编　郑仕中　常福厚　吕雄文
编　　者　（按姓氏笔画排序）
　　　　　吕雄文（安徽医科大学）
　　　　　刘　冰（广东药学院）
　　　　　李成林（徐州医学院）
　　　　　李明亚（广东药学院）
　　　　　杨　帆（山西医科大学）
　　　　　辛晓明（泰山医学院）
　　　　　汪　震（华中科技大学同济医院）
　　　　　张秋华（辽宁中医药大学）
　　　　　张瑞涛（三峡大学）
　　　　　陈　纯（福建医科大学）
　　　　　郑仕中（南京中医药大学）
　　　　　洪铭范（广东药学院）
　　　　　徐　斑（四川大学华西医院）
　　　　　黄起壬（南昌大学）
　　　　　常福厚（内蒙古医科大学）
　　　　　韩秀珍（山东大学）
　　　　　谢松强（河南大学）
编写秘书　刘　冰　袁　芳

中国医药科技出版社

**图书在版编目（CIP）数据**

临床药物治疗学/李明亚主编. —2 版. —北京：中国医药科技出版社，2015.8
全国高等医药院校药学类第四轮规划教材
ISBN 978 – 7 – 5067 – 7424 – 6

Ⅰ. ①临… Ⅱ. ①李… Ⅲ. ①药物疗法 – 医学院校 – 教材 Ⅳ. ①R453

中国版本图书馆 CIP 数据核字（2015）第 188783 号

| | |
|---|---|
| 中国医药科技出版社官网　www. cmstp. com | 医药类专业图书、考试用书及 |
| | 　　健康类图书查询、在线购买 |
| 网络增值服务官网　textbook. cmstp. com | 医药类教材数据资源服务 |

**美术编辑**　陈君杞
**版式设计**　郭小平

出版　中国医药科技出版社
地址　北京市海淀区文慧园北路甲 22 号
邮编　100082
电话　发行：010 – 62227427　邮购：010 – 62236938
网址　www. cmstp. com
规格　787 × 1092mm $^{1}/_{16}$
印张　41 $^{1}/_{2}$
字数　862 千字
初版　2003 年 2 月第 1 版
版次　2015 年 8 月第 2 版
印次　2015 年 8 月第 1 次印刷
印刷　三河市双峰印刷装订有限公司
经销　全国各地新华书店
书号　ISBN 978 – 7 – 5067 – 7424 – 6
**定价　83.00 元**
本社图书如存在印装质量问题请与本社联系调换

# 出版说明

全国高等医药院校药学类规划教材，于20世纪90年代启动建设，是在教育部、国家食品药品监督管理总局的领导和指导下，由中国医药科技出版社牵头中国药科大学、沈阳药科大学、北京大学药学院、复旦大学药学院、四川大学华西药学院、广东药学院、华东科技大学同济药学院、山西医科大学、浙江大学药学院、复旦大学药学院、北京中医药大学等20余所院校和医疗单位的领导和专家成立教材常务委员会共同组织规划，在广泛调研和充分论证基础上，于2014年5月组织全国50余所本科院校400余名教学经验丰富的专家教师历时一年余不辞辛劳、精心编撰而成。供全国药学类、中药学类专业教学使用的本科规划教材。

本套教材坚持"紧密结合药学类专业培养目标以及行业对人才的需求，借鉴国内外药学教育、教学的经验和成果"的编写思路，20余年来历经三轮编写修订，逐渐形成了一套行业特色鲜明、课程门类齐全、学科系统优化、内容衔接合理的高质量精品教材，深受广大师生的欢迎，其中多数教材入选普通高等教育"十一五""十二五"国家级规划教材，为药学本科教育和药学人才培养，做出了积极贡献。

第四轮规划教材，是在深入贯彻落实教育部高等教育教学改革精神，依据高等药学教育培养目标及满足新时期医药行业高素质技术型、复合型、创新型人才需求，紧密结合《中国药典》、《药品生产质量管理规范》（GMP）、《药品非临床研究质量管理规范》（GLP）、《药品经营质量管理规范》（GSP）等新版国家药品标准、法律法规和2015年版《国家执业药师资格考试大纲》编写，体现医药行业最新要求，更好地服务于各院校药学教学与人才培养的需要。

本轮教材的特色：

**1. 契合人才需求，体现行业要求**　契合新时期药学人才需求的变化，以培养创新型、应用型人才并重为目标，适应医药行业要求，及时体现2015年版《中国药典》及新版GMP、新版GSP等国家标准、法规和规范以及新版国家执业药师资格考试等行业最新要求。

**2. 充实完善内容，打造教材精品**　专家们在上一轮教材基础上进一步优化、精炼和充实内容。坚持"三基、五性、三特定",注重整套教材的系统科学性、学科的衔接性。进一步精简教材字数,突出重点,强调理论与实际需求相结合,进一步提高教材质量。

**3. 创新编写形式,便于学生学习** 本轮教材设有"学习目标""知识拓展""重点小结""复习题"等模块,以增强学生学习的目的性和主动性及教材的可读性。

**4. 丰富教学资源,配套增值服务** 在编写纸质教材的同时,注重建设与其相配套的网络教学资源,以满足立体化教学要求。

第四轮规划教材共涉及核心课程教材 53 门,供全国医药院校药学类、中药学类专业教学使用。本轮规划教材更名两种,即《药学文献检索与利用》更名为《药学信息检索与利用》,《药品经营管理 GSP》更名为《药品经营管理——GSP 实务》。

编写出版本套高质量的全国本科药学类专业规划教材,得到了药学专家的精心指导,以及全国各有关院校领导和编者的大力支持,在此一并表示衷心感谢。希望本套教材的出版,能受到全国本科药学专业广大师生的欢迎,对促进我国药学类专业教育教学改革和人才培养做出积极贡献。希望广大师生在教学中积极使用本套教材,并提出宝贵意见,以便修订完善,共同打造精品教材。

全国高等医药院校药学类规划教材编写委员会

中国医药科技出版社

**2015 年 7 月**

# 全国高等医药院校药学类第四轮规划教材书目

| 教材名称 | 主　编 | 教材名称 | 主　编 |
|---|---|---|---|
| **公共基础课** | | 26. 医药商品学（第 3 版） | 刘　勇 |
| | | 27. 药物经济学（第 3 版） | 孙利华 |
| 1. 高等数学（第 3 版） | 刘艳杰 | 28. 药用高分子材料学（第 4 版） | 方　亮 |
| | 黄榕波 | 29. 化工原理（第 3 版）* | 何志成 |
| 2. 基础物理学（第 3 版）* | 李　辛 | 30. 药物化学（第 3 版） | 尤启冬 |
| 3. 大学计算机基础（第 3 版） | 于　静 | 31. 化学制药工艺学（第 4 版）* | 赵临襄 |
| 4. 计算机程序设计（第 3 版） | 于　静 | 32. 药剂学（第 3 版） | 方　亮 |
| 5. 无机化学（第 3 版）* | 王国清 | 33. 工业药剂学（第 3 版）* | 潘卫三 |
| 6. 有机化学（第 2 版） | 胡　春 | 34. 生物药剂学（第 4 版） | 程　刚 |
| 7. 物理化学（第 3 版） | 徐开俊 | 35. 药物分析（第 3 版） | 于治国 |
| 8. 生物化学（药学类专业通用） | | 36. 体内药物分析（第 3 版） | 于治国 |
| 　（第 2 版）* | 余　蓉 | 37. 医药市场营销学（第 3 版） | 冯国忠 |
| 9. 分析化学（第 3 版）* | 郭兴杰 | 38. 医药电子商务（第 2 版） | 陈玉文 |
| **专业基础课和专业课** | | 39. 国际医药贸易理论与实务 | |
| | | 　（第 2 版） | 马爱霞 |
| 10. 人体解剖生理学（第 2 版） | 郭青龙 | 40. GMP 教程（第 3 版）* | 梁　毅 |
| | 李卫东 | 41. 药品经营质量管理——GSP 实务 | 梁　毅 |
| 11. 微生物学（第 3 版） | 周长林 | 　（第 2 版）* | 陈玉文 |
| 12. 药学细胞生物学（第 2 版） | 徐　威 | 42. 生物化学（供生物制药、生物技术、 | |
| 13. 医药伦理学（第 4 版） | 赵迎欢 | 　生物工程和海洋药学专业使用） | |
| 14. 药学概论（第 4 版） | 吴春福 | 　（第 3 版） | 吴梧桐 |
| 15. 药学信息检索与利用（第 3 版） | 毕玉侠 | 43. 生物技术制药概论（第 3 版） | 姚文兵 |
| 16. 药理学（第 4 版） | 钱之玉 | 44. 生物工程（第 3 版） | 王　旻 |
| 17. 药物毒理学（第 3 版） | 向　明 | 45. 发酵工艺学（第 3 版） | 夏焕章 |
| | 季　晖 | 46. 生物制药工艺学（第 4 版）* | 吴梧桐 |
| 18. 临床药物治疗学（第 2 版） | 李明亚 | 47. 生物药物分析（第 2 版） | 张怡轩 |
| 19. 药事管理学（第 5 版）* | 杨世民 | 48. 中医药学概论（第 2 版） | 郭　姣 |
| 20. 中国药事法理论与实务（第 2 版） | 邵　蓉 | 49. 中药分析学（第 2 版）* | 刘丽芳 |
| 21. 药用拉丁语（第 2 版） | 孙启时 | 50. 中药鉴定学（第 3 版） | 李　峰 |
| 22. 生药学（第 3 版） | 李　萍 | 51. 中药炮制学（第 2 版） | 张春凤 |
| 23. 天然药物化学（第 2 版）* | 孔令义 | 52. 药用植物学（第 3 版） | 路金才 |
| 24. 有机化合物波谱解析（第 4 版）* | 裴月湖 | 53. 中药生物技术（第 2 版） | 刘吉华 |
| 25. 中医药学基础（第 3 版） | 李　梅 | | |

"＊"示该教材有与其配套的网络增值服务。

# 前 言

随着医药科技的迅速发展，新药品种不断涌现，药品数量急剧增加，用药的复杂性也越来越高，用药引起的社会问题也越来越多。20世纪以来，药害事件和药源性疾病接连发生，教训极其惨痛。社会公众对药师的要求已不再满足于仅仅为他们提供安全有效的药品，而且要求提供安全有效的药物治疗。现代药学已经发展到以患者为中心，强调以改善患者生命质量的药学服务阶段。

药学服务要求药师不仅要提供合格的药品，更重要的是关注疾病的合理治疗，要对疾病治疗过程进行决策，包括药品的选择、剂量的确定、给药方法的优化、治疗效果的评估等，同时还包括提供人文关怀，以实现安全、有效、经济的药物治疗。这就要求药学工作者除了具备有很好的药学、药理学知识外，还必须具有基础医学知识、临床医学知识和医药交叉学科的知识。

临床药物治疗学涵盖疾病的发病机制及病理、疾病临床表现或/和临床类型、药物治疗的目标、治疗药物的选用原则、药物作用机理及特点、药物应用注意事项及药物疗效的评价等多方面内容，是药学工作者实施药学服务、参与临床药物治疗活动的理论基础。药师要在合理用药上当好医师和患者的参谋，就必须改变传统以化学为主的知识结构，加强医学基础理论及临床知识的学习。由中国医药科技出版社组织编写供全国高等医药院校临床药学、药学本科等相关专业使用的《临床药物治疗学》教材，就是要加强我国临床药学、药学等专业学生知识结构中的基础医学和临床医学知识，为今后开展药学服务工作奠定基础。

这次教材修订是在总结第一版《药物治疗学》使用经验的基础上进行的。增加了"药物配伍禁忌与相互作用"、"药物基因组学与临床用药"、"循证医学与药物治疗"、"抗菌药物的合理应用"等新内容，删除了"介入治疗"一章。还增加了"病毒性疾病的药物治疗"和"急性中毒的药物治疗"等内容，对某些章节的内容也进行了适当的删减或整合，将"水、电解质代谢紊乱与酸碱平衡失调"和"寄生虫病的药物治疗"独立成章，既保持了教学内容的科学性，又尽量使新版教材更具有新颖性和实用性，更贴近教学实践和药学服务的需要。

编写体例也进行了调整，对每种疾病诊断、治疗的描述由概述、诊断要点、辅助检查、处理原则、用药方案和建议组成，使其更贴近临床，并重点强调在各种疾病状态下针对不同患者的特点，如何选择药物，怎样使用药物，制订和实施药物治疗方案。建议一栏中，将临床疾病治疗的一些新进展和方法介绍给学生，使其能及时了解和掌握临床医学新知识。

编写本教材以中华医学会各专业委员会的标准治疗指南为蓝本，同时参考国际行业学会或各专业研究学会制定的治疗原则，注意吸取现代医药科学领域中关于药物治疗策略的新观点，力求能做到反映当今临床药物治疗学的学术发展水平。

本版《临床药物治疗学》共29章，主要介绍与药物治疗相关的基本理论、基本方法和共性规律，包括药物治疗的一般原则，药物治疗的基本过程，药物不良反应，药物相互作用，疾病对临床用药的影响，特殊人群的药物治疗，药物基因组学与临床用药，循证医学与药物治疗，抗菌药物的合理应用等内容。并针对常见病的病因、发病机制及临床表现，提出疾病的治疗原则与具体的药物治疗方法，并着重介绍如何选择药物，如何使用药物，包括疗效评价及用药注意事项。

由于临床药物治疗学所涉及的专业知识面非常广泛，加之临床药物治疗学的快速发展，内容繁多，要编著一部适合药学生及医药工作者学习、参考的临床药物治疗学教材难度极大，再加上编写人员水平有限，时间仓促，书中不可避免存在疏漏及不妥之处，请同行专家及广大读者予以批评指正。

编　者
2015 年 7 月

# 目 录

## 第四章　药品不良反应与药源性疾病/ 39

## 第五章　药物配伍禁忌与相互作用/ 59

## 第六章　疾病对临床用药的影响/ 82

## 第七章　特殊人群的药物治疗/ 98

## 第八章　药物基因组学与临床用药/ 120

## 第九章　药物经济学与药物流行病学的概念/ 137

# 第十章　循证医学与药物治疗 / 151

# 第十一章　抗菌药物的合理应用 / 166

## 第十二章　心血管疾病的药物治疗/ 185

## 第十三章　呼吸系统疾病药物治疗/ 239

## 第十七章　神经系统疾病的药物治疗/ 345

## 第十八章　精神系统疾病的药物治疗/ 385

## 第十九章　内分泌系统及代谢性疾病的药物治疗/ 418

# 第一章 ｜ 绪 论

1. **掌握** 临床药物治疗学的基本概念和药学服务的概念。
2. **熟悉** 临床药物治疗学的发展概况和主要任务内容。
3. **了解** 临床药物治疗学与相关学科的关系。

药物治疗是疾病临床治疗中应用最广泛的基本手段。药物治疗就是使用一切可以消除病因，维持机体内环境稳定和改善病变器官功能，减轻或解除患者痛苦，治愈患者的药物等进行的治疗。它包括使用各种药物、电解质、液体、抗毒血清、血液或血液成分及各种血浆代用品等。

临床药物治疗学（clinical pharmacotherapeutics）主要是研究药物预防、治疗疾病的理论和方法的一门科学。药物治疗学的任务是运用基础医学、临床医学和药学相关学科的基础知识，针对疾病的病因和病理发展过程，结合患者的生理、心理和遗传特征，制订和实施合理的个体化药物治疗方案，以获得最佳的治疗效果并承受最低的治疗风险。

## 一、临床药物治疗学的发展概况

药物是人类在长期的生产、生活和与疾病作斗争的过程中发现和逐步发展起来的。早期人类为维持生存，不断的与伤痛疾病作斗争。在捕捉动物、采集植物为食的过程中，意外发现有些天然的动物、植物、矿物质有减轻伤病或解除疾病的功效，便有意识地应用它们来治疗伤病，这些经验逐步积累起来，形成了早期的药物疗法，经师承口授，世代相传，后来有了文字，便逐渐记录下来，出现了医药书籍。最早有文字记载的药物治疗知识出现在公元前两千年或更早，如中国的《山海经》和《诗经》，埃及的纸草书（papyrus）、印度的吠陀经（veda）以及巴比伦亚述的有关碑文等。我国的历代"本草"著作就是我国不同时期的药物及治疗知识的总结，由于药物中草类占大多数，所以记载药物的书籍便称为"本草"。其中《本草纲目》一书，是我国传统治疗学的经典著作，在药物治疗发展史上做出了巨大贡献。

19 世纪前，由于对药物的本质特性、机体的结构和生理生化功能、疾病的病理发展过程缺乏科学的认识，药物治疗长期处于经验主义阶段。虽然中外古代许多的医药著作中，有很多有用的药物治疗疾病经验积累的记载，对于用药物防治疾病有重要意义，有些理论和观点时至今日还发挥着重要作用，但其中不乏有很多谬误之处，缺乏系统性和科学性。药物治疗学由经验逐步上升到科学的阶段，主要得益于现代医药科技的迅猛发展，尤其是药理学的发展。

从十九世纪开始，由于化学、生物学及生理学的发展，为药理学的发展提供了可靠的实验方法，人们用动物实验方法，研究药物对机体的作用，分析药物的作用部位，打破了药物作用的神秘色彩，揭示了药物治疗疾病的机理，才使得药理学成为一门真正的现代科学。近年来，由于分子生物学等学科的迅猛发展，以及新技术在药理学中的应用，药理学有了很大发展，药理学出现了许多分支学科，如临床药理学、精神药理学、免疫药理学、时辰药理学等。其中临床药理学，研究药物和人体相互作用的规律、阐明药物的临床疗效、药物不良反应与监测、药物相互作用以及新药的临床评价等，为药物的临床治疗和合理使用提供科学依据，使得药物治疗从经验开始逐步向科学化方向发展，极大地促进了临床药物治疗学的发展。

20 世纪 70 年代末，美国等西方发达国家开始重视药物治疗学的研究和教学，在 1980 年，美国为其药学博士（Pharm D）在校生开设临床药物治疗学课程；1980 年 8 月，国际药理学联合会和英国药理学会在伦敦联合召开了第一届国际临床药理与治疗学会议，以后大约每隔三四年召开一次国际会议。1981 年，Pharmacotherapy 杂志在美国创刊；1982 年，世界卫生组织（WHO）成立了一个基本药物应用专家委员会，对临床合理应用基本药物提出了原则性指导意见。在欧洲 1995 年成立了欧洲临床药理学与治疗学协会（EACPT）并召开了第一次会议。在我国临床药物治疗学的发展也紧跟世界药物治疗学发展的步伐，中国药学会成立了药物治疗专业委员会等学术机构；90 年代起即出版了多部临床药物治疗学专著；1996 年创刊了中国临床药理学与治疗学杂志，2003 年北京药学会又创办了临床药物治疗学杂志；在我国的医药院校中开设临床药物治疗学课程，从 2003 年起出版了多套临床药物治疗学教材。现在，世界上许多国家或学术机构对临床常见疾病都制订有规范的药物治疗指南，这对推行合理用药和规范治疗具有重要意义。

随着医药科技的飞速发展，临床疾病诊疗水平的不断提高，治疗药物品种的快速增加，以及社会医学模式的转变，尤其是循证医学（evidence - based medicine，EBM）、循证药学（evidence - based pharmacy，EBP）和药物基因组学等相关学科的建立，极大的促进了临床药物治疗学的发展。循证医学和循证药学的核心思想是"慎重、准确、明智地将目前所得的最佳证据应用于病人治疗的决策"，使得临床医生在合理选择治疗药物的问题上能遵循循证医学的基本原则，使得药物治疗方案建立在科学设计、正确分析、可靠证据的基础上，充分保证了临床用药的合理性，使得用药方案更加趋于高效、安全、经济、合理。药物基因组学（pharmacogenomics）是研究遗传变异与药物反应多态性关系的科学，阐明个体间药物反应多样性的分子基础，可以更好地指导临床个体化的药物治疗。临床药物治疗学已不再是凭临床经验用药，而是随着科学的发展而不断完善。

## 二、临床药物治疗学的内容和任务

药物治疗学涉及病理生理学、诊断学、内科学、药理学、物理化学、细胞生物学、微生物学、免疫学和基因学等多个医药学科，是医学和药学的结合点，其主要任务是帮助临床医师和药师依据疾病的病因和发病机制、患者的个体特征、药物的作用特点、制定和实施合理的个体化药物治疗方案，避免药物不良反应，达到消除或控制病因与致病因素，减轻或解除患者的痛苦，维持机体内环境的稳定性，缓解或治愈疾病，保护或恢复劳动力，保持患者生活质量以及预防疾病复发为目的，以获得最佳的治疗效果并承受最低的治疗风险。因而临床药物治疗学是临床医师正确治疗疾病的基础手段，也是临床药师进行药学服务的基础。

药物治疗的对象是病人，治疗药物产生的疗效和不良反应是药物、机体、疾病三者相互作用的结果。药物、机体、疾病是影响药物疗效的三个重要方面。在药物方面，除了药物本身的理化性质、产品质量和药理作用特性外，给药的剂量、途径、时间、疗程、配伍等都能影响药物疗效，同时使用的不同药物之间在体内外也能产生相互作用而影响疗效；在机体方面，除了个体遗传差异和种族特征可影响药物动力学（吸收、分布、代谢、排泄）过程和药物反应性外，机体的心理（乐观、悲观）、生理状态（如男性、女性、老人、儿童、妊娠期）和患者遵医嘱用药的依从性等也都影响药物疗效；在疾病方面，除了疾病的病因和病理变化外，疾病的分类、分型、病程和病情也影响药物的疗效，病人同时患有的其他疾病或并发症也可能影响机体对药物的反应。因此，对疾病的药物治疗不能简单地把病名和药名对号入座，而是要将相关的基础和临床医药学知识与特定患者的实际生理特征和病情变化相结合，实施个体化的药物治疗，个体化给药是合理用药的重要原则。在药物治疗方案实施的过程中还应该结合临床观察和血药浓度监测，适当调整治疗方案，达到最佳的治疗目标。

合理用药就是在疾病的临床治疗中，以当代药物和疾病的系统知识和理论为基础，安全、有效、经济、方便的使用药物，主要包括以下几层含义：①选用药物的药理作用能针对疾病的病因和病理生理改变；②明确遗传多态性与药物反应多态性的关系，对药物产生的特异反应有应对措施；③设计的给药途径和方法能使药物在病变部位达到有效治疗浓度并维持一定时间；④治疗副作用小，即使有不良反应也容易控制或纠正；⑤患者用药的费用与风险最低，但获得的治疗学效益最大。

合理用药还必须要研究药物之间的相互作用。药物相互作用（drug - drug interaction，DDI）是指同时或在一定时间内先后应用两种或两种以上药物后，药物在机体内因彼此之间的交互作用产生的复合效应，可表现为药效加强或副作用减轻，也可表现为药效减弱或毒副作用增强，甚至出现一些新的不良表现。随着现代医疗水平的不断提高和新药品种的不断增多，加之临床疾病表现越发复杂，尤其是各种综合征日益增多，临床上两药合用或多药合用防治疾病的情况日趋普遍，于是药物的相互作用也就成了临床药学与治疗学研究的重要课题之一。药物相互作用可发生在吸收、分布、转运、代谢、排泄的药动学过程中，也可通过影响药物对靶点（基因、离子通道、酶或受体）的作用，表现在药效学上，有的产生有益效果，有的产生不良反应或降低疗效，甚至产生新的更严重的不良反应。药物的相互作用错综复杂，它们发生的机制可能是理化反应的结果，也可能是药代动力学或药效动力学相互作用的结果。

近年来，现代遗传药理学从基因水平阐明了基因的多态性与药物效应之间的相关性。以基因组学为中心，同时出现了许多新的分支，如代表生命科学不同侧面的蛋白质组学、药物基因组学、比较基因组学等，对提高药物治疗水平和个体化的药物治疗产生了重要影响。

药物基因组学是临床药物治疗学个体化药物治疗的重要基础，主要体现在：①通过研究遗传多态性和药物反应个体差异的关系，阐明个体间药物反应多样性的分子基础，指导个体化的药物治疗；②在新药临床研究中通过分析患者基因型，选择能获得良好疗效并能避免严重不良反应的受试患者，减少新药临床研究的时间和费用；③在基因组水平上预测个体用药过程中可能出现的一些严重的甚至威胁生命的药物不良反应，使药物治疗更安全、有效；④在弄清楚某些药物对少数患者不产生疗效或易产生严重不良反应的基因组学基础后，可挽救某些过去在临床试验中未获通过的药物。

蛋白质组学与药物基因组学研究相结合，将可从核酸和蛋白质水平综合阐明遗传多态性与药物疗效和毒副作用之间的关系，对药物的作用、作用机制、体内过程和不良反应机制有了更全面、更深刻的认识，有助于预测不同药物之间可能产生的相互作用，为研究药物相互作用提供新的思路，为避免不良药物相互作用提供理论依据。

遗传药理学和药物基因组学等学科的快速发展，为临床药物治疗个体化给药模式提供了重要的理论依据，使传统的治疗模式向"因人用药，量体裁衣"的新模式转化。未来将采用"基因导向性药物治疗模式"，即根据患者的基因结构，特别是发生变异的基因结构，有针对性地选择药物和给予适合患者的剂量，使医生可以为患者选择疗效最佳的药物和最佳剂量，从而提高疗效、降低不良反应，改善患者的生活质量，弥补了只根据血药浓度测定结果进行个体化给药的不足，也就是从根本上提高了药物治疗的水平。

## 三、临床药物治疗学与相关学科的关系

临床药物治疗学是医学和药学之间的桥梁学科，与其他相关学科有少部分交叉，但内容和目的上有很大区别，侧重点各不相同。

临床药物治疗学不同于药理学、药物学。药理学是研究药物和机体（病原体）相互作用及作用规律的一门科学，它既研究药物对机体的作用及作用机理，即药物效应动力学；也研究药物在机体的影响下所发生的变化规律，即药物代谢动力学。而药物学着重阐述药物的理化性质、体内过程、药物的作用与机制、用途和不良反应等基本内容。临床药物治疗学是疾病治疗学的一个分支，它以疾病为纲，在阐述疾病的病因和发病机制、分类和临床表现的基础上，根据患者特定的病理、生理、心理状况和遗传特征，再结合药物的作用特点和经济学特点，阐明如何给患者选用合适的药物、合适的剂量、合适的用法，以期取得良好的治疗效果，避免药物不良反应和有害药物相互作用的发生。药理学、药物学是临床药物治疗的理论基础，临床药物治疗学是药理学、药物学理论在临床上的实际应用。

临床药物治疗学不同于临床药理学。临床药理学按药物分类介绍药物，而药物治疗学以疾病为纲介绍治疗疾病的临床用药；药物治疗学有针对性地介绍疾病的病因、发病机制、临床表现和分类分型，而临床药理学基本不介绍或很少介绍疾病的相关知

识；临床药理学更关注新药的临床试验、血药浓度检测、人体药物动力学参数的获得，而药物治疗学主要关注针对具体疾病、具体个体的药物治疗方案，关注单药的作用，也关注多药合用的综合效果。

临床药物治疗学虽然以疾病为纲，但也不同于内科学。内科学在阐述疾病的流行病学、病因、病理变化、发病机制的基础上，重点关注的是疾病的临床表现、诊断（包括诊断措施和诊断标准等）、鉴别诊断、可能出现的并发症和治疗原则。临床表现包括疾病的症状、体征、物理和生化检查的改变、疾病的分类或分型等。在疾病的治疗中除了药物治疗外，放射治疗、物理治疗、介入治疗、针灸治疗等治疗方法也占有一定的位置。尽管内科学中的药物治疗是内科治疗中的一个主要部分，但对千变万化的疾病、千差万别的个体和为数众多的药物，如何正确地选择和使用药物则关注不够。多数发达国家的医疗机构，对疾病的药物治疗，是由临床医师和药师共同负责的，医师更关注分析疾病，药师更关注合理用药。

药物治疗学不研究药物的药理作用和作用机制，不研究疾病的病因和发病机制，不研究药物的性能与价格的关系，它重点是利用这些方面的知识，研究影响药物产生疗效和不良反应的因素，包括药物、机体和疾病三方面因素，并利用这些研究成果来指导合理地选择并正确地使用药物，制定个体化的治疗方案。药物治疗学对我国的医学生和药学生来说，都是一门崭新而又非常实用的课程，对其教学任务和内容的界定还会有一个不断发展和完善的过程。

## 四、临床药物治疗学与药学服务

药学服务（pharmaceutical care，PC）一词在 20 世纪 70 年代就已经出现。目前，人们普遍接受 1990 年美国学者 Hepler 和 Strand 提出的药学服务的概念：药学服务是围绕提高生活质量这一既定目标，直接为公众提供负责任的、与药物治疗相关的服务。亦即药师运用最新的知识与技术，通过与其他医药专业人员合作，设计、执行和监测将对病人产生特定结果的药物治疗方案，这些结果包括疾病的痊愈、症状的消除或减轻、疾病进程的阻止或延缓、疾病或症状发生的预防等。

PC 这一新的药学服务模式的提出，为药学发展开拓了新的领域。PC 在发达国家受到高度重视，已成为国际上临床药学发展的趋势。我国药学界在 20 世纪 90 年代初，就引入、接受了药学服务这一概念，但直到 90 年代后期才开始付诸实践。2002 年我国卫生部颁布了《医疗机构药事管理暂行规定》，首次提出在我国现有医疗机构中将逐步建立临床药师制度，发展药学服务。

药学服务要求药师不仅要提供合格的药品，更重要的是关注疾病的合理治疗，要对疾病治疗过程进行决策，协助医生或者病人制订药物治疗计划，并监督落实该计划，其中还包括对药品的选择、剂量的确定、给药方法的优化、治疗效果的评估等，以保证取得预期的治疗效果；同时还包括提供人文关怀，对服务对象实施发自内心、负责的服务；从社会和公众的利益出发，从成本－效益角度提供服务，保证药物治疗的安全、有效、经济，最终实现提高和改善病人生活质量的目标。

要达到药学服务的目标，这就要求临床药师从以药物为中心转变为以患者为中心，要在患者用药前、用药过程中及用药后提供全程化的药学服务。还要求药师不但要掌握药学基本知识，还要熟悉基础与临床医学的知识，临床药物治疗学是医学和药学的结合点，是指导临床医药学工作者正确诊断疾病、实施合理药物治疗的科学；同时，药物治疗学也是药师实施药学服务、参与临床药物治疗活动的理论基础，只有很好掌握临床药物治疗学知识，才能参与药物治疗计划的制定，当好医生合理用药的参谋，让患者能安全、有效、经济地使用药物，在实施药学服务方面有所建树。

（李明亚）

药物治疗的原则和基本过程

1. **掌握** 药物治疗的基本过程和药学监护。
2. **熟悉** 药物治疗的原则和合理用药的定义。
3. **了解** 处方的书写和不合格处方的分类；患者用药教育的目的。

## 第一节　药物治疗的原则

### 一、药物治疗学一般原则

药物治疗的一般原则包括安全性、有效性、经济性和适当性。

**1. 安全性**　保证患者的用药安全性（safety）是药物治疗的重大前提之一。药物在发挥防治疾病作用的同时，可能对机体产生不良反应或改变病原体对药物的敏感性。药物不良反应可能导致机体器官功能和组织结构的损害，甚至产生药源性疾病，安全性是贯穿药物治疗始终需要考虑的问题。药物安全范围表明了安全性大小，一般是用药物产生疗效的最小有效量至最小中毒量这段距离表示，距离越宽，药物的安全范围就大，反之就小。药物的治疗指数可准确反映药物的安全性，治疗指数是引起半数动物死亡的剂量（$LD_{50}$）与产生50%有效反映量（$ED_{50}$）之比值（$LD_{50}/ED_{50}$），指数大的药物相对指数小的药物安全。

导致药物治疗安全性问题的原因主要有：①药物本身固有的生物学特性。药物具有两重性，在产生治疗作用的同时，也可能发生不良反应；②药品质量问题。药物制剂中不符合标准的有害有毒相关物质超标准或有效成分含量过多均会影响药物安全；③药物的不合理使用。目前因药物不合理使用导致的药物损害的发生率逐年上升。为了避免药物损害，应重点注意以下几点：在药品生产、流通、储存及使用过程均应严格按照相关要求实施，避免给患者造成不良伤害；在临床阶段不滥用或过量使用药品，其中不合理用药更是应该在临床医疗实践中尽量减少和避免的。药物治疗的安全性须反复强调，为保证医疗安全应放在一切医疗行为的首位。

**2. 有效性**　有效性（efficacy）系指药物的作用应是确切的，所选药物其适应证应与病情相符合，给药方案（包括剂量、时间间隔、给药方式等）要与病人状况相符合。用药的预期目的包括：根除病源治愈疾病、延缓疾病进程、缓解临床症状、预防疾病发生、避免某种不良反应的发生、调节人的生理功能。常用判断指标有治愈率、显效率、好转率、无效率。

药物的药效学特征是药物治疗有效性的基础，药物效应的发挥主要是通过药物与靶点结合引起机体生理生化功能改变来体现，药物作用靶点几乎涉及生命活动和过程的所有环节。要实现理想的药物治疗效果，必须综合考虑多种因素。多种因素均会影响药物治疗的有效性，如药物的生物学特性、药物的理化性质、剂型、剂量、给药途径和药物之间的相互作用等；患者自身机体方面因素同样会对药物治疗产生重要影响，如：年龄、体重、性别、精神因素、病理状态、遗传因素和时间因素等；患者的用药依从性同样会影响有效性。

药物治疗的有效性是临床药物治疗效果的重要体现，在医疗行为中很多时候需要权衡利弊，只有利大于弊，药物治疗的有效性才有实际意义。临床实践中不能因一味追求药物有效性，忽略了安全性等其他方面的原则。

**3. 经济性**　药物治疗的经济性（economy）是指以消耗最低的药物成本，实现最佳的治疗效果。药品属于重要的卫生资源，特别是我国仍处于发展中国家，保障基本的医疗保健需要是我国目前医疗工作的重点。所以经济合理利用药品，可优化治疗方案、减少医疗成本、节约医疗资源、实现可持续性发展。

药物治疗的经济性主要包括：控制药物需求的不合理增长；不盲目追求新药、高价药；控制有限药物资源的不合理配置；避免资源浪费与资源紧缺；控制被经济利益驱动的不合理过度药物治疗。不合理的过度治疗在导致患者经济损失的同时也会造成医疗资源的浪费。

药物经济学是采用经济学原理和分析方法，对药物治疗在人类卫生保健过程中的成本和效果进行综合评价，以此衡量、比较不同药物治疗方案的成本和所能获得的效益，用于指导临床医师选择低投入、高疗效的药物，合理治疗，提高药物资源配置和利用的效率，使药物治疗达到良好的价值效应。药物经济学不仅关注药物治疗的成本，而且还重视药物治疗的效果，为控制药物费用的不合理增长提供了可借鉴的方法，在指导临床用药方面具有较强的科学性。

**4. 适当性**　药物治疗的适当性（moderation）的原则主要包括：根据病情权衡利弊选择适当的药物品种，确定适当的剂量、疗程与给药方案，使药效正确发挥，达到治愈疾病的目的。在明确疾病诊断的基础上，从病情的实际出发，以循证医学为基础，选择适当的药物治疗方案。不适宜的药物治疗可能导致过度治疗。药物过度治疗是指超过疾病治疗需要，使用大量的药物却没有达到理想效果的治疗，表现为超适应证用药、剂量过大、疗程过长等。过度治疗的常见原因有：患者求医心切，受虚假广告诱惑导致过度适用；保护性的过度用药行为，部分医师处方追求"大包围"等。另一个不适宜的药物治疗问题为治疗不足，其表现为剂量不够，达不到有效的治疗剂量；或疗程太短，达不到预期的治疗效果。引起治疗不足的原因主要有：患者对疾病认识不够，依从性差且未能坚持治疗；患者因经济原因，又缺乏相应的医疗保障，导致无力支付药物治疗费用；目前我国国家基本药物政策还不完善，部分安全有效的药物供应不稳定，最终影响了某些疾病的治疗。过度治疗和治疗不足均会直接影响治疗效果，甚至产生严重后果，所以把握药物治疗的适用性也是药物治疗过程中必须考虑的一部分。

## 二、合理用药

**1. 合理用药的定义**　合理用药（rational administration of drug）是指以现代的、系统的医药知识，在了解疾病和药物的基础上，从大卫生观出发，安全、有效、经济、适当地使用药物，从而达到以最小的卫生资源投入，取得最大的医疗和社会效益的目的。1987 年世界卫生组织（WHO）的合理用药标准有 5 条①开具处方的药物应适宜；②在适宜的时间，以公众能支付的价格保证药物供应；③正确地调剂处方；④以准确的剂量，正确的用法和用药时间服用药物；⑤确保药物质量安全有效。

不合理用药可从不同途径导致机体损伤，包括药物毒性、过敏反应等，最终可能造成患者病情加重甚至死亡。不合理地使用药物还可能导致病原体发生变异，对药物产生免疫力，造成药物疗效降低，导致耐药产生和浪费医疗资源，严重者甚至直接威胁到患者生命。根据 WHO 的调查，全球每年约有近 1/3 的患者死于不合理用药，而非疾病本身。我国医院的不合理用药现象亦相当突出，据统计不合理用药占用药者的 12% ~32%。

**2. 合理用药的临床实践**　实现临床合理的药物治疗主要有以下途径：为药物治疗创造良好条件，包括改善环境，改善生活方式；明确诊断，制定正确的治疗方案；选择合适药物以达到消除病因，去除诱因，预防发病，控制症状，治疗并发症的目的；选择合适的用药时机；选择合适的剂型和给药方案；选择合理配伍用药；确定合适的疗程；药物与非药物疗法的结合等。临床实践中实现合理用药应做多方面考虑。

（1）药物选择　在选择用药时，必须考虑用药的必要性，在可用可不用的情况下无需用药；在必须用药时应考虑疗效问题，以及可能所致的药物不良反应，因此在用药时必须严格掌握药物的适应证，防止滥用药物。涉及联合用药时，必须考虑是协同作用还是拮抗作用，利大于弊时方可联用。

（2）给药途径的选择　常见的给药方法有口服、注射等，不同给药途径直接影响药物在体内的有效浓度。不同给药方法各具特点，临床应根据病人情况和药物特点来选择。

口服：最常用的给药方法，具有方便、经济、安全等优点，适用于大多数药物和患者。主要缺点是吸收缓慢而不规则，药物可刺激胃肠道，在到达全身循环之前在肝脏内部分被破坏，也不适用于昏迷、呕吐及婴幼儿、精神病等患者。

注射给药：具有吸收迅速而完全、疗效确实可靠等优点。包括皮下注射，肌内注射和静脉给药。皮下注射吸收均匀缓慢，药效持久，但注射药液量少（1~2 毫升），并能引起局部疼痛及刺激，故使用受限；因肌肉组织有丰富的血管网，故肌内注射吸收较皮下为快，药物的水溶液、混悬液或油制剂均可采用，刺激性药物亦宜选用肌注；静脉注射可使药物迅速、直接、全部入血浆生效，特别适用于危重病人，但静脉注射只能使用药物的水溶液，要求较高，较易发生不良反应，有一定的危险性，故需慎用。

直肠给药：主要适用于易被破坏或口服易引起恶心、呕吐等少数药物，如吗啡直肠给药。吗啡的首过效应较大，通过直肠给药既可防止或减少药物在肝脏的生物转化，又可减少药物对肝脏的不良反应，达峰时间快，能快速达到有效的血药浓度，从而产生镇痛效果。

舌下给药：只适合于少数用量较小的药物，如硝酸甘油片剂舌下给药治疗心绞痛，可避免胃肠道酸、碱、酶的破坏，吸收迅速，奏效快。

吸入法给药：适用于挥发性或气体药物，如吸入性全身麻醉药。

局部表面给药：主要目的是在局部发挥作用。如擦涂、滴眼、喷雾、湿敷等。

（3）药物剂型选择　药物制造工艺不同导致了药物生物利用度的不同，同一剂量的同一药物、不同的制剂会引起不同的药物效应，因此选择适宜的制剂也是合理用药的重要环节，要结合患者个体情况来选择适宜剂型。如急症患者用药要求起效迅速，宜用注射剂、气雾剂、舌下片、滴丸等剂型；而慢性病患者，用药宜持久缓和，选用丸剂、片剂、膏药及长效缓释制剂等；皮肤疾病患者一般可用软膏剂、膏药、涂膜剂等剂型；而某些腔道病变，则应选用栓剂、膜剂等。

其他方面还包括考虑给药时间间隔、用药时间及疗程的选择和考虑影响药物的机体因素，合理用药是一个涉及多个方面的系统工程，需通过科学的管理、完善的技术支持和行为规范，需多方面的配合才能真正实现合理用药。

**3. 医疗团队合作实现合理用药**　在现代医疗管理中，医疗团队合作模式越来越引起高度重视。由医师、药师、护师、营养师、检验技师和心理治疗师等不同医疗角色共同组成了现代医疗团队，通过共同协作，相互补充，力求从不同环节发挥专业优势。团队工作直接与临床治疗过程休戚相关，团队合作成功与否直接与治疗效果密不可分，是治疗成功的关键之一。

在医疗团队合作模式中，医师、药师和护师分工明确，各司其职。医师为治疗疾病的主导者，对病人病情的诊断、选择用药起着决定作用；护师作为患者用药的一线执行者，是患者身心、疾病、健康的护理者；而药师，特别是临床药师可以在治疗药物选择、治疗方案调整、药学监护、药物相互作用和不良反应监测中发挥药学优势，提供药学专业建议，更好的为药物治疗保驾护航。临床药师帮助医师、护师确定药物的有效性、患者耐受性和影响药物治疗的各种因素。一个优秀的临床药师不仅仅是一个合格药品和药品全面信息的提供者，同时也要对疾病治疗过程参与决策，包括药品的选择、剂量的确定、给药方法的优化、治疗效果的评估等，也是药物费用控制的参与者和监督者。随着临床药学学科的兴起，由过去传统的医院药学保证药物供应为主的模式，发展到药师参与临床治疗过程、协作制定用药方案，以实现提高疗效、降低不良反应发生、降低医疗成本的作用。美国等国家成功经验表明，临床药师参与治疗，对促进合理用药、减少不良反应和资源浪费，起到了不容忽视的作用。

在合理用药方面，药师通过参与临床查房，和医师、护师一起直接面对病人，直观了解和熟悉患者的具体情况和疾病特点，明确用药思路。通过与医师、护师和患者交流，了解患者的症状、体征变化，对患者的用药过程进行动态把握，便于合理评价用药方案和参与重点患者用药方案的制订。密切关注患者对医嘱的依从性、用药后疗效及体征变化和药物不良反应，保证患者的用药安全。

合理用药，不仅是医师的责任，临床药师也要提高在药学服务中的作用，积极融入到医疗团队中，在团队里充分发挥专业特长，加强医药护协作，只有通过医师、药师、护师和患者的多方面努力，才能真正实现合理用药。

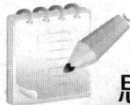

**思考题**

1. 药物治疗的一般原则包括哪些?
2. 什么是合理用药,合理用药内容主要有哪些?

# 第二节　药物治疗的基本过程

## 一、药物治疗的基本过程

药物治疗就是使用一切可以消除病因、维持机体内环境稳定和改善病变器官功能、减轻或解除患者痛苦、治愈患者的药物进行的治疗。药物治疗首先需要明确患者的问题,即明确诊断,随后制定治疗目标并选择适当的治疗方法,包括药物种类、剂型、剂量与疗程的选择。在治疗过程中,应监测临床与实验室各项指标,如符合预期结果则继续原治疗方案,如发现治疗效果不佳则要找到原因、修正原治疗方案或制订新的治疗方案,最后评估治疗结果,实现达到使患者获得痊愈或最大限度地改善病情,提高生活质量的目的。

### (一) 明确诊断

诊断的明确是开启正确治疗的首要步骤,只有综合分析和考虑各种临床信息后才能做出正确的诊断,包括分析患者主诉、详细的既往病史和用药史、体格检查、实验室检查和影像学检查等多项结果得出判断。诊断的明确意味着对疾病的致病因素、病理改变与病理生理学过程有较清楚的认识,在此基础上,才能使治疗措施准确地针对疾病发生发展的关键环节起效,促使病情向好的方向转归。实际工作中,有时确立诊断的依据可能并不充分,而治疗又是必须进行的,此时仍需拟定一个初步诊断,才能进入下一步治疗,若患者症状很快明显改善则有助于确定上述诊断的正确,即临床上所谓的诊断性治疗。需要指出的是,在诊断完全不明确的情况下即盲目地开始对症治疗,有时会造成严重后果。例如对发热的患者,未确定发热原因盲目使用激素类退热药物,导致不能观察患者热型,直接影响下一步诊治方案的进行,甚至导致治疗方向的错误,延误治疗和加重患者病情。

### (二) 确定治疗目标

确定治疗目标是综合考虑的结果,该目标的确定是建立在对疾病和患者情况充分认识的基础上,是一个反复思考、多方权衡、最终决策过程,不仅要从治疗疾病本身出发,而且要从患者的综合结果去考虑。通常而言,治疗目标越明确,治疗方案越简单,选择治疗药物就越容易。但治疗目标有时不仅包括短期目标如改善患者目前的病理生理状态等,还包括长期目标如改善患者的远期生活质量等,这可能导致药物治疗方案的复杂性。例如:妊娠期妇女的药物选择不仅要考虑对妇女本身的影响,还要考虑药物对胎儿的潜在危害;控制高血压是高血压治疗的首要目标,不仅是严格控制血压,更应是降低心脑血管并发症的风险;控制血糖是糖尿病的直接治疗目标,近期可降低糖尿病微血管病变，远期可减少心血管事件的发生。治疗目标的确定，实际是设立了一种对治疗结果的期望，建立了医患双方对最终治疗结果的评估标准。值得注意的是，如果患者对治疗结果的期待与医药工作者确定的治疗目标不一致，当这种期待在治疗过程中未能实现时，就可能导致患者对医药工作者的不信任，从而影响患者对治疗的依从性。因此，医务工作者要通过与患者进行全面深入交流，使患者对自己疾病的治疗效果产生正确的预期。一个正确治疗目标的确定无疑是一个好的开始，确保下一步治疗走势的正确。

### （三）选择治疗方案

对一个治疗目标而言往往有多个治疗方案和多种治疗药物，需要综合患者各方面的情况如考虑疾病、药物特征，遵循合理用药的原则，最终确定治疗药物种类、剂型、剂量和疗程，选择最佳治疗方案。药动学特征决定了治疗药物在体内作用过程，包括药物的吸收、分布、代谢和排泄。如果患者存在与药物消除有关的主要器官疾病（如存在肝脏、肾脏功能损害），则需对一般性的给药方案进行适当调整，必要时适当减少用药剂量。选用缓释制剂可减少给药次数，但治疗成本会有所增加。因此所有治疗方案的选择都是综合考虑的结果，权衡利弊后才能做出最优化选择。

### （四）开始治疗

药物治疗始于开具处方，开具一张书写清楚、格式规范的处方，标志着医师诊断的结束，也是药物治疗的开始。再好的药物治疗方案，如果患者不依从治疗或错误地用药，仍然不能获得预期的疗效。随着患者保健意识的增强和医药知识水平的提高，他们可能越来越不愿意被当作药物治疗的被动接受者，而是希望拥有信息的对称性，有时甚至会提出很多自己的意见。因此，临床医师或药师应向患者提供必要的信息，指导用药，使患者成为知情的治疗合作者。这对医患沟通模式提出了更高的要求，只有良好有效的沟通才能确保拥有良好的治疗开端。

### （五）监测、评估和干预

在确立治疗目标时，实际上就同时设定了反映疗效的观测指标与观察终点，需要在治疗过程中对这些指标和终点进行监测，以评估治疗效果，进行适度干预，决定继续、调整或是终止治疗方案。对一个具体患者，初始治疗方案和"标准"治疗方案并不一定产生最佳治疗效果。虽然新型治疗方式如治疗药物监测和基因检测等措施有助于个体化用药，但目前优化药物治疗方案的最实用方法仍然是在临床实践中，对治疗过程加以监测，必要时进行调整、再监测的反复尝试。临床上监测观察指标有两种方式：①主动监测：依据疾病类型、疗程、处方药量确定复诊时间，进行必要项目的检测，由医师自己评估治疗效果。②被动监测：向患者解释出现治疗效果的表现，告知患者如果无效或出现不良反应时应做什么，在这种情况下，是由患者自己监测。

患者治疗方案的终点同样需进行评估，包括有效和无效两类。

治疗有效：患者按治疗计划完成了药物治疗且疾病已治愈，则可停止治疗。如疾病未愈或为慢性疾病，病情控制且无不良反应，或者发生的药物不良反应未影响治疗，可继续治疗。如出现严重不良反应，应重新考虑所选择的治疗方案，考虑可能导致药物严重不良反应因素。

治疗无效：如果患者病情进展未控制，药物治疗无效，应重新考虑该患者诊断是否正确、治疗目标与处方药物是否恰当、剂量是否正确、疗程是否太短、给予患者的指导是否正确，患者依从性和对治疗的监测是否正确等。

## 二、药物治疗方案的监护

### （一）药学监护的定义

药学监护（pharmaceutical care，PC）是指药学人员以患者为中心，提供直接的、负责任的与药物治疗相关的监护，以达到明确的治疗目标，改善病人生存质量的既定结果。它包括① 治愈疾病；② 消除和减轻症状；③ 阻止或延缓疾病进程；④ 防止疾病或症状的发生，PC 包括 3 种主要功能：发现潜在的和实际存在的与药物有关的问题；解决实际存在的用药问题；防治潜在的用药问题的发生。

药学监护的主要内容有：

（1）把医疗、药学、护理有机地结合在一起，让医师、药师、护师齐心协力，共同承担医疗责任。

（2）既为病人个人服务，又为整个社会公众健康服务。

（3）积极参与疾病的预防、检测、治疗和保健。

（4）指导、帮助病人和医护人员安全、有效、经济地使用药物。

（5）定期对药物的使用和管理进行科学评估。

### （二）药物不良反应和药物相互作用的监护

药物不良反应和药物相互作用是在临床治疗工作中常常容易忽略的问题，是药学监护工作中最能体现临床药师专业优势所在。

**1. 药物不良反应的监护**　药物不良反应（adverse drug reaction，ADR）是指正常用法和用量情况下，药物在预防、诊断、治疗疾病或调节生理机能时出现的意外的、与防治目的无关不利的或有害的反应。几乎所有的药物都可引起药物不良反应，只是反应的程度和发生率不同。

药物种类繁多，用药途径不同，患者体质又因人而异，因此药物不良反应发生的原因也是复杂的，主要有药物本身的原因、用药患者机体原因、给药方法的影响及其他因素共同决定。开展药物不良反应的药学监护要注意除分析治疗药物常见不良反应外，还应考虑患者自身机体情况等，努力实现预防潜在药物不良反应，并采取相应措施进行防治，把药物不良反应可能带来的损失降至最小。发现并报告临床治疗过程中出现的药物不良反应是医务人员的职责，应掌握药物不良反应评价方法如因果关系分析等和常见药物不良反应处置方法，承担宣传药品不良反应知识的工作，普及公众用药安全意识，力求在使用药品治疗疾病或调节生理功能时，将可能发生的药物损害风险最小化。

**2. 药物相互作用的监护**　在实际临床治疗工作中，药物的联合使用现象相当普遍，药物联合应用不可避免的产生药物相互作用。药物相互作用（drug interactions）是指两种或两种以上的药物同时或序贯应用时，药物之间产生互相影响，使药物的理化性质、药效学、药动学等情况发生变化，导致药物疗效及毒副作用发生改变（增加或减少）。狭义的药物相互作用主要发生在药物和药物之间，广义的药物相互作用还包括药物与内源性物质、食物、添加剂和烟酒等之间的相互作用。药物相互作用主要包括协同作用、相加作用、增强作用和阻断作用。

对药物相互作用的监护主要在于防止拮抗作用所导致的疗效降低和不良反应发生频率增高或程度加重。常见体外药物的相互作用有配伍禁忌和配伍变化，体内药物的相互作用有药动学和药效学的相互作用。开展药学监护还应注意分析中西药之间可能存在的药学相互作用及患者日常饮食（食物）、生活习惯（烟酒）等对治疗药物的影响，给出最适宜的药学监护方案才能保证治疗方案安全有效地实施。

### （三）个体化给药的监护

个体化用药的目的是提高药物的疗效、降低药物的毒副作用、减少医疗费用。药物治疗的个体化，是实现药物治疗"量体裁衣"，充分考虑每个病人的个体因素，如遗传因素（即药物代谢基因类型）、性别、年龄、体重、生理病理特征以及正在服用的其他药物等综合情况的基础上来制定安全、合理、有效、经济的药物治疗方案。

个体化治疗方案是合理用药的基础，可以通过长期的经验逐步积累建立起来，也可借助药代动力学参数来建立，后者更科学、快速、方便。个体化方案包括选定最佳药物、确定剂型、给药途径、给药剂量、给药间隔、给药时间和疗程等。给药剂量中包括初始剂量和维持量等。

制定个体化的给药方案同时需要个体化的药学监护，应根据每名患者个体情况差异、疾病情况差异、社会经济情况差异及治疗方案差异，实施个体化的用药监护。其中不同疾病、不同患者监护要点均不相同。

例如高血压患者，其监护要点主要为监护降压疗效，包括患者血压控制是否达标，不良生活方式等是否改善；监护患者依从性，告知患者终身治疗的必要性，不能自行随意终止；监护药物不良反应，注意监护有无低血压尤其是体位性低血压发生，监测心率、心脏功能、心电图（ECG）、肝肾功能、电解质、血脂和血糖等。糖尿病患者的药学监护要点包括监测血糖水平（包括空腹血糖和餐后血糖）、糖化血红蛋白等指标；监测患者是否掌握正确的用药时间和方法，掌握血糖自我监测的方法，每日定时监测空腹和餐后血糖，是否坚持同时配合糖尿病饮食和运动治疗；是否注意预防低血糖事件；此外还应监测患者体重，肝脏、肾脏功能。骨质疏松患者的药学监护要点主要包括监护疗效，如用药后症状改善情况，骨密度检测情况；监测患者用药正确时间、剂量、饮食、自我保护、依从性等；还需监测血钙水平的变化，注意有无食管溃疡的发生。

## 三、药动学和药效学在治疗方案设计中的应用

患者诊断及治疗药物初步确定后，选择最合适的剂量、剂型、给药方式、给药时间与间隔的组合，就是设计给药方案的过程。很多时候，虽然所使用的药物种类是相同的，但不同的给药方案之间的疗效差异或对患者生活质量影响的差异非常大。药物代谢动力学（pharmacokinetics，PK）（简称药动学）和药物效应动力学（pharmacodynamics，PD）（简称药效学）是药物治疗学重要的理论基础，可利用药物的药动学和药效学参数设计个体化的用药治疗方案。

药物作用的强度取决于血药浓度，血药浓度是指药物吸收后在血浆内的总浓度，

包括与血浆蛋白结合的或在血浆游离的药物，有时也可泛指药物在全血中的浓度。药物在体内的浓度随着时间而变化，药物浓度与药物的临床作用密切相关，血药浓度达到有效浓度才能起效，如高出了安全的范围则可出现毒性反应。

在临床实践中，大多数药物治疗采用多次给药。按照一级动力学规律消除的药物，其体内药物总量随着不断给药而逐步增多，直至从体内消除的药物量和进入体内的药物量相等时，体内药物总量不再增加而到达稳定状态，此时的血浆药物浓度称为稳态浓度，多次给药后药物达到稳态浓度的时间仅决定于药物的消除半衰期。药物半衰期即指血药浓度下降一半所需要的时间，其长短可反映体内药物消除速度，可根据半衰期确定给药间隔，一般来说，半衰期长，给药间隔时间长，半衰期短，给药间隔时间短，通常给药间隔约为一个半衰期。半衰期过短的药物，若安全性大时，可加大剂量并使给药间隔长于半衰期，这样既可避免给药过于频繁，又可在两次给药间隔内保持较高的血药浓度。

当药物在体内达动态平衡后，体内药量与血药浓度之比值称为表观分布容积，根据药物的表观分布容积可以计算期望产生的药物浓度所需要的给药剂量，还可以根据分布容积的大小估计药物的分布范围，防止药物分布范围过大，导致在特定组织或器官中蓄积中毒。除静脉注射给药外，其他非静脉途径给药还需考虑药物的生物利用度，生物利用度是指药物吸收进入全身血循环的速度和程度。

以抗菌药物为例，通过运用药动学和药效学的知识可以优化抗感染药物的给药方案，达到最佳的抗菌疗效和最大限度的防止药物不良反应。抗菌药物根据 PK/PD 分类，可分为浓度依赖性抗菌药物和时间依赖抗菌药物。

浓度依赖性抗菌药物的抗菌作用决定于药物的峰浓度（$C_{max}$）、药-时曲线下面积（AUC）和最低抑菌浓度（MIC）的比值，最低抑菌浓度是指体外抑制细菌生长所需的最低抗菌药物浓度。$C_{max}$/MIC 和 AUC/MIC 越大，抗菌作用越强。药物浓度是决定此类药物临床疗效的关键因素，即药物血浓度在安全范围内升高，杀菌活性随之增强。该类抗菌药物代表药物为氟喹诺酮类和氨基糖苷类。研究表明氨基糖苷类药物只有将日剂量集中 1 次使用，才有可能达到较理想的 $C_{max}$/MIC。与传统方案相比，氨基糖苷类药物一日一次给药方式可达到疗效不变或有所增加，而且某些耳、肾毒性显著减少的效果。

时间依赖性抗菌药物抗菌作用主要决定于药物浓度（指游离浓度而非总浓度）超过 MIC 的时间，超过 MIC 时间越长，抗菌作用越好，并不要求有很高的药物浓度。这类抗菌药物的浓度在 MIC 的 4～5 倍时杀菌作用即处于饱和状态；当血清药物浓度低于 MIC 时，细菌则很快开始继续生长。主要代表药物是 β 内酰胺类、万古霉素和克林霉素。

## 四、治疗药物监测在治疗方案设计中的应用

### （一）治疗药物监测对治疗方案设计的影响

治疗药物监测（therapeutic drug monitoring，TDM）是指在临床进行药物治疗过程中，观察药物疗效的同时，定时采集患者的血液（也包括采集尿液、唾液等液体），测定其中的药物浓度，以药动学和药效学基础理论为指导，借助先进的分析技术与电子

计算机手段，制定和调整给药方案，实现个体化给药，在达到满意的疗效的同时避免发生药物不良反应。TDM 也可以为药物过量中毒的诊断和处理提供有价值的实验室依据，将临床用药从传统的经验模式提高到科学的水平。

### （二）需要治疗浓度监测的药物

在临床上，并不是所有的药物或在所有的情况下都需要进行 TDM。需要进行 TDM 的药物主要包括：

（1）治疗指数小的药物，如强心苷类，它们的有效剂量与中毒剂量接近，需要根据药代动力学原理和患者的具体情况仔细设计和调整给药方案，密切观察临床反应。

（2）同一剂量可能出现较大的血药浓度差异的药物：如三环类抗忧郁症药。

（3）具有非线性药代动力学特性的药物：如苯妥英钠，茶碱，水杨酸等。

（4）肝肾功能不全或衰竭的患者使用主要经过肝代谢消除（利多卡因，茶碱等）或肾排泄（氨基糖苷类抗生素等）的药物时，以及胃肠道功能不良的患者口服某些药物时。

（5）某些药物长期使用后产生耐药性，或诱导肝药酶的活性而引起药效降低或升高，以及原因不明的药效变化。

（6）有的药物的中毒症状与剂量不足的症状类似，而临床又不能明确辨别，如普鲁卡因胺治疗心律失常时，过量也会引起心律失常；合并用药产生相互作用而影响疗效时。

TDM 的临床指征因药而异，如万古霉素是一种需要进行 TDM 的药物，但并非需要对所有患者进行监测。研究指出一般在下列几种情况下才需要进行监测：患者使用万古霉素达 1 周以上；患者存在肾功损害，肌酐清除率 $<40ml/min$；特殊人群如 60 岁以上老人、烧伤患者、癌症患者、肥胖患者或儿童患者；同时用可能会影响肾脏功能的药物如两性霉素 B、氨基糖苷类、袢利尿剂等。

关于 TDM 结果报告的解读，必须结合临床来综合考虑，单纯依据 TDM 报告是片面的。同一种药物的检查结果对不同患者也有不同意义，比如同一抗癫痫药物的同一浓度值，对不同患者的意义可以是明显不同的。因此分析 TDM 结果前要详细询问患者个人医疗信息，如年龄、体重、性别、发作情况、身体状态（有无肝脏疾病、肾脏疾病、胃肠道疾病及低蛋白血症）、同时在服用哪些药物、已服用多长时间、每天服用量、如何服用、期间有无药物毒副作用表现、服药同时有无饮食改变等来全面判断分析，尤其要明确采取血样的准确时间及距前一次服药的时间间隔。

## 五、新型治疗方式的应用

随着科技的发展，越来越多的新型医疗手段和药物治疗方式广泛应用于临床，特别是在遗传性疾病和肿瘤治疗方面，新的治疗方法日新月异，目前较为常见的有基因治疗和免疫治疗等。

### （一）基因治疗

基因治疗（gene therapy）或基因疗法是指利用分子生物学方法将目的基因导入患者体内，并使之在体内表达，从而使疾病得到治疗，是现代医学和分子生物学相结合而诞生的新技术。在广义上来说，基因治疗还可包括从 DNA 水平采取的治疗某些疾病的措施和新技术。

目前较常见的基因治疗方法是将有某种功能的外源性基因转移入人体内的受体细胞（靶细胞）内，以补偿患者原来的缺陷基因的功能，即把细胞所需要的基因从外引入，与适当的载体重新组合在一起，并转移入靶细胞内进行治病。基因治疗首先要选择靶细胞和目的基因，人体细胞是现今基因治疗的合适靶细胞，各种体细胞易于从体内取出和植回，经得起体外基因操作，并能使外源性基因在细胞内表达，细胞能在体内长期存活。

目前研究和应用得最多的是人体骨髓干细胞、淋巴细胞、血管内皮细胞和成纤维细胞等，由于骨髓细胞不仅符合以上条件，且许多疾病的发生与之有关，所以是较理想的靶细胞。目的基因则是能弥补、替代缺损基因的外源性正常基因，将目的基因引入靶细胞内，进行基因重组，取代突变基因，新的基因组即可执行正常的功能，从而达到治病的目的。

### （二）生物免疫治疗

生物免疫治疗是一种新兴的、具有显著疗效的肿瘤治疗模式，是一种自身免疫抗癌的新型治疗方法。它是运用生物技术对从病人体内采集的免疫细胞进行体外培养和扩增后回输到病人体内的方法，来激发和增强机体自身免疫功能，从而达到治疗肿瘤的目的。

**1. 肿瘤疫苗治疗**　肿瘤疫苗是通过激活患者自身免疫系统，利用肿瘤细胞或肿瘤抗原物质诱导机体的特异性细胞免疫和体液免疫反应，从而增强机体的抗癌能力，来阻止肿瘤的生长、扩散和复发，最终实现清除或控制肿瘤的目的。肿瘤疫苗按用途分类可以分成两种，一种为预防性肿瘤疫苗，如用与某些特殊肿瘤发生有关的基因制备疫苗，接种于具有遗传易感性的健康人群，进而可以控制肿瘤的发生；另一种是治疗性肿瘤疫苗，它以肿瘤相关抗原为基础，主要用于化疗后的辅助治疗。此外根据肿瘤疫苗的来源分类，又可分成肿瘤细胞疫苗、基因疫苗、多肽疫苗、树突状细胞疫苗、细胞毒性 T 淋巴细胞（CTL）表位肽疫苗等。

**2. 单克隆抗体免疫治疗**　单克隆抗体是指单一 B 细胞克隆产生的高度均一、仅针对某一特定抗原表位的抗体，单克隆抗体通常采用杂交瘤技术来制备。第一个抗移植后免疫排斥反应的鼠源单克隆抗体 muromonab – CD3（OKT3）于 1986 年经美国食品药品监督管理局（Food and Drug Administration，FDA）批准上市，但是来源于鼠源淋巴细胞杂交瘤的抗体被人的免疫系统识别，会引起严重的人抗鼠抗体反应（human anti – mouse antibody，HAMA），不仅使治疗性单抗半衰期变短，疗效减弱，有时还会引起严重的不良反应，严重限制了其的临床应用。随着近代重组 DNA 技术的发展，2002 年第一个全人源抗体阿达木单抗上市，用于缓解抗风湿性药物（DMARD）治疗无效的结构性损伤中至重度类风湿关节炎（RA），标志着单克隆抗体在医药治疗时代的来临。

单克隆抗体上有着广泛的临床应用前景，用于治疗肿瘤、自身免疫性疾病、感染性疾病和移植排斥反应等多种疾病。

### （三）其他治疗

**1. 抗血管生成治疗**　肿瘤的持续生长依赖于新血管的生成，该过程受到血管生成刺激因子和抑制因子的双重调节。目前较为肯定的血管生成刺激因子有血管内皮生长因子（VEGF）、转化生长因子（TGF）、碱性成纤维细胞生长因子（bFGF）、血小板源生长因子（PDGF）等。VEGF在肿瘤细胞中的作用可分为VEGF通路和免疫逃逸两个方面。VEGF通路的作用主要为在保存现有血管的同时促进新血管生成，VEGF干扰抑制树突细胞，阻断B细胞核和T细胞的抗原呈递，进而导致肿瘤产生免疫逃逸，妨碍机体正常的免疫作用，使残存肿瘤细胞不能被完全除掉。抗VEGF代表药物有索拉菲尼，该药在体外抗血管生成实验中显示较强的抗血管生成作用。

**2. 酪氨酸激酶抑制剂**　与肿瘤相关的酪氨酸激酶主要有位于细胞膜的受体酪氨酸激酶和位于胞浆的非受体酪氨酸激酶。酪氨酸激酶过度激活，从而导致其下游信号的激活，最终导致细胞的转化、增殖和抵抗细胞凋亡、促进细胞生存，这个机制在肿瘤的发生、发展、转移、治疗和转归等中起着重要的作用。因此，针对其信号转导途径寻找新的抗肿瘤药物具有重要意义。目前常见的酪氨酸激酶抑制剂有厄洛替尼、帕唑帕尼和拉帕替尼等。

**3. 细胞因子治疗**　细胞因子是一类由活化的免疫细胞（单核/巨噬细胞、T细胞、B细胞、NK细胞等）或间质细胞（血管内皮细胞、表皮细胞、成纤维细胞等）所合成、分泌，具有调节细胞生长、分化成熟、调节免疫应答、参与炎症反应、促进创伤愈合和参与肿瘤消长等功能的小分子多肽类活性分子。临床应用较多的主要有干扰素（IFN-A、IFN-B、IFN-C），白介素（IL-2、IL-4、IL-7、IL-12），造血刺激因子（EPO、TPO、G-CSFGM-CSF、IL-11、IL-3），肿瘤坏死因子（TNF-A），修复因子（GM1、EGF、BFGF）。细胞因子可诱导患者自身免疫细胞扩增成具有抗肿瘤活性的免疫细胞。

目前利用基因工程技术生产的重组细胞因子作为生物应答调节剂治疗肿瘤、造血障碍、感染等已收到良好的疗效，成为新型药物之一。重组细胞因子作为药物具有很多优越之处，因为细胞因子是人体自身成分之一，可调节机体的生理过程和提高免疫功能，在低剂量下即可发挥作用，具有疗效显著，副作用小的特点。

**4. 病毒增殖治疗**　用病毒来溶解肿瘤细胞的想法和概念已有多年历史。近10年来，有研究对病毒的基因组结构进行了改造，改造后的病毒对肿瘤细胞的感染能力、复制能力和或溶细胞作用都有所增加，而对正常细胞则上述能力下降，甚至完全消失。从而能特异性地在肿瘤细胞内复制及增殖，并特异性地杀灭肿瘤细胞。

**5. 干细胞治疗**　干细胞治疗是利用干细胞的生物学特性来再造组织和器官，可应用于肿瘤治疗、创伤修复、神经再生和抗衰老等医学领域。干细胞不同于机体其他细胞之处在于具有自我更新、高度增殖、多向分化的能力。胚胎干细胞系离体培养可达数月，在特定条件下可以分化特异功能细胞，并最终形成组织、器官。在制药行业，干细胞还可作为新药筛选的模型，进行毒理、药效试验。2012年干细胞疗法药物Prochymal获得加拿大卫生部的上市批准，用于治疗儿童移植物抗宿主病（GVHD）。Prochymal来自成年捐赠者的骨髓干细胞，被设计来控制炎症、促进组织再生、防止疤痕的形成。

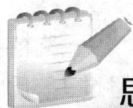

**思考题**

哪些药物需要进行治疗药物浓度监测（TDM）？

# 第三节 药物处方

药物处方，是指由注册的执业医师和执业助理医师（医师）在诊疗活动中为患者开具的、由取得药学专业技术职务任职资格的药学专业技术人员（药师）审核、调配、核对，并作为患者用药凭证的医疗文书，处方包括医疗机构病区用药医嘱单。药物处方具有法律效应，是正规医疗文书，是患者用药正式凭证，处方的规范性及适宜性是体现医院临床治疗水平和医疗质量的重要依据。

## 一、药物处方

### （一）药物处方的内容

处方内容包括：前记，如医疗机构名称、费别、患者姓名、性别、年龄、门诊或住院病历号，科别或病区和床位号、临床诊断、开具日期等；麻醉药品和第一类精神药品处方还应当包括患者身份证明编号，代办人姓名、身份证明编号。正文，以 Rp 或 R 标示，分列药品名称、剂型、规格、数量、用法用量。后记，如医师签名或者加盖专用签章，药品金额以及审核、调配，核对、发药药师签名或者加盖专用签章。

### （二）药物处方书写要求

药物处方书写要求主要有：患者一般情况、临床诊断填写清晰、完整，并与病历记载相一致；每张处方限于一名患者的用药；字迹清楚，不得涂改，如需修改，应当在修改处签名并注明修改日期；药品名称应当使用规范的中文名称书写，没有中文名称的可以使用规范的英文名称，书写药品名称、剂量、规格、用法、用量要准确规范；患者年龄应当填写实足年龄，新生儿、婴幼儿写日、月龄，必要时要注明体重；西药和中成药可以分别开具处方，也可以开具一张处方，中药饮片应当单独开具处方；药品用法用量应当按照药品说明书规定的常规用法用量使用，特殊情况需要超剂量使用时，应当注明原因并再次签名；除特殊情况外，应当注明临床诊断。

### （三）处方时限规定

处方开具当日有效，特殊情况下需延长有效期的，由开具处方的医师注明有效期限，但有效期最长不得超过 3 天，处方一般不得超过 7 日用量；急诊处方一般不得超过 3 日用量；对于某些慢性病、老年病或特殊情况，处方用量可适当延长，但医师应当注明理由。

### （四）麻醉药品和精神药品处方管理规定

医师为门（急）诊患者开具的麻醉药品和第一类精神药品注射剂，每张处方为一次常用量；控缓释制剂，每张处方不得超过 7 日常用量；其他剂型，每张处方不得超过 3 日常用量。

为门（急）诊癌症疼痛患者和中、重度慢性疼痛患者开具的麻醉药品、第一类精神药品注射剂，每张处方不得超过 3 日常用量；控缓释制剂，每张处方不得超过 15 日常用量；其他剂型，每张处方不得超过 7 日常用量。为住院患者开具的麻醉药品和第一类精神药品处方应当逐日开具，每张处方为 1 日常用量。

## 二、处方审核

药师调剂处方时必须做到"四查十对"：查处方，对科别、姓名、年龄；查药品，对药名、剂型、规格、数量；查配伍禁忌，对药品性状、用法用量；查用药合理性，对临床诊断。药师还应当对处方的适宜性进行审核，审核内容包括：规定必须做皮试的药品，处方医师是否注明过敏试验及结果的判定；处方用药与临床诊断的相符性；剂量、用法的正确性；选用剂型与给药途径的合理性；是否有重复给药现象；是否有潜在临床意义的药物相互作用和配伍禁忌；其他用药不适宜情况。

## 三、处方点评

### （一）处方点评的概述

处方点评是根据相关法规、技术规范，对处方书写的规范性及药物临床使用的适宜性（用药适应证、药物选择、给药途径、用法用量、药物相互作用、配伍禁忌等）进行评价，发现存在或潜在的问题，制定并实施干预和改进措施，促进临床药物合理应用的过程。处方点评工作是医院持续医疗质量改进和药品临床应用管理的重要组成部分，是提高临床药物治疗学水平的重要手段。

### （二）处方点评工作的要求

医院处方点评工作在医院药事管理与药物治疗学委员会和医疗质量管理委员会领导下，由医院医疗管理部门和药学部门共同组织实施。应当根据本医院的性质、功能、任务、科室设置等情况，在药事管理与药物治疗学委员会下建立由医院药学、临床医学、临床微生物学、医疗管理等多学科专家组成的处方点评专家组，为处方点评工作提供专业技术咨询。医院药学部门成立处方点评工作小组，负责处方点评的具体工作。

### （三）不合理处方

处方点评结果分为合理处方和不合理处方。不合理处方包括不规范处方、用药不适宜处方及超常处方。

不规范处方主要包括：处方的前记、正文、后记内容缺项，书写不规范或者字迹难以辨认；医师签名、签章不规范或者与签名、签章的留样不一致；药师未对处方进行适宜性审核；新生儿、婴幼儿处方未写明日、月龄；西药、中成药与中药饮片未分别开具处方；未使用药品规范名称开具处方；药品的剂量、规格、数量、单位等书写不规范或不清楚；用法、用量使用"遵医嘱"、"自用"等含糊不清字句；处方修改未签名并注明修改日期，或药品超剂量使用未注明原因和再次签名；开具处方未写临床诊断或临床诊断书写不全；无特殊情况下，门诊处方超过 7 日用量，急诊处方超过 3 日用量，慢性病、老年病或特殊情况下需要适当延长处方用量未注明理由；开具麻醉药品、精神药品、医疗用毒性药品、放射性药品等特殊管理药品处方未执行国家有关规定。

不适宜处方包括：适应证不适宜、遴选的药品不适宜、药品剂型或给药途径不适宜、无正当理由不首选国家基本药物、用法和（或）用量不适宜、联合用药不适宜、重复给药、有配伍禁忌或者不良相互作用等。

超常处方包括：无适应证用药、无正当理由开具高价药、无正当理由超说明书用药、无正当理由为同一患者同时开具 2 种以上药理作用相同药物。

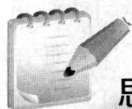

## 思考题

1. 处方书写的规定有哪些？
2. 超常处方包括哪些情况？

# 第四节　患者的依从性和用药教育

患者的用药依从性是指患者能遵守确定的治疗方案和遵从用药方面的指导，一个完善的治疗方案可能而患者不依从而导致治疗的失败。患者不依从或依从性不佳会影响患者治疗效果，增加医疗费用和影响患者生活质量。

## 一、患者依从性

### （一）患者依从性的定义

患者的依从性（patient compliance/treatment compliance）也称顺从性、顺应性，指病人按医师规定进行治疗、与医嘱一致的行为，临床习惯称患者"合作"，反之则称为非依从性。依从性可分为完全依从、部分依从（超过或不足剂量用药、增加或减少用药次数等）和完全不依从三类，在实际治疗中这三类依从性各占1/3。患者的用药依从性受患者本身的文化程度、年龄、治疗方案及病程长短等多方面因素影响，同时还受到患者的经济状况、医疗保险及家庭、社会等诸多因素的影响。

### （二）患者不依从或依从性不佳的类型

（1）不按照处方/医嘱用药，包括药物剂量、服用频次、用药时间和用药途径错误等。

（2）自行停药或更改疗程，包括患者因各种因素擅自停用药，自行缩短或延长药物疗程。

（3）不适当的自行用药，包括患者自行根据症状，自行诊断和自行用药。

（4）患者重复就诊，包括患者不告知医师详细情况，导致相同或相似药物的重复开具和使用。

### （三）患者不依从或依从性不佳的常见原因

患者不依从或依从性不佳的结果受多种因素共同影响，常见的因素有患者年龄、文化程度、医疗费用支付方式、患者职业、所患疾病、复诊情况、药品分类、药品种类、药品数量、总计用药次数、用药后是否出现药物不良反应等，都与患者依从性呈显著相关性。

多种因素都可能导致患者依从性不佳，在临床实际医疗实践中，要注意根据患者自身个体情况，对患者进行用药教育以增加用药依从性，使药物治疗到达最优的治疗效果，减少或避免潜在药物不良反应的出现。

### （四）提高依从性的措施

**1. 充分的医患沟通**　医患沟通不仅是医师与患者之间的沟通，更是医疗团队与患者的沟通。加强医师、药师和护士之间的合作，建立良好的医患沟通渠道，注意使用患者能理解的方式，宣传药物治疗相关知识，消除患者疑虑，增加患者的信任度从而增加依从性。

**2. 加强合理用药，优化治疗方案**　药物不良反应会加重患者的不依从性，研究显示药物副作用的发生率与早期中断治疗之间有着明显的联系。应减少临床不合理用药，优化治疗方案，尽量降低或避免药物的不良反应的发生，提升患者依从性确保治疗的顺利进行，达到满意的治疗效果。

**3. 开发药物新剂型**　药物的剂型和规格也是影响患者依从性的一个重要因素。如太小或太大的药品均不利于患者的分掰或吞咽；需一日多次给药或具有不良气味的药物制剂，会引起患者尤其是患儿的不依从等。可结合临床，开发、研究和生产速效、高效、长效、低毒、方便应用的制剂，可以增加患者依从性。

## 二、患者用药教育

### （一）用药教育的目的和意义

医疗团队通过开展患者用药指导和教育，可帮助患者提高对疾病、治疗药物的理解度，提高患者的用药依从性，纠正患者的某些不良用药习惯和常见药物使用的误区，以及帮助患者正视和处理常见药品不良反应；有助于缓解患者的恐慌情绪，鼓励患者正视疾病，积极参与和配合治疗；可以落实患者知情权，降低潜在用药隐患发生风险。

### （二）患者用药教育形式和内容

在用药教育的过程中，医疗团队与患者交流技巧十分重要，熟悉患者心理、耐心倾听、态度友好有助于建立患者对医疗团队的信任。

对患者开展用药指导和教育应贯穿整个医疗治疗过程，包括患者入院教育，在院教育和出院教育。入院教育主要包括简单疾病药物治疗介绍和沟通下一步治疗措施。在院期间，用药教育可在查房的过程进行，主要包括说明治疗用药相关注意事项，使病人明确自己的任务，配合执行药物治疗方案，及时反馈药品不良反应。医疗团队开展用药教育的形式可多种多样，包括床边讲解、发放用药教育材料、开展患者讲座、电话咨询等方式。

每名患者个体情况不同，用药需求也不同，可设计个体化的用药教育方案，用药教育应主要包括患者正在使用或即将使用的药物疗效、药物不良反应；正确的药物使用方法和服用注意事项；告知患者复诊的要求和复诊的时间；与患者确认是否充分了解用药教育的各项内容等。

### （三）特殊患者的用药教育

患者在不同阶段生理状况不同，对药品的敏感性有较大的个体差异，因此应特别重视不同人群的用药教育。其中老年人、儿童和婴幼儿、孕妇、肝肾功不全患者等特殊人群，在生理生化功能上与普通人有很大的差异（参见第七章），一般认为这类特殊人群更容易发生药品不良反应。医疗团队应掌握特殊人群生理特点和用药注意事项，结合个体特点制定最适宜的教育方案。

**1. 老年患者的用药教育**　多种因素都可能影响老年人用药结果，开展老年患者用药教育要注意充分考虑其特殊生理情况，包括老年人的药物动力学特点、药物相互作用、生活方式的影响、药物滥用、漏服和错服药物等。在充分考虑各种相关因素后再制定个体化的用药教育方案。

对老年患者开展用药教育主要包括：①药物相互作用教育：联合用药的情况在老年患者中十分常见，开展用药教育时要注意药物联用可能使药效加强或削弱，甚至出现严重的不良反应，诱发中毒导致生命危害。老年人的药物不良反应的症状多重且不典型，可被患者或医师疏忽或误诊。②生活方式的教育：不良的饮食习惯对老年病人安全用药的影响也较大，如少食、偏食、生活孤独、情绪抑郁也会影响老年人食欲，引起摄入量减少，微量元素、蛋白质和维生素缺乏，可诱发药代动力学功能性紊乱，即使在常规用药量下，也可出现中毒或明显的疗效不足。③避免药物滥用的教育：部分老年患者认为药物种类越多，用量越大，疗效就越好；应向老年患者说明药物滥用的危险性，指导其在专业医疗人员指导下服用药物。④避免漏服和错服药物的教育：老年患者由于记忆力的减退，导致自理能力下降，常常合并多种慢性疾病，需要同时服用多种药物，因其药物品种多、剂型、剂量各异，老年患者服药时间上可出现错误，出现漏服和错服药物，导致老年患者用药安全方面存在的隐患，用药教育也要就此进行特别说明。

**2. 儿童的用药教育**　在设计儿童用药教育方案时要充分考虑患儿各个时期的不同生理特性，结合患儿自身特点设计个体化的教育方案。对于这类患儿开展用药教育的对象主要是患者家属，在开展教育时应注意沟通技巧的应用。

对患儿家长开展用药教育时要告知药物正确剂量，给药间隔时间和给药方式。应告知常见的儿童禁用药物，避免儿童误用。常见儿童禁用药物有：四环素禁用于8岁以下儿童；氯霉素、磺胺、去甲万古霉素、对乙酰氨基和酚呋喃妥因禁用于新生儿；氟喹诺酮类药物禁用于18岁以下儿童等。

**3. 妊娠期妇女的用药教育**　妊娠期妇女用药，不仅孕妇本人可能受到药品不良反应的危害，不少药物还可通过胎盘进入胎儿体内，损害胎儿的生长发育，妊娠期妇女如病情需要必须用药，一定要充分听取医务人员的意见，认真选择相关药物，并严格遵守规定的用法用量。为妊娠期妇女设计用药教育时，不仅应考虑母体的用药安全还要考虑胎儿的用药安全。

美国FDA于1979年根据动物实验和总结临床实践经验，对影响胎儿的药物进行了危险分类，分为A、B、C、D和X类，其中安全程度随级递减，A类最安全，X类为妊娠期禁用药物。2014年12月FDA出台新规要求说明书详细描述孕期和哺乳期使用药物的风险和获益，包括三个方面的具体内容：对孕期妇女、哺乳期妈妈以及对男女生殖系统的影响。每个部分的内容中包括风险概要、数据支持的讨论、以及帮助医疗服务者处方和进行咨询决策的相关信息。此外新规定还对说明书格式做了要求，要求厂家将药物信息集中在一起，保证说明书的一致性，该项新规计划于2015年6月生效，可能会对将来的妊娠期用药管理产生深远的影响。

**4. 肝、肾功能不全患者的用药教育**　对肝脏、肾脏功能减退的患者要告知尽量避免服用加重肝脏、肾脏损害的药物，注意药物相互作用，应注意教育此类患者在用药过程中要定期监测肝脏、肾脏功能。

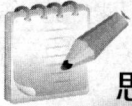

### 思考题

患者依从性不佳的常见原因有哪些？

（徐　珽　严　郁）

# 第三章 | 药物治疗及效果评价

**学习目标**

1. **掌握** 如何获取建立药历需要的信息以及药历组成。
2. **熟悉** 药物治疗方案评估的参考依据、内容及药物治疗效果评价的原则。学会诊的内容及会诊记录。
3. **了解** 药历与病历的区别。

药物治疗是指以达到提高患者生活质量为目的的、有针对性的药物疗法。药物治疗包含以下几个方面的内容:第一、医务人员与患者共同承担责任、互相信任,选择最佳的治疗药物,以获得最佳疗效;第二、医务人员必须有能力与患者建立相互信任的医患关系,这将帮助医务人员获得必要的病史和个人史,以便判断治疗中存在的问题,了解患者对药物治疗的知晓程度,制定方案并评估疗效。第三、建立正规的医疗档案,除药物治疗方案外,还应包括所有临床干预和治疗效果的记载,如药历(medication history)、会诊记录等。

药物治疗的评价包括对药物治疗方案与治疗效果的评价。制定并实施合理的治疗方案是得到理想的药物治疗效果的前提,而药物的治疗效果体现患者药物治疗的总体获益。因此,对药物治疗效果的评价应该从有效性、安全性、经济性等方面综合进行评价。

合理的治疗方案的形成是一个动态的优化过程,医务人员应利用其掌握的专业知识,综合患者的疾病与个人资料,制定尽可能合理的初始药物治疗方案,通过对方案的系统评估后实施初始药物治疗方案,并在治疗过程中,根据对治疗效果的评价,不断优化治疗方案,才可能获得理想的药物治疗效果。

## 第一节 建立患者药历

### 一、药历的含义和作用

药历是药师在临床实践中形成的一种规范的药物治疗过程记录,是对患者药物治疗过程的全面、客观的记录和评价。临床药师在为患者提供药学服务和参与临床药物治疗过程中,以合理用药为目的,采集临床资料,通过综合、分析、整理、归纳而书写形成药历。建立药历的目的在于如实地反映药物的治疗质量,尤其把每个病人使用各种药物后的疗效、毒副反应等情况得到及时准确的反映，更好地协助临床安全、合理、有效、经济的用药。便于开展药物相互作用的调查，进行药物疗效的评价。

药历，来源于病历但不同于病历，其不同之处在于药历由临床药师填写，作为发现、分析、观察和解决病人药物相关问题的技术档案，主要监护患者药物治疗过程中的用药选择、用药经过、不良反应、用药监护、治疗药物监测、相关检验检查结果、对药物治疗的建设性意见以及对患者的健康教育忠告，以保证患者的用药安全和有效，便于临床药师开展药学服务，提高患者用药的依从性，提高医疗服务治疗。药历，作为临床药师的必备文书材料，可以方便药师快速回顾患者的病史、药物过敏史、药物治疗过程等，使其他医务人员了解患者的药物相关信息，用于法律程序、教学、研究以及质量保证评价，是临床药师进行规范化药学服务的具体体现。

## 二、建立药历的对象

建立药历需注意选择对象应有针对性，体现治疗的个体化，避免内容的千篇一律。记录药历应权衡考虑病人方面及所用药物方面是否有记录意义。

**1. 药物方面**　患者使用下列药物时，应考虑建立药历。

（1）治疗指数低、安全范围狭窄、不良反应多、个体差异大又需长期服用的药物：如心功能不全患者使用地高辛、肝肾移植术后患者使用他克莫司等。特别是老年患者，治疗指数往往比正常范围低，用药后容易出现蓄积毒性，应重点给予关注。

（2）具有非线性药物动力学特征的且需长期服用的药物，如苯妥英钠、卡马西平等，此类药物的药效大多相加，但血药浓度并非二者之和。

（3）具有相互作用但必须合并用药的药物，如具有肝药酶抑制作用的大环内酯类抗生素、抗真菌药伏立康唑与肝内代谢的平喘药、降糖药合用等。

**2. 患者方面**

（1）特殊患者　如老年人、小儿、孕妇及哺乳期妇女等生理状态特殊的患者，小儿和老年人因为体型较小或对药物的清除能力下降，或者对药物作用的敏感性增强，需要重点关注；孕期和哺乳期妇女由于药物的致畸作用也需要特别观察；肝肾功能损害的患者处于特殊的病理状态，会对用药效果产生不同的影响；另外，过敏体质的患者、有不良反应发生史的患者均需在临床药物治疗过程中引起重视。

（2）可能存在用药问题的患者　如患者有多种疾病，需同时使用多种药物；依从性较差、用药效果不理想的患者；使用的药品如抗凝药、地高辛、氨基糖苷类抗菌药以及抗惊厥药等不良反应发生率较高，或使用新上市药品的患者。

## 三、建立药历需具备的能力

**1. 医药学知识**　建立准确详实的药历要求临床药师首先具备全面的药理学知识，能评估同类药物由于药代动力学、药效学的区别对预期治疗效果的差异；掌握药剂学、药物分析学等药学基础知识，了解药物剂型、配伍禁忌等因素对药效学、药动学的影响。药学知识作为临床药师必备的技能，与临床医师的疾病诊断能力相得益彰，能发挥临床药师在药物治疗过程中的独特作用。

除了具备药学知识外，临床药师还应掌握医学基础知识，如典型疾病的临床诊断学知识，了解患者的临床症状、生命体征与病情判断间的联系；掌握实验室检验项目的临床意义等，以将患者的疾病与药物治疗方案相联系，作出药物治疗方案调整的建议。

**2. 沟通能力**　建立药历还需要临床药师具有良好的沟通能力，通过与患者的交流获取患者的既往用药史、药物食物过敏史、生活方式、经济条件等信息，以协助评估药物治疗方案，同时判断患者的用药依从性，有针对性的对患者进行用药指导；通过与医师的交流了解医师对疾病的判断及治疗方案的考虑，以便于更好的协作。

**3. 文书书写能力**　临床药师还应具备流畅的文字表达能力。药历书写应真实、客观、准确、及时，使用专业的医药学术语及通用的英文缩写，注意文字工整、表述准确、避免口语化及不通用的缩略语。

## 四、药历信息的来源

建立药历需要的信息来源包括患者、医疗记录和医务人员。通过询问患者包括患者的代理人，获取患者的体重、年龄等基本情况，既往用药史、过敏史、出现不良反应的临床表现等信息。患者用药信息如名称、规格、用法用量、起止时间等以及检验检查报告、体温变化等记录，可以从电子病历系统以及护理记录单等医疗记录中获取。对于医疗记录中无法体现的细节信息，则可以通过与医务人员沟通交流获取。

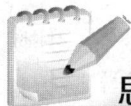

### 思考题

1. 药历与病历的区别有哪些？
2. 如何获取药历需要的详细信息？
3. 哪些患者需要建立药历？

# 第二节　患者药历组成

## 一、药历的模式

国外目前有一些标准模式，如 SOAP 模式、PH－MD－ROME 模式、英格兰模式药历等，国内有中国药学会医院药学专业委员会在 SOAP 模式基础上制定推荐的格式等。

**1. 国外药历模式**

（1）SOAP 模式　SOAP 模式药历是美国临床药师协会 ASHP 对药历记录的规定，也是美国绝大多数药师采用的一种格式。SOAP 药历模式以文字叙述为主，包括患者的主观性资料（subjective）、客观性资料（objective）、评价（assessment）和治疗方案（plan）四部分。主观性资料（subjective）包括患者的主诉、病史、药物过敏史、药品不良反应史、既往用药史等；客观性资料（objective）包括患者生命体征、临床各种生化检验值、影像学检查结果、血尿及粪便培养结果、血药浓度监测值等；评价（assessment）主要是临床诊断以及对临床药物治疗方案和过程的分析与评价；治疗方案

（plan）包括选择的具体药品名称、给药剂量、给药途径、给药时间间隔、疗程以及用药指导的相关建议。SOAP 模式对疾病的发病过程及药物治疗过程的记录简明系统，但对病史体征、实验室检查与诊断、诊断与治疗方案、治疗方案与药物不良反应间的关联不够清晰，且对药物使用的细节记录及临床药师对用药全部过程的评价不足。

（2）PH－MD－ROME 模式　PH－MD－ROME 模式药历基于临床药师发现临床用药相关问题后建立药学诊断，从而解决相应问题以改善疾病预后，包括患者简介（patient introduction）、健康问题（health problem）、治疗药物（medications）、药学诊断（drug diagnosis）、推荐治疗方案（recommended oirders）、预期治疗效果（desired outcome）、监测（monitoring）、患者咨询和教育（patient counseling and education）八部分。"患者简介"包括病人的个人信息以及因为何种原因入院寻求治疗，"健康问题"记录医疗诊断、患者主诉、异常实验室检查结果等非药物治疗的信息，"治疗药物"中详细记录了患者既往使用的药物与当前使用的药物，"药学诊断"部分叙述有关的药物相关问题及其分析、鉴别，每一个诊断都有足够的证据支持并应用药物治疗原则解决该问题。对于每一项药学诊断的建议医嘱均在"推荐治疗方案"中一一列举。"预期治疗效果"中设定了特定的治疗目标或终点，"监测"部分记录所涉及的实验室检查等监测指标，临床药师提供给患者的用药建议指导等则在"患者咨询和教育"中说明。采用 PH－MD－ROME 模式利用药学诊断分析记录药学相关问题，更调动了临床药师的主动积极性。

（3）英格兰式药历　英格兰式药历模式以表格为主，包括了患者基本情况、住院信息、相关非药物治疗情况、临床处理（诊断和药学需求）、治疗药物、药学监护计划、实验室数据和治疗药物监测 8 个版块，分别设计成表格来体现。以表格的形式表达风格简明扼要，但是在一定程度上缺乏整体连贯性，并由于表格的格式所限，有些需要详细说明的问题不能得到很好的表达。

**2. 国内药历模式**　目前我国对药历没有规范统一的要求，各医疗机构的药历格式和内容不尽相同。通常意义上的药历仅指住院患者药历。现推行较广泛的是中国药学会医院药学专业委员会结合国外模式发布的药历推荐模式。该模式于 2005 年发布，2007、2012 两次更新。它将药历分为门诊药历、住院药历和交给患者使用的药历三大类。其中，门诊药历包括门诊患者的服药指导与测评记录、门诊用药咨询单等。住院药历可分为住院患者药历、临床药师查房工作记录、临床药师病例讨论和会诊记录、药学信息咨询记录、治疗药物监测（TDM）药历、特殊药物使用监测表等。交给患者使用的药历即交给患者携带的用药手册。

根据不同的适用者，药历还可以分为工作药历和教学药历。工作药历作为一种医疗记录文书外还有药师作用和价值的体现、药师工作质量的考核以及教学科研资料的来源等功能。工作药历要求简便、合理、连续、有效，但格式目前尚未形成统一的要求。而教学药历是以学习和带教为主要用途的特殊药历形式，主要是为了培养药师系统的临床思维，提高书面表达能力，督促理论学习等。由于教学药历主要针对培训学员，体现教与学的过程，对于患者病情的变化、药物治疗的观察与分析要求更为全面、细致，书写的过程中也需要不断地与带教老师沟通，因此，教学药历并不适用于临床药师日常工作使用。

根据书写方式不同，药历又分为纸质药历和电子药历。纸质药历不需要较大资金投入就可以着手，但在书写上花费了临床药师大量的时间和精力，且存在随意、字迹不清晰、回顾不便、储存等方面的问题。随着药学服务工作的推进和医疗机构信息化程度的提高，电子药历开始出现。根据数据采集原理，目前有两种模式电子药历。一是基于医院信息系统（hospital information system，HIS）的电子药历，即利用 HIS 系统，调用数据形成电子药历，如 PASS 的临床药学管理系统，可大大减少临床药师的工作量，但由于各医疗机构信息化程度不同，因此目前还未普及推广。二是基于 FoxPro 制作的电子药历，解决了通用性问题，但数据显示不直观，不全面，准确性差，也未能实现药物使用情况与各种检查数据间的关联性查询，智能化程度较低。

## 二、药历的组成

药历由哪几部分组成有不同的分类方法，但基本内容大同小异。按中国药学会医院药学专业委员会的分类方法，药历包括以下 4 方面内容。

**1. 患者基本情况** 患者的基本情况包括患者的姓名、性别、年龄、住址及变动、工作单位、联系方式、过敏史（药品、食物、营养品、其他）、药物不良反应史、主诉和现病史、既往病史、用药史、家族史、诊断、检查结果等相关信息。

（1）姓名 作为患者的身份信息便于确定本人，住址和联系方式作为后续追踪和随访评估应该准确完整，工作单位及职业帮助了解患者是否处于特殊的环境及是否有职业危险因素。

（2）过敏史、药物不良反应及处置史 过敏史包含患者对药物、食物及其他物品的过敏史，药物不良反应处置史系指患者本次入院治疗中发生的药物不良反应与处置手段、结果。两项需详细记录过敏反应和药物不良反应的具体表现，包括患者发生过敏反应及不良反应的药物名称、患者服用上述药物的原因，并完整描述发生反应时的体征及反应发生与用药时间的关系。如患者因泌尿系统感染静脉滴注左氧氟沙星注射液后发生过敏，症状为全身发红、皮疹，上述内容均应记录在过敏史中。尽管过敏反应也是药物不良反应的表现形式之一，但由于过敏反应常见且对药物治疗影响较大，所以常单列一栏。

（3）主诉和现病史 主诉是对患者入院原因的概括性陈述，应包括临床表现和时间，现病史是对主诉的进一步扩展，较详细地描述患者的起病情况、病情发展、治疗过程、治疗反应及不良反应。药历更强调记录患者此次起病后经过的药物治疗以及患者对治疗的反应，应当具体叙述药物的用法用量、治疗疗程、疗效及不良反应等。

（4）既往病史和用药史 既往病史记录患者本次入院前的内容，包括预防接种及传染病史、手术外伤史及输血史、过去健康状况及疾病的系统回顾。用药史中记录患者本次入院前患者所有药物使用的情况，如患者在药店购买的非处方药、中草药制剂等，并详细记录用药的途径及给药剂量。

（5）家族史 家族史中记录与疾病及药物治疗相关的内容，包括明确家族性疾病的危险因素，职业和工作环境有无毒物、粉尘、放射性物品接触史；婚史、配偶的健康状况，性生活状况；月经史、生育史。此外，还需要记录患者的生活习惯及嗜好如烟、酒、麻醉药品使用量及年限。

（6）入院及出院诊断　临床诊断应包括完整的疾病名称及其分级或分期，并注意诊断要点和治疗原则。通过患者的入院诊断，临床药师应明确临床的诊断要点，熟知主要诊断的治疗原则，以对患者的初步治疗方案进行评价。如诊断为慢性阻塞性肺疾病急性加重的患者，临床药师了解气管支气管的感染是导致慢阻肺的主要原因，明确治疗原则是通畅气道和控制感染，确定初步药物治疗方案为抗菌药物和支气管扩张剂。

（7）检查指标及结果　检查指标及结果包括体格检查、实验室检查及影像学检查结果等，以及重要的院外辅助检查结果。检查指标及结果的记录一是有助于药师了解患者的诊断过程，判断用药指征；二是有助于药师了解患者的心、肝、肾等功能并针对性地选择药物制定合理的治疗方案防止不良反应的发生；最后，检查指标在评价药物治疗效果及副作用中有重要作用。

**2. 药物治疗经过**　根据中国药学会医院药学专业委员会 2012 年更新的药历推荐模式，不同的药历格式中药物治疗记录于不同的项下。以为初学者推荐的住院患者药历格式为例，患者使用的药物应记录于初始治疗方案和其他主要治疗药物中，并在药物治疗日志中及时更新调整的药物。初始治疗方案系指本次入院诊断所设计的初始治疗药物，其他主要治疗药物系指初始治疗方案外的主要治疗药物。

应记录药品的名称包括通用名和商品名，因为不同厂家的品种可能有效性和副作用不同。此外，还需注明药品的规格、剂量、给药途径、时间间隔、起止时间、治疗药物监测（therapeutic drug monitoring，TDM）结果分析及对临床方案的建议等。

**3. 药师指导管理**　药师指导管理是体现药师主动性及发挥在临床药物治疗过程中积极作用的关键内容，包括药物治疗效果评价、药师干预计划、干预效果随访等。中国药学会医院药学专业委员会推荐适合初学者使用的药历模式中，应在"初始药物治疗监护计划"和"药物治疗日志"及"药物治疗总结"中记录上述内容。

（1）药物治疗效果评价　药物治疗效果评价系指患者的主诉症状改善、检查指标变化、预期治疗达标情况、药品不良反应、用药依从性及治疗方案特点等。

（2）药师干预计划　包括对医师处方及给药方案调整建议，对护士的用药教育和指导，以及对患者用药相关的教育及指导。如告诉患者药物的服用方法饭前或饭后，是否能与其他药物同服，吸入气雾剂的正确用法等；告知护理人员药物的配置要求、静脉用药的滴速、用药次序、是否避光等。

（3）干预效果随访　干预计划被临床采纳与否的结果，患者是否依从，治疗效果和安全性是否提高，以及药师对药物治疗方案的理解与感想。如对患者进行用药教育后，后续追踪患者的用药疗效评估患者的用药依从性，是否按时、正确用药，气雾剂使用方法是否正确等。

**4. 其他**　治疗费用情况，是否有医疗保险等。治疗费用及医疗保险极大地影响了患者治疗方案的制定，包括药物治疗方案的制定尤其是药物选择。

总之，药历是临床药师开展药学服务的需要，也是社会发展的必然要求。临床药师在参与临床查房、提供药学服务的实践中，应充分发挥和利用自身的临床药学知识，认真书写，以进一步促进临床合理用药。

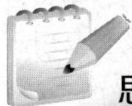

**思考题**

1. SOAP 模式药历有哪几部分，每部分包含的内容是什么？
2. 中国药学会医院药学专业委员会推荐药历模式有那几部分？

## 第三节　系统评估患者的治疗方案

患者的治疗评估是医务人员根据所知的诊断与治疗的医学知识，结合患者的个体情况进行评估，以制定最优治疗方案的过程。因为步骤复杂，且需要从疾病的一般诊疗原则过渡到患者的个体治疗方案，所以最初的评估可能会很困难。充分了解患者的临床诊断、既往病史、药物治疗史、药物过敏史、各种生理指标及用药前后的变化、血药浓度监测，治疗目的，药疗方案等情况，才能初步拟定和评估药疗方案，列出可能存在的问题，拟定解决方法，追踪、监护治疗进程。必须要预先考虑到患者可能出现的实验室检验异常结果是正常范围的波动还是具有临床意义。必须根据患者的需要使给药剂量个体化，而不是粗略的按照药品说明书、医师手册等泛泛给药。监测时间必须根据患者的严重程度具体到周、天甚至小时。

当有多种治疗方案时，医生应当结合患者个体选择最佳治疗方案。患者的利益是第一位的。在评价患者治疗方案、决定是否需要干预治疗时，一方面，不能因为时间限制或怕得罪其他医务人员而简单接受已有的治疗方案；另一方面，也不能频繁质疑其他医生的方案，否则会浪费时间并影响相互关系。

在评估治疗方案时，首先需要将患者的资料或数据综合起来进行评估，以明确和解决医疗中存在的问题。临床药师主要关注医疗问题中的药物相关性问题，这些问题可以是明确存在的，也可能需要调查才能明确是否存在。主要药物治疗问题为：不必要的药物治疗、需要额外的药物治疗、用法用量、药物不良反应、药物相互作用、依从性等。

### 一、药物治疗方案评估的参考依据

评估药物治疗方案主要参考教材、指南、药品说明书、经典的医药学书籍、最新的医药学循证文献等。完整的药品说明书中有适应证、用法用量、不良反应、禁忌、药物相互作用等项目均能作为药物治疗方案的评估依据。药典的《临床用药须知》和《药物治疗学》等经典书籍对于药物的药理作用、不良反应均有完整的收录，此外，对常用药物的皮肤敏感试验、特殊人群用药注意事项、妊娠期妇女禁用的药物品种均有收录，方便临床药师评估患者治疗方案时参考。最新发布的疾病治疗指南、专家共识等为临床药师评估治疗方案提供了疾病的诊治原则。

### 二、药物治疗方案评估的内容

#### （一）药物治疗的必要性

必要性的评估主要是有无明确的用药指征，避免无指征的应用药物或需要使用的药物没有使用。如没有明显的用药指征或者有用药指征但未开药；开出的药物是否适用于该疾病；或者曾有的医疗问题已经解决，没有使用该药物的必要；以及重复用药等。患者自行使用非处方药、保健用药等也应当纳入药物治疗评估必要性的范畴。

### （二）药物的选择

选择药物是否合适常可以影响患者最终的治疗效果甚至治疗费用。在保证患者疗效的前提下，应当尽量选择副作用最小、费用最低的药物治疗方案。随着制药技术的迅速发展，新药层出不穷，对同一疾病或者同一症状，常有几种药品都可以使用。这就需要医师和药师能够掌握相同治疗作用的药品之间的区别，根据患者的特点，熟练选择和运用这些药品。在选择用药时，不仅注重疗效，还应当注意药品的禁忌证，尤其是孕妇、哺乳期妇女、儿童、老年患者以及肝肾功能不全患者等特殊人群，用药选择应更加慎重。

### （三）用法用量是否合适

包括剂量过大或过小；不正确、不方便的或非最佳的给药间隔时间。药物的用法用量是否合理主要根据患者的生理病理条件及药物特征评估。在用量方面，如未依据肝肾功能、年龄和体形调整用药剂量；腹泻或便秘时可能需要调整缓、控释片的用量；β–内酰胺类一日剂量一次给予等。在给药途径即用法方面，遵循"能口服不肌注，能肌注不输液"的原则，外用药品一定不能内服等。此外，输液速度、特殊剂型和特殊药品的给药方法是否正确对剂量的影响也应引起充分注意。

### （四）药物的不良反应

包括药物引起的过敏反应、特殊体质反应、药物诱导的疾病以及药物诱导的实验室检查结果异常等。在评估药物治疗方案时，药师不仅应当能分析患者诊治过程中的表现是否与药物有关，还应当能早期发现并预防可能的药物不良反应的发生。这需要药师熟悉患者的病史、用药史，患者的病理生理特点、药物的药理性质，以及疾病和药物不良反应的相关临床表现和实验室检查特点等。此外，还应加强对患者的用药教育。

### （五）评估药物间的相互作用

药物相互作用主要指药代动力学相互作用和药效学的相互作用。药师可以通过分析药物间有无相互作用并审查其程度，判定对疗效和不良反应的影响，及时调整治疗方案。

**1. 药代动力学相互作用**　药代动力学相互作用可发生在吸收、分布、代谢、排泄任一阶段。如利福平对肝药酶有诱导作用，可降低多种经肝药酶代谢的药物的血药浓度，从而降低疗效；如丙磺舒可与青霉素以相同机制竞争自肾小管排泄，从而升高青霉素血药浓度等。

**2. 药效学相互作用**　药物合用时，一种药物通过影响另一药物与受体的作用改变另一药物的药理效应，但对血药浓度并无明显影响。如氢氯噻嗪用于治疗老年高血压及充血性心力衰竭时，长期服用可引起血钾减少，低血钾时心肌应激性增强，心肌对强心苷的敏感性增强，易引起心率加快、心律失常，因此强心苷与排钾利尿药联用时应慎重。

此外，评估药物治疗方案时还应注意药物与食物间的相互作用。如绿豆可引起环孢素在体内的浓度降低，降低环孢素的疗效，故在应用这些药物时应对患者进行用药指导和监护。巧克力和咖啡中的咖啡因也可降低镇静催眠药的作用及降低降压药的作用。

## （六）配伍禁忌

配伍禁忌是指两种或多种药物在体外同一容器中配伍时发生可见或不可见的物理或化学方面的变化，本质上为药物间的相互理化作用。药物间的理化作用有沉淀、氧化、分解等，会引起药物溶液的变色、沉淀、浑浊等可见变化，以及水解反应、效价下降、聚合变化等不可见变化，均可影响药物生物利用度，甚至产生微粒或致敏物质，影响患者身体健康。如维生素 C 注射液在 pH > 6 时易被氧化，故不宜与碱性的氨茶碱等注射液合用，否则会被氧化分解而失效；两性霉素 B 不能与氯化钠注射液配伍等。

除以上经常出现的药物相关性问题外，存在用药禁忌也是不可忽视的严重用药问题，如没有考虑年龄、孕期、哺乳期、过敏史等禁忌。

在对药物治疗方案进行评估时，医务人员不仅应当列出所有药物治疗问题，还应当了解病情的轻重缓急和这些问题的重要性。因为患者总是希望症状能得到迅速缓解的。

## 三、药物治疗计划

列出药物治疗问题并了解了问题的轻重缓急后，就开始制定诊疗计划。由于初诊后通常需要进一步明确诊断来准确认识病情，因此诊疗计划包括诊断方案和药物治疗计划。诊断方案又包括进一步的诊断性检查、药物相关性问题的评估及是否需要会诊。药师在计划中应更关注药物相关性问题并尊重其他医生的方案。

药物治疗计划包括针对每个问题的治疗目标以及宣传教育。药师应当考虑所有需要纠正的问题，最终作出一个最有利于患者的选择。推荐的解决方案必须明确，包括明确替换药物、用法用量等。此外，药师还必须提供证据说明推荐此方案的原因。

除了优化治疗方案外，药师还应当为患者建立监护计划。对服药效果、副作用及依从性指标进行监测。药师应对患者进行用药教育，明确用药目的和给药方案，以增加患者依从性，同时还需告知患者监测时间，及如何复诊或咨询。

理想状态下应当对每个患者都进行严密的监测，但当在普通病房或有大量患者时，进行全部的监测是不切实际的。因此，应当建立优先项目，确定哪些患者应被优先监测。通常，小于 12 岁儿童和大于 65 岁老人，育龄妇女，以及肝肾功能损伤的患者，由于其特殊病理生理状态，应当给予特别关注。同时接受多种药物治疗的患者，应当严密监测可能的重复治疗、潜在的药物不良反应，以及可能发生的药物相互作用。对发生不良反应或药物相互作用风险高的药物，药师应当有个关键药物一览表，在遇到这些药物时可以引起注意。如抗凝药、地高辛、胰岛素等降糖药、氨基糖苷类抗生素等等。药物过敏也应给予高度重视。贵重药物的审查可以帮助控制药费。除此之外，医务人员也可以关注某些特定疾病如哮喘、糖尿病、高血压患者，或者重点关注使用某种药物的患者。

当发现药物相关性问题需要与医师联系以更改治疗方案时，也同样需确定问题的轻重缓急并注意沟通方式。任何对患者有潜在伤害的情况都必须立即与医师联系，改用低价药物等则可以稍微推迟到医师更方便的时候。药师不应在医师的同事面前交谈，最好是在一对一的私人环境中。不是很紧急的情况可以通过传真、信函等方式向医师咨询干预意见和建议。

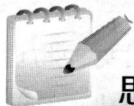

## 思考题

1. 简述药物治疗方案评估的依据？
2. 对药物治疗方案的评估具体包括哪些内容？

# 第四节　药物治疗效果评价

## 一、药物治疗效果评价的目的

药物治疗是一个不断优化的过程。在治疗过程中，对一个具体的患者，由于个体差异和疾病的多样性，初始治疗方案或指南推荐的治疗方案不一定能产生最佳的治疗效果，理想的临床疗效很可能是通过一系列阶段性的治疗达到最终目的。目前优化药物治疗最实用的方法是治疗→评价（监测）→治疗的反复尝试。对个体患者尤其是病情复杂患者常需要通过此种方法渐渐达到最优的治疗效果。

另外，也由于影响药物治疗效果的因素太多，导致药物的疗效和安全性在不同患者身上具有不确定性。临床医师和新药开发者等也迫切需要科学的临床研究设计来验证药物治疗的有效性、安全性及经济性等，以指导临床实践和新药开发。

## 二、药物治疗效果评价的内容

药物治疗效果评价的具体内容视治疗的目标而定，如基础疾病是否控制、发病因素是否消除、机体功能有无改善、并发症是否控制或减少、各项生理生化免疫指标是否恢复正常等。总的来说，尽管治疗目的随不同疾病而不同，但对药物治疗效果的评价主要基于药物治疗的有效性、安全性、经济性。

### （一）有效性评价

有效性评价是对药物治疗效果评价的首要内容，无治疗效果的药物不值得临床应用，治疗效果不明确的药物也不应当常规大量使用。

首先应当确定药物治疗的目标。临床疗效或治疗目标是多方面的，有的疾病可以治愈，有的可以控制疾病的进程，而有的只能延缓病情的发展。比如许多急性病如消化性溃疡的大出血、各种急性过敏性疾病等，都是可能通过药物治愈或使急性发作得到控制的，治疗目标应该是治愈；而多数慢性病用药难以根治，只能控制症状，减轻痛苦，如镇痛等。还有一些药物的使用是为了预防一种有害的状态或疾病的，如避孕、预防肝炎、围术期预防性应用抗生素等。即使同一种疾病，处于不同的阶段，也会有不同的治疗目标。如降压治疗，短期目标是降低血压，长期目标则是降低患者死亡率。

通常，治疗目标确定后，疗效评价标准也随之确定。

在确定药物治疗效果的评价标准时，评价标准应该清楚明了，具有可检测性（如实验室检查）或可观察性（如临床表现）。不同的疾病有不同的药物治疗效果指标；同一种疾病治疗目标不同，也可能有不同的药物治疗效果指标。如评价抗菌药物的治疗效果，应以患者体温、血常规、降钙素原等是否下降、胸片是否吸收等为评价标准。镇痛药的疗效可以用用药前后不同时间点疼痛视觉模拟评分（VAS）来衡量等。对降压药的疗效评价，标准可以是降低血压，也可以是降低患者死亡率。

不仅对个体患者需要明确治疗目标和药物治疗效果评价标准。在设计药物临床试验以研究药物治疗的有效性时，一样也应明确治疗目标和疗效评价标准。而且强调要设立对照、随机分组、盲法评定，严格筛选入组病例，以尽量去除各种影响疗效评估的混杂因素的影响。但由于临床试验的人群有限，在运用临床试验所得出的有效性的结论于临床时，即使是"金标准"的随机对照试验，也需要注意分析这些研究设计和数据收集的优缺点，才能更好的发挥药物临床试验的指导作用。

## （二）安全性评价

用药的安全性是指要求使用的药品质量合格、毒性低、副作用小、风险小。安全性是临床用药的前提条件。患者在从药物治疗中获益的同时也会冒一定的风险。安全性评价即为临床用药的风险效果比，即该药物治疗方案或该药物的使用，是否将毒副反应降低到最大限度同时产生最好的治疗效果。为保证用药安全性，世界各国政府的监管部门都建立了不良反应的报告系统。我国国家食品药品监督管理部门也会收集和整理各地区上报的不良反应报告，并定期发布《药品不良反应信息通报》。

在研究药物治疗安全性时，可以采用流行病学的方法。在过去 20 多年间，药物流行病学的方法在上市后安全性评价中起了重要作用。许多药品安全相关问题只能通过流行病学研究方法来评价。只有流行病学的方法可以有效估计大范围的药物暴露人群中罕发事件的发生率和危险因素，研究长潜伏期事件，或研究药物的跨代效应。虽然观察性流行病学研究有诸多优势，但在涉及特定安全性问题时，应对临床试验、自愿报告、流行病学研究以及相关的临床前实验数据予以综合评估，同时，应仔细评估这些设计和数据收集方法的优缺点。

当面对一位具体患者，药物治疗的安全性评价应根据其所用药物可能发生的不良反应，决定应当观察的指标，并定期复查。如应用利福平、异烟肼时应询问有无恶心呕吐和食欲不振、有无黄疸、肝区不适，并定期检查肝功能。应用氨基糖苷类抗生素时应询问有无耳鸣，定期查尿常规和肾功能。如患者在治疗过程中出现与治疗目的无关的反应，应根据以下指标来判断是否是该药物的不良反应：用药与不良反应的出现有无合理的时间关系、反应是否符合该药已知不良反应的类型、停药或减药后该反应是否消失或减轻、既往用药有无同样反应，以及不良反应是否可用合并用药、病情进展或其他因素的影响来解释。

## （三）经济性评价

经济性评价是药物治疗效果评价中的基本要素。在药品的安全性和有效性得以保证的前提下，还应该考虑用药是否经济，患者能否承受得起。用药的经济性并非单纯地指尽量少用药或只用廉价药品，其正确含义是指用药时获得相同的治疗效果时所投入的用药成本应尽可能降低，以达到减轻患者及社会经济负担的目的。

需要注意的是，药物的治疗成本不应以单一的药费去衡量，应该注重的是治疗的总支出。随着医疗保健成本越来越受到人们的关注，无论是药品购买者还是提供者双方都认识到药品成本不仅限于购买时价格，还应包括与之相随的配制、给药、监管和不良反应治疗的成本，以及最终治愈疾病的经济学费用。因为表面上支出的高药费，可能缩短了住院天数、减少了不良反应，也减少了误工损失，从整体上看治疗成本反而降低。

药物经济学的理论研究可采用成本－效益分析（cost－benefit analysis）、成本－效果分析（cost－effectiveness）和最小成本分析（cost－identification）等评价不同药物治疗方案的费用效果比。药物经济学的理论对优化有限医疗资源的配置有着重要作用。它也可以比较不同药物治疗方案的费用效果比，但具体到个体患者，有时没有一个绝对的最佳方案。实际工作中，应做到具体问题具体分析，应结合患者的病情、身体状况、经济条件等进行综合考虑。譬如对于经济困难者，成本低效果差一些的方案，虽不是最佳方案，但也不失为最合适的方案；对于高龄或儿童，特别是经济条件较好的患者，效果好、不良反应轻的药物可优先考虑。

### （四）依从性评价

依从性对药物治疗效果也有着重要影响。从药物治疗的角度，依从性指患者对药物治疗方案的执行程度。再合理的药物治疗方案，也需要患者依从才能达到预期的治疗效果。事实上，药物治疗包含的内容之一就是医务人员与患者共同承担药物治疗的责任。医务人员必须有能力与患者建立相互信任的医患关系，而患者也应当与医务人员一起，选择最佳的药物治疗方案，并服从医嘱用药。如果患者就诊后不取药、提前终止用药，或者过度用药，都会影响治疗效果，甚至造成伤害。

患者不依从性的常见原因有：①疾病因素；如结核病患者经过一段时间治疗后症状缓解甚至无症状，患者很容易漏服药物；②患者因素；对医师缺乏信任，担心药物不良反应，经济原因等都可以导致患者不接受或更改治疗；③医务人员因素；与患者沟通不够，未清楚提供用药指导；④药物因素；制剂气味及颜色不良，患儿拒服；药物为液体溶液难以随身携带等；⑤给药方案过于复杂，如给药次数太多等。

对药物治疗效果进行依从性评价，主要是评价在保证治疗效果的前提下，药物的剂型或给药方案能否尽量方便患者。如采用缓控释制剂减少给药次数，不容易发生漏服现象；儿童患者采用雾化吸入方式更容易掌握方法，优于使用粉吸入剂控制哮喘，保证治疗效果。

改善患者的依从性有多种方法，首先医务人员必须与患者建立良好的医患关系，赢得患者的信任与合作；其次优化治疗方案，如使用尽可能少的药物，合适的剂型并尽量减少给药次数。最后是提供用药指导，用药指导的形式多样，但应有针对性的提供才有较好效果。可以是宣教、用药指导单，也可以是督导用药，随访等，甚至计数剩余药量、体液药物浓度测定等方法来管理患者，增加患者的依从性。药师在药物治疗过程中，也应当与患者建立相互信任的关系，评估患者依从性，并采取有效措施改善患者的依从性，提高药物治疗效果。

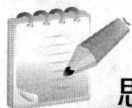

**思考题**

1. 为何要进行药物治疗效果评价？
2. 药物治疗效果评价的内容有哪些？相应有哪些研究方法？

# 第五节　药学会诊

药学会诊指临床科室或医院其他部门因为患者疾病治疗原因要求临床药师现场给予药物治疗学建议或药学帮助的情况，药学会诊中由临床药师为主导重点解决药物治疗问题。临床药师进行药学会诊是临床药师日常工作的重要内容之一，是临床药师综合素质的体现。通过药学会诊，临床药师参与发现、分析、解决临床治疗中的药物相关问题，包括分析解决疑难患者的药物选择、治疗药物安全性问题，制定个体化药物治疗方案、药物治疗监护方案等。

## 一、药学会诊内容

药学会诊的内容主要包括药物的选择、药剂量调整、药品不良反应或药源性疾病的鉴别等。

**1. 药物的选择**　临床用药品种繁多，临床医师对患者药物治疗方案中的用药品种存在疑问时，需要临床药师会诊解决药物选择的问题，尤其对于非本专业的治疗用药。如制订患者多重耐药菌感染的个体化治疗方案；患者围手术期用药方案；疑难危重病例及有多种并发症患者的用药方案。临床药师可以针对整体治疗方案或药物治疗方案的具体实施细节发表意见。

**2. 给药剂量调整**　在临床药物治疗中，尽管选择了合适的药品，但给药剂量不当，同样可以导致治疗失败。尤其是一些毒副作用较大、治疗窗窄、个体差异大的药品，以经验用药的方式控制其剂量在一个狭窄的治疗窗内常常对临床药师极富挑战。血药浓度监测为精确控制药品的给药剂量提供了有力的保证。通过血药浓度监测及相关的药代动力学知识，药师可以计算出该药品在患者体内的药代动力学参数，从而根据患者个体情况调整给药剂量。

**3. 药品不良反应或药源性疾病的鉴别**　在临床药物治疗过程中，医师对患者在临床上出现的症状或体征通过临床检验及检查无法排除是药物引起还是疾病所致时，需要临床药师进行会诊，包括患者药源性肝肾功能损害、各种类型的药物过敏反应和药疹的诊断及处理等。例如，某患者手术后一直有不明原因的出血征象，医师在基本排除了临床疾病和手术方面的原因后邀请药师会诊。药师从患者的基本情况（肝肾功能）和用药情况（头孢哌酮钠舒巴坦钠用药时间与凝血酶原时间改变有关联性）进行分析，认为出血的原因可能与患者使用头孢哌酮钠舒巴坦钠有关，因为头孢哌酮钠舒巴坦钠能抑制肠道菌群产生维生素 K 具有潜在的致出血作用，并能干扰体内维生素 K 的循环利用，阻碍凝血酶原的合成从而导致出血。临床药师建议停用该药，停药后患者情况好转。

## 二、药学会诊程序

**1. 会诊准备**　会诊药师在接到会诊申请后首先要仔细阅读会诊单介绍的患者情况，明确任务、了解会诊拟解决的主要问题，通过阅读会诊申请、病史摘要等方式全面了解患者的疾病状况和药物治疗情况，针对会诊拟解决的问题可以查阅相关文献，必要时了解患者的相关检验、检查数据结果。

**2. 会诊执行**　随后会诊药师应听取申请医师对患者的病情介绍及拟解决的问题，进行药学查房，通过查体、询问患者等方式获得相关信息。根据患者的临床实际情况，针对其用药问题整理思路、进行分析，提出合理化意见。会诊中临床药师应回答邀请医师提出的问题，对患者救治提出其他建议。回答问题要客观谨慎，实事求是，防止因未全面考察综合情况或对问题理解不全面，而对临床产生误导。

**3. 会诊记录**　临床药师参加会诊所提出的意见，应如实记录于临床会诊的病历上。会诊结束后临床药师需要填写药学会诊记录表，作为临床药师的工作记录及随访记录。

关于临床药师参与会诊后会诊记录表的填写，目前国内外尚无固定模式，但会诊记录应包括以下内容：会诊患者基本信息（姓名、病案号、床号、性别、年龄、药物过敏史及其他情况），会诊患者病史摘要（现病史、用药史、目前诊断及疗效）、主要医疗或药学问题、药学会诊意见和建议、遗留问题、解决方式及随访情况（建议采纳情况、后续疗效）及药师签字。

**4. 后续随访**　临床药师的会诊意见不论是否被临床医师采纳，都需要对该患者的诊疗过程进行追踪。会诊记录单中填写的遗留问题需要临床药师进一步查阅资料后作出解答或动态观察患者后做出决策。如果发现自己的会诊意见需要修改，应及时与相关医生联系讨论，避免造成不良后果。会诊结束后，临床药师应对药学会诊相关内容进行补充和整理，包括临床专家对疾病的分析判断、会诊中牵涉到的医药学知识、查阅的文献资料及对会诊患者疗效进行跟踪，观察或修正会诊的意见等情况进行记录，为以后可能遇到的类似情况积累临床经验。

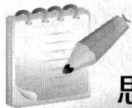

### 思考题

1. 药学会诊的内容主要有哪几方面？
2. 药学会诊记录包含哪些内容？

（汪　震）

# 第四章　药品不良反应与药源性疾病

**学习目标**

1. **掌握**　药品不良反应、药品不良事件、药源性疾病的概念。药品不良反应的表现形式，药源性疾病的分类及发生机理。
2. **熟悉**　药品不良反应和药源性疾病的影响因素及防治。
3. **了解**　不良反应发生的机制和检测的基本方法及常见的药源性疾病。

## 第一节　药品不良反应

### 一、药品不良反应概述

药品在为人类健康做出贡献的同时，也对机体造成一系列与用药目的无关的有害作用。据 WHO 统计，住院患者中约有 5%～10% 的患者是因药品不良反应而住院；而在住院治疗期间有 10%～20% 的患者出现不良反应。

#### （一）药品不良反应

药品不良反应（adverse drug reaction，ADR）是指合格药品在预防、诊断、治疗或调节生理功能的正常用法用量下，出现的与用药目的无关的有害反应。

**1. 新的药品不良反应**　是指药品说明书中未注明的不良反应。说明书中已有描述，但不良反应发生的性质、程度、后果或者频率与说明书描述不一致或者更严重的，按照新的药品不良反应处理。

**2. 严重药品不良反应**　是指在任何剂量下可引起下列损害之一的不良反应：①导致死亡；②立即危及生命；③致癌、致先天异常或分娩缺陷；④导致显著的或永久的人体伤残或器官功能的损伤；⑤导致住院或住院时间延长；⑥导致其他重要医学事件，如不进行治疗可能出现上述所列情况者。

#### （二）药品不良事件

**1. 药品不良事件（adverse drug event，ADE）**　是指药物治疗期间所发生的任何不利的医疗事件，该事件并非一定与用药有因果关系，是因果关系尚未确定的反应。

**2. 药品群体不良事件（drug groups adverse event）**　是指同一药品在使用过程中，在相对集中的时间、区域内，对一定数量人群的身体健康或生命安全造成损害或威胁，需要予以紧急处置的事件。

### （三）用药失误

用药失误指在处方的书写、抄录，药品的调剂、配送，药物的给予，以及药物检测等方面出现的失误，导致用药不当致使患者受损。用药失误大多是由于违反治疗原则和规定所致，是可以预防的。

### （四）药品不良反应表现形式

**1. 副作用（side effect）** 是指药品按正常用法用量使用时出现的与用药目的无关的作用。一般都较轻微，伴随治疗作用同时出现。如阿托品作为麻醉前给药抑制腺体分泌，术后肠胀气，尿潴留则为副作用。

**2. 毒性反应（toxic reaction, toxicity）** 由于病人的个体差异、病理状态或合用其他药物引起敏感性增加，在治疗剂量时造成某种功能或器质性损害。如氨基糖苷类抗生素的耳毒性。药物毒性反应的发生常与用药量有关。除个别过敏体质外，药物剂量过大、用药时间过久是重要因素。

**3. 首剂效应（first dose effect）** 是指一些病人在初次服用某种药物时，由于机体对药物作用尚未适应而引起不可耐受的强烈反应。如哌唑嗪，首剂按常量应用常出现血压骤降的现象。

**4. 继发反应（secondary reaction）** 是由于药物的治疗作用所引起的不良后果，又称为治疗矛盾。如广谱抗生素的应用诱发的二重感染为继发反应。

**5. 变态反应（allergic reaction）** 药物或药物在体内的代谢产物作为抗原刺激机体而发生的不正常的免疫反应，称为药物变态反应。此类反应难以预测，与药物剂量无关或关系甚小，临床主要表现为皮疹、血管神经性水肿、过敏性休克、血清病样反应、哮喘、药物热等。

**6. 特异质反应（idiosyncratic reaction）** 因先天性遗传异常，少数病人用药后发生与药物本身药理作用无关的有害反应。该反应与遗传有关，大多是由于机体缺乏某种酶，是药物在体内代谢受阻所致反应。如胆碱酯酶缺乏者，用琥珀胆碱后，由于延长了肌肉松弛作用，出现呼吸暂停。

**7. 药物依赖性（drug dependence）** 又称药物成瘾性（drug addiction），是反复用药所造成的人体心理上或生理上，或兼而有之的对药品的依赖状态，表现出一种强迫要连续或定期使用该药物的行为和其他反应，为的是要感受它的精神效应，或者为了避免由于停药所引起的严重身体不适和痛苦。

（1）精神依赖性（psychic dependence），又称心理依赖性（psychological dependence）能引起令人愉快意识状态的任何药物都可引起精神依赖性。

（2）身体依赖性（physical dependence），又称生理依赖性（physiological dependence）用药者反复应用某种药物造成一种适应状态，停药后产生戒断症状，使人非常痛苦，甚至危及生命。阿片类和催眠镇静药在反复用药过程中，先产生精神依赖性，后产生身体依赖性。

**8. 后遗效应（after effect, residual effect）** 是指停药后血药浓度已降至最低有效浓度以下时残存的生物效应。①短期：服用巴比妥类催眠药后次晨的宿醉现象。②长期：长期用药后突然停药，即使血药浓度降到阈值以下，由于人体的调节功能需要一段时间才能恢复，仿佛药物的药理作用仍然存在。如长期应用肾上腺皮质激素所致的肾上腺皮质萎缩性功能减退，可历时数月。

**9. 停药综合征（withdrawal syndrome）** 一些药物在长期应用后，机体对这些药物产生了适应性，若突然停药或减量过快易使机体的调节机能失调而发生功能紊乱。主要表现是症状反跳（rebound），如停用降压药，出现血压升高以及心悸、出汗等症状。一些血管扩张药，如硝酸甘油的骤然停用，可造成反跳性血管收缩而致心绞痛发作。

**10. 特殊毒性（三致作用）**

（1）致癌作用（carcinogenesis） 化学药物诱发恶性肿瘤的作用。人类恶性肿瘤80～85%为化学物质所致。

（2）致畸作用（teratogenicity） 指药物影响胚胎发育而形成畸胎的作用。

（3）致突变（mutagenicity） 指药物引起遗传物质 DNA 的损伤性变化，是致畸、致癌作用的原因。

## 二、药品不良反应的分类及机制

### （一）药品不良反应的分类

药品不良反应的分类有多种方法，根据药品不良反应是否与剂量有关、反应的性质、能否预测等，分为 A 型和 B 型两类。随后由于新的不良反应不断被发现，又增加了 C 型，目前 Rawlins 和 Thompson 对药品不良反应提出了新的分类方法，并根据不同反应的英文名称的第一个字母进行了排序。

A 类反应（augmented）即扩大的反应，是药物对人体呈剂量相关的反应，可根据药物或赋形剂的药理作用预知。最常见，常与药动学和药效学因素有关。

B 类反应（bugs）即药物导致某些微生物生长引起的不良反应。如含糖药物引起的龋齿，广谱抗生素引起的鹅口疮，抗生素过度使用引起细菌耐药。药物致免疫抑制而产生的感染不属于 B 类反应。

C 类反应（chemical）即化学的反应。此类不良反应取决于药物或赋形剂的化学性质，它们以化学刺激为基本形式，其严重程度主要取决于药物的浓度而不是剂量，了解药物的化学特性可以预测。此类反应包括外渗反应、静脉炎、药物或赋形剂刺激而致的注射部位疼痛、酸碱灼烧、接触性皮炎以及局部刺激引起的胃肠黏膜损伤。

D 类反应（delivery）即给药反应，是因药物特定的给药方式而引起。这些反应与剂型的物理性质和/或给药方式有关。如果改变给药方式，不良反应即可停止发生。如植入药物周围的炎症或纤维化，注射液中微粒引起的血栓形成造成血管栓塞，片剂停留在咽喉部、干粉吸入后出现的咳嗽，注射液由于微生物污染引起的感染。

E 类反应（exit）即撤药反应，是生理依赖的表现。它们只发生在停止给药或剂量突然减少后，再次使用时可使症状得到改善。反应与给药时程有关。可引起撤药反应的药物有阿片类、苯二氮䓬类、三环类抗抑郁药、β 受体阻滞剂、可乐定等。

F 类反应（familial）即家庭性反应，仅发生于那些由遗传因子决定的代谢障碍的敏感个体中。一些较常见的家族性疾病如苯丙酮酸尿，以及葡萄糖 – 6 – 磷酸脱氢酶（glucose – 6 – phosphate dehydrogenase，G – 6 – PD）、$C_1$ 酯酶抑制剂缺陷所致的卟啉症和镰状细胞性贫血。

G 类反应（genetotoxcity）即基因毒性反应。许多药物能引起人类的基因损伤，有些是潜在的致癌物或遗传毒物，有些致畸物在胎儿期就使遗传物质受损。

H 类反应（hypersensitivity）即过敏反应，可能是继 A 类反应后最常见的不良反应，类别很多，均涉及免疫应答的活化。

U 类反应（unclassified）即未分类反应，机理不明，如药源性味觉障碍，辛伐他汀的肌肉不良反应及吸入全麻药物的恶心呕吐。

### （二）药品不良反应的机制

**1. A 型不良反应（量变型异常）的发生机制**

（1）药代动力学方面原因　药物的吸收、分布、药物血浆蛋白结合、药物与组织的结合、肾脏排泄及药物的生物转化。

（2）靶器官敏感性增强　神经递质、激素和某些维生素，主要通过与特异性受体结合发挥药理作用。个体间的受体不仅数量上不同，且受体敏感性也受其他药物的影响。

**2. B 型不良反应的发生机制**　药物的因素包括其分解产物、添加剂、稳定剂、赋形剂、增溶剂及化学合成中产生的杂质，均可引起药品不良反应。病人因素主要与病人特异性遗传有关。因病人因素引起的 B 型不良反应也涉及到免疫学、致癌及致畸等方面。

## 三、药品不良反应的评定依据与评定方法

### （一）药品不良反应的评定依据

当患者接受药物治疗而发生药物不良事件时，临床医药工作者首先应判断药物不良事件与药物治疗间是否存在因果关系。药物不良反应的识别正确与否直接关系到患者目前或将来的治疗，关系到对药物的正确评价和新药研究的进程。因此，应严格遵循临床诊断的步骤和思维方法，注重调查研究与收集资料，在此基础上综合分析做出判断。药物的不良反应的识别要点如下。

（1）药物治疗与药物不良反应的出现在时间上有合理的先后关系　从用药开始到出现临床症状的间隔时间称为药物不良反应的潜伏期，不同药物的不良反应潜伏期差异较大。

（2）药物剂量和不良反应之间具有相关性　当治疗药物达到稳态治疗阶段时，继续增加药物剂量后，不良反应出现加重。

（3）去激发（dechallenge）反应　撤药的过程即为去激发，减量则看作是一种部分去激发。一旦认为某药可疑，就应在终止药物治疗或减少剂量后继续观察和评价反应的强度及持续时间。如果药物不良事件随之消失或减轻，则有利于因果关系的判断。许多药物不良反应只需及时停药或调整剂量即可恢复，也是治疗的重要措施。当多药联用时，逐一去激发有助于确定是何药造成的反应。若去激发后反应强度未减轻，说明反应与药物关系不大，但仍应谨慎对待，因为有时可能观察时间太短而并不能排除与药物的相关性。

（4）再激发（rechallenge）反应　再次给患者用药，以观察可疑的药物不良反应是

否再现，从而有力地验证某药物与不良反应间是否存在因果关系。那些临床上由于一时未能确定药物不良事件与某药的关联性，常导致患者在以后的治疗中再次使用该药物，从而出现无意识的再激发反应，这对药物不良反应因果关系的判断同样具有重要价值。

（5）符合药物的药理作用特征，并可排除药物以外因素造成的可能性　某些药物不良反应是其原有作用的过度延伸与增强，因而可从药理作用来预测。如降糖药造成低血糖反应。某些药物可引起特征性病理改变，如地高辛引起房室传导阻滞和心律失常。但许多药物不良反应的临床表现与一些常见病、多发病症状相同或相似，判断是否与药物相关需要谨慎鉴别。

（6）药物相互作用　若怀疑不良反应是由药物之间的相互作用所致，需要判断药物联合应用时间与不良反应出现时间是否关联，撤出或再次给予相应药物后，不良反应是否发生相应变化。

（7）有相关文献报道　应掌握已出版的文献及药品说明书中列入的药物不良反应资料，从中可以了解有关药品不良反应的临床特点、发生率、风险因子及发生机制。但已有的文献记载可能不完全，若是新上市新药，则新的未被报道的药品不良反应也可能发生，所以应及时掌握更新药品不良反应信息，更依赖于医药工作者的独立取证与分析。

（8）必要的血药浓度检测　对于治疗窗较窄的药物，血药浓度的升高与不良反应的发生密切相关，及时检测患者血药浓度对于判断浓度依赖性不良反应尤为重要，为判断此类药物不良反应提供重要依据。

### （二）药品不良反应的评定方法

（1）Karch Lasagna 评定方法　该方法将因果关系确定程度分为肯定、很可能、可能、可疑、不可能 5 级标准。

（2）计分推算法　即法国的归因系统。本法在病例分析时，针对时间顺序，是否已有类似反应的资料等基本问题予以打分，最后按所记总分评定因果关系等级。

## 四、药品不良反应的影响因素

### （一）药物方面因素

药物因素是决定药物不良反应（ADR）的第一因素，影响药品不良反应的药物因素包括药物的化学结构、药理作用、药物在生产和储藏过程中产生的药物中间体和分解产物、主药以外的添加剂（赋形剂、稳定剂、增溶剂、着色剂等）、药物的剂型与给药途径等。

（1）化学结构　药物所含的有效成分是 ADR 产生的基础。有些药物在化学结构上非常相似，可以有相似或相同的 ADR。例如青霉素类抗生素都易引起过敏反应，但是有时化学结构上的细微改变可使 ADR 发生明显的变化，如同是氟喹诺酮类抗菌药物，由于 7 位取代基的不同，使诺氟沙星和环丙沙星呈现出较强的中枢系统不良反应，而司帕沙星、氧氟沙星、左氧氟沙星的中枢系统不良反应则较弱。

（2）药理作用　药物的药理作用在很多情况下，会涉及多个系统多个方面，因此会发生与治疗目的无关的作用，导致不良反应的发生。如服用阿托品时出现口干；长期服用阿司匹林产生出血倾向；长期、大量使用广谱抗生素导致肠道正常菌群失调，发生抗生素相关性腹泻与假膜性肠炎等。一般来说，连续用药时间越长，发生不良反应的可能性越大。

（3）药物的剂型与给药途径　药品的剂型、给药途径不同，均会影响药品生物利用度，使 ADR 的发生率与严重程度不同。通常同样的药物成分，静脉注射给药发生ADR 的严重程度要强于口服与局部用药，因此轻症患者不主张注射给药。

（4）杂质与各种添加剂　抗菌药物在生产、保管和储存过程中可能混进的杂质、药物中间体和分解产物均可引起 ADR 的发生。例如青霉素的过敏反应可因制品中混有的微量青霉烯酸、青霉噻唑酸引起。此外，主药以外的添加剂，如赋形剂、稳定剂、增溶剂、着色剂等也常可引起过敏等不良反应。另外，同一有效成分的药品因不同厂家生产工艺的区别与质量控制的不同，所生产的药品 ADR 发生率可能也会不同。

（5）药物相互作用（drug interactions）　药物的体内、外相互作用均是药品不良反应发生的重要机制。发生于药物的吸收、分布、代谢、排泄各个环节的药代相互作用及体内药效相互作用均可影响药品 ADR 的发生。如地高辛"治疗窗"窄，血药浓度轻微变化即可导致疗效不足或中毒，而许多药物可影响其血药浓度。考来烯胺、抗酸药和新霉素能阻止地高辛的吸收；血管扩张剂可增加地高辛清除；巴比妥、苯妥英钠、保泰松，刺激肝微粒体酶活性，促进地高辛降解；奎尼丁、维拉帕米能降低地高辛的清除率；螺内酯和氨苯蝶啶减少地高辛从肾小管分泌；胺碘酮可把地高辛从心肌的结合部位置换出来；红霉素和四环素等可抑制肠道细菌，减少地高辛降解，使其在治疗剂量范围内也可出现心律失常、中毒等不良反应。另外，大环内酯类、喹诺酮类、硝基咪唑类抗菌药通过抑制药物代谢酶，利福霉素类药物通过诱导药物代谢酶，影响其他于肝中代谢药物的疗效与不良反应。

联合应用药物品种的增加导致药物相互作用增多，从而导致不良反应也日趋严重。控制药物应用品种是提高药物疗效、减少药物不良反应的途径之一。

**（二）机体方面因素**

药物不良反应的发生频率和严重程度不仅与药品本身的性质与质量有关，同时还与机体因素有关。不同种族体内各种酶的构成和比例不同，表现出对药理作用、药效、耐受剂量、不良反应等的影响也不同，即使同一种族也会存在个体差异。另外，患者的性别、年龄，病人生理、病理状态的改变，个体特异性、敏感性、食物及营养状态的不同，也是影响药物不良反应发生的重要因素。

（1）性别　在不同的性别中，由于药物动力学及药效学方面的差异，以及循环血中激素含量的差异，一般情况下女性 ADR 的发生率较男性高，如氯霉素引起的再生障碍性贫血，男女比例为 1:3。但药物性皮炎发病者男性多于女性，其比率约为 3:2。

（2）年龄　一般儿童和老人 ADR 发生率较成年人为高。婴幼儿的脏器功能发育不健全，肾脏排泄功能差，药物容易通过血脑屏障（blood brain barrier，BBB），不良反应发生率高。老年人由于体质和各脏器功能逐渐衰退，药物的代谢和排泄减慢，药物疗效增强且延长，较成人更易发生不良反应。

（3）机体的生理、病理状态　患者的生理和病理状态会使药物代谢受到影响，从而影响药物的疗效与毒副反应。如肝功能障碍时，多种药物代谢酶活性及首过效应下降，应用肝代谢的药物容易发生不良反应。肾功能不良可降低经肾脏排泄药物的排泄，延长药物在血浆中的半衰期，如仍按正常剂量给药，可引起或加重药物不良反应的发生，此时必须进行剂量调整。

（4）食物及营养状态 当食物中脂肪较多时，由于脂溶性药物吸收的量多、速度快，容易引起 ADR。摄入的食物中缺乏维生素 $B_6$ 的患者，服用异烟肼后易发生神经系统损伤。体内脂肪多的人，脂溶性药物容易在脂肪中储存和再释放，使半衰期延长，导致 ADR 的发生增加。

（5）个体差异 不同病人对同一剂量的同一药物的反应存在着量与质的差别，即个体差异。药物代谢的个体差异是不同个体对药物反应不同的重要原因。药物的代谢受机体内酶的组成和含量、代谢器官的血流速率、血浆蛋白结合率等因素的影响，其中酶的组成、含量和多态性是导致药物个体差异的最重要因素。

以 CYP2D6 为例，同一剂量的药物（由 CYP2D6 代谢，其代谢物没有药效）可能在超快代谢型没有药效，而在慢代谢型产生毒性。如果代谢物比原药的药效更强，则可能在慢代谢型没有药效，而在超快代谢型产生毒性。

### （三）用药方面因素

给药过程处理不当，各种不合理用药因素如不合理载体的选用、不合理的多药配伍、不合理的给药方式（浓度过高、给药速度过快、需避光药品没有避光）、不合理的给药剂量、不合理的联合用药、不合理的适应证用药或用药指征控制不严等，均能影响药物不良反应的发生。如药品溶媒的选择、调配与给药速度等。抗菌药物水溶液的稳定性受多种因素的影响，因此其体外配伍不当既影响药物疗效的发挥，同时又可导致药物不良反应的发生。如5%葡萄糖的 pH 在 3.2～5.5 之间，氨苄西林加入其中会沉淀、变色；又如红霉素在中性溶液中较稳定，直接加入5%葡萄糖溶液可损失效价15%～20%，而在500ml 液体中加入5%碳酸氢钠注射液 0.5ml 使 pH 升高到 6 左右，再加入红霉素，则有助于稳定；某些抗生素如阿米卡星、庆大霉素、妥布霉素等静脉应用时只能静脉缓慢滴注，而不能静脉推注，因为这些药物有阻断神经肌肉接头的副作用，易造成呼吸抑制；如两性霉素 B 静脉滴注速度过快易引起患者心室颤动或心脏停搏。

### （四）饮酒、吸烟、食物的影响

饮酒会导致多种药品不良反应增加，如头孢菌素类、硝基咪唑类抗菌药物应用期间或停药后一周内饮酒，易发生双硫仑样反应。吸烟能使外周血管收缩，导致血压暂时升高、心率加快，从而影响药物的吸收；烟草能增加肝药酶的活性，加速一些药物的代谢与灭活；烟草中的尼古丁能刺激人体释放抗利尿激素，使药物及其代谢产物排泄受阻，导致蓄积中毒。另外，食物也会对药品不良反应的发生产生影响，如茶中含有大量鞣酸，能与多种药物如硫酸亚铁、维生素 $B_{12}$ 中的金属离子结合，影响其治疗效果而产生不良反应。又如接受异烟肼治疗的病人进食高组胺成分的海鱼或不新鲜的鱼类，由于异烟肼抑制体内组胺代谢酶，导致代谢受阻而引起皮肤潮红、荨麻疹、口渴、口唇水肿等。

## 五、药品不良反应的防治

### （一）药品不良反应的预防

**1. 开展宣传教育，提高对药品不良反应的认识**

（1）注意药品的禁忌证 包括生理性及病理性因素。如变态反应和特异质反应都属 B 型不良反应，难预测，因此，对该类药品可致敏的过敏体质患者应禁用；遗传因素的特异质反应如 G－6－PD 缺乏者，应禁用硝基呋喃类、某些解热镇痛药和磺胺药等。某些疾病状态下禁用药物亦属禁忌证范围，在说明书中属禁忌证范围的患者一律不得选用该药。

（2）针对药品可能产生不良反应的原因做好预防措施　这些反应多属 A 型不良反应，原因比较清楚，可预测，其预防措施包括：①改换药品剂型，如阿司匹林对胃肠刺激性大改用肠溶制剂可减轻。②改善服用方法，如对有胃肠反应的药物宜饭后服，有嗜睡不良反应药物宜睡前服等。③联合用药以减少药品不良反应，如异烟肼与维生素 $B_6$ 合用可减少周围神经炎的发生。④定期检查有关的指标，对于长期用药导致的不良反应，应根据药品常可出现毒性的时间进行必要的检查，如应用氯霉素检查外周血的白细胞数，预防白细胞减少；应用氨基糖苷类抗生素检查肾功能预防肾损害等，尽早发现，及时防止不良反应的加重。

**2. 加强管理**

（1）加强药品分类管理与监督检查　容易发生不良反应的高危药品，要加强管理，减少不良反应的发生。

（2）加强处方点评，促进合理用药。

（3）加强药品不良反应监测与报告管理，减少同类不良反应的重复发生。

### （二）药品不良反应的治疗

当发生药物不良反应时，必须迅速采取有效措施，积极进行治疗。

**1. 停用可疑药物**　在药物治疗过程中，若怀疑出现的病症是由于药物所引起而又不能确定为某药时，如果治疗允许，最可靠的方法是首先停用可疑药物甚至全部药物，不仅可及时终止致病药物对机体的继续损害，且有助于药物不良反应的识别。若治疗不允许中断，对于 A 型药品不良反应可通过减量或者换用一种选择性更高的同类药物；对于 B 型药品不良反应则通常必须更换药物。

**2. 采取有效的救治措施**　多数药品不良反应经过上述处理后均可逐渐消失，恢复正常。对较严重的不良反应则需采取进一步措施。

（1）减少药物吸收　药物皮下或皮内注射于四肢者，可将止血带缚于注射处近心端，以延缓其吸收。对口服用药者，可用 1∶1000 ～ 1∶5000 高锰酸钾溶液反复洗胃；通过机械刺激咽喉促使呕吐，也可皮下注射阿朴吗啡 5mg 或口服 1% 硫酸铜溶液 100 ～ 200ml 催吐；使用药用炭等吸附剂，同时用导泻剂将已吸附药物的吸附剂排出体外。

（2）加速药物排泄　可使用利尿剂配合输液，促使药物排出体外。通过改变体液的 pH，加速药物排泄。弱酸性的药物可静脉输注碳酸氢钠碱化血液和尿液，促药物排出。还可通过人工透析排出体内滞留的过量药物。

（3）使用解救药物　利用药物的相互拮抗作用降低药物的药理活性，达到减轻或消除药物不良反应的目的。如纳洛酮解救吗啡中毒，鱼精蛋白中和肝素，阿托品对抗毛果芸香碱等。这些均属于特异性的解救药物，及时用药，效果极佳。当缺乏时，则采取对症支持疗法。但并非所有的药物不良反应都需要药物治疗，过度依赖药物治疗有时会造成更多新的药物不良反应。

（4）药物过敏反应的抢救　在使用易引起过敏性休克的药物时，应事先做好急救准备，一旦发生，应立即停药，并分秒必争地就地抢救，以免延误救治时机。最常用的急救药物是肾上腺素，还可加用糖皮质激素，并给予保持气道通畅、吸氧等措施。对皮肤黏膜等过敏反应，可口服氯苯那敏、异丙嗪、苯海拉明等抗过敏药物，若病情需要可使用糖皮质激素、皮肤局部治疗等。若继发感染，可给予抗菌药物，但注意用药种类不宜过多，以免出现新的反应导致病情恶化。

## 六、药品不良反应的报告与监测

药品不良反应报告与监测（adverse drug reaction reporting and monitoring）是指药品不良反应的发现、报告、评价和控制的过程，是药品监督管理工作的重要组成部分。做好这项工作，一方面可以保障用药安全、避免药品不良反应的发生，另一方面又可促进合理用药、提高临床用药水平。

### （一）药品不良反应监测的目的与意义

开展药品不良反应监测工作是加强药品管理，提高药品质量，促进医疗水平提高的重要手段。其主要目的是：①尽早发现药品不良反应的信号。②寻找药品不良反应的诱发因素。③探究药品不良反应的发生机制。④定量地进行药品的利弊分析。⑤反馈、宣传药品不良反应方面的信息，为政府制定管理决策提供依据，最终达到防止药品不良反应在更大范围内引起危害，有效保障人民用药安全和身体健康的目标。

药品不良反应监测是一项集专业、技术、管理于一体的综合性工作，又是一项长期的工作。开展药品不良反应监测研究是深化药品临床研究的必然要求，药品不良反应报告资料是药品安全性的重要信息。开展药品不良反应监测工作可以：①防止严重药害事件的发生、蔓延和重演。②弥补药品上市前研究的不足，为上市后再评价提供服务。③为遴选、整顿和淘汰药品提供依据。④促进新药的研制开发。⑤促进临床合理用药。通过开展药品不良反应监测工作，临床医生可以了解盲目联合用药的潜在危害性，更好地制订更合理的药物治疗方案，有效地避免或减少药品不良反应的发生，提高临床合理用药的水平。此外，药品不良反应监测工作对于临床药学和药物流行病学研究等也有积极的促进作用。

### （二）药品不良反应报告和监测

药品上市前都需经过一系列的临床试验研究，但这并不足以完全保证药物治疗的安全性。这是由于上市前的临床试验存在其固有的局限性：病例少；研究时间短；经过筛选的试验对象与上市后的实际用药人群有差别，老年人、儿童、孕妇和有并发症的患者常被排除在临床试验之外；用药方案与观测指标受限。因此一些发生率低，潜伏期较长的药物不良反应只有在药品上市后广泛应用的过程中才有可能被发现和认识，药物不良反应监测更是药物上市后研究的重要内容。药品不良反应报告和监测是指药品不良反应的发现、报告、评价与控制的过程。药品不良反应实行逐级、定期报告制度，必要时可以越级报告。主要的检测方法包括。

（1）自发呈报系统　由国家或地区设立专门的药物不良反应监测中心，负责收集、整理、分析由医疗机构和药品的生产与经营企业自发呈报的药物不良反应报告，并反馈相关信息。自发呈报系统的主要作用是可以及早的发现潜在的药物不良反应的信号，即关于一种不良事件与某一药品间可能存在因果关系的报道信息。

（2）医院集中监测　指在一定的时间和范围内，根据研究目的详细记录特定药物的使用和药物不良反应的发生状况。医院集中监测可以是患者源性检测，即以患者为线索了解用药及药物不良反应情况；也可以是药物源性检测，即以药物对某一种或几种药物的药物不良反应进行考察。

（3）病例对照研究　是通过调查一组发生了某种药物不良事件的人群（病例）和一组未发生该药物不良事件的人群（对照），了解过去有无使用过（或暴露于）某一可疑药物的历史，然后比较两组暴露于该药物的百分比（暴露比），以验证该药物与此药物不良事件间的因果关系。

（4）队列研究　将人群按是否使用某药物分为暴露组和非暴露组，然后对两组人群都同样地追踪随访一定时期，观察在这一时期内两组药物不良事件的发生率，从而验证因果关系的假设。如果暴露组的某药物不良事件的发生率显著高于非暴露组，则说明该药物与这一药物不良事件的发生有关。

（5）记录联结　通过一种独特方式把分散在不同数据库里的相关信息（如出生、婚姻、住院史、处方、家族史等）联结起来，以发现与药物有关的不良事件的方法。它可以充分利用计算机技术和现有的医疗信息资源，高效率地获取药物不良反应监测所需的信息。

（6）处方事件监测　是一种非干预性、观察性队列研究方法，通过收集新上市药品的处方，要求医生填写问卷，询问患者使用某药品后的结果。通过收集处方来积累数据，从中找出不良反应信号，计算其发生率和报告率。该呈报方法不干预医师对患者选用某种药物的决定，资料来自日常临床用药的患者，是监测上市药品使用安全性的有效方法，是自发呈报系统的有益补充。

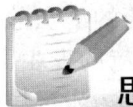

## 思考题

1. 解释名词：药品不良反应、药品不良事件
2. 简述药品不良反应表现形式。
3. 试述药品不良反应的防治。
4. 病例：刘某，女，50岁，因突发心悸、气短、烦躁不安入院，无明显诱因，心电图示频发房早。给予普罗帕酮100mg，3次/天，服用2天后因效果不佳改为胺碘酮0.2g，3次/天，并配以其他治疗，心悸较入院时减轻，但出现全身水肿，以双下肢为重，伴疲乏无力、食欲减退，大便干结。查体：神清，精神欠佳，面色苍白，眼睑水肿，皮肤粗糙，弹性差，浅表淋巴结不肿大；甲状腺轻度肿大；双下肢水肿。甲状腺B超示肿大。甲状腺功能检查：$T_3$0.47（2.1～5.4）mmol/L，$T_4$3.32（9～23.9）mmol/L，TSH 7.749（0.5～5.0）mU/L。

诊断：药品不良反应。立即停用胺碘酮，口服甲状腺素片。20天后，前述症状基本消失。2个月后，复查$T_3$、$T_4$、TSH均恢复正常。

## 第二节　药源性疾病

### 一、药源性疾病的概念

药源性疾病（drug–induced disease）又称药物诱发性疾病，是指由于应用药物而致的疾病，属于医源性疾病范畴，是人类在预防、诊断、治疗疾病或调节生理功能的用药物过程中，因药物本身的作用、药物相互作用以及药物使用引起机体组织或器官发生功能性或器质性损害而出现的一系列临床症状与体征。它不仅包括药物正常用法用量情况下所产生的药源性疾病，而且还包括由于超量、误服、错误应用以及不正常使用药物等情况而引起的疾病。但一般不包括逾量导致的急性中毒，是不良反应在一定条件下产生的较为严重的后果。

### 二、引发药源性疾病的因素

引发药源性疾病的原因首先是使用药物，不仅与用药本身有关，如药物作用的强度、部位或药品质量，还与患者本身的特异体质、年龄、性别、饮食习惯等有关。但主要原因还是与不合理用药、滥用错用药物或不按医嘱自服乱服药物有关。

#### （一）患者因素

（1）年龄　药源性疾病的发生率与患者的年龄关系密切，在老年人和新生儿容易出现。小儿特别是新生儿肝脏的解毒作用及肾脏对药物的排泄能力尚未发育成熟，肝酶系统及血脑屏障发育不全，易发生药物毒性反应。危险的药物有氯霉素、磺胺类、新生霉素、巴比妥类、吗啡及其衍生物、维生素 K 及其类似物等。老年人的组织器官明显退化，若同时存在着某些老年性疾病，其药源性疾病的发生率较青壮年显著升高。肝肾功能减退的老年人，对药物的代谢消除能力减弱，容易造成药物在体内大量蓄积，还可能导致中毒死亡。

（2）性别　一般而言，女性药源性疾病的发生率高于男性。女性对地高辛、肝素和卡托普利等药物的全身反应比男性明显，由保泰松或氯霉素引起的粒细胞减少症为男性的 3 倍，由氯霉素引起的再生障碍性贫血是男性的 2 倍。在女性，药源性红斑狼疮样反应亦较男性多见。

（3）遗传　药源性疾病存在着明显的种族因素，遗传是种族和个体差异的重要决定因素，遗传基因的差别造成人类对药物反应的差别。药源性疾病的种族和个体差异与药物在体内代谢的多态性有关。

药物在体内的代谢有多种方式，其中包括氧化代谢和乙酰化代谢过程。药物代谢的氧化过程和乙酰化过程存在多态性。氧化多态性的代表药物是异喹胍，在不同人其氧化代谢速度相差很大。对异喹胍氧化代谢缓慢的人对去甲替林和地昔帕明等药物氧化能力也弱，这些药物血药浓度较高。如果这类有遗传性氧化缺陷的患者服用过量的三环类抗抑郁药，就有可能出现心脏毒性增加等临床问题。

乙酰化多态性是遗传多态性的另一种表现。慢乙酰化的患者应用普鲁卡因胺、异烟肼、肼屈嗪等药物时，容易出现血药浓度高、药效强，而且毒副作用增强。某些药物引起的溶血性贫血，易在 G－6－PD 缺陷者中出现。能引起 G－6－PD 缺陷者发生溶血的药物有抗疟药伯氨喹、奎宁、氯喹，抗菌药硝基呋喃类、氯霉素、磺胺类、对氨基水杨酸，解热镇痛药阿司匹林以及甲基多巴、肼屈嗪、维生素 K、丙磺舒、奎尼丁等。

### （二）药物本身的因素

（1）药物相互作用　药物相互作用包括药物与药物、药物与食物、药物与疾病的相互作用。患者在接受治疗时，通常会有多种药物联合应用。有些药物合用可以提高疗效，但有些药物合用其治疗作用可能过度增强，而有些药物合用则可能增加各自的毒副作用，危害机体，甚至产生药源性疾病。如庆大霉素和利尿剂均有一定耳毒性，单独短期应用时不显著，但合用时毒性增强，易导致听力减退。

药物与食物之间也可能存在相互作用，如日常生活常用的饮料葡萄柚汁，因其对肝药酶有很强的抑制作用，可使环孢素的血药浓度升高，引起严重的肾毒性，甚至肾衰竭。

除此之外，药物与疾病也存在相互作用，如钙通道阻滞剂维拉帕米对心脏负性肌力负性频率作用能使充血性心力衰竭加重等。

（2）药物制剂　制剂的安全性不仅和其主要成分有关，也与主要成分的分解产物和副产物，以及制剂中的溶剂、稳定剂、色素、赋形剂等有关。如阿司匹林原料中含副产物乙酰水杨酸和乙酰水杨酸酐，可引起哮喘；苯妥英钠注射液的溶剂丙二醇可引起低血压；防腐剂对羟基苯甲酸酯、色素柠檬黄引起荨麻疹等。

任何药物使用不当，如药物剂量过大、疗程过长、滴注速度过快、用药途径错误、配伍不当、重复用药、忽视用药注意事项和禁忌证等，都可能引起药源性疾病。

## 三、药源性疾病的分类、特点及发生机制

### （一）药源性疾病的分类

药源性疾病有几种分类方法，根据临床用药的实际情况，大致分为以下几类。

**1. 按病因分类**

（1）剂量相关的药源性疾病（A 型）　这类疾病与用药剂量密切相关，当用药剂量增加，引发药源性疾病的概率也增加。剂量相关的药源性疾病发生率高（70% ~ 80%），但病死率低，一般容易预测。如氨基糖苷类抗生素引起的耳聋、抗凝血药引起的出血等。

（2）剂量不相关的药源性疾病（B 型）　这类疾病与药物剂量和正常药理作用不相关，剂量不相关的药源性疾病发生率低（20% ~30%），但病死率高，一般难预测。例如致敏患者应用青霉素等药物会出现药物变态反应，临床表现为皮疹、血管神经性水肿、过敏性休克等，G－6－PD 缺陷者服用伯氨喹、磺胺、呋喃妥因等可引起溶血性贫血等。

**2. 其他分类**

（1）按药物使用后分类　如长期用药致病型和药后效应型。

（2）按发病的快慢和病程分类　可分为急性药源性疾病和慢性药源性疾病。

（3）按病理改变分类　可分为功能性药源性疾病和器质性药源性疾病。

（4）按受损器官系统分类　如消化系统药源性疾病、呼吸系统药源性疾病、血液系统药源性疾病等。

**（二）各型药源性疾病的特点及发生机制**

**1. 剂量相关的药源性疾病（A 型）**　这类疾病特点是剂量依赖性，发生率高，病死率低，一般容易预测。其影响因素有：

（1）药物制剂学的差异　由于药物制剂不同，生物利用度也各异。有时环境的污染也会造成制剂的污染，还有过期药物产生分解产物等。

（2）遗传药理学的差异　慢乙酰化病人服用异烟肼容易产生周围神经炎。在假胆碱酯酶有遗传缺陷的病人，应用同剂量的琥珀酰胆碱后，有窒息危险。

（3）生理因素　小儿各器官系统及对药物代谢消除机制未发育完善，老人各器官系统的功能衰退，妊娠妇女各器官系统的负荷加重，所以他们对治疗药物的毒性反应较敏感。如小儿用四环素易导致牙釉质发育不全，牙齿黄染，骨骼发育受影响；老人用利尿药更易发生低血钾等。

（4）病理因素　①肝脏疾病：肝脏是药物代谢的中心器官，因此肝功能不全一定会影响药物代谢，被代谢的药物减少，进而也影响到药物的排泄。另外，大多数的药物与蛋白结合，肝硬化时，肝脏合成白蛋白能力低，药物与白蛋白的结合量也低，使游离药物浓度增高，药理作用及毒性增强。某些药物有肝脏毒性，这些药物应避免使用在有肝脏疾病的患者身上，对有肝病史者也应特别谨慎使用。②肾脏疾病：药物或某些生物活性物质经过体内代谢后，从肾小球滤过或肾小管排泄，在肾功能不全时，药物或代谢产物将在体内蓄积而产生毒性反应。在肾功能不全时下列药物如青霉素、链霉素、庆大霉素、地高辛、普鲁卡因胺、甲基多巴应减量。对氨基水杨酸、氯丙嗪、呋喃妥因、四环素、万古霉素应禁用。③心脏病：主要是充血性心力衰竭影响药物体内代谢。由于内脏循环不良，黏膜水肿影响口服药的吸收；肝脏血流量减少，药物代谢障碍；影响肾脏血流量，降低药物从肾脏排泄。④甲状腺疾病：甲状腺功能亢进时肝脏代谢能力增强，甲状腺功能低下时，肝脏代谢药物能力下降。影响明显的药物有：卡比马唑、普萘洛尔、甲苯磺丁脲和氢化可的松等。⑤水和电解质平衡失调：水和电解质失调也能改变某些药物的药效。低钾和高钙能增强强心苷的药效，低钾能降低抗心律失常药如利多卡因、奎尼丁等的效价，低钙能延长肌松剂的作用，体液的消耗可加强抗高血压药的降压效应。

**2. 剂量不相关的药源性疾病（B 型）**　B 型是指药物引起与其正常药理作用完全无关的异常反应，发生率低，但病死率高，一般难预测。这种类型的药源性疾病同遗传因素和免疫反应异常密切相关。另外，药物本身和其代谢产物以及添加剂均可导致此类药源性疾病。

（1）遗传因素　有的病人发生与一般人性质完全不同的药物反应，即特异质反应，是由遗传基因决定的，遗传异常是导致个体对药物反应差异的决定因素之一。如慢乙酰化病人服用肼屈嗪易产生红斑狼疮，6－G－PD 缺乏者对伯氨喹、奎宁、呋喃妥因、阿司匹林和磺胺类易发生急性溶血性贫血。

（2）免疫反应异常　药物的变态反应是在用药后产生，与该药的药理特性无关，有的是速发性反应，有的是迟发性反应，与药物剂量无线性关系，小剂量就产生明显反应，一旦停药，则反应消失，反应仅发生于少数人。临床表现为皮疹、血清病、荨麻疹、血管性水肿等。主要原因与药物和病人差异有关。大分子药物如蛋白质、多肽、多糖类和右旋糖酐本身就是免疫原，能刺激机体产生抗体的能力；小分子化合物是半抗原，与体内蛋白载体结合后形成全抗原，如青霉素水解产生的青霉噻唑酸是半抗原。另外有过敏史或过敏体质的病人容易产生变态反应。根据药物的理化性质特点和机体的状态，药物变态反应分为Ⅰ型反应（速发型超敏反应）、Ⅱ型反应（细胞毒型）、Ⅲ型反应（免疫复合物型）、Ⅳ型反应（细胞介导或迟发型）。以上是从毒理机制方面分析变态反应的类型，以临床表现来看，常见的变态反应有药热、药疹。另外还有结缔组织病、血液系统障碍及呼吸系统病症。

**3. 长期用药致病型**　该类型药源性疾病与用药时间、剂量、机体适应性和依赖性及药物与某些组织的亲和力和蓄积有关。常常是用药不当或药物滥用造成的结果。

（1）机体适应性　单次用药量过大时常产生急性毒性反应，而慢性疾病由于用药时间长，机体就存在着适应药物作用的问题。所以，机体对药物的适应性就形成了药源性疾病的基础。如身体对麻醉镇痛药的耐受性和依赖性。

（2）反跳现象　当某些慢性病长期用药时，如突然停药，往往会使原有的疾病加重，产生反跳现象。如可乐定，突然停用则加重高血压。

（3）其他　如氯喹容易与黑色素亲和产生角膜病，长期服用含有非那西丁镇痛合剂，可引起乳头状和髓状的肾坏死，并伴肾小管萎缩，直至发展成广泛性的间质性肾炎。

**4. 药后效应型**　这类药源性疾病的特点是停用药物若干时间后才出现的药物不良反应。

（1）药物致癌性　①激素：妇女用雌性激素治疗更年期综合征，有增加子宫内膜癌的可能；妊娠女性用己烯雌酚能明显增加下一代女性阴道腺癌，口服激素避孕药能增加肝脏的良性瘤的发生。雄激素若用药剂量大时间长能诱发良性肝脏肿瘤。②遗传因子毒性：某些化合物与细胞 DNA 结合后，改变基因表达，引起细胞生长异常而产生肿瘤。如病人长期用烷化剂能增加膀胱癌和非淋巴细胞白血病的危险性。③抑制免疫反应：接受免疫抑制剂治疗的病人，发生肿瘤的危险性大大增加。

（2）药物生殖毒性　①抗生育：细胞毒药物通过使卵巢衰竭和无月经而致不育，男性避孕药通过破坏生精功能而达到抗生育作用，细胞毒药物如烷化剂造成精子缺乏而致不可逆毒性。②致畸性：某些药物通过胎盘影响胎儿的生长发育，进而造成畸形。现已证实有致畸作用的药物见表4－1。

表 4 - 1　已知的致畸药物

| 药物 | 危害 |
| --- | --- |
| 甲氨蝶呤，环磷酰胺 | 多发畸形 |
| 雄性激素 | 女婴阴蒂增大 |
| 白消安 | 多发内脏畸形 |
| 氯喹 | 视网膜及第Ⅷ对脑神经损害 |
| 氯磺丙脲 | 糖尿病孕妇增加畸形率，晚孕用药，使新生儿低血糖胚胎病变，中枢神经、骨骼及面部畸形 |
| 香豆素类药物 | 颜面、肢体等部畸形 |
| 己烯雌酚 | 女婴生殖道异常，阴道癌 |
| 乙醇 | 低出生体重儿，胎儿乙醇综合征 |
| 碘 | 孕妇长期用药使胎儿甲状腺功能低下及甲状腺肿 |
| 甲状腺拮抗药 | 甲状腺功能低下 |
| 异维 A 酸 | 早期流产、多发畸形 |
| 锂 | 心血管畸形率增加 |
| 青霉胺（重金属拮抗剂） | 胎儿发育迟缓，四肢畸形、脑瘫 |
| 苯妥英钠 | 颜面畸形，发育迟缓、智力低下 |
| 四环素 | 损害胎儿骨骼，牙齿，多种先天缺陷 |
| 三甲双酮 | 骨畸形，小头畸形 |
| 可的松 | 增加发生腭裂的危险性 |

　　除了以上药物，下列药物在妊娠期禁用或控制使用：氨基糖苷类、阿司匹林、苯二氮䓬类、氯霉素、哌替啶、磺胺类噻嗪类利尿药等。

　　（3）乳汁中药物的不良反应　药物被授乳母亲吸收后，分布储存在乳汁中，其中药物分子量小，解离度低，脂溶性高且呈弱碱性者，在乳汁中含量高。可能对婴儿造成不良影响的药物有：抗肿瘤药、锂制剂、抗甲状腺药、链霉素、口服降糖药、口服避孕药、喹诺酮类等，在哺乳期禁用。另外注意青霉素、呋喃妥因和磺胺类药物的应用以免对婴儿产生不良反应。

## 四、常见的药源性疾病

### （一）药源性神经精神疾病

　　药源性神经精神疾病是常见的药源性疾病之一，可危及中枢神经，也可侵犯周围神经，有神经症状，也有精神病样发作，其损害程度可能是短暂可逆的，也可能是长期不可逆的器质性损害。

　　神经精神障碍可以由药物因素或机体因素或两者联合引起，具体发病机制如下。

　　（1）药物直接作用　包括直接毒性、干扰脑能量代谢，线粒体功能障碍、胶质细胞增生、神经介质代谢紊乱和受体敏感性增加等。

　　（2）药物相互作用　药物相互作用包括药物经胃肠道吸收的相互影响、竞争血浆蛋白结合点、酶诱导和酶抑制、传递系统阻断等。如三环类抗抑郁药，可阻断主动转运系统，影响胍乙啶等肾上腺素能神经阻断剂的药理作用，引起患者的血压升高。

（3）药物制剂因素及药物的使用　包括制剂不纯、药物剂量过大或疗程过长、给药途径错误、给药速度过快、给药间隔时间过长或过短以及停药不当等。

（4）患者因素　包括年龄、遗传、血脑屏障及疾病等。

（5）继发性神经系统紊乱　药物引起的中枢神经系统障碍包括头痛、意识障碍、智力障碍、睡眠障碍和精神－行为异常；药物引起的周围神经障碍有嗅觉障碍、视神经病变、眼外肌麻痹、味觉异常、前庭功能和听觉障碍。药物引起的脊神经病有感觉神经病、运动神经病、感觉运动神经病。药物引起的自主神经综合征包括胆碱能综合征、抗胆碱能综合征、拟交感能综合征、拟副交感能综合征、体位性低血压、反射性交感神经性营养不良症。另外还有药物引起的神经肌肉接头传递障碍和肌肉疾病等。

药源性神经精神疾病的防治：应提高医务人员对药源性神经精神障碍的认识，寻找容易发生神经系统不良反应的个体因素，掌握可能导致神经系统不良反应的药物自身因素，关注新药的不良反应。若患者接受药物治疗后出现神经精神不良反应，应停药并给予对症治疗。

### （二）药源性肝病

药源性肝病是指在应用治疗剂量的药物进行治疗时，由药物及其代谢产物的毒性所引发的肝脏损害。肝脏是大多数药物在体内进行代谢转化的最主要器官。大多数口服药物经胃肠道吸收后，首先经过肝循环再进入体循环，药物在肝脏经聚合、氧化、还原、羟化以及脱甲基化等一系列生物转化过程，一方面可以从有毒的转化为无毒的物质，即肝脏的解毒功能；另一方面也可以从无毒的转化为有毒的反应性中间体（简称反应性代谢物），即肝脏的增毒作用。因此，许多药物都可以影响肝脏功能，甚至导致肝损害。

**1. 药源性肝病的发病机制**

（1）非免疫相关机制　非免疫机制主要涉及药物在肝内代谢的三相反应：包括氧化反应、还原反应、水解和结合反应，在肝细胞的微粒体中进行，主要由混合功能氧化酶系统来完成，最后通过耗能的主动排泄将药物代谢产物排入胆道，在转运过程中发挥作用的蛋白有多药耐药蛋白 2（multidrug resistance protein 2，MRP2）、多药耐药 P 糖蛋白 3（multidrug resistance P – glycoprotein 3，MDR3）等。这三相反应中任何一相如果受到遗传、生理状况改变、食物或其他药物作用的影响，可能引起毒性药物或其代谢产物的累积，导致肝脏损害。

（2）免疫相关机制　某些药物或其代谢产物作为半抗原，在体内与大分子发生不可逆的共价结合，形成全抗原，刺激机体产生相应的抗体，并致敏机体，发生免疫性肝损害；免疫性肝损害也可以由 T 杀伤细胞或抗体依赖性 K 细胞攻击所致；另外，大量免疫复合物沉积也可能造成重型肝炎，如氟烷类麻醉剂。

（3）其他发病机制和易感因素　某些药物能作用于线粒体上的呼吸酶类，影响氧化磷酸化阻碍 ATP 生成，因此许多耗能的药物降解和排泄过程受阻，如脂质 β 氧化障碍而形成三酰甘油堆积在肝内形成脂肪肝，缺乏能量时还可激活细胞因子表达加重肝损伤。由于肝药酶活性存在差异，药物对成人或儿童的肝毒性作用视具体药物而定，女性通常较男性更易受影响。此外，肥胖、乙醇、营养不良会导致肝内还原性谷胱甘肽减少，肝药酶活性也易受影响。

药源性肝损害发病机制不是孤立的，可同时发生、相互促进。

**2. 药源性肝损害的临床特征** 药源性肝损害按其临床特征可分为急性和慢性两种类型，其中急性肝损害占大多数。肝功能以血清转氨酶或碱性磷酸酶升高为主，其次是血清胆红素、γ-谷氨酸转肽酶、乳酸脱氢酶和血清胆汁酸浓度增高、血浆白蛋白减少和尿三胆阳性等。常伴有白细胞和嗜酸性粒细胞总数增加。急性药源性肝损害根据主要病理变化不同分为急性肝炎型、急性肝内淤胆型和混合型肝病三种类型。慢性药源性肝损害病变种类多，若以主要病变为依据，则可分为慢性肝炎型、慢性肝内淤胆型、脂肪肝型、肝血管病变型和肝硬化等。

慢性肝炎型潜伏期较长，多在长期用药的情况下发生，常由免疫机制引起，部分病例可检测到非特异性自身抗体。可引起慢性活动性肝炎的药物有阿司匹林、双氯芬酸、异烟肼、甲基多巴、呋喃妥因、三环类抗抑郁药及磺胺类。

### （三）药源性肾损害

肾脏含丰富的酶系统，特别容易受缺氧、毒素、免疫因素或药物损伤。由于某些药物所致的肾损害多缺乏特征性的临床表现及肾脏的巨大储备能力，所以药源性肾损害不易及早发现。如果肾脏已经存在某种基础病，更易出现药源性肾损伤。

**1. 药源性肾损害的发生机制** 直接肾毒性（细胞毒作用）、免疫性损伤、炎症性损伤（细胞因子作用）和梗阻性肾脏损害。

**2. 常见有肾损害的药物**

（1）抗菌药物 常用的抗菌药物大多有不同程度的肾毒性，肾毒性大的是两性霉素B、新霉素；中度肾毒性的是氨基糖苷类、多黏菌素、万古霉素、四环素、磺胺类；肾毒性较小的是青霉素类、头孢唑啉、头孢拉定、利福平；较少引起肾损害的是红霉素、氯霉素、多西环素、林可霉素、头孢曲松、头孢哌酮、乙胺丁醇等。

（2）非甾类抗炎药 如布洛芬、吡罗昔康、双氯芬酸、萘普生、吲哚美辛等。

（3）造影剂 常用的离子型造影剂有泛影葡胺、碘他拉葡胺等；非离子型造影剂有碘曲仑、碘普罗胺等。

（4）免疫抑制剂 环孢素、他克莫司、甲氨蝶呤等。

（5）抗肿瘤药 烷化剂、抗肿瘤抗生素、抗代谢药等。

（6）中草药及中药制剂 雷公藤、益母草、草乌、巴豆等植物类中药；鱼胆、全蝎、蜈蚣等动物类中药及含砷类、含汞类矿物类中药。

**3. 药源性肾损伤的主要临床症状** 主要有急性肾衰竭、急性间质性肾炎、急性肾小管损伤或坏死等。

### （四）药源性血液病

药物所致的血液系统疾患临床类型依次为粒细胞缺乏症或白细胞减少症、血小板减少症、溶血性贫血、再生障碍性贫血。病死率以再障为最高。药物引起血液病的主要症状体征有咽喉痛、口腔溃疡、出血、发热、皮疹或其他非典型症状。不同药物通过不同机制致病，一般分为与用药剂量无关的免疫性血液病和与长期或大量用药有关的非免疫性血液病。

药源性血液病的特点：一种药物可引起不同的血液病；同一种血液病可以由不同

药物引起；致病药物间存在交叉反应。常见药物有氯霉素、保泰松、吲哚美辛、两性霉素、复方磺胺甲噁唑、金盐、乙琥胺、扑痫酮、苯巴比妥、甲巯咪唑、乙胺嘧啶、青霉胺、齐多夫定、他克莫司及有机砷等。

### （五）药源性变态反应

药物变态反应也称超敏反应或过敏反应，是指易感性的个体在用药过程中，被某种药物或代谢产物作为抗原或半抗原致敏，产生特异性抗体或致敏淋巴细胞，当再次应用该药时，发生的特异性免疫反应。其临床症状与该药的药理学作用完全无关，与药物剂量无线性关系。

药物引发的变态反应是多系统多器官性病变，表现为单一系统或器官病变或功能异常者，可出现溶血性贫血、荨麻疹或哮喘；表现为两个以上系统或器官的病变者，可出现过敏性休克，同时有荨麻疹、过敏性鼻炎、瘙痒及哮喘；剥脱性皮炎可伴发肝、肾、血液等病变。常见临床症状有全身过敏症、血清病样综合征、药热、光敏性反应、药疹、荨麻疹与血管性水肿、红斑性狼疮综合征等。

药物变态反应的致病药物有青霉素类、血清制剂、局麻药、疫苗、含碘造影剂、酶类、磺胺类、喹诺酮类等。

### （六）中药药源性疾病

**1. 导致中药药源性疾病的原因及影响因素**

（1）药物方面的因素　包括药物的固有毒性、中药品种复杂，来源不同，效价差大，改变给药途径、制剂和工艺。

（2）药物使用及给药方面的因素　包括炮制不当、煎服方法不妥、违反禁忌原则、用量过大和擅自用药、用药时间过长、辨证配伍不当与中西药联合应用不当、盲目使用偏方、单方或秘方及用药时机。

（3）机体因素　包括敏感体质及特异性遗传特性患者、病理状态、特殊人群等。

**2. 中药药源性疾病的临床特点**　涉及各组织系统，其中中成药药源性疾病以皮肤反应和神经、消化系统损害多见。中药注射剂药源性疾病以皮肤反应和过敏性休克多见。中草药药源性疾病以神经、消化、循环系统多见，发生频率较高的有乌头、曼陀罗、雷公藤、斑蝥等。

## 五、药源性疾病的诊治与预防

### （一）药源性疾病的诊断

药源性疾病容易造成误诊的主要原因是由于药源性疾病是一种继发性疾病，是在一种或多种原发病治疗的基础上发生的。无论是患者还是医师常容易将药物引起的损害误认为原有疾病的加重或并发症，另外药源性疾病的非特异性和临床用药的多样性，也给诊断带来困难，其诊断方法如下。

（1）追溯用药史　在药源性疾病的误诊病例中，多是由于遗漏或忽略了患者的用药史，所以认真仔细地询问患者的治疗过程，了解其用药史是诊断的关键。

（2）确定用药时间以及剂量与临床症状发生的关系　从开始用药到发生反应或造成药源性疾病都有一个过程，这一段时间称为潜伏期，根据潜伏期的长短不同，确定用药时间与临床症状发生的关系密切与否是诊断的重要依据之一。

（3）排除药物以外的因素 由于药源性疾病是在一种或多种原发病治疗的基础上发生的，所以在诊断时要排除原发疾病和其所致的并发症、继发症及患者的营养状况和环境因素造成的影响，对联合应用的多种药物防止延误原发病的治疗，不能同时停止。

（4）进行必要的实验室检查和相关的试验 比如嗜酸性粒细胞计数、皮试、致敏药物的免疫学检查、血药浓度检测、动物不良反应激发试验等；另外体格检查、血液学和生化检查、器官系统的功能性检查、心电图、超声、X 线等。

（5）进行流行病调研 有些药源性疾病（特别是新药所致）在单个病例发生时，很难得出正确的诊断，而是要依据许多病例报告或经流行病学调研后才能确定。

此外，对该病的诊断很大程度上取决于医师细心和认真的工作态度、丰富的临床经验、药理学知识以及对该病的认识。

**（二）药源性疾病的治疗**

（1）药源性疾病最有效的治疗是及时停药，去除病因。

（2）对一些与剂量相关的药源性疾病的治疗，可采用静脉输液、利尿、导泻、洗胃、催吐、毒物吸附剂及血液透析等方法加速药物排出，延缓吸收。利用药物的相互拮抗作用来降低药理活性，减轻损害。

（3）过敏性休克的治疗必须争分夺秒，立即让患者平卧、抬高下肢、吸氧、开放静脉通道并注意保暖，同时用肾上腺素、糖皮质激素、抗过敏药对症治疗。

（4）对药物引起的各种器官损害要采取相应的方法治疗。

**（三）药源性疾病的预防**

要减少药源性疾病的发生，保证患者安全用药，必须从以下几个方面进行预防。

（1）在新药研制过程要进行全面的毒理学研究，国家药品监督管理部门要对新药的临床前药理试验和临床试验的资料进行认真、仔细、慎重的审查，严格掌握新药审批标准。

（2）病人用药要明确适宜的用药目标，选择适宜的药物和治疗方案，客观评价药效，及时发现与处理药物治疗的不利因素及损害，对毒性大、治疗窗窄的药物进行药物监测。

（3）新药上市后要进行安全性监督，既是对新产品毒性的继续观察，也是对老药的质量检测和再评价。还要加强对药品不良反应和药源性疾病的监测报告，特别加强对医院等用药单位进行经常的系统的药物不良反应的调查和分析，要用药物管理政策和制度来保证药物的社会安全性评价。常用的监测方法有：回顾性报告、自愿有组织报告、事件详尽报告、病例组和对照组研究等。

（4）药品监督管理等部门应依法取缔、打击非法制造、销售假药、劣药活动，从源头上减少药品不良反应和药源性疾病。

（5）药品生产经营企业和医疗卫生单位自觉确保药品质量。

（6）在群众中普及药品不良反应和药源性疾病的防治知识，提高患者的遵医嘱率，另外医药人员的言语要明确具体，提高患者对医嘱的理解认识。

（7）提高医药人员防治药物不良反应与药源性疾病的技术水平，加强责任心，详尽了解患者的病史、用药史、药物过敏史，严格执行用药的规章制度，遵守技术操作规程，坚持合理安全用药。

（8）正确认识药物作用的二重性，辨证施治。严格掌握药物的用法、剂量、适应证和禁忌证；要权衡利弊，切忌乱用滥用药物；坚持合理用药，实行个体化给药；注意用药顺序，选择最适宜的给药方法；进行血药浓度监测，及时调整剂量；注意时辰药理学对药效学和药动学的影响，以提高疗效，降低毒性。

（9）联合用药注意药物相互作用，注意配伍禁忌，尽量避免不必要的联合应用，兼顾增加疗效与减少不良反应。

（10）一旦发现药源性疾病要及时停药，对严重的急症患者及时抢救，对过敏性休克的抢救要争分夺秒。

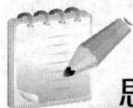

## 思考题

1. 常见的药源性疾病类型有哪些？
2. 简述药源性疾病的诊断与治疗。
3. 试述药源性疾病的预防。
4. 病例：患儿，男，5岁，17 kg，因呕吐4次就诊于当地诊所，医生给予胃复安10mg立即肌注，给予胃复安1片（5mg）口服，3次/天。当晚，患儿出现嘴角抽搐，双眼频繁眨眼，双手抖动，约30分钟后患儿症状无缓解，即就诊于我院。查体：咽稍红，双侧扁桃体Ⅱ度肿大，无渗出，心肺正常，生理反射存在，未引出病理反射。

诊断：胃复安中毒。立即予安定5mg肌注，并补液、利尿处理。1小时后症状明显减轻，6小时后症状消失，观察2天，情况稳定予以出院。

（韩秀珍）

## 学习目标

1. **掌握** 药物相互作用、联合用药、协同作用、拮抗作用、配伍禁忌的概念。药物相互作用的类型，每种类型相互作用发生的原因、表现、后果及临床意义。有害的药物相互作用的预测与临床对策。药物间物理化学的配伍变化和配伍变化的处理方法。
2. **熟悉** 药物相互作用对药代动力学、药效动力学的影响。
3. **了解** 药物相互作用的重要历史事件和药物相互作用引起的严重不良反应。

## 第一节 药物配伍禁忌与相互作用概述

### 一、联合用药

联合用药（drug combination）是指为了达到治疗目的而采用的两种或两种以上药物同时或先后应用于病人。临床上联合用药普遍存在，其意义主要表现在以下几方面：①可治疗多种疾病。②提高药物的疗效，减少单一药物的用量。③减少药物部分不良反应。④延缓机体耐受性或病原微生物耐药性的产生，延长治疗疗程，提高药物治疗效果。

当今，国内外已知化学结构的药品超过5000种，各种各样的制剂数量更多，而我国还有中药制剂5100多种，这些繁多的药物之间，在使用过程中很可能发生药物配伍禁忌和药物相互作用，而且不良反应发生率可随用药种类的增加而增加。据报告两种以上药物合用，毒副反应发生率为3.5%，6种以上药物合用，毒副反应发生率为10%，15种以上药物合用，毒副反应发生率为80%，因此如何联合用药，重视联合用药间的相互作用，减少不良反应的发生尤为重要。不合理的联合用药不仅能增加不良反应的发生，而且浪费药物，给人一种虚伪的安全感，延误正确治疗。两种或两种以上药物联合应用时，相互之间的作用结果无论发生在那个方面最终的变化只有两种：一是使原来的效应增强称为协同作用（synergism），二是使原有的效应减弱，称为拮抗作用（antagonism）。

#### （一）协同作用

在协同作用中又分为相加作用（addition）、增强作用（potentiation）和增敏作用

（sensitization）。

**1. 相加作用（additive effect）** 指两种药物合用时，引起的效应等于它们各自单独使用时效应的代数和，称为相加作用。可发生相加作用的两种药物多作用于同一部位或受体，且能表现出相同的内在活性。两种吸入麻醉药或两种苯二氮䓬类药物合用都表现为相加作用。作用于不同部位或受体的两种药物有时也能发生相加作用。例如，作用于 NMDA 受体的氯胺酮和作用于 GABA 受体的咪达唑仑合用时，在催眠方面就表现为相加作用。

相加作用的实质并非一种药物使另一种药物效能增强，而只是两种药物同一效应的相互叠加。从某种意义上讲，两种药物间这种简单的相加作用并非是真正的药物相互作用。凡合用能发生相加作用的两种药物，都应适当减少各药的用药剂量，否则就有发生药物中毒的危险。例如，抗胆碱药与氯丙嗪等具有抗胆碱效应的药物合用时，可引起胆碱能神经功能低下的中毒症状；氨基糖苷类抗生素可抑制神经肌肉接头处的神经冲动传递，合用时可增强硫酸镁引起的呼吸肌麻痹。

**2. 增强作用（potentiation）** 指两种药物合用时，引起的效应大于它们各自单独使用时效应的总和，称为增强作用（synergism）。这种类型的药物相互作用一般只见于作用部位或受体完全不同的两类药物之间；此外，作用于同一受体不同部位的两种药物也可能发生协同反应。例如，阿司匹林和阿片类镇痛药是作用机制完全不同的两类药物，在合用时，前者可增强后者的镇痛效能，这是临床上非常经典的一种协同性质的相互作用；苯二氮䓬类药物和巴比妥类药物的催眠功效都与脑内 $GABA_A$ 受体 – 氯离子通道复合物有关，伍用时它们可结合于该受体的不同位置，使其立体结构发生改变，从而相互增加对方与受体的亲和力，表现出催眠效应的协同作用。

**3. 增敏作用（sensitization）** 指两种药物合用时，一种药物虽不具有某种特殊的效应，但却能使相关组织或受体对其他药物的反应性增强，称为增敏作用（Sensitization）。例如，氟烷可使心肌对儿茶酚胺的敏感性增加，降低肾上腺素引起心律失常的阈值；应用排钾利尿药可降低机体的血钾水平，提高心脏对强心苷作用的反应性，从而增加发生洋地黄中毒的危险。此外，利舍平或胍乙啶则能导致肾上腺素能受体发生类似去神经性的超敏现象，从而使具有直接作用的拟肾上腺素药（如去甲肾上腺素或肾上腺素等）的升压作用明显增强。

协同作用是最为重要的药物相互作用之一。临床上可利用它来减少药物的毒性反应，并能用小剂量的药物实现所需的效应，同时亦需要注意预防其引起严重不良反应。

## （二）拮抗作用

拮抗作用指两药联合应用时所产生的效应小于单独应用其中一种药物的效应。按其机制不同可分为。

（1）生理性拮抗作用（physiological antagonism） 或称功能性拮抗作用（function antagonism），这种作用是基于两药具有相反作用，因此合并用药后可以相互抵消作用。如吗啡中毒时产生的呼吸中枢严重抑制，可被呼吸中枢兴奋药尼可刹米所对抗；氯丙嗪与肾上腺素合用，氯丙嗪具有 α 受体阻断作用，可以逆转肾上腺素的升压作用为降压作用。

（2）药理性拮抗作用（pharmacological antagonism） 主要是指受体上的阻断作用。

药物合用后甲药能阻断乙药与受体形成复合物，从而对抗了乙药的药理作用，如阿托品拮抗 M 胆碱受体激动剂毛果芸香碱的作用，苯海拉明阻断组胺的作用。

（3）生化性拮抗作用（biochemical antagonism）　是由于甲药对乙药的药物代谢动力学的影响，使之血浆蛋白结合减少、生物转化或排泄加速；或使之作用部位的浓度降低。苯巴比妥诱导肝微粒体酶活性，增加其他药物的代谢，使之作用减弱，也是一种生化性拮抗。

（4）化学性拮抗作用（chemical antagonism）　是指两种药物通过化学反应而形成一种新的复合物，但该复合物已不再具有对组织或受体的激动作用。如肝素是一种黏多糖硫酸酯，带有高度阴电荷，鱼精蛋白带有正电荷，能中和肝素的负电荷，从而对抗其抗凝作用。药物的拮抗作用可用于中毒的治疗，也可用以纠正药物的某些副作用。

## 二、药物配伍禁忌和相互作用概念

### （一）药物配伍禁忌和相互作用定义

**1. 配伍禁忌（incompatibility）**　配伍禁忌是指两种或多种药物在体外同一容器中配伍时发生可见或不可见的物理或化学方面的变化，如出现沉淀或变色，或产生新的成分，导致药物疗效降低、消失或产生新的毒性。

药物相互作用和配伍禁忌的区别在于药物相互作用的发生要借助于机体的因素，包括药物的吸收、分布、代谢和排泄相关的酶、转运蛋白（如 P－糖蛋白、有机阴离子转运多肽等），也包括药效学相互作用中受体等因素。简单地说，如果离开了机体因素就不会出现这种交互作用。而配伍禁忌的发生不需要机体因素的参与，可借助环境因素，发生的是理化性质的改变。因此配伍禁忌的内容不属于药物相互作用的范畴，但是两种存在理化反应的药物通过不同的静脉通路共存于机体体液中时，也会产生沉淀或者失活，这种体内的理化改变也是药物相互作用内容，因为有体液的因素参与，如体液的 pH。

**2. 药物相互作用（drug interactions，DIs）**　药物相互作用是指同时或在一定时间内先后应用两种或两种以上药物后，药物在机体内因彼此之间的交互作用产生的复合效应，可表现为药效加强或副作用减轻，也可表现为药效减弱或毒副作用增强，甚至出现一些新的不良反应。

发生相互作用的药物可以通过相同或不同的途径给药，比如一种药物口服给药后，可以对静脉滴注或皮下注射的另一种药物产生交互作用；如果一种药物对代谢酶或转运蛋白的抑制是不可逆的（如红霉素不可逆地抑制 CYP3A4），即使停用此种药物后也需经过一定的时间，机体才能恢复该酶的活性，如果在恢复期内给予此种酶的底物药物，这种情况下，尽管两种药物没有同时共存于体内，同样可以产生药物相互作用。

广义的药物相互作用除了包括药物－药物间的相互作用之外，还应包括药物－食物相互作用（drug－food interactions）、药物－饮料相互作用（drug－beverage interactions）、化学药－中药相互作用（drug－herb interactions）以及药物对临床检验化验的影响（drug－lab test interactions）。

在相互作用研究中，通常将促使其他药物作用改变的药物称为促变药（precipitating drug）或作用药（interacting drug），而药物作用被改变的药物称为受变药（object drug）或者指示药（index drug）。

**3. 不良反应与药物相互作用**　　不良药物相互作用（adverse drug interaction）的某些后果通常是以药物不良反应（ADR）的形式表现出来，即增加了 ADR 发生的频率或强度，或者出现了罕见的反应。但有些不良药物相互作用的表现形式与疗效的降低有关，特别是涉及药动学方面的不良相互作用，会导致药物生物利用度降低，伴有疗效的降低或消失。与 ADR 相比，DIs 通常是可以避免或者可以控制的。

### （二）药物相互作用的重要历史事件

20 世纪 70 年代之前，由于当时药物数量相对较少，发生具有临床意义的药物相互作用比较少见，人们对药物在体内所引起的相互作用后果没有足够重视，对药物代谢性相互作用知之甚少。随着现代医药的发展及治疗的需要，绝大多数患者几乎都存在多药并用状况，从而药物相互作用所致的不良反应也日趋严重。在 20 世纪 90 年代非镇静抗组胺药物与某些药物合用后，产生了严重的药物相互作用，导致了致死性的室性心律失常事件发生，使临床上在药物治疗中越来越高度关注药物相互作用和其潜在的危害。西立伐他汀（拜斯汀）和米贝地尔等因上市后出现严重的药物相互作用而被迫撤市，此后，药物研发机构和制药公司也接受了惨痛教训，加强了药物在研发阶段和临床前阶段有关药物相互作用内容的研究，以降低药物的研发风险。

**1. 特非那定（terfenadine）和阿司咪唑（astemizole）**　　特非那定为第二代非镇静抗组胺药物，1985 年获 FDA 批准上市，和同期的阿司咪唑（息斯敏）迅速成为受临床欢迎的抗过敏药物。但在 1986～1996 年期间，WHO 国际药物不良反应监测合作中心共收到 17 个国家 976 例抗组胺药的不良事件报道，几乎全部为第二代非镇静抗组胺药物所致。其中报道最多的是特非那定的心脏毒性，因严重心律失常而致死者达 98 例；阿司咪唑为 25 例，氯雷他定（克敏能）13 例，西替利嗪 2 例。在 1992 年 1 月至 1996 年 9 月，英国学者对无镇静作用的抗组胺药是否会导致室性心律不齐这一课题进行研究，结果表明，无镇静作用的抗组胺药能关闭心肌钾离子通道并延长其动作电位，使 QTc 延长，最终发生尖端扭转型室性心动过速而致死。特非那定为前药，在体内由 CYP3A4 代谢为非索非那定发挥抗组胺作用。当合用 CYP3A4 抑制药物如大环内酯类抗生素和唑类抗真菌药物时，特非那定经 CYP3A4 的代谢受阻，血药浓度明显升高而影响心肌细胞的钾通道和静息电位的稳定性，发生室性心动过速而致死。FDA 于 1998 年 2 月将特非那定停用并建议撤市。在其他无镇静作用的抗组胺药中，阿司咪唑诱发心律失常的相对危险率较高，主要是由于其代谢物对心脏仍有不良影响，1999 年美国强生公司主动在全球停止生产阿司咪唑。

**2. 氟尿嘧啶和索立夫定（sorivudine）**　　1993 年日本发生了 5 - 氟尿嘧啶（5 - FU）和索立夫定药物相互作用的事件，导致 15 名合并带状疱疹病毒感染的癌症患者死于中毒，其中 3 例死于 5 - FU 的前体药物替加氟。后来研究证实，索立夫定在肠道菌群作用下代谢为溴乙烯基尿嘧啶[（E）- 5 -（2 - bromovinyl）uracil，BVU]，BVU 在体内被二氢嘧啶脱氢酶（dihydropyrimidine dehydrogenase，DPD）代谢为二氢 - BVU，二氢 - BVU 能与 DPD 不可逆的结合而失活。DPD 是尿嘧啶、胸腺嘧啶和 5 - FU 分解代谢的限速酶，它将 85% 的 5 - FU 不可逆的转换为无生物活性的代谢产物二氢氟尿嘧啶（5 - FUH2），DPD 的抑制失活导致 5 - FU 蓄积中毒，表现为严重的骨髓抑制、肠黏膜萎缩、白细胞和血小板减少、血性腹泻等中毒症状。

**3. 米贝地尔（mibefradil）**　米贝地尔是一个典型的因广泛而严重的药物相互作用撤市的药物。米贝地尔于 1997 年 8 月批准上市。与以往钙通道（L 通道）阻滞剂不同，它是一个 T 通道阻滞剂，因其疗效显著而迅速在 34 个国家广泛应用，在不到一年时间内使用的患者多达 60 万人。但随后却因为严重药物相互作用于 1998 年 7 月被罗氏药厂撤出市场，上市时间仅 11 个月。现在证实，米贝地尔是一个强效 CYP450 抑制剂，主要抑制 CYP3A4 和 CYP2D6，导致许多心血管药物经此酶的代谢受阻而产生毒性作用。如有报道，32 例美托洛尔合用米贝地尔患者的美托洛尔血药浓度升高 4～5 倍，导致严重的心动过缓。也有报道 4 例米贝地尔与 β 受体阻断剂合用导致严重心源性休克，其中 1 例死亡，这些 β 受体阻断剂包括普萘洛尔、纳多洛尔和缓释美托洛尔。此外，米贝地尔能使环孢素血药浓度升高 2～3 倍，使奎尼丁的 AUC 增加 50%，也能明显抑制特非那定、阿司咪唑、西沙必利的代谢，增加这些药物的心脏毒性；也抑制辛伐他汀、洛伐他汀和阿托伐他汀的代谢，显著增加他汀类药物的肌肉毒性等。

**4. 西立伐他汀钠（拜斯亭）与吉非贝齐事件**　拜斯亭是拜耳公司于 1997 年在德国和美国等国家推出的降低胆固醇和低密度脂蛋白的新药，它是一种脂溶性较强的 HMG-COA 还原酶抑制剂，但是药物本身能导致罕见的横纹肌溶解症，当与降甘油三酯的药物吉非贝齐合用时，可以明显加重肌肉溶解毒性。美国报道的 31 宗与拜斯亭有关的命案中，有 12 宗是拜斯亭同时合用了吉非贝齐。吉非贝齐为有机阴离子转运肽 1B1（OATP1B1）、CYP2C8 和 CYP2C9 的抑制剂，也是 CYP3A4 的弱抑制剂。西立伐他汀主要由 OATP1B1 摄取入肝并主要经 CYP2C8 代谢。西立伐他汀与吉非贝齐同时服用，使西立伐他汀血药浓度增加 1.4～10 倍，可导致严重横纹肌溶解症，这可能是拜斯亭事件中联合用药致死的重要原因。拜耳制药公司于 2001 年 8 月将该药全面撤出市场。

## 三、药物相互作用的分类

### （一）按发生机制分类

（1）药动学相互作用（pharmacokinetic interaction）　药物在其吸收、分布、代谢和排泄过程的任一环节发生相互作用，均可影响药物在血浆或其作用靶位的浓度，最终使其药效或不良反应发生相应改变。

（2）药效学相互作用（pharmacodynamic drug interaction）　两种或两种以上的药物作用于同一受体或不同受体，产生疗效的协同、相加或拮抗作用，对药物的血浆或作用靶位的浓度可无明显影响。

应当注意的是，有时药物相互作用的产生可以是几种机制并存。

### （二）按严重程度分类

（1）轻度药物相互作用　造成的影响临床意义不大，无须改变治疗方案。如对乙酰氨基酚能减弱呋塞米的利尿作用，但并不会显著影响临床疗效，也无须改变剂量。

（2）中度药物相互作用　药物联用虽会造成确切的不良后果，但临床上仍会在密切观察下使用。如异烟肼与利福平合用，利福平是肝药酶诱导剂，会促进异烟肼转化为具有肝毒性的代谢物乙酰异烟肼，而利福平本身也有肝损害作用，两者合用会增强肝毒性作用，但两药联用对结核杆菌有协同抗菌作用，所以这一联合用药对肝功能正常的结核病患者仍是首选用药方案之一，但在治疗过程中应定期检查肝功能。

（3）重度药物相互作用　药物联用会造成严重的毒性反应，需要重新选择药物，或须改变用药剂量及给药方案。如抗过敏药特非那定、阿司咪唑与咪唑类抗真菌药、大环内酯类抗生素合用可引起严重心脏毒性，需要停用其中的一个联用药物。骨骼肌松弛药与氨基糖苷类抗生素庆大霉素等合用，可能增强及延长骨骼肌松弛作用甚至引起呼吸肌麻痹，因此麻醉前后禁用庆大霉素等抗生素。

### （三）按相互作用的来源分类

可以分为药物－药物相互作用、药物－食物相互作用、中药－化学药物相互作用，还包括药物－检验值相互作用等。

此外，按药物相互作用发生的概率大小可分为：肯定、很可能、可能、可疑、不可能等几个等级。这主要是根据已发表的临床研究或体外研究、病例报告、临床前研究等文献结果进行判断。按发生的时间过程，有的药物相互作用可立即发生，如四环素类抗生素与含钙、铝、镁的抗酸药发生络合反应，可使四环素的吸收立即下降。另一些药物相互作用的影响可能需要数小时或几天才表现出来。如华法林的抗凝作用可被合用的维生素 K 逐渐减弱。

# 第二节　药物配伍禁忌

## 一、概述

临床上常常根据治疗的需要将多种药物和其制剂配伍在一起使用，期望增加治疗效果和给临床使用带来方便。但有的药物伍用，却可产生与治疗目的相反效果。药物这种不利的配伍变化会给病人带来痛苦，甚至危害。

药物配伍是指药物在药剂制造或用药过程中将两种或两种以上药物混合在一起称为配伍。药物配伍后在理化性质或药理效应方面所产生的变化称为配伍变化，如出现沉淀或变色，或产生新的成分，导致药物疗效降低、消失或产生新的毒性称之为配伍禁忌。

药物间物理化学的配伍变化是药物配伍后产生的物理化学改变，如物理状态、溶解性能、物理稳定性及化学稳定性的变化，这必然影响其作用和疗效。

## 二、药物间物理化学的配伍变化

### （一）固体药物的物理化学配伍变化

固体状态下配伍的物理变化主要是配伍时出现润湿、液化、硬结、变色、分解及产生气体等现象。

（1）润湿与液化　制造固体型时为了有利于成型，大多数成分保持固态，但有时二种或二种以上的固体药物配伍时在制造或贮存过程中发生润温和液化，给制造上带来困难和影响产品质量。造成润湿与液化的原因主要有四个：①药物间反应；②含结晶水多的盐；③混合物的临界相对湿度下降而吸湿；④形成低共熔混合物。

（2）结块　散剂、颗粒剂由于药物吸湿而后又逐渐干燥会引起结块。结块会使这类剂型的质量变坏，有时会导致药物分解失效。

（3）变色 药物间引起氧化还原、聚合、分解等反应时，有时产生带色化合物或发生颜色上变化，如含酚基化合物与铁盐间相互作用使混合物颜色有变化。有些药物容易氧化变色，而与另一药物配伍时则反应加速，如水杨酸盐与碱性药物配伍。有些药物在光线照射，高温及湿度下反应更快。

（4）产生气体 产生气体也是药物发生化学反应的结果。如碳酸盐、碳酸氢盐与酸类药物，铵盐及乌洛托品与碱类药物混合时也可能产生气体。

固体剂型中药物配伍变化特别是化学变化比在液体剂型中慢。药物分散程度越细则越容易引起反应。在空气干燥的情况下反应可能变得更慢些。

### （二）液体剂型中药物间物理化学配伍变化

目前临床上药物治疗广泛采用注射液给药，而且常常多种注射液配伍在一起注射，因此注射液间配伍变化更值得关注。注射液的物理化学配伍变化主要出现混浊、沉淀、结晶、变色、水解、效价下降等现象。

**1. 溶剂性质变化引起不溶** 某些药物因难溶于水，制剂中含有有机溶剂，配液时必须特别注意，否则药物因溶解度改变析出沉淀。例如：尼莫地平难溶于水，其注射液中加有25%的乙醇和17%的聚乙二醇，因此应缓慢加入足量的输液中，且室温不能太低，不能与乙醇不相溶的药物配伍，配好后应仔细检查有无沉淀析出。氢化可的松在水中溶解度小，其注射液的溶剂为乙醇－水等容混合液，也必须在稀释时加以注意。

**2. 溶剂选择不当而引起不溶** 例如红霉素乳糖酸盐，可溶于水，在0.9%氯化钠溶液中相当稳定，如果用0.9%氯化钠直接溶解药物，则可生成胶状物而不溶。如果将粉针溶于注射用水中，再加入至氯化钠液中，则可顺利溶解。同样阿奇霉素的配制要求为：将本药用适量注射用水充分溶解后，配制成100mg/ml的溶液，再加入250ml或500ml 0.9%氯化钠注射液或5%葡萄糖注射液中，最终配制成1～2mg/ml的静脉滴注液。

**3. 盐析** 例如氟罗沙星、培氟沙星、依诺沙星等第三代氟喹诺酮类药物，遇强电解质如氯化钠、氯化钾会发生同离子效应析出沉淀，因而禁与含氯离子的溶液配伍。甘露醇注射液为过饱和溶液，应单独滴注，这种溶液加入某些药物如氯化钾，氯化钠等的溶液能引起甘露醇结晶析出。

**4. 酸碱度改变而引起药物破坏、沉淀或变色** 每种输液都有规定的pH值范围，对所加入的药物的稳定性都有一定影响。常用的溶媒有5%或10%葡萄糖注射液、0.9%氯化钠注射液、葡萄糖氯化钠注射液等，其pH值依次为3.2～5.5，3.5～5.5，4.5～7.0。例如：葡萄糖注射液的pH为3.2～5.5，青霉素水溶液稳定的pH值为6.0～6.5，用葡萄糖注射液配伍青霉素可加速青霉素的β－内酰胺环开环水解而使效价降低。青霉素类及其酶抑制剂中除苯唑西林等异噁唑青霉素有耐酸性质，在葡萄糖注射液中稳定外，其余药物不耐酸，在葡萄糖注射液中可有一定程度的分解。氨苄西林、阿莫西林在葡萄糖注射液中不仅被葡萄糖催化水解，还能产生聚合物，增加过敏反应。因此此类药物宜选用0.9%氯化钠等中性注射液做溶媒。

再如奥美拉唑为弱碱性药物，在酸性环境下不稳定，易分解变色，仅能与0.9%氯化钠或5%的葡萄糖注射液配伍，且在0.9%的氯化钠溶液中较5%葡萄糖稳定。配制应注意 0.9% 氯化钠及 5% 的葡萄糖的量应为 100ml，用 500ml 及 250ml 配制易发生变色，其原因不明确，有可能为奥美拉唑对光不稳定。

例如三磷酸腺苷二钠注射液在 pH 值 8~11 时稳定，遇酸性物质则会产生沉淀，维生素 $B_6$ 为水溶性盐酸吡多辛，其 pH 值为 3~4，两药混合后可能会因酸碱反应产生沉淀，影响滴注。

**5. 药物之间氧化还原反应**　有些药物本身是氧化剂，能和另外一些具有还原性的药物发生作用，产生氧化还原反应使药物化学结构改变。维生素 K 类为一种弱氧化剂，若与还原剂维生素 C 配伍，则结构可被还原，从而失去止血作用。

**6. 钙离子的沉淀反应**　钙离子可与磷酸盐、碳酸盐生成钙沉淀，钙离子除常用钙盐外，还存在于林格溶液、乳酸钠林格液、肝素钙等药物中。磷酸盐存在于地塞米松、克林霉素磷酸酯、三磷酸腺苷、二磷酸果糖及磷酸氢二钠、磷酸二氢钠（作为药液中的缓冲成分）等药物中，碳酸盐存在于部分药物的辅料中。例如头孢他啶、头孢孟多注射剂中含有碳酸钠，与氯化钙、葡萄糖酸钙不能配伍，否则会生成沉淀。再如头孢哌酮、舒巴坦与林格液配伍时，必须先用灭菌注射用水溶解后再缓缓加入至林格液中，否则会产生乳白色沉淀。头孢曲松不稳定与钙离子生成头孢曲松钙沉淀，因而不宜与葡萄糖酸钙、林格液、乳酸林格等含钙溶液配伍。头孢曲松与多种药物存在配伍禁忌，宜单独使用。

**7. 中药注射剂配伍问题**　临床上中西药配伍治疗的情况日益增多，但中西药配伍仍无章可循，配伍不当时有发生。中药注射剂成分复杂，容易受 pH 等因素影响，而使溶解度下降或产生聚合物出现沉淀，甚至可能与其他成分发生化学反应，使药效降低。

例如双黄连注射剂与丁胺卡那、诺氟沙星、氧氟沙星、环丙沙星、妥布霉素配伍会有沉淀生成，与复方葡萄糖配伍会使含量降低，与维生素 C 配伍会发生化学变化，与青霉素配伍会增加青霉素过敏危险。丹参注射液与维生素 C 注射液配伍后颜色加深、药效降低、增加输液反应；与维生素 $B_6$、洛美沙星、会生成沉淀；与川芎嗪配伍会出现白色浑浊；与培氟沙星、氧氟沙星会生成淡黄色沉淀；与低分子右旋糖酐配伍会引起过敏反应。

中药注射剂中成分复杂，与其他药物配伍，可能发生难以预测的反应，合并用药愈多发生不良反应的几率也愈高，中药注射液宜单独使用，缓慢静滴，注意观察有无头晕、心慌、发热、皮疹等过敏反应。

**8. 输液管的配伍禁忌**　对于药物配伍禁忌，我们往往只注意到输液瓶中的配伍禁忌，而忽略了换药时输液管中的配伍禁忌，一旦发生此种不良反应会造成严重后果。

例如在静滴头孢哌酮舒巴坦时，通过输液管加入氨溴索，输液管中的药物全部变为乳白色。氨溴索不仅与头孢哌酮舒巴坦存在配伍禁忌还与头孢曲松、头孢哌酮钠、头孢唑林钠、清开灵存在配伍禁忌，建议氨溴索注射液应单独使用，若由输液管加入，则应在加入前后用生理盐水冲洗输液管道。

再例如使用复方丹参注射液静滴，续用乳酸环丙沙星注射液、氧氟沙星注射液时，两者会在输液管中发生反应生成沉淀，在换瓶时应生理盐水冲洗输液管道。

### 三、配伍变化的处理方法

#### （一）处理原则

一般的处理原则是：首先了解用药的意图，分析用药对象的总体情况，了解病情程度后，再结合每种药物的理化性质、体内过程及可能出现的因素，对成分、剂量、给药途径、方法加以全面审查，制定安全有效合理的个体化给药方案。在新药使用前，应认真阅读使用说明书，全面了解新药的特性，避免盲目配伍。

#### （二）处理方法

（1）调整调配顺序　根据所需配伍的药物的不同，安排好调配的顺序，可以克服一些不应产生的配伍禁忌。

（2）改变溶媒或增加助溶剂　改变溶媒容量、浓度或用混合溶媒都可不同程度地避免配伍禁忌发生，延缓溶液析出沉淀或分层。

（3）改变溶液的 pH 值　液体中的 $H^+$ 浓度对微溶性、难溶药物有一定影响，特别是注射药，控制 $H^+$ 浓度尤为重要。

（4）在不了解其他药液对某药的影响时，可将该药单独使用。

（5）两种浓度不同的药物配伍时，应先加浓度高的药物至输液瓶中后加浓度低的药物，以减少发生反应的速度。两种药物混合时，一次只加一种药物到输液瓶，待混合均匀后液体外观无异常变化再加另一种药物。

（6）有色药液应最后加入输液瓶中，以避免瓶中有细小沉淀不易被发现。

（7）改变有效成分或改变剂型　对不能配伍的几种药物，可在征得医师同意的情况下，用另一种疗效近似的药物取而代之。注射液可分别给药，或不同部位给药。

（8）在更换输液时如发现输液管内出现配伍反应时，应立即夹管，重新更换输液器，再次检查输液瓶及输液管内有无异常，在输入液体时勤加巡视，观察病人的反应，有无不适表现。

## 第三节　药物相互作用的机制

### 一、药动学方面的相互作用

#### （一）影响药物吸收的相互作用

药物相互作用对药物吸收的影响可以表现在两个方面：吸收速率和吸收程度。吸收速率的改变可引起药物达到峰浓度的时间发生变化，但是对一个消除速率很快的药物，吸收速率延缓也有可能使体内药物浓度达不到阈浓度而导致治疗失败。对吸收程度的影响，则可能使体内药物的浓度或吸收量发生变化，进而影响治疗效果。

口服给药是最常用的给药途径，药物在胃肠道吸收这一过程受多种因素的影响，包括胃肠道 pH 值、药物的 $pKa$ 和脂溶性、剂型、消化道运动状态、菌群和血流量等。

**1. 胃肠道 pH 值的影响**　胃肠道的 pH 值可通过影响药物的溶解度和解离度进而影响它们的吸收。固体药物必须首先溶解于体液中，才能进行跨膜转运。某些抗真菌药如伊曲康唑需要在酸性环境中充分溶解才能吸收，因而不宜与抗酸药、$H_2$受体阻断剂或质子泵抑制剂合用。如患者应用伊曲康唑治疗播散性组织胞浆菌病时，同时合用质子泵抑制剂奥美拉唑，由于胃酸显著降低，伊曲康唑吸收减少，血药浓度未达治疗水平，可使原已得到控制的组织胞浆菌病出现反复。

大多数溶解在体液中的药物都是以解离型和非解离型混合存在的。药物的非解离部分脂溶性较高，易借助简单扩散通过细胞膜被吸收，而解离型药物脂溶性较低，难以通过细胞膜。因此能改变胃肠道 pH 值的药物，会影响目标药的解离度进而影响其吸收。如抗酸药可升高胃肠道 pH 值，导致弱酸性药物磺胺类、氨苄西林、水杨酸类、巴比妥类等解离增加，从而吸收减少。这类相互作用应尽可能避免，一般须分开给药，至少间隔 2~3 小时。质子泵抑制剂的影响时间则更长。

**2. 结合与吸附的影响**　钙、镁、铝等二、三价离子能与四环素类抗生素、异烟肼、左旋多巴等形成不溶性的络合物而影响吸收。喹诺酮类抗菌药也可与这些金属离子络合，如碳酸钙抗酸药可使环丙沙星的吸收平均下降 40%。间隔 2 小时以上先后给药可避免这类相互作用。

双膦酸盐类（bisphosphonates）如依替膦酸钠（etidronate）、氯屈膦酸钠（clodronate）及阿仑膦酸钠（alendronate）在治疗骨质疏松症时常与钙剂同时使用。有研究显示，当这两种药物同时服用时，两者的生物利用度均显著降低，可导致治疗失败。这种影响可通过适当调整给药方案来加以避免。比如可在 12 周的疗程中先服用 2 周的依替膦酸钠，再服 10 周钙剂。

降脂药考来烯胺（cholestyramine）、考来替泊（colestipol）等是阴离子交换树脂，对酸性分子如阿司匹林、地高辛、华法林、环孢素、甲状腺素等有很强的亲和力，妨碍了这些药物的吸收。药用炭、白陶土等吸附剂也可使一些与其一同服用的药物吸收减少，如林可霉素与白陶土同服，其血药浓度只有单独服用时的 1/10。这些相互作用同样可采用增加给药间隔时间的方法来加以避免。

**3. 胃肠运动的影响**　大多数口服药物主要在小肠上部吸收，因此改变胃排空和肠蠕动速度的药物能影响目标药物到达小肠吸收部位的时间和在小肠的滞留时间，从而影响目标药物吸收程度和起效时间。胃排空速度加快，使药物很快到达小肠吸收部位，起效快。甲氧氯普胺、西沙必利、多潘立酮可加速胃的排空，从而使目标药的血中药峰浓度出现得更早更高。如甲氧氯普胺与对乙酰氨基酚合用，可使后者吸收加快，药效出现提前；抗胆碱药、抗酸药和镇静催眠药等则可减慢胃排空，导致目标药起效延迟。如溴丙胺太林与对乙酰氨基酚合用，则使对乙酰氨基酚的吸收速率减慢。

一般而言，胃肠蠕动加快，药物起效快，但在小肠滞留时间短，可能吸收不完全；胃肠蠕动减慢，药物起效慢，吸收可能完全。这在溶解度低和难吸收的药物中表现得比较明显。例如地高辛片剂在肠道内溶解度较低，与促进肠蠕动的甲氧氯普胺等合用，地高辛的血药浓度可降低约 30%，有可能导致临床治疗失败；而与抑制肠蠕动的溴丙胺太林合用，地高辛血药浓度可提高 30% 左右，如不调整地高辛剂量，就可能中毒；如口服快速溶解的地高辛溶液或胶囊，则溴丙胺太林对其吸收影响相对较小。但是，对那些在胃的酸性环境中会被灭活的药物如左旋多巴，抑制胃肠蠕动的药物可增加其在胃黏膜脱羧酶的作用下转化为多巴胺，从而降低其口服生物利用度。

**4. 对肠吸收功能的影响**　细胞毒类抗肿瘤药物如环磷酰胺、长春碱以及对氨基水杨酸、新霉素等能破坏肠壁黏膜上皮细胞，引起吸收不良。如环磷酰胺可使合用的地高辛吸收减少，血药浓度降低，疗效下降。接受这些化疗药物的患者，其合用的苯妥英或维拉帕米的吸收可减少 20% ~ 35%，并导致这两种药的疗效下降。

**5. 肠道菌群的改变**　消化道的菌群主要位于大肠内，胃和小肠内数量极少。因此主要在小肠内吸收的药物较少受到肠道菌群的影响。口服地高辛后，在部分患者的肠道中，地高辛能被肠道菌群大量代谢灭活，如同时服用红霉素等能抑制这些肠道菌群的抗生素，可使地高辛血浆浓度增加一倍。

部分药物结合物经胆汁分泌，在肠道细菌的作用下可水解为有活性的原药而重吸收，形成肠肝循环。抗菌药物通过抑制细菌可抑制这些药物的肠肝循环。例如，抗生素可抑制口服避孕药中炔雌醇的肠肝循环，导致循环血中雌激素水平下降。

药物相互作用多表现为妨碍吸收，促进吸收的例子较少，如维生素 E 可促进灰黄霉素的吸收，使灰黄霉素的疗效增加 2 倍。另外，口服以外的给药途径也有可能相互作用而影响吸收。如临床上应用局麻药时，常加入微量肾上腺素以收缩血管，延缓局麻药的吸收，达到延长局麻药作用时间、减少不良反应的效果。

### （二）影响药物分布的相互作用

影响药物分布的方式可表现为相互竞争血浆蛋白结合部位，改变游离药物的比例，或改变药物在某些组织的分布量，从而影响它在靶部位的浓度。

**1. 竞争血浆蛋白结合部位**　药物经吸收进入血液循环后，大部分药物或其代谢产物均不同程度地与血浆蛋白发生可逆性结合。当药物合用时，它们可在蛋白结合部位发生竞争，结果是与蛋白亲和力较强的药物可将另一种亲和力较弱的药物从血浆蛋白结合部位上置换出来，使后一种药物的游离型增多。由于只有游离型的药物分子才能跨膜转运，产生生物活性，并能被分布、代谢与排泄，因此这种药物蛋白结合的置换可对被置换药的药动学与药效学产生一定的影响。

通过体外试验很容易证明，许多药物间均存在这种蛋白结合的置换现象。因此，过去一度认为它是临床上许多药物相互作用的一个重要机制。但近年来更仔细的研究得出结论：大多数置换性相互作用并不产生严重的临床后果，因为置换使游离型药物增多的同时，相应的分布、消除的比例也增加，仅引起血药浓度的短暂波动。

保泰松与华法林的相互作用研究是对蛋白结合置换现象的临床意义进行重新认识的典型例子。保泰松可以增强华法林的抗凝作用而致出血不止。过去一直认为保泰松将华法林从其血浆蛋白结合部位置换出来，游离型华法林浓度升高导致出血。并据此认为任何非甾体抗炎药（NSAID）均以这种方式增强华法林的抗凝作用。现在的研究认识到，华法林是 R 和 S 两种异构体的混合物，S 构型的活性较 R 构型强 5 倍；保泰松除了竞争置换出华法林外，还可抑制 S - 华法林的代谢（由 CYP2C9/18 催化）而促进 R - 华法林代谢（由 CYP1A2、CYP3A4 催化），这样，表面上药物总的半衰期不变，但血浆中活性高的 S - 华法林的比例增大，因而抗凝作用增强。

药物在蛋白结合部位的置换反应能否产生明显的临床后果，取决于目标药的药理学特性，那些蛋白结合率高、分布容积小、半衰期长和安全范围小的药物被置换下来后，往往发生药物作用的显著增强而容易导致不良的临床后果。表 5 - 1 列出了一些常见的通过血浆蛋白置换而发生药物相互作用的实例。

表 5 - 1　血浆蛋白置换引起的药物相互作用

| 目标药（被置换药物） | 相互作用药 | 临床后果 |
| --- | --- | --- |
| 甲苯磺丁脲 | 水杨酸类、保泰松、磺胺药 | 低血糖 |
| 华法林 | 水杨酸类、水合氯醛 | 出血倾向 |
| 甲氨蝶呤 | 水杨酸类、呋塞米、磺胺药 | 粒细胞缺乏症 |
| 硫喷妥钠 | 磺胺药 | 麻醉时间延长 |
| 卡马西平、苯妥英钠 | 维拉帕米 | 两药毒性增强 |

### 2. 改变组织分布量

（1）改变组织血流量　某些作用于心血管系统的药物可通过改变组织血流量而影响与其合用药物的组织分布。例如去甲肾上腺素减少肝脏血流量，使得利多卡因在肝脏的分布量减少，导致代谢减慢、血药浓度增高。而异丙肾上腺素增加肝脏血流量，可降低利多卡因血浓度。

（2）组织结合位点上的竞争置换　与药物在血浆蛋白上的置换一样，类似的反应也可发生于组织结合位点上。由于组织结合位点的容量一般都很大，通常对游离血药浓度影响不大，但有时也能产生有临床意义的药效变化。例如奎尼丁能将地高辛从骨骼肌的结合位点上置换下来，可使 90% 患者地高辛的血药浓度升高约 1 倍，两药合用时，应减少地高辛用量的 30% ~ 50%。

### （三）影响药物代谢的相互作用

影响药物代谢的相互作用的发生率约占药动学相互作用的 40%，具有重要的临床意义。药物代谢的主要场所是肝脏，肝脏进行生物转化主要依赖于微粒体中的多种酶系，其中最重要的是细胞色素 P450 混合功能氧化酶系（cytochrome P450，CYP），目前已知约有 25000 个化合物受其催化氧化，而在 CYP 中最重要的是 CYP3A4 亚族，不仅酶蛋白含量占组成的 25% ~ 30%，而且功能上也占被 CYP 代谢药物总量的 50% ~ 60%。CYP 活性可受多种因素的影响，尤其是药物能显著影响它们的活性。表 5 - 2 列出了常见的各种 CYP 的底物、抑制剂和诱导剂。通过表 5 - 2 有助于推测涉及 CYP 的药物相互作用。当一个 CYP 的底物与 CYP 诱导剂合用时，底物代谢加快，作用减弱；如与抑制剂合用时则相反。当一个药物是某个 CYP 的底物时，同时也可认为它是这种 CYP 的抑制剂，虽然抑制强度不等。CYP 的抑制剂不一定是其底物，例如奎尼丁是目前已知的 CYP2D6 最强的抑制剂，但它本身却通过 CYP3A4 代谢。另外，西咪替丁是多种 CYP 的抑制剂，苯巴比妥则可诱导多种 CYP。

### 1. 酶的抑制

临床上因 CYP 的抑制而引起的药物相互作用远较 CYP 诱导所引起的常见。多数 CYP 抑制的机制相对简单，抑制作用主要发生在酶蛋白水平上，由抑制剂（inhibitor）占据相应酶的一定部位，从而使酶代谢其他药物的活性减弱，可不伴有酶蛋白含量的减少。

表 5 - 2　主要 CYP 的常见底物、抑制剂、诱导剂

| CYP | 底物 | 抑制剂 | 诱导剂 |
|---|---|---|---|
| 1A2 | 氯氮平 | 氟喹诺酮类 | 吸烟 |
|  | 丙米嗪 | 西咪替丁 | 烟熏食物 |
|  | 萘普生 | 氟伏沙明 | 多氯联苯类 |
| 2C9 | 布洛芬 | 胺碘酮 | 利福平 |
|  | 格列吡嗪 | 氟康唑 | 苯巴比妥 |
|  | S - 华法林 | 异烟肼 |  |
| 2C19 | 奥美拉唑 | 氟西汀 | 利福平 |
|  | 地西泮 | 氟伏沙明 |  |
|  | 阿米替林 | 奥美拉唑 |  |
| 2D6 | 普罗帕酮 | 奎尼丁 | 不受一般诱导剂影响 |
|  | 氯丙米嗪 | 西咪替丁 |  |
|  | 可待因 | 胺碘酮 | 乙醇（长期） |
| 2E1 | 对乙酰氨基酚 | 双硫仑 | 异烟肼 |
|  | 乙醇 |  | 卡马西平 |
| 3A4 | 克拉霉素 | 利托那韦 | 利福平 |
|  | 环孢素 | 酮康唑 | 糖皮质素类 |
|  | 奎尼丁 | 红霉素 | 苯妥英 |
|  | 利托那韦 | 维拉帕米 | 苯巴比妥 |
|  | 硝苯地平 | 西咪替丁 |  |
|  | 特非那定 | 胺碘酮 |  |

　　有时酶的抑制也由基因转录、酶蛋白合成等水平的降低引起，此时酶活性降低，可伴有酶蛋白含量的减少。酶抑制的过程通常要比酶诱导快得多，只要肝脏中的抑制剂达到足够的浓度即可发生。根据抑制剂与酶结合的情况，分为竞争性抑制和非竞争性抑制。

　　竞争性抑制指的是抑制剂和底物竞争游离酶的结合部位，其结合是可逆的。抑制程度取决于抑制剂与底物的相对浓度和对酶的相对亲和力。理论上受相同 CYP 催化的药物彼此可互为竞争性抑制剂（competitive antagonist）。如奥美拉唑通过细胞色素 CYP2C19 代谢，会延长其他酶解底物如地西泮、苯妥英的清除。

　　非竞争性抑制剂（noncompetitive antagonist）与酶的结合多是不可逆的，或能引起酶构型的改变，从而干扰底物与酶的结合。如克拉霉素经 CYP3A4 催化生成的代谢物，能与 CYP3A4 分子中血红蛋白的亚铁形成亚硝基烷羟复合物而使药酶失去活性，如与同为 CYP3A4 底物的阿司咪唑、环孢素、HMG - CoA 还原酶抑制剂等合用，可使后者的代谢显著减慢，不良反应增加。

　　除 CYP 的抑制，其他代谢酶的抑制在药物相互作用中也有出现。如硫唑嘌呤与别嘌醇合用，可导致硫唑嘌呤作用增强，骨髓抑制明显。因别嘌醇抑制黄嘌呤氧化酶，而该酶是主要参与硫唑嘌呤代谢的限速酶之一，能将 6 - 巯嘌呤（硫唑嘌呤的活性代谢物）转化成硫尿酸盐而灭活。当两者必须同时服用时，硫唑嘌呤的用量应该大大降低。

　　虽然酶抑制可导致相应目标药自机体的清除减慢，体内药物浓度升高。但酶抑制能否引起有临床意义的药物相互作用取决于多种因素。

　　（1）目标药的毒性及治疗窗的大小　药物相互作用能产生临床意义的药物，通常

其治疗窗很窄，即治疗剂量和中毒剂量之间的范围很小；或其剂量-反应曲线陡峭，药物浓度虽然只有轻微改变，但是其效应差异变化显著。如主要由 CYP3A4 代谢的抗过敏药阿司咪唑具有心脏毒性，与酮康唑、红霉素等 CYP3A4 抑制剂合用时，由于代谢受阻，血药浓度显著上升，可出现致死性的心脏毒性。而酮康唑抑制舍曲林的代谢则不会引起严重的心血管不良反应。

（2）是否存在其他代谢途径　如果目标药可由多种 CYP 催化代谢，当其中一种酶受到抑制时，药物可代偿性经由其他途径代谢消除，药物代谢速率所受影响可不大。但对主要由某一种 CYP 代谢的药物，如果代谢酶受到抑制，则容易产生明显的药物浓度和效应的变化。例如：研究发现唑吡坦（zolpidem）可分别由 CYP3A4（61%）、CYP2C9（22%）、CYP1A2（14%）、CYP2D6（<3%）和 CYP2C19（<3%）代谢，而三唑仑（triazolam）几乎仅靠 CYP3A4 代谢。当合用 CYP3A4 抑制剂酮康唑时，唑吡坦的血药浓度-时间曲线下面积（AUC）增加 67%，而三唑仑的 AUC 增加可达 12 倍之多。

（3）与能抑制多种 CYP 的药物合用　有些药物能抑制多种 CYP，在临床上容易发生与其他药物的相互作用。例如 $H_2$ 受体阻断剂西咪替丁，其结构中的咪唑环可与 CYP 中的血红素部分紧密结合，因此能抑制多种 CYP 而影响许多药物在体内的代谢。目前已报道有 70 多种药物的肝清除率在与西咪替丁合用后出现不同程度的下降。临床上当药物与西咪替丁合用时，应注意调整剂量，必要时可用雷尼替丁代替西咪替丁。

药酶抑制引起的药物相互作用常常导致药物作用的增强及不良反应的发生，但也有例外，如奎尼丁是 CYP2D6 的抑制剂，而可待因须经 CYP2D6 代谢生成吗啡产生镇痛作用，两者合用可使可待因的镇痛作用明显减弱，药效降低。另一方面，如能掌握其规律并合理地加以利用，也能产生有利的影响。例如，用于治疗 HIV 感染的蛋白酶抑制剂沙奎那韦生物利用度较低，需 3600mg/d 才能达到有效血药浓度。同类药利托那韦是 CYP3A4 抑制剂，如用小剂量的利托那韦与沙奎那韦合用，则可使沙奎那韦的日用量从 3600mg 减至 800mg，在保持疗效的同时减少该药剂量，降低治疗成本。

**2. 酶的诱导**　药物在体内经生物转化后药理活性发生改变，其中大多数药物活性下降或消失，少数药物可被活化。酶诱导使目标药的代谢加快，一般是导致作用减弱或作用时间缩短。器官移植患者应用免疫抑制剂环孢素和糖皮质激素，如合并结核病应用利福平，由于利福平的酶诱导作用，可导致上述两种药的代谢加快，药效下降，出现移植排斥。CYP 的诱导在多数情况下可表现为 DNA 转录和（或）酶蛋白合成的增加，这一过程一般需要数天或数周，取决于诱导剂（inductor）的剂量、消除半衰期和被诱导酶的动力学特性。诱导剂的剂量越大，消除半衰期越短（达到稳态浓度快），被诱导酶的合成与降解周期越短，则诱导作用出现越快。在少数情况下无酶量的改变但酶的活性增加。

在某些情况下，应对合用和停用酶诱导剂时原治疗药物的给药方案进行相应调整，以避免酶诱导引起的不利的药物相互作用。例如：苯巴比妥、利福平、苯妥英等药物可诱导 CYP2C9，使 CYP2C9 的底物高活性的 S-华法林在体内的血浆半衰期显著缩短，抗凝作用减弱，需增加华法林剂量至原剂量的 2~10 倍，才能维持原来对凝血酶原时间的延长效果。此时如果停用酶诱导剂，可使血浆中华法林浓度显著上升，除非相应降低华法林的剂量，否则可引起致命性大出血。

　　需要指出的是，酶诱导促使药物代谢增加，但不一定均导致药物疗效下降。因为有些药物的代谢产物与原药的药理活性相同，有些代谢产物活性甚至大于原药的药理活性，这种情况下酶促反应反而使药效增强。如环磷酰胺在体外无活性，只有经CYP2C9 代谢活化生成磷酰胺氮芥，才能与 DNA 烷化进而发挥其药理作用，抑制肿瘤细胞的生长增殖。与 CYP2C9 诱导剂利福平合用，则起效加快，药效与毒性都增强。另外，如果药物经代谢生成毒性代谢产物，与酶诱导剂合用就可能会导致不良反应增加。如嗜酒者应用治疗剂量的对乙酰氨基酚，可引起严重的肝损害。这是由于长期饮酒诱导了 CYP2E1，对乙酰氨基酚被代谢为有肝毒性的羟化物的量增加，加之嗜酒者一般都有营养不良，谷胱甘肽缺乏，不足以解除代谢物的毒性，易引起肝功能的损害。异烟肼与利福平合用使患者药物性肝炎的发生率增高也与利福平的酶诱导作用有关；利福平诱导异烟肼代谢生成具肝毒性的乙酰异烟肼加快。

　　**3. 肠道 CYP 和 P－糖蛋白的影响**　　CYP 不仅存在于肝脏，在肠道上皮中也有高表达，占肝脏中酶含量的 20% ~50%，其中含量最丰富的同样是 CYP3A4。空肠上皮细胞和肝细胞中 CYP3A4 的 cDNA 的序列相同，活性相似，其功能主要是参与药物在肠道的首过消除。尽管小肠绒毛的血流量低于肝脏，但肠腔上的绒毛表面积大，有利于 CYP与药物的接触，因此近年来肠道 CYP，尤其肠道 CYP3A4 备受关注。已知能抑制肠道CYP3A4 的药物可显著提高 CYP3A4 底物的生物利用度。

　　P 糖蛋白（P－glycoprotein，P－gp）是一种跨膜转运蛋白，在体内广泛存在，如胃肠上皮、肝、肾和构成血脑屏障的内皮细胞。研究发现 P－gp 的正常生理功能主要是通过在 ATP 酶供能下外排进入细胞的异源性物质，从而防止异物或有害物质对细胞的侵害。P－gp 在肿瘤细胞的过量表达被认为与许多化疗药物的耐药性形成有关。已知现有的 90% 以上的药物都可能是 P－gp 的底物，肠道上皮细胞上的 P－gp 通过外排作用将药物转运回肠腔，限制药物的吸收，从而降低药物的生物利用度。利用基因敲除动物进行的研究发现，给 mdrla（－/－）小鼠（mdrla 为啮齿类动物 P－gp 编码基因之一）紫杉醇灌胃后的血浆 AUC 比野生型小鼠高 6 倍。临床药动学研究也有类似结果。在 14 例实体肿瘤的患者中，5 例口服 60mg/kg 紫杉醇，其口服生物利用度小于 5%，另 9 例口服同样剂量的紫杉醇并联用 P－gp 抑制剂环孢素 15mg/kg，紫杉醇的口服生物利用度提高到 50%。

　　目前认为，口服药物在小肠上段进入吸收细胞后，有三种去向：①被 P－gp 泵出后再次回到肠道；②被吸收细胞中的肠道 CYP 代谢；③进一步吸收进入门静脉。因此肠壁的肠道 CYP 与 P－gp 在限制药物吸收上有共同作用，而且两者的底物与抑制剂也有很大的重叠性。如钙通道阻滞剂包括硝苯地平、维拉帕米等是肠壁 CYP3A4 和 P－gp的共同底物；抗真菌药包括伊曲康唑和酮康唑及 HIV 蛋白酶抑制剂如利托那韦是两者的共同抑制剂。在大鼠肠道原位渗透模型（rat in situ model of intestinal permeation）中发现，应用 CYP3A4 的特异性抑制剂咪达唑仑和 CYP3A4 与 P－gp 共同的抑制剂酮康唑，可使 P－gp 和 CYP3A4 的共同底物维拉帕米进入血中的原型药分别增加 84% 和160%。因此，与 P－gp 和肠道 CYP3A4 的抑制剂合用常可使一些肠道首过消除明显的药物的生物利用度提高。而利福平和苯巴妥等则是 P－gp 和 CYP3A4 的共同诱导物，各种抑制物或诱导物对 P－gp 和 CYP3A4 抑制或诱导的水平不同，其间并无相关性。

西柚汁（grapefruit juice）是近年来研究较多的食物－药物相互作用的例子。它仅对肠道 CYP3A4 有抑制作用，能减少多种药物在肠壁的首过消除，使它们的 AUC 或 $C_{max}$ 成倍增加，但对肝脏的 CYP3A4 活性、结肠的 CYP3A4，CYP2D6 及 CYP1AA 则几乎无影响。当在肠壁首过消除量大的药物与西柚汁同服，其生物利用度可明显增加。如沙奎那韦与西柚汁合用时，AUC 可增大 50%～200%。类似的药物还包括 β 受体阻断剂、钙通道阻滞剂、苯二氮䓬类和羟甲基戊二酰基辅酶 A 还原酶抑制剂（HMG－CoA reductase inhibitor）等。西柚汁对 P－gp 介导的肠细胞转运过程也有抑制作用，例如环孢素与西柚汁合用时，其生物利用度大大增加被认为主要由 P－gp 的抑制引起。由于西柚汁是一种天然产品，患者的饮用量、频度、与给药的间隔时间、不同品牌的成分含量等因素都不尽相同，因此，它与药物相互作用的程度在不同患者中存在较大的差异。

**（四）影响药物排泄的相互作用**

大多数影响药物排泄的相互作用发生在肾脏。当一个药物改变了肾小管液的 pH 值、干扰了肾小管的主动转运过程或重吸收过程或影响到肾脏的血流量时，就能影响一些其他药物的排泄，尤其对以原型排出的药物影响较大。

**1. 改变尿液 pH 值** 肾小管的重吸收方式是脂溶扩散，重吸收能力可因尿液 pH 值的改变而改变。这主要是因为大多数药物为有机弱电解质，在酸性尿液中，弱酸药大部分以非解离型存在，脂溶性高，易通过肾小管上皮细胞重吸收：而弱碱药的情况相反，大部分以解离型存在，随尿液排出多。临床上可通过碱化尿液增加弱酸性药物的肾清除率，如苯巴比妥多以原型自肾脏排泄，当过量中毒时，可用碳酸氢钠碱化尿液，减少重吸收，促进苯巴比妥的排泄而解毒。同理，酸化尿液可促进弱碱性药物的排泄。但在药物相互作用中，尿液 pH 值改变的临床意义甚小，因为除小部分药物直接以原型排出，大多数药物经代谢失活后最终从肾脏消除。另外，能大幅度改变尿液 pH 值的药物在临床上也很少使用。奎尼丁与氢氯噻嗪合用，可使奎尼丁的重吸收增加，血药浓度升高而出现心脏毒性，这是由于氢氯噻嗪对碳酸酐酶有一定的抑制作用，使尿液碱化，奎尼丁为弱碱性药物，在碱性环境中解离少，重吸收增多。

**2. 干扰肾小管分泌** 肾小管的分泌是一个主动转运过程，要通过肾小管的特殊转运载体，包括酸性药物载体和碱性药物载体。当两种酸性药物合用时（或两种碱性药物合用），可相互竞争酸性（或碱性）载体，竞争力弱的药物，其经由肾小管分泌的量减少，经肾脏排泄减慢。如痛风患者合用丙磺舒和吲哚美辛，两者竞争酸性载体，可使吲哚美辛的分泌减少，排泄减慢，不良反应发生率明显增加。西咪替丁抑制普鲁卡因的排泄，是在碱性载体转运系统发生的相互作用。有些药物间的这种竞争可被利用产生有益的治疗目的。例如丙磺舒和青霉素竞争肾小管上的酸性转运系统，可延缓青霉素的经肾排泄过程，使其发挥持久的治疗作用。

**3. 改变肾脏血流量** 减少肾脏血流量的药物可妨碍药物的经肾排泄。但这种情况在临床上并不多见。肾脏的血流量部分受到肾组织中扩血管的前列腺素生成量的调控，有报道指出，如果这些前列腺素的合成被吲哚美辛等药物抑制，则锂的肾排泄量会降低并伴有血清锂水平的升高。这提示服用锂盐的患者又要合用某种非甾体抗炎药时，应密切监测血清锂水平。

## 二、药效学方面的相互作用

药物效应是药物与机体的效应器官、特定的组织、细胞受体、某种生理活性物质（如酶等）等相互作用的结果。两种药物作用于同一"受体"或同一生化过程，即可能发生相互作用，产生效应上的变化，可能产生相加、协同或拮抗作用，从而对治疗效果产生有益或不利的影响。这类相互作用对药物的血浆浓度和药物代谢动力学无明显影响。

### （一）影响药物对靶位的作用

**1. 受体部位的相互作用**　在细胞水平，一种药物可增强或减弱另一药物与受体的结合，从而改变其效能。其中一种药物比另一种药对某种受体可能有更高的亲和力，如果它没有或仅有很弱的内在活性，那么它就能拮抗其他作用于同一受体药物，这是常见的药物相互作用机制。例如阿托品和筒箭毒碱都能可逆性地与受体结合，从而阻滞正常的生理递质乙酰胆碱发挥作用。因为药物与受体的结合是可逆的，所以只要增加受体激动剂的浓度就能逆转药物的拮抗作用。受体水平上药物相互作用的例子很多。例如纳洛酮与阿片类镇痛药；组胺与抗组胺药（包括 $H_2$ 受体阻断药）；阿托品与胆碱受体激动药；异丙肾上腺素与 β 受体阻断药等。

有些药物还能通过影响受体后的细胞内信号传导过程，改变其他药物的效能。例如，吸入麻醉药可增强心肌细胞内腺苷酸环化酶的活性，从而增强 β 受体激动药的致心律失常作用；甲状腺素促进抗凝剂与受体亲和力，使抗凝作用增强。对长期使用抗凝剂治疗动脉粥样硬化病人，甲状腺素有重要的临床意义，但要防止出血；长期嗜酒可提高脑内 GABA 受体的耐受性，增加吸入麻醉药的最小肺泡浓度（minimal alveolar concentration MAC）值。

**2. 影响神经递质功能**　一种药物可因影响体内某种神经递质的合成、释放或摄取等过程，而与另一药物发生相互作用。例如，麻黄碱促进神经末梢 NE 释放，升高血压。利舍平抑制神经末梢对 NE 的重摄取，使 NE 被单胺氧化酶（MAO）分解，耗竭神经末梢 NE，血压下降。两药合用早期，NE 释放增加而摄取受抑，使外周 NE 增加，血压出现升高；长期使用利舍平后再给予麻黄碱，由于 NE 耗竭，麻黄碱不能促进 NE 释放，其升压作用减轻或消失。新斯的明可抑制体内胆碱酯酶的活性，减少乙酰胆碱的的水解，拮抗非去极化肌肉松弛药的效应。三环类抗抑郁药（丙咪嗪、阿米替林、去甲阿米替林）能抑制囊泡对 NE 的再摄取，而胍乙啶、倍他尼酸等靠重摄取进入神经末梢而发挥作用，当这两类药合用时，三环类抗抑郁药可抑制囊泡对胍乙啶的摄取，两类药发生拮抗作用。

### （二）影响同一生理系统或生化代谢系统

联合使用作用于相同生理或生化代谢系统的药物能减弱或增强原药的效应。利尿药、β 受体阻断剂、单胺氧化酶抑制剂、麻醉药和 CNS 抑制药等都能增强抗高血压药的降血压作用，在麻醉过程中极有可能影响到心血管系统和中枢及外周神经系统的稳定性。氯丙嗪加强多种中枢抑制药作用。依地尼酸或呋塞米（速尿）都有耳毒性，与氨基糖苷类抗生素合用，可加快耳聋出现。钙拮抗剂（维拉帕米、硫氮䓬酮）与 β 受体阻断剂普萘洛尔或与地高辛合用，能引起心动过缓、房室传导阻滞。氨基糖苷类抗生素和钙拮抗剂能增加神经肌肉阻滞剂的作用等。血管紧张素转换酶抑制剂能使某些全麻诱导病人产生低血压反应。噻嗪类利尿药的致高血糖作用可对抗胰岛素或口服降血糖药的作用，合用时需要调整给药剂量。

有些时候，虽然两种药物作用于不同受体或部位，但只要在细胞水平或亚细胞水平有相同的作用路径，就有可能影响同一生理系统或生化代谢系统，在伍用时发生相互作用。麻醉期间发生的药物相互作用多与此有关。例如，咪达唑仑可通过 BZ 受体影响 GABA 受体 – 氯离子通道复合物的功能，增强硫喷妥钠、丙泊酚等直接作用于 GABA 受体的静脉麻醉药的催眠效能；而阿托品则可通过阻断 M 受体的功能而减弱 β 受体阻滞剂减慢心率的作用。

**（三）改变药物作用部位的内稳态**

有些药物可因改变体内水 – 电解质代谢和酸碱平衡等内稳态，而影响其他一些药物的药理作用。如噻嗪类利尿药、依他尼酸、呋塞米等常常引起低血钾，并用洋地黄治疗心力衰竭时，缺钾则增加心脏对洋地黄的敏感性，易引起洋地黄中毒；利尿药引起的低血钾，也能增强非去极化肌松药的肌松作用，严重时会引起呼吸停止。

服用留钾利尿药物的病人应该禁用氯化钾，因为两者合用对那些有肾功能损害的病人极易引发致命性的高血钾。血管紧张素转换酶抑制剂能升高血钾浓度，如果在使用该药的同时补钾，也有引发高血钾的危险，特别对那些有肾功能不全和（或）糖尿病的病人更是如此。非甾体抗炎药（NSAIDs）如果与 ACE 抑制剂合用则更易引起水钠潴留、高血钾、肾功能损害和血压失控，这是因为 NSAIDs 能抑制前列腺素 G 和 H 合成酶，从而减少肾脏产生具有扩血管作用的前列腺素。阿司匹林在低剂量时对肾脏产生前列腺素仅有弱的抑制作用，但仍能轻微地升高血压。对有严重心衰的病人服用中到大剂量的阿司匹林能削弱依那普利对心血管系统的有益作用（降低系统血管阻力、左心室舒张压和总肺血管阻力）。

**（四）药物间的理化结合**

有些药物可因理化反应与另一种药物发生结合，从而改变其效能。如强碱性的鱼精蛋白能通过离子键与强酸性的肝素结合，形成无活性的复合物，所以在体内肝素过量或体外循环结束后常用鱼精蛋白来逆转肝素的抗凝作用。去铁胺可与三价铁离子络合为无毒的、稳定的络合物质，并排出体外，当使用铁剂治疗贫血时，因补铁过量引起的急性铁中毒，可用去铁胺进行治疗。

# 第四节　药物相互作用引起的严重不良反应

药物相互作用引起的严重不良反应，应引起我们的足够重视，不加注意，可导致严重危及生命的恶果，具体见表 5 – 3。

表 5 – 3 药物相互作用引起的严重不良反应

| 严重不良反应 | 相互作用药物 | 不良反应机制 |
| --- | --- | --- |
| 高血压危象 | 单胺氧化酶抑制剂 + 拟肾上腺素药、去甲肾上腺素合成前体物、三环类抗抑郁症药、胍乙啶及其同类抗高血压药 | 可使去甲肾上腺素自贮存部位大量释放而不被单胺氧化酶破坏，引起去甲肾上腺素的大量堆积，出现高血压危象 |
| 严重低血压反应 | ①氯丙嗪 + 氢氯噻嗪、呋塞米、依他尼酸<br><br>②普萘洛尔 + 氯丙嗪或哌唑嗪 | ①利尿药均具有降压作用，明显增强氯丙嗪的降压反应，引起严重的低血压<br>②普萘洛尔阻滞 β 受体，氯丙嗪与哌唑嗪阻滞 α 受体，两药合用降压效果明显增强 |
| 心律失常 | ①强心苷 + 排钾利尿药或糖皮质激素<br><br>②强心苷 + 利舍平<br>③强心苷 + 钙盐<br><br>④奎尼丁 + 氯丙嗪<br><br>⑤奎尼丁 + 氢氯噻嗪等碱化尿液的利尿药<br><br>⑥维拉帕米 + β 受体阻滞药 | ①后两类药均可致血钾降低，使心脏对强心苷的作用更为敏感，易发生心律失常<br>②因两药均可使心动过缓，易诱发异位心律<br>③因血钙升高可使心脏对强心苷敏感性增强，易发生心律失常<br>④氯丙嗪对心脏具有奎尼丁样作用，两药合用可致室性心动过速<br>⑤由于尿液碱化，可促进奎尼丁由肾小管重吸收，提高血浓度，引起心脏毒性反应<br>⑥两药对心脏均有抑制作用，易引起心动过缓、低血压、房室传导阻滞、心力衰竭、甚至心脏停搏 |
| 出血 | ①香豆素类 + 消胆胺、液体石蜡<br>②香豆素类 + 氨基糖苷类抗生素、四环素类、红霉素、头孢菌素、磺胺类<br>③香豆素类 + 乙酰水杨酸、吲哚美辛、布洛芬、萘普生、甲苯磺丁脲、苯妥英钠等<br><br>④香豆素类 + 甲氰咪胍、利他林、氯霉素<br><br>⑤香豆素类 + 乙酰水杨酸、潘生丁<br><br>⑥肝素 + 乙酰水杨酸、潘生丁<br><br>⑦肝素 + 利尿酸 | ①抑制胃肠道对维生素 K 的吸收<br>②抑制肠道细菌，使维生素 K 合成减少<br><br>③乙酰水杨酸等药可将与血浆结合的香豆素类置换出来，使血浆中游离型香豆素类浓度增高<br>④后三者抑制肝微粒体酶活性，减慢香豆素类的生物转化<br>⑤后两药抑制血小板聚集，与香豆素类发生协同作用<br>⑥后两者能抑制血小板聚集，合用后，抗凝作用大大增强，有出血的危险<br>⑦胃肠道出血是利尿酸的不良反应，合用肝素更易引起胃肠道出血 |
| 呼吸麻痹 | ①氨基糖苷类抗生素 + 全身麻醉药、普鲁卡因、琥珀胆碱、硫酸镁<br>②琥珀胆碱 + 利多卡因<br><br>③琥珀胆碱 + 环磷酰胺 | ①因与后者这些药合用可加强神经肌肉接点阻滞作用，引起肌无力和呼吸麻痹<br>②利多卡因可加强琥珀胆碱的骨骼肌松弛作用，引起呼吸麻痹<br>③环磷酰胺抑制伪胆碱酯酶的活性，使琥珀胆碱不易灭活，致呼吸麻痹 |

| 严重不良反应 | 相互作用药物 | 不良反应机理 |
|---|---|---|
| 低血糖反应 | ①甲苯磺丁脲＋长效磺胺类、水杨酸类、保泰松、呋塞米等<br>②甲苯磺丁脲＋氯霉素、保泰松<br>③降血糖药＋普萘洛尔 | ①后者这些药可将甲苯磺丁脲置换，降血糖作用增强，引起低血糖反应<br>②氯霉素、保泰松能抑制肝药酶对甲苯磺丁脲的代谢，引起低血糖反应<br>③普萘洛尔可加重低血糖反应外，并掩盖低血糖先兆征象 |
| 严重骨髓抑制 | ①甲氨蝶呤＋水杨酸类、磺胺类、呋塞米<br>②别嘌呤醇＋硫唑嘌呤、巯嘌呤<br>③别嘌呤醇＋环磷酰胺 | ①水杨酸类等药可置换甲氨蝶呤，使其对骨髓的抑制明显增强<br>②别嘌呤醇抑制黄嘌呤氧化酶，使后两药代谢减慢，血浓度提高，对骨髓抑制加强<br>③别嘌呤醇亦能加强环磷酰胺对骨髓的抑制作用，原因不明 |
| 听力反应 | ①氨基糖苷类抗生素＋依他尼酸、呋塞米<br>②氨基糖苷类抗生素＋抗组胺药 | ①这两类药合用在听神经损害方面有相加作用<br>②因抗组胺药可掩盖这类抗生素的听神经毒性症状，不易及时发觉，后果严重 |

# 第五节 有害药物相互作用的预测与临床对策

药物相互作用是引起药物不良反应的主要原因。国外一项研究显示，临床上联合用药的种数与不良反应发生率呈正相关（表5-4）。

**表5-4 联用药物种数与药物不良反应发生率的关系**

| 联合用药数（种） | 不良反应发生率（％） |
|---|---|
| 2~5 | 4 |
| 6~10 | 10 |
| 11~15 | 28 |
| 16~20 | 54 |

2006年FDA发布了新药研发阶段和临床前研究中关于药物相互作用研究的指导原则（草稿），成为药物相互作用临床与基础领域的标志性事件。我国国家食品药品监督管理局也于2012年5月也颁布了《药物相互作用研究指导原则》。而对于临床来说，如何规避联合用药的风险，获得收益/风险比最大化是目前研究的热点。由于伦理方面的限制，目前临床药学工作者主要通过各种模型，利用体外数据定量预测体内药物相互作用风险。而体外的研究方法又多种多样多层次，如重组人CYP同工酶体外反应体系、Caco-2细胞筛选体系、肝细胞或活性肝组织代谢体系、动物试验等等。另外，计算机辅助药物相互作用研究系统也在开发、应用和不断完善之中。

但在许多临床情况下，联合用药又是必要的。因此要求药物研究人员在新药研究阶段即对可能的药物相互作用进行筛查，以期尽早发现，降低临床用药风险。但即便如此，面对日益增加的药品数量，不可能对各种药物组合均作详细的研究，因此每年仍不断有新的临床药物相互作用被报道。需要指出的是，这些个案报道的质量差异很大，对所观察到的现象要排除其他原因并合理解释，往往还需要有另外的对照研究，从而确定其临床意义。因此在很多情况下，临床医药工作者应该在充分掌握药品信息的基础上，根据疾病情况合理制定治疗方案，有效规避有害的药物相互作用。

## 一、药物相互作用的预测

### （一）体外筛查方法

近年来，多种批准上市的新药由于严重的药物相互作用而被撤出市场，因此药物相互作用的临床前研究越来越受到重视。

药物相互作用的临床前研究以前多采用哺乳动物整体筛查的方法，但由于动物与人类在药物代谢途径、药酶表达和调节等方面的差异，降低了这些实验结果的临床价值。因此，近年来建立了一些体外试验方法，用以对 CYP 介导的药物相互作用进行筛查和评估。微粒体、肝细胞、肝组织薄片、纯化的 CYP 和重组人 CYP 均已用于评估候选药物能否影响合用的另一些药物的代谢。通过体外评估方法预测药物在体内的药物相互作用情况，已成为决定候选药开发前途的一种有效方法，例如用体外筛查方法预测药物是否能与紫杉醇在体内发生相互作用。

但要正确运用这种实验的结论，需要了解这种体外筛查系统的局限性。通常这些方法只能评价药物对酶的抑制而不能评价酶诱导。对有多种代谢途径的药物，体外试验的结果与临床研究的相关性将会降低。例如体外试验曾预测合用利托那韦可显著升高美沙酮的体内浓度，但在健康志愿者中的试验结果证明，合用利托那韦时美沙酮的体内浓度其实是下降的。造成这种差异的原因之一，就是有多种 CYP 参与了美沙酮的代谢过程。

### （二）患者个体的药物相互作用预测

掌握基本的药物相互作用机制对确定和处理临床药物相互作用十分重要。由于影响代谢的药物相互作用在临床上最为重要，临床工作者要熟悉影响 CYP 的主要药物类别，并全面了解患者的用药情况，就可能有效避免或减少严重相互作用的发生。药物相互作用是否会导致有临床意义的效应，与药物的特性及患者的个体差异有关。

（1）药物的特性　临床上发生相互作用最明显的几乎都是药效强、量效曲线陡的药物，如细胞毒药物、地高辛、华法林、降血糖药等，这些药物的安全范围小，药物相互作用的影响易使其血药浓度处于治疗窗之外，导致疗效下降或出现毒性。

临床工作者应熟悉影响 CYP 的主要药物类别，包括各亚族的主要底物、抑制剂、诱导剂。药物的相互作用有些立即发生，有些则需治疗数日或数周才逐渐显现。例如，氯霉素（CYP2C9）、西咪替丁单剂量即可在 24 小时内抑制目标药物的代谢，而胺碘酮（CYP2C9）由于半衰期长，对酶抑制的相互作用需要数周才明显，且在患者停药后数月内，如接受主要经 CYP2C9 代谢的药物治疗，仍可能由于明显的酶抑相互作用而导致临床不良后果。

因此，临床医师应全面了解患者的用药情况，熟悉药物的特性，有效预测甚至避免严重相互作用的发生。

（2）患者个体间的差异　大量研究证实，对同一种药物治疗方案的反应在不同患者有很大差异。造成这种个体差异的原因是多方面的，如遗传、年龄、营养、烟酒、伴随疾病、重要脏器功能等。有研究表明，老年人的 CYP 受诱导影响较小，肝硬化或肝炎患者也不易发生酶诱导作用。长期吸烟、嗜酒分别对肝 CYP1A2、CYP2E1 有诱导作用。肝肾等重要脏器的功能状况对药物的体内代谢、排泄有影响。在这些因素中，遗传基因的差异是构成药物反应差异的决定因素。基因的多态性使药物代谢酶、转运体、药物作用靶点呈现多态性，影响了药物反应。未来随着人类基因组计划的实施，以及控制药物代谢和处置的功能性基因组的阐明，将可方便地测定患者的基因型（genotype），使得根据每一名患者对特定药物的代谢、排泄、反应的遗传特性来选择药物和决定其应用剂量成为可能。

目前应用各种 CYP 的探针药（probe drug）来测定患者的相应代谢酶的活性正在研究中（表 5-5）。咖啡因是广泛用作测定体内 CYP1A2 活性的探针药物，受试者服用一定剂量的以放射性核素[13]C 或[14]C 标记的咖啡因后，由于咖啡因经 CYP1A2 代谢可生成 $CO_2$，因此测定服药后 0~2 小时内呼出气体中标记 $CO_2$ 总量即能反映个体 CYP1A2 的活性，也可以高效液相色谱法测定受试者 0~8 小时尿中咖啡因的代谢比率，反映个体 CYP1A2 的活性。

表 5-5　常用的各种 CYP 的探针药

| CYP | 探针药 | CYP | 探针药 |
| --- | --- | --- | --- |
| CYPlA2 | 咖啡因、茶碱 | CYP2D6 | 异喹胍、丁呋洛尔、右美沙芬 |
| CYP2C9 | 甲苯磺丁脲、磺胺苯吡唑 | CYP2E1 | 二去氧胞苷、氯唑沙宗 |
| CYP2C19 | S-美芬妥英、奥美拉唑 | CYP3A4 | 酮康唑、红霉素、咪达唑仑 |

随着体外研究技术的进步，对药物特性，特别是药物代谢过程的认识加深，对患者个体差异的了解和评估常规化，将使成功预测多数药物的体内相互作用成为可能。

## 二、药物相互作用的临床对策

药物相互作用有利有弊，临床上可通过药物相互作用增加疗效，减少不良反应。医务工作者应尽量避免不合理的合并用药导致药效降低或毒性增加。

（1）建立有害的药物相互作用数据库　将已明确的有害的药物相互作用纳入国家药品不良反应信息资料库，同时利用现有的权威药品信息数据库，查阅药品相互作用的详细信息，对患者治疗方案做出药物相互作用的预测和评价，指导合理治疗方案的制定。

（2）对高风险人群应提高警惕　正如前面所述，大多数药物不易发生有临床意义的药物间相互作用，但是对发生药物相互作用的高风险人群应提高警惕：大剂量用药的患者、患各种慢性疾病的老年人、需长期应用药物维持治疗的患者、多脏器功能障碍者、接受多个医疗单位或多名医师治疗的患者等。

（3）对高风险的药物严加防范　患者如使用易发生相互作用的药物或安全范围小的药物也应密切观察。据文献报道，发生药物相互作用频率最高的药物有以下几类：抗癫痫药物（苯妥英钠）、心血管病药物（奎尼丁、普萘洛尔、地高辛）、口服抗凝药（华法林、双香豆素）、口服降糖药（格列本脲）、抗艾滋病病毒蛋白酶抑制剂（利托那韦）、抗生素（红霉素）及抗真菌药（酮康唑）、消化道用药（西咪替丁、西沙必利）。有可能的话，应当使用那些剂量范围允许有相当波动的药物。

（4）尽量减少合并用药　在保证疗效情况下，尽量减少合用药物数量，尽量选择药物相互作用可能性小的药物。如阿奇霉素不被 CYP 代谢，也不具有其他大环内酯类抗生素的酶抑制作用。氟康唑也较酮康唑或伊曲康唑的药物相互作用少。

（5）详细记录药物治疗史　应详细了解、记录患者的用药史，包括中药、非处方药、诊断用药。由于患者常从多位医生处寻求治疗，详细的用药史记录可帮助医生在处方时掌握患者目前正在接受的药物治疗情况。

（6）适时调整用药方案　多数药物相互作用通常只需对给药时间、剂量稍作调整即可解决。有时可进行血药浓度监测，根据药动学原理调整给药方案。了解药物相互作用的发生机制，对确定和处理临床药物相互作用十分重要。

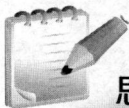

## 思考题

1. 哪些病人容易发生不良的药物相互作用？

2. 为什么代谢性药物相互作用具有重要的临床意义？在代谢性药物相互作用中肝、肠道 CYP 和 P 糖蛋白所起的作用？请举例说明。

3. 药物相互作用实例

患者女性，44 岁，异位肝移植，对于肝移植患者术后常规需要长期服用免疫抑制剂，患者应用以环孢菌素为主的免疫抑制剂，一般情况稳定。后因本人担心维生素 C 摄入量不足，每日饮用一大杯葡萄汁。7 天后，患者出现头痛、震颤、血压及血肌酐升高。

请分析患者出现病症的可能原因及处理对策。

（李明亚）

## 第六章 ｜ 疾病对临床用药的影响

**学习目标**

1. **掌握** 肝、肾和循环障碍性疾病时临床用药的原则及剂量调整方法。
2. **熟悉** 疾病对药物体内过程和药物效应影响的主要方式及机制。
3. **了解** 疾病影响药动学、药效学的典型实例。

疾病可使机体生理状态发生一系列改变，这些改变一方面可使药物在体内的吸收、分布、蛋白结合率、生物转化和排泄等发生变化，导致药物代谢动力学改变；另一方面会使某些组织器官的受体数目和功能（或受体－效应机制）发生变化，改变机体对相应药物敏感性，导致药效动力学改变。

疾病对药物作用的影响应引起医药工作者的足够的重视，它是影响临床合理用药的重要因素之一，需要通过调整给药剂量、给药间隔时间或改变给药途径，以避免产生严重的毒副反应，以达到预期治疗效果。

## 第一节　疾病对药动学的影响

大量循证医学证据表明，很多疾病对药物在体内的吸收、分布、代谢和排泄可产生明显的影响，特别是消化道疾病、心血管系统疾病以及肝、肾功能障碍的影响最为显著。

### 一、疾病对药物吸收的影响

多种疾病可以改变药物吸收速率，也可以改变药物吸收的量，其中对口服药物制剂影响最大。

#### （一）消化道疾病

消化道病变主要通过下列环节影响药物的吸收。

（1）改变胃排空时间　大多数药物主要在小肠吸收，胃排空时间改变将影响药物在小肠的吸收。如偏头痛、帕金森病、抑郁症、创伤、手术后和胃酸缺乏症等患者胃排空减慢，延缓药物在小肠部位的吸收；而胃酸过多或十二指肠溃疡、甲状腺功能亢进、疱疹样皮炎、小肠憩室及处于焦虑兴奋状态等患者使胃排空增快，有利于主要在小肠部位被动吸收药物的吸收，而有可能不利于主要在小肠部位主动吸收的药物如维生素 $B_{12}$、氟尿嘧啶等的吸收。

（2）改变肠蠕动　肠蠕动使药物与肠黏膜接触面增大，适当增加肠蠕动有助于药物在肠道内扩散和吸收。但是，肠蠕动过快则使药物在肠道内停留时间缩短，减少了药物的有效吸收时间，使难吸收药物的吸收减少，如伴有腹痛、腹泻和肠蠕动增加的急性肠炎，可使地高辛、诺氟沙星的吸收减少。相反便秘和引起肠蠕动减慢的疾病可使地高辛等药吸收增加。小肠及消化腺的疾病，常可影响小肠黏膜的正常吸收功能。例如，节段性回肠炎可减慢林可霉素（lincomycin）、甲氧苄啶（trimethoprim）和磺胺甲噁唑（sulfamethoxazole）的吸收；慢性胰腺炎或胆囊纤维化的病人明显减少头孢噻啶（cefaloridine）的吸收。营养不良的病人，胃肠道黏膜发生萎缩，也可使药物吸收受到限制。

（3）改变胃肠道分泌功能　胆汁分泌缺乏或减少的疾病，常可因脂肪消化受阻而致脂肪泻，使一些脂溶性高的药物如地高辛、脂溶性维生素等吸收减少，而对水溶性高的药物如氨苄西林（ampicillin）等吸收无明显影响。此外，胃酸分泌多少对弱酸性、弱碱性药物被动吸收程度和速度均有很大影响。胃酸分泌多有利于弱酸性药物吸收，不利于弱碱性药物吸收，而胃酸分泌减少对弱酸性、弱碱性药物吸收的影响则相反。

**（二）循环衰竭**

心力衰竭时常使胃肠道血流量减少而减少药物的吸收，如心力衰竭时普鲁卡因胺的生物利用度减少50%，吸收速度明显减慢。在周围循环衰竭时（休克、肾衰等），皮下或肌注给药吸收差，必须静注。

**（三）肝脏疾病**

肝脏疾病时，也可影响消化道吸收功能。如门脉高压症伴有小肠黏膜水肿或结肠异常，可减慢药物在肠道内的吸收速率。当有门脉吻合或肝内血管之间形成侧支循环时，可导致口服药物直接进入体循环，降低药物原有的首过消除。故肝硬化患者口服氯美噻唑（clomethiazole）或喷妥佐辛（pentazocine）时，生物利用度均高于正常人。

**（四）肾功能衰竭**

肾功能衰竭患者常伴有恶心、呕吐、腹泻和胃肠壁水肿等肠道功能紊乱，均可影响药物吸收。尿毒症患者胃内氨的含量增高，使 pH 值升高，会降低弱酸性药物在胃内吸收。尿毒症患者因本身钾离子平衡失调，当给这类病人服用抗酸剂尤其是含铝的抗酸剂时，将进一步减少钾的吸收。

肾功能衰竭时，肾脏不能有效转化 $25-(OH)-D_3$ 为活化型 $1,25-(OH)_2-VitD_3$，从而减少肠道钙的吸收。此外，肾功能不全患者普萘洛尔的首过消除降低，使其生物利用度增加。也有报道终末期肾衰病人应用右丙氧芬（dextropropoxyphene）时，生物利用度增高。

肾功能不全等疾病引起低蛋白血症，使药物与血浆蛋白结合率降低，血中游离药物浓度升高，降低药物透过肠黏膜入血的浓度梯度，使药物吸收减少；此外，脱盐、脱水也可干扰肌肉内及肠壁内的血流灌注量，使被动扩散转运的药物吸收减少或减慢。

## 二、疾病对药物分布的影响

药物的体内分布主要受血浆蛋白含量、体液 pH 值、药物的脂溶性等多种因素影响。其中血浆蛋白含量及其与药物结合力的大小是决定药物在体内分布的主要因素之一，并易受多种疾病的影响。

### （一）疾病改变血浆蛋白含量与结合率

慢性肝功能不全、慢性肾功能衰竭、肾病综合征、营养不良、心力衰竭或创伤及手术后均可引起血浆白蛋白减少，使药物血浆蛋白结合率降低。尤其在严重肝功能不全时更为突出，首先因肝脏蛋白合成减少，其次是肝病时血浆中脂肪酸、尿素及胆红素等内源性抑制物的蓄积，使药物与血浆白蛋白结合率下降。在肝硬化时，原来结合率高的药物，游离型明显增加，如甲苯磺丁脲（tolbutamide）的游离型增加 115%，苯妥英钠（phenytoin sodium）增加 40%，奎尼丁增加 300%，保泰松（phenylbutazone）增加 400%。血中游离型药物增加可能产生组织分布容积增大、肝脏药物代谢和肾脏药物排泄增加的变化，只在伴有药物消除减慢时，肝病引起的血中游离型药物浓度增高才可能造成毒副反应。临床低白蛋白血症患者在应用地西泮（diazepam）、氯贝丁酯（clofibrate）、氯氮䓬（chlordiazepoxide）及泼尼松（prednisone）等药物时，易致毒性反应。此外，低白蛋白血症患者在临床应用苯妥英钠、甲磺丁脲、华法林（warfarin）及洋地黄毒苷（digitoxin）等蛋白结合率高的药物时，也可使血中游离药物浓度增高，产生毒性反应的可能性增加，此种病人用药时应谨慎，注意减量或从小剂量开始，并加强监护，更应避免使用对肝有毒性的药物。低白蛋白症患者，血中游离型药物浓度升高使扩散到组织中的药量增加，血液中总血药浓度降低，对于菌血症或败血症的病人不利于药物在血液中发挥杀菌或抑菌作用。

### （二）疾病改变血液 pH 值

正常情况下，血液借助所含碳酸氢盐、血红蛋白和血浆蛋白的缓冲作用使 pH 值保持恒定（pH 7.4）。因疾病等异常原因可引起酸血症（pH < 7.31）或碱血症（pH > 7.4）。此时药物与血浆蛋白的结合将受 pH 值影响，如抗心律失常药丙吡胺与蛋白结合虽不受血浆 pH 值升高的影响，但当 pH 值降为 6.7 时，则结合率下降。此外，血浆 pH 值变化将影响弱酸、弱碱药物的解离度，改变药物脂溶性而影响扩散分布。

各种肾病可引起血液 pH 值变化，影响药物解离度，影响药物吸收，同样影响药物向组织的分布。如肾病伴酸中毒时，水杨酸和苯巴比妥等弱酸性药物易分布到中枢组织，可能增加其中枢毒性。

### （三）心、肾功能衰竭改变药物分布

严重心力衰竭由于组织灌流量下降，一般药物 $V_d$ 值减小。如利多卡因（lidocaine）约减少 50%，普鲁卡因胺减少约 25%，奎尼丁约减少 30%，故治疗量应酌减，防止血药浓度增高。尿毒症患者丢失脂肪较多，硫喷妥钠无论作诱导麻醉或维持麻醉，如根据体重计算用量，均应减量，因此时脂肪组织摄取药量明显减少。

肾脏功能衰竭患者体内酸性药物与蛋白结合率明显降低，这是因为肾病患者从尿中丢失大量蛋白质，同时小肠对氨基酸的吸收受阻，致使患者血浆蛋白浓度降低，其中主要是白蛋白浓度降低。一般肾病患者白蛋白含量仅为正常人的 2/3 左右，致使主要与血浆白蛋白结合的酸性药物结合率明显降低。此外，蛋白结合率低还与以下因素有关：①肾脏功能衰竭时白蛋白结构改变，与药物结合能力下降。②肾病患者代谢异

常或代谢产物排泄减少，使脂肪酸、芳香酸、肽类等物质体内积聚，与药物竞争蛋白结合位点并将其置换出来有关。肾衰时与血浆白蛋白结合率降低的药物有苯巴比妥（phenobarbital）、硫喷妥（thiopental）、戊巴比妥（pentobarbital）、苯妥英、水杨酸盐、保泰松、呋塞米（furosemide）、氯贝丁酯、华法林、甲状腺素、磺胺类、苄青霉素、双氯青霉素等酸性药物。

创伤或肾脏功能衰竭病人血浆白蛋白浓度下降，而球蛋白比例增加，与球蛋白结合的奎尼丁则结合量增加。

## 三、疾病对药物生物转化的影响

### （一）肝脏疾病的影响

肝脏是药物在体内代谢的主要器官，肝脏功能障碍时，将对机体的药物代谢产生影响，一般来说，药物代谢受影响的程度与肝脏疾病的严重程度成正比。影响药物在肝脏生物转化因素很多，如肝药酶数量及活力的改变、肝血流量、肝细胞对药物的摄取和排泄、有效肝细胞的总数、门脉血液的分流、胆道的畅通与否等。其中以肝药酶数量及活力和肝血流量变化的影响较为明显。只有当肝脏疾病明显损伤上述因素时，体内的药物代谢才会明显受影响。

慢性肝炎和肝硬化病人，肝脏内微粒体酶合成减少，细胞色素 P450 含量降低，可减慢许多药物的生物转化，如慢性肝病时利多卡因、哌替啶（pethidine）、普萘洛尔、地西泮、苯巴比妥、氨茶碱、氢化可的松、氢化泼尼松、甲磺丁脲、氨苄西林、氯霉素、林可霉素、异烟肼及甲哌利福霉素等药物的半衰期明显延长。临床上应注意由此引起的药效增强或毒性反应。如严重肝损伤患者使用氯霉素（chloramphenicol），骨髓抑制毒性反应增强。

某些药物经肝代谢活化后才有生物活性，在慢性肝炎病人则可降低该类药物的药效，如慢性肝炎病人应用泼尼松，血液中活性的泼尼松龙浓度下降，而疗效降低。泼尼松和可的松均需经肝脏代谢活化为氢化泼尼松或氢化可的松才有效，故肝功能不良者不宜应用。

在慢性或严重肝病时，由于有效肝血流量降低，使一些口服药物肝脏首过清除减少，生物利用度提高、血药浓度上升，如水杨酸类、利多卡因、氯丙嗪（chlorpromazine）、吗啡、哌替啶、丙氧吩、维拉帕米、普萘洛尔、阿普洛尔（alprenolol）等。边缘性高血压及甲亢病人肝血流量随心输出量增加而增加，可加速上述药物转化；心力衰竭病人则正好相反。

肝硬化及慢性肝病等一般均使药物消除半衰期增加（表6-1）。除了肝病影响药物的生物转化外，其他因素也可通过影响肝药酶的活性而影响药物的生物转化，如有肾脏疾病、遗传或环境因素、胆汁排泄、肠肝循环及其他药物相互作用等，甚至性别、年龄、饮食等因素也可影响药物的转化。

表 6-1　肝脏疾病对药物半衰期的影响

| 药物 | 给药途径 | 正常半衰期（h） | 病种 | 病态半衰期（h） |
|---|---|---|---|---|
| **镇痛药** | | | | |
| 醋氨酚 | 口服 | 2 | 肝硬化 | 3.3 |
| 哌替啶 | 静注 | 3.37±0.82 | 急性病毒性肝炎 | 6.99±2.74 |
| | | | 肝硬化 | 7.04±0.92 |
| **镇静催眠药** | | | | |
| 异戊巴比妥 | 静注 | 21.1±1.3 | 慢性肝病 | 39.4±6.6 |
| 地西泮 | 口服 | 32.7±8.9 | 急性病毒性肝炎 | 74.5±27.5 |
| | 静注 | 38.0±20.2 | 肝炎 | 90.0±63.6 |
| **抗惊厥药** | | | | |
| 苯巴比妥 | 口服 | 80±3 | 肝硬化 | 130±15 |
| **心血管药** | | | | |
| 氨茶碱 | 口服 | 1.4 | 肝硬化 | 6.7 |
| 利多卡因 | 静注 | 1.78 | 慢性酒精性肝病 | 4.93 |
| 普萘洛尔 | 静注 | 2.9±0.6 | 轻度慢性肝病 | 9.8±5.1 |
| | | | 重度慢性肝病 | 22.7±9 |
| 茶碱 | 静注 | 9.19±1.5 | 肝硬化 | 30.0±17.8 |
| **皮质激素类** | | | | |
| 氢化可的松 | 静注 | 1.63 | 肝硬化 | 5.33 |
| 泼尼松龙 | 静注 | 2.92 | 急性肝细胞病变 | 4.17 |
| | | | 非活动期慢性肝病 | |
| **抗糖尿病药** | | | | |
| 甲磺丁脲 | 静注 | 4.4±0.7 | 肝硬化 | ↑ |
| **抗生素类** | | | | |
| 氨苄西林 | 静注 | 1.31±0.15 | 酒精性肝硬化 | 1.9±0.56 |
| 氯霉素 | 静注 | 2.29 | 肝硬化 | 4.05 |
| 林可霉素 | 静注 | 3.42±0.45 | 酒精性肝硬化 | 4.46±0.93 |
| | | | 急性肝炎及肝硬化 | 6.4 |
| 异烟肼 | 口服 | 3.24±0.14 | 慢性肝病 | 6.74±0.33 |
| 乙氧萘青霉素 | 静注 | 1.0 | 肝硬化 | 1.4 |
| 利福平 | 口服 | 2.8±0.22 | 慢性肝病 | 5.42±0.55 |

## （二）肾脏疾病的影响

　　肾脏在体内是仅次于肝脏的药物代谢器官，现已证明细胞色素 P450 混合功能氧化酶系同样存在于肾脏中，水杨酸盐、胆碱、吗啡、儿茶酚胺、5-羟色胺、苯乙胺及胰岛素等药物均可在肾小管代谢，其代谢能力约为肝脏的 15％左右。

　　肾功能不全时，多种药物的代谢过程都可能受到不同程度的影响。体内氧化代谢有时加快，还原、水解和乙酰化能力降低，导致生物转化障碍。如胰岛素的水解反应、磺胺异噁唑、对氨基水杨酸（para-aminosalicylic acid，PAS）和异烟肼（isoniazid）的乙酰化反应、氢化可的松（hydrocortisone）的还原反应、25-(OH)-维生素 $D_3$ 羟化反应等均减慢；肾脏病也可使血浆中伪胆碱酯酶及胆碱酯酶活力下降，减慢琥珀胆碱和普鲁卡因胺的降解，致使药物半衰期延长，临床上应调低用药剂量或延长给药间隔。如合并肾退行性变的糖尿病患者，对胰岛素需要量降低。尿毒症患者因 VitD 转化为活化型受阻，妨碍钙离子吸收利用。同样，兼有尿毒症的癫痫患者，如用常规量苯妥英钠，因氧化代谢加速，血药浓度下降，往往不能控制发作。

肾功能不全时对药物生物转化的影响，尚可影响到药物在肝内的转化。如肾功能衰竭时可因抑制肝脏对乙氯维诺（ethchlorvynol）代谢，而延长其半衰期。头孢哌酮（cefoperazone）、阿托品等经肝和肾双重途径消除的药物，可因肾消除减缓而代偿性增加肝脏的生物转化。

### （三）其他疾病的影响

肺脏疾病也影响一些药物代谢，这种影响主要通过改变药物在肝脏的代谢而反映出来。急性低氧血症可减慢药物在肝脏代谢，慢性低氧血症则能增强药物在肝脏内代谢。慢性哮喘病人可促进泼尼松龙和甲磺丁脲的肝代谢，使半衰期缩短；急性肺水肿伴有严重呼吸功能不全病人，因肝内供血减少可减慢茶碱在肝内代谢，延长半衰期。

心力衰竭病人可影响肝肾的血流量，从而使一些药物如利多卡因的清除率减少50%，使其活性代谢物的半衰期延长，易出现心脏和中枢神经的毒性反应。

甲状腺功能亢进时，一般药物代谢加速；而功能低下时，药物代谢减慢，此类病人用药时应注意调整用量。

## 四、疾病对药物排泄的影响

**1. 肾脏疾病的影响**　药物可经肾脏、胆道、乳腺、肠液、唾液、汗腺或泪腺等处排出，以肾脏途径最为重要。

（1）肾小球滤过率改变　急性肾小球肾炎及肾严重缺血时，肾小球滤过率明显减低，这将直接影响主要经肾小球滤过的药物如地高辛、普鲁卡因胺、一些抗高血压药、利尿药及多种抗生素的排泄，使血药浓度和药效相应增加。血浆蛋白结合率高的药物如苯妥英钠、氯贝丁酯虽主要经肝代谢后再由肾排出，但肾病综合征时，因大量蛋白丢失，游离型药物增加，经肾小球滤过排出的速度相应加快。肾病综合征时，肾小球滤过膜完整性破坏，无论结合型或游离型药物均可滤出。

（2）肾小管分泌功能改变　肾小管可主动排泌药物，这种主动排泌不受药物与血浆蛋白结合的限制。主动排泌弱酸性和弱碱性药物的分泌通道不同。但在同类排泌通道中缺乏底物特异性，即各种有机酸（包括内源性与外源性）均可通过弱酸排泌通道而排泌入肾小管腔，相互可发生竞争性抑制。临床上当肾功能障碍患者合用主动排泌的有机酸或有机碱性类药物时，应当警惕主动排泌的竞争性抑制作用，尤其是那些血药浓度治疗范围窄的药物，更应谨慎地调整剂量和给药方案。临床常用经主动排泌的有机酸类药物有头孢菌素类、噻嗪类利尿剂、磺胺类、磺酰脲类、丙磺舒、水杨酸盐、青霉素类、非甾体抗炎药物、甲氨蝶呤、呋塞米、依他尼酸、丙羟茶碱、对氨基马尿酸、螺内酯等。

肾病引起酸中毒时，体内积聚的内源性有机酸可与酸性药物竞争排泄，使后者排泄减少。有机酸类利尿剂须经主动排泄机制进入肾小管管腔内发挥作用，故尿毒症病人使用利尿药，必须加大用药剂量才能发挥利尿作用。

（3）肾小管重吸收功能改变　肾小管重吸收主要按简单扩散方式进行，受尿液 pH 值及尿流速度的影响较大。在肾小管性酸中毒时，尿液酸度升高，弱碱性药物解离增多，重吸收减少，排泄增多。在低钾性碱血症时，尿液酸度降低，弱酸性药物如巴比妥类、水杨酸类解离增多、排泄增多。

肾病患者尿浓缩功能降低，尿流速率增加，尿液稀释不但降低了药物扩散的浓度梯度，也减少药物扩散的时间。如患者长期处于尿高流速状态，将使氯霉素、苯巴比妥、麻黄碱、伪麻黄碱和茶碱等药物排泄增加。

肾功能不全时，可使普鲁卡因胺、磺酰脲类降糖药、别嘌呤醇等药物在体内产生的活性代谢物经肾排出减少而致蓄积。因此尿毒症病人口服正常剂量磺酰脲类降糖药常致低血糖反应；丙氧吩、哌替啶等代谢产物去甲丙氧吩、去甲哌替啶在肾功能不全时蓄积可引起毒性反应（去甲哌替啶可因其中枢兴奋作用，而致惊厥等）。

**2. 肝脏疾病的影响**　肝脏疾病时，尤其是肝硬化时，由于进入肝细胞的药物减少，或因肝细胞贮存及代谢药物能力降低，也可能因药物经肝细胞主动转运到胆汁的过程发生障碍，致使原从胆汁中排泄的药物部分或全部受阻。例如地高辛，在健康者 7 天内从胆汁排出量为给药量的 30%，而在肝病患者仅为 8%；在胆汁郁积的病人，螺内酯的胆汁排出量也比正常人低；在肝功能减退从胆汁中排出减少的药物还有四环素、红霉素、利福平及甾体激素等。

肝脏疾病或胆道疾病阻碍了药物经胆汁排泄，影响了胆道疾病的治疗（如胆道感染时抗生素的应用），或使药物经胆汁排泄消除减少，致药物在体内蓄积，增加毒副作用。

胆汁排泄药物的能力对肾脏有一定的补偿功能，即在肾功能不全时，原从肾排泄的药物有些也可随胆汁排泄一部分。如同时伴有肝肾功能不全的病人，排泄药物的能力将变得更差。

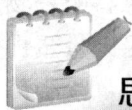

**思考题**

1. 请与临床药师作一次交谈，详细了解临床上肝或肾功能不全患者的用药注意事项。
2. 列举并简要讨论可导致药动学发生明显改变的 6 种疾病和 6 种药物。

## 第二节　疾病对药效学的影响

绝大多数药物在机体内主要通过与靶细胞上的受体相结合而产生药理效应。体内各种组织上的受体不是固定不变的，疾病可引起受体数目和功能（或受体－效应机制）

的改变，这种改变可发生于病变状态的组织和器官，也可发生于其他组织和器官，影响临床用药效果，甚至严重危害机体生命活动。

## 一、疾病引起受体数目改变

临床资料和动物病理模型均证明，在多数病理状态下，药物受体的类型、数目及内源性配体浓度、活性均可以发生变化，影响药物效应。这种现象在糖尿病、高血压和支气管哮喘已有确凿的研究资料。

### （一）糖尿病的胰岛素抵抗现象

糖尿病患者如每日应用超过 200IU 的胰岛素而没有出现明显的降糖效应者，即称为胰岛素抵抗（insulin resistance）。当体内胰岛素浓度增高时往往使胰岛素受体数下降，称受体下调。如肥胖的非胰岛素依赖型糖尿病人由于脂肪细胞膜上受体数下降，临床上对胰岛素不敏感性，称胰岛素抵抗。糖尿病患者常因感染、创伤、手术或酮症酸中毒等并发症引起急性胰岛素抵抗，慢性抵抗也与胰岛素抗体的产生有关，该抗体与胰岛素结合形成复合物影响胰岛素与胰岛素受体相结合，减弱了胰岛素降血糖作用。生长激素、糖皮质激素、儿茶酚胺和胰高血糖素分泌过多，可引起组织对胰岛素反应不敏感，这也与慢性抵抗有关。

### （二）高血压

高血压病的病理生理过程涉及多个环节，主要受交感神经、肾素 – 血管紧张素和血容量的调节，故内源性儿茶酚胺和肾素浓度对临床用药影响很大。研究证明，高血压病人 β 受体下调，反映心血管系统内源性儿茶酚胺增高，交感神经活性增高，使 β 肾上腺素受体长期暴露于高浓度儿茶酚胺递质去甲肾上腺素及肾上腺素中，致使受体下调。β 受体阻断剂普萘洛尔（propranolol）在治疗高血压病时，对于内源性儿茶酚胺高的患者减慢心率作用相当显著；而在体内儿茶酚胺浓度不高时，减慢心率作用就不明显。对于肾素型高血压，这方面的影响更值得重视。沙拉新（saralasin）有微弱的血管紧张素 II 受体激动作用，但又能竞争性拮抗血管紧张素 II 的作用。故此药对高肾素型高血压病有效，对肾素水平不高的高血压病无效，对低肾素型者甚至有升压现象。上述现象说明，在涉及应用内源性配体的受体拮抗药时必须考虑内源性配体的浓度对体内受体的影响，用药剂量要加以调整。

### （三）支气管哮喘

哮喘病人支气管平滑肌上的 β 受体数目减少，而且与腺苷酸环化酶的偶联有缺陷，而 α 受体的功能相对明显，因而导致支气管收缩。应用 β 受体激动药有时效果不佳，加用 α 受体拮抗药则可有良效。长期使用 β₂ 受体激动剂能引起支气管平滑肌上的 β₂ 受体数目减少，使药物的平喘作用减弱，产生耐受。糖皮质激素则能恢复 β 受体 – 腺苷酸环化酶 – cAMP 依赖性蛋白激酶系统功能。近年发现，大剂量 β 受体激动药不仅本身疗效不佳，而且能拮抗内源性糖皮质激素的上述调节功能，对哮喘病人不利，因而主张尽量不用大剂量 β 受体激动药。

## 二、疾病引起受体敏感性改变

大量临床资料表明，当心脏、肝脏和肾脏等重要脏器病变时，由于影响了血液循环、机体代谢以及内环境，会使机体组织的药物受体敏感性发生改变，影响临床用药。

**（一）心脏疾病**

心脏是受多种神经、体液、电解质等因素调控的脏器，器质性心脏病使心脏对许多药物敏感性发生变化。与这些变化最相关的药物是地高辛（digoxin）和一些抗心律失常药，因为这些药物治疗剂量和中毒剂量相差非常小。对心脏收缩功能不全的病人，使用具有负性肌力作用的药物必须非常小心，低剂量就会损害心脏功能。有这种特性的药物常用于心脏病病人，如丙吡胺（disopyramide）、β受体阻断剂和钙拮抗剂，都能直接减弱心肌收缩力。心脏自律性紊乱（主要为窦房结功能紊乱）常与心肌损害相伴，并会被药物所增强。这些药物包括地高辛、β肾上腺素受体阻断剂、某些钙拮抗剂如维拉帕米、地尔硫䓬（diltiazem），以及抗心律失常药如奎尼丁（quinidine）、普鲁卡因胺（procainamide）和丙吡胺。由于上述药物能抑制自律性，因此窦房结功能低下的病人应避免使用此类药物。地高辛的心脏毒性会被低钾血症和高钙血症所增强，低钾血症还能明显减弱许多抗心律失常药的效应，故在治疗心律失常时要注意电解质的平衡，同时药物的剂量要作适当调整。有严重呼吸系统疾病的病人，尤其是伴发缺氧者，能增加心脏对地高辛的敏感性，地高辛更易引发心律失常。对于肺源性心脏病，除非在伴有房颤须控制心室率时，一般不推荐使用地高辛。

心脏疾病还会改变其对其他系统药物的敏感性，使心脏兴奋性增加。尤其是心肌梗死后，使用常规剂量的氨茶碱、左旋多巴、β₂受体激动剂和三环类抗抑郁药等，都可能会引发室性早搏和心动过速。

对药物敏感性的显著改变也可能会由治疗的终止而诱发。最典型的例子是冠状动脉疾病患者长时间使用β受体阻断剂治疗停止后，会持续数日对肾上腺素刺激有高敏性。此类病人必须缓慢的减少β受体阻断剂的治疗剂量，并在停药后数日内避免锻炼，降低诱发心绞痛、心律失常和心肌梗死机会。

**（二）肝脏疾病**

严重肝病患者体内氨、甲硫醇及短链脂肪酸等代谢异常，使脑代谢处于非正常状态，大脑神经细胞对药物的敏感性增强，使中枢神经系统对临床较常用的镇静催眠药、镇痛药和麻醉药的敏感性几乎都增加，甚至可诱发肝性脑病。如慢性肝病患者，尤其是发生过肝性脑病的患者，在用氯丙嗪和地西泮镇静时，使用常规剂量就会使病人产生木僵和脑电波减慢，这类病人宜选用奥沙西泮或劳拉西泮，但仍需慎重给药，宜从小剂量开始。严重肝病患者不能使用吗啡，患者对吗啡非常敏感，即使给予正常量的 1/2 ~ 1/3，也可诱发肝昏迷和脑电图改变。严重肝病患者除了吗啡禁用外，巴比妥类药物、哌替啶、芬太尼、水合氯醛、副醛、可待因、氯丙嗪、安眠酮和亲神经安定剂也均应禁用。酒精性肝硬化病人广泛使用氯美噻唑缓解震颤性谵妄，但必须采用小剂量，避免产生过长时间的镇静作用和中毒。肝硬化病人使用单胺氧化酶抑制剂苯乙肼（phenelzine）、异卡波肼（isocarboxazid）也易于诱发肝性昏迷，如要进行抗抑郁治疗可采用小剂量、非镇静的三环类药物如普罗替林（protriptyline）。

肝硬化水肿和腹水病人使用过强的利尿治疗，由于过度丢失钾，使病情恶化，诱发肝昏迷，宜用保钾利尿药治疗。肝病使维生素 D 羟化功能损害，当原发性胆汁性肝硬化时按常规维生素 D 治疗往往失败，宜首选不经肝脏羟化的 25 - 羟维生素 D。肝细胞损伤，降低血浆假性胆碱酯酶水平，延长去极化型肌松药琥珀胆碱（suxamethonium）的作用；由于体内乙酰胆碱量增高，减弱非去极化型肌松药如筒箭毒碱（tubocurarine）、泮库溴铵（pancuronium）作用，尤其是泮库溴铵需要一个较高的初始剂量才能达到有效的肌松效果，但药物清除延迟，过高剂量的药物有产生肌松作用过度延长的危险。肝病可以抑制维生素 K 依赖的凝血因子合成，以及胆道阻塞引起维生素 K 吸收功能受损，应慎重应用口服抗凝血药。

### （三）肾脏疾病

肾脏功能衰竭时，体液调控会产生紊乱，任何原因引起病人血容量减少，尤其是利尿药治疗后，病人对抗高血压药变得比较敏感，特别是对 α 肾上腺素受体阻断剂、血管紧张素转换酶抑制剂和血管紧张素 Ⅱ 受体阻断剂等较敏感。

肾脏功能衰竭引起尿毒症时，由于病理活性物质间的协同作用，引起电解质和酸碱平衡紊乱，导致机体内各种生物膜的电位及平衡机制改变，以致改变机体对药物的敏感性。由于血脑屏障有效性降低，镇静药、催眠药和阿片镇痛药对中枢神经系统的抑制效应敏感。由于凝血机制改变使机体对抗凝药更敏感，使用阿司匹林和其他非甾体抗炎药（nonsteroidal Antiinflammatory drugs，NSAID）更易于引起胃肠出血。由于胆碱酯酶活性降低，对胆碱酯酶抑制剂如新斯的明的作用会更加敏感。由于钠、钾代谢紊乱，易致钠潴留的药物如非甾体抗炎药保泰松等易引起体液平衡失调和心力衰竭。使用潴钾利尿药、补钾药、ACE 抑制剂或血管紧张素 Ⅱ 受体阻断剂易引起严重的高血钾症，致心脏毒性。由于电解质和酸碱平衡紊乱，加上肾功能不全时对地高辛排泄减少，此时使用地高辛不良反应的危险性大大增加，临床发现地高辛中毒病例中约 70% 患者伴有肾功能不全。

## 三、疾病引起受体后效应机制的改变

药物的初始作用部位是受体，但受体仅仅是信息转导的第一站，受体激活后通过一连串的生化过程最终导致效应器官（细胞）的功能变化，即受体后效应机制。疾病引起受体后效应机制改变最典型的例子是病理因素抑制强心苷受体后效应机制。强心苷正性肌力作用的受体后效应是增加兴奋时心肌细胞内 $Ca^{2+}$ 量，并认为 $Na^+$，$K^+$ - ATP 酶是强心苷受体。该受体是由 α 及 β 亚单位组成的二聚体，强心苷和酶结合过程中，α 亚单位的构象发生改变，使酶活性下降，引发受体后效应，使细胞内 $Na^+$ 量增多，$K^+$ 量减少，又通过 $Na^+$ - $Ca^{2+}$ 双向交换机制使细胞内 $Ca^{2+}$ 浓度增高。心力衰竭发生的机制复杂多样，强心苷对不同病因所致的心力衰竭不仅效果不同，而且对有些病因引起的心力衰竭易发生毒性反应。

在体内条件下，治疗量地高辛抑制 $Na^+$，$K^+$ - ATP 酶活性约 20%，但不同病因所致心力衰竭，其 $Na^+$，$K^+$ - ATP 酶后效应机制受到抑制或损害的程度也不一致，使用强心苷的临床效果也不一样。对于甲状腺功能亢进、严重贫血所继发的高心输出量型心力衰竭，肺源性心脏病所致心力衰竭，风湿活动期引起的心力衰竭，由于存在心肌缺氧和/或能量代谢障碍，使 $Na^+$，$K^+$ - ATP 酶后效应机制受到严重影响，因而应用强心苷治疗效果较差，易引发毒性反应。而高血压、心脏瓣膜病、先天性心脏病等心脏长期负荷过重引起的心力衰竭，强心苷受体后效应机制没有受损，应用强心苷治疗效果较好。

电解质紊乱引起的低血钾症，使心肌细胞 $Na^+$，$K^+$ – ATP 酶受到抑制，易促发强心苷毒性反应。尤其在心力衰竭治疗中常用噻嗪类及高效利尿药，大量利尿可引起低血钾，从而加重强心苷对心脏的毒性作用。

各种原因引起的心肌缺血，对强心苷引发的心肌迟后除极及触发活动尤为敏感，易致心律失常，这是心肌缺血抑制 $Na^+$，$K^+$ – ATP 酶及其后效应机制的综合结果。

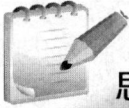

### 思考题

1. 参与一次临床查房和病例讨论，注意下列病人药物治疗：

（1）肝硬化水肿和腹水病人，如何应用利尿药及镇静药？

（2）肾脏功能衰竭病人如何补液及抗高血压治疗？

（3）慢性心力衰竭病人如何使用丙吡胺、β 受体阻断药及维拉帕米？

2. 已发现 β 受体阻断药可使部分急性心肌梗死、扩张型心肌病心力衰竭获得改善，并有成熟的理论依据，其临床疗效应该是肯定的，但实践治疗结果却并非如此。某院心内科 3 例心力衰竭，判断为舒张功能障碍性心力衰竭，停用强心苷，单用倍他洛尔（betaxolol），结果 3 例皆发生急性肺水肿。2 例经速效强心苷治愈，1 例以血管扩张剂和氨力农（amrinone）治疗者死亡。请应用你所学的知识分析在用药上可能存在的不当之处及死亡原因。

## 第三节　疾病状态下的临床用药原则

### 一、肾脏疾病时临床用药

**1. 肾功能减退时选药用药原则**　在肾功能不全时，由于病人的药动学和机体对药物的反应性发生改变，按常规使用剂量给药将导致药物在体内蓄积和药物效应过度增强，从而使药物的毒性和各种不良反应增加。肾功能不全病人用药应遵循以下原则。

（1）禁用或慎用对肾脏有损害的药物，避免肾功能的进一步损害。

有些药物如四环素及皮质类固醇等，因其抗同化作用或增强异化作用使机体出现负氮平衡，可加重原有肾功能不全的氮质血症。在严重肾功能不全时，为避免毒性反应的发生，应慎用或避免使用这二类药。此外，下列两组药物也应当禁用或慎用，如必需使用时也应调整剂量，加强临床监护。①一些有直接肾毒性的药物如各种重金属盐、造影剂、头孢噻啶、顺铂、水杨酸盐、氨基苷类抗生素、两性霉素 B、多黏菌素、碳酸锂、多西环素、甲氧氟烷、对乙酰氨基酚等解热镇痛药；②易引起肾免疫性损伤的药物如肼苯哒嗪、普鲁卡因、异烟肼、吲哚美辛、青霉素、头孢噻吩、苯唑西林等。肾功能损伤时一些药物应按表 6–2 的参数调整剂量。

表6-2 肾功能减退患者剂量调整表

| 药物 | 患者 K% （h$^{-1}$） $100K_r = 100K' + 100\alpha \cdot Cl_{cr}$ | | 正常人 K% （h$^{-1}$） | $t_{1/2}$ （h） |
|------|--------|--------|------|------|
| | 100K' | 100α | | |
| α-乙酰地高辛 | 1.0 | 0.02 | 3 | 23 |
| 氨苄西林 | 1.1 | 0.59 | 70 | 1.0 |
| 羧苄青霉素 | 6.0 | 0.54 | 60 | 1.2 |
| 头孢氨苄 | 3.0 | 0.67 | 70 | 1.0 |
| 头孢噻啶 | 3.0 | 0.37 | 40 | 1.7 |
| 头孢噻吩 | 6.0 | 1.34 | 140 | 0.5 |
| 氯霉素 | 20.0 | 0.10 | 30 | 2.3 |
| 金霉素 | 8.0 | 0.04 | 12 | 5.8 |
| 黏菌素 | 8.0 | 0.23 | 31.4 | 2.2 |
| 洋地黄毒苷 | 0.3 | 0.001 | 0.7 | 170 |
| 地高辛 | 0.8 | 0.009 | 1.0 | 40.8 |
| 多西环素 | 3.0 | 0.00 | 3 | 23.0 |
| 红霉素 | 13.0 | 0.37 | 50 | 1.4 |
| 5-氟胞嘧啶 | 0.7 | 0.243 | 25 | 2.8 |
| 庆大霉素 | 2.0 | 0.28 | 30 | 2.3 |
| 异烟肼（快速） | 34.0 | 0.19 | 53 | 1.3 |
| 异烟肼（慢速） | 12.0 | 0.11 | 23 | 3.0 |
| 卡那霉素 | 1.0 | 0.24 | 25 | 2.75 |
| 林可霉素 | 6.0 | 0.09 | 15 | 4.6 |
| 甲氧苯青霉素 | 17.0 | 1.23 | 140 | 0.5 |
| 苯唑西林 | 35.0 | 1.05 | 140 | 0.5 |
| 青霉素 G | 3.0 | 1.37 | 140 | 0.5 |
| 多黏菌素 B | 2.0 | 0.14 | 16 | 4.3 |
| 吡甲四环素 | 2.0 | 0.04 | 6 | 11.6 |
| 链霉素 | 1.0 | 0.26 | 27 | 2.6 |
| 毒毛旋花子甙 G | 1.2 | 0.038 | 5 | 14 |
| 磺胺嘧啶 | 3.0 | 0.05 | 8 | 8.7 |
| 磺胺甲基异噁唑 | 7.0 | 0 | 7 | 9.9 |
| 4-磺胺二甲嘧啶（儿童） | 1.0 | 0.14 | 15 | 4.6 |
| 四环素 | 0.8 | 0.072 | 8 | 8.7 |
| 甲砜霉素 | 2.0 | 0.24 | 26 | 2.7 |
| 甲氧苄啶 | 2.0 | 0.04 | 6 | 12.0 |
| 万古霉素 | 0.3 | 0.117 | 12 | 5.8 |

（2）避免选用毒性较大或长期使用有可能产生毒性的的药物，仅在有明确用药指征时选择使用那些在较低浓度即可生效或毒性较低的药物。如强利尿剂中呋塞米毒性较依他尼酸钠低，尤其在肾功能衰竭时使用，增加剂量一般效应增强而不良反应较少增加。抗生素中可选用红霉素、青霉素、头孢菌素类（尤以第三代头孢菌素肾毒性更小）等。应选用半衰期短的药物，尽量避免选用长效制剂；有时可采用间歇疗法（如镇痛药）。

（3）选用疗效易衡量判断或毒副作用易辨认的药物，如选用抗高血压药，其剂量易通过测定血压降低程度来决定；副作用易辨认并在用药前即可预知的药物。一般不用神经节阻断药，因其毒副作用复杂。

（4）选用经肾脏外其他途径代谢和排泄的药物；

（5）如选用经肾脏消除的药物时，应根据肾功能损害程度，调整给药方案，使用对肾衰的推荐剂量方案；

（6）必须使用有效血药浓度范围窄、毒性大、代谢产物在体内蓄积的药物，或对肾脏有毒性的药物时应进行血药浓度监测（TDM），根据血药浓度调整给药剂量。

（7）加强对病人临床症状和生化指标的监护，确定药物临床有效性和毒性。

（8）评价应用药物的益处和风险，如用药的风险大于益处，则不使用该药。

**2. 肾功能减退时剂量调整**  肾功能减退时，主要经肾排泄的药物消除能力降低，半衰期延长，如仍按常规给药，易造成蓄积而产生毒性反应。如林可霉素正常人的 $t_{1/2}$ 为 4～5.4 小时，肾功能减退时 $t_{1/2}$ 为 10～13 小时。对严重肾损伤的患者应用地高辛，毒性反应发生率可高达 70%。调整给药方案，主要是改变给药间隔时间或维持量，对负荷量一般不作调整。调整公式为：

$$X_r = X_0 \cdot \frac{K_r}{K} \tag{1}$$

$$\tau_r = \tau \cdot \frac{K}{K_r} \tag{2}$$

式中 $\tau$、$K$ 分别为正常人的给药间隔时间和消除速率常数，其中 $K$ 值可由文献查到。$X_r$、$\tau_r$、$K_r$ 分别为肾功能减退病人应用的剂量、给药间隔时间和消除速率常数，其中 $Kr$ 值可由病人测得或通过测定病人的肌酐清除率按下式间接推算出。

$$K_r = K' + \alpha \cdot Cl_{cr} \tag{3}$$

式中 $\alpha$ 为比例常数，$Cl_{cr}$ 为内源性肌酐清除率，$K'$ 为肾外清除速率常数，$\alpha$ 和 $K'$ 均可由表 6-3 中查到。为计算方便可将公式（3）等号前后均扩大 100 倍，即成下式：

$$100K_r = 100K' + 100\alpha \cdot Cl_{cr} \tag{4}$$

例：正常人卡那霉素常用量为 500mg，每 12 小时给药一次，现测得肾脏功能衰竭病人肌酐清除率为 38ml·min$^{-1}$，问①若剂量不变，用药间隔如何调整？②若仍按 12 小时给药一次，应给多大剂量？

解：已知 $X_0 = 500$mg，$\tau = 12$h，$Cl_{cr} = 38$ml·min$^{-1}$

由表 6 - 3 中查得 $K\% = 25$（$h^{-1}$），即得 $K = 0.25$（$h^{-1}$）；

$$100\alpha = 0.24；100K' = 1.0（h^{-1}）.$$

将已知代入式（4）$100K_r = 100K' + 100\alpha \cdot Cl_{cr}$

得：$100K_r = 1.0 + 0.24 \times 38 = 10.1$（$h^{-1}$）

故 $K_r = 0.10$（$h^{-1}$）

则①所求 可由已知 $K$ 值及所求得的 $K_r$ 值

代入式（2）$\tau_r = \tau \cdot \dfrac{K}{K_r}$

得 $$\tau_r = 12 \cdot \dfrac{0.25}{0.10} = 29.64（h）$$

② 所求 $X_r$ 可由已知 $X_0$、$K$ 值及 $K_r$ 值求得

代入式（1）$X_r = X_0 \cdot \dfrac{K_r}{K}$

得 $$X_r = 500 \cdot \dfrac{0.101}{0.25} = 202（mg）$$

由此可得出：若肾病患者依然每次用药 500mg，给药间隔必须改为每 30 小时一次。若仍为 12 小时一次，用药量应改为 200mg，考虑卡那霉素耳、肾毒性较为明显，避免血药浓度波动过大，该肾脏功能衰竭病人宜每日给药 2 次，每次 200mg。

## 二、肝脏疾病时临床用药

肝病时许多药物消除速率减慢，血药浓度升高，但一般不超过正常血药浓度的 2 ~ 3 倍。在受体敏感性未增加，肾排泄功能正常时，对于多数有效治疗血药浓度范围大的药物，如此升高的血药浓度一般不会引起临床效应和不良反应的较大变化，何况正常人之间也可能存在这种个体差异。但对于那些有效治疗血药浓度范围窄、毒性大或对肝脏有损害的药物，使用应慎重。

肝脏疾病时临床用药要注意以下几点：①禁用或慎用损害肝脏的药物，避免肝功能的进一步损害。②慎用经肝脏代谢且不良反应多的药物，改用主要经肾脏消除的药物。③禁用或慎用可诱发肝性脑病的药物。④禁用或慎用经肝脏代谢活化后方起效的药物。⑤应注意降低剂量或延长给药间隔，从小剂量开始，小心逐渐加量。必须使用有效血药浓度范围窄、毒性大的药物或对肝脏有毒性的药物时应进行血药浓度监测（TDM）及严密的生化监护。⑥评价应用药物的益处和风险，如用药的风险大于益处，则不要使用这个药。

总之，对肝病患者用药，必须仔细衡量利弊，并结合用药经验和血药浓度监测来调整用药和用量，尽量选用不经肝清除又对肝无毒的药物。肝脏疾病时控制使用的药物见表 6 - 3。

**表6-3 肝病患者控制使用的药物**

| 控制状况 | 药物 | 备注 |
|---|---|---|
| 禁用 | 吗啡、巴比妥类、哌替啶、芬太尼、水合氯醛、可待因、氯丙嗪和亲神经安定剂：乙醚、氯仿、氟烷类 | 尤其是有肝昏迷先兆症状时，如烦躁，不安，躁动时氟烷类有损伤肝功能潜在危机 |
| | 四环素类、依托红霉素、利福霉素、两性霉素B、灰黄霉素、新生霉素、异烟肼、对氨基水杨酸、磺胺类 | 损伤肝脏，严重肝病时禁用。四环素类及红霉素等，尤其禁用于有胆汁郁积的患者 |
| | 对乙酰氨基酚、阿司匹林、氨基比林、吲哚美辛及丝裂霉素、放射菌素D、氟尿嘧啶等抗癌药 | 严重肝病时禁用 |
| 慎用 | 异丙嗪、地西泮、氯氮䓬、氯霉素、红霉素、新霉素（口服）、卡那霉素、庆大霉素、羧苄青霉素和头孢菌素族 | 不宜久用，有肝昏迷先兆时禁用，用时严密观察有无副作用，有肾功能减退时，应适当减量 |
| | 口服降糖药（甲磺丁脲、氯磺丙脲、降糖灵）、甲基多巴、双醋酚汀、口服避孕药、乙酰唑胺 | 有妊娠胆汁郁积史者忌用口服避孕药 |
| | 保泰松、生胃酮及其他含钠药物 | 特别慎用于体液过量者 |
| | 噻嗪类利尿药、氯噻酮、呋塞米、依他尼酸钠 | 特别慎用于脱水患者，宜同时补钾或与留钾利尿剂同服 |

## 三、循环障碍性疾病时临床用药

循环障碍性疾病包括休克、恶性高血压和充血性心力衰竭等，这些疾病的特点是组织灌流量减少。由于血流量可影响药物的吸收、分布、代谢和消除，因此这些疾病一定会改变药物的动力学，进而影响药物疗效。循环障碍性疾病时临床用药要注意以下几点。

①在周围循环衰竭时（心衰、休克等），口服、皮下或肌注给药吸收差，紧急用药时必须静脉注射，但静注速度要慢。

②严重心力衰竭由于组织灌流量下降，一般药物 $V_d$ 值减小。如利多卡因、普鲁卡因胺和奎尼丁等药 $V_d$ 值明显减小，较小的分布容积，使血液和心、肝、肾和脑等主要器官血药浓度明显升高。另外，心衰、休克病人肝肾的血流量减少，也使一些药物如利多卡因的清除率减少，使其活性代谢物的半衰期延长，易发生毒性反应。基于以上二点使用这类药物时应注意酌减剂量。

③心脏疾病会改变器官对药物的敏感性。如心肌梗死后，使用常规剂量的氨茶碱、左旋多巴、$\beta_2$受体激动剂和三环类抗抑郁药等，可能引发室性早搏和心动过速，使用这类药物时要小心注意，并采用较低剂量。

④窦房结功能低下的病人应避免使用能抑制心脏自律性的药物，如维拉帕米、地

尔硫䓬、奎尼丁、普鲁卡因胺和丙吡胺等药。

⑤心力衰竭病人使用具有负性肌力作用的药物必须非常小心，很低剂量就会损害心脏功能。

⑥注意心力衰竭治疗中使用噻嗪类及高效利尿药大量利尿所引起的低血钾症，注意补钾，防止低血钾加重地高辛对心脏的毒性作用。

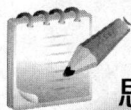

## 思考题

1. 氨苄西林（ampicillin）为口服广谱青霉素，头孢克洛（cefaclor）为第二代口服头孢菌素，均为目前应用较为广泛的抗菌素。去医院肾内科了解一位慢性肾脏功能衰竭病人，根据他（她）们的肌酐清除率，调整二药的用药剂量或用药间隔时间。

2. 去医院心内科了解心力衰竭的治疗措施，根据本章所学知识并查阅《中华心血管病杂志》心力衰竭对策专题组有关的指导性文献，分析治疗措施中药物选用的合理性、存在的问题及应采取的对策。

（李明亚）

# 第七章 │ 特殊人群的药物治疗

**学习目标**

1. **掌握** 特殊人群合理用药的基本原则。
2. **熟悉** 妊娠和哺乳期妇女、小儿、老年人禁用的治疗药物及小儿用药剂量常用计算方法。
3. **了解** 妊娠期和哺乳期妇女、小儿及老年人生理特点对药动学的影响和用药特殊性。

医学上特殊人群一般是指妊娠和哺乳期妇女、新生儿、婴幼儿、儿童及老年人。特殊人群的生理、生化功能与一般人群相比存在着明显差异，而这些差异能明显影响药物在这些人群的体内过程和药物效应，若对这些特殊群体按常规的给药方案进行药物治疗，药物在机体内或不能到达最低有效浓度，使治疗失败；或超过最低中毒浓度，产生毒性反应；或产生不同于一般人群的药物效应和不良反应。老年人各种生理功能逐步衰退，常患有多种疾病，需要用多种药物治疗，而他们对药物的处置和药物的反应性、耐受性等都发生改变。妊娠妇女用药不当有可能对胚胎和胎儿造成影响，引起流产、早产或先天性畸形。哺乳期妇女用药，药物通过乳汁转运至新生儿，影响婴儿的生长发育。新生儿及儿童的各种器官和生理功能正处在发育和完善阶段，对药物的反应不仅可能产生量的差异，还可能产生质的不同。只有掌握这些特殊人群的病理和生理学特点，临床上才能有针对性的合理用药，保证特殊人群的用药安全。

## 第一节 老年人用药

老年人一般指年龄超过 65 岁以上的人。随着经济发展，科技进步，人民的生活水平和医疗保健水平的普遍提高，人类的寿命也随之逐渐延长。我国人口平均寿命近七十岁，人口老龄化问题日益突出。老年人常患多种疾病，往往多个脏器同时有病变，并且常为慢性病，这就使得老年人的用药机会和种类明显增多。由于老年人的生理生化功能减退，自稳机制的下降，对药物的处置和药物的反应性等发生改变，使得老年人用药的不良反应发生率明显增高。对老年人要做到合理用药，减少不良反应，就必须充分了解老年人的生理、生化功能的特征性变化，了解衰老和疾病对药物处置的影响，了解老年人对药物的效应、敏感性和耐受性发生的改变等。

### 一、老年人生理特点及用药特殊性

老年人生理生化功能通常会发生较大改变：①神经系统结构与功能的改变，大脑的重量较一般正常人减轻20%～25%，大脑皮质和脑回萎缩，使脑不同部位的神经元有不同程度的减少，中枢神经元递质合成减少。②心血管系统改变，心肌收缩力减弱、心脏充盈受限制；心脏收缩期延长，使心肌耗氧和能量需要增加，对应激适应性降低；血压上升，压力感受器敏感性下降，易发生体位性低血压症；血管弹性减弱，外周阻力增大，血流速度减慢，为维持脑血流量不变，肾与肝血流减少。③呼吸系统功能减弱，肺活量减少，残气量增加，动脉血氧分压也降低。④消化系统功能减弱，肠平滑肌张力下降易引起便秘。肝血流量减少，肝微粒体氧化功能下降，细胞色素P450含量下降，使肝药酶对苯巴比妥的诱导反应减弱。⑤肾血流灌注量降低，肾小球滤过率降低；肾小管分泌能力和重吸收能力降低，肾肌酐清除率减少。⑥性腺功能降低，激素受体数量减少而致对促甲状腺素、生长激素、糖皮质激素等的敏感性改变，使老年人对葡萄糖和胰岛素的耐受力均下降。⑦老年人胸腺退变和萎缩，致使血清中胸腺激素水平逐渐下降，免疫球蛋白亦随年龄增长而下降，此外老年人自身免疫抗体出现的频率较高。

　　由于生理生化功能改变，使老年人用药机会和用药品种数相应增加，药物不良反应发生率较高。部分易致老年人严重不良反应的药物见表7-1。

表7-1　易致老年人严重不良反应的药物

| 药物 | 不良反应 |
| --- | --- |
| 巴比妥类* | 神志模糊 |
| 氯丙嗪 | 体位性低血压，低温 |
| 苯海索 | 视听幻觉 |
| 倍他尼定* | 严重体位性低血压 |
| 异喹呱* | 体位性低血压 |
| 胍乙啶* | 体位性低血压 |
| 甲基多巴 | 倦怠，抑郁 |
| 甘珀酸钠* | 液体潴留与心力衰竭 |
| 强心苷 | 行为异常，腹痛，疲乏 |
| 氯磺丙脲* | 血糖过低 |
| 氯噻酮* | 利尿过长，失禁 |
| 依他尼酸 | 耳聋 |
| 异烟肼 | 肝毒性损害 |
| 呋喃妥因* | 周围神经病变 |
| 四环素 | 肾功能损害时血尿素增高 |
| 吲哚美辛 | 再生障碍性贫血 |
| 甲芬那酸 | 腹泻 |
| 保泰松* | 再生障碍性贫血 |
| 雌激素 | 液体潴留，心力衰竭 |
| 喷他佐辛* | 神志模糊，疗效不定 |

*老年人尽可能不用的药物

## 二、老年人药动学的改变

### （一）药物吸收

　　总体来说，老年人胃肠道活动减弱，吸收能力减低。主要表现在以下几个方面。

胃酸分泌减少，胃内酸度降低，将影响弱酸性药物和弱碱性药物的解离度和脂溶性，从而影响吸收。对弱酸性药物如巴比妥类的吸收可能减少，对弱碱性药物则可能吸收增多。四环素等也因溶解度降低减少吸收，但对青霉素 G 等在酸性环境中不稳定的药物则吸收可能增加。

消化道黏膜吸收面积可减少30%左右，肠内液体量也相应减少，将使一些不易溶解的药物如氨苄青霉素、地高辛、甲苯磺丁脲等吸收减慢。肠蠕动减慢，使一些药物长时间停留在肠道内，利于大多数药物吸收，也易发生不良反应。

肠道和肝血流量减少，使地高辛、奎尼丁、普鲁卡因胺、氢氯噻嗪等药物的吸收明显减少。肝血流量减少使一些主要经肝消除的药物如普萘洛尔、利多卡因等首过效应降低，相应升高血药浓度甚至产生不良反应，须适当调整给药量。

老年人胃肠道某些主动转运系统功能降低，对于主动转运吸收的药物，如铁、半乳糖、葡萄糖、钙和维生素 $B_1$、$B_6$，$B_{12}$ 及 C 等，在老年人均吸收减少。

肌内、皮下注射给药，可因老年人局部循环差及肌肉萎缩、血流减少，使药物吸收速率下降。

### （二）药物分布

主要涉及下列两方面因素。

（1）机体组成变化　在 20～75 岁期间，总体液和细胞外液与体重的比例分别减少15%～20%和35%～40%，体内脂肪比例增加 25%～40%（男性稍低于女性）。由于脂肪组织的增加，脂溶性药物如氯氮䓬、地西泮等更易分布到周围脂肪组织中，使分布容积增大；亲水性药物如吗啡、奎宁、对乙酰氨基酚、哌替啶等则分布容积减小，血药浓度增加。有报道 50 岁以上老年人乙醇、吗啡、哌替啶等的分布容积减小，血药峰浓度值较 50 岁以下者约高70%。

（2）血浆蛋白结合率减低　主要是白蛋白含量减低，尤其在营养差或病情严重、极度虚弱的老年人下降更为明显，应用蛋白结合率高的药物如普萘洛尔、苯妥英钠、甲磺丁脲、地西泮、华法林、氯丙嗪、洋地黄毒苷和水杨酸盐、吗啡、哌替啶等，可因结合量减少使血中游离药物浓度增高。当老年人多种药物同时使用时，药物竞争置换作用，容易发生毒副反应。游离药物浓度增加，也常使消除加速，药物半衰期缩短。

### （三）药物生物转化

肝脏生物转化功能，随年龄增长而相应降低，主要是肝重量、有功能的肝细胞数减少，肝血流量下降及肝微粒体酶活性降低等因素所致，尤其以后两项因素为主。这对肝清除率高，首过效应明显的药物，影响尤大，可提高生物利用度。例如，老年人口服单剂量的普萘洛尔后，血药浓度显著高于年青人，长期用药时，70 岁老年人的稳态血药浓度可为 40 岁者的 4 倍。肝药酶活性随年龄增长而降低，经肝药酶灭活的药物半衰期往往延长，血药浓度升高。如苯巴比妥、对乙酰氨基酚、保泰松、吲哚美辛、氨茶碱、三环类抗抑郁药等，血药浓度约增高一倍，作用时间延长。老年人药酶活性减弱也存在个体差异，药酶的活性还受营养与维生素是否缺乏等多种因素影响。值得注意的是有些肝药酶在老年人体内活性并不降低，如乙醇的脱氢酶、异烟肼、肼苯哒嗪、普鲁卡因胺的乙酰化酶及苯二氮䓬类的葡萄糖醛酸转移酶等，这些药物在体内的代谢并不减慢。

很多因素可以影响肝脏药物代谢，但迄今尚无使人满意的测定肝代谢功能的定量指标，因此，老年人用药剂量个体化十分重要。

### （四）药物排泄

大多数药物及其代谢物经由肾脏排泄。随年龄增长，肾血流量减少、肾小球滤过率降低、肾小管的主动分泌功能降低，使老年人药物排泄能力下降，即使无肾脏疾病，主要经肾脏排泄的药物，排泄量也随年龄增长而减少，这也是老年患者易致药物蓄积中毒的主要原因之一。为此，老年人应用地高辛、头孢菌素类、四环素类、阿司匹林、磺胺类、降血糖药、锂盐、甲氨蝶呤等药物，半衰期均有相应延长，应相应减少剂量。

年龄对一些药物吸收、分布、生物转化和排泄有影响，见表 7-2。

表 7-2 吸收、分布、代谢和排泄受年龄影响的药物

| | 新生儿 | 老人 |
|---|---|---|
| 生物利用度减低 | 对乙酰氨基酚、苯妥英、苯巴比妥、利福平、脂溶性维生素 | 普萘洛尔、四环素、铁盐、钙盐、维生素 $B_1$、维生素 $B_2$ |
| 血浆蛋白结合减少 | 青霉素类、磺胺类、苯巴比妥，戊巴比妥、苯妥英、地西泮、水杨酸盐、保泰松、丙米嗪、地高辛、利多卡因、呋塞米、丁哌卡因 | 磺胺类、苯妥英、地西泮、水杨酸盐、保泰松、哌替啶、吗啡、利多卡因、奎尼丁、口服抗凝血药、强的松、甲苯磺丁脲、甘珀酸钠 |
| 肝代谢减慢 | 氯霉素、多西环素、异戊巴比妥、苯巴比妥、苯妥英、地西泮、哌替啶、对乙酰氨基酚、安替比林、吲哚美辛、茶碱、咖啡因、利多卡因、甲苯磺丁脲 | 多西环素、苯巴比妥、苯妥英、地西泮、氯氮䓬、哌替啶、吗啡、对乙酰氨基酚、安替比林、吲哚美辛、保泰松、茶碱、丙米嗪、利多卡因、奎尼丁、普萘洛尔、口服抗凝血药、甘珀酸钠 |
| 肾排泄减慢 | 青霉素类、氨基糖苷类、磺胺类、头孢菌素类、水杨酸盐、地高辛 | 青霉素类、氨基糖苷类、四环素类、磺胺类、头孢菌素类、苯巴比妥、水杨酸盐、锂盐、地高辛、氯噻酮、西咪替丁、甲氨蝶呤 |

## 三、老年人应慎用的治疗药物

### （一）治疗心血管系统疾病的药物

（1）动脉粥样硬化 高脂血症老年病人应尽可能食用低脂肪和低胆固醇食物，对于低密度脂蛋白和胆固醇浓度分别高于 4.15mmol/L 和 160mg/dl 的病人，多数专家认为用调血脂药物进行治疗是有益的。考来烯胺、考来替泊、烟酸、氯贝胺和吉非贝齐等具有较严重不良反应，老年病人应慎用这些药，而 HMG-CoA 还原酶抑制剂普伐他汀和辛伐他汀，则较适于老年病人。

（2）高血压 老年高血压以外周血管阻力高、血浆肾素浓度低和心输出量低为特征，但是目前没有单一的药物能改善老年人的这些生理状态。利尿药和 β 受体阻滞剂能有效减少老年人高血压并发症，但是许多病人因为药物不良反应或自身病理状态（如哮喘不能服用 β 受体拮抗剂），无法接受这些治疗。因此，老年病人选择抗高血压药物应根据药物疗效和自身特点而定。

（3）心绞痛与心肌梗死　硝酸酯类适用于所有年龄组的稳定型心绞痛，老年人舌下给硝酸甘油应坐着或躺下，以防止脑血流灌注不足而昏倒。β受体阻滞剂和钙拮抗剂也可用于老年稳定型心绞痛，维拉帕米和地尔硫䓬应慎用于有心脏传导系统疾病的心绞痛病人，特别是与β阻滞剂合用，应监测老年病人心脏传导系统。老年人消除维拉帕米的半衰期较年轻人长，长期服用该药应减少剂量。对老年慢性稳定与不稳定型心绞痛病人，阿司匹林可有效的降低心肌梗死和心脏猝死的发生率。75岁以下老年病人单用肝素治疗可能比用阿司匹林更有效，阿司匹林、肝素、硝酸酯类和β受体阻滞剂等药物治疗老年心肌梗死的效果与治疗其他成年人心肌梗死的效果相似。

（4）充血性心力衰竭　老年人心力衰竭的治疗与成年人相同，但需注意一些问题。地高辛能改善伴有房颤的老年心衰患者的症状，由于老年人肾功能减退，应减小其维持剂量，一般给予成人常规剂量的1/2或者1/4。利尿药是治疗老年患者水肿和肺充血的主要手段，其中呋塞米最大作用随年龄增加而降低，由于老年人的自稳机制衰退，应调整利尿药剂量，防止血容量减少和电解质紊乱。血管紧张素转换酶抑制剂能改善心衰症状和减少死亡率，由于大多数血管紧张素转换酶抑制剂经肾排泄，老年病人维持剂量应减小。此外，β受体阻滞剂和钙拮抗剂有可能诱发或加重充血性心力衰竭，这二类药的使用要慎重。

（5）心律失常　老年人常发生心脏自律性异常或由传导阻滞引起的心律失常，常见的警示性指标有头晕、心悸和晕厥等。老年人室性心律失常和室上性异位节律较常见，室上性异位节律包括心房纤维性颤动、心房扑动、房室结折返性心动过速。室上性心动过速可用地高辛、维拉帕米、地尔硫䓬、β阻滞剂或腺苷来控制。房颤的病因与年轻患者相似，其中甲状腺功能亢进所致在老年病人中常见，而这个病因常常被忽略。索他洛尔和胺碘酮可用于处理危及生命的心律失常，这二药在预防病人死亡和恢复正常心律方面效果比较好。利多卡因也是治疗老年人室性心律失常常用药物，但老年人对利多卡因的清除率降低，所以应用利多卡因时剂量应减少50%，必要时监测血药浓度。

（6）脑血管疾病　大约80%的中风病人发生在55岁以上，常用的防治药物有：阿司匹林，其通过抗血小板聚集而预防中风，在老年人即使服用低剂量也可引起出血，应从最低剂量开始，对高龄病人更应慎重。噻氯匹定（ticlopidine）用于阿司匹林无效或不能耐受的病人，是抗血小板聚集药替代品，主要不良反应有可逆性白细胞减少症（<1%），腹泻和皮疹。口服抗凝剂，常用于预防全身性血栓栓塞（包括中风），华法林有引起颅内出血的危险。

（7）血栓栓塞性疾病　血栓栓塞性疾病在老年病人很常见，深静脉血栓通常无症状，但可引起肺动脉栓塞而致死，因此预防深静脉血栓对所有高危老年病人非常重要。低剂量肝素皮下注射在多数病人可预防深静脉血栓和肺动脉栓塞，也可口服抗凝剂防止血栓形成，但由于老年人血浆蛋白含量减少，体内合成凝血因子速率仅为年轻人的33%~50%，故对肝素和口服抗凝药非常敏感，正常成人剂量即可引起持久的血凝障碍，产生自发性出血的危险。70岁以上老年病人需要华法林的剂量仅为40~60岁病人的30%。老年病人使用抗凝药除适当减少剂量外，还需加强监护，防止老年病人可能发生的出血现象。

## （二）治疗阻塞性气道疾病的药物

（1）哮喘 老年病人迟发性哮喘与过敏反应关系很小，而老年病人常因其他疾病而服用的阿司匹林或其他非甾体抗炎药，以及用于治疗心脏病或青光眼的 β 受体阻滞剂可诱发和加重支气管哮喘。老年哮喘病人的治疗也可采用支气管舒张剂和肾上腺皮质激素，但老年哮喘病人通常并发心脏病，使其治疗变得更加复杂。拟交感神经药和茶碱等支气管舒张剂能增加心肌耗氧量以及加重房性和室性心动过速，特别是拟交感神经药应采用吸入给药方式，避免使用口服和其他肠道外途径给药产生较严重的心脏不良反应（心律失常和心绞痛）。

（2）慢性阻塞性肺病 老年人慢性阻塞性肺病与哮喘经常并存，特别是吸烟者，故戒烟非常必要。药物治疗通常采用吸入性支气管舒张剂异丙托溴铵（ipratropium bromide）与 β$_2$ 受体激动剂联合用药，两者合用既有异丙托溴铵的快速扩张大中气道作用又有 β$_2$ 受体激动剂长效扩张周边小气道作用，可使疗效增加，不良反应降低。

## （三）治疗内分泌和代谢性疾病的药物

（1）甲状腺疾病 甲状腺功能亢进和甲状腺功能减退的发病率常随年龄增长而增加。老年甲状腺功能亢进病人 50% 以上可发生充血性心力衰竭，需要紧急救治。放射性碘疗效确切，可用于治疗老年人甲状腺功能亢进，但可能有加重老年人甲亢症状的危险，放射治疗后可用抗甲状腺药丙硫氧嘧啶、卡比马唑（carbimazole）或甲巯咪唑迅速降低甲状腺功能，也可选用 β 受体阻滞剂普萘洛尔进行治疗，能减轻甲状腺功能亢进的多种症状，如心动过速、焦虑，但在用药时应注意加强对老年病人的观察。自身免疫性甲状腺炎是最常见的甲状腺功能减退病因，含碘药物胺碘酮以及长期锂盐治疗也可诱发甲状腺功能减退。老年病人应使用较低的甲状腺素替代治疗，以防止心肌缺血和心律失常加重。

（2）非胰岛素依赖的糖尿病 非胰岛素依赖糖尿病（NIDDM，Ⅱ型糖尿病）是中、老年人主要疾病之一，发病率随年龄而增加，在英美国家 50% NIDDM 病人年龄在 65 岁以上。应该注意的是并不是所有患糖尿病的老年病人都需要药物治疗。对无症状无酮症的病人，应进行饮食控制和适量运动，保持理想的体重。口服降血糖药通常在糖尿病人饮食控制无效时使用，较胰岛素使用方便，是治疗Ⅱ型糖尿病的重要手段。所有口服降血糖药用于老年病人都应从小剂量开始，然后逐渐递增，防止产生低血糖反应。胰岛素治疗也常可引起低血糖反应，应加以注意。由于低血糖症状难以察觉，有可能造成老年病人昏迷或跌倒等严重后果。

（3）骨质疏松症 60 岁以上老年人患有骨质疏松症的比例很高，对明确诊断为骨质疏松症的治疗，主要是防止骨质进一步丢失和减轻疼痛等症状。雌激素可能通过降低甲状旁腺激素活性而减少绝经后骨吸收，但雌激素治疗可增加胆囊疾病和子宫内膜癌的发生。为减少发生子宫内膜癌，雌激素可与孕激素合用，并定期作乳腺和子宫健康检查。依降钙素（elcatonin）、二膦酸盐类能抑制破骨活性，减少骨小梁丢失，增加骨矿物质沉积，能较为有效的防治骨质疏松和骨折。氟化物有很强的骨同化作用，但常引起胃炎、肌腱炎，甚至关节炎，不宜应用于老年人。对于患有骨质疏松的老年人，治疗方案中还应包括适量的负重运动（如走路）、补充维生素 D 和钙剂。

### （四）治疗风湿性疼痛的药物

风湿性疾病是老年人常见病和高致残性疾病，可用非甾体抗炎药、皮质激素等治疗，但老年病人使用这两类药物的指征应谨慎掌握。非甾体抗炎药可引起老年病人胃肠道刺激或出血。除了药物治疗外，体育疗法也是提高风湿性关节炎病人关节功能和生活质量的重要手段。

### （五）治疗消化系统疾病的药物

（1）上消化道疾病　老年消化性溃疡病人的治疗最好选择雷尼替丁，优点是每日一次给药，药物相互作用少，还能有效预防十二指肠溃疡复发性出血。现发现幽门螺杆菌感染与胃和十二指肠溃疡复发有关，治疗老年病人消化性溃疡病兼有幽门螺杆菌感染，应合并使用抗菌药物，如枸橼酸铋钾（bismuth potassium citrate）或次水杨酸铋和阿莫西林、甲硝唑合用。硫糖铝（sucralfate）不应与 $H_2$ 受体阻滞剂合用。

（2）便秘　便秘是老年病人常见症状，年老体弱病人粪便干结和排便次数少，通常需常规使用缓泻剂。不适用液体泻药的病人，可使用植物纤维类膨胀泻药，必要时可用渗透性泻药山梨醇或乳糖。对一些顽固性肠蠕动减少的老年病人，口服成人 1/2 量的番泻叶制剂或比沙可啶（bisacodyl），直到改善症状。老年病人在缓泻药开始使用时剂量应较低，起效后应尝试减少或停止使用缓泻药。

（3）大便失禁　大便失禁是严重残疾。功能性大便失禁为虚弱或腹泻病人不能及时上厕所所致，这些病人肠道和括约肌无异常，只需针对虚弱和腹泻治疗。粪便嵌塞为结肠或直肠阻碍引起失禁，通常漏出稀软大便，可通过消除嵌塞的合理措施治疗大便失禁。括约肌或肠功能紊乱引起的大便失禁，可用止泻药如地芬诺酯（diphenoxylate）、洛哌丁胺（loperamide）等以最小剂量控制排便次数。

### （六）治疗尿失禁的药物

尿失禁在老年人较为常见，分为医源性急性尿失禁和慢性尿失禁。医源性急性尿失禁通常是功能性的，医源性因素去除即可恢复，慢性尿失禁常需要药物治疗。由于膀胱逼尿肌主要受副交感神经支配，因此抗胆碱药依美溴铵（emepronium bromide）、双环维林（dicycloverine）和溴丙胺太林等可降低逼尿肌收缩、增加膀胱容量而治疗尿失禁。奥昔布宁（oxybutynin）是这些药物中最常用的，但是，老年病人常因药物的不良反应如精神错乱、口干、恶心、便秘、瞳孔散大、心动过速而限制作用。丙米嗪具有抗胆碱作用，还能阻断神经末梢对去甲肾上腺素的再摄取，又有拟交感神经作用，也有直接抑制膀胱张力的作用。

### （七）治疗肿瘤的药物

老年人肿瘤发病率比年轻人高 7 倍，抗癌药物如甲氨蝶呤、环磷酰胺、普卡霉素（plicamycin）、链佐星（streptozocin，STZ）、博来霉素、顺铂、依托泊苷（etoposide）的剂量，可根据老年病人肌酐清除率进行调整。他莫昔芬（tamoxifen）为非甾体雌激素拮抗剂，能有效治疗雌激素受体阳性的乳腺癌，是年老体弱病人乳腺癌或转移瘤的首选药物。己烯雌酚仍用于治疗老年人前列腺转移癌，但可能引起严重静脉血栓。老年病人能较好耐受肿瘤放疗，对于外科手术则危险性增加。

### （八）治疗疼痛与麻醉药物

慢性疼痛是老年人多种疾病的最常见的症状之一。老年人应用非甾体抗炎药及吗啡类镇痛药应从小剂量开始，根据疼痛程度或耐受性适当增加剂量。神经系统疾病引起的严重疼痛，抗惊厥药苯妥英钠和卡马西平以及抗抑郁药地昔帕明（desipramine）是非常有用的辅助药，它们既能控制疼痛症状又有解除抑郁症的作用。老年病人硫喷妥钠诱导麻醉所需剂量可降低50%，这是由于硫喷妥钠从中枢神经系统清除减慢的缘故。随年龄增长，吸入性麻醉剂肺泡气最低有效浓度（MAC）降低。氟烷和异氟烷肺泡气苏醒浓度，也随年龄增长而降低。老年人琥珀胆碱和维库溴铵（vecuronium bromide）的神经肌肉阻断作用起效较慢，由于清除也减慢，老年人维库溴铵的肌松持续时间延长。

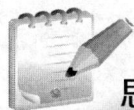

**思考题**

1. 查阅资料，为一老年 II 型糖尿病患者制定合理的治疗方案（包括饮食、运动和药物）。
2. 试比较老年人和小儿用药特点的异同。

## 第二节　妊娠和哺乳期妇女用药

妊娠和哺乳期妇女患病用药物治疗时，药物可通过胎盘和乳汁，使胎儿和婴幼儿成为无意之中的用药者，用药不当可以带来严重的危害。如 20 世纪 60 年代初期的"反应停"事件，就是妊娠早期妇女为治疗妊娠呕吐而服用沙利度胺（thalidomide，反应停）后引起数以万计的短肢畸形"海豹儿"的降生，震惊世界。与此同时，由于顾及伦理、医学、法律，以及胎儿安全等多方面问题，研究者又很少在妊娠和哺乳期女性中进行临床实验。鉴于以上原因，妊娠和哺乳期合理用药对保证母婴安全至关重要，同时又需要临床治疗团队对于使用特定制剂的收益和风险做出客观地评估，既考虑药物在母体内的药动学特点及其药效发挥，还应考虑药物经胎盘对胎儿或通过乳汁对新生儿的影响和这些药物在胎儿或新生儿体内的药动学特点及其药效的发挥。

### 一、妊娠期药动学特点

### （一）药物在妊娠母体内药动学

在妊娠期，母体的生理功能发生多种变化（表7-3），这些变化可以改变母体药物的体内过程和作用，因此，对毒副反应大，安全范围狭窄的药物，应进行血药物浓度监测。

表7-3　妊娠期可能影响药动学的母体生理学改变

| 系统/功能 | 生理改变 | 改变程度 |
|---|---|---|
| 心血管系统 | 心输出量 | ↑30% ~ 50% |
| | 心率 | ↑20% |
| | 搏出量 | ↑10% |
| 血流量 | 子宫 | ↑950%到500ml |
| | 肾 | ↑60% ~ 80% |
| | 肝 | ↑75% |
| | 皮肤（手） | ↑600% ~ 700% |
| 血液系统 | 血浆容量 | ↑50% |
| | 红细胞 | ↑18% ~ 30% |
| | 血浆白蛋白浓度 | ↓30% |
| | 血浆脂质 | ↑66% |
| 呼吸系统 | 潮气量 | ↑40% |
| 胃肠道系统 | 胃张力/运动 | ↓ |
| | 肠运动 | ↓ |
| 肾功能 | 肾小球滤过率 | ↑50% |
| 机体 | 水 | ↑ |
| | 脂肪 | ↑ |

（1）药物吸收　普遍认为妊娠早期和中期，因孕激素的影响，胃酸分泌减少、胃排空延迟、肠蠕动减弱，使口服药物的吸收延缓，达峰时间延长，峰浓度降低。难溶性药物（如地高辛）因药物通过肠道的时间延长而生物利用度提高。此外，早孕反应呕吐可导致药物吸收减慢减少。

然而也有对非分娩期孕妇利用动态超声评价胃排空对乙酰氨基酚的吸收进行研究，表明妊娠初期、后期及产后，胃的排空并无差异。仅在妊娠后期，胃肠通过时间有所延长。妊娠妇女由于肺潮气量和每分钟通气量明显增加，心输出量和肺血流量也增加，可使呼吸道吸入经肺泡摄取的药量增加。

（2）药物分布　妊娠期血浆容积约增加50%、脂肪约增加25%，体液含量亦有所增加，使药物的分布容积增大，同时，还伴随清除率的增加，导致血药浓度低于非妊娠期。此时，尽管妊娠期白蛋白生成速度加快，但血浆容积增大造成血浆蛋白的浓度相对较低，且妊娠期较多蛋白结合部位被内分泌激素等物质所占据，所以妊娠期药物与蛋白结合率降低，游离型药物增多，药效和不良反应增强，药物进入胎盘也可增多。试验证明，在妊娠期地西泮、苯妥英钠、苯巴比妥、利多卡因、哌替啶、地塞米松、普萘洛尔、水杨酸和磺胺异噁唑等药物的游离型增加。

（3）药物消除　妊娠期间，雌二醇的水平比未妊娠期基线水平升高100倍，孕酮也显著增加，黄体水平从30~40 ng/ml升高到100~200ng/ml。雌激素和孕酮浓度增高，连同其他胎盘激素的变化，引起肝脏微粒体药物羟化酶活性改变。妊娠期因代谢酶活性增加，而需增加剂量的药物有苯妥英钠、苯巴比妥、扑米酮、乙琥胺、卡马西平等。Bologna 等人则发现妊娠期 N – 乙酰基转移酶（NAT）的活性会下降。

妊娠期心输出量增加，肾血流量及肾小球滤过均增加，肾排泄药物或其代谢产物加快，使主要以原型从尿中排出的药物如注射用硫酸镁、地高辛、碳酸锂等消除加快，血药浓度降低。妊娠期在应用氨苄西林、苯唑西林、红霉素、庆大霉素、卡那霉素、阿米卡星（amikacin）及呋喃妥因（nitrofurantoin）等抗菌药物时，为维持有效的抗菌浓度，必须适当增加用量。妊娠高血压时，孕妇肾功能受影响而药物排泄减少。妊娠晚期仰卧位时肾血流减少，造成肾排泄药物减慢。

### （二）药物在胎儿体内过程

胎儿各器官及功能处于发育阶段，其药物体内过程与成人有所不同，具有自身特点。

（1）药物吸收　胎盘由羊膜、属于子体部分的密绒毛膜和属于母体部分的底蜕膜构成，将母血与胎儿血分开，称"胎盘屏障"。绒毛膜是胎盘主要功能部分，起着物质交换和分泌某些内分泌激素的作用，是胎盘循环的部位。

大部分药物经胎盘转运进入胎儿体内，也有少量药物经羊膜转运进入羊水中，胎儿通过吞饮羊水，使羊水中少量药物经胃肠道而被吸收，而经胎儿尿排入羊水的药物和代谢产物，也可随胎儿吞饮羊水又重吸收，形成羊水肠道循环。此外，胎儿皮肤也可从羊水中吸收药物。大部分经由胎盘 – 脐静脉血转运的药物，在未进入胎儿全身循环前须经过肝脏，因此在胎儿体内也存在首过效应。

（2）药物分布　胎儿肝、脑器官相对较大，血流量多。药物进入脐静脉后约 60% ~80% 的血流进入肝脏，故肝内药物分布较多。脐静脉血还可经门脉或静脉导管、进入下腔静脉而到达右心房，减少药物在肝内代谢。胎儿血脑屏障发育不健全，药物易进入中枢神经系统。胎儿血浆蛋白含量较母体为低，因此进入组织中的游离药物浓度较高。但与胎儿血浆蛋白结合的药物不能通过胎盘向母体转运，延长药物在胎儿体内停留时间。此外，胎儿体内脂肪组织较少，可影响某些脂溶性药物的分布。

（3）药物消除　胎儿的肝脏是药物代谢的主要器官，早在妊娠第 7 ~8 周即可对药物进行代谢，其他组织如胎盘、肾上腺、肾和肺也含代谢药物的酶。由于胎儿肝、肾器官功能尚未完善，对药物的消除能力低。胎儿与母体的肝脏相比除了大小相差悬殊外，其肝药酶活性也相对缺乏，一般仅为成人肝脏活性的 30% ~60%，尤其是缺乏催化药物结合反应的酶，特别是葡萄糖醛酸转移酶，故对一些药物如水杨酸盐等解毒差。胎儿的肾小球滤过率甚低，肾排泄药物功能极差。胎儿进行药物消除的主要方式是将药物或其代谢物经胎盘返运回母体，由母体消除。药物经代谢脂溶性降低后，则返回母体血中的速度降低，药物易在胎儿体内蓄积，如地西泮的代谢物甲基安定易蓄积于肝脏，反应停的代谢物也可大量蓄积于胎儿体内而引起毒性。尤其当胎儿体内药酶受母体应用的药物或食品添加剂的诱导作用，使胎儿体内一些芳香烃类化学物质转化为活性代谢物，可引起对胎儿的毒性或致畸反应。

## 二、妊娠期临床用药

### （一）妊娠期用药特点

在妊娠期，母体和胎儿是处于同一环境中两个紧密联系的独立个体，母体用药治疗必然影响到胎儿，胚胎及胎儿对药物较为敏感，药物可通过胎盘直接进入胎儿体内对胎儿产生不良影响，这可以是药物的直接毒性作用，也可通过影响胎盘功能而间接影响胎儿，或作用于母体间接影响胎儿。药物对胎儿的毒性作用不仅能表现在各组织器官形态和结构上，也可能表现在生理功能、生化反应以及行为和生长发育等方面异常。

由于妊娠不同阶段胚胎发育的特点，药物对胎儿的毒性作用也各不相同，在妊娠前20天内，胚胎发育正处在细胞增殖早期，细胞还没有进行分化，药物损害常导致胚胎死亡或流产，如只部分细胞受损，补偿机能可使胚胎继续发育。在妊娠3周至3个月内是细胞分化器官形成期，是药物致畸最敏感的阶段。此期胎儿心脏、神经系统、呼吸系统、四肢、性腺及外阴相继发育，药物损害可影响器官形成，导致畸形，所以用药要特别慎重。3个月后器官已分化完成，药物很少致畸。但胎儿的牙齿、神经系统和女性生殖系统还在继续发育，药物毒性可使胎儿发育迟缓或造成某些功能缺陷。

此外，药物致畸除考虑妊娠期用药外，也应防止一些妇女可能在妊娠前已接触过有致畸危险的药物。甚至也要考虑父体用药造成后代致畸的可能。已有报道，接受抗癫痫治疗的男病人（其女方正常，未用过药）所生后代有缺陷，很可能是苯妥英钠等抗癫痫药物通过精子或精液影响胚胎的正常发育。

在新药不断推出的今天，对尚未明确新药的致畸危险时，孕妇选药应慎重，尤其是妊娠头三个月内。但如确实病情需要，在权衡利弊之下，也不应过于顾虑而延误母体必要的治疗需求。因为一些疾病，如糖尿病、癫痫的惊厥发作、子宫内感染（如梅毒）等也有致畸的可能。

### （二）妊娠期用药的临床评价

目前已知有近百种临床使用的药物有致畸作用，药物致畸一般发生在孕期前3个月内（受精卵正处于各器官组织的分化阶段）。表7-4仅列出部分具有致畸作用的药物和化学物质，没有包括病毒如风疹或水痘及孕妇的病理情况如糖尿病，这些也可作为"环境"性致畸因素。

表7-4　部分已知的致畸药物和化学物质

| 药物和化学物质 | 对胎儿主要危害 |
| --- | --- |
| 乙醇 | 生长延缓，智力低下，心、肾、眼等多器官病变 |
| 四环素 | 损害胎儿骨骼、牙齿，多种先天缺陷 |
| 烷化剂（环磷酰胺，白消安，氮芥等） | 多发畸形，生长迟缓 |
| 抗代谢药（氨蝶呤，氟尿嘧啶，巯嘌呤等） | 多发畸形，生长迟缓 |
| 一氧化碳 | 脑萎缩，智力低下，死胎 |
| 香豆素类抗凝血药 | 中枢神经，面部及骨骼畸形 |
| 己烯雌酚 | 女婴生殖道异常，阴道癌 |

续表

| 药物和化学物质 | 对胎儿主要危害 |
|---|---|
| 青霉胺 | 皮肤弹性组织变性 |
| 苯妥英 | 颜面畸形，发育迟缓，智力低下 |
| 卡马西平 | 中枢神经缺陷增加 |
| 三甲双酮 | 多发畸形 |
| 丙戊酸 | 发育迟缓，多发畸形 |
| 异维A酸（内服） | 早期流产，多发畸形 |
| 沙利度胺 | 肢体畸形，心、肾等器官缺陷 |
| 甲基汞，硫酸汞 | 头、眼畸形、脑瘫、智力低下等 |
| 铅 | 发育迟缓 |
| 锂 | 心血管畸形率增加 |
| 多氯化联苯 | 出生后多器官缺陷 |

为了更好地指导医药专家在妊娠妇女治疗过程中的药物选择，美国食品药品管理局（FDA）自1975年开始，根据药物对胎儿的致畸危险性，就药物对妊娠妇女的治疗获益和胎儿的潜在危险进行评估，将药物分为5类，分别用A、B、C、D、X五个字母表示，每一类具体含义见表7-5。

表7-5　目前FDA妊娠用药的分类

| 分类 | 含义描述 |
|---|---|
| A | Adequate, well – controlled studies in pregnant women have not shown an increased risk of fetal abnormalities. |
| B | Animal studies have revealed no evidence of harm to the fetus, however, there are no adequate and well – controlled studies in pregnant women.<br>Animal studies have shown an adverse effect, but adequate and well – controlled studies in pregnant women have failed to demonstrate a risk to the fetus. |
| C | Animal studies have shown an adverse effect and there are no adequate and well – controlled studies in pregnant women.<br>No animal studies have been conducted and there are no adequate and well – controlled studies in pregnant women. |
| D | Studies, adequate well – controlled or observational, in pregnant women have demonstrated a risk to the fetus. However, the benefits of therapy may outweigh the potential risk. |
| X | Studies, adequate well – controlled or observational, in animals or pregnant women have demonstratedpositive evidence of fetal abnormalities. The use of the product is contraindicated in women who are or may become pregnant. |

孕妇出现临床必须用药指征时，A类、B类药可安全使用；C类药在权衡利弊后慎重使用；D类和X类药在妊娠期应避免使用。

需要强调的是，该分类是在药物常用剂量下评价妊娠期妇女用药对胎儿的危害性，药物作用有剂量的差异，当A类药大剂量时则可能产生C类药或X类药的危害。这一分类系统，是以药物对妊娠妇女的治疗获益和对胎儿的潜在危险进行评估，并不反映药物的真正毒性大小，例如口服避孕药毒副作用小，但标记为 X 类，只是因为妊娠期间没有必要使用该类药物。

目前许多药物对胎儿的影响仍知之甚少，多数药物在妊娠期的特点尚未被阐明，许多药物因为没有进行相关的动物实验而归入 C 类。故妊娠期用药应当慎之又慎。

**（三）妊娠期用药的基本原则**

妊娠期用药需有明确指征。应采用疗效肯定、不良反应小且已清楚的老药，避免使用尚难确定有无不良影响的新药，小剂量有效的避免用大剂量，单药有效地避免联合用药。用药时需清楚地了解妊娠周数，在妊娠头 3 个月是胚胎器官形成期，应尽量避免使用药物。如应用可能对胎儿有影响的药物时，要权衡利弊以后再决定是否用药。若病情急需，应用肯定对胎儿有危害的药物，则应先终止妊娠后再用药。

**（四）孕妇慎用的治疗药物**

**1. 抗感染药物** 抗菌药是妊娠期间最常用的药物，抗菌治疗学的一般性原则同样适用于妊娠期。然而妊娠期的生理改变，往往影响药物的药动学过程，为使感染部位达到足够的药物浓度，剂量应进行调整。例如青霉素和头孢菌素类在妊娠期间血药浓度较低，因而应增加剂量。子宫内药物难以到达的部位是羊水，除有少量药物经羊膜转运进入羊水中外，大部分药物必须先通过胎盘转运到胎儿，而后再由胎儿体内排泄到羊水中。因此，子宫内感染的治疗必须高剂量静注抗菌药物。

（1）妊娠期间可安全使用的抗菌药物 ①青霉素类是最为安全的抗菌药，大量研究未发现对胎儿或胚胎有毒性。②第三、四代头孢菌素也已广泛用于妊娠期，这类药物也较易通过胎盘屏障。③红霉素是治疗妊娠期支原体感染的重要药物，由于较难通过胎盘屏障以致对胎儿没有治疗作用。④克林霉素（clindamycin）可通过胎盘屏障并在胎儿组织内达到治疗浓度，常用于治疗羊水内和分娩后耐药的厌氧菌感染。

（2）妊娠期间慎用或禁用的抗菌药物 ①氨基糖苷类除庆大霉素属 C 类，其余多属 D 类。可以通过胎盘，使胎儿听神经损害发生率增加。②四环素属 D 类，在胎儿骨和牙齿发育期间给四环素（妊娠 4～5 个月），使骨和牙黄染，骨骼发育不全。③氟喹诺酮类多属 C 类，在未成年动物可发生负重关节的关节病，妊娠期禁用。④磺胺类与甲氧苄啶均为叶酸合成抑制剂，复方新诺明（磺胺甲噁唑与甲氧苄啶复方制剂）在妊娠最初三个月期应用，使出生缺陷发生率明显提高，应禁用。

（3）抗病毒药 阿昔洛韦（aciclovir）和齐多夫定（zidovudine）属 C 类，近年来在治疗获得性免疫缺陷症（AIDS）的妊娠妇女中表明，齐多夫定治疗组与安慰剂组比较，婴儿感染人免疫缺陷病毒（HIV）的机会降低 67.5%，有益作用相当明显。

（4）抗真菌药 妊娠期间容易患白色念珠菌性阴道炎，局部应用克霉唑（B 类）、咪康唑（C 类）以及全身性应用两性霉素 B（B 类）均未见有致畸报告。有证据表明氟康唑、酮康唑、氟胞嘧啶（flucytosine）和灰黄霉素（griseofulvin）在动物有致畸和胚胎毒性。

**2. 作用于心血管系统的药物**

（1）抗高血压药 妊娠妇女中 5%～10% 并发高血压或子痫，应进行适当治疗。

常用药物有：①α 受体阻断剂，多属 C 类。妊娠期间单用哌唑嗪治疗仅有少量报道，多数与 β 受体阻断剂联合应用。②β 受体阻断剂，多属 C 类。在妊娠期间 β 受体阻断剂广泛应用于高血压、甲状腺功能亢进及母体、胎儿过速型心律失常。③中枢作用的降压药，属 B 类。甲基多巴、可乐定由于具有一定安全范围，常用于治疗孕妇高血压。④血管扩张药属 C 类。单用肼屈嗪或与其他抗高血压药合用对妊娠高血压既安全又有效。⑤钙拮抗剂，属 C 类。硝苯地平和其他二氢吡啶类药物用于治疗妊娠期间高血压有较好的疗效，对母亲和胎儿安全性，尚需进一步研究。⑥利尿降压药属 C 类。噻嗪类、呋塞米及潴钾利尿药对人类均没有致畸作用，但胎儿在出生后常常出现少尿，血浆低钠、低钾、低渗。妊娠期间只有在其他治疗措施失效时才考虑使用这些利尿药。⑦血管紧张素转换酶（ACE）抑制剂属 C 或 D 类。妊娠的中间和后 3 个月中服用血管紧张素转换酶抑制剂可致胎儿发育迟缓、胎儿肾衰造成羊水过少及头骨发育不全，在新生儿时期产生低血压、无尿或少尿等。血管紧张素转换酶抑制剂可使胎儿血管扩张、血压下降及胎儿循环损害。

（2）抗心律失常药和强心苷　妊娠期间发生孕妇和胎儿心律失常可能危及母亲和胎儿的生命，应进行药物治疗。常用药物有：①地高辛属 C 类。孕妇使用治疗剂量，未发现致畸或对胎儿的毒性。②奎尼丁属 C 类。由于可能发生室性心律失常的危险，故应在医院心脏监测下给药。③普鲁卡因胺属 C 类。易通过胎盘，可作为未明确诊断的复合性心动过速急性治疗的一线药。④利多卡因属 B 类。若血浆浓度高则对新生儿有中枢抑制作用。⑤维拉帕米属 C 类。在母体用药后，可成功地使胎儿心律失常转复，但理论上维拉帕米可减少子宫血流量，因而应谨慎使用。⑥胺碘酮属 D 类。胺碘酮对胎儿心脏及甲状腺功能有影响，在妊娠的最初三个月应避免使用，仅用于对其他治疗无效而危及生命的心律失常者。

（3）抗凝血药和溶栓药　妊娠是一种高凝状态，静脉血栓栓塞是一种主要并发症，发生率为 1/1000，肺栓塞是孕妇死亡的最常见原因，抗凝药常用于阻止有栓塞倾向妇女血栓栓塞的发生。常用药物有：①香豆素类属 X 类。孕妇在妊娠 6~9 周用药胎儿可出现华法林症状，使用华法林的胎儿中约 50% 末端发育不全而出现手指缩短。在妊娠中间和后个 3 个月期间应用香豆素衍生物与胎儿中枢神经缺陷、小头畸形、脑积水、精神呆滞和视神经萎缩等有关。②肝素属 C 类。由于肝素分子量大，不能通过胎盘，故对胎儿是安全的。妊娠期间长时间肝素治疗的主要危害作用是孕妇骨质疏松和血小板减少。在分娩当日，剂量应减少到每 12 小时 7500U 或更少，以降低过度出血的危害。同时应监测凝血酶原时间，若延长则提示有产生出血并发症的危害，应给予鱼精蛋白进行对抗。

**3. 作用于神经系统药物**

（1）阿片类镇痛药　以吗啡为代表的阿片类镇痛药都能通过胎盘，多属 C 类。孕妇长期应用吗啡成瘾者其新生儿亦可出现戒断症状，临床尚未发现对胎儿有致畸作用。目前哌替啶用于分娩镇痛较为广泛，但应用不当可致新生儿呼吸抑制，哌替啶对新生儿的影响与产妇用药量及用药至胎儿娩出的时间间隔有关，产妇肌注或静注哌替啶后 1 小时内分娩者，对新生儿并无明显抑制，若用药后 2~3 小时内分娩者，其新生儿最容易出现呼吸抑制。

（2）解热镇痛药　以阿司匹林为代表的非甾体类抗炎药多属 C 类，妊娠后期为 D 类。阿司匹林常用于妊娠期间的疼痛、炎症，低剂量阿司匹林（如 40～150mg/d）可防止妊娠高血压、子痫和子痫先兆。尽管阿司匹林不引起妊娠最初三个月的致畸作用，但在后 3 个月特别是在分娩前应特别谨慎，阿司匹林干扰母体血小板血栓素 $A_2$ 的合成。若用高剂量的阿司匹林时，药物通过胎盘可能抑制胎儿环加氧酶，干扰胎儿的前列腺素合成，引起分娩时出血和中枢神经系统出血。

（3）麻醉药　目前尚无证据表明妊娠早期使用一次麻醉药可引起胎儿畸形，但在分娩期间应用全麻药对新生儿可能产生呼吸抑制，在分娩前应尽可能短时间的接触麻醉药。

（4）抗癫痫药　妊娠期间癫痫发作对母亲和后代都是危险的，癫痫发作可致死产、小头畸形（microcephaly）、智力迟钝等。一般认为妊娠期间癫痫发作需适当治疗，然而几乎所有抗癫痫药，包括卡马西平、苯巴比妥、苯妥英、扑米酮和丙戊酸（valproic acid）都可致先天性畸形。卡马西平属 C 类，其余均属 D 类。抗癫痫药的选择应该使癫痫发作得到最适控制，并适当补充叶酸（folic acid），对于癫痫大发作，现认为卡马西平和苯二氮䓬类是首选药。使用卡马西平增加神经管缺陷的危险性约 1%，神经管缺陷可在妊娠第 18 周期间通过测定子宫内甲胎蛋白及胎儿超声发现。妊娠期间苯妥英钠治疗可出现一系列畸形，其异常包括颅与面部畸形、远侧的骨和指甲发育不全、生长不足、智力迟钝和心脏缺陷。对于癫痫小发作，以乙琥胺为代表的丁二酰亚胺类是妊娠最初三个月的首选药。

（5）苯二氮䓬类　以地西泮为代表的苯二氮䓬类属 D 类。在妊娠期间应用苯二氮䓬类可能损害胎儿神经发育，裂唇或裂腭发生率也可能增加。

（6）抗胆碱药　以阿托品为代表的抗胆碱药多属 C 类。阿托品易通过胎盘，对胎儿呼吸运动有影响，而对心率没有影响，未发现先天性畸形。

**4. 抗组胺药**　大多数抗组胺药对孕妇及胎儿的影响属 B 类和 C 类。目前仅发现溴苯那敏与畸形有关，65 例妊娠早期服用溴苯那敏者中有 10 例发生胎儿畸形，很少报道其他抗组胺药在人类有致畸作用，但对孕妇使用抗组胺药的安全性问题尚无肯定的结论，因此妊娠 3 个月以内的孕妇一般仍应禁用抗组胺药。

**5. 降糖药**　胰岛素属 B 类，不能通过胎盘，围产期用于控制血糖，可降低糖尿病人胎儿死亡率及畸胎率。孕期使用口服降糖药磺酰脲类（甲苯磺丁脲）疗效差，并有致畸报道，应禁用。双胍类（苯乙双胍）对孕妇及胎儿的不良反应均较重，属禁用。

**6. 止吐药**　恶心、呕吐是妊娠早期常见症状，有些病人需要治疗，常用的止吐药物为氯丙嗪、异丙嗪，属 C 类药，应慎用。美克洛嗪和塞克利嗪为哌嗪衍生物属于 B 类药，目前流行病学调查及动物试验尚未发现致畸作用，但仍有必要进行深入研究。

**7. 性激素类药**　妊娠期间雄性激素和女性激素均不应使用，因可引起男婴女性化、女婴男性化，孕早期用己烯雌酚可致女孩青春期后的阴道腺癌、透明细胞癌的发生，还可造成胎儿生殖器官畸形。

**8. 产科用药**　产科中常用治疗早产的药物有以下几类。

（1）$\beta_2$ 受体激动剂　利托君（ritodrine）是目前最常用的治疗早产药物之一，属 B 类。用于延长 48 小时分娩是有效的，但用药孕妇常伴有多种不良反应，主要是由于激

动子宫外 $\beta_2$ 受体和 $\beta_1$ 受体引起的。

（2）非选择性环氧酶抑制剂 吲哚美辛用于延长妊娠 7 ～ 10 天是有效的，但存在可能的不良反应包括孕妇持续性肺动脉高压和坏死性结肠炎，应慎用。

（3）硝酸甘油 用于产前、产中或产后紧急子宫舒张。可用静注、贴剂或舌下喷雾方法给药，低剂量时（50 ～ 250mg/次，重复 3 次）对孕妇和胎儿是安全的。

### 三、哺乳期临床用药

哺乳是一个重要的生理过程，对婴儿提供理想的营养以及抗病能力。几乎所有药物均能进入乳汁并可被婴儿吸收，因此，哺乳期用药的选择应慎重。现将产后哺乳妇女经常应用的药物对乳婴的影响分述如下。

（1）镇痛药及解热镇痛药 阿片类镇痛药能在母乳中检出，但含量很低，不足以对婴儿产生影响。阿司匹林和对乙酰氨基酚可用于产后期，保泰松毒性较大，应谨慎使用。

（2）镇静催眠药 地西泮、氯硝西泮、劳拉西泮、奥沙西泮、咪达唑仑、硝西泮等可进入乳汁中，但浓度很低，故婴儿不可能摄入高剂量的药物，但若为早产儿由乳母摄入高浓度的药物则可能产生毒性。

（3）抗癫痫药 苯妥英、苯巴比妥、丙戊酸、地西泮等药物的乳汁与血浆浓度比率均低于 0.5，故进入婴儿体内的药量一般无临床意义。扑米酮和乙琥胺的比率则高于 0.6，应慎用。

（4）抗精神病药 锂盐可进入母乳，由于它可经胃肠道完全吸收，能引起婴儿毒性反应，可出现低体温、青紫，故哺乳期应禁忌。三环抗抑郁药丙米嗪、去甲丙米嗪和阿米替林进入乳汁中量很小，对婴儿无明显影响，但连续应用对婴儿有害，应慎用。

（5）抗高血压药 利舍平虽可以进入乳汁，但已有报道没有观察到有害作用。大多数抗高血压药在乳汁中含量很低，对婴儿无明显影响。

（6）抗凝药 肝素在生理 pH 值条件下，为一离子化的高分子量黏多糖，故不会进入乳汁。华法林可与白蛋白高度结合，亦不会大量进入乳汁。两者均能安全用于授乳妇女。

（7）甲状腺激素与抗甲状腺药 乳汁中的甲状腺素不会对婴儿产生明显影响，丙硫氧嘧啶、甲巯咪唑（thiamazole）可进入乳汁，乳母服用此药可造成婴儿甲状腺功能减退和甲状腺肿，使用放射性碘，亦应预先停止哺乳。

（8）避孕药 进入乳汁中的孕激素和雌激素总量不足母体用量的1%，授乳妇女应用低剂量口服避孕药后，未发现明显毒性。但服用过高剂量的避孕药可能对婴儿有毒性，有个别病例报告男婴发生女性型乳房，女婴有阴道上皮增生。长效避孕药甲地孕酮进入婴儿体内的药量亦低于母亲用量的1%。

（9）抗生素及其他抗菌药 大多数抗生素具有较高的分布容积及较低的血浆浓度，故向乳汁转运很少，因而毒性很低。氯霉素乳汁中浓度高于青霉素，乳与血浆比率约为 0.5，由于氯霉素可能引起新生儿骨髓抑制，故授乳妇女应禁用。克林霉素对乳儿有明显毒性，研究发现克林霉素在乳汁中浓度可高于血浆浓度的数倍，能引起伪膜性结肠炎，故禁用。磺胺类药物的潜在危险是诱发婴儿核黄疸，但研究证明乳汁中浓度很低。四环素的情况类似，理论上可使婴儿牙齿黄染，由于进入乳汁中的药物浓度很低，故不会造成危害，但若乳母连续服用，则可能造成危害，应终止授乳。异烟肼可大量转运到乳汁中，造成婴儿肝中毒，故禁用。

（10）其他药物 麦角生物碱类可进入乳汁，并影响婴儿，同时也可抑制乳汁分泌，应避免使用。甲硝唑可大量转运到乳汁，对婴儿血液及神经系统产生毒性，应禁用。抗肿瘤药的资料较少，环磷酰胺等虽然进入乳汁中的量很少，但这些药物的远期作用也应考虑。

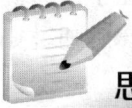

## 思考题

1. 某一妊娠 6 周的早孕妇女患了感冒，希望服药治疗，请您为她开一张处方，并说明其用药依据及可能的作用机制。

2. 查阅有关资料，对哺乳期妇女避孕措施列出几个合理方案。

3. 试列出妊娠期和哺乳期妇女应禁用的药物，并说明理由。

# 第三节 小儿用药

小儿时期包括新生儿期、婴儿期、幼儿期、学龄前期、学龄期、少年期等生长发育阶段。在此阶段，小儿，尤其是新生儿期（出生至生后 28 天），是很不成熟的个体，从解剖结构到生理和生化功能都处于不断发育时期，尤其肝肾功能与成人差异很大，因此，小儿的药动学和药效学特征与成人相比差异显著，不仅可能存在着量的差别，甚至可能产生质的差别，且不同年龄组儿童中间也有一定差异，如有些适合成人的药物，小儿可能禁用；有些药物小儿用量反比成人为大等。传统的小儿用药方案是按小儿体重、体表面积或依年龄照成人量折算，其共同缺点是把小儿看成小型成人。为保证用药安全、合理，应依小儿身体的特殊性及药物在体内的药动学和药效学特点选择用药。

## 一、小儿的生理特点及其对药动学的影响

小儿的机体组成和生理功能有许多区别于成人的特点，这些特点能影响药物在体内的吸收、分布、代谢和排泄，见表 7-2。

（1）小儿机体组成特点 小儿，尤其是新生儿及婴幼儿，其机体组织中水的比例比成人高。水分作为机体的基本成分，其百分含量随年龄增长而减少，正常成人为60%，新生儿为70%，而早产儿可高达85%以上。小儿过多的水分主要存在于细胞外液，水在体内转换也较成人快，但调节水和电解质代谢的功能较差。由于体液及细胞外液容量大，使用水溶性药物的分布容积增大，导致血药浓度降低，并使药物消除减慢；同时由于新生儿细胞内液较少，药物在细胞内浓度较成人高。

新生儿、婴幼儿皮肤嫩、角化层薄，皮下毛细血管丰富，而且其体表面积与体积的比例约是成人的 2 倍，外用药物很容易通过皮肤黏膜而吸收，经皮吸收药物较成人

快而多，因而易致药物吸收过量产生不良反应乃至严重中毒，特别是用药面积大、皮肤黏膜有炎症或破损时。如用阿托品滴眼可产生严重全身反应，应用新霉素治疗烫伤而发生严重的听力减退，硼酸治疗湿疹可引起呕吐和肾功能损害等不良反应，因而对皮肤、黏膜用药应予注意。

小儿体内脂肪含量多少随年龄增长变化，早产儿一般消瘦，脂肪仅3%，足月新生儿为12%，以后随年龄增长逐渐递增到青春期，体脂含量的变化影响脂溶性药物的分布与再分布，由于体内脂肪含量低，使脂溶性药物分布容积变小，血中游离药物浓度高而易中毒。

新生儿及婴幼儿血浆蛋白浓度低，结合力较差，再加上新生儿体内存在许多能与血浆蛋白竞争结合的内源性物质如激素、胆红素和游离脂肪酸等，影响药物与血浆蛋白的结合率，使血中结合型药物减少，游离药物浓度明显增加。新生儿对阿司匹林和地西泮敏感的原因可能与脑组织中游离药物浓度增加有关。特别在应用与血浆蛋白结合率较高的药物如阿司匹林，苯妥英钠、苯巴比妥等时，较易引起药效增强或中毒。此外，新生儿胆红素与血浆蛋白亲和力比成人低很多，要等到出生后5个月才能达成人水平，与血浆蛋白结合率高的药物，如磺胺药、阿司匹林和合成的维生素K等可将已与血浆蛋白结合的胆红素竞争性置换出来，增加的游离型胆红素可透过血脑屏障引起脑核黄疸，故出生一周内的新生儿应禁用上述药物。

（2）小儿水盐代谢　小儿调节水和电解质代谢的功能较差，对可引起水盐代谢紊乱的药物如泻药、利尿药等特别敏感。小儿钙盐代谢旺盛，极易受药物影响，如苯妥英钠影响钙盐吸收，皮质激素除影响钙盐吸收外还影响骨质钙盐代谢，雄激素及同化激素可加速小儿骨骼融合，均能抑制小儿骨骼生长，影响生长高度。七岁以下儿童牙齿和骨骼生长旺盛，四环素类能与钙盐形成络合物，除使牙齿黄染外，还使齿质易致蛀龋，并影响骨质生长。

（3）小儿内分泌与营养利用　小儿的正常发育依赖于内分泌的协调和营养的充分供应、吸收及利用。许多激素及抗激素制剂都能干扰小儿内分泌平衡而影响生长发育，值得注意的是一些中药如人参、蜂王浆等也可兴奋垂体分泌促性腺激素，使小儿出现性早熟。对使用影响食欲、营养物质吸收、利用和代谢的药物也应注意，较长时间使用这些药物将使小儿的营养缺乏，影响小儿身体和智力的正常发育。如有引起恶心影响食欲的抗胆碱药、苯丙胺等；可致腹泻副作用而影响吸收的药物，以及活性炭等吸附药、矿物油及抗菌药等影响维生素的吸收；异烟肼影响维生素 $B_6$ 的利用；抗叶酸药、苯妥英钠、乙胺嘧啶等影响机体叶酸代谢。

（4）小儿遗传缺陷　许多有遗传缺陷的小儿表面看来发育正常，但对某些药物的反应异常。如葡萄糖－6－磷酸脱氢酶缺乏症患儿对多种磺胺药、抗疟药、砜类抗麻风药、氯丙嗪、维生素C、阿司匹林、硝基呋喃类抗菌药等可出现溶血反应，并常较成人严重。如溶血发生在新生儿期，会加重本来已有的黄疸。一些遗传缺陷可影响药物生物转化，如乙酰化酶缺陷致异烟肼灭活减慢；对位羟化酶不足致苯妥英钠灭活减慢；血浆胆碱酯酶缺乏虽较少见，但当此类病儿应用琥珀胆碱时，可致呼吸肌产生持久性麻痹而发生致命性的呼吸停止；新生儿红细胞内高铁血红蛋白还原酶活性低，甚至缺乏时，一旦应用磺胺类、对乙酰氨基酚等药物即可引起高铁蛋白血症。

（5）小儿神经系统　新生儿神经系统发育不健全，尤其血脑屏障通透性高，很多药物易通过血脑屏障，使中枢神经系统易受药物影响。如小儿对异丙嗪及氯丙嗪较敏感，易致昏睡；吗啡较易使新生儿呼吸中枢受抑制；长期应用抗癫痫药如苯巴比妥，其中枢抑制作用会影响小儿智力发育及性格成长；皮质激素、四环素、维生素 A、氨硫脲（thioacetazone）等可引起脑脊液压力增高，致婴儿囟门饱满隆起，甚至脑水肿。

（6）小儿胃肠道　新生儿胃黏膜尚未发育成熟，胃酸分泌很少，宜口服液体制剂，可避免药物溶解问题。新生儿胃肠蠕动慢，会使口服药物达到治疗血药浓度时间延长，但对生物利用度的影响不一。地高辛、磺胺类、甲氧苄啶、地西泮等主要在胃内吸收的药物，其生物利用度大于成人；而苯妥英钠、苯巴比妥等则吸收减少。新生儿胆汁分泌减少，脂肪消化能力不足，脂溶性维生素吸收较差。核黄素等主要靠肠黏膜主动转运机制吸收的药物，因转运机制尚未发育健全，吸收受到限制。一般由于新生儿肠蠕动不规则，药物吸收不稳定，个体差异较大。

（7）小儿肝脏　小儿肝功能尚未完善，尤其新生儿肝微粒体酶发育不足，肝内药物代谢酶活性低，药物清除率下降，易造成药物在体内的蓄积而引起严重的不良反应。随年龄增加，肝内药物代谢酶系迅速发育，一般约 6 个月即可达成人水平，随后代谢能力继续增加而超过成人水平，约在 2~3 岁时降到成人水平。小儿肝重相对偏大，肝血流量相对较多，微粒体酶易诱导增生，一般一月即可达成人水平。临床上给产前母体或给新生儿用苯巴比妥防治新生儿核黄疸，就是通过肝药酶诱导作用，加速胆红素代谢。

新生儿因葡萄糖醛酸结合酶不足，服用氯霉素易蓄积性中毒致"灰婴综合征"（当然也与肾功能不全排泄减慢有关），故新生儿禁用此药。磺胺药与生理性溶血产生的大量胆红素竞争与葡萄糖醛酸结合，致使胆红素不能迅速排出体外，通过血脑屏障而致脑核黄疸。新生儿肝脏药物生物转化能力低下，一般可使地西泮 $t_{1/2}$ 延长为 25~100 小时，苯妥英钠 $t_{1/2}$ 延长为 30~60 小时，氨茶碱 $t_{1/2}$ 为 24~36 小时。然而，儿童肝微粒体酶活性旺盛，对安替比林（phenazone）、保泰松（phenylbutazone）、地西泮、苯妥英钠等代谢速度均超过成人，故用药剂量相对较成人大，如茶碱需用到每天 24mg/kg 时方能与成人每天 13mg/kg 量的血药浓度相同。

新生儿有些药物生物转化途径和产物也与成人不同，如在新生儿有相当量的茶碱转化为咖啡因，而在成人并不产生这种变化。

（8）小儿肾脏　新生儿肾小球滤过率和肾小管分泌功能发育不全，按体表面积计算分别为成人的 30%~40% 和 20%~30%，药物消除能力较差。尿液 pH 较低，多数弱酸性药物如青霉素等经肾消除排泄慢，半衰期明显延长。

## 二、小儿应慎用的治疗药物

（1）抗菌药物　儿童使用抗菌药物的基本原则与成人相同，治疗前最好了解感染源的性质和对药物的敏感性。新生儿免疫系统尚未发育成熟，再加上初次接触药物，药物过敏反应发生率较低，但药物过敏反应的首次发生通常多在幼儿及儿童，且反应严重，应引起重视，尤其是应用青霉素或链霉素时均应作过敏试验。前面已提到的氨基糖苷类、四环素类及氯霉素可分别造成新生儿的第八对脑神经损伤、骨骼和牙齿损害及"灰婴综合征"。此外，由于青霉素主要从肾排泄，而新生儿肾功能和血脑屏障尚未发育完善，肾脏消除青霉素减慢，青霉素较易进入脑脊液和脑组织，使用大剂量青霉素时能引起中枢神经的刺激症状，如肌肉震颤，甚至惊厥。喹诺酮类药物可能损害人类幼年期的骨关节软骨组织，幼儿及青少年不宜选用。磺胺药在体内与胆红素竞争血浆蛋白结合位点，新生儿服用磺胺药后使血浆游离胆红素浓度升高，透过血脑屏障，沉积于大脑基底节神经细胞，导致胆红素脑病，故新生儿禁用磺胺药。

（2）抗癫痫药物　由于儿童处于持续生长发育阶段，药物代谢速率不断变化，所以需要根据血浆药物浓度监测来进行药物剂量调整。儿童因苯巴比妥过敏反应较多见。儿童使用苯妥英钠引起粉刺、牙龈增生与多毛等不良反应多见。另一常见毒性反应是癫痫发作频率增加，如果此时未检测血药浓度，则往往认为是剂量不足，再增加剂量则症状更显著。由于苯巴比妥、苯妥英钠的一些副作用，在癫痫儿童中属于二线药物，卡马西平、丙戊酸钠为一线抗癫痫药物。

（3）糖皮质激素　皮质激素用于许多儿童病症，例如哮喘、特异性湿疹、急性白血病、慢性肠炎、风湿性心肌炎、自发性血小板减少紫癜、肾上腺生殖器综合征等。儿童在确实需要使用皮质激素时应极为谨慎，应根据疾病需控制的程度、可接受副作用的程度等考虑用药及剂量。成人使用皮质激素引起的副作用在儿童都有，胃溃疡与骨质疏松的发生频率在儿童中较少见，精神失常较多见但常不被察觉，长期使用皮质激素的儿童其最严重的副作用是发育迟缓，因此临床剂量要尽可能小。为了减少皮质激素副作用，有些疾病（例如哮喘）治疗可以隔日给药。接受皮质激素治疗的儿童一旦感染病毒是很棘手的问题，尤其是水痘，此时皮质激素需减量，尽管这样，还是可能使疾病复发。

（4）铁剂　儿童贫血的主要原因是缺铁，3个月至3岁的儿童常有营养性缺铁，与其母亲缺铁、失血或婴儿期过多饮用牛奶有关。最好的预防措施是给这些婴儿补铁3个月（液体铁剂，每日2mg/kg）。已确诊贫血的婴儿需服用铁剂2～3个月，每日6mg/kg。家长要了解铁剂会使粪便呈黑色，而且儿童脱落的牙齿和乳牙也有轻微染色。儿童对铁盐耐受性很差，成年人可耐受50g之多，而婴幼儿口服1g即可引起严重中毒反应，2g以上可致死，原因是可溶性铁盐引起婴幼儿肠道黏膜的损伤，甚至严重呕吐、腹泻、胃肠出血导致失水、休克。

（5）镇痛药与解热镇痛药　镇痛药与麻醉药是用于缓解疼痛的主要药物，常与抗焦虑药、镇静药、抗抑郁药及治疗相关性疾病的药物合用，但应避免使用有危险的联合用药（例如冬眠合剂），因小儿中枢神经系统对药物敏感，要防止药物对中枢神经系统的过度抑制。儿童使用阿片类药物可有多种给药方式用于镇痛，如静脉注射、肌内注射、口服、直肠给药、黏膜给药等。非甾体类解热镇痛药可用于疼痛的辅助治疗，例如炎症、骨膜痛或骨痛。

（6）营养补充　蛋白－能量营养不良常见于儿童，患有慢性疾病的儿童或生活贫困的儿童都有营养不良，表现为体重过轻、消瘦或恶性营养不良症。治疗措施有：①恢复营养，给予正常的食物可在3周内纠正营养不良。②补充维生素，怀孕妇女缺乏叶酸可引起巨幼红细胞性贫血，可能使胎儿有发育缺陷，要及时补给叶酸。③平衡电解质，肠胃炎引起的缺钾需口服补充钾盐。④预防感染，营养不良的儿童尤其是恶性营养不良的儿童，易患感染疾病，并反复感染。

人生长激素可用于治疗原发性或继发性的生长激素缺乏症，另外也用于治疗儿童生长缓慢和身高过矮、宫内发育迟缓和肌发育不良等一些疾病。合成的人生长激素仅有 1 个氨基酸与天然的人生长激素不同，也会产生抗体反应或没有活性，也可影响碳水化合物的代谢和水盐平衡。肾衰病人使用人生长激素，可能会促进肾衰的发展。

### 三、小儿用药剂量计算法

由于小儿的年龄、体重逐年增长，体质又各不相同，用药的适宜剂量也就有较大差别。小儿剂量计算公式超过 50 种，归纳起来不外乎是以成人剂量为基准，按小儿的年龄、体重或体表面积折算。

**1. 按小儿体重计算用量**

小儿剂量（每日或每次）＝ 药量/kg·次（或日）× 估计体重（kg）

如患儿没实测体重，则可按下列公式估算其净重的 kg 数：

6 个月前体重（kg）＝ 3 ＋ 月龄 × 0.6

7 ～ 12 月体重（kg）＝ 3 ＋ 月龄 × 0.5

1 岁以上体重（kg）＝ 8 ＋ 年龄 × 2

有条件应事后实测体重，对用药进行调整。

**2. 知道成人剂量**

而不知每千克体重用量时，计算如下：

（1）小儿剂量 $= \dfrac{\text{儿童年龄（岁）}}{20} \times$ 成人剂量

（2）婴儿剂量 $= \dfrac{\text{婴儿月龄（月）}}{150} \times$ 成人剂量

（3）小儿剂量 $= \dfrac{\text{儿童体重（kg）}}{\text{成人体重（按 60kg）}} \times$ 成人剂量

（4）小儿剂量 $= \dfrac{\text{儿童体表面积（m}^2\text{）}}{1.7} \times$ 成人剂量

**3. 体表面积可按下式计算**

体表面积（$m^2$）＝ 0.035（$m^2 \cdot kg^{-1}$）× 体重（kg）＋ 0.1（$m^2$）

上式一般限于体重在 30kg 以下儿童，对 30kg 以上者，则按体重每增加 5kg，体表面积增加 0.1$m^2$；或可参照下列数字进行药量计算：35 kg 为 1.2$m^2$；40 kg 为 1.3$m^2$，45kg 为 1.4$m^2$，50kg 为 1.5$m^2$。

**4. 按药动学参数计算**  按药动学参数来计算设计小儿给药方案是更为科学和合理的给药方法，其原理就是根据血药浓度监测计算出药物的各种药动学参数，如生物利用度（$F$）、分布容积（$V_d$）、半衰期（$t_{1/2}$）、消除速率常数（$K_e$）等，用药时再根据这些参数计算出达到有效血药浓度所需的剂量。如：

$$C = \frac{D \cdot F / \tau}{V_d \cdot K_e}$$

式中  $C$：血药浓度；$D$：剂量；$\tau$：给药间隔。

　　虽然这种计算方法合理，但由于目前我国血药浓度监测还不普遍，使其在临床应用方面还受一定限制。

　　以上各种小儿剂量计算公式，除了按药动学参数计算方法外，其他都是以成人剂量为标准加以换算，这对大多数安全范围宽的药物是适用的，但这些计算剂量公式并未考虑每一药物在小儿体内的药效学和药动学的特点，也没有考虑小儿自身的一些生理功能特点，特别是新生儿用药的一些特有反应，如氯霉素引起的"灰婴综合征"、磺胺药引起的脑核黄疸、四环素类引起的骨骼和牙齿损害以及中枢神经系统对药物敏感性高等等。在小儿用药时，对这些特殊性应当加以重视。因此，小儿用药剂量往往不能用一种公式机械地决定，一般对初次治疗的患者，因不了解其对某药的反应时，宜从小剂量开始，在治疗过程中加强观察，以免发生不良反应。

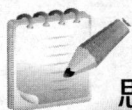

## 思考题

1. 列表说明小儿生理特点和常用治疗药物的重要药动学参数变化。
2. 与小儿科医生作一次交谈，了解小儿用药特点及注意事项。

（李明亚　袁芳）

## 第八章

药物基因组学与临床用药

1. **掌握** 常见药物的基因组学的多态性。
2. **熟悉** 肝药酶的多态性及其分型。
3. **了解** 药物基因组学的发展前景。

## 第一节 概 述

在临床医学中通常可以见到使用正常治疗量的同一药物，在给药方案相同的条件下，多数人可以达到相似的治疗效果，这可以成为药物防病治病的主要依据。但是由于患者之间的个体差异，使得不同的病人对同一种药物有不同的反应，这已经成为目前困扰临床用药和新药研究中亟待解决的问题。

药物效应除受到药物相互作用、疾病轻重程度、致病原、肝肾功能、年龄、并发症等因素影响之外，与个体遗传差异有直接关系，并起着决定性的作用。遗传因素是造成个体差异的重要原因，基因（遗传因子）又是遗传差异的主要物质。基因支持着生命的基本构造和性能，储存着生命的种族、血型、孕育、生长、凋亡过程的全部信息。环境和遗传的互相依赖，演绎着生命的繁衍、细胞分裂和蛋白质合成等重要生理过程。生物体的生、长、病、老、死等一切生命现象都与基因有关，它也是决定生命健康的内在因素。基因是控制生物性状的基本遗传单位。1909年丹麦遗传学家约翰逊（W. Johansen，1859~1927）在《精密遗传学原理》一书中正式提出"基因"概念。20世纪50年代以后，随着分子遗传学的发展，尤其是沃森和克里克提出DNA双螺旋结构以后，人们进一步认识了基因的本质，即基因是具有遗传效应的DNA片断。研究结果还表明，每条染色体只含有1~2个DNA分子，每个DNA分子上有多个基因，每个基因含有成百上千个脱氧核苷酸。自从RNA病毒发现之后，基因的存在方式不仅仅只存在于DNA上，还存在于RNA上。由于不同基因的脱氧核糖核苷酸的排列顺序（碱基序列）不同，因此，不同的基因就含有不同的遗传信息。

遗传多态性（genetic polymorphism）是指同一群体中两种或两种以上变异类型并存的现象，其中最少的一种类型也并非由于反复突变才得以维持，并且变异类型不包括连续性变异，如人的高度等。药物代谢酶及药物作用部位存在着的遗传多态性与药物疗效和毒性的个体差异有很大关系。英国科学家 Archibald Garrod 在 1930 年就提出缺损基因的遗传可引起特异性酶缺失，从而导致"先天性代谢缺陷"，并指出个体对药物和环境化学物质反应的差异是遗传差异所致。随后，在20世纪50年代，兴起了遗传药理学（pharmacogenetics），它是研究临床药物治疗中个体反应差异的遗传学因素的学科，认为遗传多态性可引起不同个体在服用药物时的药理学及毒理学的不同效应，从而引起药物治疗效果的差异。在遗传药理学的发展过程中，具有里程碑意义的工作如：①在二战期间，发现一些美国非裔士兵在摄入通常安全剂量的抗疟药 伯氨喹后得了溶血病。Carson等在1954年发现这些受害者的血红细胞中有异常，在1956年，Carson等发现对伯氨喹敏感的红细胞内还原型谷胱甘肽浓度降低，是由于葡萄糖－6－磷酸脱氢酶（G－6－PD）遗传缺乏所致。②Genest和Kalow于1957年证实机体对肌松药琥珀胆碱的异常反应是由于血清胆碱酯酶的低亲和力变异所致，而不是胆碱酯酶的含量不足引起。③Evans等于1960年研究了不同人群中异烟肼乙酰化的情况，报告的关于异烟肼代谢率的遗传差异和慢、快乙酰化代谢者的区分，为遗传药理学的一项经典研究。遗传多态性是药物基因组学的基础，药物的遗传多态性可表现为药物作用靶点的多态性、药物代谢酶的多态性、药物转运蛋白的多态性以及结合蛋白的多态性等。

靶点多态性改变药效的同时导致耐药：药物的作用靶点包括受体、受体的信号转导系统、酶、离子通道等。由于许多编码这些蛋白的基因具有多态性，因而将改变药物的反应，即药物靶位的基因改变能够导致药效以及不良反应的改变。如研究最多的一个药物受体 $\beta_2$ 肾上腺素能受体，主要存在于支气管和血管平滑肌。该受体基因存在着多态性，主要表现为受体蛋白的第16位氨基酸残基的差异：Arg16位点纯合子（记为 Arg16/Arg16）的个体，其相应受体蛋白的第16位氨基酸均为精氨酸；Gly16位点纯合子（记为 Gly16/Gly16）的个体，相应的第16位氨基酸则均为甘氨酸；Arg16位点杂合子（记为 Arg16/Gly16）的个体，其受体蛋白的相应氨基酸则有些是精氨酸，有些是甘氨酸。在受试人群中，三种情况分占不同的比例。它的突变体（16位氨基酸由 Arg 突变成 Gly）是 $\beta_2$ 扩张支气管平滑肌反应的主要决定因素，从而导致 $\beta_2$ 肾上腺素受体的变化能改变其对 $\beta_2$ 肾上腺素受体的反应。

代谢酶多态性使药代消除或活化：代谢酶多态性影响药物的代谢消除或代谢活化，从而影响药物的疗效和不良反应。药物在体内的代谢过程由各种酶来参与完成。催化 I 相药物代谢的酶主要是细胞色素 P450 酶系（CYP），具有显著意义遗传多态性的酶包括 CYP3A4、CYP2D6、CYP2C19、CYP1A2、CYP2E 等；催化 II 相药物代谢的酶主要有硫嘌呤甲基转移酶（TPMT）、N－乙酰基转移酶、谷胱甘肽 S－转移酶等。在代谢药物最多的 CYP 中，CYP3A4 代谢约55%的常用药，如乙酰氨基酚、卡马西平、洛伐他汀、硝苯地平等。它有近20种变异体，其中 CYP3A4－V 变异体在某些化疗药中，可导致白血病发病率增高。CYP2D6 代谢药物的种类仅次于 CYP3A4，可代谢异喹胍、丙咪嗪、氯氮平、$\beta$ 肾上腺素受体阻滞药等。但 Gly389 变异体和 Ser49 基因型在用 $\beta$ 肾上腺素受体阻滞药时更易致心力衰竭。

转运蛋白多态性影响药物有效浓度：人体内有很多蛋白质负责输送药物出入细胞，称为药物转运蛋白。因转运蛋白多态性可影响药物的吸收（肠道）、分布（血脑屏障）、消除（肝胆管），因而也能影响到药物的疗效和不良反应。人类有30种 ABC 转运蛋白，分为4大亚家族，控制糖、氨基酸、神经递质、金属离子、药物等进出细胞。其中的一大类为多药耐药相关蛋白，它们负责输送的药物主要包括抗癌药物和核苷类抗病毒药物等。在不同个体中，这类蛋白的表达可有极大差异。如在肝癌病人的癌旁组织中，属于 MRP 的一种 P 糖蛋白的表达水平，要比在正常肝组织中的表达低。这类表达水平以及活力的差异，可以直接影响药物在细胞内的有效浓度。

结合蛋白多态性决定药物转运与分布：药物与血浆蛋白的结合，是决定药物分布和作用的一个重要因素。这种结合主要通过离子键、氢键、疏水性结合及范德华力等。白蛋白、酸性糖蛋白、血红蛋白、脂蛋白、球蛋白等都能与一些药物结合，进而影响药物的转运。白蛋白主要与酸性药物、中性药物结合；酸性糖蛋白则主要与碱性药物结合。这两类蛋白质和量的改变，是导致血浆蛋白与药物结合能力个体差异的主要原因。在肾功能衰竭、肝硬化等疾病条件下，白蛋白水平会下降；而在由感染或风湿性疾病所致的炎症反应中，酸性糖蛋白水平可增高。此外，视黄醇结合蛋白、甲状腺结合蛋白、运皮质醇蛋白、铜蓝蛋白、运铁蛋白分别参与视黄醇、甲状腺素、皮质醇、铜、铁的转运。结合蛋白多态性主要影响药物的转运和分布，从而影响疗效和不良反应。如白蛋白发生变异，能改变白蛋白与华法林、水杨酸、地西泮的结合常数，使亲和力下降，游离药物浓度明显增高。近年来，由于人类基因组计划的顺利实施，以及分子生物学技术和生物信息学的进展，药物基因组学的发展得到了强有力的推动。

药物的体内过程一般是：吸收进入血液；通过血液运输（与血浆蛋白结合等）进行分布；分布在靶组织的药物与受体结合产生药效；通过代谢酶等进行生物转化（即代谢）；最后由肾脏等排泄（即消除）。在这过程中所涉及的一系列药物代谢酶、转运蛋白、受体和其他药物作用靶点的基因多态性，都是引起药物疗效和毒性个体差异的原因。人们很早就发现有些人对某些药物（如抗疟药等）异常敏感，服用常规剂量便出现异常药物反应（如发生皮疹、溶血等）。在药物遗传学的发展过程中，具有里程碑意义的工作有：①1957 年莫图尔斯基首先指出某些异常的药物反应与遗传缺陷有关。②1959 年福格尔正式提出药物遗传学这一名称。③1962 年卡洛发表了与药物遗传学有关的著作。④1973 年世界卫生组织发表了关于药物遗传学的技术报告，综述了药物遗传学的基本内容。药物遗传学的主要研究内容是异常药物反应的遗传基础。单基因遗传在引起药物反应个体差异的多种因素（包括生理状态、性别、年龄、遗传、环境因素等）中，遗传因素起主要作用。遗传因素引起的异常药物反应实质上就是遗传缺陷对药物在机体内代谢过程或对药物效应的影响。许多异常药物反应是某一种酶的缺陷的结果，为单基因所控制，按孟德尔定律，遗传受环境因素的影响较少，例如抗结核药异烟肼在体内必须先在 N - 乙酰基转移酶的作用下经乙酰化而失去活性后才经肾脏排泄。因此，有必要深入了解遗传变异对药物反应的影响及其分子基础，并据此预测对药物异常反应的个体，从而进行有效的防治。对药物遗传学的研究，已揭示了许多药物异常反应的遗传基础和生化本质，这对于指导临床医生正确掌握用药的个体化原则，防止各种与遗传有关的药物反应都具有指导价值。

1979 年，Jeffrey 就指出人类基因组大约每 100 个碱基中就有 1 个呈现变异。80 年代后期起，人们用这些差异来解释药物效应的多样性。第一个被阐明具有基因多态性的酶是一种细胞色素酶 CYP2D6，后来又陆续发现载脂蛋白 E（ApoE）基因亚型与患进行性老年性痴呆有关，凝血素基因与患血栓症有关等，从而形成了一门以基因多态性为基础研究药物效应的个体间差异及其规律的学科。20 世纪 90 年代正式启动的人类基因组计划的顺利进展和巨大成功，促使 Genset 和 Abbott 共同发起了药物基因组计划，为从基因水平研究药物反应的个体差异提供了理论和技术上的支持，并由此产生了新的学科：药物基因组（pharmacogenomics）即从基因水平准确地解释遗传因素与药物效应关系的一门新兴学科。

药物基因组学开启了个体化医疗的大门：①根据代谢酶或药物作用受体或靶点的基因多态性情况，指导合适的用药剂量，如华法林的剂量可根据 CYP2C9 代谢酶的多态性和维生素 K 环氧化物还原酶（VKORC1）基因多态性而设计合适的剂量。②确认具有某些基因特性的患者接受某种药物治疗更容易发生严重不良事件，如存在 HLA - B ∗1502（人类白细胞抗原 - B ∗1502）等位基因的患者使用卡马西平或苯妥英钠后，出现重症多形性红斑（Stevens - Johnson syndrome，SJS）和中毒性表皮坏死松解症（toxic epidermal necrolysis，TEN）等严重皮肤反应的危险显著升高。③确认某些基因特性的患者采用某种治疗方案更容易获益，可以指导药物选择和剂量调整以达到理想疗效，如对于 HER2（人类表皮生长因子受体 2）基因过表达者接受曲妥单抗治疗更有效。④检测病毒耐药性并选择合适的药物，如确定某个 HIV 感染者是 CCR5 - tropic HIV - 1 阳性耐药，可以选择对该患者更有效的治疗方案。

对广大临床医药工作者来说，更关注于临床用药的有效性和安全性，更注重于运用药物基因组学的原理和方法指导合理用药的研究，并由此逐渐形成了药物基因组学的新分支：临床药物基因组学，它通过基因多态性与药物作用多样性的检测，用来制订合理用药方案，以实现药物的最佳疗效和最小毒副作用。药物基因组学可以说是基因功能学与分子药理学的有机结合。药物基因组学区别于一般意义上的基因学，它不是以发现人体基因组基因为主要目的，而是相对简单地运用已知的基因理论改善病人的治疗。药物基因组学以药物效应及安全性为目标，研究各种基因突变与药效及安全性的关系。正因为药物基因组学是研究基因序列变异及其对药物不同反应的科学，所以它是研究高效、特效药物的重要途径，通过它为患者或者特定人群寻找合适的药物，药物基因组学强调个体化；因人制宜，有重要的理论意义和广阔的应用前景。

## 第二节 药物基因组学的研究方法

药物基因组学研究的内容与药物遗传学有相似之处，但相对局限，主要在基因水平研究药物代谢酶的多态性、药物转运体的多态性、药物受体的多态性和药物靶标的多态性等，来揭示药物治疗中药效和不良反应差异的遗传特征，鉴别基因序列中的差异。药物基因组学是以药物效应及安全性为目标，研究各种基因突变与药效及安全性之间的关系，而这些基因突变又是不同个体产生不同药物效应的根本原因。药物基因组学主要是选择药物起效、活化、排泄等过程相关的候选基因进行研究，鉴定基因序列的变异，在生化水平研究其在药物作用中的意义，也可用统计学原理分析基因突变与药效的关系。总之，药物基因组学不是以发现新的基因，探明疾病的发病机理，预见发病风险及诊断新疾病为目的，而是研究遗传基因的多态性对药物效应的影响，确定药物作用的靶点，研究从表型至基因型的药物反应个体多样性。它将基因的多态性与药物效应个体多样性紧密联系在一起。通过药物基因组学的研究，为评价某些药物的疗效和不良反应，制定个体化给药方案提供科学依据。

方法学上依赖于药理学、生物化学、遗传学及基因组学，其中特别需要高效的基因变异检测方法，即从众多的个体中获得某等位基因产物，检查其变异，并确定变异基因的序列变化。可应用于药物基因组学研究的基因组学方法，包括 DNA 序列测定、基因多态性测定和分析、基因表达和调控分析、基因删除技术、RNAi 技术、表型和基因型分析法、连锁分析和关联分析法、药物效应图谱、单核苷酸多态性以及基因芯片技术等。运用这些技术，可测定不同个体基因 DNA 序列多态性，探讨疾病发生机制和评价药物对基因表达的影响等。

## 一、表型分型

若药物代谢酶具有遗传多态性，则会造成药物个体作用差异。对于治疗范围狭窄的药物则可能出现疗效不佳或毒副作用。用选择性的探针药物来确定病人的代谢表型，区分快代谢型和慢代谢型，以指导临床安全合理有效的用药。表型分型的基本步骤为：① 分析、识别与药物反应有关的基因。② 测定靶人群中该基因 DNA 序列与多态性变异，即基因分型。③ 寻找与 DNA 序列变异相关的表型特征（如药物反应）。④通过临床试验，确认基因型与表型相关性。药物代谢表型可通过测定其代谢情况或临床结果而获得。基因型分析涉及到 PCR – RPCR、多重 PCR、等位基因特异性扩增、寡核苷酸连接分析、高密度芯片分析、质谱分析等一系列技术。

具有遗传多态性酶的探针药物如下。

CYP1A2：在人肝 P450 中其含量约 13%，个体差异有 40 倍。在毒理学上对一些前致癌物的代谢激活有重要的意义，膀胱癌和直肠癌发病率的差异与 CYP1A2 的多态性有关。在药物代谢中 CYP1A2 的底物有局麻药利多卡因、解热镇痛药（对乙酰氨基酚、非那西丁、萘普生）、抗心律失常药（美西律、普罗帕酮）、一些三环、四环类抗抑郁药、抗肿瘤药、咖啡因、$\beta$ 受体阻滞剂等。常用咖啡因作为 CYP1A2 多态性的探针药物，方法有咖啡因呼吸试验、尿代谢物比、血浆或唾液中 1，7 二甲黄嘌呤/咖啡因浓度比。最新研究表明用前两种方法来估计 CYP1A2 的活性不够准确，这主要是因为咖啡因代谢的复杂性及影响每个代谢产物肾清除因素的多样性。

CYP2A6：在人肝 P450 中含量约 4%，个体差异 30～100 倍。人群慢代谢发生率小于 2%，它催化一些药物如挥发性麻醉剂的脱氟反应、精神安定药的 S2 氧化、环磷酰胺的 C42 羟化、1，7 二甲黄嘌呤的 C82 羟化等。香豆素 C2 羟化可作为 CYP2A6 的体内外探针。血小板活化因子受体拮抗剂 SM12502 主要经 CYP2A6 代谢（S2 氧化），以它为探针从 28 名健康日本志愿者中检出 3 例慢代谢者。PCR – RPLC 分析发现这 3 例 CYP2A6 的等位基因缺少外显子 1、8、9。

CYP2C9：CYP2C 亚族在人肝 P450 中含量约 18%，其中以 CYP2C9 含量最多。主要经 CYP2C9 代谢的药物有甲苯磺丁脲、氯沙坦、苯妥英、S2 华法林、氟伐他丁及一些非甾体类抗炎药（如双氯灭酸、布洛芬）等。抑制试验和利用转基因细胞的酶学表征试验证明，非甾体类抗炎药氟比洛芬的主要氧化代谢途径（4'- 羟化反应）只有 CYP2C9 参与，而 CYP1A1、2A6、2B6、2C19、2D6 对该反应均无贡献。由于 CYP2C9

和 CYP2C19 有 80% 的同源性，因此氟比洛芬无疑是 CYP2C9 多态性的专属性探针底物。

CYP2C19：个体差异达 100 倍，白人中 CYP2C19 慢代谢发生率为 5%，东方人为 23%。一些重要的底物有 β 受体阻滞剂、抗抑郁药、精神安定药、质子泵抑制剂等，因此其多态性的临床意义较为重要。其代谢分型的探针有美芬妥英、苯妥英钠、氯喹、奥美拉唑。该探针的缺点是有些受试者对美芬妥英的镇静效应较为敏感，而且许多国家现已很少在临床上使用。

CYP2D6：在人肝 P450 中含量约 2.5%，个体差异达 1000 倍，较为重要的底物有解热镇痛药、阿片类镇痛药、抗心律失常药、抗抑郁剂、中枢性兴奋剂、β 受体阻滞剂等。其探针药物有金雀碱、异喹胍、右美沙芬、美托洛尔、普罗帕酮等。

CYP2E1：在人肝 P450 中含量约 7%，个体差异达 20 倍。它不仅参与药物代谢（氟烷、甲氧氟烷、安氟醚、七氟烷等吸入含氟麻醉药、氯唑沙宗、双乙酰氨基酚），还能催化许多前致癌物和前毒物的活化过程。因其活性存在明显的个体差异，故对不同个体的药物治疗作用和不良反应以及化学物质的毒性产生重要影响。体外试验的探针药有对硝基酚（4-羟化）、N2 亚硝基双甲胺（去甲基化）。目前唯一对人体无损害的体内探药为氯唑沙宗（CZX），因其 90% 经 CYP2E1 代谢生成 6-羟基氯唑沙宗（HC-ZX）。分型指标为 CZX/ HCZX（MR）。口服 250 mg 或 500 mg 的 CZX，2~4 小时时的血浆 MR 能很好地反映 CYP2E1 的活性。

NAT2（N2 乙酰化转移酶）：白人 N2 乙酰化慢代谢发生率为 50%，中国大陆人慢代谢发生率为 25.6%，快代谢 49.3%，中间代谢 25.1%。其探针有咖啡因、异烟肼、氨苯酚、磺胺二甲嘧啶。服用一杯咖啡或浓茶或含咖啡因的软饮料，收集 6 小时尿样，求出 5-乙酰胺基-6-氨基-3-甲基尿嘧啶（AAMU）、1-甲基黄嘌呤（1X）、1-甲基尿酸（1U）浓度，以 AAMU/（AAMU + 1X + 1U）为分型指标。性别、种族、吸烟、饮酒等对乙酰化分型无影响。以异烟肼为探针，发现乙酰异烟肼/异烟肼（MR）呈三相分布，该分型结果与三种基因型（纯合子慢代谢者、杂合子快代谢者、纯合子快代谢者）完全相符。

## 二、基因分型

基因分型是利用生物学检测方法测定个体基因型的技术，又称为基因型分析，使用技术包括聚合酶链反应、DNA 片段分析、寡核苷酸探针、基因测序、核酸杂交、基因芯片技术等。

（1）聚合酶链反应　又称无细胞克隆技术，是一种对特定的 DNA 片段在体外进行快速扩增的新方法。1985 年美国 PE-Cetus 公司人类遗传研究室的 Mullis 等发明了具有划时代意义的聚合酶链反应。该方法一改传统分子克隆技术的模式，不通过活细胞，操作简便，在数小时内可使几个拷贝的模板序列甚至一个 DNA 分子扩增 $10^7 ~ 10^8$ 倍，大大提高了 DNA 的得率，已广泛应用到分子生物学研究的各个领域。

（2）DNA 片段分析　片段分析是一种分子生物学技术，这里的片段特指以 DNA 或者 cDNA 为模板，由 PCR 过程所产生的数目不等的由大小不等的核苷酸构成的 DNA 片段。利用其大小或者标记荧光的差异对这些片段进行分析的方法，被广泛地应用于医学、环境、农业研究等领域的基因型分型、DNA指纹分析、突变检测等。

（3）寡核苷酸探针　常用的寡核苷酸探针有3种：①特定序列的单一寡核苷酸探针；②较短的简并性较高的成套寡核苷酸探针；③较长而简并性较低的成套寡核苷酸探针。多用$^{32}$P标记寡核苷酸探针，如：通过T4噬菌体多核苷酸激酶催化的磷酸化反应标记合成的寡核苷酸探针，在合成寡核苷酸时期5'端缺少一个磷酸基，因而易用T4噬菌体多核苷酸激酶进行磷酸化反应，而将$\alpha - ^{32}$P从$[\gamma - ^{32}$P$]$ATP转移至其5'端。这种磷酸化反应最多能使每一寡核苷酸分子中掺入一个$^{32}$P原子；用大肠杆菌DNA聚合酶Klenow片段标记合成的寡核苷酸探针，其比活性更高，每一寡核苷酸分子可带有若干个放射性原子，放射性比活度可高达$2 \times 10^{10}$计数/（min·mg）。

（4）基因测序　基因测序是一种新型基因检测技术，能够从血液或唾液中分析测定基因全序列，预测罹患多种疾病的可能性，如癌症或白血病。基因测序技术能锁定个人病变基因，提前预防和治疗，如针对唐氏综合征筛查的无创产前基因检测，通过化验血液中甲型胎儿蛋白、人类绒毛膜促性腺激素的浓度，就可以算出胎儿出现唐氏综合征的危险性。

（5）核酸杂交　互补的核苷酸序列（DNA与DNA、DNA与RNA、RNA与RNA等）通过Watson-Crick碱基配对形成非共价键，从而形成稳定的同源或异源双链分子的过程，称为核酸分子杂交技术，又称核酸杂交。原理是核酸变性和复性理论，即双链的核酸分子在某些理化因素作用下双链解开，而在条件恢复后又可依碱基配对规律形成双链结构。杂交通常在支持膜上进行，因此又称为核酸印迹杂交。根据检测样品的不同又被分为DNA印迹杂交和RNA印迹杂交。

## 三、连锁分析和关联分析

复杂疾病的基因组分型方法有连锁分析和关联分析。连锁分析是用微卫星DNA标记对家系定型，根据家系遗传信息中基因间的重组率计算出两基因之间的染色体图距。另外根据疾病有无合适的遗传模式，可分别进行参数分析与非参数分析。关联分析则在不相关人群中寻找与性状（疾病或药物反应）相关的染色体区域。如果某一等位基因能增加患某种疾病的风险，那么患者中含这等位基因的频率应高于正常者，即这一等位基因与该疾病存在着关联。在连锁分析上，特定位点的所有等位片段都起作用；反之，关联分析可检测单个等位片段的作用。在常见的复杂性疾病中，由于每个效应基因的贡献度较小，应用关联分析往往较连锁分析更为有效。

## 四、药物效应图谱及单核苷酸多态性

该技术利用患者微量的DNA来预测他们对某种药物的效应。目前用于研究临床药物在一小部分患者群体中所产生罕见不良反应，以及协助医生确定患者是否对相对罕见而严重的药物不良反应具有易感性。

单核苷酸多态性（single nucleotide polymorphism，SNP），主要是指在基因组水平上由单个核苷酸的变异所引起的DNA序列多态性。它是人类可遗传的变异中最常见的一种，占所有已知多态性的90%以上。SNP在人类基因组中广泛存在，平均每500～1000个碱基对中就有1个，估计其总数可达300万个。单核苷酸多态性SNPs的检测分析多基于 PCR 技术，通常有两种研究平台，即运用质谱仪确定特异寡核苷酸微小的质量变化来验证 SNPs 和以荧光探针为检测标记。SNPs 具有高密度、高信息量、便于自动化操作的特点，既可作为一种高效的多态标记用于复杂性疾病的关联分析，也可作为个体遗传特征的有效标记用于构建 SNPs 图谱，对疾病进行准确的基因诊断。SNP 所表现的多态性只涉及到单个碱基的变异，这种变异可由单个碱基的转换或颠换所引起，也可由碱基的插入或缺失所致，但通常所说的 SNP 并不包括后两种情况。

　　理论上讲，SNP 既可能是 2 等位多态性，也可能是 3 个或 4 个等位多态性，但实际上，后两者非常少见，几乎可以忽略。因此，通常所说的 SNP 都是 2 等位多态性的。这种变异可能是转换（C←→T，在其互补链上则为 G←→A），也可能是颠换（C←→A，G←→T，C←→G，A←→T）。转换的发生率总是明显高于其他几种变异，具有转换型变异的 SNP 约占 2/3，其他几种变异的发生概率相似。转换的概率之所以高，可能是因为 CpG 二核苷酸上的胞嘧啶残基是人类基因组中最易发生突变的位点，其中大多数是甲基化的，可自发地脱去氨基而形成胸腺嘧啶。在基因组 DNA 中，任何碱基均有可能发生变异，因此 SNP 既有可能在基因序列内，也有可能在基因以外的非编码序列上。总的来说，位于编码区内的 SNP 比较少，因为在外显子内，其变异率仅及周围序列的 1/5。但它在遗传性疾病研究中却具有重要意义，因此 cSNP 的研究更受关注。从对生物的遗传性状的影响上来看，cSNP 又可分为 2 种：一种是同义 cSNP，即 SNP 所致的编码序列的改变并不影响其所翻译的蛋白质的氨基酸序列，突变碱基与未突变碱基的含义相同；另一种是非同义 cSNP，指碱基序列的改变可使以其为蓝本翻译的蛋白质序列发生改变，从而影响了蛋白质的功能，这种改变常是导致生物性状改变的直接原因。cSNP 中约有一半为非同义 cSNP。先形成的 SNP 在人群中常有更高的频率，后形成的 SNP 所占的比率较低。各地各民族人群中特定 SNP 并非一定都存在，其所占比率也不尽相同，但大约有 85% 应是共通的。SNP 自身的特性决定了它更适合于对复杂性状与疾病的遗传解剖以及基于群体的基因识别等方面的研究。

　　组成 DNA 的碱基虽然有 4 种，但 SNP 一般只有两种碱基组成，所以它是一种二态的标记，即 2 等位基因。由于 SNP 的二态性，非此即彼，在基因组筛选中 SNPs 往往只需 +/- 的分析，而不用分析片段的长度，这就利于发展自动化技术筛选或检测 SNPs。SNPs 的二态性，也有利于对其进行基因分型。对 SNP 进行基因分型包括三方面的内容：①鉴别基因型所采用的化学反应，常用的技术手段包括：DNA 分子杂交、引物延伸、等位基因特异的寡核苷酸连接反应、侧翼探针切割反应以及基于这些方法的变通技术。②完成这些化学反应所采用的模式，包括液相反应、固相支持物上进行的反应以及二者皆有的反应。③化学反应结束后，需要应用生物技术系统检测反应结果。

## 五、基因芯片技术

　　随着人类基因组、多种模式生物和部分病原体基因组测序的完成，基因序列数据以前所未有的速度不断增长。传统实验方法已无法系统地获得和诠释日益庞大的基因序列信息，研究者们迫切需要一种新的手段，以便大规模、高通量地研究众多基因在各种生理、病理状态下的多态性及其表达变化，从而揭示它们的功能、相互作用和调控关系。在此背景下，20 世纪 80 年代末基因芯片技术应运而生，它利用微电子、微机械、生物化学、分子生物学、新型材料、计算机和统计学等多学科的先进技术，实现了在生命科学研究中样品处理、检测和分析过程的连续化、集成化和微型化。近年来，基因芯片技术在疾病易感基因发现、疾病分子水平诊断、基因功能确认、多靶位同步超高通量药物筛选以及病原体检测等医学与生物学领域得到广泛应用。

基因芯片（又称 DNA 芯片、生物芯片）的原型是 80 年代中期提出的。其原理是采用光导原位合成或显微印刷等方法将大量特定序列的探针分子密集、有序地固定于经过相应处理的硅片、玻片、硝酸纤维素膜等载体上，然后加入标记的待测样品，进行多元杂交，通过杂交信号的强弱及分布，来分析目的分子的有无、数量及序列，从而获得受检样品的遗传信息。其工作原理与经典的核酸分子杂交如 Southern 和 Northern 印迹杂交一致，都是应用已知核酸序列与互补的靶序列杂交，根据杂交信号进行定性与定量分析。经典杂交方法固定的是靶序列，而基因芯片技术固定的是已知探针，因此基因芯片可被理解为一种反向杂交。基因芯片能够同时平行分析数万个基因，进行高通量筛选与检测分析，弥补了传统核酸印迹杂交技术操作复杂、自动化程度低、检测目的分子数量少等不足。根据所用探针类型，基因芯片可分为 cDNA 芯片和寡核苷酸芯片；根据检测目的又可分为表达谱芯片和单核苷酸多态性芯片。随着芯片技术在其他生命科学领域的延伸，基因芯片概念已泛化到生物芯片，包括基因芯片、蛋白质芯片、糖芯片、细胞芯片、流式芯片、组织芯片和芯片实验室等。

芯片基片可用的材料有玻片、硅片、瓷片、聚丙烯膜、硝酸纤维素膜和尼龙膜，其中以玻片最为常用。为保证探针稳定固定于载体表面，需要对载体表面进行多聚赖氨酸修饰、醛基修饰、氨基修饰、巯基修饰、琼脂糖包被或丙烯酰胺硅烷化，使载体形成具有生物特异性的亲和表面。最后将制备好的探针固定到活化基片上，目前有两种方法：原位合成和合成后微点样。根据芯片所使用的标记物不同，相应信号检测方法有放射性核素法、生物素法和荧光染料法，在以玻片为载体的芯片上目前普遍采用荧光法。相应荧光检测装置有激光共聚焦显微镜、电荷偶合器、激光扫描荧光显微镜和激光共聚焦扫描仪等，激光共聚焦扫描仪已发展为基因芯片的配套检测系统。经过芯片扫描提取杂交信号之后，在数据分析之前，首先要扣除背景信号，进行数据检查、标化和校正，消除不同实验系统的误差。对于简单的检测或科学实验，因所需分析基因数量少，故直接观察即可得出结论。若涉及大量基因尤其是进行表达谱分析时，就需要借助专门的分析软件，运用统计学和生物信息学知识进行深入、系统的分析，如主成分分析、分层聚类分析、判别分析和调控网络分析等。芯片数据分析结束并不表示芯片实验的完成，由于基因芯片获取的信息量大，要对呈数量级增长的实验数据进行有效管理，需要建立起通行的数据储存和交流平台，将各实验室获得的实验结果集中起来形成共享的基因芯片数据库，以便于数据的交流及结果的评估。

目前，基因芯片技术应用领域主要有基因表达谱分析、新基因发现、基因突变及多态性分析、基因组文库作图、疾病诊断和预测、药物筛选、基因测序等，基因芯片的飞速发展引起世界各国的广泛关注和重视。

# 第三节　药物基因组学的研究内容

## 一、药物代谢酶的遗传多样性

遗传多态性是药物基因组学的分子基础，而药物的遗传多态性表现为药物代谢酶的多态性，药物代谢酶的遗传多态性理所当然地成了药物基因组学的核心内容。药物代谢酶的遗传多态性是药物代谢个体差异的主要原因，该种差异会导致药物对机体产生毒副作用或者使其疗效发生明显变化。在个体之间的这种遗传多态性的差异大约是0.1%~1%，因此只要单基因变异在人群中发生率>1%，即可以称为遗传多态性。目前已证实了许多药物代谢酶、转运蛋白和受体具有遗传多态性，同时其相应的临床意义也得到阐释。

由于 DME 的编码区 DNA 的突变能导致 DME 的活性明显变化，甚至产生严重的副作用，药物基因组学的研究将会对基因型和表型做一个很好的关联，让我们从分子水平理解这种基因的改变而产生的持久表型变化。基于 DME 的活性，不同个体药物代谢可以分为四个主要代谢表型：弱代谢型，中间代谢型，强代谢型和超强代谢型。中间代谢型和强代谢型通常是具有正常的功能蛋白的代谢表型；超强代谢型由于代谢太快可能需要加大剂量才能达到治疗效果；弱代谢型由于代谢相对较慢而药物滞留时间长可能导致更严重的药物副作用，甚至导致药物过量而死亡。例如，NAF-2 基因的多态性对药物异烟肼的影响，由于病人编码 NAF-2 酶 NDA 的变异使 NAF-2 酶缺损酰化药物的能力，这种病人在使用异烟肼的过程中引起外周神经症的副作用频率会明显增高。

细胞色素 P450 酶（cytochrome P450 monooxygenases，CYP450）是对药物代谢动力学意义较为重大的主要药物代谢酶。CYP450 酶具有遗传多态性，并且其多态性能够对药物代谢产生明显的影响。CYP450 酶又称混合功能氧化酶或单加氧酶，它们参与药物在体内的代谢，是药物清除的最常见机制。其名字的 CYP 部分是由于他们属于细胞色素，而名字中的 450 是由于当一氧化碳被绑定到血红素铁时，这些蛋白的最大吸收光谱在450nm 处。这些酶基于氨基酸序列的同源性组成一个酶超家族。如果两种 CYP450酶有 40% 的氨基酸同源序列，他们被放到相同的一类家族，CYP450 分为不同的家族（如家族1，2，3）。如果两种 CYP450 酶的氨基酸序列有 40%~50% 同源，那他们在相同的家族中被划分为同一种亚型（1A，1B，1C），如果有 55% 以上的同源他们就被划分为相同的亚科如（如1A1，1A2，1A3）。人体内的 CYP450 酶主要表达的部位在肝脏。

主要 DME 及其底物：

CYP2D6：阿米替林，氯丙嗪，西酞普兰，氯丙咪嗪，氯氮平，可待因，地昔帕明，右美沙芬，多塞平，氟西汀，氟哌啶醇，丙咪嗪，美沙酮，羟考酮，帕罗西汀，哌替啶，普萘洛尔，美托洛尔，去甲替林，利培酮，曲马朵，文拉法辛，昂丹司琼。

CYP2C9：苯妥英钠，S-华法林，双氯芬酸，替诺昔康，甲苯磺丁脲。

CYP2C19：西酞普兰，氯丙咪嗪，氯氮平，地西泮，丙咪嗪，奥美拉唑，苯妥英钠，普萘洛尔，兰索拉唑。

CYP1A2：茶碱，普萘洛尔，黄曲霉毒素，阿米替林，氯丙咪嗪，氯氮平，丙咪嗪，奥氮平，对乙酰氨基酚（扑热息痛），S－华法林。

CYP2E1：对乙酰氨基酚，氨苯砜，氯唑沙宗，异氟醚。

CYP3A4：阿普唑仑，阿米替林，氯氮平，阿托伐他汀，丁丙诺啡，地西泮，卡马西平，氯米帕明，氯硝西，右美沙芬，大环内酯类抗生素，芬太尼，丙咪嗪，咪达唑仑，奥美拉唑，奎尼丁，利托那韦，舍曲林，辛伐他汀，曲唑酮，华法林，他莫昔芬，兰索拉唑，异环磷酰胺，环孢素，利多卡因，依托泊苷。

CYP450 酶的遗传多态性存在明显的个体和种族差异。CYP450 酶基因变异可导致一种人类常染色体隐性遗传疾病，称为 P450 氧化还原酶缺陷。其临床症状有：生殖器畸形、先天性肾上腺功能低下、Antley－Bixler 综合征、多囊卵巢综合征。原因是 CYP450 酶的基因突变影响了负责类固醇代谢的 CYP17（类固醇 17α－羟化酶）和 CYP21（类固醇 21－羟化酶）的功能，而 CYP17 和 CYP21 本身发生的基因突变并不能解释上述现象。基因突变不仅可以引起 P450 氧化还原酶缺陷症，而且在一般人群中也有较为广泛的分布。在人肝微粒体中的研究显示，CYP450 酶的遗传变异与其表达和活性相关，是导致 CYP 活性差异以及临床药物代谢和反应差异的重要因素。其中，L577P 位于 CYP450 酶的 NADPH 结合区域，在一般人群中的突变率约为 2%，比野生型活性降低了 80%；A503V 位于 POR 的 FAD 结合区域，在美籍非洲人中突变频率为 16.7%，在美籍华人中突变频率为 36.7%，比野生型活性降低了 60%。体外实验发现，A503V 能够降低 32%～42% CYPC17 的活性，而对 CYP1A2 和 CYP2C19 的活性影响较小。L577P 能够明显降低 CYP1A2、CYP2A6、CYP2B6、CYP2C9、CYP2E1、CYP3A4/5 和 CYP4A9/11 等 CYP 酶的活性。

此外值得关注的是，CYP450 酶的同一突变对不同 CYP 酶活性的影响可以不同，甚至相反。例如 Q153R 明显降低 CYP17 和 CYP21 的活性，却增加 44% CYP1A2 的活性和 184% CYP2C1 的活性。A503V 能够降低 32%～42% CYPC17 的活性，而对 CYP1A2 和 CYP2C19 的活性影响较小。其可能的原因是 CYP450 酶对不同 CYP 酶活性产生影响的机制不完全相同。CYP450 酶的基因变异如何对不同 CYP 酶活性产生影响的机制目前尚未阐明。下面简单介绍几种目前研究较多并且有较明确临床意义的药物代谢酶。

**1. CYP2D6**　CYP2D6 是研究最多的人类 CYPs 之一，参与了 25% 以上的常用药物代谢，这些药物包括抗抑郁药、精神安定药、抗心律失常药和抗癌药物等。已经确定了超过 75 种 CYP2D6 等位基因，这些等位基因突变体将携带者分为"弱代谢者"、"中度代谢者"、"强代谢者"和"超快速代谢者"。强代谢者携带野生型 CYP2D6 基因，中度代谢者常见的基因型是 CYP2D6 * 9，CYP2D6 * 10，CYP2D6 * 17 和 CYP2D6 * 41，其中 CYP2D6 * 10 突变体在中国人群中出现的概率超过 50%。弱代谢者的 CYP2D6 酶的活性是完全缺失的，因此不能利用 CYP2D6 依赖性的代谢旁路进行药物代谢，从而影响超过 20% 的临床用药。超快速代谢者的药物代谢水平高于正常值，多见于高加索人群，在亚洲人和大多数非洲人中不存在。CYP2D6 酶参与绝大多数抗精神病药的代谢，与强代谢者相比，CYP2D6 弱代谢者和中度代谢者使用抗精神病药后血药浓度增高，发生锥体外系副反应和迟发性运动障碍等不良反应的风险相对较高。有研究报道 CYP2D6 * 10 C188T 突变可能与精神分裂症患者的迟发性运动障碍（TD）相关，TD 组 188T 等位基因频率显著高于非 TD 组。对 335 例印度慢性精神分裂症患者研究发现，CYP2D6 * 4 突变使药源性 TD 的发生率增高。利培酮是一种新型的非经典抗精神病药，在体内主要由 CYP2D6 代谢为活性代谢产物 9 – 羟基利培酮。研究发现，CYP2D6 * 10 携带者对利培酮的代谢活性降低，CYP2D6 * 10/ * 10 CYP2D6 * 1/ * 10 基因型与 CYP2D6 * 1/ * 1 基因型相比，利培酮的药物浓度 – 时间曲线下面积分别增加 811% 和 212%，标准剂量的利培酮可能在体内达到中毒浓度，因此 CYP2D6 * 10 携带者在使用利培酮治疗精神分裂症时应监测其血药浓度。

**2. CYP2C9**　CYP2C9 参与甲苯磺丁脲、苯妥英钠、华法林、布洛芬和环磷酰胺等多种药物的代谢。目前已经确定 30 多种 CYP2C9 等位基因突变体，其中 CYP2C9 * 2 和 CYP2C9 * 3 较常见。与 CYP2C9 * 1（野生型）相比，CYP2C9 * 2 和 CYP2C9 * 3 降低了多种底物的固有清除率，并且降低的程度具有底物依赖性。苯妥英是一种常见的治疗癫痫的药物，具有神经毒性。在体内，90% 的苯妥英被 CYP2C9 代谢，其中 CYP2C9 * 2 和 CYP2C9 * 3 是起主要作用的两种等位基因变异体。对 292 名使用苯妥英治疗癫痫的泰米尔人研究发现，产生神经毒性的患者 CYP2C9 * 2 和 CYP2C9 * 3 等位基因出现的频率较高，其中携带 CYP2C9 * 3 等位基因的患者出现神经毒性的概率是 CYP2C9 * 2 的 3 ~ 4 倍。同时，Kesavan 等发现携带 CYP2C9 和 CYP2C19 杂合子基因型的患者产生神经毒性的危险性较大，这一结果与 Ninomiya 的发现一致，后者发现给予 CYP2C9 * 1/ * 3 和 CYP2C19 * 1/ * 3 杂合子的患者治疗剂量的苯妥英出现严重的中枢神经系统毒性。

**3. CYP2C19**　经 CYP2C19 代谢的药物主要包括质子泵抑制剂、抗抑郁药、抗癫痫药和镇静催眠药等。根据 CYP2C19 代谢活性的不同，可以将人群分为强代谢者和弱代谢者。强代谢者携带野生型等位基因，弱代谢者中两个等位基因都发生变异，产生的酶活性降低。目前已经发现的突变等位基因为 CYP2C19 * 2 – * 28，其中 CYP2C19 * 2 – * 8 为缺陷突变等位基因使酶活性降低。奥美拉唑是一种抑制胃酸分泌的质子泵抑制剂，大多数奥美拉唑被 CYP2C19 代谢。已知奥美拉唑合并阿莫西林治疗幽门螺杆菌感染性消化道溃疡时，弱代谢者愈合率明显高于强代谢者。Lutz 等对奥美拉唑引起的 29 例视觉混乱患者进行基因型研究发现，29 例患者中只有两例是 CYP2C19 弱代谢者，提示携带弱代谢者基因型的个体使用奥美拉唑后出现视觉混乱的危险性较小，可能由于奥美拉唑代谢产物的毒性较强，弱代谢者代谢能力下降，原型药物在体内的停留时间较长，因此疗效增强，不良反应发生率降低。此外，CYP2C19 还参与多种抗抑郁药的代谢，例如舍曲林、依他普仑和西酞普兰等。Rudber 等报道，以强代谢者（CYP2C19 * 1/ * 1）作为对照，携带纯合子型 CYP2C19 * 17 突变体（超快速代谢者）的抑郁症患者在使用抗抑郁药依他普仑后，稳态血药浓度降低了 42%；而携带缺陷等位基因的弱代谢者的血药浓度是强代谢者的 5.7 倍。CYP2C19 弱代谢者的酶活性较低或无活性，对药物的代谢能力降低，给予标准剂量的药物时，产生较高的血药浓度甚至达到毒性水平。因此弱代谢者在使用抗抑郁药时，应注意调整给药剂量减轻毒性反应的发生。

**4. CYP1A2**　茶碱：茶碱是一种支气管扩张药，广泛用于治疗哮喘及慢性阻塞性肺炎。茶碱在生物体内约有 90% 经肝微粒体 CYP450 酶代谢，其中去甲基化反应主要由 CYP1A2 催化完成。茶碱的代谢受到 CYP1A2 基因多态性的影响，在哮喘病人中，－2964（G/G）型病人的茶碱清除率要显著高于 －2964（G/A）或 －2964（A/A）的病人。

**5. CYP3A4**　白血病是化疗引起的主要的继发性癌症，但是给予化疗药物治疗后，仅有少数病人发展成为白血病，提示存在药物与机体相互作用的个体差异。CYP3A4 *1B 突变，可减少 CYP3A4 的表达及 CYP3A4 酶的活性，可减少表鬼臼毒素类化疗药物生成表鬼臼毒素儿茶酚，该代谢产物可损伤 DNA，因此，CYP3A4 *1B 的个体对于化疗药物所致的白血病有较低的发生率。

CYP3A4 是一种在人体肝脏中含量极为丰富，参与黄曲霉毒素代谢的主要 I 相代谢酶，可使黄曲霉毒素 $B_1$（$AFB_1$）活化成为具有致癌活性的 $AFB_1$ 8，9－环氧化物。以尿中的 6β－羟基氢化可的松作为研究指标，测量了肝癌患者、健康对照和其他慢性肝病患者的 CYP3A4 酶活性。结果显示肝癌患者尿中的 6β－羟基氢化可的松的水平显著高于健康对照和其他慢性肝病患者。提示 CYP3A4 酶活性可能与肝癌的危险性有关。对 7 例肝炎后肝硬化患者研究发现 CYP3A4 活性及蛋白表达较正常肝有明显降低，而微粒体蛋白及 P450 含量无明显改变，提示肝硬化患者 P450 的同工酶谱发生了改变，而肝硬化患者 CYP3A4 基因表达也较正常肝明显降低。

## 二、药物转运蛋白的遗传多样性

药物相关转运蛋白是影响药物体内的吸收、分布和排泄等的主要因素之一。因此，药物相关转运蛋白的遗传多态性可引起其与药物和其他生理活性物质的结合改变，进而影响血药浓度和药物的转运。目前把药物处置过程中由药物代谢酶催化的反应称作 I 相或 II 相反应，而转运蛋白介导的药物吸收、分布或排泄则称作 III 相反应。根据底物跨膜转运方向，转运蛋白可分为外排性转运蛋白和摄取性转运蛋白。外排性转运蛋白主要包括 ATP 结合盒式转运蛋白家族成员。摄取性转运蛋白主要包括：有机阴离子转运蛋白、有机阳离子转运蛋白、二肽转运蛋白、核苷酸转运蛋白和单羧化物转运蛋白。

**1. 多药耐药蛋白（或称 P 糖蛋白）**　P 糖蛋白是一个比较常见的保护细胞免受外来有害分子入侵的分子泵，其主要功能是依赖能量将细胞内的药物及代谢物泵出，这些药物及代谢物包括抗肿瘤药物（如阿霉素、长春新碱等），心血管药物（如地高辛、奎尼丁等），降脂药物（如阿伐他汀、洛伐他汀等）、抗菌药物（如左氟沙星、红霉素），HIV 蛋白酶抑制剂（如印地那韦、那非那韦等），免疫抑制剂（如环孢素 A、他克莫司等），钙拮抗药物（如地尔硫䓬、维拉帕米），β 肾上腺素受体拮抗剂（如布尼洛尔、他林洛尔等）和抗组织胺药（如非索非那定、雷尼替丁等）等。P 糖蛋白广泛表达于正常肝细胞膜胆管面、肾脏近曲小管上皮细胞以及肠道黏膜上皮细胞刷状缘，对药物处置的影响表现为减少药物肠道吸收，增加药物胆道、肾脏排泄。P－gp 还分布于血液－组织屏障，影响药物的组织分布。

MDR1 基因 SNP 位点分布具有明显的种族、地区差异性。变异位点分布的种族差异性可能影响个体的体内药物处置过程。3435T 等位基因分布频率在中国人、英国人和德国人中分别为 0.47、0.52 和 0.48，而在非洲人中却为 0.17。MDR1 基因型影响胎盘组织 P-gp 的表达。有报道 G2677A /T 和 /或 T-129C 等位基因变异伴随胎盘 P-gp 表达量减少。3435TT/2677TT 单倍体型母亲的胎盘 P-gp 表达小于 3435CC/2677GG 单倍体型母亲。

**2. 有机阴离子转运蛋白（OATP）** 有机阴离子转运蛋白是一类底物特异性较差、主要表达于屏障上皮的转运蛋白，主要位于肾近曲小管，在其他器官如肝、脑和胎盘也有分布，介导众多带负电的体内代谢产物（包括胆汁酸、胆红素、甲状腺激素、尿酸、神经递质酸性代谢终产物、甾体激素、前列腺素等）和药物底物包括普伐他汀、非索非那定、依托普利和替莫普利拉等的跨膜转运，对药物排泄和药动学有重要影响。

目前人类中发现 9 种 OATP 转运蛋白，其中 OATP-C 基因的功能相关性研究较多。体外转染 MDCKII 细胞模型发现，OATP-C*1b 和 OATP-C*4（P155T）造成 OATP-C 蛋白转运活性改变，L193R 造成 OATP-C 蛋白转运活性消失。体外转染 Xenopus oocytes 表达系统发现，OATP-C*15 对普伐他汀和 SN-38（依立替康的活性代谢产物）转运活性下降。因此，OATP-C 基因多态性可能是依立替康药物反应个体差异的重要原因。健康人 OATP-C*15 个体普伐他汀总代谢清除率和非肾脏清除率均减少，同时 OATP-C*15 个体血清胆红素升高。进一步体外转染 HEK293 细胞发现 OATP-C*15 可以引起 OATP 蛋白转运活性下降。

**3. 有机阳离子转运蛋白（organic cation transporter，OCT）** 人类 OCT1 是第一个被发现的 OCT 家族成员，主要分布于肝脏细胞基底膜，在肠道、胎盘和心脏也有表达。转运小分子有机阳离子，如胆碱和四乙胺 N-甲基烟酰胺等。药物底物包括四乙胺、奎尼丁、地昔帕明、普鲁卡因胺、金刚烷胺和筒箭毒碱等。人类 OCT2 蛋白表达于肾脏远曲小管上皮细胞膜顶端，可能参与肾小管再吸收过程；还表达于神经元，可能参与脑内神经递质和其代谢产物的基础分泌过程。OCT1 是肝脏摄取阳离子药物的主要转运蛋白，其基因多态性变异位点可能影响药物的生物利用度。近来对白种人 OCT1 基因多态性研究发现 25 个 SNPs 位点。体外研究发现 Arg61Cys 变异细胞 OCT1 蛋白转运活性消失，Cys88Arg 和 Gly401Ser 变异细胞 OCT1 蛋白活性明显降低。然而，Cys88Arg 和 Gly401Ser 基因变异在人群分布相当低，其杂合子频率分别为 1.2% 和 6.5%。体外转染 Xenopusoocyte 表达系统功能研究发现 P283L、R287G 和 P341L 变异改变 OCT1 蛋白转运活性，F160L 变异对转运活性没有明显影响。

## 三、药物作用靶点的遗传多态性

随着遗传药理学的深入研究，人们发现遗传背景不同的个体间药物疗效和毒副作用的差异往往比同一个体不同阶段或同卵双胞胎之间大很多，表明除年龄、性别、体重、健康状况及药物间相互作用等因素外，遗传因素的影响更为显著。这是由于编码基因的遗传多态性可能造成个体间转运蛋白、药物代谢酶、受体等生物大分子的氨基酸序列及功能的差异，从而改变多数药物的药动学和药效学过程，使药物作用表现出个体差异。

转运蛋白及药物代谢酶虽然能影响药物进入血液及靶器官的浓度，但只有当药物疗效与血药浓度具有相关性时才能用于间接评价药物疗效及指导合理用药，而受体具有高度选择性，能准确地识别与其结合药物；受体与药物的亲和力有高低之别，且二者的结合具有饱和性，故体内药物剂量或浓度与药效之间的量效关系也主要由受体决定，故受体数量的多少、受体与药物亲和力的高低能直接决定药物疗效与毒副作用的强弱。

L型钙离子通道 $\alpha_1 C$ 基因（calciumchannel，voltage – dependent，L type，alpha 1C subunit，CACNA1C）编码L型钙离子通道的 $\alpha_1$ 亚基，是钙离子通道的主要组成亚基，并且是钙离子通道阻滞剂（CCBs）的主要结合部位。研究表明高血压人群 CACNA1C 基因 rs2238032 位点基因多态性与氨氯地平降压疗效密切相关。rs2238032G/T 位点 GG 型患者用药后第 4 周末，血压达标率仅为 20%（血压 < 140/90 mmHg），而 TT 型和 GT 型患者第 4 周末，血压达标率是 55%；rs2238032G/T 位点 GG 基因型患者用药后血压降幅显著低于 TT + GT 型患者。

# 第四节　药物基因组学在临床用药中的应用

随着遗传药理学的深入研究，人们发现遗传背景不同的个体间药物疗效和毒副作用的差异往往比同一个体不同阶段或同卵双胞胎之间大很多，表明除年龄、性别、体重、健康状况及药物间相互作用等因素外，遗传因素的影响更为显著。

## 一、个体化给药方案的制定

**1. 个体化药物治疗**　根据个体基因变异给予个体化药物治疗，不仅能对某一特定患者给予最合适的药物，而且可在治疗开始就给予最安全、最有效的药物剂量，以提高疗效、减少毒副反应、缩短病程、降低治疗成本。目前发现在美国临床应用最多的、分属 19 个系统、55 个类别的 200 个药物中，发生不良反应的最多有 27 个药物，其中有 16 个所导致的不良反应与至少一种酶的基因变异有关；此外，相关部门还分析鉴定出 22 种药酶、约 250 个等位基因参与了上述药物不良反应。由此可见，在应用基因组学理论的基础上来解决上述问题，才可以实现真正意义上的"量体裁衣"。与某一个药物个体化治疗相关的基因可能包括：①影响不同个体体内生理过程差异的基因。②与药物代谢酶及转运蛋白相关的基因；③与药物作用靶点相关的基因。④与病理过程相关的基因。

**2. 临床需要药物基因组学与个体化给药相结合的实例**

（1）抗高血压药　如 β 受体阻滞剂美托洛尔的代谢与 CYP2D6 基因多态性明显相关，低代谢型患者的血药浓度可数倍于高代谢型患者的血药浓度。在 $\beta_1$ 肾上腺素受体编码基因 389 和 49 位上存在 2 处突变，野生型患者服用美托洛尔后的降压效果明显比突变型好。

（2）急性淋巴细胞性白血病（ALL）　急性淋巴细胞性白血病的化疗组合包括 6 - 巯基嘌呤、6 - 硫代鸟嘌呤或硫唑嘌呤，这些药物共同的消除通路是经硫代嘌呤甲基转移酶（TPMT）代谢失活的。因编码 TPMT 的基因突变而导致 TPMT 酶代谢活性降低的人群可产生严重毒性反应甚至死亡，唯有大幅降低药物剂量方可在避免毒性的同时获得疗效。

（3）降脂药　他汀类药被广泛用作治疗和预防冠状动脉疾病的一线药物，其治疗效果在不同患者之间仍有很大差异。基因位点的变异影响肠内胆固醇的吸收，包括载脂蛋白 E（Apo E）、ATP 结合盒、胆固醇的量，如羟甲基戊二酰辅酶 A 还原酶及他汀类药的药物代谢酶，如 CYP，这些都对药物效应有影响。不同基因型患者服用阿托伐他汀后外周血单核细胞内 SREBF1 和 SCAP mRNA 的表达作用不一致，导致基因转录水平和甘油三酯含量也不同。

（4）抗凝血药　抗凝血药是治疗心血管疾病的常用药。华法林是目前应用最广泛的口服抗凝血药，但为了获得相同的治疗效果，不同个体之间的给药剂量相差有 10 倍之多。影响华法林血药浓度的主要有 2 个基因，一个是华法林的代谢酶 CYP2C9；另一个是华法林的靶向酶。拥有 CYP2C9 ∗ 2 或 CYP2C9 ∗ 3 等位基因的患者，酶活性降低，华法林的平均用量也明显降低。相关资料表明在有关 CYP2C9 多态性的系统评价中，发现携带 CYP2C9 ∗ 2 等位基因的患者需要较低的平均华法林日剂量，且具有较大的出血风险。

（5）阿尔茨海默病（Alzheimers disease，AD）　阿尔茨海默病是老年人痴呆最常见的病因之一。对该病通常是用乙酰胆碱酯酶抑制剂进行治疗，但是个体间的治疗效果却不尽相同。研究发现，大于 80% 的 ApoE4 阴性患者在接受他克林治疗 30 周后病情明显好转，而 60% 的 ApoE4 阳性患者则恶化。

## 二、在治疗药物监测中的应用

治疗药物监测（therapeutic drug monitoring，TDM）是实现个体化治疗的主要方法。通过药物基因组学研究，实现临床个体化药物治疗，是治疗药物浓度监测的进一步延伸和充实。将来的临床药物治疗模式应以遗传药理学、药物基因组学为导向，结合血药浓度监测，来指导特定药物对特定患者的合理使用。结合药物基因组学实施 TDM 有以下特点和优点。

（1）在检测时机方面，结合药物基因组学所实施的 TDM 与传统的 TDM 相比较，前者可以更早地介入患者。而后者只能在患者服药一段时间后才能取血测其血药浓度，此时的患者可能已经出现药效不佳或不良反应了。假如将来可以研发出某一具体药物或者某一类药物特定药物代谢酶的基因型测定试剂盒，就能在用药之前了解患者的代谢能力，以便选择合适的药物和剂量，增加起初给药的疗效，从而减少患者因就诊次数多而造成的医疗费用的增加，可以更好地利用医疗资源，避免浪费，更重要的是，真正做到患者用药的"量体裁衣"。

（2）从检测样本的角度考虑，基因分型不一定必须要利用血液，它也可以采用发根、唾液或者黏膜刮片等样本。取样时既不需要达到传统 TDM 的稳态浓度，也不要求患者用药采样时的依从性，克服了传统 TDM 采样依从性差的弊端。

（3）对于检测结果的价值两者也是不尽相同。传统 TDM 的检测结果只反映某一时刻患者的药动学特征。而一个人的基因型终身不变，这是因为人的基因信息在人的一生中是不会改变的。与传统的 TDM 只能提供简单的描述性的结果不同，遗传药理学测定可以得到某一患者为何需要较高或较低的剂量或选用其他不同药物等机制性方面的信息。

药物基因组学应用到临床合理用药，弥补了以往只根据血药浓度进行个体化给药的不足，也为以前无法解释的药效学现象找到了更合适的答案，为临床个体化给药的开展开辟了一条新的途径。

综上所述，结合药物基因组学的 TDM 具有一系列的优点，但是，它也存在自身的一些缺陷，比如：许多病理、生理和环境因素会影响遗传因素带来的差异；受基因多态性影响的药物数量不是太多；目前还缺乏一种快速、准确、经济适用的基因分型方法。因此，我们仍然需要传统 TDM 揭示的药动学的个体差异，为基因检测提供依据，形成一个遗传药理学为导向，结合血药浓度检测，指导特定药物在特定患者上的合理应用的全新的 TDM 模式，确保患者不仅用上最佳的药物，而且是最安全、有效的剂量。

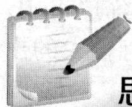

**思考题**

1. 与药物治疗有关的药物基因组学的研究内容有哪些？
2. 药物基因组学的研究方法用于个体化给药有何优势和特点？
3. 药物基因组学与遗传药理学有何区别？

（谢松强）

# 第九章 | 药物经济学与药物流行病学的概念

**学习目标**

1. **掌握** 药物经济学及药物流行病学的基本概念、药物经济学评价方法及药物流行病学研究方法。
2. **熟悉** 药物经济学及药物流行病学的研究内容、药物经济学评价在药物治疗中的应用以及药物流行病学研究方法在药品风险管理中的应用。
3. **了解** 药物经济学评价原则与步骤。

## 第一节 概 述

### 一、药物经济学与药物流行病学的基本概念

随着社会经济的发展、疾病谱变化和人口老龄化进程的加快，使得全球性的医药费用上涨迅猛，支付方负担加重。在药物的选用原则上，除安全和有效外，药物的治疗费用（经济因素）作为指导临床治疗决策和合理用药的一个方面已倍受关注，如何实现医药资源的合理配置与优化使用成为各国高度重视和迫切需要解决的问题。

药物经济学（pharmacoeconomics）是以卫生经济学为基础发展而来的一门边缘学科，它是将经济学的基本原理、方法和分析技术，应用于评价药物治疗方案与其他治疗方案（如手术治疗，物理治疗等），或不同药物治疗方案所产生的经济效果的相对比值，为临床合理用药、新药的研制与开发、临床药学服务、药政管理和医疗保险等提供决策依据，并从整个人群来考虑卫生资源的合理配置和医药费用的控制。自20世纪80年代诞生以来，药物经济学在国外得到了高度重视和日益广泛的应用。近年来，我国政府部门也开始重视药物经济学，并在基本药物遴选、医疗保险药品目录制定以及药品定价等方面有所尝试。

药物流行病学（pharmacoepidemiology）起源于药品不良反应监测工作的开展，是由临床药理学和流行病学两个学科相互渗透、延伸而发展起来的医学研究领域。国际上对药物流行病学定义的描述不尽一致。我国专家建议将药物流行病学定义为：药物流行病学是运用流行病学的原理和方法，研究人群中药物的利用及其效应的应用科学。随着全球药品安全监测工作的不断发展，药物流行病学的理论与方法渐趋完善。药物流行病学在发展的过程中又陆续拓展了药物有益作用研究、药物利用研究和药物经济学研究等新的研究分支。作为一门交叉学科，药物流行病学与药物经济学密切相关，

其理论和专业实践对科学评价药物的经济性及适用性具有重要的现实意义。

## 二、药物经济学与药物流行病学的研究内容

### （一）药物经济学的研究内容

药物经济学研究主要是鉴定、衡量及对比不同药物治疗方案、药物治疗方案与其他方案以及不同医疗或社会服务项目（如社会养老与家庭照顾等）所产生的经济效果的相对比值。

药物经济学研究的基本内容包括：药物治疗的成本效果比较和成本效益比较；药物治疗对生命质量或"质量调整生命年"的影响；药物治疗的社会经济学；药品不良反应和药源性疾病的药物经济学评价；药物成本分析和疾病成本分析；临床药学服务的药物经济学评价；药物治疗成本控制措施；药物价格制定的经济学依据；新药临床试验的经济学评价；药物政策的经济学依据；医疗保险的经济学依据；药品资源开发、生产、分配和使用的经济学评价；药物经济学研究的方法与规程等。其研究的重点是：基本药物的遴选；药物资源的合理开发与使用；医院药学服务与管理；药物的疗效评价、成本－效果研究和对患者生活质量影响的研究等。

2009 年国务院发布的新医改方案中提出了对新药和专利药品逐步实行上市前药物经济性评价制度。这不仅凸显了药物经济学的重要性，也意味着今后新药的审批、药品定价都将引入药物经济学的理念。根据新医改的有关要求，基本药物的遴选、药物价格制定到临床路径选择的各个实施环节中，都将逐步引入药物经济学领域的研究成果。

### （二）药物流行病学的研究内容

药物流行病学最初主要关注药品不良反应，但近年来研究领域不断扩大，如从不良反应监测扩大到不良事件监测，从强调药物利用扩大到研究有益的药物效应，以及药物疗效的卫生经济学评价、生命质量评价和 meta 分析等。近年来药物流行病学的主要研究内容包括以下几方面。

（1）药物临床试验的设计　药物流行病学参与 II 、III 和 IV 期临床试验的设计、试验资料的分析、混杂因素的控制以及解释可能的副作用等，特别在上市后 IV 期临床试验中药物流行病学研究可以用比较经济的人力、物力和时间，最大限度地获得可靠的资料，并从中得出有说服力的结论。

（2）上市后药品不良反应或非预期作用的监测　药品经国家食品药品监督管理总局批准上市并在大量人群中使用后可观察到不良反应或非预期作用，尤以长期使用时更为明显。其原因是多方面的，一是药品上市前的临床试验存在局限性，尤其是观察对象样本量有限，观察时间短，病种单一，多数情况下排除老人、孕妇和儿童，难以发现试验药物罕见或迟发的不良反应，以及发生在某些特殊人群的不良反应。二是上市后的药品出现了新的、严重的不良反应，也不一定是由于审批不严或上市前临床研究不够严格，或药品质量有问题，或用药不当。许多问题需要通过药物上市后不良反应或非预期作用的监测来解决。

（3）国家基本药物遴选　我国基本药物的遴选遵循"防治必需、安全有效、价格合理、使用方便、中西药并重、基本保障、临床首选和基层能够配备"的原则。通过

药物流行病学对一定地区的人口资料、生态学信息、疾病谱变化及医药卫生现况的描述性研究，提供相关地区疾病发生和流行状况、遗传与人口统计资料、环境因素以及可提供的医疗卫生服务能力，构成基本药物遴选的流行病学基础；通过药物流行病学系统评价上市药品有效性、安全性，据此获得遴选药品必须具备的临床安全性和有效性研究的充足证据；同时对上市药品使用状况进行经济学评价，也为遴选药品提供所需"临床效益－成本比"的相关证据。

（4）药物利用研究　药物利用研究主要是为政府和学术界提供数据，也是制药工业市场研究的基础，或是国际生物统计学会等组织提供服务的内容，具有社会药学的特征。国内开展的药物利用研究可以发现国内地区间用药的差别，评价管理措施。药物利用研究包括定量研究、定性研究、用药质量研究、处方者用药决策因素研究等，在药物流行病学研究中占有相当重要的位置。

（5）药物经济学研究　药物经济学以药物流行病学的人群观点为指导，从全社会角度开展研究，以最大限度地合理配置和有效利用现有药物资源为目的，研究药物资源利用的有关经济问题和经济规律。药物流行病学家常常参与药物资源的投入（成本或费用）和产出（效果或结果）研究的设计、实施和分析，为临床合理用药和防治措施科学化提供科学依据。

# 第二节　药物经济学评价与药物治疗

## 一、药物经济学评价的概念

药物经济学评价是公共领域的经济评价原则与方法在医药这一特定领域的应用。在公共领域的经济性评价中，对一项活动或项目的考察和分析主要从成本和收益两个方面进行。药物经济学中的成本是指实施预防、诊断或治疗项目所消耗的资源或所付出的代价，收益是指实施预防、诊断或治疗措施而产生的有利的或有益的结果。药物经济学评价即是对与药物相关的备选方案的成本（资源消耗）及其收益（临床的、经济的、社会的、人道主义的等）进行识别、计量和比较。

成本和收益是进行药物经济学评价的两大关键要素。药物经济学研究常将成本分为直接成本、间接成本和隐性成本。直接成本又可分为直接医疗成本和直接非医疗成本。直接医疗成本是指与特定的药物治疗方案有关的直接医疗费用，如住院费、检验费、药品费、护理费和诊疗费等；直接非医疗成本是指与药物治疗方案有关的非医疗费用，如交通费、营养费、食宿费以及家属陪护费等。直接成本通常以货币或货币交换的形式表现。间接成本是指因疾病或治疗所致缺勤、劳动力损失、死亡等造成的经济损失，主要表现为工资或收入的损失。隐性成本则指实施药物治疗方案中一些无法用货币确切计算的损失，包括因患病所致痛苦、悲伤、抑郁及精神创伤等。在药物经济学研究中，隐性成本真实存在却难以测量，在进行方案选择时需要慎重考虑。总之，药物经济学研究中成本的计算是一项复杂而细致的工作，但却是决定研究结果科学性和实用价值的基础。

在药物经济学研究与评价中，根据计量指标的不同，可以把收益分为效益、效果和效用。效益是有益结果的货币表现，是以货币计量的收益。效果是以临床指标或生命质量指标、健康指标计量的收益。效用是以人们对实施预防、诊断或治疗措施所产生结果的满意程度来计量的收益，是患者接受预防、诊断或治疗措施后对自身健康状况的主观判断。如果对所有预防、诊治方案的收益都能够科学、合理地予以货币化计量，则各种不同类型的方案都具有可比性，药物经济学研究与评价也就可以变得相对容易和简单。

## 二、药物经济学评价方法

药物经济学的评价方法建立在成本分析（cost analysis，CA）的基础上，均以货币金额作为成本指标。与收益的不同计量方式相对应，药物经济学评价的主要方法包括最小成本分析（cost – minimization analysis，CMA）、成本 – 效益分析（cost – benefit analysis，CBA）、成本 – 效果分析（cost – effectiveness analysis，CEA）及成本 – 效用分析（cost – utility analysis，CUA）。

### （一）最小成本分析

（1）成本分析　又称费用分析，这种分析仅评估投入的费用或成本，并不评价其产出或结果，如药物费用分析、疾病费用分析和药品不良反应的费用分析等。因不能进行相同效果或效益的比较，故成本分析无明显治疗学意义，只能为费用控制和资源优化配置提供参考依据。

（2）最小成本分析　最小成本分析是指对预防、诊疗、干预的收益或结果相同的两个或两个以上的备选方案的成本进行比较，选择成本最小方案的一种分析方法。最小成本分析实质上是在备选方案的收益或结果相同（效益、效果或效用）的情况下，成本 – 效益分析、成本 – 效果分析或成本 – 效用分析的特例。

最小成本分析以货币单位（元）来计量，以各治疗方案结果相同为前提，因此具有治疗学意义。但在实际应用中，由于各治疗方案的收益或结果大多不是完全相同或很相似，且难以证明几种方案获得的结果完全相同，因此，最小成本分析在应用中受到一定的限制。

### （二）成本 – 效益分析

**1. 定义与应用**　成本 – 效益分析又称费用 – 收益分析，用以比较不同药物治疗方案或药物治疗方案与其他干预措施所耗成本及由此产生的效益（结果）的一种方法，是经济学的基本分析方法之一。在成本 – 效益分析中，效益和成本项目都以货币单位进行测量和评估。通常情况下，只有效益不低于成本的方案才是经济可行的方案。成本 – 效益分析法应用于以下几种情况。

（1）评价药物治疗方案的可行性与投资回报　从经济学角度评价药物治疗方案或治疗药物监测等单项干预措施的可行性。如评估医院开展治疗药物监测所需成本及可能得到的效益（经济效益与社会效益）。如果其效益大于成本，则可认为实施该项目具有可行性。

（2）比较具有单一或类似结果的多种不同方案，优选最佳方案　如对某种病毒感染性疾病实施多种防治方案，包括接种疫苗、服用中药或注射干扰素等预防措施，或不采取预防措施，仅在发病后才予以治疗等。通过分别测定不同方案实施后的疾病发生率、疫苗不良反应发生率及实施成本等，并据此分析比较各种方案所获效益或所减少的损失，以达到评价何种防治措施为最佳的目的。

（3）比较具有不相关的多重结果的不同计划（方案），从而对有限资金的投入计划进行决策　如美国对某种内分泌及代谢性疾病治疗的总成本为50亿美元，但如果在全美国实施此病预防计划，估算只需18亿美元，这样节省的32亿美元即是预防该种疾病获得的效益。此法可适用于许多传染性疾病，如结核病的药物经济学研究。

**2. 常用方法**　成本－效益分析的常用方法有3种。

（1）净现值（net present value，NPV）法　此法又称为净效益（net benefit，NB）法，它是计算一定时间段内实施方案的效益（$B$）现值总和与成本（$C$）现值总和之差的方法。

$$NPV = B - C = \sum_{t=1}^{n} \left[ (B_t - C_t) / (1 + r)^t \right]$$

式中，$B_t$ 为时间段 $t$ 内效益的现值总和，$C_t$ 为时间段 $t$ 内成本的现值总和，$r$ 为贴现率，$n$ 为时间段的数目。

当净现值法所得净现值为正数时，表明效益大于成本，费用有节省，实施该方案获益；反之则无益。净现值法是较常用的一种成本－效益分析法。

（2）效益－成本比值（benefit－cost ratio）法　此法是以药物治疗方案的效益现值总额（$B$）与方案的成本现值总额（$C$）之比进行计算，即

$$B/C = \frac{\sum_{t=1}^{n} \left[ B_t / (1 + r)^t \right]}{\sum_{t=1}^{n} \left[ C_t / (1 + r)^t \right]}$$

以上式计算的效益－成本比值可能出现以下3种情况：

$B/C > 1$，说明效益超过成本。

$B/C = 1$，说明效益与成本相等。

$B/C < 1$，说明此方案在经济学上没有获益。

对单一方案而言，当 $B/C \geq 1$ 时，则表明该方案的总收益大于或等于总成本，实施该方案是经济的，也即该方案从经济性角度来看可以接受；反之，则方案不经济。

对多个备选方案比较时，过去按照效益－成本比值大小顺序排列，比值高的方案为优选方案。但是有研究发现，按照效益－成本比值排序选优可能会导致错误的结论。即在多个备选方案中，效益－成本比最大的方案并不一定是最优的，因为效益－成本比是一个相对值，而相对值最大并不能保证其经济性最优。所以，不能依据备选方案的效益－成本比值的大小直接对其经济性进行比较和选优。因此，用效益－成本比指标对多个方案进行经济性比选时，需要采用增量分析法。

增量分析（incremental analysis）法，是指对被比较方案在成本、收益等方面的差额部分进行分析，进而对方案的经济性进行比较、选优的方法。增量效益－成本比是指增量效益除以增量成本，即每获得一个增加的效益所花费的增量成本（增量比）。增量效益－成本比大于1，说明方案经济，而且越大越好。增量分析法的具体分析过程所采用的方法是剔除法，即对所有备选方案分别进行两两比较，依次剔除次优方案，保留最优方案与剩余未被比较的方案进行两两比较，最终留下来的方案就是备选方案中

经济性最好的方案。

（3）投资回收率法　投资回收率即净现值（净效益）除以成本的百分率。

$$\frac{B-C}{C}\times100\%$$

以上式计算所得的投资回收率越大，则方案的实施越有益。

**3. 优缺点**　成本－效益分析中，成本和结果均以货币形式表现，可直观地比较不同药物治疗方案对同一疾病的治疗效益，亦可进行不同疾病治疗措施间的比较，甚至对疾病治疗措施与其他公共卫生投资项目进行比较，为在两种或多种方案中选择最佳方案提供科学依据，故得以广泛应用。然而，许多疾病的临床效果，如患病率、死亡率、残疾状态等难以用货币单位衡量，而且医务工作者和公众难以接受用货币单位衡量生命、健康的价值，故此法的应用亦受到一定限制。

### （三）成本－效果分析

**1. 定义与应用**　成本－效果分析是同时评价不同卫生干预措施（如药物治疗、预防、诊断、康复等）的成本和效果，从而判断各种干预措施优劣的经济学分析方法，也是药物经济学最基本的评价方法之一。成本－效果分析将不宜用货币来表示的卫生服务的结果直接用其卫生干预措施后的效果指标来表示，然后对各方案的成本和效果指标进行分析和比较。由于该方法的评价结果易于被医务人员和公众所接受，因此在国内外得到了广泛的应用，是药物经济学领域最常用的评价方法。

成本－效果分析可应用于药物研制和治疗决策。新药研制时，需要掌握药物适应证的社会成本和个别成本、现有的治疗成本和效果、疾病及现有治疗对患者生活质量的影响等信息，这样有助于减少药物研发到投入使用过程中的不确定性。因此，在新药研发的早期阶段就可应用包括成本－效果分析在内的药物经济学方法，适时开展药物经济学的评价和设计工作。从药物治疗的角度来说，成本－效果分析可以用于比较不同的药物治疗方案，可供选择的治疗方案可以是两种或两种以上；成本－效果分析也可用于特定条件下药物治疗与一种或多种非药物治疗方案进行比较。

**2. 常用方法**

（1）成本－效果比值（cost－effectiveness ratio，$C/E$）法　成本－效果比或效果－成本比（effectiveness－cost ratio，$E/C$）是成本－效果分析法的常用指标。$C/E$ 是指每单位效果所花费的成本，如每延长一个生命年、每挽回一例死亡、每改变一个结果单位所花费的货币值。$C/E$ 是成本－效果分析的一个具有重要参考价值的非经济指标，其比值越小越有效；或 $E/C$ 越大，即每一货币单位获得的效果越大，亦表明实施该方案越有益。通常单一的成本－效果比没有意义，主要用于两个或两个以上药物干预措施的比较，并且是具有相同结果单位的两个干预措施的比较。

（2）增量成本－效果比值（incremental cost－effectiveness ratio）法　增量成本－效果分析又称额外成本与额外效果分析，是对一系列成本增加与一系列效果增加的比值进行比较，以便从中选择一个最佳的治疗方案。该法是在两种药物治疗方案的成本－效果比值相等或相近的情况下，结合额外成本（$\Delta C$）与额外效果（$\Delta E$）的比值（$\Delta C/\Delta E$），对方案进行评估的方法。一般（$\Delta C/\Delta E$）越小，则表明产生一份增量效果所需追加成本较低，该方案的实际意义就越大。如一种新药与老药或传统治疗方法比较，若系同一类治疗药物，新药的价格通常高于老药，效果亦可优于老药，我们需要了解的是，所增加的效果是否值得花费更多的费用而采用新的治疗药物或治疗方案，这就需要采用增量成本－效果分析，增量成本－效果比比成本－效果比的意义更大。

**3. 优缺点** 成本－效果分析将疾病的治疗作为一个整体，综合比较分析治疗方案的成本与效果，不仅考虑临床治疗效果，而且考虑社会和个人付出的代价；不仅考虑药物的支出，而且考虑与之有关的其他卫生服务费用，因此成本－效果分析更为科学合理。临床上常采用成本－效果分析方法来进行决策，以确定治疗方案、治疗计划及其他卫生服务，但必须注意成本－效果分析不能用于比较会产生不同健康结果的治疗方案。

### （四）成本－效用分析

**1. 定义与应用** 成本－效用分析注重人的生命质量和健康的内涵，评估和比较改进生命质量所需费用的大小，以此表述在医疗过程中花费一定费用在身心健康方面所获得的满意程度。成本－效用分析是一种特殊形式的成本－效果分析，但与后者不同的是，成本－效用分析在评价结果时，不仅分析有关的治疗成本，同时分析患者因功能影响或满意度变化所增加的成本。显然，成本－效用分析可较为全面、真实地反映成本与结果之间的关系。

目前成本－效用分析主要应用于以下几种情况。

（1）分析对疾病死亡率不会产生显著影响，但可显著改善患者生命质量的药物治疗方案。如比较治疗风湿性关节炎的不同干预方案时，这些方案不可能对死亡率产生什么影响，但对患者的生理功能、社会功能和心理功能等方面具有潜在的影响。因此，应将焦点集中于不同方案在提高患者身体功能、社会功能和心理状态方面的差异。

（2）分析可影响疾病死亡率，但对患者生命质量会产生显著影响的药物治疗方案。如恶性肿瘤化学药物治疗方案，预期可能延长患者寿命，但可能因伴发严重不良反应，而显著影响患者生命质量。

（3）当药物治疗方案同时影响患病情况和死亡率，而研究者又希望使用一种共同的计量单位将两种效果综合在一起分析时。例如，雌激素治疗妇女绝经期症状可改善患者的生活质量（如消除症状引起的不适感），减少患者的死亡率，但可能会增加子宫内膜癌的发病率。

**2. 常用方法** 成本－效用比（cost－utility ratio）法：成本－效用比是指获得每单位效用所需花费的成本。其中的效用通常使用质量调整生命年（quality adjusted life years，QALYs）来表示，表示获得一个质量调整生命年所花费的成本，且其比值越大，方案的经济效果越差。

生命质量调整年是指用生命质量效用值作为权重调整的生存年数，具体为实施干预项目而使人获得的生命年数与反映健康相关生命质量的标准权重的乘积，其中权重的确定是由人们对健康和生存质量的满意程度即效用值来判定的。如通过药物治疗，某患者延长了10年生命，但由于药品副作用及疾病后遗症，其健康效用值仅为0.6，则QALYs等于0.6乘以10年，结果等于6年，即可以说，该患者获得了6个质量调整生命年（6个QALY）。

**3. 优缺点**　成本－效用分析将难以货币化的患者感受（如疼痛、不适等症状的减轻等）及难以用临床效果指标表示的生命质量的改善等，通过效用指标予以反映，有利于对备选方案的成本和收益作出综合评价。在产出评价方面既考虑了治疗方案给患者带来的生存时间的影响，也考虑了治疗方案给患者带来的生存质量的影响，并且生存质量的评价包含了对患者生理、心理和社会功能的评价，因此该评价方法比其他方法更为全面，尤其适用于慢性疾病治疗方案的经济性评价。但由于度量效用具有一定难度，而且目前对效用值测量可靠性的评价还没有建立完善的标准，因此成本－效用分析的应用受到一定限制。

### 三、药物经济学评价原则与步骤

**1. 药物经济学评价的原则**　药物经济学评价通过对多个备选方案的经济性进行评价与比较，选择经济性较好的方案予以实施，这意味着每个备选方案都有可能成为最后的决策。因此，每个备选方案首先必须符合国家的有关法律、法规和规章的规定；其次，必须符合临床对安全性和有效性的要求；第三，必须符合伦理、道德等相关方面的要求。符合上述要求的方案可称其为可行方案，只有可行方案才具备参与药物经济学评价的资格。

在进行药物经济学评价之前，应首先识别并去除不可行方案，这是进行药物经济学评价应遵循的总的原则。

**2. 药物经济学评价的步骤**　科学合理的药物经济学评价需要遵循一定的步骤来完成。药物经济学评价的主要步骤如下。

（1）确定拟评价的问题及其解决目标　根据现实需要，明确研究目的，即明确拟解决的实际问题，是启动药物经济学研究的第一步。如确定对某种疾病不同药物治疗方案进行分析比较，以确定对该疾病的最佳药物治疗方案；或确定不同卫生干预计划所产生的相对社会经济效果；或对某种药物的性价比作出科学评价。

（2）确立分析问题的角度　药物经济学研究的服务对象广泛多样，对拟研究的具体问题，从不同角度进行研究，会产生不同的结果。如测算某项药物治疗方案的成本和效益时，从住院患者的角度出发，缩短住院时间就是效益；而就医疗机构而言，缩短住院时间可能导致效益降低或成本增加。但无论从医疗机构、社保机构或患者的角度进行研究，其目的都在于寻求以尽可能小的成本，获取最大收益的药物治疗方案。大多数药物经济学研究，首先考虑药物治疗方案是否对患者健康有利，其次从全社会的角度进行评价，目的是使备选方案更合理、更适合广大人群使用，旨在实现社会医药资源的最佳配置和有效利用。

（3）区分和确定用于评价的备选方案　在明确研究目标之后，应选择和分析所有待评价的备选方案。包括设立对照方案（如包括现有最佳治疗药物和低成本治疗措施等），排除与治疗方案或疾病无关的方案及超出拟评价的药物经济学问题范围的内容，并要求所列备选方案应具有可行性及可比性。

（4）选择适宜的评价指标和评价方法　评价时所采用的评价方法和评价指标应与所需解决的问题相适宜。如进行卫生经费投入计划的决策分析时，可选择成本－效益分析法；进行同一疾病的不同药物治疗方案比较时，须选择成本－效果分析法；进行对患者生命质量有影响的疾病治疗方案比较时，则采用成本－效用分析法。

（5）识别并计量成本　药物经济学研究选用不同分析方法时，对成本的鉴别和计量方法亦会有所不同。如成本－效益分析中，成本包括直接成本、间接成本和隐性成本等，即包含所有被消耗的资源。这些成本均以相同货币单位进行计量。成本－效果分析中，药物治疗方案的成本仅指净成本，即治疗成本加上初期用于检查、诊断消耗的资源成本，减去在检查、诊断和治疗等资源消耗过程中被节约的资源成本。实质上，净成本计算过程中被节省的资源成本即经济效益。净成本计算中未包含间接成本和隐性成本。所以是反映某种治疗方案获得效果时，在资源利用方面的指标。成本－效用分析方法中的成本，除净成本外，往往还需计量隐性成本。

（6）鉴别结果　药物经济学研究不同分析方法的主要区别在于研究结果计量方式的不同。成本－效益分析的结果是效益指标，可直接以货币单位表示。成本－效果分析的结果是反映治疗效果的临床指标，一般选用对治疗最为敏感的临床指标进行评价。这些指标包括发病率、治愈率、转归率、不良反应发生率、寿命年以及临床生化指标等。对某一治疗方案的临床结果采用多种临床指标进行衡量时，则可应用复合健康指标进行综合评价。成本－效用分析的结果，可通过质量调整生命年等指标进行衡量。

（7）确定贴现率，计算贴现值　药物经济学研究获取某一项药物治疗方案的结果，往往需要经过若干年的实施才能确定。故对成本和效益的计量，应反映货币的时间价值及物价等因素的变动。通过一定贴现率，将远期的成本和效益进行贴现计算，以货币单位转换为现在的相对数值。贴现率是反映货币时间价值的重要参数，一般参考银行利率和物价指数综合确定。我国从全社会观点出发的药物经济学评价应选择的贴现率取值为我国目前的社会贴现率，即8%。

（8）区分不确定因素，进行敏感度分析　在药物经济学研究和评价过程中，有很多参数存在不确定因素，如果不加以分析，可能会造成相同研究结论却互相矛盾，甚至完全相悖。敏感度分析或增量分析是处理不确定因素的重要手段之一，也是检验药物经济学评价结论是否可靠的必要步骤。如进行成本－效益分析时，可进行敏感度分析，以判断当改变某一变量而其他变量保持不变时，是否会影响分析结果或结论的稳定性。

（9）对结果进行统计学分析，确定最佳方案　运用所确定的药物经济学分析方法，如净现值法、成本－效果比值法等，对各治疗方案的成本和结果进行分析，并决定是否需进一步进行增量成本－效果的分析。采用适当的统计分析方法，比较不同药物治疗方案间的成本和结果差异是否具有统计学意义，进而通过决策分析确定最佳方案。

（10）结果陈述与总结　药物经济学的研究结果应当从中性的立场出发进行客观陈述，详细说明研究目的、采用的具体方法、实施过程及研究结论。并说明数据的来源、方法的可信性与局限性以及结果的适用范围和价值。

## 四、药物经济学评价在药物治疗中的应用

近年来，随着医药工业的迅速发展，药物品种与日俱增，如何选择合适的药物治疗方案已成为人们关注的焦点。同时由于医疗费用的持续上涨，与药物治疗有关的费用问题也已引起全社会的关注。药物经济学评价从安全、有效、经济三方面评价治疗

方案的优劣，有助于合理分配和使用有限的卫生经费，提高其费用－成本价值，使医院选择合理的治疗方案进入新的水平。药物治疗决策中的药物经济学研究内容包括仿制药与原创药之间的比较，新老药物更替可行性研究，手术预防用药的经济学评价，给药频率或剂量改变后的比较等。

**1. 仿制药与原创药之间的比较**　仿制药与国内引进合资生产或纯进口的原研药一样使用相同的活性成分并在体内以相同的方式作用，理论上，在适应证、药理作用和使用剂量等方面等同或接近。但仿制药由于研发成本较低，又经本地生产，其价格往往低于原创药。从经济学的角度看，两者的比较适合采用最小成本分析的方法。如果国产仿制药和进口原研药在临床疗效上没有差异，通过比较价格即可。但正因为可能存在疗效差异，因此仍需要选择其他方法进行药物经济学评价，同时考虑药品的成本和收益并权衡利弊，进行更为合理的药物选择。

**2. 新老药物更替可行性研究**　新药的不断问世给临床提供了更多的药物选择，但新药往往价格较高，若管理部门必须在成本和收益之间进行衡量，此时适合采用成本效果分析方法。如第 3 代头孢菌素广泛应用临床，致使临床分离菌株中产 β－内酰胺酶的耐药菌株比例增加，导致抗感染治疗失败。头孢吡肟是我国上市的第一个第 4 代头孢菌素，对革兰阴性菌和革兰阳性菌均具有高度抗菌活性，对 β－内酰胺酶稳定。头孢吡肟的出现为临床提供了新的选择。为此，有学者对头孢吡肟和头孢他啶治疗中、重度肺炎的成本效果进行了比较分析。研究结果显示两组治疗总有效率分别为 88% 和 79%，急性生理学及慢性健康状况（APACHE－II）评分差别无统计学意义，且头孢吡肟能够更有效地改善患者生活质量。同时与头孢他啶相比，头孢吡肟组每例患者可节省 4000 元左右。因此，头孢吡肟治疗中、重度肺炎比头孢他啶更具有成本效果。

**3. 手术预防用药的经济学评价**　手术预防用药是抗菌药物合理应用的一项重要内容，药物经济学评价为手术前预防应用抗菌药物提供了依据。如有研究比较了头孢曲松钠和头孢呋辛钠连续使用 3 天预防胃肠手术部位感染的费用和疗效，结果显示头孢曲松钠用于预防术后感染的费用是头孢呋辛钠的 1/3 左右，且住院天数平均缩短 15 天左右。因此，头孢曲松钠比头孢呋辛钠预防胃肠手术部位感染更为有效，成本－效果比更好。

**4. 给药频率或剂量改变后的比较**　同样是使用头孢曲松钠预防泌尿系统手术感染，有学者对使用不同频次头孢曲松钠 1g，qd 和 1g，bid 进行比较。两组患者均于术前 1 天开始预防用药，术后用药天数为 3 天。结果显示两组有效率分别为 80.19% 和 84.18%，差异无统计学意义；成本效果比值分别为 1.95 和 3.73，差异有统计学意义。因此术前 1 天使用单剂量头孢曲松钠能有效预防泌尿系统手术后感染，且成本效果较双剂量组更好。

此外，药物配伍方案、不同给药途径、序贯疗法方案之间的比较等，都可应用药物经济学研究和评价，以促进临床合理用药。

## 第三节 药物流行病学研究方法与药物治疗风险管理

### 一、药物流行病学研究方法

药物流行病学作为流行病学的一个分支，借鉴或使用流行病学的各种研究方法，主要包括描述性研究、分析性研究和实验室研究。

**1. 描述性研究** 描述性研究是描述与药物有关的事件在人群、时间和地区的频率分布特征和变动趋势，是药物流行病学研究的基础步骤，常可通过对药物相关事件的基本分布特征的描述，为进一步的分析性研究奠定基础。描述性研究包括病例报告、生态学研究和横断面调查等研究方法。

（1）病例报告 包括自发报告、源于文献和互联网的报告等。自发报告是指医务工作者或者患者主动与药品不良反应监测机构或其他组织（如医疗、科研机构等）联系，描述患者在使用一种或多种药物后发生的不良反应，是识别药品不良反应的第一个线索，也是监测罕见药品不良事件的唯一手段。但也具有一定的局限性，如没有设对照组，不能进行因果关系的确定；而且一旦对某种药物的怀疑被公布，常引起医生和患者的过度报告，导致偏性结论。此外，对于药物与常见或迟发的药品不良反应的联系，在个体水平很难探测，因此病例报告在这方面的作用较小。

（2）生态学研究 又称相关性研究，在药品不良反应调查中，该方法主要是描述某种疾病和具有某些特征者，如服用某种药物者，在不同人群、时间和地区中所占的比例，并从这两类群体数据分析某种疾病是否与服用某种药物有关，为进一步确定不良反应的原因提供研究线索。生态学研究只是分析群体的平均药物暴露水平和人群总的发病率、死亡率之间的关系，并不了解每个个体的药物暴露与疾病状况，也无法控制可能的混杂因素；因此，这种方法只是粗线条的描述性研究，在结果解说时必须慎重。生态学上，某疾病与药物暴露的分布一致可能是该药物与疾病之间确有联系，但也可能在个体水平上两者毫无联系。生态学研究只是为病因分析提供线索，因果关系的确定必须采用分析性研究和实验性研究。

（3）横断面调查 又称为现况调查，是在特定时点或时期、特定范围内的人群中，通过收集数据以研究药物相关事件和其他变量之间的关系。现况调查最适用于研究某一时间点的药品不良反应/事件发生率，或者在获得连续时间点资料的前提下研究时间变化趋势，也可以在生态学分析中发现药物暴露与不良事件之间的大致关系（crude association）。通过横断面研究，可以了解与药物有关事件的分布特征，为进一步的病因研究提供线索，也为制定合理的药物使用策略和进行效果考核提供依据。其局限性是无法直接确定药物暴露与结局事件之间的时间关系，从而限制了这类研究在病因学研究中的应用。

**2. 分析性研究** 分析性研究通过比较研究组与对照组之间在各种分布上的差异，可以筛选与检验病因假设，包括病例对照研究（case - control studies）和队列研究（cohort studies）。

（1）病例对照研究 病例对照研究是指以现在患有某病的患者为一组（称为病例

组），以未患该病但其他条件与患者接近的人为另一组（称为对照组），通过询问、体检化验或复查病史，搜集既往各种可疑致病因素的暴露史，测量并比较两组对各种因素的暴露比例，如对某种药物的暴露情况，经统计学检验若判为有意义，则可认为因素与疾病间存在着统计学关联，在估计各种偏倚对研究结果的影响之后，再借助病因推断技术，推断出危险因素，从而达到探索和检验病因假说的目的。

病例对照研究所需样本量小、时间短、效率高。如对孕妇曾经使用己烯雌酚预防先兆流产导致子代少女阴道腺癌的病例对照研究，由于设计完善，仅用了 8 例孕妇及 32 例对照即得出正确结论，发现使用己烯雌酚预防先兆流产与子代少女发生阴道腺癌的联系。

在药物相关事件的病例对照研究中，病例、对照的选择，药物暴露信息的真实性，以及偏倚的控制是关键环节。

（2）队列研究　队列研究又称定群研究，是将加入研究时未患所研究疾病的研究对象按是否暴露于某一药物分为暴露组和非暴露组，然后在一定期间内随访观察不同组别的该病（或多种疾病）的发病率或死亡率。如果暴露组的率显著高于未暴露组的率，则可认为这种暴露与疾病存在联系，并在符合一些条件时有可能是因果联系。

队列研究可以是前瞻性的，也可以是回顾性的。前瞻性队列研究是根据研究对象目前是否服药分为两组，随访观察一段时间，检查并登记各组人群待研究的预期结局的发生情况并加以比较。回顾性队列研究是根据已掌握的历史记录确定研究对象是否服药，并从历史资料中获得不良结局的发生情况，服药与不良结局虽然跨越时期较长，但资料搜集与分析却可在较短时期内完成，而且没有伦理学问题，因此比较适用于药品不良反应研究。

队列研究是在知道结局之前确定药物暴露与非暴露组，不仅可以计算出与药物相关事件的发生率，直接估计相对危险度，与病例对照研究相比，还减少了信息偏倚的发生，因此，提供的因果证据更有说服力。

（3）实验性研究　实验型研究是按照随机分配的原则将研究对象分为实验组和对照组。实验组使用一种试验药物，对照组使用另一种已知效应的药物，或安慰剂或空白对照，对比分析两组之间药物疗效或不良反应的差别。由于可比性强，再经过数理统计，其研究结果最可信。实验性研究，尤其是随机对照试验是评价药物疗效和生物制品预防效果的根本方法，但该研究方法不能用于所有药品不良反应和药源性疾病的确证。

实验型研究的基本特征包括：流行病学实验研究必须有对照组；实验组和对照组来自同一总体，并且是用随机的方法分配的；由研究者对实验组施予干预措施，而不对对照组施予；实验的方向是前瞻性的。

实验性研究一般可分为临床试验、现场试验和社区干预试验。临床试验以健康志愿者或患者为研究对象，目的是评价某种疾病或状态的一种或多种新的疗法。现场试验的研究对象为尚未患病者，常需到"现场"（工作场所、家庭、部队、学校等）进行调查或建立研究中心。现场试验与临床试验相同之处在于，研究对象均按随机原则分为实验组（干预组）和对照组。现场试验根据其用途不同，又可分为预防性试验和病因试验。社区干预试验是现场试验的扩展，是涉及社区范围的干预。二者概念上的区别在于干预措施是针对个人的，还是针对一定地域或行政区域或某特定人群的。

## 二、药物流行病学研究方法在药品风险管理中的应用

药品风险管理包括风险识别、风险评估、风险管理以及风险管理措施的后效评估。风险识别是在收集风险信息的基础上，通过病例分析或者基于数据挖掘的病例分析，发现药品的风险信号，初步评估风险信号的特点，为深入研究药品的安全性提供线索或者依据。风险评估是对于一些重要的风险信号，采用药物流行病学或者循证医学系统评价的方法，研究药品与事件间的关联性。风险管理是针对每一个重要风险，评估采取风险管理措施的必要性并依据药品的具体情况、风险的特点采取相应的风险管理措施，以减少药品导致的伤害、控制药品风险。后效评估是针对每一个重要风险的风险管理措施，制定后效评估计划并实施，考察是否实现了控制药品风险的目标。

在药品风险管理的各个环节，药物流行病学研究设计和方法均发挥着重要的作用，如发现风险信号并分析其特点、确认风险与药物间的关联、评估采取风险管理措施的必要性以及后效评估，都需要应用药物流行病学研究方法。

**1. 发现风险信号**

（1）病例报告　药物上市后发生罕见的不良反应的初次报道多来自医生的病例报告（case report）。病例报告在风险信号的识别过程中具有重要作用，可以发现上市前研究未发现的罕见不良事件，提供已知严重不良反应的危险人群、危险因素以及临床特征的重要信息。但病例报告的信息通常受诸多因素的影响，包括上市时间的长短、药物警戒与风险管理有关的措施、媒体的关注以及药品的适应证等。

（2）病例系列研究　病例系列（case series）研究是通过收集所有单一暴露因素的病例，对其临床结局进行评价的描述性研究方法。这些病例通常来自同一所医院或接受相同的治疗。药物上市后，通过病例系列可以定量研究某种不良反应/事件的发生率；还可以发现某些特殊的不良反应。一旦发现这些不良事件，应当重视病例报告的具体内容并迅速进行随访。

病例系列研究可以产生药品与不良事件关联性的假设、提供相关证据，但是在产生假设方面更为常用。但这种方法同样没有对照组，无法排除背景事件率的影响，因果关系论证的力度较弱。

（3）基于自发报告的数据挖掘　数据挖掘（data mining）是在大型药品安全性数据库中利用计算机技术提取一些以前未知的，有效的信息资源，发现潜在的药品风险信号的一种研究方法。目前国内外基于自发报告的数据挖掘方法主要是非均衡性测量法（measures of disproportionality），即不相称性测定法。非均衡性测量是在数据库中测定所关注事件与其他事件相比较的"非均衡性"、"不相称性"或者"失衡"，或者是所关注事件数高于预期数。如果数据库中某特定药物事件组合明显高于整个数据库的背景频率，并且达到了一定标准，就认为产生了一个需要关注的信号。

**2. 确认风险与药物间的关联**　病例对照研究是将研究对象按疾病的有无分为病例组和对照组，测量并比较两组对某种药物的暴露情况，进而推断该暴露与疾病的联系，即风险与药物间的关联。

药品不良反应研究由于病例数较少，且经常面临要求迅速做出结论的情况，因此病例对照研究特别适用。如孕妇服用"反应停"与婴儿短肢畸形，早产儿吸入高浓度氧与晶体后纤维组织增生症，经期使用月经棉与中毒性休克综合征，口服避孕药与心肌梗死，

母亲早孕期服用雌激素与少女阴道腺癌等，均是应用病例对照研究的经典范例。

队列研究主要用于检验病因假设。在药物流行病学研究中，可追踪观察服药组与未服药组某种疾病（即不良反应）的发生情况，以判断药物与不良反应之间的关联，如反应停与短肢畸形，左旋咪唑与脑炎综合征等的关联就是通过队列研究确证的。

队列研究可明确药物与风险的时间先后关系，对风险因素进行全面系统的评价。与病例对照研究相比，队列研究具有资料更可靠、能够直接计算关联程度指标、检验病因假说能力强等优点；但队列研究所需样本量比病例对照研究大得多，失访率高。

**3. 评估采取风险管理措施的必要性**　应用药物流行病学观察性研究，在药品上市后持续收集及评估药品风险是非常重要的，可帮助评估及描述该药品的安全性，也为相关者提供如何采取风险最小化措施，减小风险产生的宝贵信息。对于上市后的药品，如果得出所有的风险之和大于效益，则药品监管部门就需要对该药品采取风险干预措施（撤市、修改说明书等）。

经风险评估后，对已确认的药品风险可实行风险最小化措施，以减小其发生率。风险最小化的措施包括：①对药品标准、药品说明书和标签的修订；②向社会发布药品安全性警示信息；③对医生、药师、护士和患者等相关人员进行宣传教育培训；④采取限制药品使用、药品召回等措施。

**4. 风险管理措施的后效评估**　如何开展风险管理措施的后效评估？这取决于对哪种有效性指标进行评估。一般分为两大类：一是过程评估，例如评估对不良反应的认识了解，药物是否真正用于核准的适应证；二是结果评估，例如不良事件的发生率，非适应证的使用等。主要包括五个级别的评估：一是主要评估实行风险最小化措施包括的范围，可利用问卷调查进行评估。二是主要评估风险最小化措施的使用认知，可利用专门工作小组，或问卷调查进行评估。三是主要评估药物风险的认识，可利用专门的工作小组，或问卷调查进行评估。四是主要评估医疗行为的改变，可利用药物利用研究进行评估。五是主要评估药物效益风险，可利用患者注册登记，或上市后的药物安全计划等进行评估。

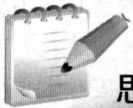

### 思考题

1. 药物经济学的定义是什么？药物经济学评价的主要方法有哪些？

2. 药物流行病学的定义是什么？药物流行病学的主要研究方法有哪些？

3. 对于某一疾病的治疗，有方案 A 和 B 可供选择，其中方案 A 的成本现值为 500 元，效益现值为 1000 元；方案 B 的成本现值为 1800 元，效益现值为 2700 元。两方案的实施期限相同。请应用净效益法、效益－成本比值法和增量分析法对两方案进行药物经济学评价。

4. 罗格列酮是噻唑烷二酮类降糖药物，主要通过增加胰岛素的敏感性而发挥作用，可结合饮食、运动用于治疗 2 型糖尿病。自 1999 年被 FDA 批准上市后，监测到了与心脏相关的不良反应，如液体潴留、水肿、充血性心力衰竭。试述针对罗格列酮的上述心血管风险如何开展药物流行病学研究？药品监督管理部门应采取的风险措施包括哪些？

（吕雄文）

## 第十章

循证医学与药物治疗

**学习目标**

1. **掌握** 循证医学的基本概念、研究方法与步骤。
2. **熟悉** 循证医学常用的证据及证据资源。
3. **了解** 循证医学在药物治疗中的应用目的和应用步骤。

循证医学（evidence‑based medicine，EBM）是运用循证思维和工具广泛和系统地搜集临床科学研究文献资料，筛选最有效的证据指导临床实践的科学方法。循证医学在药物治疗中的应用，即为医师或药师基于当前最佳的用药证据，用于指导临床医疗实践并提出药物治疗方案的过程。

## 第一节　循证医学的基本概念

### 一、循证医学的产生与发展

#### （一）循证医学的产生

20 世纪 80 年代初期，David Sackett 利用临床流行病学的方法和原理指导临床实践，探索基于临床问题的研究，以提高临床疗效，奠定了循证医学的方法学和人才基础。1992 年底，英国国家卫生服务部资助成立了英国 Cochrane 中心，促进和协调临床随机对照试验系统评价的生产和保存，以便依据最好的科学进展和研究结果服务于临床医疗、卫生管理和高层决策。1993 年底，Iain Chalmers 创建了 Cochrane 协作网，规划领导 Cochrane 协作网生产 Cochrane 系统评价，建立临床研究数据库的工作。1994 年 Sackett 在英国牛津创建了世界上第一个循证医学中心，开设循证医学课程，进行循证临床实践。

#### （二）循证医学的发展

国际临床流行病学网（INCLEN）、Cochrane 协作网、卫生技术评估（HTA）组织和循证医学中心（CEBM）等国际组织不断结合临床和医疗保健问题发挥各自优势，共同深入研究临床试验的方法和评价指标，共同生产和传播高质量的临床证据，促进循证医学不断向深度和广度发展。循证医学的方法和原理正在成为发达国家政府卫生部门制定疾病指南的可靠参考依据。英国、澳大利亚、荷兰、美国等国依据循证医学证据制定国家/地区的临床实践指南。美国和加拿大相继成立循证实践中心为国家的重大医疗保健问题、重大卫生决策和临床实践提供科学依据。

近年来，循证医学在中国迅速传播，在医疗、护理等卫生保健行业得到良好发展。有关循证医学的学术杂志也相继创办和发行。1999 年 3 月国际 Cochrane 协作网正式批准中国中心注册成为世界上第 13 个中心，2003 年成立中国医师协会循证医学委员会，2004 年成立循证医学教育部网上合作研究中心，这些组织良好的推动循证医学在国内的传播。

## 二、循证医学的概念与特点

### （一）循证医学的概念

1996 年 David Sackett 定义循证医学是"慎重、准确、明智地应用当前所能获得的最佳研究证据来确定患者的治疗措施"。2000 年再次定义循证医学为"慎重、准确和明智地应用当前所能获得的最好的研究依据，同时结合医生的个人专业技能和多年临床经验，考虑病人的价值和愿望，将三者完美地结合制定出病人的治疗措施"。循证医学是将最好的研究证据与临床医生的技能、经验和患者的期望、价值观三者完美结合，并在特定条件下得以执行的实用性科学。其核心思想是：医疗决策应尽量以客观证据为依据。医生开具处方、制定医疗方案或实施指南，政府机构制定卫生政策或医疗卫生政策等，都应参考当前可得的最佳证据进行决策和管理。

### （二）循证医学的基本原则

（1）基于问题的研究　在遇到临床问题时，临床医师需要根据"PICO"原则将问题具体化为可以回答的科学问题，按照 PICO 原则将问题拆分为：P（patient/population）指患者或者患者的临床特征，包括主要问题、疾病或伴随的情况，I（intervention）指处理措施、暴露因素或者预后因素，C（compare）指研究的对照措施，需要明确对照组如何设立。O（outcomes）指结局指标。

（2）遵循证据的决策　所做的决策一定是基于此前所有、当前可得的最佳证据，科学证据永远是科学决策的重要依据和手段，但证据本身并不等于决策、决策是一个复杂的过程，往往受证据本身、决策环境、资源、决策者和用户偏好等多因素的影响。

（3）关注实践的结果　关注结果的真实性、适用性及可转化性。

（4）后效评价　对于实践的结果应进行后效评价，追求最佳成本效果。

### （三）循证医学的特点

（1）实践循证医学的决策依据是"证据"及其质量。高质量的证据应该具有科学和真实的特征，即证据的生产必须针对特定问题、经过科学设计、偏倚控制、严格实施和客观分析，并能溯源，接受时间和实践的检验。

（2）实践循证医学的基础是临床医生的专业技能与经验。循证医学提倡将医生的临床实践经验（内部证据）与当前可得的最佳临床证据（外部证据）相结合，在综合考虑患者的意愿和价值观及当时当地的医疗条件，为诊治患者做出最佳决策。

（3）实践循证医学的独特优势是充分考虑患者的期望或选择。循证医学提倡医生在重视疾病诊断、治疗的同时，力求从患者角度出发，去了解患者患病的过程及感受，尤其是对疾病的疑惑与恐惧、疾病对机体与身心功能的影响、患者对治疗方案的期望与选择等。

## 三、系统评价和 Meta - 分析

### （一）系统评价的基本概念

系统评价（systematic review）是一种全新的文献综合方法，指针对某一具体临床问题（如疾病的病因、诊断、治疗、预后），系统、全面地收集全世界所有已发表或未发表的临床研究，采用临床流行病学严格评价文献的原则和方法，筛选出符合质量标准的文献，进行定性或定量合成，得出综合可靠的结论。系统评价可以是定性的，也可以是定量的，整个过程明确，重复性好。

### （二）系统评价的方法

系统评价一方面能够通过对多个有争议或相互矛盾的小型临床研究采用严格、系统的方法进行评价、分析和合成，解决纷争或提出建议，为临床实践、医疗决策和今后的研究导向；另一方面，如果进行系统评价或 meta - 分析的方法不恰当，也可能提供不正确的信息，造成误导。针对不同研究问题的系统评价，基本方法与步骤相似，一般分为 4 个阶段，9 个基本步骤。

**1. 第一阶段确定系统评价题目** 系统评价的题目主要是关于疾病防治方面的不确定的、有争议的临床问题，为医师提供治疗证据。应该围绕 PICOS 确定临床问题。一篇系统评价至少由两名及以上作者完成，文献筛选、质量评价和数据提取过程中由两人独立完成，当两个人意见不统一时通过讨论达成一致。一篇系统评价的作者应该包括题目所涉及的临床专业人员、方法学和统计学的人员，建议初学者与有经验的系统评价作者合作，保证研究的顺利进行。

**2. 第二阶段制订系统评价方案** 制订系统评价方案有助于避免针对同一题目的系统评价重复进行；提高系统评价的透明度，避免根据收集到的文献信息不合理地修改系统评价的方法和结果，导致偏倚；完善系统评价研究方案，减少正式生产系统评价时方法学上的问题。系统评价研究方案的主要内容包括背景、目的和方法。

研究背景包括系统评价的立题依据，即疾病或健康问题的危害和重要性，目前治疗该疾病的现状和存在的问题，拟评价治疗手段治疗该疾病的机制、合理性和优势，针对该治疗手段已有研究的现状和问题，提出系统评价的必要性。研究目的主要阐明治疗手段所涉及的健康问题、患者类型及场所。同时也阐明系统评价针对不同亚组人群、不同对照、不同结果指标的具体目的。研究方法，即制订系统评价的具体方法和过程，包括文献的纳入和排除标准、文献的检索和筛选、文献偏倚风险的评估、数据提取和分析等。制定文献的纳入和排除标准应基于 PICOS 原则对系统评价问题的构建。

**3. 第三阶段完成系统评价全文**

（1）检索文献 系统、全面地收集所有相关的文献资料是系统评价与叙述性文献综述的重要区别之一。为了避免发表偏倚和语言偏倚，应围绕要解决的问题，按照计划书中制订的检索策略（包括检索工具及每一检索工具的检索方法），采用多种渠道检索方法。除了利用文献检索的期刊工具及光盘检索工具（Cochrane 试验注册库、Medline、Embase、Scisearch、Registers of clinical trials）外，还应与同事、专家和药厂联

系以获得未发表的文献资料如学术报告、会议论文集或毕业论文等，以便快速、全面获得相关的原始文献资料。

（2）筛选文献　根据拟定的纳入和排除标准，从收集到的所有文献中筛选相关资料。文献筛选过程应采用流程图展示，列出检索的文献总量、根据题目和摘要排除的文献量、获取的全文文献量、阅读全文后排除的文献量及原因分类、纳入研究数量、提供主要结局指标研究数量等。文献资料的选择包括：初筛，根据检索出的引文信息如题目、摘要筛除明显不合格的文献，对肯定或不能肯定的文献应查出全文再进行筛选；阅读全文，对可能合格的文献资料，应逐一阅读和分析，以确定是否合格；联系作者，一旦被排除的文献将不再录用，因此，如果文中提供的信息不全面而不能确定，或者有疑问和有分歧的文献应先纳入，通过与作者联系获得有关信息后再决定取舍或在以后的选择过程中进一步评价。

（3）评价文献质量　根据临床流行病学评价文献质量的原则和方法，对入选文献的研究质量进行评价，即对临床试验在设计、实施和分析过程中产生的偏倚和随机误差进行评估。文献质量的评价强调对内在真实性的评估，即是否存在各种偏倚因素及其影响程度。

（4）提取数据　采用手写或计算机录入方式将需要的信息填入数据提取表，包括：一般资料，如评价的题目、评价者的姓名、原始文献编号和来源、评价的日期等；各试验的特征，如研究的合格性、研究对象的特征和研究地点、文献的设计方案和质量、研究措施的具体内容和实施方法、有关偏倚防止措施、主要的试验结果等；结果测量，如随访时间、失访和退出情况、分类资料应收集每组总人数及事件发生率、连续资料应收集每组研究人数、均数和标准差或标准误等。所有的数据资料均要输入系统评价管理软件，以进行文献结果的分析和报告。

（5）分析和报告结果　资料分析包括定性或定量两种。定性分析是采用描述的方法，将每个临床研究的特征按研究对象、干预措施、研究结果、研究质量和设计方法等进行总结并列成表格，以便浏览纳入研究的情况、研究方法的严格性和不同研究间的差异，计划定量合成和结果解释，定性分析是定量分析前必不可少的步骤。定量分析包括同质性检验、Meta 分析、敏感性分析三个方面。同质性检验是检验纳入的不同原始研究之间结果的变异程度，以确定合成结果的合理性，可采用作图法和 $\chi^2$ 检验，如果存在异质性，应分析原因或不进行结果合成；Meta – 分析是采用定量方法将各试验的结果进行合成；敏感性分析是指改变某些影响结果的重要因素如纳入标准、研究质量的差异、失访情况、统计方法（固定效应或随机效应模型）和效应量的选择（比值比或相对危险度）等，以观察同质性和合成结果是否发生变化，从而判断结果的稳定性和强度。

（6）解释结果，撰写报告　解释系统评价必须基于研究的结果，包括分析系统评价的论证强度、推广应用性、干预措施的利弊和对医疗和研究的意义，内容包括：总结和解释结果，应同时考虑干预措施的利弊，结果的点估计值和95%的置信区间。点估计值主要表示效应值的强度和方向，而置信区间则反映效应值的变动范围和精确性，两者结合可提供更全面的信息，有助于解释结果的临床价值。

**4. 第四阶段系统评价更新**　在系统评价发表以后，定期收集新的原始研究，按前述步骤重新进行分析、评价，以及时更新和补充新的信息，使系统评价更完善。Co-chrane 系统评价要求每 2 年更新 1 次，杂志发表的系统评价并不要求原作者定期更新。但如果发表的系统评价无确切结论，或针对该题目的新的研究不断出现，也可考虑再次做系统评价的必要性。

### （三）Meta 分析基本概念及方法简介

Meta 分析是一种统计分析方法，它将多个独立的、可以合成的临床研究综合起来进行定量分析。它是文献的量化综述，是以同一课题的多项独立研究的结果为研究对象，在严格设计的基础上，运用适当的统计学方法对多个研究结果进行系统、客观、定量的综合分析。

Meta 分析的特点是一种观察性研究，也遵循科学研究的基本原则，包括提出问题、搜索相关文献、制定文献的纳入和剔除标准、提取资料信息、统计学处理、报告结果等基本研究过程。

Meta 分析的目的是：增加统计学检验效能，通过对同类课题中多个小样本研究结果的综合，能达到增大样本量、改进和提高检验效能的目的；定量估计研究效应的平均水平，当多个同类研究的结果在程度和方向上不一致时，通过 Meta 分析可以得到研究效应的平均水平，对有争议甚至相互矛盾的研究结果得出一个较为明确的结论，而且使效应估计的有效范围更精确；评价研究结果的不一致性，由于研究水平、研究对象、试验条件、样本含量等不同，多个同类研究的质量可能有较大差异。通过 Meta 分析可以发现单个研究中存在的不确定性，考察研究间异质性的来源，估计可能存在的各种偏倚；寻找新的假说和研究思路，通过 Meta 分析可以探讨单个研究中未阐明的某些问题，发现以往研究的不足之处，提出新的研究课题和研究方向。

Meta 分析的基本步骤包括：提出问题，确定研究目标并制定研究计划；检索资料，收集文献；选择符合纳入标准的研究；对纳入研究的文献进行质量评价；提取纳入文献的数据信息，填写信息提取表，制定综合分析方案；统计分析。

Meta 分析常用的两类统计模型为固定效应模型和随机效应模型。经异质性检验，如果各个独立研究的结果是同质的，可以采用固定效应模型计算合并后的综合效应；如果各研究的结果不同质，但有必要计算合并后的统计量，则可采用随机效应模型；如果异质性检验的统计量在界值附近，最好同时采用上述两种模型分别进行计算后做出分析判断。

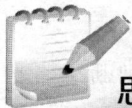

**思考题**

1. 循证医学的发展历程是什么？循证医学的特点是什么？
2. 系统评价的概念是什么？

## 第二节 循证医学的研究方法和步骤

### 一、循证医学的实施步骤

循证医学的实施步骤主要包括5个部分：提出临床问题、寻找证据、评价证据、应用证据解决临床问题和效果评价。

#### （一）循证医学在临床治疗问题的实施步骤

（1）循证医学临床问题的发现和提出 临床医师主要从两个方面实施循证医学，一是作为研究者为临床实践提供证据，二是作为应用者在治疗药物选择中应用证据。无论是提供证据还是应用证据都应首先提出恰当的、需要回答的问题，这是实践循证医学的起点。对于循证医学证据的提供者（研究者）和应用者来说，提出问题的基本原则是一致的。临床遇到的问题大致可分为背景问题和前景问题两种。背景问题是关于疾病的发病机制和流行病学等一般知识的问题，可涉及人类健康和疾病的生物、心理及社会因素等方面。前景问题是关于处理、治疗患者的问题，也涉及与治疗有关的患者的生物、心理及社会因素等方面。临床研究人员在选题及构建问题时应根据自己的资源、条件、可行性、临床应用价值、结果的科学性等因素综合考虑，选择范围恰当的问题进行研究。

（2）寻找证据 文献检索是解决问题的关键，检索的证据包括疾病处理指南、最新系统评价（meta－分析）、大样本多中心随机对照临床试验、随机对照临床试验、临床经济学分析、回顾性队列研究、病例报告等。

（3）评价证据 在运用证据前，应该对检索到的证据进行评价，从而筛选最佳证据。为此，需应用循证医学评价文献质量的原则和方法进行评价。文献质量的评价强调对内在真实性的评估，即是否存在各种偏倚因素及其影响程度。评价文献质量的清单和量表很多，目前Cochrane手册推荐采用的偏倚风险评估工具评价随机对照临床试验，具体项目包括：随机分配方法、分配方案隐匿、对研究对象和治疗方案实施者采用盲法、对研究结果测量者采用盲法、结果数据的完整性、报告每个主要结局指标的数据完整性、选择性报告研究结果、其他偏倚来源等。这项评估工具对每条判断均有明确标准，可减少评估者主观因素的影响，保证评估结果有更好的可靠性。

（4）应用证据 医学工作者从患者的性别、年龄、疾病诊断、分期等判断患者情况是否与研究证据中的患者情况相似，在确认文献中干预措施有效时，判断干预措施提供给患者的可能性，在实施某项措施前，必须给患者交代实施干预措施的必要性和治疗效果，还要给患者指出不进行该干预措施可能发生的结果，再告知进行这项治疗可能发生的意外，不良反应以及成本，让患者自己选择治疗措施。

（5）效果评估 在将循证证据运用临床后，对证据运用效果进行分析评价总结，以提高临床医疗质量。临床实践实施后，后效评价是临床实践不断提高的基础，并在这一过程中不断发现问题、处理问题。

### （二）在临床实践中应用循证医学值得注意的几个问题

循证医学把专家意见放在最低级别，并不等于否定专家意见。假如专家的经验来源于缺乏严谨科学方法保证的临床研究或者来自动物试验、实验室研究以及过时的教科书或者是主观臆断的经验，轻信这类权威专家意见就容易导致临床决策的严重错误。但是，如果是建立在循证医学基础上的经验就值得推崇，因此循证医学并不排除科学的经验积累。

Cochrane 系统评价属于循证医学中最高质量的证据，是因为其有权威的统计学、流行病学和临床专家指导方法学研究；有不断更新的统一工作手册；有完善的原始研究资料库提供原始研究，严格评价原始研究的质量；有纳入和排除标准；有完善的系统评价体系；各专业评价组成员和编辑系统认真审稿和严格把关质量；有发表后评价和反馈机制，要求作者对评论和意见做出及时反应，不断更新，在新证据发表后及时再版。

临床实践中，若当前尚无随机对照试验等高质量证据时，可依次参考级别较低的证据或经验处理病人。一旦高级别证据发表，应及时使用新证据。可能有效但尚无可靠证据时，要考虑副作用、经济承受能力以及病人的选择等问题。

## 二、循证医学证据的评价方法

### （一）证据的分类

**1. 原始临床研究证据** 原始临床研究证据指对直接在患者中进行试验研究的数据，进行统计分析并得出的结论。主要包括随机对照试验、队列研究、交叉试验、前－后对照研究、病例－对照研究、横断面调查设计、非随机对照试验及叙述性研究等。

（1）随机对照试验 将符合要求的研究对象采用随机分配的方法分配到试验组或对照组，然后接受相应的试验措施，同步进行研究和观察试验效应，并用客观的效应指标，测量试验结果，评价试验设计。随机对照试验主要用于临床治疗性或预防性研究，用以探讨某一新药或新治疗措施与传统的、有效的治疗或安慰剂相比较，是否可以提高治疗和预防疾病的效果，或是否有效。

（2）交叉试验 是对两组受试者使用两种不同的处理措施，然后将处理措施相互交换，最后对比分析结果的设计方法。

（3）队列研究 是研究者对暴露因素不能控制，分组自然形成，并有同期对照，是群体研究中常用的方法。常用于病因研究、治疗性研究、预防性研究或预后研究。

（4）前－后对照研究 是一种前瞻性研究，将两种不同的干预措施，在一组受试者中按前、后两个阶段分别应用后，比较其结果，而不是同一措施的重复使用。多用于慢性疾病的治疗性研究，比较两种不同治疗方案的效果。

（5）病例－对照研究 是一种具有对照的调查研究方法，在患有某病的试验组和没有患有该病的对照组或在具有某项特征的病例与不具有某项特征的病例中进行，调查过去或最近有无暴露于某种因素的历史，而该因素被疑为和该病的发生有联系；或调查是否存在某种因素，而该因素疑为与疾病的某项特征有联系。然后比较两组的暴露情况或具有某种因素的情况，验证某种因素与疾病是否确实存在联系、联系的性质和强度。

（6）横断面调查设计　是在某个时点或较短时间内调查和收集某个特定人群中疾病的健康状况，及其与某些因素的相关关系，又称为现况研究。

（7）非随机同期对照试验　设计模式与结果分析与随机对照试验一样，区别在于患者未进行随机分组。

（8）叙述性研究　是研究者对既成事实或追踪随访所获取的临床资料加以叙述描写，统计分析，得出结论。包括病例分析、个案报告、专家意见、评论及评述等。

**2. 二次临床研究证据**　二次临床研究证据指尽可能全面地收集某一问题的全部原始研究证据，并进行严格评价、整合处理、分析总结后所得出的综合结论，是对多个原始研究证据再加工后得到的更高层次的证据。二次研究证据分为：系统评价、临床实践指南、临床决策分析、临床证据手册、卫生技术评估报告及卫生经济学研究等。

（1）系统评价　是针对具体临床问题，运用系统、明确的方法检索、筛选相关研究，对研究质量进行严格评价，并收集、分析纳入研究数据的研究方法。

（2）临床实践指南　是针对特定的临床情况，收集、综合和概括各级临床研究证据，系统制定出帮助医师做出恰当处理的指导意见。

（3）临床决策分析　是临床工作者针对具体患者，遵循国内外最先进的证据，结合卫生经济学观点和患者意愿决定患者治疗和处理的过程。

（4）临床证据手册　是由专家对各种原始研究和二次研究进行严格评价后汇总撰写，对临床医师应用证据具有指导意义。

（5）卫生技术评估　是指用于疾病预防、筛查、诊断、治疗和康复及促进健康、提高生存质量和生存期的技术手段。包括卫生技术的技术特性、安全性、有效性、经济性和社会适应性进行系统、全面地评价，为各层次决策者提供合理选择卫生技术的证据。

（6）卫生经济学研究　是应用经济学的原理和分析方法来解决卫生事业中的问题，希望用最小投入得到最大产出的一门学科。

## （二）证据的分级

证据分级是指应用临床流行病学原则和方法以及有关质量评价的标准，评价证据的真实可靠性与临床应用价值。1979年，加拿大定期体检特别工作组（Canadian task force on the periodic health examination，CTFPHE）的专家们首次明确提出要对医学研究进行质量和推荐分级，该分级为此后30年间50多个机构和组织的分级系统奠定基础。

2004年推荐、评估、发展和评价分级工作组（the grading of recommendations assessment、development and evaluation working group，GRADE）将证据质量分为高、中、低、极低4个等级。该系统认为随机对照试验是高质量的证据，但研究如果有局限、研究结果不一致、非直接证据、结果不精确或存在报告偏倚都会使证据级别降低。相反，观察性研究如果设计严谨、实施良好，发现的疗效很大或者存在剂量反应关系等，将提升证据的质量级别。Cochrane 协作网、世界卫生组织（WHO）等多个国际组织已经对其提供支持并广泛使用该评级系统（表 10 - 1）。

表 10 - 1　GRADE 证据质量分级

| 证据质量 | 定义 |
| --- | --- |
| 高级质量 | 进一步研究也不可能改变该疗效评估结果的可信度 |
| 中级质量 | 进一步研究很可能影响该疗效评估结果的可信度，且可能改变该评估结果 |
| 低级质量 | 进一步研究极有可能影响该疗效评估结果的可信度，且该评估结果很可能改变 |
| 极低质量 | 任何疗效评估结果都很不确定 |

### （三）如何评价循证医学证据

全世界每年有 200 多万篇有关生物医学的文章发表在 2 万余种生物医学杂志上，分析发表在许多医学杂志上的临床试验发现，部分试验从设计、实施、结果分析和文章撰写等方面均存在较大缺陷。临床医务人员面临的挑战是如何应用真实、最新的医学信息为患者治疗。要求医务人员掌握严格评价医学文献的技巧，掌握快速阅读和正确评价临床医学文献的基本原则和方法，筛选出真实、有临床意义的研究证据应用于临床实践，为患者做出最佳的医疗决策。

临床实践中的患者与临床研究证据中的研究对象存在性别、年龄、并发症、疾病严重程度、病程、依从性、社会因素、文化背景、生物学及临床特征的差别，即使是真实、可靠且具有临床价值的研究证据也不一定能直接应用于每一个医师医治的病人，医务人员必须综合考虑临床专业知识和患者的具体情况，作出相应调整。

基于高质量 RCT 的系统评价/ Meta - 分析证据在循证医学中排位最高，但其前提是系统评价/ Meta - 分析的质量要高。因为并非所有的系统评价或 Meta - 分析结论都是可靠的。同其他研究一样，方法学的正确与否严重影响结果甚至导致错误的结论。系统评价/ Meta - 分析如果没有经过相关临床流行病学、临床研究设计、统计学等基础知识培训及临床专业培训和经历，容易出现偏倚。

### （四）各类循证医学证据的评价原则

各类研究证据均有不同的评价原则和方法，这里介绍部分研究证据的评价方法，包括病因学、不良反应研究证据、诊断性试验研究证据、治疗性研究证据、预后研究证据。

病因学、不良反应研究证据评价的方法包括：研究结果的真实性（研究对象是否明确？是否测量各组暴露因素？研究对象是否完成了随访期限，随访时间是否足够长？研究结果是否符合病因的条件？）；研究结果的重要性（暴露因素与结果之间的联系强度如何？危险度的精确度如何？）；研究结果的适用性（患者与研究中的研究对象是否存在较大的差异？患者是否发生不良反应？是否从治疗中获利？患者对治疗措施的期望和选择如何？价值观如何？是否有备选的治疗措施？）。

诊断性试验研究证据评价的方法包括：研究结果的真实性（是否将诊断试验与金标准进行比较研究，对象是否包括了各种类型病例？诊断试验的结果是否影响金标准的应用？诊断试验的真实性是否在另一组独立的研究对象中得到证实？）；研究结果的重要性（是否计算了似然比或提供了相关数据？）；研究结果的适用性（该诊断试验在医院是否可用？患者是否能支付？准确度和精确度如何？根据个人经验、患病率、临床实践的数据资料或其他临床研究，是否能判断你的患者的验前概率？根据研究证据提供的试验结果所计算的验后概率是否能够改变你的治疗方案并对患者有益？根据试验结果是否能有助于判断下一步的诊断、治疗决策）。

治疗性研究证据评价的方法包括：研究结果的真实性（研究对象是否随机分配？是否隐藏了随机分配方案？研究对象随访时间是否足够长？所有纳入的研究对象是否均进行了随访？是否根据随机分组的情况对所有患者进行结果分析？是否对患者和医师采用盲法？除了试验方案不同外，各组患者接受的其他治疗方法是否相同？组间基线是否可比？）；研究结果的重要性（干预措施的效应如何？效应值的精确性如何？）；研究结果的适用性（患者是否与研究证据中的研究对象差异较大，导致结果不能应用于患者？该治疗方案在医院能否实施？患者从治疗中获得的利弊如何？患者对治疗结果和提供的治疗方案的价值观如何？）。

预后研究证据评价的方法包括：研究结果的真实性（研究对象的代表性如何？是否为疾病的早期或同一时期？研究对象的随访时间是否足够长？是否随访了所有纳入的研究对象？是否采用客观的标准和盲法？如果发现亚组间的预后不同，是否校正了重要的预后因素）；研究结果的重要性（研究结果是否随时间改变？对预后估计的精确性如何）；研究结果的适用性（研究证据中的研究对象是否与患者相似？研究结果是否能改变对患者的治疗决策）。

## 三、循证医学常用的证据资源

### （一）证据的来源

以获得临床研究证据的渠道分为原始研究证据来源（primary resources）和二次研究证据来源（secondary resources）。以证据的传播方式分为数据库、网站、杂志、会议论文及正在研究或未发表的研究等证据资源。

（1）数据库资源证据　来源包括：CENTRAL，PubMed，Embase，CBM 等。CENTRAL 是由 Cochrane 协作网对照临床试验注册中心（Central Register of Controlled Clinical Trials，CENTRAL）进行管理，其目的是为了向 Cochrane 协作网系统评价专业组和其他制作系统评价的研究人员提供信息。信息的收集来自 Cochrane 协作网各中心、各专业组及志愿者等，通过手工检索和计算机检索，从医学杂志、会议论文集和其他来源收集随机对照试验（randomized controlled trials，RCT）或对照临床试验（controlled clinical trials，CCT）文献，并按规定的格式送到 Cochrane 协作网的对照试验资料库注册中心。PubMed 是由美国国立医学图书馆提供的网上免费检索 MEDLINE 的数据库服务系统，提供生物医学方面的论文搜寻以及摘要。其核心主题为医学，但亦包括其他与医学相关的领域，例如药学或者其他学科。它同时也提供对于相关生物医学资讯上相当全面的支援，例如生化学与细胞生物学。Embase 由荷兰 Elsevier Science 出版公司建立的 EM 的书目型数据库，以光盘数据库、国际联机数据库及网络数据库的形式为用户提供。收录从 1974 年以来至今 EM 中报道的文献信息，收录 70 多个国家出版的 4550

种左右期刊的医药文献，每年约 50 万条文献记录，累积约 994 万条，80% 的文献带有文摘。内容涉及药学、临床医学、基础医学、预防医学、法医学和生物医学工程等。中国生物医学文献数据库（CBM）是中国医学科学院医学信息研究所开发研制的综合性医学文献数据库。收录了自 1978 年以来 1000 多种中国生物医学期刊及汇编、会议论文的文献题录，总计 260 万条以上。收录学科范围涉及基础医学、临床医学、预防医学、药学、中医学及中药学等生物医学各领域的原始研究证据和二次研究证据。

（2）临床实践指南证据　来源有 National Guideline Clearinghouse（NGC）。NGC 始建于 1999 年，允许免费使用的获取指南类证据的主要来源。目前包含有来自全世界 200 多个指南制定机构提供的大约 1000 个指南的结构式摘要。NGC 可对同一主题、通常是来自不同国家的指南进行比较，NGC 提供的检索途径有主题检索和分类浏览检索途径两种，并允许用户对选定的指南进行比较。

（3）结构性文摘及摘要证据　来源包括：Clinical Evidence（CE），Bandolier。CE 是常见临床治疗效果证据指南目录。每月更新一次。CE 在广泛进行文献检索的基础上，能对大范围内临床问题预防与治疗的已知、未知及不确定等方面提供精确的描述。Bandolier 使用循证医学技术，对原始实验论文的综述进行系统评价，为医学专业人员或患者提供有关疾病，特别是治疗方面的科学依据。资源来源于 York 疗效分析公报，以及近年来 PubMed 或 Cochrance Lirary 收录的系统评价、Meta－分析、随机对照试验、高质量的病例对照、队列研究等。

（4）在研和（或）未发表的临床试验证据　来源包括：Current Controlled Trials，The National Research Register，Clinical Trials。Current Controlled Trials 是英国伦敦的一个有关临床试验的网站，进入后通过简单注册，便能免费检索相关数据库，获得正在进行的或已完成的临床试验信息。The National Research Register 是英国国家卫生保健服务系统资助和关注的在研或新近完成的临床试验注册数据库。Clinical Trials 是美国国立卫生研究院通过国立医学图书馆建立的网站，提供的检索入口多，使用方便。已收录美国国立卫生研究院资助的临床试验信息，以及美国其他政府机构、世界范围的药品研制和开发机构的临床试验相关信息。

（5）其他证据　来源还包括与循证医学有关的专业杂志期刊和出版物。

**（二）证据检索的步骤**

（1）分解临床问题　分析和整理医疗实践中的临床问题，将临床问题分解为 PICO 四个要素。

（2）选择检索方式（包括计算机检索和手工检索）和数据库　根据所提临床问题，先检索最相关的数据库，如检索的结果不能满足需要，再检索其他数据库。或先检索可能相关的数据库，当检出文献的结果不理想时，再检索第二个或多个数据库。

（3）选择检索词（包括主题词和自由词）和制定检索方案　选择了数据库后，还应选择检索词。这些词应包括自由词（free text）和主题词（如美国国立医学图书馆编制的 Medical Subject Headings，MeSH）。使用自由词检索得到检索结果和使用主题词检索得到检索结果常有较大差别，哪种方式与检索的需求更为接近受各数据库主题标引的质量和检索内容等的影响。为提高检索质量和检索效率，检索时应对词表的内容有所熟悉，了解相关主题在词表中的收录情况。在对检索词进行选择时，既要重视对主题词的选择，充分利用主题词检索系统的优点，但也不能忽视对自由词的检索。

（4）制定检索策略式开始检索　针对所选数据库的特点，制定出适用于该数据库的检索策略。检索策略是指在分析检索信息需求的基础上，选择适当的数据库并确定检索途径和检索词，确定各词之间的逻辑关系与检索步骤的一种计划或思路，以制定出检索表达式并在检索过程中修改和完善检索表达式。

（5）评价检索到的证据　从证据检索的步骤来讲，对检索结果进行评价主要是看检索的结果是否是在预期的范围之内。如果是为使用证据而进行检索，主要是从证据的级别和临床适用性来判断检索结果的质量。如果是为制作证据（如撰写系统评价）而进行检索，对检索结果的评价步骤有：浏览记录的标题和摘要，评估该记录是否符合事先制定好的纳入和排除标准，排除不符合要求的文献，纳入符合要求的文献。对潜在的有可能符合纳入标准的记录以及不能确定是否需要纳入和排除的记录，应检索和阅读文献全文，以进行进一步的判断或评估。

（6）必要时再次进行检索　在检索过程中不断修改和完善检索策略或方案，以得到当前可得的最佳临床证据，如发现检索结果尚不能满足需要，有必要对已检索过的数据库进行再次检索或另行检索新的数据库。如果是为了使用证据，应更多地检索一些二次研究的数据库；如果是为了对临床研究证据进行系统评价，除了检索收录已发表文献的数据库之外，还应检索专门收录在研临床研究的数据库，以及检索不同语种的数据库。

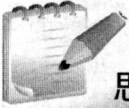

### 思考题

1. 证据的分类是什么？证据的分级是什么？
2. 证据的来源是什么？

## 第三节　循证医学在药物治疗决策中的应用

### 一、循证医学在药物治疗中的应用

20 世纪 90 年代，循证医学引入药物治疗学领域，逐渐形成并不断完善循证药学的理念和方法。Phil Wiffen 将"循证临床药学"定义为"慎重、准确和明智地将当前所得最佳证据运用于患者的治疗决策"。循证药学（Evidence – based Pharmacy，EBP）是循证医学在药学领域的延伸，是贯穿临床药学实践和药学基础研究的重要决策方法，通过系统收集文献，严格评价证据，从而获得药物疗效、安全性、经济性等资料，为临床实践和药学科研提供参考依据。

基于循证医学理念的药物治疗实践是研究药物治疗疾病的理论和方法的一门科学，在疾病临床治疗中应用广泛。药物治疗目的是要针对患特定疾病的特定病人，能根据复杂多变的病情，制定和实施合理的个体化药物治疗方案，以获得最佳的治疗效果并承受最低的治疗风险。在药物治疗实践过程中，医师和临床药师面临大量药物使用资讯，如何正确地搜集和利用有效的文献，判断研究报告中可能的偏倚，如何去伪存真，掌握和使用正确的文献评价方法成为关键。循证医学成为临床治疗团队搜集、评价文献证据，评估其在制订治疗方案中的作用，并以此做出临床药物治疗决策的有效工具。

循证医学为合理药物治疗提供更加科学的证据，为评价疾病治疗的效果提供可靠依据。循证医学是寻求、应用证据的医学，它更强调的是一种医学研究和疾病治疗的唯物思想。自觉、明确、审慎地将现有的最佳证据应用于治疗病人的决策之中，同时结合临床医生的个人专业技能和多年的临床经验，又能考虑到患者的利益、权利和期望。其核心思想是：在临床医疗实践中，对患者的诊治决策都应依赖于客观的科学证据，而不是某些个人的主观经验，尽管有些经验可能是正确的。

循证医学在临床药物治疗的应用过程，主要包括提出问题，查询证据，评价证据和使用证据等环节。

**1. 提出问题** 循证医学的第一步是提出与药物治疗方案有关的问题。在临床实践中，所遇到的与传统理论知识和经验不易解决问题，却又应该弄清楚，否则有碍于对患者正确处理。有些问题在现行的诊疗规范中尚未提及，也有些被不断涌现的证据所完善、修改或补充。

**2. 寻找证据** 围绕提出的问题去寻找证据。证据有两种，一种是直接的，由临床医师或药师设计并进行研究的临床试验结果，这种证据是少数。绝大部分证据来自文献，临床医师或药师必须从大量的文献中找到该问题相关的若干篇文献。信息科学的迅猛发展促进了能够在较短的时间内浏览并检出有用的资料。

**3. 评价证据** 对于某一个药物相关问题也许找不到 1 篇文献，但更多的情况是检索到大量的文献，必须根据问题选择针对性最强的文献，包括研究对象、于预方法、观察指标上尽可能一致。同时还需要应用相关工具评价证据质量，对证据的真实性、可靠性、临床价值及其适用性进行具体的评价，并得出确切的结论以指导临床决策。循证医学高度重视大样本、多中心、随机化、有对照的临床研究结果，或者是严格的、系统的文献评估。

**4. 使用证据** 从经过严格评价的文献中获得的真实可靠并有临床应用价值的最佳证据，用于指导临床药物治疗决策，建立或修改药物治疗方案。对于经严格评价为低质量的文献证据不予采纳；对于尚难定论并有期望的治疗措施，则可为进一步的研究提供信息。

## 二、循证医学在超说明书用药中的应用

药品说明书是经国家食品药品监督管理总局（SFDA）核准的包含药品安全性和有效性等重要科学数据、结论和信息，用以指导安全、合理使用药品的技术资料，通常包括药品的适应证或者功能主治、用法、用量、禁忌、不良反应和注意事项等信息。

根据国家相关规定，医师应当根据医疗、预防、保健需要，按照诊疗规范、药品说明书中的药品适应证、药理作用、用法、用量、禁忌、不良反应和注意事项等开具处方。如果医生在开处方时，未遵照药品说明书的内容使用药品，为超说明书用药（药品未注册用法）。

超说明书用药是国内外临床药物治疗中普遍存在的现象。临床实践不可能完全按

照说明书用药，但是超说明书用药存在一定风险。因此，规范超说明书用药的使用和管理是促进临床药物合理使用，保障患者用药安全的重点和难点之一。循证医学强调以查证用证指导临床实践，在超说明书用药过程中，可以考虑借鉴循证医学的方法，获取高质量证据，为超说明书用药在医疗机构的使用和管理提供一定程度的依据。

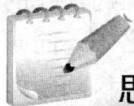

**思考题**

循证医学在临床药物治疗应用过程中主要包括哪几个环节？

# 第四节 循证医学的局限性和展望

## 一、循证医学的局限性

循证医学为临床对患者进行科学诊断和治疗提供了一个新的理念和科学方法，有效的促进医疗卫生服务质量的提升，循证医学在建立、产生、总结、传播和利用有效的医疗证据体系的过程中，需要花费一定的资源。尽管从长远看，循证医学会降低整体医疗费用，但不能确保在每一个具体患者的阶段性治疗过程中成本更低，因此循证医学的成本与效益问题值得考虑。

由于原始文献研究背景和研究质量不一，即使采用严格的证据评价体系，循证医学实践得到的结论仍有可能存在各种偏倚，系统评价被认为是当前提供治疗性干预最佳证据的方法，但是可能由于无法全面获取相关的资料，导致偏倚。总的来说，这些偏倚主要存在于文献检索、文献筛选和提取数据过程中，包括发表偏倚、选择偏倚等，这些偏倚会影响系统评价结果的真实性。

循证医学得出的结论可用于指导临床实践，但实际医疗工作中经验用药的现象仍然普遍，因此基于循证结论用药的临床药物治疗观念仍需进一步加强和推广。

我国循证医学的发展虽然在短期内取得了令国内外瞩目的成绩，循证医学理念已在临床医学界广为接受，但与发达国家相比还有较大差距。原因包括国内部分研究证据质量较低，难以达到循证医学评价所需的要求，可能导致缺少适合我国人群的证据；我国相关循证医学研究资源投入有限，国内虽有一些地区性的循证医学机构，但缺乏整体协调，造成重复性工作；研究者获取国内外最新研究信息和研究证据存在难度。

## 二、循证医学的展望

近几年来，循证医学的研究发展迅速，循证医学从临床医学相关专业逐步延伸到了预防医学、药品研究开发和评价、卫生经济学、医学教育、卫生技术评估、卫生管理和文献信息资源检索、卫生决策制定等各个领域，成了当今医学发展的重要学科。循证医学在药物治疗领域发展的方向主要有：① 在临床药物治疗过程中，运用循证医学工具查证用证，指导临床用药实践；② 加强循证用药观念，通过实施严格的循证评价方法，制定疾病治疗规范和用药指南；③ 基于循证理念提供高质量证据，推动药品说明书的及时更新；④ 基于循证证据遴选基本药物；⑤ 基于循证证据制定国家或地区卫生政策。这几点既是循证医学在药物治疗领域面临的挑战，又是其发展的必然趋势。随着系统评价方法学的发展和临床治疗团队循证用药理念的深入，循证医学在药物治疗中将会有更广泛的应用前景，并将走进医学科学发展和创新的新时代。

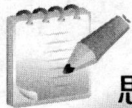

## 思考题

1. 循证医学的局限性是什么？
2. 循证医学的展望是什么？

（徐珽　苏娜）

| 抗菌药物的合理应用

1. **熟悉** 细菌耐药性的分类及产生机制，抗菌药物联合应用、预防应用及应用的基本原则。
2. **掌握** 常用抗菌药物的分类、常见不良反应及防治。
3. **了解** 抗菌药物的给药方法，抗菌药物的发展史。

## 第一节　抗菌药物的概述

抗菌药物（antibacterial）是治疗由细菌、真菌等所致的感染性疾病的一大类药物，临床应用范围广、品种繁多。在临床上抗菌药物和抗生素的概念经常被混淆，实际上抗生素是指能够抑制或杀灭细菌、病毒、寄生虫、肿瘤细胞等的化学物质，抗生素是比较广义的，而抗菌药物是比较专一的。完全来源于微生物的称为天然抗菌药；在天然抗生素母核上加入不同侧链或通过母核结构而获得的称为半合成抗菌药；完全由化学方法得到的抗菌药物称为化学合成抗菌药，如磺胺类、喹诺酮类、硝基咪唑类等。

### 一、抗菌药物的发展史

1928 年，随着英国微生物学家弗莱明对青霉素的偶然发现，揭开了抗菌药时代的序幕。1932 年，第一种磺胺药物"百浪多息"的发现和临床上成功应用使得现代医学进入化学医疗的新时代。1944 年，第二种应用于临床的抗菌药 – 链霉素问世。1947 年~1958 年，氯霉素、多黏菌素、金霉菌、新霉素以及化学合成药甲硝唑等相继被发现。1952 年抗结核药物异烟肼问世。1961 年头孢菌素母核的提纯获得成功，为 β – 内酰胺类药物的开发奠定了基础。1976 年硫霉素被发现，同时第一个胺霉素抑制剂 – 克拉维酸问世。20 世纪 70 年代，头孢菌素迅速发展，半合成青霉素推出酰脲类青霉素。80 年代，第三代头孢菌素类、单环类、β – 内酰胺酶抑制剂、喹诺酮类抗菌药崛起。90 年代到现在，针对细菌耐药性开发了许多新品种，主要是 β – 内酰胺类和喹诺酮类抗菌药，大环内酯类抗菌药从 80 年代中后期到现在取得了引人注目的进展。抗菌药物的迅速发展及其陆续投入临床使用，治愈并挽救了无数患者的生命，在人类与感染性疾病的斗争中发挥了举足轻重的作用。

## 二、抗菌药物的分类

抗菌药物是临床上应用非常广泛的一类药物。在结构、来源、作用效果、作用机制、药代/药效及临床应用方面各有其不同特征，据此可将其归于不同的类别：①根据药物的化学结构可分为β-内酰胺类、氨基糖苷类、大环内酯类、喹诺酮类等抗菌药物；②根据来源可分为天然抗菌药物与化学合成抗菌药物；③根据抗菌效果分为抑菌药与杀菌药；④根据作用机制可分为作用于细胞壁、蛋白质合成、核酸等的抗菌药物；⑤根据药效/药动学参数可分为浓度依赖性与时间依赖性抗菌药物；⑥根据临床应用管理分类可分为非限制使用、限制使用与特殊使用的抗菌药物；⑦根据致病菌可分为抗细菌、抗真菌和抗结核的抗菌药物。对于不同的分类方法，每一类别的药物既具有其共性又具有各自的特性。系统掌握其共性，有利于快速掌握抗菌药物的整体品种分布，而详细掌握各自的药物特性，则有利于在同类药物中择优选择，合理用药。

# 第二节　细菌耐药现象及预防

## 一、耐药性的发生与发展

**1. 细菌耐药性的分类**　抗菌药物的发展史也就是细菌对其耐药性的发展史。随着抗菌药物的不断更新换代，抗菌谱的范围不断扩大及抗菌能力的加强，细菌对抗菌药物耐药性的问题日渐明显。耐药性（resistance）又称抗药性，一般指细菌对药物反应降低的一种状态，可导致药物疗效降低或治疗失败。耐药性分为固有耐药性、获得性耐药性和多重耐药性。

（1）固有耐药性　也称天然耐药性或内源性耐药性，由染色体遗传基因介导。其特点包括：由细菌染色体基因决定，发生率较低，代代相传。

（2）获得性耐药性　指细菌在多次接触抗菌药物后，改变代谢途径，使自身具有抵抗抗菌药物而不被杀灭的能力。其特点是可由质粒将耐药基因转移给染色体而代代相传，成为固有耐药。

（3）多重耐药性　指同时对多种常用抗菌药物发生的耐药性。主要机制是外排膜泵基因突变，其次是外膜渗透性的改变和产生超广谱酶。多重耐药性的出现决定了联合用药的必然性。

**2. 细菌耐药性的产生机制**

（1）产生灭活酶或钝化酶　钝化酶（又称合成酶），如乙酰转移酶等，可催化某些基团结合到抗菌药物的-OH或-NH$_2$上，使药物失活。目前产生的灭活酶或钝化酶主要是β-内酰胺酶、氨基糖苷类抗菌药物钝化酶、氯霉素乙酰转移酶类钝化酶及MLS（大环内酯类-克林霉素类-链阳菌素）类抗菌药物钝化酶。

（2）药物渗透障碍　细菌的细胞壁和细胞膜对阻碍药物进入菌体有着重要作用。革兰阴性杆菌的最外层为外膜，膜上有亲水性药物通道蛋白，即外膜蛋白，药物通过外膜可以直接扩散进入菌体，与相应的部位结合，阻断细菌的繁殖，外膜蛋白的缺失可导致耐药性的发生。

（3）药物作用靶位的改变　菌体内有很多抗菌药结合的靶位，细菌可通过靶位的改变使抗菌药不易结合。如链霉素耐药菌株的核蛋白体 30S 亚基上，链霉素作用靶位 P10 蛋白质发生改变；利福平是由于细菌 RNA 多聚酶的 β 亚基发生改变，使其与药物的结合力降低而产生耐药。

（4）代谢途径的改变　细菌在生长过程中，需要某种物质才能繁殖，抗菌药与这类物质结合影响细菌的生长繁殖，细菌变异后改变代谢途径从而免受抗菌药物的抑制作用。如耐磺胺类药物的细菌能利用自身代谢产物对氨基苯甲酸合成叶酸。

## 二、耐药性的预防措施

为了克服细菌对药物产生耐药性，临床医生要严格掌握抗菌药物的应用指征，给予足够的剂量与疗程，进行必要的联合用药和有计划的轮换给药。目前采取的措施有：①制定抗菌药物应用指南，并强制实施；②根据药效/药动学特征制定治疗方案，并尽早根据药敏试验选药；③原则上尽量选用窄谱抗菌药，一般疗程 7～10 天；④联合用药应有明确指征。

# 第三节　抗菌药物的不良反应及防治

抗菌药物在抗感染治疗中起到了重要的作用，特别是在减少重症感染致死率方面。但抗菌药物的不良反应（adverse drug reaction，ADR）对患者造成的危害，已成为当代医疗工作必须正视的问题。

## 一、抗菌药物常见不良反应

抗菌药物的不良反应包括：毒性反应、变态反应、二重感染和细菌对药物耐药性产生或增强等。

### （一）毒性反应

药物的毒性反应是指药物引起的生理、生化等功能异常和（或）组织、器官等的病理改变，其严重程度随剂量增大或疗程延长而增加。毒性反应是抗菌药物最常见的不良反应之一，主要表现在胃肠道、肝、肾、神经系统、血液、局部给药部位等方面。

**1. 胃肠道反应**　大多数抗菌药物口服或注射后胆汁中浓度较高均可引起一些胃肠道副作用，如恶心、上腹不适、胀气、腹泻等，偶伴呕吐。四环素类（多西环素、金霉素）引起的胃肠道反应最为常见。大环内酯类中以红霉素口服后的副作用最为多见，罗他霉素、阿奇霉素、克拉霉素的胃肠道反应较少而轻微。氯霉素、氨基糖苷类（链霉素、新霉素、庆大霉素等）、磺胺类药物等口服后也易发生胃肠道反应，但程度较四环素类轻。

**2. 肝毒性**　肝为体内主要的代谢器官。抗菌药物中如四环素类、酯化红霉素类、磺胺类、抗结核药（异烟肼、利福平等）、呋喃唑酮、两性霉素 B、β－内酰胺类（青霉素类、头孢菌素等）等都可致肝脏毒性，主要是由直接中毒，过敏或药物对代谢酶产生影响所致。临床表现主要有黄疸、上腹痛、肝大、转氨酶升高，重者可有全身出血倾向，甚至死亡。

**3. 肾毒性** 药物经肠道吸收后，以原型或代谢物经肾脏排泄，易导致肾脏损害。轻者呈单纯尿常规和（或）血生化异常，重者可有不同程度肾脏功能减退甚至尿毒症等。发生肾毒性的抗菌药物主要有氨基糖苷类、多黏菌素类、两性霉素 B、万古霉素、头孢菌素类、青霉素类、四环素类、磺胺类、利福平等。大多为可逆性，停药后可恢复。

**4. 神经精神系统损害**

（1）中枢神经系统 青霉素类、头孢菌素类全身用药剂量过大和（或）静脉注射速度过快时，可对大脑皮质产生直接刺激作用，出现肌痉挛、惊厥、癫痫、昏迷等神经系统反应。鞘内或脑室内注射青霉素类、氨基糖苷类、多黏菌素 B、两性霉素 B 等，常用剂量时即可引起一些脑膜刺激征如头痛、颈项轻度强直、呕吐、感觉过敏、背和下肢疼痛、尿频、发热等，用量较大时可发生高热、惊厥、昏迷、尿潴留、呼吸和循环衰竭，甚至导致死亡。第八对脑神经损害或耳毒性是氨基糖苷类的重要毒性反应之一，与其他耳毒性药物如呋塞米、依地尼酸、万古霉素、多黏菌素合用可加重耳毒性，噪音、脱水、肾功能减退均为诱发因素，老人和婴儿尤易发生。同时在较大剂量或长期应用抗菌药物时，对视神经偶可产生一定毒性，如氯霉素、乙胺丁醇、链霉素、异烟肼、磺胺类、卡那霉素、新霉素、四环素等。

（2）骨骼肌的神经肌肉接头（neuromuscular junction）部位 乙酰胆碱为神经冲动的传递介质，而氨基糖苷类可与 $Ca^{2+}$ 竞争而抑制乙酰胆碱释放，并使神经末梢运动终板难以对乙酰胆碱起反应，从而促发神经肌肉接头阻断作用。可表现为四肢软弱、周围血管性血压下降，以及心肌抑制症状等，严重者可因呼吸麻痹而危及生命。除氨基糖苷类较常见外，多黏菌素类、林可霉素类、四环素类等也偶见。近年来，临床上加强了合理用药及临床药师对用药的指导，神经肌肉接头阻滞发生率明显减少，但重症肌无力及营养不良者应用氨基糖苷类等药物时仍需注意这一现象的发生。

（3）周围神经系统 氨基糖苷类（如链霉素、庆大霉素等）、氯霉素、异烟肼、乙硫异烟胺、乙胺丁醇、甲硝唑、呋喃唑酮等都可引发周围神经炎（peripheral neuritis）。抗结核药一般由于维生素 $B_6$ 缺乏而导致周围神经炎。硝基咪唑类和硝基呋喃类的毒性反应与用量和疗程有关。临床表现为口唇及手足麻木，严重者伴有头昏、面部和头皮麻木、舌颤等。

**5. 血液系统损害**

（1）贫血（anemia） 氯霉素是最易引起再生障碍性贫血的抗菌药物，与剂量大小无关，发生率虽低，但病死率高于 50%。可能是由于氯霉素阻碍了骨髓干细胞线粒体的蛋白质合成所致。一般在用药期间发生，停药后大多恢复。除周围血象呈贫血外，骨髓象可显示红细胞成熟受阻，早期红细胞内出现空泡，实验室检查可出现血清铁和血浆饱和铁升高。磺胺类也偶可发生再障，因此在全身应用磺胺类药物时，应定期检测血常规，以便及早发现并及时处理。

磺胺甲噁唑、磺胺吡啶、对氨苯磺胺、酚磺醋胺、呋喃妥因、萘啶酸、硝基咪唑类药物可诱导红细胞葡萄糖-6-磷酸脱氢酶（G-6-PD）缺陷的患者出现溶血性贫血。

青霉素类、头孢菌素类、链霉素、利福平、异烟肼、对氨基水杨酸等可偶尔引起免疫性溶血性贫血。而甲氧苄啶－磺胺甲噁唑则可伴发叶酸缺乏，进而导致巨幼红细胞贫血。

（2）白细胞（white blood cell）和血小板（thrombocyte）减少　氯霉素、磺胺类、半合成青霉素类和青霉素等均可引起白细胞和（或）血小板减少，尤其氯霉素多见，可能与干扰 DNA 或蛋白质合成有关，或由于免疫反应机制引起。此外四环素、庆大霉素、头孢菌素类、氧氟沙星、多黏菌素、甲硝唑等亦可发生。氯霉素、灰黄霉素还可引起粒细胞缺乏症，出现高热、咽痛、口腔糜烂等。

（3）凝血功能障碍（dysfunction of blood coagulation）　维生素 K 是参与肝脏凝血因子Ⅱ、Ⅶ、Ⅸ和Ⅹ合成的要素，维生素 K 缺乏时，肝脏合成以上凝血因子减少，以致产生凝血障碍。β－内酰胺类可抑制肠道内产生维生素 K 的菌群，减少维生素 K 的生成。另一方面β－内酰胺类还能阻断二磷酸腺苷（ADP）与特异受体的结合，使血小板的凝聚功能发生障碍。此外多数头孢菌素类如头孢哌酮、头孢孟多、头孢噻吩、头孢唑林、头孢匹胺等，青霉素类中的哌拉西林、阿洛西林、羧苄西林、替卡西林等都可导致出血倾向。

**6. 局部刺激**　很多抗菌药物肌注时可以产生局部疼痛，长时间应用可致硬结。例如青霉素钾盐、头孢唑林、氨曲南、磷霉素、头孢西丁等，尤其万古霉素可致组织坏死。静滴红霉素乳糖酸盐时，浓度过高或速度过快可导致血栓性静脉炎，并伴有不同程度的疼痛和静脉变硬。气溶吸入氨基糖苷类、两性霉素 B 等的浓度过高，易出现咽痛、呛咳等上呼吸道刺激症状。

**7. 其他**　其他毒性反应有乳齿黄染及牙釉质发育不全、灰婴综合征、颅内压升高、心脏损害、不纯制剂的发热反应、内毒素导致的治疗性休克等。另外，抗菌药物的相互作用也有可能出现一些毒性反应。

### （二）变态反应

变态反应是应用抗菌药物后除毒性反应外最常见的不良反应。其发病机制为外来的抗原物质与体内抗体间所发生的一种非正常的免疫反应。药物变态反应可波及全身各器官、组织，多见皮疹。其他尚有过敏性休克、血清病型反应、药物热、血管神经性水肿、嗜酸性粒细胞增多症、溶血性贫血、再生障碍性贫血、接触性皮炎等。按其发病机制分为以下四种类型。

（1）Ⅰ型变态反应（type Ⅰ allergy）　又称速发型（immediate type hypersensitivity）。包括过敏性休克、支气管哮喘、喉头水肿、即刻型荨麻疹等。

过敏原（抗菌药物）可刺激人体 B 细胞产生 IgE，再次接触后过敏原可与吸附在肥大细胞和嗜碱性粒细胞表面的 IgE 结合，致使肥大细胞和嗜碱性粒细胞颗粒内组胺的释放增多。同时在嗜酸性粒细胞趋化因子、血清素、慢反应物质等的共同作用下导致有效血循环量减少、微循环障碍、组织缺血、血压下降等，造成过敏性休克。

青霉素发生过敏性休克最多见。链霉素、庆大霉素等氨基糖苷类和头孢菌素类次之，磺胺类、四环素类、林可霉素类、大环内酯类、氯霉素、利福平等偶可发生过敏性休克。另外青霉素所致荨麻疹及麻疹样皮疹最为常见，链霉素所致多表现为广泛的斑丘疹，氨苄西林所致多为斑丘疹或荨麻疹，磺胺类药物所致以麻疹样皮疹较多见。

（2）Ⅱ型变态反应（type Ⅱ allergy）　又称细胞毒性型（cytotoxic type hypersensitivity）。临床表现有溶血性贫血、白细胞减少和血小板减少等。

吸附于细胞表面的过敏原（抗菌药物）与相应抗体 IgG、IgM 或 IgA 结合后，在补体的参与下引起细胞表面的溶解破坏。溶血性贫血临床较为少见，且很少伴有其他过敏反应，持续时间可达数周，停药后溶血即可停止。青霉素类与某些头孢菌素类可引起此类变态反应。

（3）Ⅲ类变态反应（type Ⅲ allergy）　又称免疫复合型（immune complex type hypersensitivity）。包括血清样反应（serum sickness like response）和药物热（drug fever）。

血清病是由于注射动物免疫血清引起的一种免疫性疾病。血清样反应 90% 的病例见于应用青霉素的患者，有发热、关节痛、荨麻疹、淋巴结肿大、腹痛、蛋白尿等表现。另外某些药物如头孢菌素类、林可霉素类、磺胺类都可能引起血清病样的反应，一般较轻，无需特殊处理，停药即可恢复。

药物热反应在抗菌药物中以 β-内酰胺类最常见，尤其氨苄西林，其他如链霉素、新生霉素、多黏菌素、庆大霉素、四环素等也均有所见，多伴有皮疹。热型大多数为弛张热或稽留热，停药 2~3 天内多可退热，周围血象中嗜酸性粒细胞没有增多。

（4）Ⅳ型变态反应（type Ⅳ allergy）　又称迟发型（delayed type）或细胞介导型（cell mediated type）。

主要为经常接触抗菌药物（如青霉素、链霉素等）的患者发生的接触性皮炎。一般于接触后 3~12 个月之间发生。皮炎多出现于两手、手臂、脸颊、颈部等处，表现为皮肤瘙痒、发红、丘疹、脸颊水肿、湿疹等，停止接触后皮炎逐渐消退。

## （三）二重感染

二重感染（superinfection）又称重复感染或者菌群失调症，是指长期使用广谱抗菌药，可使敏感菌群受到抑制，而一些不敏感菌（如真菌等）乘机生长繁殖，产生新的感染的现象。二重感染的致病菌主要有 G⁻杆菌、真菌、葡萄球菌属等，所引起的感染有口腔及消化道感染、肺部感染、尿路感染、败血症等。

**1. 消化道感染**

（1）口腔感染　相当多见，主要为白色念珠菌引起，常伴有 B 族维生素缺乏症。临床表现为鹅口疮，乳白色斑块可遍及口腔黏膜、舌面、硬腭及咽部，严重者可蔓延至气管、食管和下消化道。

（2）肠道及肛门感染　几乎所有抗菌药物口服均可引起腹泻，乃菌群交替所致，故称"菌群交替性肠炎"或"抗菌药相关腹泻"（antibiotic-associated diarrhea，AAD）。其发病机制为抗菌药物应用后，原寄生于肠道的少数菌如金葡菌、难辨梭菌、变形杆菌属、白念珠菌等因肠道内细菌共生环境失去平衡而得以大量繁殖，并产生毒素或侵入肠黏膜而引起肠炎。大多表现为每日数次的水样腹泻，偶有痢疾样症状。

**2. 肺部感染**　肺部感染是指细菌、真菌、病毒及其他病原微生物引起的肺部感染性疾病。肺部感染以 G⁻杆菌占优势，如大肠杆菌、肺炎杆菌、绿脓杆菌、流感杆菌等多见；阴沟杆菌、产气肠杆菌、变形杆菌属、枸橼酸杆菌属、不动杆菌等也在日益增多；G⁺球菌所占比例较小，主要有金葡菌、表葡菌、肺炎球菌、粪肠球菌等。真菌性肺炎的临床症状不明显，发热不高或不发热，可有咳嗽、咳痰、咯血等，肺部可闻及少许啰音，X 线检查可见形态不一的阴影。

**3. 尿路感染** 主要由绿脓杆菌、变形杆菌、大肠埃希菌等引起，金葡菌、肠球菌属等较少见。患者大多有发热、尿频、尿急等症状，尿中含较多的脓细胞，尿培养的菌落计数大多在 10 万 CFU/ml 以上。

**4. 二重感染败血症** 致病菌最多见为金葡菌和表葡菌，其次为 G⁻ 杆菌，如大肠杆菌、肺炎杆菌、绿脓杆菌、不动杆菌和真菌，有时可为两种或以上细菌引起的多菌败血症。临床表现为迁徙性病灶，脑、脑膜、肺、肾、肝、脾、脊柱等处均可被累及。真菌性败血症一般有肺、肠道或尿路真菌感染原病史。

## 二、抗菌药物不良反应的防治原则

药物治疗在取得疗效的同时也伴随着药物不良反应的发生。理想的药物治疗是以最小的药物不良反应来取得最佳的治疗效果。

### （一）抗菌药物不良反应的预防原则

（1）要严格选用药品的适应证，不要滥用药物，因为每一种抗菌药物应用后均可发生毒性反应或过敏反应。

（2）要熟悉药物使用说明书，对新上市的药品尤为重要，用药前要充分了解其可能发生的不良反应及其防治对策。对生理上特殊的人群（儿童、老年人、妊娠与哺乳期妇女）和病理状况（肝、肾功能异常）要注意选择药物的合理性和用药剂量。

（3）要常规询问病史、家族史、当前存在的慢性病及用药情况。

（4）要注意药物相互作用存在的可能性，并应重点向患者指出该药应特殊注意的事项。在必须联合用药时，要兼顾增加疗效和减少药物不良反应并重的原则。

（5）毒性较强的抗菌药如氨基糖苷类、万古霉素类、氯霉素类等，应严格选用，剂量及疗程必须适当，在疗程中要密切观察一切不良反应及其先兆症状，并做相应的实验室检查（如血常规、尿常规、肝肾功能等）。有条件者应定期检测血药浓度。

（6）氨基糖苷类、氟喹诺酮类、亚胺培南、西司他丁、林可霉素、克林霉素等静脉注射速度不宜过快，避免发生中枢神经系统损害。

（7）对抗菌药的过敏反应要着重预防，特别是防止过敏性休克的发生，在用药前必须详细询问其既往史，包括：①以往是否应用过青霉素或氨基糖苷类药物；②用药后有无过敏反应，皮疹、发热等；③对其他食物和药物有无过敏史；④个人有无变态反应性疾病；⑤家族中有无过敏反应史等。

### （二）抗菌药物不良反应的治疗原则

当发生药物不良反应甚至药源性疾病时，必须迅速采取有效措施，积极进行治疗。

抗菌药物发生轻度毒性反应时，一般可对症处理，发生中度或重度毒性反应时应及时减量或停药，并根据病情需要改用其他抗菌药。

多数药物不良反应在经过上述处理后可逐渐消失，恢复正常。对严重的不良反应和药源性疾病则需采取进一步措施。

（1）减少药物吸收　如药物是经皮下或皮内注射于四肢者，可将止血带缚于注射处近心端，以延缓吸收；如药物为口服，可用 1:1000 ~ 1:5000 的高锰酸钾溶液反复洗胃，或通过机械刺激咽喉促使呕吐，也可皮下注射阿扑吗啡 5mg 或口服 1% 硫酸铜溶液 100～200ml 催吐。

（2）加快药物代谢　通过改变体液的 pH，加速药物排泄。如弱酸性药物阿司匹林、巴比妥类引起的严重不良反应，可静注碳酸氢钠碱化血液和尿液，促进药物排除。有必要时，可通过人工透析排除体内滞留的过量药物。

（3）使用解救药物　主要通过利用药物间的相互拮抗作用降低药物的药理活性，从而达到减轻或消除药物不良反应的目的。如地高辛抗体 Fab 片断解救地高辛中毒、阿托品对抗毛果芸香碱的毒性反应、鱼精蛋白中和肝素等。然而当缺少特异性解救药物时，可采取对症支持疗法，为药物的不良反应效应的衰减争取时间。需强调的一点是，并非所有的药物不良反应都需要其他药物的治疗，尤其一些轻度的不良反应，机体自身的消除和代偿机制可减弱或消除所产生的不良反应。

（4）过敏反应的治疗　凡出现过敏反应的患者，应先去除病因，停用一切可疑的致敏药物，做到分秒必争，就地抢救，积极处理，不可远途转运。最常用的急救药物是肾上腺素，还可加用糖皮质激素，并保持呼吸道畅通、给予吸氧等。如出现皮肤黏膜等过敏反应，可口服氯苯那敏、氯雷他定、西替利嗪等抗过敏药物，还可视病情需要加用糖皮质激素、皮肤局部治疗等。应注意用药种类不宜过多，且不可随便增加或调换药物，以免出现新的不良反应导致病情的恶化。

## 三、合理应用治疗药物监测

治疗药物监测（therapeutic drug monitoring，TDM）是临床药理学的重要组成部分。TDM 通过测定患者治疗用药的血液或其他体液药物浓度，以药动学原理和计算方法拟订最佳的适用于不同患者的个体化给药方案，包括药物剂量、给药间隔和给药途径，以提高疗效和降低不良反应，从而达到有效而安全的治疗目的。抗菌药物广泛用于临床各种不同感染性疾病的治疗，对于某些毒性大的抗菌药物进行 TDM 并予以个体化给药是提高感染性疾病治愈率和降低毒性反应的重要措施。常用的 TDM 的测定方法有：微生物测定法、高效液相色谱法、核素免疫测定法、荧光免疫检测法及酶联免疫吸附测定法。各方法优缺点不等，可根据具体的监测指标选择合适的测定方法。

治疗药物监测中注意事项如下。

（1）对血药浓度监测结果应结合临床情况予以分析。如患者的疾病诊断、原发病、肝肾功能检验资料、联合用药情况、取血标本时间以及过去史等综合考虑，制定个体化给药方案。

（2）掌握好取血时间。口服或肌注药物的峰浓度，取血时间在给药后约 0.5～1 小时；静脉滴注（或推注）的药物峰浓度，取血时间在给药结束后 0.5～1 小时。谷浓度的取血时间均在下一次给药前。

（3）某些药物的血清蛋白结合率高，在一些疾病状态下，如尿毒症、肝硬化、严重烧伤时，由于血浆蛋白含量下降，结合型药物减少，游离型增多，可致毒性反应发生。血药浓度测定结果为结合及游离部分之和，遇上述病情时需考虑游离血药浓度增高的影响，在调整给药方案时综合考虑。

## 第四节 抗菌药物应用的基本原则

抗菌药物的应用涉及临床各科，正确合理应用抗菌药物是提高疗效、降低不良反应发生率以及减少或减缓细菌耐药发生的关键。抗菌药物临床应用是否正确、合理，基于以下两方面：①有无抗菌药物应用指征；②选用的品种及给药方案是否正确、合理。

**1. 抗菌药物治疗性应用的基本原则**

（1）根据患者的症状、体征、实验室检查或 X 线、超声等影像学结果，诊断为细菌性感染者方可应用抗菌药物。

（2）抗菌药物品种的选用原则上应根据病原菌种类及病原菌对抗菌药物敏感性，即细菌药物敏感试验（以下简称药敏试验）的结果而定。

（3）对于临床诊断为细菌性感染患者，在未获知病原菌药敏结果前，或无法获取培养标本时，可根据患者的感染部位、基础疾病、发病情况等推测可能的病原体，并结合当地细菌耐药性监测数据，先给予抗菌药物经验治疗。

（4）按照药物的抗菌作用及其体内过程特点选择用药。

（5）综合患者病情、病原菌种类及抗菌药物特点制订抗菌治疗方案，包括抗菌药物的选用品种、剂量、给药间隔、给药途径、疗程及联合用药等。

**2. 抗菌药物预防性应用的基本原则**

（1）用于尚无细菌感染征象但暴露于致病菌感染的高危人群。

（2）预防用药适应证和抗菌药物选择应基于循证医学证据。

（3）应针对一种或二种最可能细菌的感染进行预防用药，不宜盲目地选用广谱抗菌药或多药联合预防多种细菌多部位感染。

（4）应限于针对某一段特定时间内可能发生的感染，而非任何时间可能发生的感染。

（5）应积极纠正导致感染风险增加的原发疾病或基础状况。可以治愈或纠正者，预防用药价值较大；原发疾病不能治愈或纠正者，药物预防效果有限，应权衡利弊决定是否预防用药。

（6）以下情况原则上不应预防使用抗菌药物：普通感冒、麻疹、水痘等病毒性疾病；昏迷、休克、中毒、心力衰竭、肿瘤、应用肾上腺皮质激素等患者；留置导尿管、留置深静脉导管以及建立人工气道（包括气管插管或气管切口）患者。

**3. 抗菌药物在特殊病理、生理状况患者中应用的基本原则**

（1）根据患者的肝肾功能情况选择药物，对肝肾功能损害者应选择无肝肾毒性的药物。

（2）老年人肾功能呈生理性减退，应选用毒性低并具有杀菌作用的抗菌药物。接受主要自肾排出的抗菌药时，应按轻度肾功能减退情况减量给药，可用正常治疗量的 $1/2 \sim 2/3$。

（3）新生儿和小儿的肝、肾器官均未发育成熟，此类患者感染时应避免应用对组织、器官毒性大的抗菌药物。

## 第五节　抗菌药物的联合应用

抗菌药物的联合应用一直是医务人员关注的问题，但联合用药往往偏于泛滥，导致不必要的浪费和不良反应，同时增加了细菌的耐药性。临床上多数感染用一种抗菌药物即可获得控制，无需联合用药。以下对联合应用的效果，包括相互作用、作用机制、适应证等作较全面的介绍。

### 一、抗菌药物联合应用的目的和意义

联合应用抗菌药物时可出现累加、协同、无关和拮抗等作用，累加作用代表两种药物作用的总和；协同作用是指用后取得抗菌效果较累加所得的效果更好；无关作用是指总作用不超过联合中较强的作用；拮抗作用则表示两药合用时其作用互有抵消而减弱。联合应用抗菌药物的目的主要在于获得协同作用，应取得累加作用，其意义在于扩大抗菌谱，增强疗效，减弱毒性反应和延缓或减少耐药菌株的产生。

### 二、抗菌药物联合应用的效应

抗菌药物分为四大类：第一类为繁殖期杀菌药，如青霉素类、头孢菌素类、氟喹诺酮等；第二类为静止期杀菌药，如氨基糖苷类、多黏菌素 B 和 E 等；第三类为快速抑菌药，如四环素类、氯霉素类、大环内酯类等；第四类为慢速抑菌药，如磺胺类、环丝氨酸等。

第一类和第二类合用常可获得协同作用；第三类对第一类的作用有明显的减弱作用；第三类与第二类合用可获得累加或协同作用；第三类和第四类合用常可获得累加作用。此外，同一类的抗菌药物也可考虑合用，如四环素和氯霉素的合用，链霉素和多黏菌素的合用等。

### 三、抗菌药物联合应用的机制

联合应用抗菌药物的目的主要在于获得协同作用，至少也应取得累加作用，其产生的机制有下列几种。

**1. 两者的作用机制相同，但作用于不同环节**

（1）磺胺药与甲氧苄啶（TMP）联合应用时，磺胺药抑制二氢叶酸合成酶，使二氢叶酸的合成受阻，TMP 抑制二氢叶酸还原酶，使二氢叶酸不能还原成四氢叶酸。两者合用使细菌的叶酸代谢过程受到双重阻断，因而增强抗菌活性，扩大抗菌谱，并具有杀菌作用。

（2）美西林与其他 β - 内酰胺类联合应用时，美西林作用于青霉素结合蛋白 2，使细菌形成大而圆的细胞；而许多其他 β - 内酰胺类主要作用于青霉素结合蛋白 3，使细菌形成丝状体，因此两者联合应用常可获协同作用，使细菌迅速死亡。

**2. 两者的作用机制不同，联合后发生协同作用**

（1）细胞壁渗透性改变　青霉素类主要作用于细菌细胞壁，使其形成受阻，与氨

基糖苷类合用时使后者易通过受损的细菌细胞壁，进入菌体内靶位而发生抗菌作用。同样，头孢菌素类与氨基糖苷类联合应用时，对多种 $G^-$ 菌具协同作用。

（2）细胞膜渗透性改变 多烯类如两性霉素 B 可损及真菌的细胞膜，多黏菌素类可损及敏感 $G^-$ 杆菌的同一组织，从而有利于其他抗菌药物渗入细菌细胞内而发挥抗菌活性。

**3. 联合应用酶抑制剂** 很多青霉素类如青霉素和大多数第一代头孢菌素如头孢噻吩易被 β - 内酰胺酶破坏而失去活性，与酶抑制剂如克拉维酸合用后，由于一些相应的 β - 内酰胺酶被抑制，使许多因产生 β - 内酰胺酶而使抗菌药水解失去抗菌活性的细菌对之恢复敏感，并扩大抗菌谱。

**4. 抑制不同的耐药菌群** 两种或两种以上抗结核药合用后抑制或杀灭另一耐药变异株，能抑制耐药菌的产生，或使其延迟出现。

## 四、抗菌药物联合应用的适应证

联合应用抗菌药物的适应证应较单独用药更为严格，其明确适应证如下。

（1）病原菌尚未查明的严重感染，包括免疫缺陷者的严重感染。

（2）单一抗菌药物不能控制的严重感染，需氧菌及厌氧菌混合感染，两种或两种以上复数菌感染，以及多重耐药菌或泛耐药菌感染。

（3）单一抗菌药物不能有效控制的感染性心内膜炎或血流感染等重症感染。

（4）需长程治疗，但病原菌易对某些抗菌药物产生耐药性的感染，如结核病、某些侵袭性真菌病。

（5）毒性较大的抗菌药物，联合用药时剂量可适当减少，但需有临床资料证明其同样有效。如两性霉素 B 与氟胞嘧啶联合治疗隐球菌脑膜炎时，前者的剂量可适当减少，以降低其毒性反应。

## 五、抗菌药物联合应用的配伍禁忌

（1）疗效配伍禁忌 又称药理性配伍禁忌，是指处方中某些成分的药理作用存在着显著的对抗，从而降低了疗效或产生严重的副作用甚至毒性。如，青霉素与氯霉素合用，因氯霉素为抑菌剂，使细菌处于静止期，致使青霉素类药物干扰细菌细胞壁合成的作用不能充分发挥，合用降低了青霉素的疗效。

（2）物理性配伍禁忌 是指两种或两种以上的药物配合在一起时，产生分层、沉淀、潮解与液化等物理性状的改变。如 12.5% 氯霉素注射液以 5% 葡萄糖稀释浓度达 0.25% 以上时就会析出沉淀。

（3）化学性配伍禁忌 是指将两种以上的药物配合在一起，产生化学反应，很多药物因此药效降低、消失，甚至产生毒性物质，并常出现沉淀、变色、产气、燃烧等现象。如青霉素钠与维生素 C 合用，可产生絮状物或沉淀。

## 六、抗菌药物联合应用的注意事项

临床上抗菌药物联合应用，可能使耐药菌株增多，毒性反应、过敏性反应等不良反应增加，患者发生二重感染的机会增多。此外，联合应用中药物的个别剂量并未减少，浪费药物，增加国家和患者负担。联合应用时需要注意以下几点。

（1）联合用药必须明确指征，权衡利弊，严加控制。

（2）联合用药时宜选用具有协同或累加作用的抗菌药物，避免选用具有拮抗作用的药物。

（3）联合用药通常采用两种药物联合，三种或三种以上药物联合仅用于个别情况，如结核病的治疗。

（4）联合用药时应将毒性大的药物剂量减少，降低其毒性反应。

（5）联合用药时注意配伍禁忌。

# 第六节 抗菌药物的预防应用

自抗菌药物发现以来，预防性抗菌药物广泛应用于临床。目前，预防用药占抗菌药物临床应用比例较大，据国内、外报道约占30% ~ 40%，有的甚至达50%以上。本节就抗菌药物在非手术感染、围手术期以及特殊诊疗操作中的预防应用进行简单的介绍。

## 一、非手术感染抗菌药物的预防应用

尚未感染的非手术患者预防使用抗菌药物，用于预防特定病原菌所致的或特定人群可能发生的感染。常见非手术感染的预防指征、预防对象及推荐预防方案（表11 - 1）。

表11 - 1 非手术感染的预防用药

| 预防感染的类型 | 预防用药对象 | 抗菌药物选择 |
| --- | --- | --- |
| 中性粒细胞减少 | 中性粒细胞 <1×10$^9$/L 的患者 | 喹诺酮类<br>大环内酯类 |
| 感染性心内膜炎 | 在接受牙科或口腔操作前的心内膜炎高危患者 | 阿莫西林或氨苄西林；<br>青霉素过敏者用克林霉素 |
| 流行性脑脊髓膜炎（流脑） | 流脑流行时：①托儿所、部队、学校中的密切接触者；②患者家庭中的儿童 | 磺胺嘧啶<br>利福平（孕妇禁用）<br>环丙沙星（限成人）<br>头孢曲松钠 |
| 流感嗜血杆菌脑膜炎 | ①患者家庭中未经免疫接种的≤4 岁儿童<br>②有发病者的幼托机构中≤2 岁未经免疫的儿童<br>③幼托机构在 60 天内发生 2 例以上患者，且入托对象未接种疫苗时，应对入托对象和全部工作人员预防用药 | 利福平（孕妇禁用） |

| 预防感染的类型 | 预防用药对象 | 抗菌药物选择 |
|---|---|---|
| 脾切除后菌血症 | ①脾切除后儿童<br>②患镰状细胞贫血和地中海贫血的无脾儿童 | 定期接种肺炎链球菌、B型流感嗜血杆菌疫苗和四价脑膜炎奈瑟菌疫苗<br>5岁以下儿童：每日阿莫西林或青霉素V口服，直到满5岁<br>5岁以上儿童：每日青霉素口服，至少1年<br>根据年龄定期接种上述疫苗<br>5岁以下儿童：每日青霉素V口服，直到满5岁<br>5岁以上儿童：每日青霉素口服，有人建议至少用药至18岁<br>出现发热时可予阿莫西林/克拉维酸或头孢呋辛，<br>青霉素过敏者可予TMP/SMZ或克拉霉素 |
| 结核病 | ①新发现排菌患者密切接触的儿童<br>②结核菌素试验新近转阳的年轻人<br>③糖尿病、矽肺患者中结核菌素试验阳性者 | 异烟肼 |
| 新生儿淋病奈瑟菌或衣原体眼炎 | 每例新生儿 | 四环素或红霉素眼药水滴眼 |
| 肺孢子菌病 | ①艾滋病患者CD$_4$细胞计数<200/mm$^3$者<br>②造血干细胞移植及实体器官移植受者 | TMP/SMZ |
| 百日咳 | 主要为与百日咳患者密切接触的幼儿和年老体弱者 | 红霉素<br>克拉霉素 |
| 新生儿B群溶血性链球菌（GBS）感染 | ①孕妇有GBS菌尿症<br>②妊娠35~37周阴道和肛拭培养筛查有GBS寄殖<br>③孕妇有以下情况之一者：<37周早产；羊膜早破≥18h；围产期发热，体温38℃以上者；以往出生的新生儿有该菌感染史者 | 青霉素G<br>氨苄西林<br>青霉素过敏但发生过敏性休克危险性小者：头孢唑啉<br>青霉素过敏，有发生过敏性休克危险性：克林霉素或红霉素 |
| 实验室相关感染 | 实验室工作者不慎暴露于布鲁氏杆菌高危者（接触量多）<br>低危者（接触量少）<br>妊娠妇女<br>实验室工作者暴露于鼠疫耶尔森菌 | 多西环素+利福平<br>每周2次血清试验，转阳时开始用多西环素+利福平<br>TMP/SMZ±利福平<br>多西环素或TMP/SMZ |

## 二、围手术期抗菌药物的预防应用

围手术期抗菌药物的预防用药，主要是预防手术部位感染，包括浅表切口感染、深部切口感染和手术所涉及的器官/腔隙感染，但不包括与手术无直接关系的、术后可能发生的其他部位感染。根据各种手术切口类别、手术创伤程度、手术部位细菌污染机会和程度、可能的污染细菌种类、手术持续时间、感染发生机会和后果严重程度、抗菌药物预防效果的循证医学证据、对细菌耐药性的影响和经济学评估等因素，选择抗菌药物。原则上应选择相对广谱、杀菌、价廉、安全性高的药物，尽可能避免多药联合使用。常见围手术期预防用药（表 11 - 2）。

表 11 - 2　围手术期的预防用药

| 手术名称 | 切口类别 | 可能的污染菌 | 抗菌药物选择 |
|---|---|---|---|
| 脑外科手术（清洁，无植入物） | I | 金黄色葡萄球菌，凝固酶阴性葡萄球菌 | 第一、二代头孢菌素，耐甲氧西林金黄色葡萄球菌（MRSA）感染高发医疗机构的高危患者可用万古霉素 |
| 脑外科手术（经鼻窦、鼻腔、口咽部手术） | II、III | 金黄色葡萄球菌，链球菌属，口咽部厌氧菌（如消化链球菌） | 第一、二代头孢菌素单用或加甲硝唑或克林霉素 + 庆大霉素 |
| 脑脊液分流术 | I | 金黄色葡萄球菌，凝固酶阴性葡萄球菌 | 第一、二代头孢菌素，MRSA 感染高发医疗机构的高危患者可用万古霉素 |
| 脊髓手术 | I | 金黄色葡萄球菌，凝固酶阴性葡萄球菌 | 第一、二代头孢菌素 |
| 眼科手术（如白内障、青光眼或角膜移植、泪囊手术、眼穿通伤） | I、II | 金黄色葡萄球菌，凝固酶阴性葡萄球菌 | 局部应用妥布霉素或左氧氟沙星等 |
| 头颈部手术（恶性肿瘤，不经口咽部黏膜） | I | 金黄色葡萄球菌，凝固酶阴性葡萄球菌 | 第一、二代头孢菌素 |
| 头颈部手术（经口咽部黏膜） | II、III | 金黄色葡萄球菌，链球菌属，口咽部厌氧菌（如消化链球菌） | 第一、二代头孢菌素单用或加甲硝唑或克林霉素 + 庆大霉素 |
| 颌面外科（下颌骨折切开复位或内固定，面部整形术有移植物手术，正颌手术） | I | 金黄色葡萄球菌，凝固酶阴性葡萄球菌 | 第一、二代头孢菌素 |
| 耳鼻喉科（复杂性鼻中隔成形术，包括移植） | II | 金黄色葡萄球菌，凝固酶阴性葡萄球菌 | 第一、二代头孢菌素 |
| 乳腺手术（乳腺癌、乳房成形术，有植入物如乳房重建术） | I | 金黄色葡萄球菌，凝固酶阴性葡萄球菌，链球菌属 | 第一、二代头孢菌素 |

| 手术名称 | 切口类别 | 可能的污染菌 | 抗菌药物选择 |
|---|---|---|---|
| 胸外科手术（食管、肺） | Ⅱ | 金黄色葡萄球菌，凝固酶阴性葡萄球菌，肺炎链球菌，G⁻杆菌 | 第一、二代头孢菌素 |
| 心血管手术（腹主动脉重建、下肢手术切口涉及腹股沟、任何血管手术植入人工假体或异物，因缺血行下肢截肢术，心脏手术、安装永久性心脏起搏器） | Ⅱ | 金黄色葡萄球菌，凝固酶阴性葡萄球菌 | 第二代头孢菌素，MRSA 感染高发医疗机构的高危患者可用万古霉素 |
| 肝、胆系统及胰腺手术 | Ⅱ、Ⅲ | G⁻杆菌，厌氧菌（如脆弱类杆菌） | 第一、二代头孢菌素或头霉素类 |
| 胃、十二指肠、小肠手术 | Ⅱ、Ⅲ | G⁻杆菌，链球菌属，口咽部厌氧菌（如消化链球菌） | 第一、二代头孢菌素或头霉素类 |
| 结肠、直肠、阑尾手术 | Ⅱ、Ⅲ | G⁻杆菌，厌氧菌（如脆弱类杆菌） | 第一、二代头孢菌素 + 甲硝唑 |
| 经直肠前列腺活检 | Ⅱ | G⁻杆菌 | 氟喹诺酮类 |
| 泌尿外科手术：进入泌尿道或经阴道的手术（经尿道膀胱肿瘤或前列腺切除术、异体植入及取出，切开造口、支架的植入及取出）及经皮肾镜手术 | Ⅱ | G⁻杆菌 | 第一、二代头孢菌素或氟喹诺酮类 |
| 泌尿外科手术、涉及肠道的手术 | Ⅱ | G⁻杆菌，厌氧菌 | 第一、二代头孢菌素或氨基糖苷类 + 甲硝唑 |
| 有假体植入的泌尿系统手术 | Ⅱ | 葡萄球菌属，G⁻杆菌 | 第一、二代头孢菌素 + 氨基糖苷类或万古霉素 |
| 经阴道或经腹腔子宫切除术 | Ⅱ | G⁻杆菌，肠球菌属，B 组链球菌，厌氧菌 | 第一、二代头孢菌素（经阴道加用甲硝唑）或头霉素类 |
| 羊膜早破或剖宫产术 | Ⅱ | G⁻杆菌，肠球菌属，B 组链球菌，厌氧菌 | 第一、二代头孢菌素 + 甲硝唑 |
| 人工流产 – 刮宫术、引产术 | Ⅱ | G⁻杆菌，肠球菌属，链球菌，厌氧菌（如脆弱类杆菌） | 第一、二代头孢菌素 + 甲硝唑 |
| 会阴撕裂修补术 | Ⅱ、Ⅲ | G⁻杆菌，肠球菌属，链球菌属，厌氧菌（如脆弱类杆菌） | 第一、二代头孢菌素 + 甲硝唑 |

续表

| 手术名称 | 切口类别 | 可能的污染菌 | 抗菌药物选择 |
|---|---|---|---|
| 皮瓣转移术（游离或带蒂）或植皮术 | II | 金黄色葡萄球菌，凝固酶阴性葡萄球菌，链球菌属，G⁻菌 | 第一、二代头孢菌素 |
| 关节置换成形术、截骨、骨内固定术、腔隙植骨术、脊柱术（应用或不用植入物、内固定物） | I | 金黄色葡萄球菌，凝固酶阴性葡萄球菌，链球菌属 | 第一、二代头孢菌素，MRSA感染高发医疗机构的高危患者可用万古霉素 |
| 外固定架植入术 | II | 金黄色葡萄球菌，凝固酶阴性葡萄球菌，链球菌属 | 第一、二代头孢菌素 |
| 截肢术 | I、II | 金黄色葡萄球菌，凝固酶阴性葡萄球菌，链球菌属，G⁻菌，厌氧菌 | 第一、二代头孢菌素或加用甲硝唑 |
| 开放骨折内固定术 | II | 金黄色葡萄球菌，凝固酶阴性葡萄球菌，链球菌属，G⁻菌，厌氧菌 | 第一、二代头孢菌素或加用甲硝唑 |

### 三、特殊诊疗操作患者的抗菌药物的预防应用

随着放射介入和内镜诊疗等微创技术的快速发展和普及，抗菌药物常用于特殊诊疗操作患者的预防应用中。部分常见的特殊诊疗操作预防用药的建议（表11-3）。

表11-3 特殊诊疗操作的预防应用

| 诊疗操作名称 | 预防用药建议 | 推荐药物 |
|---|---|---|
| 血管（包括冠状动脉）造影术、成形术、支架植入术及导管内溶栓术 | 不推荐常规预防用药。对于7天内再次行血管介入手术者、需要留置导管或导管鞘超过24h者，则应预防用药 | 第一代头孢菌素 |
| 主动脉内支架植入术 | 建议使用1次 | 第一代头孢菌素 |
| 先天性心脏病封堵术 | 建议使用1次 | 第一代头孢菌素 |
| 心脏射频消融术 | 建议使用1次 | 第一代头孢菌素 |
| 血管畸形、动脉瘤、血管栓塞术 | 通常不推荐，除非存在皮肤坏死 | 第一代头孢菌素 |
| 脾动脉、肾动脉栓塞术 | 建议使用，用药时间不超过24h | 第一代头孢菌素 |
| 肝动脉化疗栓塞（TACE） | 建议使用，用药时间不超过24h | 第一、二代头孢菌素+甲硝唑 |
| 食管静脉曲张硬化治疗 | 建议使用，用药时间不超过24h | 第一、二代头孢菌素 过敏患者可考虑氟喹诺酮类 |
| 经颈静脉肝内门腔静脉分流术（TIPS） | 建议使用，用药时间不超过24h | 氨苄西林或舒巴坦 |
| 经皮椎间盘摘除术及臭氧、激光消融术 | 建议使用 | 第一、二代头孢菌素 |

| 诊疗操作名称 | 预防用药建议 | 推荐药物 |
|---|---|---|
| 经内镜逆行胰胆管造影（ERCP） | 建议使用 1 次 | 第二代头孢菌素或头孢曲松钠 |
| 经皮肝穿刺胆道引流或支架植入术 | 建议使用 | 第一、二代头孢菌素或头霉素类 |
| 内镜黏膜下剥离术（ESD） | 一般不推荐预防用药；如为高危切除（大面积切除，术中穿孔等）可以使用 | 第一、二代头孢菌素 |
| 经皮内镜胃造瘘置管 | 建议使用，用药时间不超过 24h | 第一、二代头孢菌素 |
| 输尿管镜和膀胱镜检查，尿动力学检查；震波碎石术 | 术前尿液检查无菌者，通常不需预防用药。但对于高龄、免疫缺陷状态、存在解剖异常等高危因素者，可予预防用药 | 氟喹诺酮类；TMP/SMX；第一、二代头孢菌素；氨基糖苷类 |
| 腹腔镜子宫肌瘤剔除术 | 如使用举宫器建议使用 | 第二代头孢菌素+甲硝唑；头霉素 |
| 腹膜透析管植入术 | 建议使用 1 次 | 第一代头孢菌素 |
| 淋巴管造影术 | 建议使用 1 次 | 第一代头孢菌素 |

# 第七节　抗菌药物的给药方法

抗菌药物的给药方法如给药途径、给药间隔时间、剂量和疗程等均会影响治疗效果。因此在采用任何抗菌药物前必须充分了解其临床药理特性，尤其是药代动力学特性（如吸收、分布、排泄、消除半衰期、生物利用度等）和药物可能产生的一些不良反应。

## 一、抗菌药物的给药途径

抗菌药物的给药途径分全身应用和局部应用。

**1. 全身应用**　常用的给药方法是口服、肌注、静脉推注（静注）和静脉滴注（静滴）。在不影响治疗效果的前提下，尽量采用方法简便、痛苦少、疗效好的途径。能口服者不肌注，能肌注者不静注。

（1）口服　对于轻、中度感染的大多数患者，应予口服治疗，选取口服吸收良好的抗菌药物，不必采用静脉或肌内注射给药。

（2）肌注　适用于不能口服给药的轻、中度感染者，不宜用于重症感染者。

（3）静注和静滴　下列情况可先予以注射给药。

①不能口服或不能耐受口服给药的患者。②患者存在可能明显影响口服药物吸收的情况。③所选药物有合适抗菌谱，但无口服剂型。④需在感染组织或体液中迅速达到高药物浓度以达杀菌作用者。⑤感染严重、病情进展迅速，需给予紧急治疗的情况。⑥患者对治疗的依从性差。⑦接受注射用药的感染患者经初始注射治疗病情好转并能口服时，应及早转为口服给药。

**2. 局部应用**　局部应用包括气溶吸入（也称气雾吸入）、鞘内和脑室内注射、滴鼻、滴耳、滴眼、皮肤和黏膜应用、胸、腹腔和关节腔内应用等。抗菌药物的局部应用只限于少数情况：①全身给药后在感染部位难以达到有效治疗浓度时加用局部给药作为辅助治疗。②眼科及耳部感染的局部用药等。③某些皮肤表层及口腔、阴道等黏膜表面的感染可采用抗菌药物局部应用或外用，但应避免将主要供全身应用的品种作局部用药。局部用药宜采用刺激性小、不易吸收、不易导致耐药性和过敏反应的杀菌药。

## 二、抗菌药物的给药间隔时间

给药间隔时间（口服、肌注或静注），大多数以每 6 ~ 12 小时给药 1 次为宜，即抗菌药物的 1 日量可平分 2 ~ 3 次给予，2 次者 8 时及 20 时各给 1 次，3 次者 6 时、14 时及 22 时各给药 1 次。24 小时持续静滴，一般无必要说明。

以头孢曲松钠治疗各种感染（除每日量为 4g 或大于 4g 外），以利福平、异烟肼等治疗结核时，可每日给药 1 次。氟罗沙星、罗红霉素、阿奇霉素等的半衰期较长，均可每日用药 1 次。第三代头孢菌素如头孢哌酮、头孢他啶等由于血药浓度高和抗菌活性强，大环内酯类和氟喹诺酮类如氧氟沙星、环丙沙星等由于半衰期较长和较明显的 PAE，故给药间隔时间均可适当延长。

**1. 口服制剂**　抗菌药物的口服制剂以空腹（饭前 1 小时或饭后 2 小时）服用为宜，以求血药峰浓度及早到达和获得较高的生物利用度。进食后服用酯化物可能增加其生物利用度。

**2. 静脉滴注**　抗菌药物的静滴速度过快常可引起静脉炎和某些严重反应，从而影响治疗效果。氨基糖苷类和多黏菌素类等药物的每次静滴时间不宜少于 1 小时，以免产生对神经肌肉接头的阻滞作用。氟喹诺酮类和亚胺培南 – 西司他丁注射液的每次静滴时间宜为 1 ~ 2h，否则可因脑内药物浓度过高而导致癫痫等中枢神经系统症状。红霉素乳糖酸盐对静脉的刺激性强，每次静滴时间一般为 5 小时左右。四环素盐酸盐和万古霉素的每次静滴时间也需在 1 小时以上。两性霉素 B 的每次静滴时间为 6 小时以上，滴注过快可引起心室颤动或心搏骤停。大多数 β – 内酰胺类可于静脉内快速滴注，宜在 30 ~ 60 分钟内滴入。

## 三、抗菌药物的剂量和疗程

**1. 给药剂量**　抗菌药物的剂量可按体重或体表面积计算，成人患者大多以体重为基础，以 50 ~ 60kg（除去过多脂肪的标准体重）为准，同一抗菌药物的剂量因不同感染、不同病变部位、不同病原菌和不同给药途径等有差别。

抗菌药物治疗某种病原菌所需的药物剂量，应依据药效/药动学参数来考虑给药后药时曲线下面积与抗菌药物的最低抑菌浓度的比值（AUC/MIC）、血药峰浓度与最低抑菌浓度的比值（$C_{max}$/MIC）以及血药浓度超过最低抑菌浓度的时间。浓度依赖性抗菌药的杀菌作用主要取决于 $C_{max}$/MIC、AUC/MIC 的比值，一般治疗轻、中度感染时 $C_{max}$/MIC 比值需达到 4 ~ 8，严重感染时以 8 以上为宜。时间依赖性抗菌药的杀菌作用主要取决于血药浓度超过最低抑菌浓度持续的时间，一般认为血药浓度超过 MIC 持续的时间应至少 ≥40% ~ 50% 的两次给药间隔时间，才能达到较满意的疗效。

各种抗菌药物需在治疗剂量范围给药。治疗重症感染和抗菌药物不易达到的部位的感染，抗菌药物剂量宜较大（治疗剂量范围高限）；而治疗单纯性下尿路感染时，由于多数药物尿药浓度远高于血药浓度，则可应用较小剂量（治疗剂量范围低限）。早产儿和新生儿的肝、肾功能尚未发育健全，抗菌药物的每日用量需适当减少，儿童的每日用量较成人量相应略增，老年人则应相应减少。

**2. 给药疗程** 抗菌药物疗程因感染不同而异，一般宜用至体温正常、症状消退后72~96小时，有局部病灶者需用药至感染灶控制或完全消散。但血流感染、感染性心内膜炎、化脓性脑膜炎、伤寒、布鲁菌病、骨髓炎、溶血性链球菌咽炎和扁桃体炎、侵袭性真菌病、结核病等需较长的疗程方能彻底治愈。

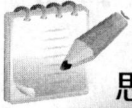

## 思考题

1. 简述细菌耐药性的产生机制。

2. β-内酰胺类抗菌药、氨基糖苷类、链霉素、利福平产生耐药性的机制分别是什么？

3. 细菌耐药性的预防措施有哪些？

4. 抗菌药物常见的不良反应有哪些，相关不良反应的预防及治疗原则是什么？

5. 哪些抗菌药物口服易出现胃肠道反应，试举例说明。

6. 试述治疗药物监测对于抗菌药物临床应用的意义是什么？常用的测定方法有哪些？

7. 治疗药物监测中应该注意的事项包括哪些？

8. 抗菌药物的治疗性应用和预防性应用的基本原则是什么？

9. 抗菌药物联合应用的目的和意义是什么？

10. 磺胺药与甲氧苄啶（TMP）联合应用能够增强抗菌药活性的机制是什么？

11. 抗菌药物联合应用的适应证包括哪些？

12. 抗菌药物联合应用的配伍禁忌包括哪些？

13. 选择抗菌药物的给药方式时应该综合考虑哪些因素？

（常福厚）

## 第十二章　心血管疾病的药物治疗

**学习目标**

1. **掌握** 高血压病、心绞痛、心肌梗死、心力衰竭、心律失常、高脂蛋白血症、风心病和休克的处理原则和用药方案。
2. **熟悉** 常见心血管疾病病因和发病机制、主要临床表现和鉴别诊断。
3. **了解** 常见心血管疾病药物治疗新进展和其他治疗措施。

心血管疾病是严重危害人民健康和影响社会劳动力的常见疾病，无论在发达国家或是在我国，心血管疾病所致死亡在死因顺位中均居首位。近30多年来，不少心血管疾病发病机制和危险因素被阐明，新的诊断治疗技术广泛应用，新的治疗药物不断用于临床。根据循证医学原则，正确选择防治各种心血管疾病的有效药物及其他治疗方法，阻断心血管疾病发生发展过程中的"心血管事件链"的进展，是心血管疾病治疗的重要原则。

### 第一节　高血压病

### 一、概述

世界卫生组织（WHO）规定成人静息时收缩压在18.7 kPa（140 mmHg）以上，或/和舒张压在12.0 kPa（90 mmHg）以上者可诊断为高血压。高血压可分为原发性高血压和继发性高血压。原发性高血压是以血压升高为主要临床表现伴或不伴有多种心血管危险因素的综合征，通常简称为高血压病；继发性高血压是指由其他疾病或生理病理因素如嗜铬细胞瘤、肾动脉狭窄、肾实质性病变、妊娠等引起血压升高。临床上所说的高血压通常是指原发性高血压。高血压是多种心、脑血管疾病的重要病因和危险因素，可影响机体重要脏器（如心，脑、肾）结构与功能，最终导致这些器官的功能衰竭，迄今仍是心血管疾病死亡的主要原因之一。

临床上根据血压的高低及靶器官损害程度，可分为轻、中、重度高血压。目前临床对高血压病通常用抗高血压药（antihypertensive drugs）又称降压药（hypotensive drugs）来治疗。合理使用抗高血压药，不仅可以降低过高的血压，改善症状，而且可以延缓血压持续升高引起的心、脑、肾等重要脏器的病理变化过程，降低和防止高血压并发症所致的病死率和病残率，并延长患者寿命。

## 二、临床表现及并发症

### （一）症状

大多数起病缓慢、渐进，一般缺乏特殊的临床表现。约1/5患者无症状，仅在测量血压时或发生心、脑、肾等并发症时才被发现。一般常见症状有头晕、头痛、疲劳及心悸等，呈轻度持续性，多数症状可自行缓解，在紧张或劳累后加重。也可出现视力模糊、鼻出血等较重症状。高血压患者可以同时合并其他原因的头痛，往往与血压水平无关，例如精神焦虑性头痛、偏头痛、青光眼等。如果突然发生严重头晕与眩晕，要注意可能是短暂性脑缺血发作或者过度降压、直立性低血压所致，这在高血压合并动脉粥样硬化、心功能减退者容易发生。高血压患者还可以出现受累器官的症状，如胸闷、气短、心绞痛、多尿等。另外，有些症状可能是降压药的不良反应所致。

### （二）体征

血压随季节、昼夜、情绪等因素有较大波动。冬季血压较高，夏季较低；血压有明显昼夜波动，一般夜间血压较低，清晨起床活动后血压迅速升高，形成清晨血压高峰。高血压时体征一般较少。周围血管搏动、血管杂音、心脏杂音等是重点检查的项目。血管杂音往往表示管腔内血流紊乱，与管腔大小、血流速度、血液黏度等因素有关，提示存在血管狭窄、不完全性阻塞或者代偿性血流量增多、加快，例如肾血管性高血压、大动脉炎、主动脉狭窄、粥样斑块阻塞等。肾动脉狭窄的血管杂音，常向腹两侧传导，大多具有舒张期成分。心脏听诊可有主动脉瓣区第二心音亢进、收缩期杂音或收缩早期喀喇音。有些体征常提示继发性高血压可能，例如腰部肿块提示多囊肾或嗜铬细胞瘤；股动脉搏动延迟出现或缺如，并且下肢血压明显低于上肢，提示主动脉缩窄；向心性肥胖、紫纹与多毛，提示 Cushing 综合征可能。

### （三）恶性或急进型高血压

少数患者病情急骤发展，舒张压持续 $\geq 130$ mmHg，并有头痛、视力模糊、眼底出血、渗出和乳头水肿，肾脏损害突出，持续蛋白尿、血尿与管型尿。病情进展迅速，如不及时有效降压治疗，预后很差，常死于肾功能衰竭、脑卒中或心力衰竭。病理上以肾小动脉纤维样坏死为特征。发病机制尚不清楚。

### （四）并发症

（1）高血压危象　因紧张、疲劳、寒冷、嗜铬细胞瘤发作、突然停服降压药等诱因引起血压急剧上升，影响重要脏器血液供应而产生危急症状。在高血压早期与晚期均可发生。危象发生时，出现头痛、烦躁、眩晕、恶心、呕吐、心悸、气急及视力模糊等严重症状，以及伴有痉挛动脉（椎基底动脉、颈内动脉、视网膜动脉、冠状动脉等）累及相应的靶器官缺血症状。

（2）高血压脑病　发生在重症高血压患者，由于过高的血压突破了脑血流自动调节范围，脑组织血流灌注过多引起脑水肿。临床表现以脑病的症状与体征为特点，表现为弥漫性严重头痛、呕吐、意识障碍、精神错乱，甚至昏迷、局灶性或全身抽搐。

（3）脑血管病　包括脑出血、脑血栓形成、短暂性脑缺血发作等。

（4）主动脉夹层 长期高血压导致主动脉壁破裂，血液进入主动脉中层，并沿主动脉延伸；表现为突发剧烈而持续的胸痛或腰背部疼痛，夹层破裂可引起猝死，是严重的心血管急症。

（5）其他 慢性心力衰竭和肾功能衰竭。

### 三、诊断要点

高血压诊断主要根据诊所测量的血压值，采用经校准的水银柱或电子血压计，测量安静休息坐位时上臂肱动脉部位血压。一般来说，左、右上臂的血压相差 < 1.33 ~ 2.66/1.33 kPa（10 ~ 20/10 mmHg），右侧 > 左侧。如果左、右上臂血压相差较大，要考虑一侧锁骨下动脉及远端有阻塞性病变，例如大动脉炎、粥样斑块。必要时，如疑似直立性低血压的患者还应测量平卧位和站立位血压。一旦诊断为高血压，必需鉴别是原发性还是继发性。原发性高血压患者需做有关实验室检查，评估靶器官损害和相关危险因素。

### 四、辅助检查

#### （一）常规检查

常规检查的项目是尿常规、血糖、血胆固醇、血甘油三酯、肾功能、血尿酸和心电图。这些检查有助于发现相关的危险因素和靶器官损害。部分患者根据需要和条件可以进一步检查眼底、超声心动图、血电解质、低密度脂蛋白胆固醇与高密度脂蛋白胆固醇。

#### （二）特殊检查

如果为了更进一步了解高血压患者病理生理状况和靶器官结构与功能变化，可以有目的地选择一些特殊检查，例如 24 小时动态血压监测（ABPM），踝/臂血压比值，心率变异，颈动脉内膜中层厚度（IMT），动脉弹性功能测定，血浆肾素活性（PRA）等。24 小时动态血压监测有助于判断血压升高严重程度，了解血压昼夜节律，指导降压治疗以及评价降压药物疗效。

### 五、处理原则

#### （一）一般治疗原则

原发性高血压目前尚无根治方法，降压治疗虽然不是治本，但也不仅仅是对症的，降压治疗的最终目的是减少高血压患者心、脑血管病的发生率和死亡率。高血压患者发生心、脑血管并发症往往与血压高度有密切关系，因此降压治疗应该确立血压控制目标值。此外，由于高血压常常与其他心、脑血管病的危险因素合并存在，例如肥胖、高胆固醇血症、糖尿病等，因此这也决定了治疗措施必须是综合性的。一般治疗原则如下。

（1）控制体重及适度运动 ①减轻体重：尽量将体重指数（BMI）控制在 < 25。体重降低对改善胰岛素抵抗、糖尿病、高脂血症和左心室肥厚均有益。②适度运动：运动有利于减轻体重和改善胰岛素抵抗，提高心血管适应调节能力，稳定血压水平。

可根据年龄及身体状况选择慢跑或步行，一般每周3 ~5 次，每次20 ~60 分钟。

（2）合理膳食　①减少钠盐摄入：每人每日食盐量以不超过6g 为宜；②补充钙和钾盐：多食含钾和钙盐丰富的水果、蔬菜和牛奶；③减少脂肪摄入：膳食中脂肪量应控制在总热量的25% 以下。

（3）戒烟限酒　饮酒和血压水平及高血压患病率之间呈线性相关，大量饮酒可诱发心脑血管事件，每日饮酒量应不超过25 ~50 g 乙醇，即葡萄酒小于100 ~150 ml，啤酒小于250 ~500 ml，低度白酒小于50ml。

（4）保持良好心态　长期精神压力和心情抑郁是引起高血压和其他一些慢性病的重要原因之一，而这种精神状态又常使人们采取不健康的生活方式，如酗酒、吸烟等，并降低对治疗的依从性；正确处理人与人、人与社会间关系，积极参加社会和集体活动，保持良好心态。

### （二）药物治疗原则

继发性高血压是针对病因治疗，原发性高血压则以降压治疗为主。长期甚至终生坚持药物治疗，可以降低脑卒中、心肌梗死、心肾功能衰竭等心血管事件的发生率，延长患者寿命。药物治疗原则如下。

（1）强调有效治疗和终生治疗的理念　降压药的治疗对象为①高血压2 级或以上患者（ >160/100 mmHg）；②高血压合并糖尿病，或者已经有心、脑、肾靶器官损害和并发症患者；③凡血压持续升高，改善生活行为后血压仍未获得有效控制患者。普通高血压患者经过有效治疗血压应严格控制在140/90 mmHg 以下，伴糖尿病和肾病患者的血压则应降至130/80 mmHg 以下，老年人收缩压降至150 mmHg 以下，如能耐受，还可以进一步降低。高血压病病因不明，无法根治，故需要终生治疗。

（2）保护靶器官　高血压的靶器官损伤包括心肌肥厚、肾小球硬化和小动脉重构等，在降压治疗中必须考虑阻止甚至逆转靶器官损伤。因此在治疗时尽量选用既能平稳降压又对靶器官具有保护作用的降压药为宜，如长效的钙通道阻滞药（CCB）、血管紧张素转换酶抑制药（ACEI）和血管紧张素Ⅱ受体阻滞药（ARB）等。

（3）平稳降压　血压的自发性波动被称为血压波动性（blood pressure variability，BPV）。国内外已有大量的临床试验与基础研究表明：高的BPV 可造成严重的靶器官损伤。因此，抗高血压治疗必须在降低血压的同时使血压平稳。为此提倡使用长效药物，其标志之一是降压作用的谷–峰比值 ［降压药物作用将近消失与作用高峰时血压下降数值的比值（trough – to – peak ratio；T/P）］ >50%，此类药物还可增加治疗的依从性；在不得不使用短效药物时，建议一片药多次分服以取代维持治疗中的每天一片顿服。

（4）坚持联用药和个体化治疗　为增加降压效果，减少不良反应，当单一药物疗效不满意时，可采用2 种或2 种以上药物联合治疗，其治疗作用应有协同或至少相加作用，其不良反应可以相互抵消或至少不重叠或相加，并能提高患者耐受性和依从性。临床常用的联合用药组合为：ACEI 或 ARB + 利尿药；ACEI + 钙通道阻滞药；钙通道阻滞药 + β 受体阻滞药；β 受体阻滞药 + 利尿药。此外，根据患者的年龄、性别、种族、同时患有的疾病和接受的治疗等情况，采取个体化治疗，让患者得到最佳的抗高血压治疗,控制其他危险因子(如高脂血症、糖尿病、吸烟等),逆转靶器官的损伤,维持和改善患者的生活质量,降低心血管的发病率及死亡率等。

## 六、药物治疗方案

### (一)降压药物分类

目前常用降压药物有 5 大类,即利尿药(diuretic agent)、β 受体阻滞药(β-receptor blocker)、钙通道阻滞药(calcium channel blocker,CCB)、血管紧张素转换酶抑制药(angiotensin converting enzyme inhibitor,ACEI)和血管紧张素 Ⅱ 受体阻滞药(angiotensin receptor blocker,ARB)。

### (二)降压药物作用特点

(1)利尿药 ①分类:有噻嗪类、袢利尿药和保钾利尿药三类,各种利尿药的降压疗效相仿,噻嗪类使用最多,常用的有氢氯噻嗪和氯噻酮;②降压机制:主要通过排钠利尿,减少细胞外容量,降低外周血管阻力;③降压特点:起效较缓慢但作用持久;能增强其他降压药的疗效;④适应证:适用于轻、中度高血压,在盐敏感性高血压、合并肥胖或糖尿病、更年期女性和老年人高血压有较强降压效应;⑤主要不良反应:水电解质紊乱如低血钾和影响血脂、血糖和血尿酸代谢,往往发生在大剂量时,因此现在推荐使用小剂量,以氢氯噻嗪为例,每天剂量不超过 25mg,痛风患者禁用;保钾利尿剂可引起高血钾,不宜与 ACEI 和 ARB 合用,肾功能不全者禁用。

(2)β 受体阻滞药 ①分类:有选择性(β₁)、非选择性(β₁与β₂)和兼有α受体阻滞三类,常用的有美托洛尔、阿替洛尔、比索洛尔、卡维地洛、拉贝洛尔;②降压机制:可能通过抑制中枢和周围的 RAAS,以及血流动力学自动调节机制;③降压特点:起效较迅速、作用强,但持续时间各种 β 受体阻滞药有差异;不仅降低静息血压,而且也能抑制应激和运动状态下血压急剧升高;④适应证:各种不同严重程度高血压,尤其是心率较快的中青年患者或合并心绞痛患者,对老年人高血压疗效相对较差;⑤主要不良反应和禁忌证:主要有心动过缓、乏力、四肢发冷;较高剂量突然停药可导致停药综合征;可增加气道阻力;急性心力衰竭、支气管哮喘、病态窦房结综合征、房室传导阻滞和外周血管病患者禁用;虽然糖尿病不是 β 受体阻滞药的禁忌证,但它增加胰岛素抵抗,还可能掩盖和延长降糖治疗过程中的低血糖症,使用时应加以注意,如果必须使用,应使用高度选择性 β₁ 受体阻滞药。

(3)钙通道阻滞药(CCB) ①分类:又称钙拮抗药,根据药物核心分子结构和作用于 L 型钙通道不同的亚单位,钙拮抗药分为二氢吡啶类和非二氢吡啶类,前者以硝苯地平为代表,后者有维拉帕米和地尔硫䓬;根据药物作用持续时间,钙拮抗药又可分为短效和长效,长效钙拮抗药包括半衰期长的药物,如氨氯地平;脂溶性膜控型药物,如拉西地平和乐卡地平;缓释或控释制剂,如非洛地平缓释片、硝苯地平控释片;②降压机制:主要通过阻滞细胞外 Ca²⁺ 经电压依赖 L 型钙通道进入血管平滑肌细胞内,减弱兴奋-收缩偶联,降低阻力血管的收缩反应性;钙通道阻滞药还能减轻血管紧张素 Ⅱ(AⅡ)和 α₁肾上腺素能受体的缩血管效应,减少肾小管对钠重吸收;③降压特点:降压起效迅速,降压作用相对较强,短期治疗一般能降低血压 10%~15%;疗效与剂量呈正相关关系,疗效的个体差异性较小;与其他类型降压药物联合治疗

189

能明显增强降压作用；对血脂、血糖等代谢无明显影响，长期控制血压的能力和服药依从性较好；④适应证：对老年患者有较好的降压疗效；可用于合并糖尿病、冠心病或外周血管病患者；长期治疗时还具有抗动脉粥样硬化作用；高钠摄入不影响降压疗效；非甾体类抗炎症药物不干扰降压作用；在嗜酒的患者也有显著降压作用；⑤主要不良反应和禁忌证：治疗初始阶段有反射性交感活性增强，引起心率增快、面部潮红、头痛、下肢水肿等，尤其使用短效制剂时；非二氢吡啶类抑制心肌收缩及自律性和传导性，不宜在心力衰竭、窦房结功能低下或心脏传导阻滞患者中应用。

（4）血管紧张素转换酶抑制药（ACEI）　①分类：根据化学结构分为巯基、羧基和磷酰基三类，常用的有卡托普利、依那普利、贝那普利、赖诺普利、西拉普利、培哚普利、雷米普利和福辛普利等；②降压机制：主要通过抑制血液和组织的 ACE，使血管紧张素Ⅱ生成减少，同时抑制激肽酶使缓激肽降解减少；③降压特点：起效缓慢，逐渐增强，在 3～4 周时达最大作用；限制钠盐摄入或联合使用利尿药可使其起效迅速和作用增强；具有改善胰岛素抵抗和减少尿蛋白作用；④适应证：适合各种程度高血压治疗，对于伴有肥胖、糖尿病和心脏、肾脏靶器官受损的高血压患者具有相对较好的疗效，特别适用于伴有心力衰竭、心肌梗死后、糖耐量减退或糖尿病肾病的高血压患者；⑤主要不良反应和禁忌证：刺激性干咳和血管性水肿，干咳发生率约10%～20%，可能与体内缓激肽增多有关，停用后可消失；高血钾症、妊娠妇女和双侧肾动脉狭窄患者禁用；血肌酐超过 3 mg患者使用时需谨慎。

（5）血管紧张素Ⅱ受体阻滞药（ARB）　①常用药物：氯沙坦、缬沙坦、伊贝沙坦、替米沙坦、坎地沙坦和奥美沙坦；②降压机制：主要通过阻滞组织中血管紧张素Ⅱ受体亚型 AT1，从而阻断血管紧张素Ⅱ介导的水钠潴留、血管收缩与重构作用；近年来，注意到阻滞 AT1 负反馈引起的血管紧张素Ⅱ增加，可激活另一受体亚型 AT2，能进一步拮抗 AT1 的生物学效应；③降压特点：降压作用起效缓慢，但持久而平稳，一般在 6～8 周时才达最大作用，作用持续时间能达到 24 小时以上；各种不同 ARB 之间在降压强度上存在差异；低盐饮食或与利尿剂联合使用能明显增强疗效；多数 ARB 随剂量增大降压作用增强，治疗剂量窗较宽；④适应证：同 ACEI，在高血压治疗领域内，与 ACEI 并列作为目前推荐的常用的五大类降压药中的一类；⑤主要不良反应和禁忌证：ARB 最大的特点是直接与药物有关的不良反应很少，不引起刺激性干咳，持续治疗的依从性高。

除了上述五大类主要的降压药物外，在降压药发展历史中还有一些药物，包括交感神经抑制药，例如利血平（resepine）、可乐定（clonidine）；直接血管扩张药，例如肼屈嗪（hydrazine）；$\alpha_1$ 受体阻滞药，例如哌唑嗪（prazosin）、特拉唑嗪（terazosin）、多沙唑嗪（doxazosin），曾多年用于临床并有一定的降压疗效，但因副作用较多，目前不主张单独使用，但是在复方制剂或联合治疗时还仍在使用。

常用降压药物的作用特点，适应证、禁忌证及用法等见表12－1。

表 12 - 1　常用降压药及用法

| 药物类别 | 药物名称 | 作用特点 | 适应证 | 不良反应及禁忌证 | 剂量及用法 |
|---|---|---|---|---|---|
| 利尿药 | 氢氯噻嗪<br>氯噻酮<br>吲哚帕胺<br>螺内酯 | 起效较缓慢但作用持久；能增强其他降压药的疗效 | 适用于轻、中度高血压 | 水电解质和糖脂尿酸代谢紊乱；痛风患者禁用；小剂量开始，必要时补钾 | 12.5～25mg 1 次/日<br>25～50mg 1 次/日<br>1.25～2.5mg 1 次/日<br>20mg 1 次/日 |
| β受体阻滞药 | 美托洛尔<br>阿替洛尔<br>比索洛尔<br>卡维地洛<br>拉贝洛尔 | 起效较迅速、作用强，但持续时间各种β受体阻滞剂有差异；不仅降低静息血压，而且也能抑制激和运动状态下血压急剧升高 | 各种不同严重程度高血压，尤其是心率较快的中青年患者或合并心绞痛患者，对老年人高血压疗效相对较差 | 心动过缓、乏力、停药综合征和增加气道阻力；重度心衰、支气管哮喘、病态窦房结综合征、房室传导阻滞和外周血管病患者禁用 | 25～50mg 2～4 次/日<br>12.5～50mg 1～2 次/日<br>2.5～5mg 1～2 次/日<br>12.5～25mg 1 次/日<br>100mg 2～3 次/日 |
| 钙通道阻滞药（CCB） | 硝苯地平<br>尼群地平<br>氨氯地平<br>非洛地平<br>尼卡地平<br>拉西地平<br>地尔硫草 | 起效迅速，作用较强、个体差异性较小；对靶器官具有保护作用；对糖脂代谢无明显影响；与其他降压药物联合能明显增强降压作用；患者依从性较好 | 对老年患者有较好的降压疗效；可用于合并糖尿病、冠心病或外周血管病患者 | 短效制剂可引起心悸、面部潮红、头痛、下肢水肿等；无明显禁忌证 | 10mg　3 次/日<br>5～10mg 3 次/日<br>5～10mg 1～2 次/日<br>5～10mg 1～2 次/日<br>40mg　2 次/日<br>4～6mg　1 次/日<br>30mg　3 次/日 |
| 血管紧张素转换酶抑制药（ACEI） | 卡托普利<br>依那普利<br>雷米普利<br>培哚普利<br>贝那普利<br>赖诺普利<br>西拉普利<br>福辛普利 | 起效缓慢，但持久而平稳；对靶器官具有保护作用；对糖脂代谢无明显影响；与其他降压药物联合能明显增强降压作用；患者依从性较好 | 适合各种程度高血压治疗，特别适用于伴有心力衰竭、心肌梗死、糖耐量减退或糖尿病肾病的高血压患者 | 刺激性干咳和血管性水肿；高血钾症、妊娠妇女和双侧肾动脉狭窄患者禁用 | 25～50mg 3 次/日<br>10～20mg 1 次/日<br>2.5～5mg 1 次/日<br>4～8mg 1 次/日<br>10～20mg 1 次/日<br>10～20mg 1 次/日<br>2.5～5mg 1 次/日<br>10～20mg 1 次/日 |
| 血管紧张素Ⅱ受体阻滞药（ARB） | 氯沙坦<br>缬沙坦<br>伊贝沙坦<br>坎地沙坦<br>替米沙坦 | 起效缓慢，但持久而平稳；对靶器官具有保护作用；对糖脂代谢无明显影响；与其他降压药物联合能明显增强降压作用；患者依从性较好 | 适合各种程度高血压治疗，特别适用于伴有心力衰竭、心肌梗死、糖耐量减退或糖尿病肾病的高血压患者 | 不引起刺激性干咳；高血钾症、妊娠妇女和双侧肾动脉狭窄患者禁用 | 50～100mg 1 次/日<br>80～160mg 1 次/日<br>150～300mg 1 次/日<br>4～8mg　1 次/日<br>40～80mg　1 次/日 |

## （三）降压治疗方案

**1. 轻度高血压**　经正确生活方式调整之后血压仍超过正常者，需开始药物治疗。轻度高血压，一般先单独选用 1 种降压药物即可有效控制血压，根据患者不同情况，如患者年轻、心率偏快、交感神经较兴奋，可首选β受体阻滞药、ACEI 或 ARB 类；

如患者为中老年人，合并有冠心病或糖尿病，或肾功能有轻度损伤，首选 ACEI 或 ARB 类，亦可选用 CCB 类；如患者体质较肥胖，或有轻度心力衰竭，可首选利尿药。要尽量选用长效制剂，既可以减少血压波动、防止凌晨事件的发生，又可提高用药的依从性。强调长期有规律的抗高血压治疗，达到平稳、有效控制的目的。在用药过程中，要及时进行血压监测，根据患者治疗反应，及时调整治疗方案。

**2. 中、重度高血压** 常需要 2 种或 2 种以上降压药物联合治疗，联合治疗应采用不同降压机制的药物。根据不同药物的特点及个体情况，决定联合方案：①ACEI 或 ARB ＋ 利尿药：利尿药可以激活肾素 – 血管紧张素系统，阻止血压的进一步下降，这反而增强 ACEI 或 ARB 降压效果；ACEI 或 ARB 能使血钾上升，抵消了利尿药引起的低血钾反应。②ACEI ＋ 钙通道阻滞药：ACEI 既能扩张动脉又能扩张静脉，钙通道阻滞药可直接扩张动脉，二者在扩张血管方面协同合作加强降压效果，同时还具有保护靶器官、逆转心肌重构的特点。③钙通道阻滞药 ＋ β 受体阻滞药：二氢吡啶类钙通道阻滞药具有扩张血管和增加心率的作用，这与 β 受体阻滞药缩血管和降低心率的作用相抵消。④β 受体阻滞药 ＋ 利尿药：有研究证明，β 受体阻滞药与小剂量利尿药联合，对患者的治疗效果明显增高且副作用相对较少。近年来一些新的复方制剂问世，按不同类别、不同剂量配比制成，既有不同作用机制的药物对降压的协同作用，也可使剂量依赖性不良反应最小化，有望提高患者依从性。

**3. 有并发症/合并症的降压治疗**

（1）脑血管病 在已发生过脑卒中的患者，降压治疗的目的是减少再次发生脑卒中。高血压合并脑血管病患者不能耐受血压下降过快或过大，压力感受器敏感性减退，容易发生体位性低血压，因此降压过程应该缓慢、平稳，最好不减少脑血流量。可选择 ARB、长效 CCB、ACEI 或利尿药。注意单种药物从小剂量开始，再缓慢递增剂量或联合治疗。

（2）冠心病 高血压合并稳定性心绞痛，应选择 β 受体阻滞药、ACEI 和长效 CCB；发生过心肌梗死患者应选择 ACEI 和 β 受体阻滞药，预防心室重构。尽可能选用长效制剂，较少血压波动，控制 24 小时血压，尤其清晨血压高峰。

（3）心力衰竭 高血压合并无症状左心衰竭，应选择 ACEI 和 β 受体阻滞药，注意从小剂量开始；在有心力衰竭症状的患者，应采用利尿剂、ACEI 或 ARB 和 β 受体阻滞药联合治疗。

（4）慢性肾衰 应该实施积极降压治疗策略，通常需要 3 种或 3 种以上降压药方能达到目标水平。ACEI 或 ARB 在早、中期能延缓肾功能恶化，但要注意在低血容量或病情晚期（肌酐清除率 < 30 ml/min 或血肌酐超过 265 $\mu$mol/L，即 3.0 mg/dl）有可能反而使肾功能恶化，必要时严密监测，同时增加祥利尿药的剂量。血液透析患者仍需降压治疗。

（5）糖尿病 多数糖尿病合并高血压患者往往同时也伴有肥胖、血脂代谢紊乱和较严重的靶器官损害，属于心血管危险的高危群体，约 80% 患者死于心、脑血管病。应该实施积极降压治疗策略，为了达到目标水平，通常在改善生活行为基础上需要 2 种以上降压药物联合治疗。ARB 或 ACEI、长效 CCB 和小剂量利尿药是较合理的选择。ACEI 或 ARB 能有效减轻和延缓糖尿病肾病的进展，改善血糖控制。

（6）其他 妊娠高血压患者，母亲与胎儿危险性均增加，甲基多巴、β受体阻滞药、血管扩张药对胎儿相对安全；ACEI和ARB有潜在的胎儿致畸作用，禁用于孕妇和准备怀孕的妇女；利尿药可进一步减少血容量，使胎儿缺氧加重，先兆子痫妇女血容量减少，除非存在少尿情况，否则不宜使用利尿药。

**4. 顽固性高血压治疗** 约10%高血压患者，尽管使用了三种以上合适剂量降压药联合治疗，血压仍未能达到目标水平，称为顽固性高血压或难治性高血压。对顽固性高血压的处理，首先要寻找原因，然后针对具体原因进行治疗，常见有以下一些原因：①血压测量错误：袖带大小不合适；袖带置于有弹性阻力的衣服（毛线衣）外面；放气速度过快；听诊器置于袖带内；在听诊器上向下用力较大等；②降压治疗方案不合理：采用不合理的联合治疗不能显著增强降压效应；采用了对某些患者有明显不良反应的降压药，导致无法增加剂量提高疗效和不依从治疗；在三种降压药的联合治疗方案中无利尿药；③药物干扰：降压同时服用干扰降压作用的药物是血压难以控制的一个较隐蔽的原因，如非类固醇性抗炎药（NSAIDs）可引起水钠潴留，增强对升压激素的血管收缩反应，能抵消钙拮抗药外各种降压药的作用；拟交感胺类药物具有激动α肾上腺素能活性作用，例如某些滴鼻液、抑制食欲的减肥药，长期使用可升高血压或干扰降压作用；三环类抗抑郁制剂阻止交感神经末梢摄取利血平、可乐定等降压药；用于器官移植抗自身免疫的药物环胞素（cyclosporine）刺激内皮素释放，增加肾血管阻力，减少水钠排泄；治疗晚期肾脏疾病贫血的重组人红细胞生成素能直接作用于血管，升高周围血管阻力；口服避孕药和糖皮质激素也拮抗降压药的作用；④容量超负荷：饮食中钠摄入过多、肥胖、糖尿病、肾脏损害和慢性肾功能不全时通常有容量超负荷；在一些联合治疗依然未能控制血压的患者中，常发现未使用利尿药，或者利尿药的选择和剂量不合理；可以采用短期强化利尿治疗试验来判断，联合服用长作用的噻嗪类利尿药和短作用的袢类利尿药观察治疗效应；⑤胰岛素抵抗：胰岛素抵抗是肥胖和糖尿病患者发生顽固性高血压的主要原因，在降压药治疗基础上联合使用胰岛素增敏药，可以明显改善血压控制；肥胖者减轻体重5kg就能显著降低血压或减少使所用的降压药量；⑥继发性高血压：其中肾动脉狭窄和原发性醛固酮增多症是最常见的原因，尤其在老年患者；睡眠呼吸暂停低通气综合征、过多饮酒和重度吸烟也是造成顽固性高血压的原因。

顽固性高血压的处理应该建立在上述可能原因评估的基础上，大多数患者可以找到原因并加以纠正。如果依然不能控制血压，应该进一步进行血流动力学和神经激素检查。如果所有的方法都失败了，宜短时期停止药物治疗，严密监测血压，重新开始新的治疗方案，可能有助于打破血压升高的恶性循环。

**5. 高血压急症的治疗** 高血压急症是指血压在短时间内（数小时或数天）明显升高，舒张压≥130 mmHg和（或）收缩压≥200 mmHg，伴重要脏器损伤或严重功能障碍，如高血压危象（hypertensive crisis）或高血压脑病（hypertensive encephalopathy）、脑出血（cerebral hemorrhage）、急性冠脉综合征、急性左心衰竭、主动脉夹层（dissection of aorta）等，此为高血压急症，需立即进行降压治疗，以阻止靶器官进一步损害。

（1）治疗原则 ①迅速降低血压：选择适宜有效的降压药物，放置静脉输液管，静脉滴注给药，同时应经常不断测量血压或无创性血压监测；②控制性降压：高血压急症时，由于用药导致短时间内血压急骤下降，可使重要器官的血流灌注明显减少，因此应采取逐步控制性降压，即开始的 24 小时内将血压降低 20% ~ 25%，48 小时内血压不低于 160/100 mmHg，在随后的 1 ~ 2 周内，再将血压逐步降到正常水平；③合理选择降压药：选择起效迅速、持续时间短和不良反应较小，不明显影响心率、心排出量和脑血流量的药物，如硝普钠、硝酸甘油、尼卡地平和地尔硫䓬注射液相对比较理想；在大多数情况下，硝普钠往往是首选的药物；④避免使用的药物：应注意有些降压药不适宜用于高血压急症，甚至有害，如利血平肌内注射的降压作用起始较慢，如果短时间内反复注射又导致难以预测的蓄积效应，发生严重低血压，引起明显嗜睡反应，干扰对神志状态的判断，因此不主张用利血平治疗高血压急症；治疗开始时也不宜使用强力的利尿降压药，除非有心力衰竭或明显的体液容量负荷过度，因为多数高血压急症时交感神经系统和 RAAS 过度激活，外周血管阻力明显升高，患者体内循环血容量减少，强力利尿是危险的。

（2）常用药物 ①硝普钠（sodium nitroprusside）：直接扩张动和静脉，降低前、后负荷。起效快，作用强。开始以 20 μg/min 静滴，严密监测血压，根据需要渐增加剂量，使血压控制在满意水平；停药后 3 ~ 5 分钟作用消失。由于该药遇光易分解，故应避光输注；副作用轻微，如恶心、呕吐、肌肉颤动，长期大量应用可发生硫氰酸盐中毒，尤其在肾功能受损时。②硝酸甘油（nitroglycerin）：以扩张静脉及冠状动脉血管为主，轻度扩张动脉，减轻心脏前、后负荷，增加冠状动脉供血，故特别适合伴有急性左心衰竭、急性冠状动脉功能不全及手术过程中的高血压；以 5 ~ 10 μg/min 开始静滴，后渐增加剂量，停药后数分钟作用消失；不良反应有心悸、面红、头痛等，多可耐受。③尼卡地平（nicardipine）：二氢吡啶类钙通道阻滞药，作用迅速，持续时间较短，降压作用同时改善脑血流量。开始时从每分钟 0.5 μg/kg 静脉滴注，逐步增加剂量到每分钟 6 μg/kg。尼卡地平主要用于高血压危象或急性脑血管病时高血压急症。不良作用有心动过速、面部潮红等。④其他：地尔硫䓬（diltiazem）、拉贝洛尔（labetalol）和三甲噻方（trimetaphan）等临床均较少应用。

（3）高血压急症的药物选择 ①高血压脑病：首选硝普钠，亦可选用硝酸甘油、拉贝洛尔等。②脑出血：原则上应密切监护，暂不予以降压治疗，避免血压过低而引起脑组织血流灌注减少，加重脑缺血和脑水肿，当血压极度升高达 200/120 mmHg 以上时，可选用静脉降压药，如硝普钠、拉贝洛尔等。③急性冠脉综合征：急性大面积心肌梗死患者血压常明显下降，故不急于快速强力降压，常选硝酸甘油，使血压控制在 130/90 mmHg 左右，过低血压常由于冠状动脉灌注不足而诱发心室颤动。④急性左心衰竭：若血压明显增高，选硝普钠，若轻度增高，选硝酸甘油，必要时静脉注射袢利尿药。⑤动脉夹层：应将收缩压迅速降至 100 mmHg 左右（如能耐受），心率控制在 60 次/分左右，以尽量减慢和停止夹层进展，稳定病情；同时加用口服药物，之后渐停用静脉制剂，维持口服药物，保持血压长期稳定。

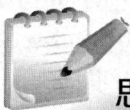

**思考题**

1. 常用降压药物有哪几类？各有何特点？并列举各类代表药物。

2. 高血压药物治疗应遵循什么原则？为什么要坚持联合用药和个体化治疗方案？

3. 查阅相关文献，了解高血压病药物治疗的最新进展，并分析高血压治疗失败的常见原因。

4. 病例分析

郭 X X，男，50 岁，已婚，工人，2010 年 2 月 17 日入院。

主诉：高血压病十余年，近十天来心前区疼痛发作两次。

现病史：高血压病已经十余年，间断服用复方降压片，复方丹参片未见改善。10 天前夜间突然自觉心前区疼痛难忍，向左肩放射，同时伴有胸闷，心悸，口唇发绀，耳鸣，四肢发凉，出冷汗，患者服用去痛片 2 片，硝酸甘油 1 片，舌下含化，半小时后症状缓解。昨晚，又觉心前区疼痛、胸闷约维持 2 小时，今晨来医院就诊。ECG 提示频发室早收住入院。

体检：37.6℃，P 90 次/分，R 20 次/分，BP 170/110mmHg。听诊：心率 90 次/分，心律不齐。心尖部可听到 Ⅱ 级收缩期杂音，肺 A 区第二音亢进。

ECG：偶见房性期前收缩，伴室内差异性传导。

诊断：原发性高血压（Ⅱ期）、心绞痛

病程：

2 月 17 日血压仍波动在 160/100 mmHg。

2 月 20 日氢氯噻嗪 25 mg bid，普萘洛尔 10 mg tid。慢心率 0.1 mg tid。

2 月 21 日血压 200/100 mmHg，加用利血平 1mg im st。安定 5 mg Po st。

2 月 24 日病人自诉有头痛，面色潮红，血压 140/86mmHg。心率 70 次/分，早搏 5 ~6 次/分，普萘洛尔改为 5 mg tid。

3 月 1 日尿糖 + + +，加用口服降糖药格列本脲 2.5 mg，tid，血压 140/86 mmHg。

3 月 21 日仍有早搏改用胺碘酮。

3 月 27 日未查及早搏，空腹血糖 108mg/ml，病情基本控制，准备出院。

**讨论题：**

（1）该患者为什么选用普萘洛尔？应用氢氯噻嗪的目的是什么？

（2）根据该患者具体情况，如何正确合理选用抗高血压药？

# 第二节　冠状动脉粥样硬化性心脏病

冠状动脉粥样硬化性心脏病（coronary atherosclerotic heart disease）指冠状动脉粥样硬化使血管腔狭窄或阻塞，或（和）因冠状动脉功能性改变（痉挛）导致心肌缺血缺氧或坏死而引起的心脏病，统称冠状动脉性心脏病（coronary heart disease），简称冠心病，亦称缺血性心脏病（ischemic heart disease）。冠状动脉粥样硬化性心脏病是动脉粥样硬化导致器官病变的最常见类型，也是严重危害人类健康的常见病。由于病理解剖和病理生理变化的不同，本病有不同的临床表型。1979 年世界卫生组织曾将冠心病分为 5 型，即无症状性心肌缺血、心绞痛、心肌梗死、缺血性心肌病和猝死。近年临床医学家趋于将本病分为急性冠脉综合征（acute coronary syndrome，ACS）和慢性冠脉病

（chronic coronary artery disease，CAD 或称慢性缺血综合征 chronic ischemic syndrome，CIS）两大类。前者包括不稳定型心绞痛（unstable angina，UA）、非 ST 段抬高性心肌梗死（non - ST - segment elevation myocardial infarction，NSTEMI）和 ST 段抬高性心肌梗死（ST - segment elevation myocardial infarction，STEMI），也有将冠心病猝死也包括在内；后者包括稳定型心绞痛、冠脉正常的心绞痛（如 X 综合征）、无症状性心肌缺血和缺血性心力衰竭（缺血性心肌病）。

本节将重点讨论"心绞痛"和"心肌梗死"。

## 一、心绞痛

心绞痛（angina pectoris）是冠心病的常见症状，是由冠状动脉粥样硬化或痉挛导致局部心脏供血不足，心肌短暂急剧缺血、缺氧所引起的临床综合征。心绞痛发作的主要原因是心肌氧的供需平衡失调，即心肌需氧量（oxygen demand）大于供氧量（oxygen supply）导致心绞痛的发生和发展。

### （一）临床表现和分级

（1）稳定型心绞痛（stable angina pectoris，AP）　主要临床表现以发作性胸痛，疼痛的特点为：①部位：主要在胸骨体中段或上段之后可波及心前区，有手掌大小范围，甚至横贯前胸，界限不很清楚；常放射至左肩、左臂内侧达无名指和小指，或至颈、咽或下颌部。②性质：胸痛常为压迫、发闷或紧缩性，也可有烧灼感，偶伴濒死的恐惧感觉；发作时，患者往往被迫停止正在进行的活动，直至症状缓解。③诱因：发作常由明显诱因，如体力劳动或情绪激动、饱食、寒冷、吸烟、心动过速和休克等。④持续时间：疼痛出现后常逐步加重，然后在 3~5 分钟内渐消失，可数天或数星期发作一次，亦可一日内多次发作。⑤缓解方式：休息或舌下含用硝酸甘油能迅速缓解或消失。发作时常见心率增快、血压升高、表情焦虑、皮肤冷或出汗，有时出现第四或第三心音奔马律；可出现暂时性心尖部收缩期杂音；心电图显示 ST 段压低，T 波低平或倒置。

（2）不稳定型心绞痛（unstable angina pectoris，UAP）　疼痛部位、性质与稳定型心绞痛相似，但程度更重、持续时间更长、药物效果更差、体力负荷关联性不强等。原有疼痛近 1 个月内加剧，或休息时出现的心绞痛、梗死后心绞痛，以及变异性心绞痛等均为不稳定型心绞痛；此类心绞痛随时有进展为心肌梗死的可能。

加拿大心血管病学会（CCS）根据心绞痛严重程度将其分为四级。

Ⅰ级：一般体力活动（如步行和登楼）不受限，仅在强、快或持续用力时发生心绞痛。

Ⅱ级：一般体力活动轻度受限。快步、饭后、寒冷或刮风中、精神应激或醒后数小时内发作心绞痛。一般情况下平地步行 200 m 以上或登楼一层以上受限。

Ⅲ级：一般体力活动明显受限，一般情况下平地步行 200 m，或登楼一层引起心绞痛。

Ⅳ级：轻微活动或休息时即可发生心绞痛。

### （二）实验室和其他检查

（1）心脏 X 线检查　可无异常发现，如已伴发缺血性心肌病可见心影增大、肺充血等。

（2）心电图检查 是发现心肌缺血、诊断心绞痛最常用的检查方法。①静息时心电图约半数患者在正常范围，也可能出现非特异性 ST 段和 T 波异常，有时出现房室或束支传导阻滞或室性、房性期前收缩等心律失常；②发作时心电图绝大多数患者可出现暂时性心肌缺血引起的 ST 段移位，如 ST 段压低，T 波低平或倒置；③动态心电图显示 ST－T 改变和各种心律失常；④心电图负荷试验中若出现 ST 段水平型或 ST 段压低 ≥0.1mV（J 点后 60~80 ms）持续 2 分钟为运动试验阳性标准；但本试验有一定比例的假阳性和假阴性，单纯运动心电图阳性或阴性结果不能作为诊断或排除冠心病的依据。

（3）放射性核素检查 ①201Tl－心肌显像；②放射性核素心腔造影；③正电子发射断层心肌显像（PET）等。

（4）冠状动脉造影 经冠状动脉造影可发现各支动脉狭窄性病变的部位并估计其程度。一般认为，管腔直径减少 70%~75% 以上会严重影响血供，50%~70% 者也有一定意义。冠状动脉造影的主要指征为：①已确诊为冠心病，药物治疗效果不佳，拟行介入性治疗或旁路移植手术；②心梗后再发心绞痛或运动试验阳性者；③有胸痛病史，但症状不典型，或无心绞痛、心肌梗死病史，但心电图有缺血性 ST－T 改变或病理性 Q 波不能以其他原因解释者；④中老年患者心脏增大、心力衰竭、心律失常、疑有冠心病而无创性检查未能确诊者；⑤急性冠脉综合征拟行急诊 PCI 者。

（5）其他检查 二维超声心动图、电子束或多层螺旋 X 线计算机断层显像（EBCT 或 MDCT）、磁共振显像（MRI）冠状动脉造影等。

**（三）治疗原则**

（1）一般治疗原则 ①积极预防和治疗冠心病危险因素，如高血压、糖尿病、高脂蛋白血症等，合理膳食、适当运动、保持良好生活习惯；②尽量避免引起心绞痛发作的诱因，如劳累、精神刺激、饱餐、寒冷、烟酒等；③急性发作期立即休息，同时给予吸氧及适当镇静药物；缓解期一般不需卧床休息；④稳定型心绞痛患者常在停止活动后症状即可消失，较重的发作需药物治疗。

（2）药物治疗原则 ①扩张冠状血管，增加冠状动脉供血，从而增加心肌供氧；②扩张周围血管，减轻心脏前后负荷，减慢心率，从而减少心肌耗氧；③有效调整血脂，抗血小板聚集及抗凝药物应用，从而稳定斑块，减轻炎症，防止血栓形成；④尽快终止发作，预防心绞痛再发；⑤积极控制冠心病危险因素，防止动脉粥样硬化进展。

**（四）用药方案**

**1. 药物的分类** ①硝酸酯类：进入体内后可在血管平滑肌细胞内生成一氧化氮，后者可活化鸟苷酸环化酶，使 cGMP 生成增多，从而扩张小动脉和小静脉，降低心脏前、后负荷，使心肌耗氧量减少。该类药物还可使冠状动脉血管扩张，血流重新分布，改善缺血区供血；②β 受体阻滞药：通过阻断心脏 β 受体，使心率减慢、心肌收缩力减弱、血压降低，从而减少心肌耗氧量，缓解心绞痛发作；③钙通道阻滞药：抑制钙离子进入细胞内，使心率减慢、心肌收缩力减弱，心肌耗氧量降低；扩张冠状动脉，解除冠状动脉痉挛，增加冠状动脉血流；扩张周围血管，降低血压，减轻心脏负荷，减少心肌耗氧量；④血管紧张素转换酶抑制药（ACEI）：通过抑制血管紧张素转换酶，减少血管紧张素生成，并可抑制缓激肽降解，使前列环素生成增加，从而扩张血管，降低外周阻力，减轻心脏负荷，降低心肌耗氧量，同时扩张冠状动脉，改善侧支循环，增加缺血心肌的血流量；⑤抗血小板及抗凝药：阿司匹林通过抑制血小板环氧化酶，抑制血小板在动脉粥样斑块上的聚集；同时抑制血栓素A2（TXA2）合成，防止血管痉挛；二磷酸腺苷（ADP）受体拮抗剂通过阻断纤维蛋白原与血小板糖蛋白Ⅱb/Ⅲa受体结合，抑制ADP诱导的血小板聚集，从而抑制血栓形成；抗凝药物主要通过激活抗凝血酶Ⅲ发挥抗凝作用；⑥羟甲基戊二酰辅酶A（HMG－CoA）还原酶抑制药：又称他汀类药物（statins）；通过抑制胆固醇合成，可进一步改善内皮细胞功能，稳定斑块，延缓病变进展，从而起到抗心肌缺血作用。

**2. 药物的选用**

（1）发作期 ①硝酸甘油（nitroglycerine）片剂：舌下含服，每次0.3～0.6 mg，1～2分钟起效，约0.5小时后作用消失；必要时可间隔5分钟再用，重复3～5次；反复应用易产生耐受性，停药10小时以上可恢复敏感性。第一次用药时，患者宜平卧片刻。②硝酸甘油针剂：对于发作较频患者，静脉滴注硝酸甘油，剂量10～50 μg/min，自小剂量开始，逐渐增加，直至症状控制满意或血压下降。③硝酸异山梨酯（isosorbide dinitrate）：5～10 mg，舌下含化，2～5分钟有效，维持2～3小时。还有供喷雾吸入用的制剂。该类药物主要不良反应有头胀痛、面红、心率加快，偶有血压下降。在应用上述药物的同时，也可考虑适当使用镇静药。

（2）缓解期 选用作用持久的抗心绞痛药物，以防心绞痛发作，可单独选用、交替应用或联合应用，也可同时结合抗血小板、抗凝治疗和改善代谢治疗等综合治疗措施，当联合应用时其各自的剂量可适当减少；但维拉帕米应避免与β受体阻滞剂联用，因两者对心肌抑制作用均较强。

1）β受体阻滞药 适用于与劳累有关的心绞痛，禁用于变异型心绞痛，因后者与冠状动脉痉挛有关。与硝酸酯类联用，可扬长避短，产生协同作用。目前常选用对心脏有选择性的制剂，如美托洛尔（metoprolol）25～100 mg，2次/日，缓释片95～190 mg，1次/日；阿替洛尔（atenolol）12.5～25 mg，1次/日；比索洛尔（bisoprolol，康忻）2.5～5mg，1次/日；纳多洛尔（nadolol，康加尔多）40～80 mg，1次/日；塞利洛尔（celiprolol，塞利心安）200～300 mg，1次/日或用兼有α受体阻滞作用的卡维地洛（carvedilol）25 mg，2次/日；阿罗洛尔（arotinolol，阿尔马尔）10 mg，2次/日等。使用本类药物要注意：①因与硝酸酯类合用有协同作用，故用量应偏小，尤其开始剂量要注意减小，以免引起直立性低血压等副作用；②停用本药时应逐步减量，如突然停用有诱发心肌梗死的可能；③低血压、支气管哮喘以及心动过缓、二度或以上房室传导阻滞者不宜应用。

2）硝酸酯制剂 该类药物对各类心绞痛均适用。①硝酸异山梨酯：硝酸异山梨酯片剂或胶囊口服3次/日，每次5～20 mg，服后半小时起作用，持续3～5小时；缓释制剂药效可维持12小时，可用20 mg，2次/日；②5－单硝酸异山梨酯（isosorbide 5－mononitrate）：是长效硝酸酯类药物，无肝脏首过效应，生物利用度几乎100%，2次/日，每次20～40 mg；③长效硝酸甘油制剂：服用长效片剂，硝酸甘油持续而缓缓释放，口服后半小时起作用，持续可达8～12小时，可每8小时服1次，每次2.5 mg。

用2%硝酸甘油油膏或橡皮膏贴片（含5～10 mg）涂或贴在胸前或上臂皮肤而缓慢吸收，适于预防夜间心绞痛发作。

3）钙通道阻滞药　对各类心绞痛均适用，更适用于变异型心绞痛或同时伴有高血压的患者。常用制剂有：①维拉帕米（verapamil）40～80 mg，3次/日或缓释剂240 mg/d，副作用有头晕、恶心、呕吐、便秘、心动过缓、PR间期延长、血压下降等。②硝苯地平（nifedipine），其缓释制剂20～40 mg，2次/日，副作用有头痛、头晕、乏力、血压下降、心率增快、水肿等，控释剂（拜新同）30 mg，每日1次，副作用较少；同类制剂有尼索地平（nisoldipine）10～40 mg，1次/日；氨氯地平（amlodipine）5～10 mg，1次/日等。③地尔硫䓬（diltiazem，硫氮草酮）30～60 mg，3次/日，其缓释制剂90 mg，1次/日，副作用有头痛、头晕、失眠等。

4）血管紧张素转换酶抑制药（ACEI）有贝那普利5～10 mg，雷米普利5～10 mg，培朵普利2～4 mg等，均为每日1次。如果血压较低者要自小剂量开始，适用于所有冠心病同时伴糖尿病和（或）左室功能不全的患者。

5）抗血小板及抗凝治疗　①阿司匹林（aspirin）75～300 mg，1次/日，终生应用。副作用主要是胃肠道症状，且与剂量有关，选用肠溶剂以减少胃肠刺激，绝大多数患者可耐受；禁忌证包括过敏、活动性消化性溃疡、出血性疾病等。②二磷酸腺苷（ADP）受体拮抗药：对于准备行介入治疗的患者，术前需用氯吡格雷（clopidogrel）75 mg，2次/日，连用3～5日，紧急情况首剂负荷量为300～600 mg；术后继续应用。噻氯吡啶（ticlopidine）250 mg，2次/日，1～2周后改为1次/日。该类药物起效快，副作用小，主要副作用为中性粒细胞及血小板减少，氯吡格雷副作用发生率极低，由于价格较贵，目前主要用于对阿司匹林不能耐受的患者、UAP或冠状动脉内支架植入者。③血小板糖蛋白Ⅱb/Ⅲa受体阻滞药：替罗非班（tirofiban）目前主要用于UAP、NSTEMI患者，冠状动脉内支架植入术前、后，其负荷量10 μg/kg，3分钟内静脉注入，之后以0.15 μg/（kg·min）持续静脉泵入，维持36小时；不稳定型心绞痛负荷剂量为0.4 μg/（kg·min），30分钟内静脉注入，继以维持剂量0.1 μg/（kg·min），输注2～5日。④抗凝治疗：肝素主要通过激活抗凝血酶Ⅲ发挥抗凝作用，已成为UAP的常规用药；用量为70 U/kg，静脉注射，后以15 U/（kg·h）持续静脉点滴，监测APTT，使其维持在45～70秒（为对照组的1.5～2.0倍）；目前常选用低分子量肝素（low molecular weight heparin，LMWH），如依诺肝素（enoxaparin）60 mg，腹部皮下注射，每12小时一次。

6）改善代谢治疗　①他汀类药物：阿托伐他汀（atorvastatin）10～20 mg、洛伐他汀（lovastatin）40～80 mg、普伐他汀（pravastatin）40～80 mg、辛伐他汀（simvastatin）20～40 mg、氟伐他汀（fluvastatin）40～80 mg、瑞舒伐他汀（rosuvastatin）5～10 mg等，均为1次/日，睡前服用。控制LDL＜2.6 mmol/L。本类药物安全性较高，耐受性好，少数可有肝毒性和肌毒性，故用药期间，注意相关症状及监测肝功能和肌酶。②代谢调节剂：曲美他嗪（trimetazidine）通过抑制缺血心肌中脂肪酸氧化，增加葡萄糖代谢，改善心肌氧的供需平衡，发挥心肌细胞的保护作用。曲美他嗪20 mg，3次/日。

**3. 用药方案**

（1）稳定型心绞痛（AP）　发作期首选硝酸甘油，舌下含化，必要时可重复应用；亦可选用硝酸异山梨酯，舌下含化；预防复发可选用长效硝酸酯、钙通道阻滞药和 β 受体阻滞药。血压正常者选用长效硝酸酯类，高血压患者可与长效钙通道阻滞药或 β 受体阻滞药联用；窦房结或房室结功能障碍者，选用长效二氢吡啶类；其他心绞痛缓解期的治疗方案均适用。

（2）不稳定型心绞痛（UAP）　此类患者常因粥样硬化斑块不稳定和血小板聚集，随时有心肌梗死可能，故应住院进行心电监护；除了稳定型心绞痛治疗方案以外，常需要静脉滴注硝酸甘油或硝酸异山梨酯；阿司匹林及肝素是治疗 UAP 的重要措施，如依诺肝素 60 mg，腹部皮下注射，每 12 小时一次，连用 7 日，常可较好地缓解症状；若症状不缓解，又不能进行血运重建者，需延长使用时间，必要时联用血小板糖蛋白 Ⅱb/Ⅲa 受体阻滞药。对于变异型心绞痛，首选钙通道阻滞药，或联合应用硝酸酯类，常能有效缓解心绞痛发作；禁用 β 受体阻滞药，因其可致冠状动脉痉挛。

心绞痛患者经治疗病情稳定后，仍须强调坚持全面治疗的重要性，包括易患因素的有效控制，抗血小板及降脂治疗等。如果条件允许，应尽早行冠状动脉造影及进一步处理，对于提高患者生活质量及延长寿命至关重要。

### （五）建议

对于药物不能控制的心绞痛，或胸痛性质不明确者应进行冠状动脉造影，明确病变部位及特点；对冠状动脉狭窄超过管腔70%，且伴有心肌缺血证据者，可行经皮冠状动脉介入治疗（percutaneous coronary intervention，PCI），包括经皮冠状动脉球囊成形术（percutaneous transluminal coronary angioplasty，PTCA）及冠状动脉内支架植入术（intracoronary stenting）等，使明显狭窄或闭塞的血管再通。该疗法目前在国内已较普遍开展，是治疗冠心病的重要手段，尤其是近年来药物涂层支架问世，极大地降低了支架术后再狭窄的发生率，使冠心病的治疗进入了一个新的阶段。对于弥漫性病变不适合介入治疗的患者，可行冠状动脉旁路移植术（coronary artery bypass graft，CABG）。

## 二、心肌梗死

心肌梗死（myocardial infarction，MI）是在冠状动脉病变的基础上，发生冠状动脉血供急剧减少或中断，使相应的心肌严重而持久地急性缺血导致心肌坏死。急性心肌梗死（AMI）临床表现有持久的胸骨后剧烈疼痛、发热、白细胞计数和血清心肌坏死标记物增高以及心电图进行性改变；可发生心律失常、休克或心力衰竭，属急性冠脉综合征（ACS）的严重类型。本病在欧美常见，在我国也呈上升趋势。

### （一）病因和发病机制

基本病因是冠状动脉粥样硬化（偶为冠状动脉栓塞、炎症、先天性畸形、痉挛和冠状动脉口阻塞所致），造成一支或多支血管管腔狭窄和心肌血供不足，而侧支循环未充分建立。在此基础上，一旦血供急剧减少或中断，使心肌严重而持久地急性缺血达20～30 分钟以上，即可发生 AMI。大量的研究已证明，绝大多数的 AMI 是由于不稳定的粥样斑块溃破，继而出血和管腔内血栓形成，而使管腔闭塞。少数情况下粥样斑块内或其下发生出血或血管持续痉挛，也可使冠状动脉完全闭塞。AMI 可发生在频发心绞痛的患者，也可发生在原来从无症状者中。AMI 后可发生严重的心律失常、休克或心力衰竭，均可使冠状动脉灌流量进一步降低，心肌坏死范围扩大。促使斑块破裂出血及血栓形成的诱因有：①晨起 6 时至 12 时交感神经活动增加，机体应激反应性增强，心肌收缩力、心率、血压增高，冠状动脉张力增高；②在饱餐特别是进食多量脂肪后，血脂增高，血黏稠度增高；③重体力活动、情绪过分激动、血压剧升或用力大便时，致左心室负荷明显加重；④休克、脱水、出血、外科手术或严重心律失常，致心排血量骤降，冠状动脉灌流量锐减。

AMI 引起的心力衰竭称为泵衰竭—心源性休克或急性肺水肿，心源性休克是泵衰竭的严重阶段，但如兼有肺水肿和心源性休克则情况最严重。按 Killip 分级法可分为：

Ⅰ级：尚无明显心力衰竭；

Ⅱ级：有左心衰竭，肺部啰音 <50% 肺野；

Ⅲ级：有急性肺水肿，全肺大、小、干、湿啰音；

Ⅳ级：有心源性休克等不同程度或阶段的血流动力学变化。

**（二）临床表现**

与梗死的大小、部位、侧支循环情况密切相关。

**1. 先兆**　大多数患者在发病前数日有乏力，胸部不适，活动时心悸、气急、烦躁、心绞痛等前驱症状，其中以初发型心绞痛或原有心绞痛加重（恶化型心绞痛）为最突出。心绞痛发作较以往频繁、程度较剧、持续较久、硝酸甘油疗效差、诱发因素不明显。同时心电图示 ST 段一过性明显抬高（变异型心绞痛）或压低，T 波倒置或增高，对于这些改变若能及时处理，可使部分患者免于心肌梗死。

**2. 症状**

（1）疼痛　最先出现的症状，多发生于清晨，其性质和部位与心绞痛相类似，但程度更重，持续时间可达数小时，休息或含化硝酸甘油不能缓解。患者常烦躁不安、出汗、恐惧，胸闷或有濒死感。少数患者无疼痛，一开始即表现为休克或急性心力衰竭。部分患者疼痛位于上腹部，被误认为胃穿孔、急性胰腺炎等急腹症；部分患者疼痛放射至下颌、颈部、背部上方，被误认为骨关节痛。

（2）全身症状　发热、心动过速、白细胞增高和红细胞沉降率增快等，由坏死物质被吸收所引起。一般在疼痛发生后 24 ~ 48 小时出现，程度与梗死范围常呈正相关。

（3）胃肠道症状　常伴有恶心、呕吐和上腹胀痛，与迷走神经受坏死心肌刺激和心排血量降低组织灌注不足等有关。

（4）心律失常　见于大多数患者，多发生于病后 1 ~ 2 日；主要为频发或多源性室性期前收缩、短暂性阵发性室性心动过速等，严重者可出现心室颤动，此为心肌梗死早期尤其是住院前死亡的主要原因。下壁心肌梗死易出现房室传导阻滞，前壁心肌梗死易出现束支传导阻滞；若前壁心肌梗死合并房室传导阻滞提示梗死范围广泛。

（5）低血压和心源性休克　疼痛期中血压下降常见，但未必是休克。休克多在起病后数小时至数日内发生，见于约 20% 的患者。如疼痛缓解而收缩压仍低于 80 mmHg，有烦躁不安、面色苍白、皮肤湿冷、脉细而快、大汗淋漓、尿量减少（<20 ml/h）、神志迟钝，甚至晕厥者，则为休克表现。

（6）心力衰竭　主要是急性左心衰竭，可在起病最初几天内发生，或在疼痛、休克好转阶段出现，为梗死后心脏舒缩力显著减弱或不协调所致，发生率约为 32% ~ 48%。出现呼吸困难、咳嗽、发绀、烦躁等症状，严重者可发生肺水肿，随后可有颈静脉怒张、肝大、水肿等右心衰竭表现。右心室 MI 者可一开始即出现右心衰竭表现，伴血压下降。

**3. 体征**　常缺乏特异性。于病后次日可出现发热，体温多在38℃左右，持续1周。心界可正常亦可扩大，后者可能与合并高血压或陈旧性心肌梗死有关；心率多增快，少数减慢，也可出现短暂心包摩擦音，提示透壁性心肌梗死。血压于起病早期可增高，但多降低。

**4. 并发症**　急性心肌梗死最常见的并发症是乳头肌功能失调或断裂（dysfunction or rapture of papillary muscle），引起二尖瓣脱垂伴关闭不全；其他有心脏破裂（rapture of the heart）、周围动脉栓塞（arterial embolism）、室壁瘤（ventricular aneurysm）、梗死后综合征（postinfarction syndrome）等。心脏破裂可以是游离壁，亦可是间隔部穿孔（perforation of ventricular septum）；室壁瘤是由于大面积心肌梗死，坏死心肌局部反常运动形成；梗死后综合征发生于梗死后数周至数月，表现为心包炎、胸膜炎、肺炎等，可能为机体对坏死物质的过敏反应。

### （三）实验室和辅助检查

（1）心电图　心电图对 AMI 的诊断及定位具有极重要价值，其特征性改变包括：①于面向坏死区的导联上，ST 段抬高，弓背向上，病理 Q 波及 T 波倒置；②在背向坏死区的导联上可出现相反的改变，即 R 波增高、ST 段压低、T 波直立并增高，此型为 ST 段抬高型心肌梗死；③心肌梗死不同时期心电图呈动态演变；④特征性改变出现的导联不同，代表心肌坏死部位不同，如出现在 V1～V5 导联，代表广泛前壁心肌梗死，出现在 Ⅱ、Ⅲ、aVF 导联，代表下壁心肌梗死；⑤较少数患者为非 ST 段抬高型心肌梗死，表现为多导联 ST 段压低≥0.1 mV 及（或）T 波倒置较深，此改变持续数日或数周恢复，但始终不出现病理 Q 波。

（2）放射性核素检查　①$^{99m}$Tc – 焦磷酸盐或$^{111}$In – 抗肌凝蛋白单克隆抗体静注行"热点"扫描或照相：可显示 MI 的部位和范围，主要用于急性期；②$^{201}$Tl 或$^{99m}$Tc – MI-BI 静注行"冷点"扫描或照相：用于慢性期或陈旧性 MI；③放射性核素心腔造影（常用$^{99m}$Tc – 标记的红细胞或白蛋白），可观察心室壁的运动和左心室的射血分数，有助于判断心室功能、诊断梗死后造成的室壁运动失调和心室壁瘤；④单光子发射计算机化体层显像（SPECT）；⑤正电子发射体层显像（PET）可观察心肌的代谢变化，判断心肌的死活可能效果更好。

（3）超声心动图　二维和 M 型超声心动图也有助于了解心室壁的运动和左心室功能，诊断室壁瘤和乳头肌功能失调等。

（4）实验室检查　心肌坏死标记物是诊断急性心肌梗死的重要指标，主要包括以下几种：①肌钙蛋白 Ⅰ（cTn Ⅰ）或 T（cTnT）：于起病3～4小时后开始升高，cTnT 于24～48小时达高峰，10～14天降至正常。②心肌酶测定：包括肌酸激酶（CK）、天门冬氨酸氨基转移酶（AST）及乳酸脱氢酶（LDH），三者按顺序于起病后6小时、6～8小时及8～12小时内升高，12～24小时、24～48小时及2～3天达高峰，3～4天、4～6天及1～2周降至正常。心肌坏死标记物增高的程度与梗死面积有关，其升高对于非 ST 段抬高心肌梗死诊断价值更大。其中肌钙蛋白 Ⅰ 或 T 特异性和敏感性均最强。③其他：尚有白细胞增高，血沉增快、C 反应蛋白（CRP）增高等，此为坏死物质吸收表现。

### （四）治疗原则

（1）一般治疗原则 ①休息：急性期卧床休息，保持环境安静，减少探视，防止不良刺激，解除焦虑；②监测：进行心电图、血压和呼吸的监测，除颤仪应随时处于备用状态；③吸氧：对有呼吸困难和血氧饱和度降低者，最初几日间断或持续通过鼻管面罩吸氧；④护理：急性期12小时卧床休息，若无并发症，24小时内应鼓励患者在床上行肢体活动，若无低血压，第3天就可在病房内走动；梗死后第4~5天，逐步增加活动直至每天3次步行100~150 m；⑤建立静脉通道：保持给药途径畅通。

（2）药物治疗原则 尽快恢复心肌的血液灌注（到达医院后30分钟内开始溶栓或90分钟内开始介入治疗）以挽救濒死的心肌、防止梗死扩大或缩小心肌缺血范围，保护和维持心脏功能，及时处理严重心律失常、泵衰竭和各种并发症，防止猝死，使患者不但能渡过急性期，且康复后还能保持尽可能多的有功能的心肌。

### （五）药物治疗方案

**1. 治疗药物分类** 急性ST段抬高心肌梗死治疗的首要目标是尽快开通闭塞的冠状动脉血管，恢复缺血心肌再灌注，其方法包括静脉溶栓或冠状动脉介入治疗。

（1）溶栓药物 溶栓药物（thombolytic drug）又称为纤溶药物（fibrinolytic drug），通过激活纤溶酶原，使后者变为纤溶酶，从而使纤维蛋白降解，血栓溶解，但对血小板血栓不能溶解，甚至还可能激活血小板。①第一代溶栓药物：为非特异性纤溶酶原激活剂，常用的有尿激酶（urokinase，UK）和链激酶（streptokinase，SK）。尿激酶是一种双链丝氨酸蛋白酶，可直接将纤溶酶原转变为纤溶酶，无抗原性和过敏反应。链激酶进入机体后与纤溶酶原结合成链激酶 - 纤溶酶原复合物，使纤维蛋白降解，可引起过敏反应，应避免再次应用。该类药物对纤维蛋白不具有选择性，可导致全身纤溶活性增高。②第二代溶栓药物：为特异性纤溶酶原激活剂，最常用的为重组组织型纤溶酶原激活剂（recombinant tissue type plasminogen activator，rt - PA），代表药为阿替普酶（alteplase），具有快速、简便、安全性高、无抗原性特点（半衰期4~5分钟），可选择性激活血栓中与纤维蛋白结合的纤溶酶原，对全身纤溶活性影响较小，故溶栓效果更好，出血发生率低。③第三代溶栓药物：均为rt - PA变异体，主要优点是纤维蛋白选择性更强，半衰期延长，药物剂量和不良反应均减少，使用方便，如瑞替普酶（reteplase），其半衰期（18分钟）较rt - PA延长，溶栓作用强5.3倍。

（2）其他药物 如硝酸酯类、β受体阻滞药、ACEI类、他汀类、抗血小板及抗凝药物等均有助于改善心肌供血、抗炎、稳定斑块、改善内皮功能、阻止血栓形成、保护更多具有存活力的心肌等作用；根据不同情况选用抗心律失常药物、纠正心力衰竭药物及治疗心源性休克药物等，降低AMI的病死率。

**2. 药物的选用**

（1）止痛 选用哌替啶（pethidine）50~100 mg肌内注射，或吗啡（morphine）3~5 mg静脉注射，必要时可重复应用；注意呼吸功能的抑制。

（2）溶栓 早期静脉内应用溶栓药物能提高急性心肌梗死患者的生存率，尤其症状出现1~2小时内开始用药，效果更佳。

1）适应证 ①相邻2个或更多导联ST段抬高≥0.2 mV（肢导联≥0.1mV）；②提

示 AMI 病史，伴左束支传导阻滞（LBBB）；③起病时间 < 12 小时；④年龄 < 75 岁（以上 ACC/AHA 指南列为 I 类适应证）。前壁 AMI、低血压（BP < 100 mmHg）或心率快者治疗意义更大。年龄 > 75 岁，其他符合，仍可权衡利弊行溶栓治疗（Ⅱa 类适应证）。如果患者仍有严重胸痛，ST 段明显抬高或 ST 段抬高导联有 R 波者，虽发病时间达 12 ~ 24 小时，仍可考虑溶栓治疗（Ⅱb 类适应证）。ST 段抬高，但胸痛已消失，时间 > 24 小时；或仅有 ST 段压低，不主张溶栓治疗（Ⅲ类适应证）。

2）禁忌证　①出血性疾病或近期内有出血史、手术史，或 1 年内脑梗死史；②可疑主动脉夹层；③严重且未控制的高血压（> 180/110 mmHg）或慢性严重高血压病史；④其他如颅内肿瘤，或目前正在使用治疗剂量的抗凝药（INR2 ~ 3），已有出血倾向者等。

3）常用药物　①尿激酶（urokinase，UK）：150 万 ~ 200 万 U + 5% 葡萄糖液 100 ml，30 分钟内静脉滴注。②链激酶（streptokinase，SK）：皮试阴性后，用 150 万 U + 5% 葡萄糖液 100 ml，60 分钟内静脉滴注。③阿替普酶（alteplase）：目前国内采用 50 mg 给药方法（TUCC 临床试验结论 TUCC：rt – PA and urokinase comparison in China），即 8 mg 静脉注射，后 42 mg 静脉滴注，共 90 分钟。用药前肝素 5000 U 静脉注射，继之 700 ~ 1000 U/h 静脉滴注，持续 48 小时，后皮下 7500 U，每 12 小时一次，连用 2 ~ 3 日。或低分子量肝素 5000 U，皮下注射每 12 小时一次，连用 1 周。④瑞替普酶（reteplase）：10 mU 溶于注射用水 5 ~ 10 ml 内，静脉注射大于 2 分钟，30 分钟后再重复上述剂量 1 次。

4）溶栓疗效评价　溶栓是否再通可根据冠状动脉造影直接判断，亦可间接判断，指标为：①胸痛迅速缓解（2 小时内基本消失）；②ST 段迅速下降，2 小时内下降 > 50%；③酶学峰值前移，肌酸激酶同工酶 CK – MB 峰值 < 14 小时；④出现再灌注心律失常，此为再灌注损伤的表现，主要为非阵发性室性心动过速。具备上述 2 项（除外 2、3 项组合）或以上者可判定为再通。再通后 1 周内再闭塞，若无禁忌可再次溶栓，但链激酶不能重复应用，可改用其他溶栓剂。

（3）抗心律失常　心律失常必须及时消除，以免演变为严重心律失常甚至猝死。①发生心室颤动或持续多形性室性心动过速时，尽快采用非同步直流电除颤或同步直流电复律。单形性室性心动过速药物疗效不满意时也应及早用同步直流电复律；②一旦发现室性期前收缩或室性心动过速，立即用利多卡因 50 ~ 100 mg 静脉注射，每 5 ~ 10 分钟重复 1 次，至期前收缩消失或总量已达 300 mg，继以 1 ~ 3 mg/min 的速度静脉滴注维持（100 mg 加入 5% 葡萄糖液 100 ml，滴注 1 ~ 3 ml/min）；如室性心律失常反复可用胺碘酮治疗；③室上性快速心律失常选用维拉帕米、地尔硫䓬、美托洛尔、洋地黄制剂或胺碘酮等药物治疗；不能控制时，可考虑用同步直流电复律治疗；④对缓慢性心律失常可用阿托品 0.5 ~ 1mg，肌内或静脉注射；⑤二度Ⅱ型和三度房室传导阻滞者，必要时选用地塞米松 10 mg/d，静脉滴注，一旦房室传导阻滞得以控制，尽早减量至停用，必要时起搏治疗。详见本章第四节心律失常。

（4）抗休克　根据休克纯属心源性，抑或尚有周围血管舒缩障碍或血容量不足等因素存在，而分别处理。①补充血容量：估计有血容量不足，或中心静脉压和肺动脉楔压低者，用右旋糖酐 40 或 5% ~ 10% 葡萄糖液静脉滴注，输液后如中心静脉压上升

$>18cmH_2O$，肺小动脉楔压 $>15 \sim 18mmHg$，则应停止；右心室梗死时，中心静脉压的升高则未必是补充血容量的禁忌；②应用升压药：补充血容量后血压仍不升，而肺小动脉楔压和心排血量正常时，提示周围血管张力不足，首选多巴胺，起始剂量 $3 \sim 5$ $\mu g/$（$kg \cdot min$），或去甲肾上腺素 $2 \sim 8$ $\mu g/min$，亦可选用多巴酚丁胺，起始剂量 $3 \sim 10$ $\mu g/$（$kg \cdot min$），静脉滴注；③应用血管扩张剂：经上述处理血压仍不升，而肺动脉楔压（PCWP）增高，心排血量低或周围血管显著收缩以致四肢厥冷并有发绀时，硝普钠 $15$ $\mu g/min$ 开始静脉滴注，每5分钟逐渐增量至 PCWP 降至 $15 \sim 18$ $mmHg$；硝酸甘油 $10 \sim 20$ $\mu g/min$ 开始静脉滴注，每 $5 \sim 10$ 分钟增加 $5 \sim 10$ $\mu g/min$，直至左室充盈压下降。④其他：包括纠正酸中毒、避免脑缺血、保护肾功能，必要时应用洋地黄制剂等；为了降低心源性休克的病死率，有条件的医院考虑用主动脉内球囊反搏术进行辅助循环，然后作选择性冠状动脉造影，随即施行介入治疗或主动脉－冠状动脉旁路移植手术，可挽救一些患者的生命。详见本章第七节休克。

（5）治疗心力衰竭　主要是治疗急性左心衰竭，以应用吗啡（或哌替啶）和利尿药为主，亦可选用血管扩张药减轻左心室的负荷，或用多巴酚丁胺 $10$ $\mu g/$（$kg \cdot min$）静脉滴注或用短效血管紧张素转换酶抑制药从小剂量开始等治疗。洋地黄制剂可能引起室性心律失常宜慎用。由于最早期出现的心力衰竭主要是坏死心肌间质充血、水肿引起顺应性下降所致，而左心室舒张末期容量尚不增大，因此在梗死发生后 24 小时内宜尽量避免使用洋地黄制剂。有右心室梗死的患者应慎用利尿剂。详见本章第三节心力衰竭。

（6）预防复发和加重　以下药物治疗可能有助于挽救濒危心肌，防止梗死扩大，降低病死率。①硝酸甘油：$10 \sim 50$ $\mu g/min$，静脉滴注，注意监测血压；②β 受体阻滞药：适用于前壁 AMI 伴交感神经亢进者，如无禁忌证，选用美托洛尔静脉注射，每次 $5$ $mg$，间隔 5 分钟可再给予 $1 \sim 2$ 次，继之口服维持 $25 \sim 50$ $mg$，2 次/日；若 HR < 60 次/分，SBP < 100 $mmHg$，中、重度左心衰竭，P－R 间期 > 0.24 秒及以上的房室传导阻滞，严重肺疾患，末梢循环差等患者，避免应用；③抗血小板及抗凝药物：肠溶阿司匹林 $0.3g/d$，共 3 日，首次肠溶性应嚼服，后 $75 \sim 150mg/d$ 维持；氯吡格雷、噻氯匹定、替罗非班及肝素等；④极化液及硫酸镁应用：10% 葡萄糖液 500 ml 加入氯化钾 l g、胰岛素 $8 \sim 12$ U、硫酸镁 2.5 g，静脉滴注，$1 \sim 2$ 次/日，$7 \sim 14$ 日为 1 疗程；⑤ ACEI 或 ARB 类：在起病早期应用，从低剂量开始，如卡托普利（起始 6.25 mg，然后 $12.5 \sim 25$ mg，2 次/日）、依那普利（2.5 mg，2 次/日）、雷米普利（$5 \sim 10$ mg，1 次/日）、福辛普利（10 mg，1 次/日）等；不能耐受 ACEI 者可选用 ARB 类，如氯沙坦或缬沙坦等；⑥他汀类药物：抗炎、稳定斑块、改善内皮功能等，应早期应用。

（7）并发症处理　出现乳头肌功能不全、室间隔穿孔或室壁瘤形成等并发症时，选用硝普钠，减轻心脏负担，血压低时加用多巴胺，以使血流动力学渐趋稳定，心功能改善，有条件者于 $3 \sim 6$ 周后行介入或外科手术。梗死后综合征可用阿司匹林对症治疗，必要时应用泼尼松 $30 \sim 40$ mg/d。

## （六）建议

有条件者 AMI 尽早行介入治疗（percutaneous coronary intervention，PCI）。

（1）直接 PCI　适应证为：①ST 段抬高和新出现左束支传导阻滞（影响 ST 段的分

析）的 MI；②ST 段抬高性 MI 并发心源性休克；③适合再灌注治疗而有溶栓治疗禁忌证者；④非 ST 段抬高性 MI，但梗死相关动脉严重狭窄，血流≤TIMI Ⅱ级。应注意：①发病 12 小时以上不宜施行 PCI；②不宜对非梗死相关的动脉施行 PCI；③要由有经验者施术，以避免延误时机。有心源性休克者宜先行主动脉内球囊反搏术，待血压稳定后再施术。

（2）补救性 PCI　溶栓治疗后仍有明显胸痛，抬高的 ST 段无明显降低者，应尽快进行冠状动脉造影，如显示 TIMI 0～Ⅱ级血流，说明相关动脉未再通，宜立即施行补救性 PCI。

（3）溶栓治疗再通者的 PCI　溶栓治疗成功的患者，如无缺血复发表现，可在 7～10 天后行冠状动脉造影，如残留的狭窄病变适宜于 PCI 可行 PCI 治疗。

若介入治疗失败，有手术指征者，可行 CABG 术。

## （七）小结

目前冠心病预防与治疗采取"ABCDE"方案，其内容为：

| | | | |
|---|---|---|---|
| A — aspirin | 阿司匹林 | antianginal therapy | 抗心绞痛治疗 |
| B — beta – blocker | β 受体阻滞药 | blood pressure control | 控制血压 |
| C — cholesterol lowing | 降脂治疗 | cigarette quitting | 戒烟 |
| D — diet control | 控制饮食 | diabetes treatment | 治疗糖尿病 |
| E — education | 医学教育 | exercise | 适当运动 |

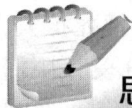

### 思考题

1. 治疗心绞痛常用药物有哪些？各有何利弊？临床上采取联合用药的药理学依据是什么？各型心绞痛应如何选择药物治疗？

2. 急性心肌梗死引起的心律失常应如何选用药物？

3. 查阅近年相关文献，了解急性心肌梗死药物治疗进展，并阐述溶栓治疗常用药物、适应证及溶栓疗效评价。

# 第三节　心功能不全

心功能不全，又称心力衰竭（heart failure），是各种心脏结构或功能性疾病导致心室充盈及（或）射血能力受损而引起的一组综合征。由于心室收缩功能下降，射血功能受损，心排血量不能满足机体代谢的需要，器官、组织血液灌注不足，同时出现肺循环和（或）体循环淤血，临床表现主要是呼吸困难和无力而致体力活动受限和水肿。某些情况下心肌收缩力尚可使射血功能维持正常，但由于心肌舒张功能障碍左心室充盈压异常增高，使肺静脉回流受阻，而导致肺循环淤血，称之为舒张期心力衰竭。

**1. 心功能不全的类型**

（1）左心功能不全、右心功能不全和全心功能不全　左心功能不全指左心室代偿功能不全而发生的心力衰竭，临床上较为常见，以肺循环淤血为特征；单纯的右心功能不全主要见于肺源性心脏病及某些先天性心脏病，以体循环淤血为主要表现；左心功能不全后由于肺动脉压增高，使右心负荷加重，长时间后，右心功能不全也继之出现，即为全心功能不全。

（2）急性和慢性心功能不全　急性心功能不全系因急性的严重心肌损害或突然加重的负荷，使心功能正常的心脏或处于代偿期的心脏在短时间内发生衰竭或慢性心衰急剧恶化，临床上以急性左心功能不全常见，表现为急性肺水肿或心源性休克；慢性心功能不全有一个缓慢的发展过程，一般均有代偿性心脏扩大或肥厚及其他代偿机制参与。

（3）收缩性和舒张性心功能不全　心脏收缩功能障碍，心排血量下降，导致器官组织灌注不足，并有阻性充血的表现即为收缩性心力衰竭，也是临床上最常见的心功能不全；因舒张功能障碍而致左室充盈压增高，使肺静脉回流受阻，而导致肺循环淤血；严重的舒张期心功能不全见于原发性限制型心肌病、原发性肥厚型心肌病等。

**2. 心功能不全的分期与分级**

（1）心功能不全的分期　2001年美国心脏病学会（AHA/ACC）的成人慢性心功能不全指南上提出了心功能不全分期的概念，在2005年更新版中仍然强调了这一概念，具体分期如下：

A期：尚无器质性心脏（心肌）病或心力衰竭症状，但存在发展为心脏病的高危因素，如患有高血压、心绞痛、代谢综合征，使用心肌毒性药物等。

B期：已有器质性心脏病变，如左室肥厚，LVEF降低，但无心力衰竭症状。

C期：器质性心脏病，既往或目前有心力衰竭症状。

D期：需要特殊干预治疗的难治性心功能不全。

（2）心功能不全的分级　美国纽约心脏病学会（NYHA）提出的NYHA分级是按诱发心功能不全症状的活动程度将心功能的受损状况分为四级。

I级：患者患有心脏病，但日常活动量不受限制，一般活动不引起疲乏、心悸、呼吸困难或心绞痛。

Ⅱ级：心脏病患者的体力活动受到轻度的限制，休息时无自觉症状，但平时一般活动可现疲乏、心悸、呼吸困难或心绞痛。

Ⅲ级：心脏病患者体力活动明显受限，小于平时一般活动即引起上述的症状。

Ⅳ级：心脏病患者不能从事任何体力活动。休息状态下也出现心衰的症状，体力活动后加重。

本节重点讨论急性心功能不全和慢性心功能不全的药物治疗。

# 一、急性心功能不全

## （一）概述

急性心功能不全，又称急性心力衰竭（acute heart failure，AHF），是心脏在短时间内发生心肌收缩力明显降低，或心室负荷加重，引起急性心排血量下降和肺静脉压突然升高，造成的组织器官灌注不足和急性淤血综合征。以下几种病理情况是导致急性心力衰竭的常见病因，包括①急性弥漫性心肌损害：如大面积的心肌梗死，急性心肌炎等；②急性机械性阻塞：如严重二尖瓣狭窄，主动脉瓣狭窄和急进性高血压等；③

急性容量负荷过度：如急性心肌梗死，感染性心内膜炎等；④急性心室舒张受限：如急性心包压塞，快速的异位心律等。此外，急性心力衰竭也可由慢性心脏病过程中某些诱因促发下导致病情突然恶化所致，如发生严重感染，血压骤升，快速性心律失常、静脉输液过快或过量等等。

临床上急性心功能不全以急性左心功能不全最为常见，为本节的主要内容。

### （二）临床表现和分级

突发严重呼吸困难，呼吸频率常达每分钟 30～40 次，强迫坐位、面色灰白、发绀、大汗、烦躁，同时频繁咳嗽，咳粉红色泡沫状痰。极重者可因脑缺氧而致神志模糊。发病开始可有一过性血压升高，病情如不缓解，血压可持续下降直至休克。听诊时两肺满布湿性啰音和哮鸣音，心尖部第一心音减弱，频率快，同时有舒张早期第 3 心音而构成奔马律，肺动脉瓣第二心音亢进。胸部 X 线片显示：早期间质水肿时，上肺静脉充盈、肺门血管影模糊、小叶间隔增厚；肺水肿时表现为蝶形肺门；严重肺水肿时，为弥漫满肺的大片阴影。重症患者采用漂浮导管行床边血流动力学监测，肺毛细血管嵌压（PCWP）随病情加重而增高，心脏指数（CI）则相反。

AHF 的临床严重程度常用 Killip 分级：

Ⅰ级：无 AHF；

Ⅱ级：AHF，肺部中下肺野湿性啰音，心脏奔马律，胸片见肺淤血；

Ⅲ级：严重 AHF，严重肺水肿，满肺湿性啰音；

Ⅳ级：心源性休克。

### （三）诊断要点

根据典型症状与体征，一般不难作出诊断。在临床上常需与其他引起急性呼吸困难的疾病相鉴别，如支气管哮喘等。在心尖部闻及奔马律有利于肺水肿的诊断，X 线胸片、超声心动图等无创检查结果对诊断及病因的识别有一定帮助。对重症患者，鉴别诊断比较困难的患者，可以考虑进行有创血流动力学检查以明确诊断。

### （四）辅助检查

（1）胸部 X 线  急性心功能不全患者除可有基础心脏病的 X 线异常表现外，X 线胸片可出现肺泡性肺水肿的影像学改变。常见为两肺中内带对称分布的大片状阴影，肺门区密度较高，形如蝶翼称为蝶翼征。也可局限于肺野一侧或一叶，呈现边缘模糊的结节状肺泡实变阴影，逐渐融合呈斑片状或大片状阴影。肺水肿早期肺间质水肿阶段仅表现为上肺静脉充盈，肺门血管模糊不清，肺纹理增粗和肺小叶间隔增厚，较难诊断，但随病情进展，病变常可在数小时内有显著变化。部分病人可出现双侧少量胸腔积液。

（2）超声心动图  可直接观察心室壁运动的情况，测定左心室射血分数，评价左心室收缩功能；同时可通过二尖瓣血流频谱，评价左心室舒张功能；对舒张性心功能不全的诊断有重要作用。

（3）血流动力学监测  血流动力学监测是通过体循环系统，将尖端带气囊的 Swan – Ganz 导管插入肺动脉，球囊充盈后可随血流楔入肺小动脉，肺毛细血管，从而达到对右房压、右室压、肺动脉压及肺毛细血管楔压进行测定的目的。通过热稀释法还可测定心排血量。该检查方法对急性心力衰竭患者，尤其重症患者的诊断、治疗等方面都有重要的临床使用价值。

（4）其他检查　近年来，应用 B 型利钠肽（BNP）测定辅助诊断心力衰竭取得一定进展。当心室压力增高时，心室可合成 pro – BNP，并降解成无活性的 N 末端脑钠肽（nt – BNP）和有活性的 BNP。一项研究表明，用 BNP > 100 pg/ml 的标准诊断心力衰竭的敏感性达 90%，特异性达 76%。nt – BNP 测定也有类似诊断作用，其特异性略高于BNP，但诊断敏感性不及 BNP，所以 BNP 测定在排除诊断方面有更好的价值，而 nt – BNP 有更好的阳性预测价值，与预后关系的相关性也更高。

### （五）治疗原则

（1）迅速缓解症状　急性左心功能不全为内科急症，死亡率高，治疗中首先应尽快采取各种措施缓解症状，改善血流动力学状态，包括降低左房压和（或）左室充盈压，增加左室心搏量，减少循环血容量，减少肺泡内液体渗入，保证气体交换等。

（2）病因治疗　大面积急性心肌梗死所致左心功能不全或心源性休克，应考虑及时进行静脉溶栓、经皮冠脉介入治疗等血运重建措施，挽救濒死心肌，改善缺血状态，对心功能恢复具有重要的意义。对腱索断裂、室间隔穿孔等机械原因造成的急性心功能不全，外科手术治疗纠正病因是获得良好治疗效果的根本，但也需要在药物治疗使病情得到一定控制时方有条件进行。

（3）消除诱因　如控制液体摄入量，限制钠盐摄入，积极纠正快速心律失常、电解质紊乱和感染等。

（4）抢救步骤

1）患者取半卧位或坐位，双腿下垂，减少静脉回流。

2）氧疗：可通过以下途径供氧。①鼻导管给氧：本方法简便易行，患者感觉舒适，氧流量 1 ~ 5 L/min，给氧浓度可达 20% ~ 40%；②罩给氧：给氧浓度较鼻导管给氧高，可达 50% ~ 70%，给氧效果好于鼻导管给氧；③机械通气：适用于前述给氧方式后氧分压仍 < 60 mmHg 者，可使用呼吸机给氧，增加肺泡内压，可有效缓解肺水肿的症状，减少并发症的发生；由于肺水肿患者多神志清楚，自主呼吸能力强，需要通气时间短，因此多数病人可选择无创面罩机械通气，常用工作模式有面罩呼吸机持续加压（CPAP）和双水平气道正压通气（BiPAP）。后者由于在改善缺氧和减少呼吸肌做功方面优于 CPAP，应为首选。但如合并严重基础肺部疾患，有较多呼吸道分泌物，心电不稳定，治疗后氧分压仍小于 60 mmHg 者仍应考虑人工气道机械通气治疗。

（5）药物治疗　根据患者不同的病因、临床表现类型，血流动力学指标等，合理选用吗啡、利尿药、血管扩张药、正性肌力药等药物治疗，具体使用方法详见用药方案。

### （六）用药方案

**1. 吗啡**　5 ~ 10mg 吗啡皮下注射或 3 ~ 5mg 静脉缓慢注射不仅可以使患者镇静，减少躁动带来的额外的心脏负担，同时可通过中枢交感神经抑制作用反射性地扩张小血管，降低周围血管阻力而使心脏负荷减轻。为严重急性左心衰竭时常用药物。必要时可间隔 15 分钟重复给药一次，共 2 ~ 3 次。老年患者应注意呼吸抑制作用，酌情减量或改为皮下或肌内注射。对严重肺部疾患、低血压及休克、昏迷、及有心动过缓、房室传导阻滞的患者应禁用或慎用。心动过缓者可将吗啡 5～10 mg 与阿托品 0.5 mg 合用皮下注射，以增加心率，扩张支气管及减少恶心、呕吐等症状。对吗啡有禁忌者可用哌替啶 50～100 mg 或罂粟碱 30～60 mg 肌注。

**2. 利尿药**　急性心功能不全时，当患者有血容量增多，水钠潴留和左房压明显增高时，可选择快速起效的髓袢利尿药静脉注射给药。利尿药不仅可以减轻水肿，同时可减轻心脏前负荷和降低左室充盈压，缓解症状非常迅速。常用药物有呋塞米（furosemide）：除利尿作用外，还有静脉扩张作用，可较快缓解肺淤血症状。20～40 mg 静注，于 2 分钟内推完，10 分钟内起效，可持续 3～4 小时，4 小时后可重复 1 次。初始剂量的选择可根据以前应用利尿药的状况来决定。注意低血容量及电解质紊乱问题。

**3. 血管扩张药**　以硝酸甘油、硝普钠或 rhBNP 静脉滴注。

（1）硝酸甘油　扩张小静脉，降低回心血量，使 LVEDP 及肺血管压降低，患者对本药的耐受量个体差异很大，可先以 10 μg/min 开始，然后每 10 分钟调整 1 次，每次增加 5～10 μg，以收缩压达到 90～100 mmHg 为度。

（2）硝普钠　为动、静脉血管扩张剂，静注后 2～5 分钟起效，起始剂量 0.3 μg/（kg·min）滴入，根据血压逐步增加剂量，最大量可用至 5 μg/（kg·min），维持量为 50～100 μg/min。最大副作用为低血压，故使用中，尤其在增加剂量后应密切监测血压，如发现血压低于 90mmHg，应立即减慢滴速或暂停滴注；硝普钠含有氰化物，用药时间不宜连续超过 24 小时。

（3）重组人脑钠肽（rhBNP）　为重组的人 BNP，具有扩管、利尿、抑制 RAAS 和交感活性的作用，已通过临床验证，有望成为更有效的扩管药用于治疗 AHF。

**4. 正性肌力药**　对有灌注不足表现及对利尿药和血管扩张药反应不佳的急性心功能不全病人可考虑使用正性肌力药。该治疗可以使患者近期症状好转，血流动力学指标改善，但也有报道某些药物可能导致死亡率增加。应引起足够重视。舒张性心功能不全时不宜用此类药物。

（1）多巴胺　为拟交感神经类药，其作用随剂量大小有所不同。多巴胺小剂量 <2μg/（kg·min）静注可降低外周阻力扩张肾、冠脉和脑血管；较大剂量 >2μg/（kg·min）可增加心肌收缩力和心输出量，均有利于改善 AHF 的病情。但大剂量 >5μg/（kg·min）静注时，因可兴奋 α 受体而增加左室后负荷和肺动脉压而对患者有害。对心排血量低下、体循环血管阻力低下的心功能不全及合并低血压、心源性休克的心衰患者，可作为首选。但其缺点为增加心肌氧耗、可诱发室性心律失常及心绞痛，对冠心病患者有不利的影响。

（2）多巴酚丁胺（dobutamine）　该药是多巴胺的衍生物，可增加心输出量，起始剂量为 2～3 μg/（kg·min），可根据尿量和血流动力学监测结果调整剂量，最高可用至 20 μg/（kg·min）。主要不良反应包括有心律失常，恶心，头痛，不明确的胸痛或呼吸短促。

（3）氨力农（amrinone）　为双吡啶酮类药物，属非洋地黄、非儿茶酚胺类正性肌力药物，同时具有血管扩张作用，对心衰患者有明显的短期血流动力学效应。但有研究报道使用该药有增加心衰病人死亡率的趋势，因此该药目前仅在对其他药物治疗无效的严重心衰患者可考虑短期使用。应用时先以 0.25～0.75 μg/kg 静脉注射 5～10

分钟，然后继续以 5～10 μg/（kg·min）静脉滴注，根据临床效应，必要时 30 分钟后可再静脉注射 0.5～1 mg/kg 一次。每日总量不宜超过 5～10 mg/kg 体重。不良反应包括胃肠道反应，室性心律失常，低血压。

（4）洋地黄类 毛花苷 C 静脉给药，最适用于房颤伴快速心室率及已知有左心室收缩功能不全者。而急性心梗所致心衰在心梗发病 24 小时内不宜使用，以免增加心肌收缩力，增加心肌耗氧量而使梗死范围扩大。单纯二尖瓣狭窄患者发生肺淤血、肺水肿时，实为左房衰竭，应用洋地黄可使右心室收缩增强，反而加重症状，不应使用，但如同时合并快速房颤，可应用洋地黄减慢心室率，以保证心室充盈，增加心排血量。一般首剂 0.4～0.8 mg 静脉注射，2 小时后可酌情再给 0.2～0.4 mg。如患者在 1 周内已使用过地高辛，剂量应酌减。

**5. 其他药物**

（1）氨茶碱 可缓解支气管平滑肌痉挛，减轻呼吸困难及增加肺活量，并可增加心肌收缩力，增加心排血量，还可扩张周围血管增加肾血流量，有轻度利尿作用。对心性哮喘和支气管哮喘均有效，对临床上心性哮喘或支气管哮喘鉴别有困难者，可首先选用此药。对低血压、休克病人为禁忌，对二尖瓣狭窄的肺水肿应慎用。可用氨茶碱 0.125～0.25 g 加入 5% 的葡萄糖 20 ml 内缓慢静注，或氨茶碱 0.5 g 溶入 5% 葡萄糖 100～200 ml 内静滴。

（2）肾上腺皮质激素 本药可提高细胞对缺氧的耐受性，稳定细胞溶酶体酶，减低细胞膜通透性，促进肺表面活性物质的分泌，对急性肺水肿患者肺水肿液的吸收有帮助，也可降低周围血管阻力，减少回心血量，因此在严重急性肺水肿早期可考虑应用，剂量宜大，如静脉氢化可的松 200～600 mg/d 或地塞米松 10～30 mg/d，3～5 天为一疗程，本药不宜长期应用，也不推荐常规使用。

**6. 药物治疗新进展** 国外已经开始使用 BNP 类似物奈西立肽（nesiritide）来治疗急性心功能不全患者。奈西立肽是一种重组的人 B 型脑钠肽，是近年来新合成的重要血管扩张药。2005 年国内研发的 rhBNP 也成功上市。研究表明该药可以增加 cGMP 浓度，引起血管扩张作用并降低左心室充盈压，临床试验证实其可降低肺毛细血管压，改善心衰患者症状，并可增强利尿药的效应，减少利尿药使用的剂量。其血流动力学改善作用较硝酸甘油出现更快，更明显。

此外，目前国外初步研究认为有应用前景的急性心功能不全治疗药物还包括内皮素拮抗药、血管加压素拮抗药，腺苷类似物等，这些药物都侧重从急性心功能不全时循环内分泌系统紊乱的调整入手，可以减少心衰时的心、肾损害，不仅可以缓解症状，还有望减少患者死亡率。

**（七）建议**

上述治疗措施无效的心源性休克患者，可进行主动脉内气囊反搏（IABP）治疗。该措施可使心脏舒张期主动脉内舒张压升高，增加冠状动脉灌注，在心脏收缩期主动脉内压下降，射血阻力降低，从而减少心脏做功，从而可增加心排血量。对严重心衰、心源性休克，尤其缺血性心脏病导致的急性心功能不全患者均可考虑使用。

## 二、慢性心功能不全

### (一)概述

慢性心功能不全又称慢性心衰（chronic heart failure，CHF），是临床极为常见的危重症，是各种器质性心脏病的终末阶段，也是最主要的死亡原因。国外最新的流行病学资料表明，发达国家成年人群中 CHF 发病率为 1%～2%，在 70 岁以上的老年人群中可高达 10%。我国的流行病学研究显示中国 CHF 发病率为 0.9%，据此估计我国 35～74 岁成年人中有约 400 万心衰患者。随着我国人口老龄化程度的加深，以及人们生活习惯的改变，发病率也呈上升趋势。

### (二)临床表现

临床上左心功能不全最为常见，单纯右心功能不全较少见。左心功能不全后继发右心功能不全而致全心功能不全者，以及由于严重广泛心肌疾病同时波及左、右心而发生全心功能不全者临床上更为多见。

（1）左心功能不全 以肺淤血及心排出量降低表现为主。由于心排出量减少，导致肺循环淤血，出现呼吸困难：表现为劳力性呼吸困难、阵发性夜间呼吸困难、端坐呼吸、急性肺水肿等；夜间阵发性呼吸困难又称为心性哮喘。急性肺水肿是左心功能不全最严重的表现，为极端呼吸困难、面色苍白、烦躁不安、皮肤湿冷、冷汗淋漓、频频咳嗽、咳粉红色泡沫血痰，严重者可合并心源性休克。轻度肺淤血表现为咳嗽、咳痰、咯血等。其他尚有乏力、少尿、头晕、心悸等与心排出量减少、组织灌注不足有关。主要体征除了基础心脏病原有体征外，可有心脏扩大，肺部湿性啰音，严重时两肺满布湿性啰音及哮鸣音，肺动脉瓣区第二心音（P2）亢进及舒张期奔马律。

（2）右心功能不全 以体循环淤血为主。可有恶心、呕吐、腹胀和食欲不振等，与肝脏及胃肠道淤血有关；以及继发于左心功能不全的劳力性呼吸困难。单纯右心功能不全主要见于肺部疾患、肺栓塞或先天性心脏病继发肺动脉高压者。主要体征有体位性水肿；肝肿大和触痛、颈静脉怒张、肝颈静脉反流征阳性；晚期可出现腹水，常与心源性肝硬化有关。

（3）全心功能不全 同时具有左、右心功能不全的表现。一旦右心功能不全出现，与左心功能不全有关的呼吸困难等肺淤血症状常减轻。

### (三)实验室检查

（1）X 线检查 ①心影大小及外形为心脏病的病因诊断提供重要的参考资料，根据心脏扩大的程度和动态改变也间接反映心脏功能状态；②肺淤血的有无及其程度直接反映心功能状态。早期主要表现为肺门血管影增强，上肺血管影增多与下肺纹理密度相仿，甚至多于下肺；右下肺动脉影增宽，进一步出现间质性肺水肿可使肺野模糊，Kerley B 线是在肺野外侧清晰可见的水平线状影，是慢性肺淤血的特征性表现；急性肺泡性肺水肿时肺门呈蝴蝶状，肺野可见大片融合的阴影。

（2）超声心动图 比 X 线可更准确地提供各心腔大小变化、心瓣膜结构及功能情况：①收缩功能：以收缩末及舒张末的容量差计算左室射血分数（LVEF 值），虽不够精确，但方便实用；正常 LVEF 值 >50%，LVEF≤40% 为收缩期心力衰竭的诊断标准；

②舒张功能：超声多普勒是临床上最实用的判断舒张功能的方法，心动周期中舒张早期心室充盈速度最大值为 E 峰，舒张晚期（心房收缩）心室充盈最大值为 A 峰，E/A 为两者之比值。正常人 E/A 值不应小于 1.2，中青年应更大；舒张功能不全时，E 峰下降，A 峰增高，E/A 比值降低。如同时记录心音图则可测定心室等容舒张期时间（C-D 值），它反映心室主动的舒张功能。

（3）放射性核素检查 放射性核素心血池显影，除有助于判断心室腔大小外，以收缩末期和舒张末期的心室影像的差别计算 EF 值，同时还可通过记录放射活性-时间曲线计算左心室最大充盈速率以反映心脏舒张功能。

（4）其他 心-肺吸氧运动试验和有创性血流动力学检查等。

## （四）诊断要点

心功能不全的诊断是综合病因、病史、症状、体征及客观检查而作出的。首先应有明确的器质性心脏病的诊断。症状体征是诊断心功能不全的重要依据。疲乏、无力等由于心排血量减少的症状无特异性，诊断价值不大，而左心功能不全的肺淤血引起不同程度的呼吸困难，右心功能不全的体循环淤血引起的颈静脉怒张、肝大、水肿等是诊断心功能不全的重要依据。此外，应注意与支气管哮喘，心包积液、缩窄性心包炎和肝硬化所致下肢水肿和腹水相鉴别。

## （五）治疗原则

（1）一般治疗原则 包括：①积极治疗原发病：由于心功能不全是各种器质性心脏病发展的终末阶段，故及时进行原发病治疗甚为重要，如高血压、糖尿病及甲状腺功能亢进的药物治疗，冠心病的介入治疗，风湿性心脏瓣膜病及先天性心血管病的介入或手术治疗等；②去除诱因：如控制感染、纠正心律失常等；③调整生活方式：避免过度劳累及情绪激动，是减轻心脏负荷的重要方法，待症状好转后适当活动，以避免下肢静脉血栓形成；控制水钠摄入有利于减轻水肿，一般轻度心功能不全食盐摄入应限制在 5 g/d 以内，中度 2.5 g/d 以内，重度 1 g/d 以内，水的摄入在 1.5~2 L/d；其他如戒烟、限酒及控制体重均对心衰的防治有利。

对临床心功能不全患者，除缓解症状外，还应达到以下目的：①提高运动耐量，改善生活质量；②阻止或延缓心肌损害进一步加重；③降低死亡率。

（2）药物治疗原则 神经内分泌紊乱在心室重塑和心功能不全的发生发展中扮演最重要的角色。体内循环或组织中儿茶酚胺、血管紧张素、醛固酮、内皮素、血管加压素等水平增高，加重血流动力学紊乱，且对心肌细胞有直接毒性作用，并刺激心肌纤维化，进一步损害心脏结构和功能；故神经内分泌拮抗剂是治疗心功能不全的基石，可预防进一步心血管事件的发生；强心药物增强心肌收缩力；扩血管药物及利尿药减轻心脏前、后负荷，减少血容量，在改善症状、降低心衰住院率、提高生活质量方面至关重要，临床须根据患者具体情况选用药物。

## （六）治疗方案

### 1. 药物分类

（1）利尿药 利尿药是心功能不全治疗中最常用的药物，通过排钠排水减轻心脏的容量负荷，对缓解淤血症状，减轻水肿有十分显著的效果。常用的利尿药有：①噻嗪类：以氢氯噻嗪（双氢克尿塞）为代表，作用于肾远曲小管，抑制钠的再吸收，为中效利尿药，轻度心功能不全可首选此药；25～50 mg 口服，每日 1～2 次；噻嗪类利尿药可抑制尿酸的排泄，引起高尿酸血症，长期大剂量应用还可干扰糖及胆固醇代谢，应注意监测。②袢利尿药：以呋塞米（速尿）为代表，作用于髓袢的升支，在排钠的同时也排钾，为强效利尿药。口服用 20 mg，2～4 小时达高峰。低血钾是这类利尿药的主要副作用，必须注意补钾。③保钾利尿药：螺内酯（安体舒通）：作用于肾远曲小管，干扰醛固酮的作用，使钾离子吸收增加，同时排钠利尿，但利尿效果不强。在与噻嗪类或袢利尿药合用时能加强利尿并减少钾的丢失，一般用 20 mg，每日 3 次；氨苯蝶啶：直接作用于肾远曲小管，排钠保钾，利尿作用不强。常与排钾利尿药合用，起到保钾作用，一般 50～100 mg，每日 2 次；阿米洛利（amiloride）：作用机制与氨苯蝶啶相似，利尿作用较强而保钾作用较弱，可单独用于轻型心衰的患者，5～10 mg，每日 2 次。保钾利尿药，可能产生高钾血症。一般与排钾利尿药联合应用时，发生高血钾的可能性较小。电解质紊乱是长期使用利尿药最容易出现的副作用，特别是高血钾或低血钾均可导致严重后果，应注意监测。

（2）肾素－血管紧张素－醛固酮系统（RAAS）抑制药　①血管紧张素转换酶抑制药（ACEI）：ACEI 通过对 RAAS 抑制发挥扩管作用改善心衰时的血流动力学、减轻淤血症状外，更重要的是降低心衰患者代偿性神经－体液的不利影响，限制心肌、小血管的重塑，以达到维护心肌的功能，推迟充血性心力衰竭的进展，降低远期死亡率的目的。目前已有大规模临床试验证实 ACEI、ARB 药物可明显减少心血管事件的发生，已被列为心衰治疗的必选药物。ACEI 目前种类很多，有卡托普利（captopril）、贝那普利（benazepril）、培哚普利（perindopril）、咪达普利和赖诺普利等。②血管紧张素受体阻滞药（ARB）：其阻断 RAAS 的效应与 ACEI 相同甚至更完全，但缺少抑制缓激肽降解作用，其治疗心功能不全的临床对照研究的经验尚不及 ACEI。当心功能不全患者因 ACEI 引起的干咳不能耐受者可改用 ARB，如坎地沙坦（candesatan）、氯沙坦（losartan）、缬沙坦（valsartan）等。其副作用除无干咳外其他均同 ACEI。③醛固酮受体拮抗药：螺内酯等抗醛固酮制剂作为保钾利尿药，在心功能不全治疗中的应用已有较长的历史。近年来的大样本临床研究证明小剂量（亚利尿剂量，20 mg 1～2 次/日）的螺内酯阻断醛固酮效应，对抑制心血管的重构、改善慢性心功能不全的远期预后有很好的作用。对中重度心功能不全患者可加用小剂量醛固酮受体拮抗药，但必须注意血钾的监测。对近期有肾功能不全，血肌酐升高或高钾血症以及正在使用胰岛素治疗的糖尿病患者不宜使用。

（3）β 受体阻滞药　从传统的观念来看 β 受体阻滞药以其负性肌力作用而禁用于治疗心功能不全患者。但现代的研究和大规模临床试验证实 β 受体阻滞药治疗心肌病心衰，不仅可以耐受，而且可明显提高运动耐量，降低死亡率。进一步的研究是 β 受体阻滞药的选择问题，美托洛尔、比索洛尔等选择性阻滞 $\beta_1$ 受体无血管扩张作用；卡维地洛（carvedilol）作为新的非选择性并有扩张血管作用的 β 受体阻滞药，用于心功能不全治疗，大规模临床试验结果均显示可显著降低死亡率。由于 β 受体阻滞药确实具有负性肌力作用，临床应用仍应十分慎重。β 受体阻滞药的禁忌证为支气管痉挛性疾病、心动过缓、二度及二度以上房室传导阻滞。

（4）血管扩张药　常用血管扩张药有三类：①静脉扩张药：以硝酸酯类药物为代表，主要减轻心脏前负荷，可减轻肺淤血、肺水肿，对心搏量无直接影响；如硝酸甘油 $10 \sim 50\ \mu g/min$ 静滴，或 $0.5\ mg$ 舌下含化，必要时可反复应用；或硝酸异山梨酯长期口服等，对于急性左心功能不全或慢性心功能不全肺动脉高压者均适用。②动脉扩张药：以酚妥拉明（phentolamine）为代表，主要降低心脏后负荷，增加心排血量，但对右房压和左室舒张末压无明显影响；$10\ mg$，加入 $500\ ml$ 液内静滴，根据血压调整滴速，$10 \sim 25 \mu g/min$。当患者肾功能差不适用硝普钠时，可联合应用硝酸酯类与酚妥拉明。③动静脉扩张药：以硝普钠为代表，可同时减低心脏前后负荷；$10 \sim 25\ \mu g/min$ 静滴，最大量 $100\ \mu g/min$，监测血压，必要时与多巴胺联用，适用于急性左心功能不全或慢性心功能不全加重期。

（5）正性肌力药

1）洋地黄类　①适应证：适用于各种原因引起的心功能不全，尤其伴心脏扩大、快速室上性心律失常者。②常用制剂：地高辛（digoxin）、洋地黄毒苷（digitoxin）及毛花苷 C（lanatoside C，西地兰）、毒毛花苷 K（strophanthin K）等。③中毒表现及处理：洋地黄应用的安全窗小，其中毒量为有效治疗量的 2 倍。低钾、低镁、肾功能减退、心肌缺氧及严重心肌病变等更易出现中毒，此时可有恶心、呕吐等胃肠道症状，头痛、黄绿视等神经症状，以及各种心律失常。洋地黄血药浓度测定可供参考，治疗量时为 $1 \sim 2\ ng/ml$；一旦怀疑洋地黄中毒，立即停用洋地黄及排钾利尿药，密切观察，若为快速心律失常应补充钾盐、镁盐，选用利多卡因 $50 \sim 100\ mg$ 稀释后静注，必要时重复，禁忌电复律；缓慢心律失常可用阿托品 $1 \sim 2\ mg$ 静脉滴注。

2）非洋地黄类　①肾上腺素能受体激动药：其作用与剂量相关，多巴胺 $2 \sim 5 \mu g/（kg \cdot min）$，此时心脏 $\beta_1$ 受体兴奋，心肌收缩力增强，肾及肠系膜血管多巴胺受体兴奋，两者血管扩张，血流量增加；若剂量超过 $10 \mu g/（kg \cdot min）$，则 $\alpha$ 受体兴奋，血压升高，心脏后负荷增加。多巴酚丁胺对心率及血压影响较小，常用剂量同多巴胺。②磷酸二酯酶抑制药：氨力农静注，2 分钟内生效，半衰期 $5 \sim 30$ 分钟，一般为 $50\ mg$（$0.5 \sim 1 mg/kg$）加入生理盐水 $20ml$ 中，缓慢静注，之后以 $150mg$ 溶于生理盐水 $250ml$ 中缓慢静滴（忌用含有右旋糖酐或葡萄糖的液体稀释）。米力农增加心肌收缩力作用较氨力农强 $10 \sim 20$ 倍，静脉给药 $5 \sim 15$ 分钟起效，半衰期为 $2 \sim 3$ 小时，其用法为 $50 \mu g/kg$ 加入生理盐水 $20\ ml$ 中，静注 10 分钟，后以 $0.25 \sim 1.0\ \mu g/（kg \cdot min）$ 维持静滴；不宜与呋塞米混合应用。该类药物主要用于经洋地黄、利尿药及血管扩张药治疗无效的慢性难治性心功能不全。

**2. 用药方案**　在临床实际工作中，要根据不同患者原发心脏病的病因、心功能不全的类型、不同阶段、合并症存在的情况等进行个体化治疗，要严密观察治疗反应，制定和及时调整治疗方案；同时要注意患者合并用药情况，如抗心律失常药维拉帕米、胺碘酮和普罗帕酮（propafenone）等与地高辛联用时，使地高辛肾清除率下降，血药浓度增高，故联用以上药物时，应调整地高辛剂量。

（1）轻度心功能不全（NYHA Ⅰ ～ Ⅱ级）　可首选氢氯噻嗪，开始 $25mg$ 每日 1 次，逐渐加量；根据不同个体的具体情况也可选用 ACEI 类、$\beta$ 受体阻滞药、醛固酮拮抗药和静脉血管扩张药等；但要注意的是，ACEI 类及 $\beta$ 受体阻滞药均自小剂量开始，如卡托普利（captopril）12.5～25 mg，2 次/日；贝那普利（benazepril）5～10 mg，1 次/日；培哚普利（perindopril）2～4 mg，1 次/日。β 受体阻滞药应待心衰情况稳定已无体液潴留后，首先从小量开始，美托洛尔 12.5 mg/d、比索洛尔（bisoprolol）1.25 mg/d、卡维地洛 6.25 mg/d，逐渐增加剂量，适量长期维持。临床疗效常在用药后 2～3 个月才出现。

（2）中-重度心功能不全（NYHA Ⅲ～Ⅳ级）　上述药物仍可选用，但 β 受体阻滞药应用要慎重。利尿药剂量应加大，氢氯噻嗪 50 mg，2 次/日，与保钾利尿药螺内酯合用，40 mg，2 次/日；地高辛 0.125～0.25 mg/d，尤其合并房颤患者需选用；重度时常需静脉应用呋塞米每次 20～100 mg，静滴硝普钠 10～25 μg/min，血压低者加用多巴胺 2～10μg/（kg·min），静注毛花苷 C 每次 0.2～0.4 mg。

（3）单纯二尖瓣狭窄所致左房功能不全　若为窦性心律时，首选静脉血管扩张药硝酸酯类，不选扩张动脉或动静脉均衡扩张的血管扩张药，亦禁用洋地黄类强心药；硝酸甘油 0.5 mg 舌下含化，可反复应用达 5 次，每次间隔 5 分钟，或静滴硝酸甘油 10～50 μg/min，同时口服或静脉应用利尿药，如呋塞米每次 20～40 mg；若合并快速房颤，可静注毛花苷 C 每次 0.2～0.4 mg。

（4）顽固性心功能不全　顽固性心功能不全又称难治性心衰（intractable heart failure），是指经合理的最佳治疗，心衰仍不能控制甚至继续恶化；对此应作以下处理：①重新评价心脏病病因诊断的正确性，积极寻找并纠正可能引起顽固性心衰的原因，如风湿活动、感染性心内膜炎、贫血、甲状腺功能亢进、电解质紊乱、洋地黄类过量、反复发生的小面积肺栓塞等。②重新分析治疗措施的合理性，如血压太低不能耐受 ACEI 和 β 受体阻滞药，或体液潴留不能使用 β 受体阻滞药等。③积极纠正体液潴留，更严格控制钠盐摄入（每日 2 g 以下），进一步加强利尿，必要时进行血液超滤。④加强血管扩张药和正性肌力药物的应用，如连续静滴硝普钠或硝酸甘油，多巴胺、多巴酚丁胺或米力农等可改善心功能，稳定病情。⑤其他：扩张型心肌病伴 QRS 时间 ≥ 0.12 秒患者，植入三腔心脏起搏器，恢复心脏同步收缩功能的心脏再同步化治疗（cardiac resynchronization therapy，CRT），已取得明显疗效；对于心衰终末状态可行心脏移植，但目前条件限制，国内尚未普遍开展。

（5）舒张性心功能不全　对其治疗如下：①积极控制原发病：如高血压和冠心病的有效治疗，缩窄性心包炎的心包剥脱术，肥厚梗阻性心肌病的介入性化学消融术等。②改善舒张功能：如钙通道阻滞药地尔硫䓬或维拉帕米可降低心肌细胞内钙浓度，改善心肌主动舒张功能；β 受体阻滞药改善心肌顺应性，使舒张功能改善；ACEI 可改善心肌重塑，有利于舒张功能的改善。③维持窦性心律以保持房室同步，控制心室率以增加心室充盈。④对肺淤血较重者，给予硝酸酯类降低静脉压，利尿药减少血容量，减轻心脏前负荷；但用量不宜过大，因前负荷过度减少，使心排出量下降。⑤无收缩功能障碍时，禁用正性肌力药物。

### （七）治疗小结

按心功能不全分期：

A 期：积极治疗高血压、糖尿病、脂质紊乱等高危因素。

B 期：除 A 期中的措施外，有适应证的患者使用 ACEI，或 β 受体阻滞药。

C 期及 D 期：按 NYHA 分级进行相应治疗。

按心功能 NYHA 分级：

Ⅰ级：控制危险因素；ACEI。

Ⅱ级：ACEI；利尿药；β 受体阻滞药；用或不用地高辛。

Ⅲ级：ACEI；利尿药；β 受体阻滞药；地高辛。

Ⅳ级：ACEI；利尿药；地高辛；醛固酮受体拮抗药；病情稳定后，谨慎应用 β 受体阻滞药。

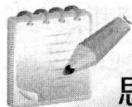

## 思考题

1. 慢性左心功能不全的处理原则有哪些？治疗的药物有哪几类？各有哪些作用特点和不良反应？

2. 急性左心功能不全所致心源性哮喘应采取哪些治疗措施？

3. 查阅相关文献，了解急慢性心功能不全药物治疗有哪些新进展？

4. 病例分析

张 XX，女，22 岁，学生。

主诉：劳累性心悸、乏力三年，加重一周。

现病史：患者三年来自感乏力、气短和心悸，劳力后加重。时有间断咯粉红色泡沫痰史一年，近一周来加重而入院治疗。病人于三年前每当走路快或上楼梯时，自觉明显气短，休息后可缓解，未曾诊治，能胜任一般的日常活动。且年前开始有时睡眠中因气短而憋醒，坐起后症状缓解，间断咯粉红色泡沫痰。一周前由于"感冒"自觉上述症状加重，夜间睡眠憋醒坐起后，症状不缓解。发病以来无发热，无少尿、水肿。

既往史：患者自 12 岁时开始经常发生咽部疼痛、发热，伴有四肢大关节肿痛。

体格检查：体温 36.5℃，脉搏 110 次/分，呼吸 24 次/分，血压 10.6/6.7 kPa（80/50 mmHg）。端坐位，口唇发绀，颈静脉无怒张，双肺底可听到中小水泡音。心脏叩诊心浊音界向左扩大，心率 100 次/分，心律规整，各瓣膜区未听到明显的杂音，心尖部第一心音亢进，P₂亢进伴分裂。肝脾未触及，双下肢无水肿。

辅助检查：胸部 X 线片示左心房及右心室扩大，肺动脉段突出，双肺淤血。心电图显示窦性心律，P 波增宽达 0.13 秒，呈双峰型。

诊断：风湿性心脏病，二尖瓣狭窄、左心功能不全。

**讨论题：**

（1）该病例应该同时给予哪些药物进行治疗？并说明其应用理由。

（2）强心苷类药物对本病例治疗的疗效如何？

（3）根据该患者具体情况，请拟定一合理的治疗方案。

# 第四节　心律失常

心律失常（cardiac arrhythmia）是指心脏冲动的频率、节律、起源部位、传导速度或激动次序的异常。

## 一、发生机制

心律失常的发生机制包括冲动形成异常和（或）冲动传导异常。

### （一）冲动形成异常

（1）自律性升高　正常情况下窦房结自律性最高，规律地发放冲动，其他组织的自律性均被抑制，形成正常窦性心律；当窦房结自律性过高、过低或冲动发放不规律时，则形成窦性心动过速、过缓、不齐，甚至窦性停搏等窦性心律失常；若其他心肌细胞自律性超过窦房结，则形成异位心律失常，如期前收缩、室上性或室性心动过速、心房扑动或颤动等。

（2）触发活动　触发活动（triggered activity）是指心房、心室与希氏束－普肯耶纤维在动作电位后产生除极活动，被称为后除极（after depolarization）；后除极若发生于动作电位第 2 相或第 3 相时，称为早期后除极（early after depolarization），是由于 $Ca^{2+}$ 内流所触发；若发生于动作电位第 4 相时，称为延迟后除极（delayed after depolarization），是细胞内 $Ca^{2+}$ 过多诱发 $Na^+$ 内流所引起。后除极所致的触发活动是形成快速性心律失常的常见机制。常见于低血钾、高血钙、洋地黄中毒及儿茶酚胺浓度增高时。

### （二）冲动传导异常

（1）折返激动　折返（reentry）是快速心律失常的最常见发生机制。产生折返的基本条件包括：①心脏两个或多个部位的传导性与不应期各不相同，相互连接形成一个闭合环；②其中一条通道发生单向传导阻滞；③另一通道传导缓慢，使原先发生阻滞的通道有足够时间恢复兴奋性；④原先阻滞的通道再次激动，从而完成一次折返激动。冲动在环内反复循环，产生持续而快速的心律失常。

（2）传导阻滞　当冲动下传适逢心肌的相对不应期或绝对不应期时，则冲动传导延缓或中断，此为不完全或完全性传导阻滞；此不应期若为生理性不应期，则为生理性传导阻滞；若为病理性延长的不应期，则为病理性传导阻滞。

## 二、心律失常的分类

按心律失常发生机制，发生部位及心率快慢可有不同的分类方法。

**1. 按心律失常发生机制分类**

（1）窦性心律失常

①窦性心动过速；②窦性心动过缓；③窦性心律不齐；④窦性停搏。

（2）异位心律

1）被动性异位节律　①逸搏（房性、房室交界区性、室性）；②逸搏心律（房性、房室交界区性、室性）。

2）主动性异位节律　①期前收缩（房性、房室交界区性、室性）；②阵发性心动过速（房性、房室交界区性、房室折返性、室性）；③心房扑动、心房颤动；④心室扑动、心室颤动。

（3）传导异常

①窦房传导阻滞；②房内传导阻滞；③房室传导阻滞；④束支或分支阻滞（左、

右束支及左束支分支传导阻滞）或室内阻滞；⑤房室间传导途径异常预激综合征。

**2. 按心律失常发生时心率的快慢分类**　可分为快速性心律失常与缓慢性心律失常两大类。

**3. 按心律失常发生部位分类**　可分为室上性（窦性、房性、房室交界性）和室性心律失常。

### 三、诊断要点

（1）病史　心律失常的诊断应从详尽采集病史入手，病史通常能提供对诊断有用的线索：①心律失常的存在及其类型；②心律失常的诱发因素：烟、酒、咖啡、运动及精神刺激等；③心律失常发作的频繁程度、起止方式；④心律失常对患者造成的影响，产生症状或存在潜在预后意义；⑤心律失常对药物和非药物方法如体位、呼吸、活动等的反应。

（2）体格检查　①心率与节律；②心音强度变化；③一般状态等。

（3）心电图检查　是诊断心律失常最重要的一项无创伤性检查技术，包括一般心电图检查和动态心电图检查。记录 12 导联心电图并进行系统分析：①心房与心室节律是否规则；②PR 间期是否恒定；③P 波与 QRS 波群形态是否正常；④P 波与 QRS 波群的相互关系等。

（4）临床心电生理检查　患者接受电生理检查，大多基于以下三个方面的原因：①诊断性应用：确立心律失常及其类型的诊断，了解心律失常的起源部位与发生机制；②治疗性应用：以电刺激终止心动过速发作或评价某项治疗措施能否防止电刺激诱发的心动过速；植入性电装置能否正确识别与终止电诱发的心动过速；通过电极导管，以不同种类的能量（射频、冷冻、超声等）消融参与心动过速形成的心肌，以达到治愈心动过速的目的；③判断预后：通过电刺激确定患者是否易于诱发室性心动过速、有无发生心脏性猝死的危险。

（5）其他　运动试验等。

### 四、治疗原则

抗心律失常的治疗主要有抗心律失常药物治疗和非药物治疗。非药物治疗有包括兴奋迷走神经、心脏电复律术、人工心脏起搏、射频消融和外科手术等方法。不同的心律失常所选择的治疗方法不同，即便同一种心律失常病因不同，治疗原则也不同。

（1）明确病因　要明确基础心脏病及其严重程度，对于无明显器质性心脏病且无症状的偶发期前收缩、一度及二度 I 型房室阻滞等，一般不需要抗心律失常治疗；频发期前收缩且症状明显者，尤其对于器质性心脏病如心肌梗死伴室性期前收缩、阵发性室速等需积极选用抗心律失常药物。

（2）消除诱因　有些心律失常仅靠消除诱因和进行病因治疗就可以达到治疗目的，如低血钾、药物中毒等，及时纠正低血钾及停用所用药物，可能使心律失常消失。对症状明显、持续发作和威胁生命的心律失常，应积极治疗。

（3）合理治疗　通过去除病因或诱因仍不能消除的心律失常，伴有明显临床症状者，需根据心律失常类型和药物作用特点选药。在抗心律失常治疗中，应注意药物对心功能的影响和其致心律失常作用（arrhythmogenic effect）等。致心律失常作用是指在抗心律失常药物应用过程中所导致的新的心律失常，或使原有心律失常加重；故在治疗中应密切观察，及时调整治疗方案，进行合理治疗。对于反复发作的某些心律失常如阵发性室上性心动过速，药物疗效差时，则选用介入方法，以达根治目的。

## 五、药物治疗

### （一）治疗药物分类

目前临床常用的抗心律失常药物是以药物的电生理效应作为分类依据的，共分为 4 大类。

（1）Ⅰ类为钠通道阻滞药  又分为 3 个亚类：①ⅠA 类：通过减慢动作电位 0 相上升速度（$V_{max}$），延长动作电位时程（action potential duration，APD），包括奎尼丁（quinidine）、普鲁卡因胺（procainamide）等，对房性、室性心律失常以及正道、旁道折返性心律失常均有效，但因其副作用较大，目前极少应用。②ⅠB 类：不减慢 $V_{max}$ 和缩短 APD，包括利多卡因、美西律（mexiletine）、苯妥英钠（phenytoin sodium）等，主要对室性心律失常有效；③ⅠC 类：减慢 $V_{max}$，轻度延长 APD，包括普罗帕酮、莫雷西嗪（moracizine）等，其作用与ⅠA 类雷同，对房性、室性及正道、旁道均有效。

（2）Ⅱ类为 β 受体阻滞药  主要对室上性心律失常有效，对交感神经兴奋所致的室性心律失常亦有效。

（3）Ⅲ类为动作电位延迟药  包括胺碘酮、索他洛尔（sotalol）等；胺碘酮是目前临床应用较多的广谱抗心律失常药，尤其合并心肌梗死或心衰患者可选用。

（4）Ⅳ类为钙通道阻滞药  通过抑制钙内流发挥抗心律失常作用，包括维拉帕米、地尔硫䓬等，对室上性心律失常疗效较好。

### （二）药物治疗方案

#### 1. 室性心律失常

（1）室性期前收缩  室性期前收缩（premature ventricular beats），也称室性早搏，是一种最常见的心律失常。首先应对患者室性期前收缩的类型、症状及其原有心脏病变作全面的了解；然后，根据不同的临床状况决定是否给予治疗，采取何种方法治疗以及确定治疗的终点。①无器质性心脏病者：室性期前收缩多为功能性的，如果为偶发或无症状者可不处理，频发且症状明显者，可选用 β 受体阻滞药，或ⅠB 类美西律，ⅠC 类普罗帕酮、莫雷西嗪等。②器质性心脏病者：除积极治疗原发病外，基本心率缓慢伴室性期前收缩，可选用阿托品对抗迷走神经作用，亦可选用氨茶碱（aminophy-cline）以对抗腺苷作用，使基础心率增快后，室性期前收缩可能消失；基本心率较快伴频发室性期前收缩者，常有交感神经兴奋性增强，可优先选用 β 受体阻滞药，尤其合并心绞痛或心肌梗死者，可降低猝死发生率；亦可选用胺碘酮。其他尚有美西律、普罗帕酮、莫雷西嗪等，其剂量均为口服 100～200 mg，3～4 次/日，期前收缩控制后渐减量，100～300 mg/d。③心功能差者：可选用低剂量胺碘酮。

（2）室性心动过速  室性心动过速（ventricular tachycardia）简称室速，常发生于各种器质性心脏病患者。最常见为冠心病，特别是曾有心肌梗死的患者。其次是心肌病、心力衰竭、二尖瓣脱垂、心瓣膜病等，其他病因包括代谢障碍、电解质紊乱、长QT 综合征等。室速偶可发生在无器质性心脏病者。目前对于室速的治疗，一般遵循的原则是：有器质性心脏病或有明确诱因应首先给予针对性治疗；无器质性心脏病患者发生非持续性短暂室速，如无症状或血流动力学影响，处理的原则与室性期前收缩相同；持续性室速发作，无论有无器质性心脏病，应给予治疗。

1）单形性室速　①发作时首选利多卡因静注 1~2 mg/kg，必要时 3~5 分钟可重复，总量半小时内不超过 300 mg；亦可选用普罗帕酮静注；②合并心衰或心肌梗死时首选胺碘酮；若病情危急，药物无效，应尽早选用直流同步电复律，电功率选择 150~200J；③若为洋地黄中毒者，需补充钾盐、镁盐，同时选用苯妥英钠或利多卡因，禁忌电复律，因电击致心肌损伤，对洋地黄更敏感，导致室扑、室颤。

2）尖端扭转型室速　临床发作前多有先兆，以心悸、头晕开始，继之黑视（发作时间 <4 秒），若发作时间较长（ >10 秒），则出现晕厥，甚至抽搐。①发作时补充钾盐、镁盐，必要时静脉注射硫酸镁，若无效选用异丙基肾上腺素，用量 0.5 mg/500 ml，缓慢静滴，通过增快心率，使心肌复极缩短，复极均一；②对于冠心病、老年人应慎用，必要时联合应用利多卡因，禁用延迟复极药物；③先天性 Q-T 间期延长综合征者应避免紧张、噪声等，坚持服用 β 受体阻滞药，若有晕厥史者，加用苯妥英钠 0.3g/d，后者可减弱星状神经节传出功能；④若反复发作，药物无效者，可行左侧胸 1~5 交感神经节切除术。一般不主张电复律，因其具有反复发作，自动终止倾向，且往往伴低钾、传导阻滞，而电击造成心肌损伤，可使病情恶化。⑤但若恶化为室扑、室颤，可电击除颤。

3）预防复发　若室速有复发倾向时，应根据情况适当选用抗心律失常药物，一般选择转复心律时所用的同类药。

（3）心室扑动与心室颤动　心室扑动与颤动（ventricular flutter and ventricular fibril-lation）常见于缺血性心脏病；此外，抗心律失常药物，特别是引起 QT 间期延长与尖端扭转的药物，严重缺氧、缺血、预激综合征合并房颤与极快的心室率、电击伤等亦可引起。心室扑动与颤动为致命性心律失常。

临床表现为突然意识丧失、心跳停止、抽搐等，此时需紧急非同步电复律，电功率选择 300 J；原发室扑与室颤对电除颤一般反应较好，必要时可静脉注射利多卡因，后者可保持心脏电生理稳定性，协助电除颤；若为细颤波，可静脉注射肾上腺素，使细颤变为粗颤，再次行非同步电复律；也可用多巴胺或多巴酚丁胺等选择性作用较强的药物代替肾上腺素。一旦复律成功，应持续静滴利多卡因或胺碘酮，降低室颤阈值。其他治疗包括维持有效循环和呼吸功能，维持水、电解质和酸碱平衡，防治脑水肿、急性肾衰竭和继发感染等。

（4）室内阻滞　室内阻滞多见于器质性心脏病，冠心病在室内阻滞中居第 2 位，由于冠状动脉供血不足，束支缺血受损所致。病毒性心肌炎、风湿性心脏病、房间隔缺损、心脏手术等均可引起室内阻滞。右束支阻滞亦可见于部分正常人，室内阻滞本身不需特殊处理，主要治疗原发病。对于双分支病变伴有晕厥史者，经治疗不能恢复时，宜早期安装人工心脏起搏器。

**2. 室上性心律失常**

（1）窦性心律失常

1）窦性心动过速　可见于健康人吸烟、饮茶或咖啡、饮酒、体力活动及情绪激动时；某些病理状态，如发热、甲状腺功能亢进、贫血、休克、心肌缺血、充血性心力衰竭以及应用肾上腺素、阿托品等药物亦可引起窦性心动过速；窦性心动过速的治疗应针对病因和去除诱发因素，如治疗心力衰竭、纠正贫血、控制甲状腺功能亢进等。必要时可使用β受体阻滞药或非二氢吡啶类钙通道阻滞药如地尔硫䓬等。

2）窦性心动过缓　常见于健康的青年人、运动员与睡眠状态；其他原因如颅内疾患、严重缺氧、低温、甲状腺功能减退、阻塞性黄疸，以及应用拟胆碱药物、胺碘酮、β受体阻滞药、非二氢吡啶类的钙通道阻滞药或洋地黄等药物；窦房结病变和急性下壁心肌梗死亦常发生窦性心动过缓。无症状的窦性心动过缓通常无需治疗。如因心率过慢，出现心排血量不足症状，可应用阿托品、麻黄碱或异丙肾上腺素等药物，但长期应用往往效果不确定，易发生严重副作用，故应考虑心脏起搏治疗。

3）病态窦房结综合征　病态窦房结综合征（sick sinus syndrome, SSS，简称病窦综合征）是由窦房结病变导致功能减退，产生多种心律失常的综合表现。它是一种缓慢进展的疾病，常见于各种器质性心脏病、手术、创伤等引起的窦房结局部及周围缺血、变性、坏死、纤维化等，更多见于特发性窦房结退行性变；其临床表现主要为脑、心、肾等重要脏器供血不足，如头晕、失眠、记忆力减退、黑矇等，严重者出现心源性晕厥，称为阿-斯综合征（Adams-Stroke syndrome），甚至猝死。

对于病态窦房结综合征，可选用阿托品、茶碱或β₁受体激动药等药物；阿托品主要是通过阻断心脏M受体，取消迷走神经对心脏的支配作用，使交感神经支配占优势，从而加快心率。茶碱是腺苷抑制药，麻黄碱或异丙肾上腺素则主要是直接激动心脏β受体，均可使心率加快。但频发窦性停搏、窦房阻滞，或反复发作的阿-斯综合征，经一般治疗无效时，或房扑、房颤其心室率极缓慢时，尤其伴有晕厥史者，宜选用起搏治疗；部分阿-斯综合征起搏治疗后，其室上性心律失常停止发作；若仍有发作，可选用抗心律失常药物。

（2）房性心律失常

1）房性期前收缩　房性期前收缩（atrial premature beats）也称房性早搏，简称房早。偶发者一般不需药物治疗。频发或持续存在者更常见于器质性心脏病，如二尖瓣狭窄、心肌炎、心肌病、肺心病、冠心病等；频发房性期前收缩尤其多源性者常为房颤先兆，对此应进行药物治疗。可选用镇静药、β受体阻滞药、钙通道阻滞药或洋地黄类。

2）房性心动过速　房性心动过速（atrial tachycardia）简称房速。根据发生机制与心电图表现的不同，可分为自律性房性心动过速（automatic atrial tachycardia）、折返性房性心动过速（reentrant atrial tachycardia）与紊乱性房性心动过速（chaotic atrial tachycardia）三种。自律性与折返性房性心动过速常可伴有房室传导阻滞，被称为伴有房室阻滞的阵发性房性心动过速（paroxysmal atrial tachycardia with AV lock, PAT with block）。

①自律性房性心动过速：大多数伴有房室传导阻滞的阵发性房性心动过速因自律

性增高引起。心肌梗死、慢性肺部疾病、大量饮酒以及各种代谢障碍均可为致病原因。洋地黄中毒特别在低血钾时易发生这种心律失常。房性心动过速合并房室传导阻滞时，心室率通常不太快，不会招致严重的血流动力学障碍，因而无需紧急处理。假如心室率达140次/分以上、由洋地黄中毒所致，或临床上有严重充血性心力衰竭或休克征象，应进行紧急治疗。其处理方法如下。

洋地黄引起者：立即停用洋地黄；如血钾不升高，首选氯化钾口服（半小时内服用完5g，如仍未恢复窦性心律，2小时后再口服2.5g）或静脉滴注氯化钾（每小时10~20 mmol，总量不超过40 mmol），同时进行心电图监测，以避免出现高血钾（T波高尖）；已有高血钾或不能应用氯化钾者，可选用利多卡因、β受体阻滞药。心室率不快者，仅需停用洋地黄。

非洋地黄引起者：积极寻找病因，针对病因治疗；洋地黄、β受体阻滞药、非二氢吡啶类钙通道阻滞药可用于减慢心室率；如未能转复窦性心律，可加用 I A、I C或Ⅲ类抗心律失常药；少数持续快速自律性房速，若药物治疗无效时，亦可考虑作射频消融。

②折返性房性心动过速：本型较为少见，折返发生于手术瘢痕，解剖缺陷的邻近部位。本型心律失常的处理可参照阵发性室上性心动过速。

③紊乱性房性心动过速：本型亦称多源性房性心动过速（multifocal atrial tachycardia）。常发生于患慢性阻塞性肺疾病或充血性心力衰竭的老年人，亦见于洋地黄中毒与低血钾患者。治疗应针对原发疾病。肺部疾病患者应给予充足供氧、控制感染，停用氨茶碱、去甲肾上腺素、异丙肾上腺素、麻黄碱等药物。维拉帕米与胺碘酮可能有效。补充钾盐与镁盐可抑制心动过速发作。

3）房扑与房颤　房扑（atrial flutter）与房颤（atrial fibrillation）无论在病因、发病机制、临床意义及处理等方面均相似，绝大多数由器质性心脏病引起。临床表现为心室率与心房率快慢不一，心音强弱不等。房颤是常见的快速心律失常，其发生率仅次于期前收缩。对其治疗包括：①病因治疗：如甲亢性心脏病及二尖瓣狭窄，必须于甲亢控制或二尖瓣狭窄已解除后，方考虑房颤的处理，否则房颤不易纠正或纠正后亦难以维持。②转复房颤：对于较年轻、房颤时间在1年内、左房内径<50 mm、心胸比<55%，其窦房结功能良好（未用洋地黄时心室率在80次/分左右）者，基本病因去除后可行复律治疗。复律方法可选用：毛花苷C 0.4 mg稀释后缓慢静注，必要时2小时后重复应用0.2 mg，一旦转复，改用地高辛片0.125~0.25 mg/d，维持一段时间，以防复发。对于伴有器质性心脏病尤其心力衰竭者更为适合；多数房颤经该药治疗后，可在24~48小时内自行转复，对仍未能转复者，可应用抗心律失常药物或电复律；若合并预激综合征，尤其QRS波增宽型（旁道下传）者，则禁止使用洋地黄、β受体阻滞药与钙通道阻滞药，因这些药物均可加快旁道传导，诱发室颤。慢性房颤发作频繁或伴有明显症状者，可口服胺碘酮，以减少发作次数与持续时间，用量为0.6 g/d，连用7~14天，一旦转复，减为0.2 g/d维持；副作用有角膜微粒沉积、干扰甲状腺功能、肺间质纤维化，Q-T间期延长致尖端扭转型室速等。奎尼丁虽可有效转复房颤，但因诱发致命性室性心律失常，目前已基本不用。普罗帕酮等药物可致室性心律失常，对有严重器质性心脏病患者不宜使用。药物复律无效时，可选用电复律（cardioversion）。电复律是转复房扑、房颤疗效最好的一种方法，对于房扑转复成功率几乎达100%，且需电能量小，50~75 J即可转复；对房颤转复成功率达95%左右，电能量需

150～200 J。电复律前几日亦应给予抗心律失常药，以防复律后房颤复发。一旦转复，继续药物维持。③控制心室率：慢性房颤经复律与维持窦性心律治疗无效者，称为永久性房颤。对其治疗以控制心室率为主，可选地高辛 0.125～0.25 mg 长期服用，控制心室率于休息时 70 次/分左右，轻微活动后不超过 90 次/分；若控制不满意，可加用 β受体阻滞药或钙通道阻滞药。④抗凝治疗：慢性房颤有发生体循环栓塞可能，故需复律前抗凝 3 周，复律后继续抗凝 4 周；抗凝药物选用华法林口服，使凝血酶原时间国际标准比值（INR）维持在 2.0～3.0 之间。对不适宜华法林治疗者，可改用阿司匹林100～300 mg/d，紧急复律者可改用静注肝素或皮下注射低分子肝素抗凝；对于慢性房颤既往有栓塞史、左房扩大、瓣膜病、高血压、糖尿病、老年等高危患者，均应接受长期抗凝治疗，尤其需要选用华法林。对于药物治疗无效者可考虑选用房颤射频消融术。

（3）房室交界性心律失常

1）交界性期前收缩与交界性心律　交界性期前收缩一般不需治疗，交界性逸搏及逸搏心律本身是一种生理性代偿机制，可见于迷走神经对窦房结抑制作用，或洋地黄中毒等；持续存在的交界性心律多见于器质性心脏病引起的窦房结功能衰竭，常是病窦综合征的一种表现。对其治疗，主要是病因治疗及其原发心律失常的治疗，必要时可起搏治疗。非阵发性交界速最常见的病因为洋地黄中毒，亦见于下壁心肌梗死、心肌炎、急性风湿热或心瓣膜手术，由于此类心律失常多能自行消失，故可动态观察；除病因治疗外，对洋地黄中毒者，可给予钾盐、利多卡因或苯妥英钠；对其他原因引起者，亦可选用 IA、IC 与 III 类抗心律失常药物。

2）阵发性室上性心动过速　90% 以上为房室结折返（AVNRT）或房室折返性心动过速（AVRT）2 种类型，患者常无明显器质性心脏病，发作时可有心悸、头晕等，严重者可有血流动力学影响，甚至晕厥。对其处理，主要是控制发作及预防复发。由于房室结是其折返环路的必需部分，故对减慢房室结传导有效的药物和方法对此均有效。①机械刺激：反射性迷走神经兴奋，使 PSVT 转复。如刺激咽喉、压迫眼球等方法。②药物治疗：对于反复发作者，可选用毛花苷 C、升压药物、三磷酸腺苷（ATP）等，通过不同机制，反射性迷走神经兴奋，使心律转复；若仍无效可选用抗心律失常药物普罗帕酮、维拉帕米、普萘洛尔、胺碘酮等；预激合并旁道下传的室上性心动过速，禁用毛花苷 C、普萘洛尔及维拉帕米。③电治疗：发作期经食管心房调搏超速或亚超速抑制，可使大部分患者心律转复；预激合并房扑、房颤或室上性心动过速，且出现明显血流动力学影响时，可紧急行电复律；射频电流导管消融术（radiofrequency catheter ablation, RFCA）是目前治疗 PSVT 的一种安全、有效的根治措施，它利用可控制的高频电流（频率在 100 kHz ～1.5 MHz）所产生的热度使组织产生凝固性坏死，从而阻断折返途径的通道，彻底治愈。主要用于折返机制参与的心动过速。近年来，该方法在临床已广泛开展，其成功率已达 95% 以上。

3）房室传导阻滞　常见于器质性心脏病，亦见于原发传导束退化症（Lenegre病）、手术损伤、高血钾、洋地黄中毒等。一度及二度 I 型可见于正常人，迷走神经张力增高者，临床常无症状；二度 II 型房室阻滞可有头晕、乏力、气促，甚至晕厥，出现阿-斯综合征；症状轻重与房室间传导比例有关。治疗有以下 3 方面：①病因治疗：解除迷走神经张力过高，若为急性心肌炎、心脏手术损伤或急性心肌梗死引起的二度 II 型以上者，必要时选用糖皮质激素：地塞米松 10 mg/d，短期应用。②增快心率，促进传导药物：阿托品对 His 束以上的传导阻滞有一定作用，必要时 2 mg/500 ml 静脉滴注；异丙肾上腺素 0.5 mg/500ml 缓慢滴注，严密监护心率，调整用量，使心室率维持在 50 次/分左右。③起搏治疗：适用于二度Ⅱ型及三度房室阻滞，尤其对于器质性心脏病，原发传导系统退行性变等，起搏治疗是目前治疗房室阻滞最有效的方法。

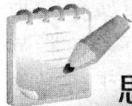

## 思考题

1. 试述抗心律失常药物的分类、其各自代表药的作用特点和不良反应。
2. 试述心律失常的治疗原则和心房颤动的治疗措施。
3. 查阅相关文献，了解心律失常的药物治疗有哪些新进展？
4. 病例分析

赵 XX，男 47 岁，教师，已婚，2012 年 3 月 26 日入院。

主诉：心悸，胸闷近半年。

现病史：患者在十年前偶然机会心脏听诊发现有"早搏"，无特殊不适亦未治疗。近半年来因劳累加上情绪波动而自觉胸闷，气促，心悸，周身乏力，有时有心前区疼痛，但无晕厥发生，曾在 XX 县医院住院检查发现有"室性早搏"，用胺碘酮后能基本控制，但出院后又有早搏，胸闷，气促，入院前在我院门诊做 24 小时动态心电图，发现最低心率 48 次/分，最高 128 次/分，室早：3359 次，其中 3331 次单发，28 次成二联律，门诊以"频发室早"收住院。

体检：T：36.8℃，P：68 次/分。BP：120/76 mmHg。一般情况尚可，心脏望触叩无异常。听诊：心率 68 次/分，闻及早搏 4~5 次/分，各瓣膜区未闻及病理性杂音、附加音及心包摩擦音，桡动脉偶有缺脉，余正常。

辅助检查：二维超声心电图，未见异常。

诊断：心律失常（室性早搏）

住院经过：

3 月 26 日：普鲁卡因胺 0.5g，qid。

从 3 月 26 日~4 月 6 日：病人仍感心慌、胸闷，心脏听诊早搏 6~12 次/分。

4 月 7 日起停普鲁卡因胺改用胺碘酮 0.2g，tid，并向病人交代该药可能产生的不良反应。

4 月 10 日：早搏 1~3 次/分，胸闷心慌好转。

4 月 13 日：胸闷，心慌明显好转，偶闻及早搏改胺碘酮为 0.2g，bid。

4 月 18 日：胺碘酮已经用 10 天，早搏基本控制，无明显不良反应，无 Q－T 间期延长。

4 月 23 日：改用胺碘酮为 0.2g，qd。

5 月 8 日：病人自觉症状改善，心率 68 次/分，未闻及早搏，出院。

**讨论题：**

（1）胺碘酮属何类抗心律失常药？试述该药的作用原理及可能产生的不良反应？

（2）该病人主要表现为室性心律失常，对于此病人除应用胺碘酮外，你认为还可以选用哪些抗心律失常药？请分别叙述它们的作用原理及主要不良反应。

# 第五节　血脂/脂蛋白异常血症

血脂是血浆中甘油三酯、胆固醇和类脂的总称。血脂异常（dyslipidemia）是指血浆中脂质的量和质的异常。由于脂质不溶或微溶于水，在血浆中必须与蛋白质结合成脂蛋白，因此，血脂异常实际上表现为脂蛋白异常血症（dyslipoproteinemia）。血脂异常多数是遗传因素与环境因素相互作用的结果（原发性），少数为全身性疾病所致（继发性）。血脂异常可作为代谢综合征的组分之一，与多种疾病如肥胖症、2 型糖尿病、高血压、冠心病、脑卒中等密切相关。长期血脂异常可导致动脉粥样硬化、增加心脑血管病的发病率和死亡率。随着生活水平提高和生活方式改变，我国血脂异常的患病率已明显升高。据流行病学调查显示，我国成人血脂异常患病率为 18.6%，估计患病人数 1.6 亿。防治血脂异常对延长寿命、提高生活质量具有重要意义。

## 一、血脂和脂蛋白概述

### （一）血脂、脂蛋白和载脂蛋白

血脂是血浆中的中性脂肪（甘油三酯和胆固醇）和类脂（磷脂、糖脂、固醇、类固醇）的总称；血浆脂蛋白是由载脂蛋白和甘油三酯（TG）、胆固醇（CH）、磷脂（PL）等组成的球形大分子复合物，主要有乳糜微粒（chylomicrons，CM）、极低密度脂蛋白（VLDL）、低密度脂蛋白（LDL）和高密度脂蛋白（HDL）；载脂蛋白（apoprotein，Apo）是脂蛋白中的蛋白质，可分为 A、B、C、D、E 五类，它们不仅是脂蛋白重要组成成分，而且还与特异性受体结合，促进脂蛋白的合成与代谢。

### （二）脂蛋白及其代谢

人体脂蛋白有两条代谢途径：外源性代谢途径指饮食摄入的胆固醇和三酰甘油在小肠中合成 CM 及其代谢过程；内源性代谢途径是指由肝脏合成的 VLDL 转变为中间密度脂蛋白（IDL）和 LDL，以及 LDL 被肝脏或其他器官代谢的过程。此外，机体还存在胆固醇逆转运途径。

（1）乳糜微粒（chylomicrons，CM）　颗粒最大，密度最低，富含 TG。食物中的脂类在肠壁中合成 TG、CH 和 PL，与同时合成的 ApoA 和 ApoB 等载脂蛋白结合形成 CM。其作用是将外源 TG 运送至肝外组织供利用。由于颗粒大，不能进入动脉壁，一般不致动脉粥样硬化，但易诱发急性胰腺炎。

（2）极低密度脂蛋白（VLDL）　VLDL 颗粒比 CM 小，密度约为 1，也富含 TG，但所含 CH、PL 和 Apo 比例增大。VLDL 的主要功能是把内源性 TG 运送到体内肝外组织，也向外周组织间接或直接提供 CH。目前多认为 VLDL 水平升高是冠心病的危险因素。

（3）低密度脂蛋白（LDL）　LDL 颗粒比 VLDL 小，密度比 VIDL 高，CH 所占比例特别大，Apo B 占其 Apo 含量的 95%。LDL 的主要功能是将 CH 转运到肝外组织，为导致动脉粥样硬化的重要脂蛋白。经过氧化或其他化学修饰后的 LDL，具有更强的致动脉粥样硬化作用。

（4）高密度脂蛋白（HDL）　HDL 颗粒最小，密度最高，蛋白质和脂肪含量约各占一半，载脂蛋白以 Apo AI 和 Apo AⅡ为主。HDL 的生理功能是将肝外组织包括动脉壁在内的 CH 转运到肝脏进行代谢，这一过程称为 CH 的逆转运，可能是 HDL 抗动脉粥样硬化作用的主要机制。

### （三）血脂及其代谢

（1）胆固醇（CH）　食物中的 CH（外源性）主要为游离 CH，在小肠腔内与 PL、胆酸结合成微粒，在肠黏膜吸收后与长链脂肪酸结合形成胆固醇酯。大部分胆固醇酯形成 CM，少量组成 VLDL，经淋巴系统进入体循环；内源性 CH 在肝和小肠黏膜由乙酸合成而来，葡萄糖、氨基酸、脂肪酸代谢产生的乙酰辅酶 A 是合成 CH 的基质，其合成过程受 3 - 羟基 - 3 - 甲基戊二酰辅酶 A（HMG CoA）还原酶催化。循环中 CH 的去路包括构成细胞膜，生成类固醇激素、维生素 D、胆酸盐，储存于组织等。未被吸收的 CH 在小肠下段转化为类固醇随粪便排出。排入肠腔的 CH 和胆酸盐可再吸收经肠肝循环回收肝脏再利用。

（2）甘油三酯（TG）　外源性 TG 来自食物，消化、吸收后成为乳糜微粒的主要成分。内源性 TG 主要由小肠和肝脏合成，构成脂蛋白（主要是 VLDL）后进入血浆。血浆中的 TG 是机体恒定的能量来源，它在脂蛋白酯酶（LPL）作用下分解为 FFA 供肌细胞氧化或储存于脂肪组织。脂肪组织中的脂肪又可被脂肪酶水解为 FFA 和甘油，进入循环后供其他组织利用。

## 二、血脂/脂蛋白异常分类

### （一）表型分类

目前国际通用世界卫生组织（WHO）制定的分类系统。根据各种脂蛋白升高的程度将脂蛋白异常血症分为 5 型，其中第Ⅱ型又分为Ⅱa、Ⅱb 2 个亚型，共 6 型，其中Ⅱa、Ⅱb 和Ⅳ型较常见（表 12 - 2）；临床上也可简单地将血脂异常分为高胆固醇血症、高甘油三酯血症、混合性高脂血症和低高密度脂蛋白胆固醇血症（表 12 - 3）。

**表 12 - 2　高脂蛋白血症 WHO 表型分类**

| 表型 | 外观 | CH | TG | CM | VLDL | LDL | 备注 |
|---|---|---|---|---|---|---|---|
| Ⅰ | 上层奶油<br>下层透明 | ↑ | ↑↑ | ↑↑ | → | → | 临床罕见 |
| Ⅱa | 透 明 | ↑↑ | → | → | → | ↑↑ | 易患冠心病 |
| Ⅱb | 透 明 | ↑↑ | ↑↑ | → | ↑ | ↑ | 易患冠心病 |
| Ⅲ | 上层奶油<br>下层混浊 | ↑↑ | ↑↑ | ↑ | ↑ | ↓ | 易患冠心病 |
| Ⅳ | 混 浊 | ↑→ | ↑↑ | → | ↑↑ | → | 易患冠心病 |
| Ⅴ | 上层奶油<br>下层混浊 | ↑ | ↑↑ | ↑↑ | ↑ | ↓ | 易患胰腺炎 |

注：外观为 4℃冰箱过夜后所见；↑：升高；↓：降低；→：浓度正常

表 12 – 3　高脂蛋白血症临床分型

| 分型 | CH | TG | HDL | 相当于 WHO 表型 |
|---|---|---|---|---|
| 高胆固醇血症 | ↑↑ | | | Ⅱa |
| 高甘油三酯血症 | | ↑↑ | | Ⅳ、Ⅰ |
| 混合型高脂蛋白血症 | ↑↑ | ↑↑ | | Ⅱb、Ⅲ、Ⅳ、Ⅴ |
| 低高密度脂蛋白血症 | | | ↓ | |

### （二）按是否继发于全身系统性疾病分类

分为原发性和继发性血脂异常两大类。继发性血脂异常可由于全身系统性疾病所引起，也可由于应用某些药物所引起。在排除了继发性血脂异常后，就可以诊断为原发性血脂异常。原发性和继发性血脂异常可同时存在。

### （三）基因分类

相当一部分原发性血脂异常患者存在一个或多个遗传基因缺陷，由基因缺陷所致的血脂异常多具有家族聚集性，有明显的遗传倾向，称为家族性脂蛋白异常血症，包括颇为常见而突变基因尚未确定的家族性混合型高脂血症、家族性高甘油三酯血症。原因不明的称为散发性或多基因性脂蛋白异常血症。

## 三、临床表现

血脂异常可见于不同年龄、性别的人群，某些家族性血脂异常可发生于婴幼儿。异常脂质在真皮内沉积可引起黄色瘤，多表现为两眼睑内眦扁平黄色斑块。在血管内沉积可引起动脉粥样硬化以及继发的冠心病、脑血管病及周围血管病。高脂蛋白血症是心血管疾病的主要危险因素之一，其中 CH、TG、LDL、VLDL 升高，HDL 降低尤为重要。

## 四、实验室检查

血脂异常是通过实验室检查而发现、诊断及分型的（表 12 – 4）。

表 12 – 4　血脂水平分层标准

| 分层 | CH mmol/L （mg/dl） | LDL – CH mmol/L （mg/dl） | HDL – CH mmol/L （mg/dl） | TG mmol/L （mg/dl） |
|---|---|---|---|---|
| 合适范围 | <5.18（200） | <3.37（130） | ≥1.04（40） | <1.70（150） |
| 临界升高 | 5.18~6.19（200~239） | 3.37~4.12（130~159） | | 1.70~2.25（150~199） |
| 升高 | ≥6.22（240） | ≥4.14（160） | ≥1.55（60） | ≥2.26（200） |
| 降低 | | | <1.04（40） | |

## 五、诊断要点

详细询问病史，包括个人饮食和生活习惯、有无引起继发性血脂异常的相关疾病、引起血脂异常的药物应用史以及家族史。体格检查须全面、系统，并注意有无黄色瘤、角膜环和脂血症眼底改变等。血脂检查的重点对象包括：①已有冠心病、脑血管病或周围动脉粥样硬化病者；②有高血压、糖尿病、肥胖、吸烟者；③有冠心病或动脉粥样硬化家族史者，尤其是直系亲属中有早发冠心病或其他动脉粥样硬化证据者；④有皮肤黄色瘤者；⑤有家族性高脂血症者。从预防的角度出发，建议 20 岁以上的成年人至少每 5 年测定一次血脂，建议 40 岁以上男性和绝经期后女性每年进行血脂检查；对于缺血性心血管疾病及其高危人群，则应每 3~6 个月测量一次。首次发现血脂异常时应在 2~4 周内，再予复查。

## 六、治疗原则

（1）应首先注重生活方式的调整，如控制饮食和适当锻炼；戒烟限酒限盐；

（2）医学营养治疗为治疗血脂异常的基础，需长期坚持。根据患者血脂异常的程度、分型以及性别、年龄和劳动强度等制订食谱。高胆固醇血症要求采用低饱和脂肪酸、低胆固醇饮食，增加不饱和脂肪酸；外源性高甘油三酯血症要求改为严格的低脂肪饮食，脂肪摄入量 <30% 总热量；内源性高甘油三酯血症要注意限制总热量及糖类，减轻体重，并增加多不饱和脂肪酸。

（3）继发性血脂异常应以治疗原发病为主，如糖尿病、甲状腺功能减退症经过控制后，血脂有可能恢复正常。但是原发性和继发性血脂异常可能同时存在，如原发病经过治疗一段时期后，血脂异常仍然存在，考虑同时有原发性血脂异常，需给予相应治疗。

（4）采取综合性的治疗措施。治疗性生活方式改变（therapeutic lifestyle changes，TLC）为首要的基本的治疗措施，药物治疗需严格掌握指征，必要时考虑血浆净化疗法或外科治疗，基因治疗尚在探索之中。

## 七、药物治疗方案

### （一）治疗药物分类

（1）羟甲基戊二酰辅酶 A（HMG – CoA）还原酶抑制剂　亦称他汀类（statins），是一类以降低胆固醇为主的调脂药物。HMG – CoA 还原酶是肝脏合成胆固醇的限速酶，该酶受抑制后，肝脏合成胆固醇显著减少，反馈性上调肝细胞表面 LDL 受体数目，使循环中 LDL 和 VLDL 残粒被肝细胞摄取增多，血浆 CH 和 LDL – CH 下降。该类药物降低 CH 和 LDL – CH 作用明显，还具有改善内皮功能、稳定斑块、抗脂质过氧化等作用，在减少心血管事件方面独具优势。

（2）苯氧芳酸类　亦称贝特类（fibrates），该类药物通过增强脂蛋白酯酶活性，促进 VLDL 中的 TG 水解，减少肝内 VLDL 和 TG 的合成和分泌，导致血浆 VLDL 和 TG 减少。主要降低 TG，轻度降低 CH 和升高 HDL – CH。

（3）烟酸类（nicotinic acid）　属 B 族维生素，当用量超过其作为维生素作用的剂量时，可有明显降脂作用。是脂肪组织中的脂酶抑制剂，可抑制脂肪分解，抑制肝脏合成 VLDL 和 LDL，使 TG 和 TC 水平下降，可升高 HDL – CH 和 ApoⅠ 水平。

（4）胆酸螯合剂　为阴离子交换树脂，在肠道内不溶于水，与胆酸结合形成络合物排出体外，故能阻止胆酸及 CH 的重吸收。肝中 CH 水平下降后，上调肝细胞表面

LDL 受体数目，加速 LDL 分解，使 LDL - CH 和 CH 降低。

（5）胆固醇吸收抑制剂　依折麦布（ezetimibe）是目前已经上市的唯一一种胆固醇吸收抑制剂，主要在小肠和肝脏与葡萄糖苷酸结合，然后由胆汁及肾脏排出。此药几乎不经细胞色素 P450 酶系代谢，很少与其他药物相互影响；常规剂量口服时其生物利用度不受食物影响。初步研究显示，该药能使小肠吸收胆固醇的数量降低 50% 以上。

（6）其他调脂药物　①普罗布考（probucol）：降脂作用弱，但具有较强的抗氧化作用；有较高的脂溶性，能结合到脂蛋白之中；从而抑制 LDL 的氧化修饰，进而抑制动脉粥样硬化斑块的形成，并使病变消退。②多不饱和脂肪酸：主要有二十碳五烯酸（eicosapentaenoic acid，EPA）和二十二碳六烯酸（docosahexaenoic acid，DHA）等长链多不饱和脂肪酸。可能通过抑制肝脏合成 VLDL 起作用，主要降低 TG 和轻度升高 HDL - CH，对 CH 及 LDL - CH 无影响。

### （二）治疗药物的选用

（1）高胆固醇血症　①他汀类：原发性高胆固醇血症（高脂蛋白血症Ⅱ、Ⅲ、Ⅳ型，其中包括纯合子型家族性高胆固醇血症）、继发性高脂蛋白血症、混合型高脂蛋白血症和低高密度脂蛋白血症等患者，均以胆固醇增高为主的血脂代谢异常，对此类患者首选他汀类；冠心病、脑血管疾病、周围动脉粥样硬化、黄色瘤等疾病均为血脂代谢异常所引起，故该类药物是目前临床应用最广的预防上述疾病的药物。常用药物有瑞舒伐他汀 5 ~ 10 mg/d，阿托伐他汀 10 ~ 20 mg/d，洛伐他汀 40 ~ 80 mg/d，普伐他汀 40 ~ 80 mg/d，辛伐他汀 20 ~ 40 mg/d，氟伐他汀 40 ~ 80 mg/d 等，均为睡前一次服用；定期监测肝、肾功能及肌酸磷酸激酶。一般常规剂量可使 CH 下降 30% ~ 40%，LDL - CH 下降 20% ~ 50%，TG 亦有轻中度下降，HDL - CH 轻度上升。该类药物是治疗各种原因所致高胆固醇血症的首选药物，如能耐受，应长期服用，尤其对于高危人群。该类药物的副作用有：胃肠道症状、可逆性肝酶升高、肌痛、血清肌酸激酶（CK）升高等，严重者可引起横纹肌溶解（西立伐他汀因发生肌溶解现象而在 2001 年撤市）。一般情况下副作用较少见，目前常用他汀类药物中，横纹肌溶解和持续肝功能异常非常罕见。但与其他调脂药物合用时，应特别警惕。此类药物不宜用于孕妇、哺乳期妇女及儿童。②胆酸螯合剂：考来替泊（colestipol）和考来烯胺（cholestyramine），用量均为每次 2 ~ 5g，1 ~ 3 次/天，其副作用主要是便秘，近年来微粒型制剂副作用少，易被患者接受；目前该类药物临床极少选用。③胆固醇吸收抑制剂：依折麦布 10 mg/d，与他汀类联用，可使其调脂作用进一步增强，其副作用有头痛、恶心，偶有肌酶和肝酶升高。④普罗布考：尤其家族性高胆固醇血症患者首选，用法为每次 250 ~ 500 mg，2次/天口服，偶有肝功能损伤、肌酶一过性升高。

（2）高甘油三酯血症　①贝特类：高 TG 血症（高脂蛋白血症Ⅳ型、Ⅰ型）或以 TG 升高为主的混合型高脂蛋白血症（Ⅲ、Ⅴ型）首选贝特类，如非诺贝特（fenofibrate）100 mg，3 次/天，微粒型非诺贝特 200 mg，1 次/天；吉非贝齐（gemfibrozil）600 mg，2 次/天；苯扎贝特（benzafibrate）200 mg，3 次/天；均饭后服用。副作用有：胃肠道症状、一过性转氨酶升高和肾功能改变，亦可引起肌酶升高等，应定期监测肝、肾功能及肌酶。②多不饱和脂肪酸：多烯康胶丸为多不饱和脂肪酸制剂，每粒 300 mg，每次 2 ~ 4 粒，3 次/天，有轻度降低 TG 和升高 HDL - CH 作用。③烟酸类：烟酸常用量由每次 0.1g 渐增加到 1.0 g，3 次/天。其同类药物有阿昔莫司（acipimox），为人工合成的烟酸衍生物，每次 0.25 g，2~3 次/天，适用于 TG 明显升高、HDL-CH 明显降低者，但一般不单独应用，可与他汀类联用。主要副作用有皮肤潮红、胃部不适等，不宜耐受，长期应用亦可能影响肝功能。

（3）混合型高脂蛋白血症　对于此类型患者，需根据 CH 和 TG 水平高低，决定治疗方案。常优先选用一种降脂药物，而后再选用另一种；若 CH 升高更明显，则首选他汀类，当 CH 有明显降低而 TG 仍较高时，改用贝特类。如果单一药物疗效差，必须同时选用 2 种药物时，则均自小剂量开始，采取早晨用贝特类，晚上用他汀类，避免血药浓度升高，同时严密监测肝功能及肌酶。

血清 TG 水平增高的患者不宜饮酒和应用雌激素治疗。当合并糖尿病时，应针对糖尿病加以治疗。合并有糖尿病的家族性混合型高脂血症患者，不宜使用烟酸降血脂，因为烟酸可能加重糖尿病。胆酸分离剂因为会加重高甘油三酯血症，因而不适用于这类患者的治疗。血液透析方法可加速降低 LDL，改善皮肤的黄色瘤及心血管病变，但儿童接受长期 LDL 分离术有困难。

（4）低高密度脂蛋白血症　对于该类患者，首要目标是降低 LDL-CH 并达目标值；单纯低 HDL-CH 时，以增加体力活动为主，必要时可考虑采用烟酸、他汀类或贝特类等升高 HDL-CH 的药物，但主要是针对合并冠心病或冠心病等危症者。另外应治疗引起 HDL-CH 水平降低的原发疾病，如肾病综合征、糖尿病等。

为了提高血脂达标率，少部分患者需要联合应用调脂药物，其中多由他汀类与其他调脂药物联用。如小剂量他汀类与依折麦布联用，其降脂达标率提高，副作用不增加，患者耐受性良好。他汀类与小剂量烟酸缓释剂联用，可明显提高 HDL-CH，但个别患者因面部潮红不能耐受，同时有增加肌病和肝毒性可能（烟酸增加他汀类药物的利用度）。他汀类与胆酸螯合剂联用，可增加各自的降 LDL-CH 作用，但由于后者服用不方便，故此联合仅用于其他治疗无效患者。他汀可与多不饱和脂肪酸联合，用于混合型高脂血症的治疗。一般情况下他汀类与贝特类不联合应用，因其副作用有可能明显增加。

## 八、建议

若经过治疗性生活方式改变和药物治疗后，血脂和脂蛋白异常尚未纠正，可采取其他治疗措施，如血浆净化治疗、手术治疗或基因治疗等。总之，调脂治疗一般是长期的，甚至是终生的。不同个体对同一治疗措施或药物的疗效和副作用差异很大，直监测血脂水平以指导治疗。在药物治疗时，必须监测不良反应，定期检查肌酶、肝功能、肾功能和血常规等。

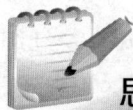

### 思考题

1. 试述高脂血症治疗药物的分类及药物治疗原则。
2. 试述各种高脂血症治疗药物的选用及用药注意事项。

3. 查阅相关文献，了解 HMG – CoA 还原酶抑制剂治疗心血管疾病的最新研究进展。

# 第六节　风湿性心脏病

风湿性心脏病（rheumatic heart disease），简称风心病，它是由 A 型溶血性链球菌感染引起的变态反应，属于自身免疫性疾病。由于风湿性炎症过程常导致心脏瓣膜损害，故又称风湿性心瓣膜病，是我国最常见的心脏病。该病好发于 40 岁以下的青壮年，女性稍多。临床上以单纯尤其二尖瓣病变最为常见，占 70% 至 80%，二尖瓣合并主动脉瓣病变次之，占 20% 至 30%。单个或多个瓣膜及附属结构的功能或结构异常，导致瓣膜狭窄和（或）关闭不全，导致血流动力学改变从而出现心脏增大、心力衰竭等临床表现。

## 一、病因和发病机制

风湿性心脏病患者一般先有风湿热病史，如风湿性咽喉炎、风湿性关节炎、风湿性心肌炎等。其致病微生物是 A 型溶血性链球菌。经济落后、生活水平低、卫生条件差的地区较易发病。

风湿性心脏病发病机制是机体经 A 型溶血性链球菌感染后，A 型溶血性链球菌作为抗原进入人体，机体产生抗体；同时，在感染的作用下·自身心肌及结缔组织亦具有抗原性，形成自身抗体。当机体再次受到链球菌感染时，在该菌抗原及组织抗原持续存在的情况下，抗原与抗体结合形成免疫复合物，并随血液循环到达心脏、关节等处，并沉积于此处组织内。在沉积的部位，补体被固定，并激活、吸引粒细胞集聚，粒细胞的溶酶体分泌水解酶，破坏组织，从而造成组织炎症损害，发生心肌炎及心瓣膜炎。

## 二、临床表现

该病的临床表现因其受累的心脏瓣膜的不同而有差别。最常见的症状是活动后心慌、气促、胸闷，反复咳嗽及头晕等。严重者有咯血、晕厥、心前区痛、浮肿、腹水等。晚期患者可因左、右心功能衰竭或心脏骤停而猝死。根据所侵犯的瓣膜的不同，查体时出现相应的体征。二尖瓣面容，心脏普遍增大，心尖部第一心音减弱，舒张期奔马律；心尖部 II 级以上高调，收缩全期杂音，并可有柔和、短促的低调舒张中期杂音；肺底可出现细湿啰音；部分有心包摩擦音；部分患者有关节红肿、活动受限；晚期则表现为心衰的体征。

## 三、实验室和辅助检查

（1）实验室检查　检查抗链球菌溶血素"O"（抗 O），C 反应蛋白（CRP）、红细胞沉降率（ESR）等；

（2）多普勒超声心动图　作为一种无创方法，已经是评价各瓣膜病变的主要手段之一，不仅可以测定心腔大小，心室功能，也可以测定跨瓣膜压差、瓣膜开口面积、肺动脉压力等指标；

（3）X 线检查　可以了解心脏大小和肺部的改变；

（4）心电图　可明确患者的心律，有无心肌缺血改变，是否合并有心房颤动等。

（5）心血管造影　对部分年龄大于 45 岁的病人，心电图提示有心肌缺血改变者，心血管造影检查者可以明确有无合并冠状动脉病变。

## 四、诊断要点

根据病因、临床表现及实验室检查即可做出诊断。患者既往有风湿热病史。体检心前区可闻及心脏杂音等。抗链球菌溶血素"O"（抗 O），C 反应蛋白（CRP）、红细胞沉降率（ESR）等化验检查对诊断有帮助。心电图、X 线胸部平片、心脏超声心动图及彩色多普勒检查能明确诊断。

## 五、治疗原则

若无明显症状时，治疗原则主要是保持和增强心脏的代偿功能，一方面应避免心脏过度负荷，如重体力劳动、剧烈运动等，另一方面亦需动静结合，适当做一些力所能及的活动和锻炼，增强体质，提高心脏的储备能力；限制钠盐的摄入量；预防上呼吸道感染及感染性心内膜炎；若有风湿活动时，可进行抗风湿治疗。若出现明显临床症状，可行病变瓣膜修复或者置换术。若合并心衰等合并症时，应积极进行药物治疗。

## 六、药物治疗方案

**1. 风心病伴风湿活动者**　需抗风湿治疗并预防风湿热复发。应选择较大剂量的青霉素类、链霉素、头孢菌素类等杀菌药，它们能穿透血小板 - 纤维素的赘生物基质，杀灭细菌，达到根治瓣膜的感染、减少复发的危险。抑菌药和杀菌药的联合应用，有时亦获得良好的疗效。疗效取决于致病菌对抗生素的敏感度，若血培养阳性，可根据药敏试验选择药物。由于细菌深埋在赘生物中被纤维蛋白和血栓等掩盖，需用大剂量的抗生素，并维持血中有效杀菌浓度。疗程亦要足够长，力求治愈，一般为 4～6 周。

**2. 心力衰竭**　应限制钠盐摄入，使用利尿药、血管紧张素转换酶抑制药、β 受体阻滞药和洋地黄。详见本章第三节。

**3. 心房纤颤**　详见本章第四节。

**4. 感染性心内膜炎**　感染性心内膜炎抗生素治疗方案参考美国内科学会提出的指南，当 β 内酰胺类抗生素需要合并氨基糖苷类时都选择庆大霉素，然而，在我国庆大霉素发生耐药率高，而且庆大霉素肾毒性大，故多选用阿米卡星（amikacin，丁胺卡那霉素）替代庆大霉素，剂量为 0.4～0.6 g/d，分次静脉注射或肌注。阿米卡星的肾毒性较小。

（1）对青霉素 G 敏感的细菌　①首选青霉素 G 1200 万～1800 万 U/d，分次静脉点滴，每 4 小时 1 次；②青霉素 G 联合庆大霉素 1 mg/kg 静注或肌注，每 8 小时 1 次；③青霉素 G 过敏时可选择头孢曲松（ceftrixone）2 mg/d，静脉注射或万古霉素 30 mg/（kg·d），分 2 次静滴（24 小时最大量不超过 2 g）；所有病例均至少用药 4 周。

（2）对青霉素 G 耐药的链球菌　①青霉素 G 加庆大霉素，青霉素 1800 万 U/d，分次静滴，每 4 小时 1 次，用药 4 周，庆大霉素剂量同前，用药 2 周；②万古霉素剂量同前，疗程4周。

（3）肠球菌心内膜炎　①青霉素G加庆大霉素，青霉素G 1800万～3000万U/d，分次静滴，每4小时1次。庆大霉素用量同前，疗程4～6周；②氨苄西林（ampicillin）12 g/d，分次静注，每4小时1次，庆大霉素剂量同前，用药4～6周，治疗过程中酌减或撤除庆大霉素，预防其毒副作用；③上述治疗效果不佳或患者不能耐受者可改用万古霉素30mg/（kg·d），分2次静脉滴注，疗程4～6周。

（4）金黄色葡萄球菌和表皮葡萄球菌（甲氧西林敏感）　①萘夫西林（nafcillin）或苯唑西林（oxacillin）均为2 g，每4小时1次，静脉注射或点滴，用药4～6周；治疗初始3～5天加用庆大霉素，剂量同前；②青霉素过敏或无效者用头孢唑林（cefazolin）2g静注，每8小时1次，用药4～6周；治疗初始3～5天加用庆大霉素；③如青霉素和头孢菌素无效，可用万古霉素4～6周。

（5）金黄色葡萄球菌和表皮葡萄球菌（甲氧西林耐药）　万古霉素治疗4～6周。

（6）其他细菌　用青霉素、头孢菌素或万古霉素，加或不加氨基糖苷类，疗程4～6周。革兰阴性杆菌感染用氨苄西林2 g，每4小时1次，或哌拉西林（peperacillin，氧哌嗪青霉素）2 g，每4小时1次，或头孢噻肟（cefotaxime）2 g，每4～6小时1次，或头孢他啶（ceftazidine，头孢氨噻肟）2 g，每8小时1次，静脉注射或滴注，加庆大霉素160～240 mg/d，静脉滴注；环丙沙星（ciprofloxacin）200 mg，每12小时1次，静脉点滴也可有效。

（7）真菌感染　用静脉滴注两性霉素B，首日0.02～0.1 mg/kg，之后每日递增3～5 mg，直至25～30 mg/d，总量3～5 g，应注意两性霉素B的毒副作用。两性霉素B用够疗程后口服氟胞嘧啶100～150 mg/（kg·d），每6小时1次，用药数月。

**5. 抗凝治疗**　肠溶阿司匹林0.3g/d，共3日，首次肠溶性应嚼服，后75～150 mg/d维持；氯吡格雷、噻氯匹定、替罗非班及肝素等。

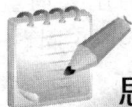

**思考题**

查阅相关文献，了解风湿性心脏病药物治疗的最新进展。

# 第七节　休克

休克（shock）是由一种或多种原因诱发的组织灌注不足所导致的临床综合征。灌注不足使组织缺氧和营养物质供应障碍，导致细胞功能受损，诱发炎症因子的产生和释放，引起微循环的功能和结构发生改变，进一步加重灌注障碍，形成恶性循环，最终导致器官功能衰竭。

## 一、病因和发病机制

**1. 低血容量性休克**　低血容量性休克为血管内容量不足，引起心室充盈不足和心搏量减少，如果增加心率仍不能代偿，可导致心排血量降低。

（1）失血性休克　指因大量失血，迅速导致有效循环血量锐减而引起周围循环衰竭的一种综合征。一般 15 分钟内失血少于全血量的 10% 时，机体可代偿。若快速失血量超过全血量的 20% 左右，即可引起休克。

（2）烧伤性休克　大面积烧伤，伴有血浆大量丢失，可引起烧伤性休克。休克早期与疼痛及低血容量有关，晚期可继发感染，发展为感染性休克。

（3）创伤性休克　这种休克的发生与疼痛和失血有关。

**2. 血管扩张性休克**　血管扩张性休克通常是由于血管扩张所致的血管内容量不足，其循环血容量正常或增加，但心脏充盈和组织灌注不足。

（1）感染性休克　是临床上最常见的休克类型之一，临床上以 G‾ 杆菌感染最常见。根据血流动力学的特点分为低动力休克（冷休克）和高动力性休克（暖休克）两型。

（2）过敏性休克　已致敏的机体再次接触到抗原物质时，可发生强烈的变态反应，使容量血管扩张，毛细血管通透性增加并出现弥散性非纤维蛋白血栓，血压下降、组织灌注不良可使多脏器受累。

（3）神经源性休克　交感神经系统急性损伤或被药物阻滞可引起影响的神经所支配的小动脉扩张，血容量增加，出现相对血容量不足和血压下降；这类休克预后好，常可自愈。

**3. 心源性休克**　心源性休克是指心脏泵血功能受损或心脏血流排出道受损引起的心排出量快速下降而代偿性血管快速收缩不足所致的有效循环血量不足、低灌注和低血压状态。心源性休克包括心脏本身病变、心脏压迫或梗阻引起的休克。

## 二、临床表现

**1. 休克早期**　在原发症状体征为主的情况下出现轻度兴奋征象，如意识尚清，但烦躁焦虑，精神紧张，面色、皮肤苍白，口唇甲床轻度发绀，心率加快，呼吸频率增加，出冷汗，脉搏细速，血压可骤降，也可略降，甚至正常或稍高，脉压缩小，尿量减少。

**2. 休克中期**　患者烦躁，意识不清，呼吸表浅，四肢温度下降，心音低钝，脉细数而弱，血压进行性降低，可低于 50 mmHg 或测不到，脉压小于 20 mmHg，皮肤湿冷发花，尿少或无尿。

**3. 休克晚期**　表现为 DIC 和多器官功能衰竭。

（1）DIC 表现　顽固性低血压，皮肤发绀或广泛出血，甲床微循环淤血，血管活性药物疗效不佳，常与器官衰竭并存。

（2）急性呼吸功能衰竭表现　吸氧难以纠正的进行性呼吸困难，进行性低氧血症，呼吸促，发绀，肺水肿和肺顺应性降低等表现。

（3）急性心功能衰竭表现　呼吸急促，发绀，心率加快，心音低钝，可有奔马律、心律不齐。如出现心律缓慢，面色灰暗，肢端发凉，也属心功能衰竭征象，中心静脉压及脉肺动脉楔压升高，严重者可有肺水肿表现。

（4）急性肾功能衰竭表现　少尿或无尿、氮质血症、高血钾等水电解质和酸碱平衡紊乱。

（5）其他表现　意识障碍程度反映脑供血情况。肝衰竭出现黄疸，血胆红素增加，由于肝脏具有强大的代偿功能，肝性脑病发病率并不高。胃肠道功能紊乱常表现为腹痛、消化不良、呕血和黑便等。

### 三、实验室检查

（1）实验室检查　休克的实验室检查应当尽快进行并且注意检查内容的广泛性。一般注意的项目包括：①血常规；②血生化（包括电解质、肝功能等）检查和血气分析；③肾功能检查以及尿常规及比重测定；④出、凝血指标检查；⑤血清酶学检查和肌钙蛋白、肌红蛋白、D-二聚体等；⑥各种体液、排泄物等的培养、病原体检查和药敏测定等。

（2）血流动力学监测　主要包括中心静脉压（CVP），肺毛细血管楔压（PWAP），心排出量（CO）和心脏指数（CI）等。使用漂浮导管进行有创监测时，还可以抽取混合静脉血标本进行测定，并通过计算了解氧代谢指标。

（3）胃黏膜内 pH 测定　这项无创的检测技术有助于判断内脏供血状况、及时发现早期的内脏缺血表现为主的"隐性代偿性休克"，也可通过准确反映胃肠黏膜缺血缺氧改善情况，指导休克复苏治疗的彻底性。

（4）血清乳酸浓度　正常值 0.4～1.9 mmol/L，血清乳酸浓度与休克预后相关。

（5）感染和炎症因子的血清学检查　通过血清免疫学检测手段，检查血中降钙素原（PCT）、C-反应蛋白（CRP）、念珠菌或曲霉菌特殊抗原标志物或抗体以及 LPS、TNF、PAF、IL-1 等因子，有助于快速判断休克是否存在感染因素、可能的感染类型以及体内炎症反应紊乱状况。

### 四、诊断要点

有典型临床表现时，休克的诊断并不难，重要的是要在其早期能及时发现并处理。

（1）早期诊断　当有交感神经-肾上腺功能亢进征象时，即应考虑休克的可能。早期症状诊断包括：①血压升高而脉压差减少；②心率增快；③口渴；④皮肤潮湿、黏膜发白、肢端发凉；⑤皮肤静脉萎陷；⑥尿量减少（25～30ml/h）。

（2）诊断标准　临床上延续多年的休克诊断标准是：①有诱发休克的原因；②有意识障碍；③脉搏细速，超过 100 次/分或不能触知；④四肢湿冷，胸骨部位皮肤指压阳性（压迫后再充盈时间超过 2 秒钟），皮肤有花纹，黏膜苍白或发绀，尿量少于 30ml/h 或尿闭；⑤收缩血压低于 10.7kPa（80mmHg）；⑥脉压差小于 2.7kPa（20mmHg）；⑦原有高血压者，收缩血压较原水平下降 30% 以上。凡符合上述第①项以及第②、③、④项中的两项和第⑤、⑥、⑦项中的一项者，可诊断为休克。

### 五、治疗原则

休克是临床上常见的紧急情况，应该抓紧时间进行救治，在休克早期进行有效的干预，控制引起休克的原发病因，遏止病情发展，有助于改善病人的预后。

**1. 一般紧急治疗** 通常取平卧位，必要时采取头和躯干抬高 20°～30°、下肢抬高 15°～20°，以利于呼吸和下肢静脉回流，同时保证脑灌注压力；保持呼吸道通畅，并可用鼻导管法或面罩法吸氧，必要时建立人工气道，呼吸机辅助通气；维持比较正常的体温，低体温时注意保温，高温时尽量降温；及早建立静脉通路，并用药（见后）维持血压。尽量保持病人安静，避免人为的搬动，可用小剂量镇痛、镇静药，但要防止呼吸和循环抑制。

**2. 病因治疗** 休克几乎与所有临床科室都有关联，各型休克的临床表现及中后期的病理过程也基本相似，但引起休克的原因各异，根除或控制导致休克的原因对阻止休克的进一步发展十分重要，尤其某些外科疾病引起的休克，原发病灶大多需手术处理。治疗原则应该是：尽快恢复有效循环血量，对原发病灶作手术处理。即使有时病情尚未稳定，为避免延误抢救的时机，仍应在积极抗休克的同时进行针对病因的手术。

**3. 扩充血容量** 大部分休克治疗的共同目标是恢复组织灌注，其中早期最有效的办法是补充足够的血容量，不仅要补充已失去的血容量，还要补充因毛细血管床扩大引起的血容量相对不足，因此往往需要过量的补充，以确保心输出量。即使是心源性休克有时也不能过于严格地控制入量，可在连续监测动脉血压、尿量和 CVP 的基础上，结合病人皮肤温度、末梢循环、脉率及毛细血管充盈时间等情况，判断所需补充的液体量，动态观察十分重要。当然最好在漂浮导管监测肺动脉楔压的指导下输液。

目前补充血容量的液体种类很多，休克治疗的早期，输入何种液体当属次要，即使大量失血引起的休克也不一定需要全血补充，只要能维持红细胞压积大于 30%，大量输入晶体液、血浆代用品以维持适当的血液稀释，对改善组织灌注更有利。随着休克的逐渐控制，输入液体的种类即显得有所讲究，主要目的是防止水电解质和酸碱平衡紊乱，防止系统和脏器并发症，维持能量代谢、组织氧合和胶体渗透压。

如何正确选择扩容剂，应遵循的原则是：时刻考虑使用液体的目的，"缺什么补什么"，按需补充。其次，还要同时兼顾晶体及胶体的需求及比例。羟乙基淀粉作为临床常用的胶体之一，虽早期剂型存在对凝血及肾功能的影响，但随着新产品如 HES130/0.4 等出现，提高其在容量复苏中的使用价值。白蛋白在复苏中的作用，并没有随着研究的深入而发生根本的改变。血浆绝不能作为容量复苏的胶体选择，其适应证应为补充凝血因子，纠正酸中毒。

病人在休克状态下，由于组织灌注不足和细胞缺氧常存在不同程度的代谢性酸中毒。这种酸性环境对心肌、血管平滑肌和肾功能都有抑制作用，应予纠正。但在机体代偿机制的作用下，病人产生过度换气，呼出大量 $CO_2$，可使病人的动脉血 pH 仍然在正常范围内。由此可见，对于休克病人盲目地输注碱性药物不妥。因为按照血红蛋白氧离曲线的规律，碱中毒环境不利于氧从血红蛋白释出，会使组织缺氧加重。另外，不很严重的酸性环境对氧从血红蛋白解离是有利的，并不需要去积极纠正。而且机体在获得充足血容量和微循环得到改善之后，轻度酸中毒常可缓解而不需再用碱性药物。但重度休克经扩容治疗后仍有严重的代谢性酸中毒时，仍需使用碱性药物，用药后 30～60 分钟应复查动脉血气，了解治疗效果并据此决定下一步治疗措施。乳酸钠因需要在肝脏代谢才能发挥作用，休克时不应首选，因为休克可导致肝脏功能下降；5% 碳酸氢钠可以直接中和血液中的氢离子，但要依靠肺肾的功能最终纠正酸中毒，可以静点

200ml 左右；三羟甲基氨基甲烷（THAM）不仅直接中和血液中的氢离子，而且不增加血钠，一次可以静滴 7.28% THAM 40～80ml（加 5% 葡萄糖液稀释），但要注意呼吸抑制、低血糖、恶心、呕吐等副作用，还要防止外漏出血管，导致组织坏死。

**4. 血管活性药物的应用** 血管活性药物主要包括两大类，即缩血管药和扩血管药。

（1）缩血管药物 目前主要用于部分早期休克病人，以短期维持重要脏器灌注为目的，也可作为休克治疗的早期应急措施，不宜长久使用，用量也应尽量减小。常用的药物有间羟胺（阿拉明）、多巴胺、多巴酚丁胺、去氧肾上腺素（新福林）、去甲肾上腺素等，使用时应从最小剂量和最低浓度开始。

（2）扩血管药物 主要扩张毛细血管前括约肌，以利于组织灌流，适用于扩容后 CVP 明显升高而临床征象无好转，临床上有交感神经活动亢进征象，心输出量明显下降，有心衰表现及有肺动脉高压者。常用的药物有异丙肾上腺素、酚妥拉明（苄胺唑啉）、酚苄明、妥拉唑啉、阿托品、山莨菪碱、东莨菪碱、硝普钠、硝酸甘油、异山梨酯、氯丙嗪等。在使用扩血管药时，前提是必须充分扩容，否则将导致明显血压下降，用量和使用浓度也应从最小开始。

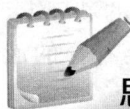

**思考题**

1. 休克治疗中所应用的血管活性药物有哪些？应用中有哪些注意事项？
2. 在抗休克治疗中，补充血容量很重要。正确选择扩容剂，应遵循什么原则？

（黄起壬）

呼吸系统疾病药物治疗

1. **掌握** 上呼吸道感染及肺炎的基本概念，掌握咳嗽咳痰、上呼吸道感染及肺炎的治疗原则及主要治疗药物。
2. **熟悉** 支气管哮喘、慢性阻塞性肺疾病、肺结核的临床表现、药物治疗策略及主要治疗药物。
3. **了解** 咳嗽咳痰、上呼吸道感染的常见病因；了解支气管哮喘、慢性阻塞性肺疾病的发病机制；了解多药耐药结核的治疗。

## 第一节 咳嗽、咳痰

### 一、概述

咳嗽和咳痰是内科患者最常见的症状，它是机体的防御反射，有利于清除呼吸道分泌物和有害因子。但若咳嗽次数频繁，会造成胸痛、腹痛，严重者影响休息和睡眠，还可能造成晕厥，或者引起气胸危及生命。所以，应当对咳嗽咳痰进行适当的处理，以改善患者生活质量，减少并发症。

临床上通常将咳嗽按时间分为 3 类：急性咳嗽、亚急性咳嗽和慢性咳嗽。急性咳嗽 <3 周，亚急性咳嗽为 3~8 周，慢性咳嗽 >8 周。咳嗽的分类不同，引起咳嗽的病因也大致有差别。引起急性咳嗽的病因相对简单，普通感冒、急性气管 – 支气管炎是急性咳嗽最常见的疾病。亚急性咳嗽最常见的病因是感染后咳嗽，其次为上气道咳嗽综合征（upper airway cough syndrome，UACS）、咳嗽变异性哮喘（cough variant asthma，CVA）等；慢性咳嗽常见病因包括：CVA、UACS、嗜酸粒细胞性支气管炎（eosinophilic bronchitis，EB）和胃食管反流性咳嗽（gastroesophageal reflux – related chronic cough，GERC）等。

由于引起咳嗽的病因繁多、涉及面广，除查明病因需要时间外，即使经合适的对因处理，咳嗽咳痰症状的自然缓解和消除也需要时日。因此，在治疗咳嗽时，不仅要对因治疗，也要合理使用镇咳药和祛痰药。

### 二、诊断要点

通过仔细询问病史和查体能缩小咳嗽的诊断范围，提供病因诊断线索，甚至得出初步诊断并进行经验性治疗。

**1. 询问病史** 应注意咳嗽的持续时间、时相、性质、音色，以及诱发或加重因素、体位影响、伴随症状等。了解痰液的数量、颜色、气味及性状对明确诊断也有重要价值。

（1）询问咳嗽持续的时间可以判断急性、亚急性或慢性咳嗽，缩小诊断范围。了解咳嗽发生的时相亦有一定提示，如运动后咳嗽常见于运动性哮喘，夜间咳嗽多见于CVA和心脏疾病。干咳或刺激性咳嗽常见于急慢性咽炎、喉癌、支气管异物、支气管肿瘤、胸膜疾病以及二尖瓣狭窄等。咳嗽有痰常见于慢性支气管炎、支气管扩张、肺炎、肺脓肿等。

（2）有过敏性疾病史和家族史者应注意排除过敏性鼻炎和哮喘相关的咳嗽。大量吸烟和职业性接触粉尘、化工物质也会导致慢性咳嗽，有胃病史者注意GERC。有心血管病史者要注意慢性心功能不全等引起的咳嗽。服用血管紧张素转换酶抑制剂（angiotensin converting enzyme inhibitors，ACEI）也可能会导致慢性咳嗽。

（3）白色黏液痰多与慢性支气管炎以及哮喘等疾病有关；黄绿脓痰说明有感染存在；痰中带血要注意肺癌、肺结核、支气管扩张等；粉红色泡沫痰应注意心衰，及时处理；黑色痰多见于煤矿工人、锅炉工人。

**2. 体格检查** 包括鼻、咽、喉、气管、肺部等。如气管的位置、颈静脉充盈与否、双肺呼吸音、心界是否扩大、瓣膜区是否有杂音等。呼气相哮鸣音提示支气管哮喘；吸气相哮鸣音要警惕中心性肺癌或支气管结核；心界扩大、瓣膜杂音提示应注意心功能不全。

## 三、辅助检查

**1. 痰液检查** 痰涂片在每个低倍镜视野里上皮细胞 < 10 个，白细胞 > 25 个或白细胞/上皮细胞 > 2.5 个为合格的痰标本。定量培养 ≥ $10^7$ cfu/ml 考虑很可能为致病菌。支气管肺泡灌洗或经纤支镜防污染毛刷采样获得的痰标本得到的结果可信度更高。痰涂片中查到抗酸杆菌对诊断肺结核价值很高，培养出结核杆菌则是诊断肺结核的最可靠证据。反复做痰脱落细胞学检查，有助于肺癌的诊断。诱导痰检查嗜酸粒细胞增多是诊断 EB 的主要指标。

**2. 影像学检查** 胸部 X 线摄片和 CT 对明确肺部病变部位、性质及有关气管、支气管通畅程度有重要价值。通常将 X 线胸片作为慢性咳嗽的常规检查，而胸部 CT 则能发现一些胸部 X 线检查不易发现的病变。高分辨率 CT 有助于诊断早期间质性肺病和非典型支气管扩张。

**3. 肺功能检查** 通气功能和支气管舒张试验可帮助诊断和鉴别气道阻塞性疾病，如支气管哮喘、慢性阻塞性肺疾病和大气道肿瘤等。

**4. 其他检查** 支气管镜检查可有效诊断气管腔内的病变，如支气管肺癌、异物、结核等；24 小时食管 pH 值监测是判断胃食管反流的最常用和最有效的方法；外周血嗜酸粒细胞增高提示寄生虫感染及变应性疾病。变应原皮试和血清特异性 IgE 测定有助于诊断变应性疾病和确定变应原类型。

## 四、处理原则

**1. 病因治疗** 病因治疗是镇咳祛痰的关键，病因不同，处理也不同。普通感冒、急性气管-支气管炎以对症处理为主，干咳者可适当应用镇咳剂，咳嗽有痰而不易咳出时可用祛痰药。若有细菌感染可使用抗菌药物。与过敏有关的咳嗽需使用口服或吸入糖皮质激素治疗。GERC 则需要制酸剂。

**2. 消除诱因** 如平时多进行户外活动，提高机体抗病能力；适当休息，加强饮食调护；尽量不接触或少接触过敏原等。

**3. 对症治疗** 轻度咳嗽不需镇咳。咳嗽严重，影响休息和睡眠时，则应适当镇咳。痰多者宜祛痰。除化痰药物的使用外，应注意痰的排出，结合湿化气道、体位引流，鼓励患者排痰。痰液难以咳出者，可用吸引器或纤维支气管镜吸出痰液。

**4. 药物治疗** 根据患者不同的病因、临床表现等，合理选用镇咳药、祛痰药等药物治疗。

## 五、用药方案

### （一）镇咳药

镇咳药物一般根据其药理作用机制将镇咳药分为中枢性和外周性两大类。

**1. 中枢性镇咳药** 该类药物对延脑中枢具有抑制作用，根据其是否有成瘾性和麻醉作用又可分为依赖性和非依赖性镇咳药。

（1）依赖性镇咳药 吗啡类生物碱及其衍生物，镇咳作用明显，一般在其他治疗无效时短暂使用；①可待因：直接抑制延脑中枢，止咳作用强而迅速，同时具有镇痛和镇静作用，可用于各种原因所致的剧烈干咳和刺激性咳嗽，尤其是伴有胸痛的干咳。口服或皮下注射，每次 15~30mg，每天总量 30~90mg。②福尔可定：作用与可待因相似，但成瘾性较弱。口服每次 5~10mg。

（2）非依赖性镇咳药 ①右美沙芬：作用与可待因相似，但无镇痛催眠作用，治疗剂量对呼吸中枢无抑制作用，亦无成瘾性。口服每次 15~30mg，每天 3~4 次。②喷托维林：又名咳必清，作用强度为可待因的 1/3，青光眼及心功能不全者应慎用。口服每次 25mg，每天 3 次。③右啡烷：为右美沙芬的代谢产物，患者耐受性更好。

**2. 外周性镇咳药** 通过抑制咳嗽反射弧中的感受器、传入神经以及效应器的某一环节而起到镇咳作用。这类药物包括局部麻醉药和黏膜防护剂。

（1）那可丁 阿片所含的异喹啉类生物碱，作用与可待因相当，无依赖性，对呼吸中枢无抑制作用，适用于不同原因引起的咳嗽。口服每次 15~30mg，每天 3~4 次。

（2）苯丙哌林 非麻醉性镇咳药，作用为可待因的 2~4 倍。可抑制外周传入神经，亦可抑制咳嗽中枢。口服每次 20~40mg，每天 3 次。

（3）莫吉司坦 外周性非麻醉性镇咳药，作用较强。口服每次 100mg，每天 3 次。

（4）苯佐那酯 丁卡因衍生物，具有较强的局部麻醉作用，抑制咳嗽反射的传入神经。口服每次 50~100mg，每天 3 次。

### （二）祛痰药物

祛痰治疗可提高咳嗽对气道分泌物的清除效率。祛痰药的作用机制包括：增加分泌物的排出量；降低分泌物黏稠度；增强纤毛的清除功能。常见祛痰药物如下。

**1. 愈创木酚甘油醚**　美国 FDA 唯一批准的祛痰药物。可刺激胃黏膜，反射性引起气道分泌物增多，降低黏滞度，有一定的舒张支气管的作用，达到增强黏液排出的效果。

**2. 氨溴索和溴己新**　黏液溶解药，氨溴索是溴己新在体内的代谢产物，破坏类黏蛋白的酸性黏多糖结构，使分泌物黏滞度下降，还可促进纤毛运动和增强抗生素在呼吸道的浓度。氨溴索用法为口服每次 30mg，每次 3 次。溴己新用法为口服每次 8 ~ 16mg，每天 3 次。

**3. 稀化黏素**　桃金娘树叶的标准提取物，属于挥发性植物油，能促进气道和鼻窦黏膜纤毛运动，可用于鼻窦炎、支气管扩张等疾病。用法为 0.3 ~ 0.6g，口服，每天 3 次。

**4. 乙酰半胱氨酸**　可使黏液糖蛋白多肽链的硫键断裂，降低痰的黏滞度。用法为每次 200mg，口服，每天 2 ~ 3 次。

**5. 羧甲司坦**　可使黏蛋白的二硫键断裂，降低分泌物黏滞度。用法为口服每次 0.5g，每天 3 次。

### （三）其他药物

**1. 糖皮质激素**　咳嗽原因不明或不能除外感染时，慎用口服或静脉糖皮质激素。

**2. 支气管扩张剂**　化痰药与支气管舒张剂联合使用可提高部分患者的咳嗽清除能力。

**3. 抗组胺药**　第一代抗组胺药对感冒、上气道咳嗽综合征、变应性咳嗽、感染后咳嗽等炎症刺激或咳嗽敏感性增高的疾病有部分效果。

## 六、建议

由于引起咳嗽的原因众多，而病因诊断需要一定的设备和技术条件。因此，当客观条件有限时，可以先采取经验性治疗，根据病情和可能的诊断给予相应的治疗措施，通过治疗反应来确立或排除诊断。经验性治疗无效者，应及时到有条件的医院进行相关检查，明确病因。避免漏诊、误诊恶性肿瘤等疾病。

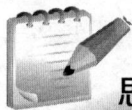

### 思考题

1. 试述咳嗽的分类及引起各类咳嗽的常见病因？
2. 咳嗽的治疗药物有哪几类？各有哪些作用特点？

# 第二节　急性上呼吸道感染

## 一、概述

急性上呼吸道感染（acute upper respiratory tract infection）简称上感，为外鼻孔至

环状软骨下缘包括鼻腔、咽或喉部急性炎症的总称。广义的上感包括普通感冒、病毒性咽炎、喉炎、疱疹性咽峡炎、咽结膜热、细菌性咽-扁桃体炎。狭义的上感又称普通感冒（common cold），为病毒感染引起，俗称"伤风"，又称急性鼻炎或上呼吸道卡他，是最常见的急性呼吸道感染性疾病，多呈自限性，但发生率较高。

急性上呼吸道感染有 70% ~ 80% 由病毒引起。包括鼻病毒、冠状病毒、腺病毒、流感和副流感病毒、呼吸道合胞病毒、埃可病毒、柯萨奇病毒等。另有 20% ~ 30% 由细菌引起。

各种导致全身或呼吸道局部防御功能降低的原因，如受凉、淋雨、气候突变、过度疲劳等可使原已存在于上呼吸道的或从外界侵入的病毒或细菌迅速繁殖，从而诱发本病。老幼体弱，免疫功能低下或患有慢性呼吸道疾病的患者，如鼻窦炎、扁桃体炎者更易发病。

## 二、诊断要点

普通感冒起病较急，主要表现为鼻部症状，如喷嚏、鼻塞、流清水样鼻涕、流泪等卡他症状，严重可出现发热、头痛、全身乏力等症状。也可表现为咳嗽、咽干、咽痒或烧灼感甚至鼻后滴漏感。后几种表现与病毒诱发的炎症介质导致的上呼吸道传入神经高敏状态有关。2 ~ 3 天后鼻涕变稠，可伴咽痛、头痛、流泪、味觉迟钝、呼吸不畅、声嘶等，有时可由于咽鼓管炎致听力减退。体检可见鼻腔黏膜充血、水肿、有分泌物，咽部可为轻度充血。一般 5 ~ 7 天痊愈，伴发并发症者可致病程迁延。

急性病毒性咽炎主要由鼻病毒、腺病毒、流感病毒等引起。临床表现以咽痒和灼热感为主，咽痛不明显。咳嗽少见。急性喉炎多为流感病毒、副流感病毒及腺病毒等引起，临床表现明显声嘶、讲话困难、可有发热、咽痛或咳嗽。体检可见喉部充血、水肿，局部淋巴结轻度肿大和触痛，有时可闻及喉部的喘息声。

急性疱疹性咽峡炎多见于儿童，夏季多发，由柯萨奇病毒 A 引起，表现为明显咽痛、发热，病程约一周。查体可见咽部充血，软腭、悬雍垂、咽及扁桃体表面有灰白色疱疹及浅表溃疡，周围伴红晕。

急性咽结膜炎也多见于儿童，夏季多发，游泳传播。主要由腺病毒、柯萨奇病毒等引起。表现发热、咽痛、畏光、流泪、咽及结膜明显充血。病程 4 ~ 6 天。

急性咽扁桃体炎主要由溶血性链球菌、流感嗜血杆菌、肺炎链球菌和葡萄球菌等引起。起病急，咽痛明显，伴发热、畏寒，体温可达 39℃ 以上。查体可见咽部明显充血，扁桃体肿大和充血，表面黄色脓性分泌物，有时伴有颌下淋巴结肿大、压痛，而肺部查体无异常体征。

总而言之，根据鼻咽部症状和体征，结合周围血象和阴性的胸部 X 线检查可作出临床诊断。注意应与初期表现为感冒样症状的其他疾病鉴别，如过敏性鼻炎、流行性感冒、急性气管支气管炎、急性传染病的前驱症状等。

## 三、辅助检查

**1. 血液检查**　白细胞计数正常或偏低，淋巴细胞比例相对增加，重症患者可有白细胞总数和淋巴细胞数下降。细菌感染者可有白细胞计数与中性粒细胞增多和核左移现象。

**2. 病原学检查**　因病毒类型繁多，且明确类型对治疗无明显帮助，一般不开展普通感冒的病毒学检查。需要可用免疫荧光或酶联免疫法检测，或进行血清学检查、病毒分离鉴定等。有细菌感染时，细菌培养可协助判断致病菌并做药敏。

## 四、处理原则

由于目前无特效抗病毒药物，故以对症治疗为主，同时注意休息、适当补充水分，清淡饮食，戒烟，保持室内空气流通，避免继发细菌感染。普通感冒无需使用抗菌药物。有白细胞升高、咽部脓苔、咯黄痰等细菌感染证据时，可根据当地流行病学史和经验选用抗菌药物。

## 五、用药方案

**1. 减充血剂**　该类药物可使肿胀的鼻黏膜和鼻窦的血管收缩，有助于缓解感冒引起的鼻塞、流涕和打喷嚏等症状，一般连用不超过 7 天。伪麻黄碱能选择性收缩上呼吸道血管，对血压的影响小，是普通感冒最常用的减充血剂。麻黄素超量使用可致血压升高，应慎用。

**2. 抗组胺药**　通常首选一代抗组胺药如扑尔敏和苯海拉明等，该类药物能穿过血脑屏障，与中枢组胺受体结合，具有一定程度的抗胆碱作用，有助于减少分泌物、减轻打喷嚏、流涕、咳嗽等症状。二代抗组胺药尽管不引起嗜睡和镇静，但因其无抗胆碱作用，因此不能镇咳。

**3. 镇咳祛痰药**　参见本章第一节。

**4. 解热镇痛药**　主要针对普通感冒患者的发热、咽痛和全身酸痛等症状。该类药物如对乙酰氨基酚、布洛芬等，通过减少前列腺素合成，使体温调节中枢产生周围血管扩张、出汗与散热而发挥解热作用，通过阻断痛觉神经末梢的冲动而产生镇痛作用。对乙酰氨基酚在感冒药中常用，但应注意对乙酰氨基酚超量使用可能造成肝损伤甚至肝坏死。

**5. 复方感冒药**　目前市场上的感冒药多为复方制剂，含有上述各类药物以及其他药物中的两种或两种以上成分，尽管品种繁多，但其组方成分大同小异，因此复方抗感冒药应只选其中一种，如同时服用两种以上药物，可导致重复、超量用药，使药物不良反应发生率增加。

**6. 特殊人群用药**　非处方感冒药物在 2 岁以下幼儿中应用的安全性尚未被确认，因此不能用于幼儿的普通感冒。若必须用药，应使用国家药政部门批准在幼儿中使用的药物。儿童发热应慎用阿司匹林等水杨酸类药物，因为后者可诱发 Reye 综合征并导致患儿死亡。孕妇、哺乳期妇女应慎用感冒药物。肝肾功能不全、血小板减少、有出血症状和有溃疡病穿孔史者应慎用含对乙酰氨基酚、阿司匹林、布洛芬等成分的感冒药物。从事驾驶、高空作业或操作精密仪器等行业工作者应慎用含有氯苯那敏、苯海拉明的感冒药物。甲状腺功能亢进、糖尿病、缺血性心脏病及前列腺肥大的患者，慎用含伪麻黄碱的感冒药物，未控制的严重高血压或心脏病及同时服用单胺氧化酶抑制剂的患者，禁用含伪麻黄碱的感冒药物。

## 六、建议

由于感冒是一种自限性疾病，因此普通感冒用药不应超过 7 天，如果 1 周后感冒症状仍未明显好转或消失，应及时去医院就诊。

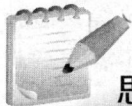

### 思考题

1. 引起上呼吸道感染的常见病原体有哪些？
2. 试述特殊人群使用感冒药的注意事项。

# 第三节　肺炎

## 一、概述

肺炎本意是指肺实质的炎症。但由于肺实质和肺间质在解剖和功能上的区分不如其他器官清楚，故肺炎也常包括肺间质的炎症。感染是肺炎最常见的病因，其他可有理化因素、免疫损伤、过敏及药物所致。一般未表明特定病因的肺炎即指感染性的肺炎。

根据肺炎发生的解剖部位、病因、患病环境，有几种分类方法。根据解剖部位，可分为大叶性肺炎、小叶性肺炎、间质性肺炎；根据病因，可分为细菌性肺炎、非典型病原体所致肺炎、病毒性肺炎、、肺真菌病、其他病原体如立克次体、弓形体、寄生虫等所致肺炎、理化因素所致的肺炎等。而根据患病环境分类更有利于经验性治疗，通常分为社区获得性肺炎和医院获得性肺炎。

**1. 社区获得性肺炎（community acquired pneumonia，CAP）**　是指在社区环境中机体受微生物感染而发生的肺炎，包括在社区感染，尚在潜伏期，因其他原因住院后而发生的肺炎。CAP 的常见病原体为肺炎链球菌、支原体、衣原体、流感嗜血杆菌和呼吸道病毒等。

**2. 医院获得性肺炎（hospital acquired pneumonia，HAP）**　是指患者入院时不存在，也不处于潜伏期，而于入院 48 小时后在医院（包括老年护理院、康复院等）内发生的肺炎。也即包括呼吸机相关性肺炎（ventilator associated pneumonia，VAP）和卫生保健相关性肺炎（healthcare associated pneumonia，HCAP）。VAP 的定义是气管插管后48 ~ 72 小时以上发生的肺炎，也包括严重 HAP 需要气管插管治疗者。HCAP 是指在 90天内因急性感染曾住院 2 天或以上；居住在护理院或长期需要医疗看护的机构；最近接受过静脉抗生素治疗、化疗或者 30 天内有感染伤口的治疗；住过一家医院或进行过透析治疗。将 HCAP 列入 HAP 范畴中主要是因为这些患者往往需要用针对多耐药（multi - drug resistance，MDR）病原体的抗菌药物治疗。HAP、VAP 和 HCAP 常见的病原菌是需氧革兰阴性菌，如铜绿假单胞菌、肺炎克雷伯菌和不动杆菌属；革兰阳性菌，如耐甲氧西林金黄色葡萄球菌（methicillin resistant S. aureus，MRSA）肺炎链球菌等；

MDR 病原体所致的 HAP 有升高趋势。

## 二、诊断要点

### （一）确定肺炎诊断

首先需将肺炎与呼吸道感染区别开来。尽管两者都有咳嗽、咳痰和发热等，但肺部感染有肺实质的浸润，呼吸道感染没有，胸部 X 线可协助鉴别。另外，还需注意与有肺部浸润的其他疾病区别。

**1. 社区获得性肺炎（community acquired pneumonia，CAP）** 其临床诊断依据是：①新近出现的咳嗽、咳痰或原有呼吸道疾病症状加重并出现脓性痰，伴或不伴胸痛；②发热；③肺实变体征和（或）闻及湿性啰音；④WBC $> 10 \times 10^9/L$ 或 $< 4 \times 10^9/L$，伴或不伴中性粒细胞核左移；⑤胸部 X 线检查示片状、斑片状浸润性阴影或间质性改变，伴或不伴胸腔积液。以上 1 ~ 4 项中任何 1 项加第 5 项，除外肺结核、肺部肿瘤、非感染性肺间质疾病、肺水肿、肺不张、肺栓塞、肺血管炎等后，可建立临床诊断。

**2. 医院获得性肺炎（hospital acquired pneumonia，HAP）** 其临床诊断依据是 X 线检查出现新的或进展的肺部浸润影加上下列三个临床症候中的两个或以上可以诊断为肺炎：①发热超过 38℃；②血白细胞增多或减少；③脓性气道分泌物。但 HAP 的临床表现、实验室和影像学检查特异性低，应注意与肺不张、心力衰竭、基础疾病肺侵犯、药物性肺损伤、肺栓塞和急性呼吸窘迫综合征等相鉴别。

### （二）肺部感染严重程度评估

评价肺炎的严重程度对于决定在门诊或住院或者 ICU 治疗至关重要。肺炎严重性取决于三个主要因素：肺部局部炎症程度，肺部炎症的播散和全身炎症反应程度。重症肺炎目前还没有普遍认同的诊断标准，如果肺炎患者需要通气支持、循环支持和需要加强监护与治疗都可认为是重症肺炎。目前已有的多个重症肺炎的诊断标准虽有差异，但都注重肺部病变的范围、器官灌注和氧合状态。

## 三、辅助检查

**1. 胸部 X 线/CT 检查**：诊断肺部感染的必要条件。对确定肺部感染与其他疾病鉴别如呼吸道感染、肺间质纤维化、肺结核等有重要意义，能协助明确有无其他合并症或者并发症。有时可从胸部影像学检查判断可能感染的病原体。

**2. 痰病原学检查** 痰是最方便且无创的病原学诊断标本，但也易被口咽部细菌污染，因此痰标本的采集应注意规范。其诊断意义根据不同标本定量培养结果而不同。

**3. 血和胸腔积液培养** 两个部位的标本均需排除皮肤表面细菌的污染。肺炎患者血和胸腔积液培养到相同细菌，可认为是肺炎的致病菌。胸腔积液培养的细菌基本可认为是肺炎的致病菌。

**4. 尿抗原试验** 包括军团菌和肺炎链球菌尿抗原检测阳性。

**5. 血清学检查** 测定特异性 IgM 抗体滴度，血清肺炎支原体、肺炎衣原体、嗜肺军团菌、流感病毒、呼吸道合胞病毒等抗体滴度呈 4 倍或 4 倍以上变化可确定病原学诊断。

## 四、处理原则

**1. 抗感染治疗** 肺炎治疗的关键环节，包括经验治疗和目标治疗。经验治疗主要根据本地区、本单位的流行病学资料，选择可能覆盖病原体的抗生素；目标治疗则根据病原学的培养结果或病理结果，选择体外试验敏感的抗菌药物。此外，还应该根据患者的年龄、有无基础疾病、住院时间长短和肺炎的严重程度等，选择抗菌药物和给药途径。一般，重症肺炎主张抗菌药物应当广谱、强效、足量、联合治疗，然后再根据病原学培养的结果调整抗菌药物或降阶梯治疗。

**2. 支持治疗** 患者应卧床休息，注意补充足够蛋白质、热量、维生素及液体量，必要时给氧。剧烈胸痛者，可酌情使用少量镇痛药。禁用抑制呼吸的镇静药。

**3. 脓液引流或手术治疗** 肺脓肿、脓胸等，脓液引流是提高疗效的有效措施。痰黏稠不易咳出者可用祛痰药或雾化吸入生理盐水等以利痰液引流。身体状况允许时也可采取体位引流。经纤维支气管镜冲洗及吸引也是引流的有效方法。肺脓肿病程超过3个月，或脓胸引流疗效不佳时，可评估患者情况后行手术治疗。

## 五、用药方案

### （一）抗病原微生物治疗

**1. 抗菌药物**

（1）肺炎链球菌：一般对青霉素高度敏感，但近年来耐青霉素的肺炎链球菌（penicillin – resistant streptococcus pneumonia，PRSP）明显增多。对 PRSP 所致感染可选用三代头孢、氟喹诺酮类、碳青霉烯类，或者万古霉素。

（2）支原体、衣原体：大环内酯类、氟喹诺酮类均敏感。但氟喹诺酮类一般慎用于 18 岁以下患者。

（3）流感嗜血杆菌：首选第二、三代头孢菌素，新大环内酯类、氟喹诺酮类、β 内酰胺类/β 内酰胺酶抑制剂也可。

（4）金黄色葡萄球菌：根据目前流行病学资料，金黄色葡萄球菌对青霉素耐药率已达 90% 以上，并出现 MRSA。对青霉素敏感的葡萄球菌（methicillin sensitive staphylo-coccus aureus，MSSA）在农村基层还有一定比例，首选青霉素；产酶菌株首选耐酶青霉素如苯唑西林或氯唑西林；而 MRSA 则需选用糖肽类抗菌药物如万古霉素、去甲万古霉素或替考拉宁等。

（5）肠杆菌科（大肠埃希菌、克雷伯杆菌等）：为人体肠道正常寄植菌。肺部感染时首选：第二、三代头孢菌素或联合氨基糖苷类，以及氟喹诺酮类、氨曲南、碳青霉烯类、β 内酰胺类/β 内酰胺酶抑制剂等。目前产超广谱 β – 内酰胺酶（extended spectrum beta – lactamases，ESBLs）的肠杆菌科细菌比例增加，有的地区已达 50% 以上，此时可给予碳青霉烯类、β 内酰胺类/β 内酰胺酶抑制剂等。

（6）铜绿假单胞菌：条件致病菌，容易产生多重耐药，应根据药敏试验选择，肺部感染常联合用药。可能有效的抗菌药物有碳青霉烯类、抗假单胞菌 β 内酰胺类、氟喹诺酮类、氨基糖苷类等。

（7）不动杆菌：医院获得性肺炎尤其是呼吸机相关性肺炎中多见，为常见多重耐药菌之一，治疗需根据药敏。非多重耐药的鲍曼不动杆菌可根据药敏选择 β 内酰胺类抗菌药物，多重耐药的鲍曼不动杆菌根据药敏选用含舒巴坦的 β 内酰胺类/β 内酰胺酶抑制剂或碳青霉烯类抗菌药物；泛耐药的鲍曼不动杆菌常采用两药联合甚至三药联合方案。如以含舒巴坦的复合制剂为基础的联合，或以多黏菌素为基础的联合，或以替加环素为基础的联合。

（8）军团菌首选：红霉素或联合利福平、环丙沙星、左氧氟沙星。

（9）厌氧菌：可给予硝咪唑类、克林霉素、β 内酰胺类/β 内酰胺酶抑制剂、头霉素类等。

**2. 抗病毒药**　病毒性肺炎时，可考虑使用抗病毒药。目前已证实较为有效的抑制病毒药如下。

（1）利巴韦林，具有广谱抗病毒活性，包括呼吸道合胞病毒、腺病毒、副流感病毒和流感病毒。0.8 ~ 1.0g/d，分 3 ~ 4 次服用；静脉滴注或肌注每日 10 ~ 15mg/kg，分 2 次。亦可用雾化吸入，每次 10 ~ 30mg，加蒸馏水 30ml，每日 2 次，连续 5 ~ 7 天。

（2）阿昔洛韦，具有广谱、强效和起效快的特点，用于疱疹病毒、水痘病毒感染，尤其对免疫缺陷或应用免疫抑制者应尽早应用。每次 5mg/kg，静脉滴注，一日 3 次，连续给药 7 天。

（3）更昔洛韦，可抑制 DNA 合成，用于巨细胞病毒感染，$7.5 ~ 15mg/(kg \cdot d)$，连用 10 ~ 15 天。

（4）奥司他韦，为神经氨酸酶抑制剂，对甲、乙型流感病毒均有很好作用，耐药发生率低，150mg/d，分 2 次，连用 5 天。

（5）阿糖腺苷，具有广泛的抗病毒作用，多用于治疗免疫缺陷患者的疱疹病毒与水痘病毒感染，$5 ~ 15mg/(kg \cdot d)$，静脉滴注，每 10 ~ 14 天为 1 个疗程。

（6）金刚烷胺，有阻止某些病毒进入人体细胞及退热作用，用于流感病毒等感染。成人每次 100mg，早晚各 1 次，连用 3 ~ 5 天。

**3. 抗真菌药**

（1）酵母菌（新型隐球菌）、酵母样菌（念珠菌属）和组织胞浆菌大多对氟康唑敏感。

（2）曲霉对伊曲康唑、伏立康唑、两性霉素 B、棘白菌素等敏感。

（3）隐球菌通常对氟康唑、两性霉素 B 等敏感。

（4）卡氏肺孢子虫：首选复方磺胺甲噁唑，治疗剂量磺胺甲噁唑 SMZ $100mg/(kg \cdot d)$、甲氧苄啶 TMP $20mg/(kg \cdot d)$，口服或静脉滴注，每 6 小时一次。实际运用时由于副作用大，常略降低给药剂量。

**（二）经验治疗**

**1. CAP 的经验治疗**　由于我国幅员辽阔，CAP 病原学流行病学分布和抗菌药物耐药率并不完全一致，因此表 13 - 1 的经验性治疗建议仅为参考原则，应结合具体情况选择。

表 13 - 1  不同人群 CAP 患者初始经验性抗感染治疗建议

| 不同人群 | 常见病原体 | 初始经验性治疗的抗菌药物选择 |
|---|---|---|
| 青壮年、无基础疾病患者 | 肺炎链球菌、肺炎支原体、流感嗜血杆菌、肺炎衣原体等 | (1) 青霉素类（青霉素、阿莫西林等）；(2) 多西环素；(3) 大环内酯类；(4) 一、二代头孢；(5) 左氧氟沙星、莫西沙星等 |
| 老年人或有基础疾病患者 | 肺炎链球菌、流感嗜血杆菌、需氧革兰阴性杆菌、金黄色葡萄球菌、卡他莫拉菌等 | (1) 二代头孢单用或联合大环内酯类；(2) β 内酰胺类/β 内酰胺酶抑制剂单用或联合大环内酯类；(3) 左氧氟沙星、莫西沙星等 |
| 需入院治疗，但不必收入 ICU 的患者 | 肺炎链球菌、流感嗜血杆菌、混合感染、需氧革兰阴性杆菌、金黄色葡萄球菌、肺炎支原体、肺炎衣原体、呼吸道病毒等 | (1) 静注二代头孢单用或联合大环内酯类；(2) 静注喹诺酮类；(3) 静注 β 内酰胺类/β 内酰胺酶抑制剂单用或联合大环内酯类；(4) 头孢噻肟、头孢曲松单用或联合大环类酯类 |
| 需入住 ICU 的重症患者 A 组：无铜绿假单胞菌感染危险因素 | 肺炎链球菌、需氧革兰阴性菌、军团菌、肺炎支原体、流感嗜血杆菌、金黄色葡萄球菌等 | (1) 头孢曲松或头孢噻肟联合大环内酯类；(2) 静注左氧氟沙星等；(3) 静注 β 内酰胺类/β 内酰胺酶抑制剂联合大环内酯类；(4) 厄他培南联合大环内酯类 |
| B 组：有铜绿假单胞菌感染危险因素 | A 组常见病原体 + 铜绿假单胞菌 | (1) 有抗假单胞活性的 β 内酰胺类抗生素联合大环内酯类或氨基糖苷类；(2) 有抗假单胞活性的 β 内酰胺类抗生素联合氟喹诺酮类 |

**2. HAP 的经验治疗**　HAP、VAP 和 HCAP 常见的病原菌是需氧革兰阴性菌，如铜绿假单胞菌、肺炎克雷伯菌和不动杆菌属；革兰阳性菌如金黄色葡萄球菌等。早发的 HAP、VAP 是指住院 4 天以内发生的 HAP、VAP，常为抗菌药物敏感病原菌；但若在 90 天内曾用过抗菌药物治疗或住过院，则有 MDR 感染的危险因素，应视作晚发的 HAP、VAP。晚发的 HAP、VAP，是指住院 5 天或以上发生的 HAP、VAP，多为 MDR 病原菌引起，病死率高。HAP 的经验治疗建议见表 13 - 2、表 13 - 3。同 CAP 的经验治疗建议一样，由于各地区流行病学的差异，需要根据具体情况调整。

表 13 - 2  早发且无 MDR 病原菌危险因素 HAP、VAP 和 HCAP 的初始治疗

| 可能致病菌 | 推荐抗生素 |
|---|---|
| 肺炎链球菌 | |
| 流感嗜血杆菌 | |
| 甲氧西林敏感的金黄色葡萄球菌 | |
| 抗菌药物敏感的革兰阴性肠杆菌属 | 头孢曲松或左氧氟沙星、莫西沙星或环丙沙星、氨苄西林/舒巴坦或厄他培南 |
| 　　大肠埃希菌 | |
| 　　肺炎克雷伯菌 | |
| 　　变形杆菌 | |
| 　　不动杆菌 | |
| 　　沙雷菌 | |

**表 13 - 3　晚发或有 MDR 病原菌危险因素 HAP、VAP 和 HCAP 的初始治疗**

| 可能致病菌 | 联合抗菌药物治疗 |
|---|---|
| 表 13 - 2 列出的病原菌和 MDR 病原菌<br>铜绿假单胞菌<br>肺炎克雷伯菌（ESBL 阳性）<br>不动杆菌属<br>甲氧西林耐药的金黄色葡萄球菌（MRSA）<br>嗜肺军团菌 | 对铜绿假单胞菌有效的抗生素：头孢菌素如头孢吡肟、头孢他啶；或碳青霉烯类如亚胺培南、美罗培南；或 β 内酰胺类/β 内酰胺酶抑制剂（哌拉西林、他唑巴坦）加氟喹诺酮类（环丙沙星或左氧氟沙星）或氨基糖苷类；加利奈唑胺或万古霉素 |

## 六、建议

（1）抗菌药物的选择应参考本地区、本单位的流行病学资料。

（2）肺部感染患者通常都有诱因或基础疾病，在治疗肺部感染的同时，应注意基础疾病如血糖的控制、免疫抑制剂的使用等，或积极寻找引起肺部感染的诱因并尽量解除。

（3）有心血管疾病、糖尿病、肺疾病、肝硬化等疾病患者可注射肺炎疫苗预防肺部感染。

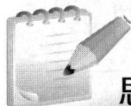

**思考题**

1. 简述社区获得性肺炎和医院获得性肺炎的常见病原体。

2. 35 岁男性，因"寒战、发热、胸痛一周"入院。既往健康，近期无抗生素应用史，未入住护理院及保健院。查体：右上肺呼吸音减弱，血常规示 WBC $12.8 \times 10^9$/L，N 0.92，胸片示大叶性肺炎改变，试述经验性抗菌治疗。

# 第四节　支气管哮喘

## 一、概述

支气管哮喘（bronchial asthma，asthma）是由多种细胞（如嗜酸粒细胞、肥大细胞、T 淋巴细胞、中性粒细胞、平滑肌细胞、气道上皮细胞等）和细胞组分参与的气道慢性炎症性疾病。主要特征包括气道慢性炎症，气道的高反应性，广泛多变的可逆性气流受限以及随病程延长而导致的一系列气道结构的改变，即气道重构。

哮喘是世界上最常见的慢性疾病之一，在不同国家的发病率占人群的 1% ~ 18%。哮喘症状的特点为强度随时间变化，通常有触发因素如抗原或刺激物暴露、季节变化或病毒性呼吸道感染。哮喘症状与气流阻塞可自发或经治疗缓解，有时在一段时间内如数周或数月无症状；也可发生急性加重甚至威胁生命并给患者与社会带来严重负担。

哮喘的发病机制尚未完全明了。尽管哮喘存在不同的"哮喘表型"，但迄今为止尚无发现特殊病理学表现与不同的表型以及对治疗的反应存在强烈相关性。

## 二、诊断要点

### （一）诊断标准

（1）反复发作喘息、气急、胸闷或咳嗽，多与接触变应原、冷空气、物理、化学性刺激，病毒性上呼吸道感染、运动有关。

（2）发作时在双肺可闻及散在或弥漫性、以呼气相为主的哮鸣音，呼气相延长。

（3）上述症状可经平喘药物治疗后缓解或自行缓解。

（4）除外其他疾病所引起的喘息、气急、胸闷或咳嗽。

（5）临床表现不典型者（如无明显喘息或体征）应有下列三项中至少一项阳性：①支气管激发试验或运动试验阳性；②支气管舒张试验阳性；③呼气峰流速（peak expiratory flow，PEF）变异率≥20%。

符合 1~4 条或 4，5 条者，可以诊断为哮喘。

由全球哮喘防治创议组织（Global Initiative for Asthma，GINA）每年更新的全球哮喘处理和预防策略，在 2014 版中将支气管哮喘定义为具有慢性气道炎症特点的一种异质性疾病，诊断依靠多变的喘息、气急、胸闷、咳嗽等呼吸道症状以及可变的呼气气流受限。医生要力争在首诊就对患者行肺功能＋舒张试验或其他检查，求证患者是否满足呼气气流受限和肺功能变化过大这两项标准，最终综合以上得出诊断。

### （二）哮喘的分期及分级

**1. 急性发作期** 以气短、咳嗽、喘息或胸闷症状逐渐加重和肺功能进行性下降为特征，通常发生在患者暴露于外来物和/或对控制药物依从性差时。患者状态与平时不同，需要改变治疗方案。

根据哮喘急性发作时严重程度，可分为轻度、中度、重度和危重 4 级。轻度时患者步行、上楼时气短，散在哮鸣音，肺通气功能和血气检查正常；中度时稍事活动即气短，讲话常有中断，呼吸频率增加，可有三凹征，哮鸣音弥漫响亮使用支气管舒张剂后 PEF 占预计值 60%~80%，动脉血氧饱和度（$SaO_2$）为 91%~95%。重度时休息即气短，端坐呼吸，单字表达，常有焦虑烦躁，大汗淋漓，呼吸频率＞30 次/分，常有三凹征，闻及响亮、弥漫的哮鸣音，使用支气管舒张剂后 PEF 占预计值＜60% 或绝对值＜100L/min，$PaO_2$＜60mmHg，$PaCO_2$＞45mmHg，$SaO_2$≤90%；危重时不能讲话，嗜睡、意识模糊，胸腹矛盾运动，哮鸣音减弱或消失，脉率变慢或不规则，严重低氧血症和高碳酸血症，pH 值降低。

**2. 非急性发作期** 也称慢性持续期，患者虽没有哮喘急性发作，但在相当长的时间内仍有不同频度和程度的喘息、咳嗽、胸闷等症状，可伴有肺通气功能的下降。

目前对非急性发作期哮喘严重性评估的方法为哮喘控制水平，包括了哮喘控制分级和评估未来风险。哮喘控制分级可依据患者既往 4 周中的症状和肺功能测定指标分为完全控制、部分控制和未控制三级：在过去 4 周内，患者是否①白天出现哮喘症状多于两次/周。②任何一次晚上因哮喘而醒来。③需要使用缓解药物超过两次/周。④任何一次因哮喘而活动受限。若 4 项均未出现为控制良好，出现 1~2 项为部分控制，出现 3 项以上为未控制；评估未来风险包括哮喘急性发作，病情不稳定，肺功能下降和药物不良反应。强调未来风险与当前控制的关联，即使症状控制良好，一个以上的危险因素也会增加急性发作的风险。

## 三、辅助检查

**1. 肺功能测定** ①通气功能检测　通常以第一秒用力呼气容积 $FEV_1$ 与用力肺活量 FVC 为指标，即 $FEV_1/FVC \times 100\% < 70\%$ 或 $FEV_1$ 低于正常预计值的 80% 为判断气流受限的最重要指标。缓解期上述通气功能指标可逐渐恢复。②呼气峰流速（PEF）及其变异率测定　哮喘发作时 PEF 下降。若昼夜 PEF 变异率≥20%，提示存在可逆性的气道改变。③支气管激发试验　可判断是否存在气道高反应性。④支气管舒张试验　可判断气流受限的可逆性。

**2. 胸部 X 线/CT 检查** 哮喘缓解期多无明显异常。发作时可见两肺透亮度增加，呈过度通气状态。

**3. 动脉血气分析** 严重时可出现缺氧。由于过度通气可表现为呼吸性碱中毒。若病情未缓解或加重，除缺氧外，患者会因 $CO_2$ 潴留出现呼吸性酸中毒。

**4. 特异性变应原检测** 外周血变应原特异性 IgE 增高，结合病史有助于病因诊断；过敏原皮试可证实哮喘患者的反应状态，了解个体哮喘发作的危险因素。

## 四、处理原则

哮喘的治疗目标是达到症状的良好控制水平，并维持正常活动状态，将未来急性发作、固定性气流受限和副反应的风险降至最低。应去除引起哮喘发作的危险因素，评估病情，急性发作时根据病情严重程度选择合适的治疗药物，尽快缓解气道痉挛，预防进一步恶化及防治并发症。慢性持续期时，应根据患者哮喘控制水平制定治疗策略，选择合适的治疗方案，并定期调整，维持患者控制水平。

## 五、用药方案

### （一）药物分类和作用特点

哮喘治疗药物大致可分为缓解药物和控制药物（表 13－4）。缓解药物能迅速解除支气管平滑肌痉挛，缓解气喘症状，通常按需使用。控制性药物通过抑制气道炎症，预防哮喘发作，需要长期使用。

表 13－4　哮喘治疗药物分类

| 缓解药物 | 控制药物 |
| --- | --- |
| 短效 $\beta_2$ 受体激动剂（SABA） | 吸入型糖皮质激素（ICS） |
| 短效吸入型抗胆碱能药物（SAMA） | 白三烯调节剂 |
| 短效茶碱 | 长效 $\beta_2$ 受体激动剂（LABA；不单独使用） |
| 全身用糖皮质激素 | 缓释茶碱 |
| | 色甘酸钠 |
| | 抗 IgE 抗体 |
| | 复方制剂（如 ICS/LABA） |

**1. 糖皮质激素** 是目前控制哮喘最有效的药物。激素作用于气道炎症形成过程中

的多个环节，如抑制嗜酸粒细胞等炎症细胞在气道的聚集、抑制炎症介质的生成和释放等，从而有效抑制气道炎症。糖皮质激素的给药方式分为吸入、口服和静脉用药。吸入型糖皮质激素是目前哮喘长期治疗的首选药物，口服和静脉全身给药方式能帮助缓解哮喘急性发作，预防复发，除了轻度急性发作外，哮喘急性发作时都应当全身性糖皮质激素应用，并且尽量在哮喘发作 1 小时内给予。尤其是在初始 SABA 治疗无效、口服糖皮质激素效果不佳的情况下。

吸入给药：常用药物有倍氯米松（beclomethasone）、布地奈德（budesonide）、氟替卡松（fluticasone）、莫米松（momethasone）等。通常需规律吸入 1～2 周以上方起效。吸入剂量根据病情而定。由于药物直接作用于呼吸道，故所需剂量较小。且吸入后通过消化道和呼吸道进入血液的药物又大部分被肝脏灭活，因此全身不良反应少。但吸入给药方式可能会出现口咽部念珠菌感染、声音嘶哑，所以吸药后应使用清水漱口。长期吸入较大剂量 ICS（＞1000μg/d）还应注意预防全身性不良反应如骨质疏松等。虽然激素剂量提高后疗效可能会提高，但采用中、低剂量的 ICS 与长效 $\beta_2$ 受体激动剂、白三烯调节剂、缓释茶碱联用，不仅疗效优于提高激素剂量，而且也减少了激素的不良反应。

口服给药：一般使用半衰期较短的激素，如泼尼松、泼尼松龙或甲泼尼龙等。适用于中度哮喘急性发作、慢性持续性哮喘吸入大剂量 ICS 联合治疗无效的患者和作为静脉应用激素治疗后的序贯治疗。推荐剂量：泼尼松龙 30～60mg/d，5～10 天。症状缓解后逐渐减量至≤10mg/d，然后停用或改用吸入剂。对于难治性哮喘，应确定最低维持剂量，长期口服治疗。并采用每天或隔天清晨顿服给药的方式，以减少外源性糖皮质激素对下丘脑 - 垂体 - 肾上腺轴的抑制作用。

静脉给药：重度或危重哮喘急性发作时，应及早静脉给予激素。可选择琥珀酸氢化可的松（400～1000mg/d）或甲泼尼龙（80～160mg/d）。无激素依赖倾向者，可在短期（3～5 天）内停药；有激素依赖倾向者应延长给药时间，症状缓解后逐渐减量，并改口服及吸入剂维持。

**2. $\beta_2$ 受体激动剂**　通过对气道平滑肌的 $\beta_2$ 受体激动作用，舒张气道平滑肌，并减少肥大细胞和嗜碱性粒细胞脱颗粒和介质的释放，缓解哮喘症状。分为短效 $\beta_2$ 受体激动剂 SABA（维持 4～6 小时）和长效 $\beta_2$ 受体激动剂 LABA（维持 10～12 小时），LABA 又可分为快速起效（数分钟起效）和缓慢起效（30 分钟起效）2 种（表 13－5）。

表 13－5　$\beta_2$ 受体激动剂的分类

| 起效时间 | 维持时间 | |
| --- | --- | --- |
| | 短效 | 长效 |
| 短（速）效 | 沙丁胺醇吸入剂 | 福莫特罗吸入剂 |
| | 特布他林吸入剂 | |
| 长（慢）效 | 沙丁胺醇口服剂 | 沙美特罗吸入剂 |
| | 特布他林口服剂 | |

（1）短效 $\beta_2$ 受体激动剂（SABA）　常用药物沙丁胺醇（salbutamol）和特布他林（terbutaline）等。有吸入、口服、静脉和贴剂四种制剂。SABA 应按需间歇使用，不宜

长期单一用药。主要不良反应有心悸、骨骼肌震颤、低钾血症等。

吸入给药：吸入剂包括定量气雾剂（MDI）、干粉剂和雾化溶液，主要用于缓解轻、中度哮喘急性发作。这类药物松弛气道平滑肌作用强，通常在数分钟内起效，疗效可维持数小时。哮喘急性发作时，每次吸入 100～200μg 沙丁胺醇或 250～500μg 特布他林，必要时每 20 分钟重复 1 次。1 小时后疗效不满意者应及时就诊。24 小时沙丁胺醇不超过 8 喷（每喷 100μg），特布他林不超过 24 喷（6mg）。

口服给药：如沙丁胺醇、特布他林、丙卡特罗等。通常在服药后 15～30 分钟起效，疗效维持 4～6 小时。常用剂量沙丁胺醇 2～4mg，特布他林 1.25～2.5mg，每天 3 次；丙卡特罗 25～50μg，每天 2 次。不良反应比吸入给药明显。特布他林的前体药物班布特罗的作用可维持 24 小时，可减少用药次数，适用于夜间哮喘患者的预防和治疗。

注射给药：平喘作用迅速，但不良反应发生率高，国内少用。

贴剂给药：为透皮吸收剂型。如妥洛特罗（tulobuterol），分为 0.5mg、1mg、2mg 三种剂量。每日 1 次，粘贴于胸部、背部及上臀部均可。

（2）长效 β₂ 受体激动剂（LABA）　LABA 不能单独用于哮喘的治疗，与 ICS 联用是目前最常用的哮喘控制性药物。这类 β₂ 受体激动剂分子结构中具有较长的侧链，舒张支气管平滑肌的作用可维持 12 小时以上。常用的有沙美特罗（salmeterol）和福莫特罗（formoterol）。沙美特罗给药后 30min 起效，推荐剂量 50μg，每天 2 次吸入；福莫特罗给药后 3～5 分钟起效，推荐剂量 4.5～9μg，每天 2 次吸入。

**3. 白三烯调节剂**　包括半胱氨酰白三烯受体拮抗剂和 5－脂氧化酶抑制剂，调节白三烯的生物活性而发挥抗炎作用，同时舒张支气管平滑肌，是目前除 ICS 外唯一可单独应用的长效控制药，可作为轻度哮喘 ICS 的替代治疗药物和中、重度哮喘的联合治疗药物。尤其适用于阿司匹林哮喘、运动性哮喘和伴有过敏性鼻炎哮喘患者的治疗。但作用不如 ICS，也不能取代激素。联合治疗时可以帮助减少吸入激素的剂量，并可提高吸入激素治疗的临床疗效。国内应用的主要是半胱氨酰白三烯受体拮抗剂，扎鲁司特 20mg，口服，每天 2 次；孟鲁司特 10mg，口服，每天 1 次。

**4. 茶碱类药物**　通过抑制磷酸二酯酶，提高平滑肌细胞内的环磷腺苷（cAMP）浓度，拮抗腺苷受体，舒张支气管平滑肌，并具有强心、利尿、扩张冠脉、兴奋呼吸中枢和呼吸肌等作用。

口服：用于轻、中度哮喘急性发作以及哮喘的维持治疗。常用剂量为每日 6～10 mg/kg。口服缓释茶碱后昼夜血药浓度平稳，尤适用于夜间哮喘症状的控制。常与 ICS 等联用。

静脉：主要用于重症和危重症哮喘，但在疗效和安全性方面不及 SABA。氨茶碱首剂负荷剂量为 4～6mg/kg，注射速度不宜超过 0.25mg/（kg·min），维持剂量 0.6～0.8mg/（kg·h）。每日最大用量一般不超过 1.0g（包括口服和静脉总剂量）。

茶碱的"治疗窗"窄，代谢个体差异大，发热、妊娠、心衰及合并使用西咪替丁、喹诺酮类、大环内酯类药物均可影响茶碱代谢。浓度高时可引起心律失常、血压下降甚至死亡。有条件的应在用药期间监测其血药浓度，使范围在 10～20mg/L。多索茶碱的作用与茶碱相同，但不良反应较轻。双羟丙茶碱作用较弱，不良反应也少。

**5. 抗胆碱药**　通过阻断节后迷走神经传出支，降低迷走神经张力而起到舒张支气管作用。但其舒张支气管作用弱于 $\beta_2$ 受体激动剂，起效也较慢。长期应用不易产生耐药，对老年人疗效不低于年轻人。分为短效抗胆碱药（SAMA，维持 4～6 小时）和长效抗胆碱药（LAMA，维持 24 小时）。SAMA 常用异丙托溴铵（ipratropine bromide），有气雾剂和雾化溶液两种剂型。气雾剂常用剂量为 20～40μg，每天 3～4 次；雾化溶液 50～125μg，每天 3～4 次。SAMA 主要用于哮喘急性发作，多与 $\beta_2$ 受体激动剂联合应用。少数患者有口干、口苦等不良反应。LAMA 常用噻托溴铵（tiotropium bromide），是选择性 $M_1$、$M_3$ 受体拮抗剂，作用更强，持续时间可达 24 小时。LAMA 主要用于哮喘合并慢阻肺以及慢阻肺患者的长期治疗。早期妊娠妇女和患有青光眼或前列腺肥大的患者应慎用。

**6. 其他哮喘治疗药物**

（1）抗组胺药　具有抗组胺及其他炎性介质，抑制炎性介质的释放等抗变态反应作用，与 $\beta_2$ 受体激动剂有协同作用。在哮喘治疗中的作用较弱。第一代抗组胺药氯苯那敏、苯海拉明的中枢神经抑制作用和抗胆碱作用较明显。第二代抗组胺药包括酮替芬、氮䓬斯汀、赛庚啶、阿司咪唑、氯雷他定、西替利嗪等，应注意其心脏毒性。

（2）抗 IgE 抗体　一种人源化的重组鼠抗人 IgE 单克隆抗体，具有阻断游离 IgE 与 IgE 效应细胞表面受体结合的作用。主要用于吸入高剂量 ICS 不能缓解且血清 IgE 水平增高的哮喘患者。但由于该药临床使用时间短，价格昂贵，其远期疗效与安全性有待进一步观察。

（3）硫酸镁　对哮喘急性发作的疗效还不确切，不建议常规用于哮喘急性发作。可缩短部分患者的住院时间，包括 $FEV_1 < 25\% ～ 30\%$ 预计值的成人患者，以及对初始治疗无反应、持续低氧的患者。

## （二）急性发作期的治疗

哮喘急性发作的治疗取决于发作的严重程度以及对治疗的反应。治疗的目的是尽快缓解症状、解除气流受限和低氧血症，同时还需要制定长期治疗方案以预防再次急性发作。

（1）轻度和部分中度急性发作可以在家庭或社区中治疗。可重复吸入 SABA，在第 1 小时每 20 分钟吸入 1～2 喷。随后根据治疗反应，调整为每 3～4 小时 1～2 喷。或加缓释茶碱、短效抗胆碱药等。如果治疗反应不完全，尤其是在控制性治疗的基础上发生的急性发作，应尽早口服激素，同时吸氧。必要时到医院就诊。

（2）部分中度和所有重度急性发作均应到急诊室或医院治疗。除氧疗外，可持续雾化吸入 SABA，联合应用 $\beta_2$ 受体激动剂和抗胆碱能制剂、激素混悬液等。重度及危重患者应尽早静脉应用激素，待病情得到控制和缓解后改为口服给药。注意水电解质平衡，纠正酸碱失衡。经上述治疗，临床症状和肺功能无改善甚至继续恶化者，应及时给予机械通气治疗，其指征主要包括：意识改变、呼吸肌疲劳、$PaCO_2 \geqslant 45mmHg$ 等。

## （三）慢性持续期

慢性持续期的治疗应在评估和监测患者哮喘控制水平的基础上，定期根据长期治疗方案作出调整，以维持患者的控制水平。哮喘长期治疗方案分为 5 级（表 13－6）。哮喘药物的选择既要考虑疗效及安全，也要考虑患者实际状况如经济收入和当地医疗资源等。要为每个初诊患者制定哮喘防治计划，定期随访、监测，进行用药教育等。

表 13 - 6　哮喘长期治疗方案

| | 第1级 | 第2级 | 第3级 | 第4级 | 第5级 |
|---|---|---|---|---|---|
| 优选控制治疗方案 | | 低剂量 ICS | 低剂量 ICS/LA-BA | 中/高剂量 ICS/LABA | 考虑辅助治疗如抗 IgE |
| 其他治疗方案 | 考虑低剂量 ICS 治疗 | 白三烯受体拮抗剂（LTRA）低剂量茶碱 | 中高剂量 ICS 低剂量 ICS +LTRA（或 +茶碱） | 高剂量 ICS + LTRA（或 +茶碱） | 加入低剂量口服糖皮质激素（OCS） |
| 缓解药物 | 按需使用 SABA | | 按需使用 SABA 或低剂量 ICS/福莫特罗 | | |

大多数未经治疗的持续性哮喘患者，初始治疗从第 2 级开始，如果初始评估哮喘未控制，则从第 3 级方案开始。在每一级中缓解药物都应按需使用，以迅速缓解哮喘。在开始哮喘控制治疗前，应尽可能记录诊断哮喘的依据；患者症状控制水平和危险因素，包括肺功能；考虑影响治疗选择的因素；确保患者能正确使用吸入剂；安排随访时间。对哮喘患者进行哮喘知识的健康教育、有效控制环境、避免诱发因素，要贯穿于整个哮喘治疗过程中。

在开始哮喘控制治疗后，应在 2~3 个月后，或根据临床情况提前观察患者疗效，如果使用该级方案哮喘未控制，应升级直至达到哮喘控制。一旦哮喘控制并能够维持至少 3 个月以上，可考虑降级治疗。建议减量方案：①使用高剂量 ICS/LABA 联合 OCS 的患者，可停用 OCS，继续高剂量 ICS/LABA，或将 OCS 换为高剂量 ICS；②使用中至高剂量 ICS/LABA 维持治疗的患者，先将 ICS 减少 50%，继续联合治疗；③使用低剂量 ICS/LABA 维持治疗的患者，可改为每日 1 次用药；④单独使用低剂量 ICS 的患者可改为每日 1 次用药。若患者使用最低剂量控制药物达到哮喘控制 1 年，并且哮喘症状不再发作，可考虑停用药物治疗。总而言之，哮喘的控制方案应个体化，以最小量达到最佳哮喘控制，不良反应最少为原则。

## 六、建议

大多数哮喘急性发作并非由细菌感染引起，应严格控制抗菌药物的使用指针，除非有细菌感染的证据，或属于重度或危重哮喘急性发作。

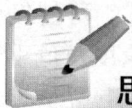

**思考题**

1. 哮喘急性发作的症状体征有哪些？
2. 哮喘治疗药物可分为哪几类？各在哮喘治疗中的地位如何？

## 第五节 慢性阻塞性肺疾病

### 一、概述

慢性阻塞性肺疾病（chronic obstructive pulmonary disease，COPD）简称慢阻肺，是一种严重危害人类健康的常见病、多发病。根据世界银行/世界卫生组织的研究，至2020年慢阻肺将位居世界疾病经济负担的第5位，全球死亡原因的第3位。

慢阻肺是以持续气流受限为特征的可以预防和治疗的疾病，其气流受限多呈进行性发展，与气道和肺组织对香烟烟雾等有害气体或有害颗粒的异常慢性炎症反应有关。肺功能检查对确定气流受限有重要意义。在吸入支气管舒张剂后，$FEV_1/FVC < 70\%$ 表明存在持续气流受限。

引起慢阻肺的危险因素包括个体易感因素和环境因素。个体易感因素包括遗传因素、哮喘及气道高反应性；环境因素包括吸烟、空气污染、职业粉尘、感染、社会经济地位等。

### 二、诊断要点

#### （一）诊断标准

**1. 临床表现** 起病缓慢，病程较长。

（1）慢性咳嗽 常为首发症状，随病程发展可终身不愈。

（2）咳痰 多为白色黏液或浆液性泡沫性痰。合并感染时痰量增多，可有脓痰。

（3）气短或呼吸困难 早期仅在劳力时出现，之后逐渐加重，以致在日常活动甚至休息时也感到气短。是慢阻肺最重要的症状。

（4）喘息和胸闷 非特异性症状，部分患者出现。

（5）可有体重下降，食欲减退，外周肌肉萎缩、抑郁焦虑等，晚期多见。

**2. 危险因素接触史** 如吸烟史、职业性或环境有害物质接触史。

**3. 体征** 早期可无异常，随疾病进展出现以下体征。

（1）视诊 胸廓前后径增大，肋间隙增宽，剑突下胸骨下角增宽，称为桶状胸。部分患者呼吸变浅，频率增快。

（2）触诊 双侧语颤减弱。

（3）叩诊 肺部过清音，心浊音界缩小，肺下界和肝浊音界下降。

（4）听诊 两肺呼吸音减弱，呼气期延长，部分患者可闻及湿性啰音和（或）干性啰音。

慢阻肺在临床上的早期诊断是一个难点，诊断应根据临床表现、危险因素接触史、体征及实验室检查等资料，综合分析确定。任何有呼吸困难、慢性咳嗽或咳痰，且有暴露于危险因素病史的患者，临床上应当考虑慢阻肺的诊断。肺功能检查是诊断慢阻肺的金标准，吸入支气管舒张剂后 $FEV_1/FVC < 70\%$ 即明确存在持续的气流受限，除外其他疾病后可确诊为慢阻肺。

## （二）分期

目前通常将慢阻肺的病程分为 2 期。

**1. 急性加重期**　患者呼吸道症状超过日常变异范围的持续恶化，并需改变药物治疗方案。在疾病过程中，患者常有短期内咳嗽、咳痰、气短和（或）喘息加重，痰量增多，脓性或黏液脓性痰，可伴有发热等炎症明显加重的表现。

**2. 稳定期**　患者的咳嗽、咳痰和气短等症状稳定或症状轻微，病情基本恢复到急性加重前的状态。

目前多主张对稳定期慢阻肺采用综合指标体系进行病情严重程度评估。包括症状评估、肺功能评估、急性加重风险评估。症状评估采用改良版英国医学研究委员会呼吸问卷（mMRC），将呼吸困难严重程度分为 $0 \sim 4$ 级；肺功能评估可使用 GOLD 分级，根据 $FEV_1$ 下降程度，分为 $1 \sim 4$ 级；上一年发生 $\geqslant 2$ 次急性加重史者，或 $FEV_1 \% \, pred < 50\%$，均提示以后急性加重的风险增加。

依据上述症状、肺功能分级和急性加重风险等，即可对稳定期慢阻肺患者的病情严重程度作出综合评估（表 $13 - 7$），并依据评估结果选择稳定期的主要治疗药物。

表 $13 - 7$　稳定期慢阻肺患者病情严重程度的综合性评估及其主要治疗药物

| 患者综合评估分组 | 特征 | 肺功能分级 | 上一年急性加重次数 | mMRC 分级 | 首选治疗药物 |
|---|---|---|---|---|---|
| A 组 | 低风险，症状少 | GOLD $1 \sim 2$ 级 | $\leqslant 1$ 次 | $0 \sim 1$ 级 | SAMA 或 SABA，必要时 |
| B 组 | 低风险，症状多 | GOLD $1 \sim 2$ 级 | $\leqslant 1$ 次 | $\geqslant 2$ 级 | LAMA 或 LABA |
| C 组 | 高风险，症状少 | GOLD $3 \sim 4$ 级 | $\geqslant 2$ 次 | $0 \sim 1$ 级 | ICS 加 LABA，或 LAMA |
| D 组 | 高风险，症状多 | GOLD $3 \sim 4$ 级 | $\geqslant 2$ 次 | $\geqslant 2$ 级 | ICS 加 LABA，或 LAMA |

注：SABA：短效 $\beta_2$ 受体激动剂；SAMA：短效抗胆碱能药物；LABA：长效 $\beta_2$ 受体激动剂；LAMA：长效抗胆碱能药物；ICS：吸入糖皮质激素

## 三、辅助检查

**1. 肺功能检查**　是判断气流受限的主要客观指标。使用支气管舒张剂后，$FEV_1 / FVC < 0.70$ 可确定为持续气流受限。

**2. 胸部 X 线及 CT 检查**　对确定肺部并发症及与其他疾病（如肺间质纤维化、肺结核等）鉴别有重要意义，主要征象为肺过度充气。

**3. 血气检查**　对确定发生低氧血症、高碳酸血症、酸碱平衡失调以及呼吸衰竭类型有重要价值。

## 四、处理原则

慢阻肺的管理目标：减轻当前症状：包括缓解症状、改善运动耐量和改善健康状况；降低未来风险：包括防止疾病进展、防止和治疗急性加重和减少病死率。

**1. 去除诱因，控制职业性或环境污染**　教育和劝导患者戒烟，吸烟是 COPD 的最主要原因，戒烟是临床干预的基础；因职业或环境粉尘、刺激性气体所致者，应脱离污染环境。由感染、气胸、胸腔积液等引起急性加重者，应积极治疗。

**2. 评估病情，解痉平喘，防治缺氧** 根据患者不同分期及病情轻重选择相应的支气管扩张剂、糖皮质激素等平喘，改善通气，必要时低流量吸氧或家庭氧疗。

**3. 治疗合并症** 慢阻肺常与其他疾病合并存在，最常见的是心血管疾病、抑郁和骨质疏松，这些合并症对疾病的进展影响显著，对住院率和病死率也有影响。

**4. 教育与管理患者** 通过教育与管理提高患者和有关人员对慢阻肺的认识及自身处理疾病的能力，更好地配合管理，加强预防措施，减少反复加重，维持病情稳定，提高生命质量。

## 五、用药方案

### （一）稳定期药物治疗

**1. 支气管扩张剂** 包括 $\beta_2$ 受体激动剂、抗胆碱药、茶碱类药物。可松弛支气管平滑肌、扩张支气管、缓解气流受限，是控制慢阻肺症状的主要治疗措施。可根据患者病情严重程度（表13-7）选用。联合不同作用机制与时间的药物可以增强支气管舒张作用，减少不良反应。

$\beta_2$ 受体激动剂：又分为 SABA 和 LABA。SABA 主要有沙丁胺醇和特布他林等，每次剂量 $100 \sim 200\mu g$（$1 \sim 2$ 喷），数分钟内起效，疗效持续 $4 \sim 5$ 小时，24 小时内不超过 $8 \sim 12$ 喷。主要用于缓解症状，按需使用。LABA 有福莫特罗、沙美特罗等，每日仅需吸入 2 次。茚达特罗（indacaterol）是一种新型长效 $\beta_2$ 受体激动剂，2012 年在我国上市，每次剂量 $150 \sim 300\mu g$，每日 1 次。

抗胆碱药：也分为 SAMA 和 LAMA。不良反应小，长期吸入可改善慢阻肺患者的健康状况。用法用量参见第四节。

茶碱类药物：可解除气道平滑肌痉挛，在慢阻肺的治疗中应用广泛。还有改善心搏出量、舒张全身和肺血管、兴奋中枢等其他作用。但在一般治疗剂量下，其他作用不很突出。用法用量、治疗药物监测范围和不良反应等同第四节。

（1）糖皮质激素 稳定期主要应用吸入型糖皮质激素，但长期应用吸入激素并不能阻止其 $FEV_1$ 的降低趋势。长期规律吸入激素适用于慢阻肺综合评估 C 组和 D 组的高风险患者，联合应用吸入激素和 $\beta_2$ 受体激动剂较分别单用的效果好，能改善症状和肺功能，减少急性加重。目前常用剂型有沙美特罗/氟替卡松、福莫特罗/布地奈德。

（2）祛痰药 对痰不易咳出者，应用祛痰药可能有利于气道引流通畅，改善通气功能，但效果并不确切。常用药物有氨溴索 30mg，口服，每日 3 次；N - 乙酰半胱氨酸，0.2g，口服，每日 3 次。

（3）其他药物 ①抗氧化剂：慢阻肺患者的气道炎症导致氧化负荷加重，促使其病理生理变化，应用抗氧化剂（N - 乙酰半胱氨酸、羧甲司坦等）可降低疾病反复加重的频率；②磷酸二酯酶 - 4（PDE - 4）抑制剂：通过抑制细胞内环腺苷酸降解来减轻炎症。该类药物中罗氟司特（roflumilast）已在某些国家被批准使用，虽不能直接舒张支气管，但可改善应用沙美特罗或噻托溴铵治疗患者的 $FEV_1$。不应与茶碱同时应用；③疫苗：流感疫苗有灭活疫苗和减毒活疫苗，应根据每年预测的流感病毒种类制备，可降低慢阻肺患者的严重程度和病死率，可每年秋、冬接种 $1 \sim 2$ 次。

### （二）急性加重期的治疗

慢阻肺急性加重（AECOPD）的治疗目标为最小化本次急性加重的影响，预防再次急性加重的发生。

**1. 确定急性加重的原因**　多为细菌或病毒感染，及病情严重程度，根据病情严重程度决定门诊或住院治疗。

**2. 急性加重期药物治疗**

（1）支气管扩张剂　药物同稳定期，可适当增加以往所用支气管舒张剂的剂量及频度，单一吸入短效 $\beta_2$ 受体激动剂或联合应用吸入短效抗胆碱药物。有严重喘息症状者可给予较大剂量雾化吸入治疗，如沙丁胺醇 $500 \sim 1000\mu g$ 和异丙托溴铵 $250 \sim 500\mu g$。

（2）抗菌药物　虽然导致急性加重的病原体可能是病毒或细菌，但急性加重期是否应用抗菌药物仍存在争议。目前推荐抗菌药物治疗的指征：①呼吸困难加重、痰量增加和脓性痰 3 个症状同时出现；②患者仅出现上述 3 种症状中的 2 种但包括痰液变脓；③需要有创或无创机械通气治疗。应用何种类型的抗菌药物应根据当地细菌耐药情况选择。门诊可以用阿莫西林/克拉维酸 $0.25g$ 每日 3 次、头孢呋辛 $0.5g$ 每日 2 次、左氧氟沙星 $0.5g$ 每日 1 次、莫西沙星 $0.4g$ 每日 1 次；较重者可应用三代头孢。住院患者当根据疾病严重程度和预计的病原菌更积极地给予抗菌药物，一般多静脉滴注给药。对于反复发生急性加重的患者、严重气流受限和/或需要机械通气的患者，应该做痰液培养。

（3）糖皮质激素　AECOPD 住院患者宜在应用支气管扩张剂的基础上，加用口服或静脉治疗以加快患者的恢复。现推荐口服泼尼松 $30 \sim 40mg/d$，也可静脉给予甲泼尼龙 $40 \sim 80mg$，每日一次。连续 $5 \sim 7$ 天。临床上还可单独雾化吸入布地奈德混悬液代替口服激素治疗，雾化吸入布地奈德 $8mg$ 与全身应用泼尼松龙 $40mg$ 疗效相当。

（4）祛痰剂　溴己新 $8 \sim 16mg$，口服，每日 3 次；氨溴索 $30mg$，口服，每日 3 次，酌情选用。

（5）其他治疗措施　适当补充液体和电解质；注意营养治疗；痰液引流；治疗伴随疾病及并发症等。抗病毒药物和呼吸兴奋剂一般不建议使用。

## 六、建议

慢阻肺稳定期的治疗除了药物治疗外，教育和劝导患者戒烟，脱离污染环境也非常重要；康复治疗对进行性气流受限、严重呼吸困难而很少活动的慢阻肺患者，可以改善其活动能力，提高生命质量。慢阻肺并发慢性呼吸衰竭的患者，长期家庭氧疗可提高其生活质量和生存率。

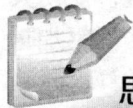

**思考题**

1. 慢性阻塞性肺病的诊断金标准是什么？

2. 患者，男，65 岁。20 年来反复出现咳嗽、咳痰，冬春季常见，近 3 年伴活动后气急。最近咳嗽、咳痰不明显，但平地快步走或爬缓坡后气急。吸入异丙托溴铵，症状改善不满意。肺功能示：吸入沙丁胺醇后 $FEV_1/FVC$ 为 43%，$FEV_1$ 为预计值的 46%。患者有吸烟史 25 年，戒烟 10 年。诊断：慢性阻塞性肺疾病稳定期（Ⅲ级）。请制定该患者的药物治疗方案。

# 第六节 肺结核

## 一、概述

肺结核（pulmonary tuberculosis）在 21 世纪仍然是严重危害人类健康的主要传染病，是全球关注的公共卫生和社会问题。2012 年，据估算，全世界共有 860 万人罹患结核病，130 万人死于结核病（其中包括 32 万艾滋病毒阳性者）。全球有三分之一的人（约 20 亿）曾受到结核分枝杆菌的感染。绝大多数新发结核出现在 15～49 岁的成年人，以发展中国家为主。

结核病的病原菌为结核分枝杆菌复合群，包括结核分枝杆菌、牛分枝杆菌、非洲分枝杆菌和田鼠分枝杆菌。人肺结核的致病菌 90% 以上为结核分枝杆菌。结核分枝杆菌繁殖缓慢，培养时间一般 2～8 周。此杆菌在氧张力高的环境繁殖迅速，如肺尖、肾实质、骨骺端，因此这些部位也是结核的好发部位。

此病通过活动性呼吸道疾病患者咽喉和肺部产生的飞沫在空气传播。它不通过餐具、衣服等无生命的物品传播，粘在皮肤和完整黏膜上的病原也不能侵入组织。影响机体对结核分枝杆菌自然抵抗力的因素除遗传因素外，还包括生活贫困、居住拥挤、营养不良等社会因素。免疫系统不完善的婴幼儿，老年人、HIV 感染者、免疫抑制剂使用者等，都是结核病的易感人群。

## 二、诊断要点

**1. 症状**

（1）呼吸系统症状 咳嗽、咳痰两周以上或痰中带血是肺结核的常见可疑症状。结核累及胸膜时可表现为胸痛。呼吸困难多见于干酪样肺炎和大量胸腔积液的患者。

（2）全身症状 发热为最常见症状，多为午后潮热，部分患者有乏力、盗汗、食欲减退和体重减轻等。育龄女性患者可有月经不调。

**2. 体征** 多寡不一，取决于病变性质和范围。病变范围较小时，可没有任何体征；渗出病变范围大或干酪样坏死时，可有肺实变体征。当有较大范围纤维条索形成时，气管向患侧移位。结核性胸膜炎时有胸腔积液体征，气管向健侧移位。支气管结核可有局限性哮鸣音。

**3. 肺结核接触史** 主要是家庭内接触史，对邻居、同事、宿舍等有无肺结核患者也应了解。

根据患者相应的临床表现及病史，结合影像学诊断方法和痰结核分枝杆菌检查等可确诊肺结核病。

## 三、辅助检查

**1. 影像学检查** 胸部 X 线可发现早期轻微的结核病变，确定病变范围、部位、形态、密度、与周围组织的关系；判断病变性质、有无活动性、有无空洞、空洞大小和特点等。胸部 CT 有补充性诊断价值。

**2. 痰结核分枝杆菌检查**　确诊肺结核病的主要方法，也是制订化疗方案和考核治疗效果的主要依据。每一个有肺结核可疑症状或肺部有异常阴影的患者都必须查痰。

**3. 纤维支气管镜检查**　纤维支气管镜检查可协助诊断支气管结核和淋巴结支气管瘘。肺内结核时可以采集分泌物或冲洗液标本做病原学检查，也可以经支气管肺活检获取标本检查。

**4. 结核菌素皮肤试验（purified protein derivative，PPD）**　可检出结核分枝杆菌的感染，但不能确诊活动性疾病。

**5. γ－干扰素释放试验（interferon－gamma release assays，IGRAs）**　可以将卡介苗接种、非结核分枝杆菌感染与结核分枝杆菌自然感染区分开来，因此诊断结核感染的特异性高于结核菌素试验，但成本较高。

## 四、处理原则

早期、规律、全程、适量、联合化疗。整个化疗方案分为强化和巩固两个阶段。化疗成功的关键在于对肺结核患者实施有效治疗管理，即目前推行的在医务人员直接面视下督导化疗（directly observed treatment short－course，DOTS），确保肺结核患者在全疗程中规律、联合、足量和不间断地实施规范化疗，减少耐药性的产生，最终获得治愈。

## 五、用药方案

### （一）常用抗结核药物

**1. 异烟肼（isoniazid，INH，H）**　早期杀菌活性最强，对巨噬细胞内外的结核分枝杆菌均具有杀菌作用。单用适用于各型结核病的预防，与其他抗结核药联合，适用于各型结核病的治疗。口服后吸收较迅速、完全，分布于全身组织和体液中。主要在肝脏经乙酰化代谢成无活性产物，其中有的具有肝毒性。乙酰化速度决定于遗传因素，目前认为慢乙酰化个体易发生药物性肝损伤。成人每日剂量 300mg 顿服，儿童每日 5～10mg/kg，最大剂量每日不超过 300mg，空腹服用为宜。结核性脑膜炎和血行播散型肺结核的用药剂量可加大。常见不良反应除肝炎外，还有周围神经病变，可每日服用维生素 $B_6$ 25mg。

**2. 利福平（rifampicin，RFP，R）**：有早期杀菌作用，可穿透细胞膜，破坏持续存在的细胞内病原菌。对巨噬细胞内外的结核分枝杆菌均有快速杀菌作用，特别对半静止状态的菌群有活性。与 INH 联用可显著缩短抗结核疗程。空腹服用吸收较完全，主要经胆汁排泄，有肝肠循环。利福平及其代谢物为橘红色，服后大小便、眼泪等为橘红色是正常现象。成人剂量为每日 8～10mg/kg，体重在 50kg 及以下者为 450mg，50kg以上者为 600mg，顿服。儿童每日 10～20mg/kg。常见不良反应有肝炎；间歇治疗时常出现血小板下降、急性肾功能不全和流感样综合征。妊娠 3 个月以内忌用，超过 3 个月应慎用。

**3. 吡嗪酰胺（pyrazinamide，PZA，Z）**　对巨噬细胞内和组织坏死时，处于酸性环境中的半静止状态的结核菌效果最强。在治疗的前 2 个月吡嗪酰胺对病灶细菌的清除效果最好，延长疗程不增加疗效。是短期治疗方案的必要成分，在治疗时间小于6个月的方案中必须使用吡嗪酰胺。成人用药为1.5g/d，儿童每日30~40mg/kg。常见不良反应为高尿酸血症、肝损害、食欲不振、恶心等。

**4. 乙胺丁醇（ethambutol, EMB, E）** 低浓度时抑菌，高浓度时杀菌。对快速繁殖菌有中度疗效。不能清除菌株，主要与其他药联用以阻止耐药菌的出现。最重要的不良反应是视神经炎。仅用于视力正常和有能力报告视力变化的患者。治疗前推荐应用Snellen图测视力，治疗中密切观察，如果发生视觉症状应立即停药。鉴于儿童无症状判断能力，故不推荐用于小于6岁的儿童。肾功能减退者慎用。

**5. 链霉素（streptomycin, SM, S）** 对细胞外碱性环境中的快速繁殖结核分枝杆菌有杀菌作用。肌内注射，每日0.75g，每周5次；间歇用药每次0.75~1.0g，每周2~3次。不良反应主要有耳毒性、前庭功能损害和肾毒性。儿童、老人、孕妇、听力障碍和肾功能不良慎用或不用。

**6. 其他药物** 除了上述5种常用的抗结核药物外，还有一些药物对结核杆菌有效或可能有效，主要用于耐药结核病治疗，如阿米卡星、卷曲霉素、氟喹诺酮类、乙硫异烟胺、丙硫异烟胺、对氨基水杨酸（PAS）等，利奈唑胺、阿莫西林/克拉维酸、氨硫脲等对结核菌的疗效还不确切。

## （二）标准化学治疗方案

为合理使用抗结核药物，在全面考虑化疗方案的疗效、不良反应、治疗费用、患者接受性和药源供应等条件下，目前将经国内外严格对照研究证实的化疗方案作为标准方案（表13-8）。

**表13-8 常用抗结核药物成人剂量和主要不良反应**

| | 缩写 | 每日一次剂量 | | | 每周三次剂量 | | | 主要不良反应 |
|---|---|---|---|---|---|---|---|---|
| | | mg/kg | g | 最大量 g | mg/kg | g | 每日最大量 g（mg） | |
| 异烟肼 | H, INH | 5 | 0.3 | 0.3 | 10 | 0.3~0.6 | 0.9 | 周围神经炎，偶有肝功能损害 |
| 利福平 | R, RFP | 10 | 0.45~0.6* | 0.6 | 10 | 0.6~0.9 | 0.6 | 肝功能损害，过敏反应 |
| 吡嗪酰胺 | Z, PZA | 25 | 1.5~2.0 | | 35 | 2~3 | — | 高尿酸血症、肝损害、胃肠道反应、关节痛 |
| 乙胺丁醇 | E, EMB | 15 | 0.75~1.0** | | 30 | 1.5~2.0 | | 视神经炎 |
| 链霉素 | S, SM | 15 | 0.75~1.0△ | | 15 | 0.75-1.0 | 1.0 | 耳毒性、前庭功能损害和肾毒性 |

*体重<50kg用0.45g，>50kg用0.6g；S、Z用量也按体重调节；*60岁以上老年人每次用0.75g；**前2个月25mg/kg；

**1. 初治肺结核的治疗** 有下列情况之一者定期为初治：①尚未开始抗结核治疗的患者；②正进行标准化疗方案而未满疗程的患者；③不规则化疗<1个月的患者。

（1）每日用药方案2HRZE/4HR：①强化期：异烟肼、利福平、吡嗪酰胺和乙胺丁醇，顿服，2个月。②巩固期：异烟肼、利福平，顿服，4个月。

（2）间歇用药方案 $2H_3R_3Z_3E_3/4H_3R_3$：①强化期：异烟肼、利福平、吡嗪酰胺和乙胺丁醇，隔日一次或每周3次，2个月。②巩固期：异烟肼、利福平，隔日一次或每周3次，4个月。

**2. 复治涂阳肺结核治疗方案** 有下列情况之一者为复治：①初治失败的患者；②规则用药满疗程后痰菌又复阳的患者；③不规律化疗 >1 个月的患者；④慢性排菌患者。复治涂阳肺结核患者应做药敏试验，敏感者按下列方案治疗，耐药者纳入耐药方案治疗。

复治涂阳敏感用药方案 2HRZSE/6~10HRE：①强化期：异烟肼、利福平、吡嗪酰胺、链霉素和乙胺丁醇，每日一次，2个月。②巩固期：异烟肼、利福平和乙胺丁醇，每日一次，6~10个月。巩固期治疗4个月，痰菌未阴转，可继续延长治疗期6~10个月。

间歇用药方案 $2H_3R_3Z_3S_3E_3/6~10H_3R_3E_3$：①强化期：异烟肼、利福平、吡嗪酰胺、链霉素和乙胺丁醇，隔日一次或每周3次，2个月。②巩固期：异烟肼、利福平和乙胺丁醇，隔日一次或每周3次，6个月。

### （三）耐多药结核的治疗

对包括异烟肼和利福平在内的 ≥2 种药物产生耐药的结核病为耐药结核病（MDR – TB）。耐多药肺结核必须有痰结核菌药敏试验结果才能确诊。MDR – TB 的治疗原则是：应详细了解患者用药史，该地区常用抗结核药物和耐药流行情况；尽量做药敏试验；至少加入二种新药到原失败方案中；尽可能采用新一代氟喹诺酮类；不使用交叉耐药的药物；至少含4种二线敏感药物；至少包括吡嗪酰胺、氟喹诺酮类、注射用卡那霉素或阿米卡星、乙硫或丙硫异烟肼和对氨基水杨酸或环丝氨酸；药物剂量依体重决定；加强期8个月，总治疗期20个月或更长，依治疗效果而定。

MDR – TB 治疗药物的选择见表 13 – 9，药物选择须参考药敏结果，一般前四组每组至少选择 1 种药物，每组首选药物在前。按上述治疗原则制定治疗方案。

表 13 – 9 治疗 MDR – TB 结核药物分组

| | |
|---|---|
| 第一组：一线口服抗结核药物 | 异烟肼；利福平；乙胺丁醇；吡嗪酰胺；利福布汀 |
| 第二组：注射用抗结核药物 | 卡那霉素；阿米卡星；卷曲霉素；链霉素 |
| 第三组：氟喹诺酮类药物 | 莫西沙星；左氧氟沙星；氧氟沙星 |
| 第四组：口服抑菌二线抗结核药物 | 乙硫异烟胺/丙硫异烟胺；对氨基水杨酸；环丝氨酸；特立齐酮 |
| 第五组：疗效不确切的抗结核药物 | 氯法齐明；利奈唑胺；阿莫西林/克拉维酸；氨硫脲；克拉霉素；高剂量异烟肼 16~20mg/kg |

### （四）其他治疗

**1. 处理并发症** 咯血、气胸、肺部继发感染是肺结核的常见并发症。少量咯血时一般无需特殊处理，以安慰患者、消除紧张、卧床休息为主，可用氨基己酸、氨甲苯酸、酚磺乙胺、卡巴克洛等药物止血。中、大量咯血应积极止血，保持气道通畅，注意防止窒息和出血性休克。可用垂体后叶素收缩小动脉，减少肺循环血量而达到止血效果，但高血压、冠状动脉粥样硬化性心脏病、心力衰竭患者和孕妇禁用。对支气管动脉破坏造成的大咯血可采用支气管动脉栓塞法。结核毒性症状严重时可使用糖皮质激素，但必须保证在有效抗结核药物治疗的情况下，使用剂量依病情而定，一般可用泼尼松20mg，每日1次口服，以后每周递减5mg。有自发性气胸时根据病情采取保守疗法或肋间插管水封瓶引流，必要时负压吸引。有肺部继发感染时，根据当地流行病学资料选择合适的抗菌药物治疗。

**2. 外科手术治疗** 经合理化学治疗后无效、多重耐药的厚壁空洞、大块干酪灶、结核性脓胸、支气管胸膜瘘和大咯血保守治疗无效者可行手术治疗。

## 六、建议

保证患者在治疗过程中坚持用药、完成规定疗程是肺结核治疗能否成功的关键。为此，必须对治疗中的患者采取有效管理措施。目前，结核病治疗管理已有较为完整的技术规范。按我国法规要求，各级医疗卫生单位发现结核患者或疑似结核患者时，应及时向当地卫生保健机构报告，并将患者转至结核病防治机构进行统一检查，督导化疗与管理。

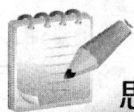

### 思考题

1. 活动性肺结核患者典型的症状和体征有哪些？
2. 常用抗结核药物的不良反应有哪些？

（汪 震）

## 学习目标

1. **掌握** 胃食管反流病、消化性溃疡、炎症性肠病、肝硬化、胰腺炎的处理原则及用药方案。
2. **熟悉** 各病的诊断要点，溃疡性结肠炎及克罗恩病的鉴别诊断，肝硬化的常见病因及并发症。
3. **了解** 消化性溃疡，炎症性肠病的发病机制，肝硬化的辅助检查及其临床价值。

消化系统疾病是临床的常见病，涉及食管、胃、肠、肝、胆、胰腺等多个脏器，影响人体的消化、吸收、代谢、排泄等功能，严重时危及生命。药物治疗在消化系统疾病中占重要地位，且随着消化系统病理生理研究的深入，新的治疗药物不断进入临床，进一步提高了药物治疗在消化系统疾病的疗效和地位。本章主要介绍胃食管反流病、消化性溃疡、炎症性肠病、肝硬化和胰腺炎等临床常见病症的药物治疗。

## 第一节 胃食管反流病

### 一、概述

胃食管反流病（gastroesophageal reflux disease，GERD）是一种由胃内容物反流引起不适症状和（或）并发症的疾病。2013 年国际 GERD 诊断和管理指南更具体地将其定义为"胃内容物反流入食管、口腔（包括喉部）或肺所致的症状和并发症"。食管反复接触胃内容物后将产生食道炎症，即反流性食管炎（reflux esophagitis，RE），当炎症发展侵蚀至食管鳞状上皮时，称为糜烂性食管炎（erosive esophagitis，EE）。具有明显的反流症状，但内镜检查无炎性表现，称为非糜烂性反流病（nonerosive reflux disease，NERD）。目前认为 GERD 的发生与各种原因导致的下食管与胃之间的压力梯度消失有关，如下食管括约肌松弛、食管蠕动功能障碍、胃十二指肠功能异常等。临床常见症状有烧心、反酸，部分病人可有胸痛、上腹部疼痛甚至消化道外症状如咳嗽等。

### 二、诊断要点

（1）根据典型的烧心和反流症状可初步诊断 GERD，并试验性应用质子泵抑制剂（proton pump inhibitor，PPI）进行治疗。

（2）对于有吞咽困难和（或）吞咽疼痛、出血、贫血、消瘦或反复呕吐等报警症状患者，应立刻行内镜检查，内镜检查是 GERD 诊断及分级的重要依据。

（3）胸痛患者需首先排除心血管疾病而非怀疑 GERD，心血管疾病严重者可危及生命，只有排除心源性因素后，才可按照非心源性胸痛的诊断流程进行处理。

（4）有症状但内镜检查阴性的患者可作 24 小时 pH 监测。24 小时反流监测是评价反流与症状相关关系的唯一手段，可作为 NERD 患者内镜或者外科治疗前的评估方法，同时还可在难治性 GERD 患者及 GERD 诊断不明确时使用。

（5）在 GERD 患者中不推荐进行钡剂造影诊断反流和幽门螺杆菌筛查。食管测压仅为术前评估的手段，不作为常规诊断 GERD 的工具。

## 三、辅助检查

**1. 内镜检查**　是诊断 GERD 最准确的方法，是判断食管有无炎症、炎症严重程度和与其他疾病鉴别的主要手段。

**2. 食管 pH 测定**　进行 24 小时食管 pH 连续监测是诊断酸反流的重要依据。正常食管 pH 为 5.0~7.0，如测定 pH<4.0，提示有酸反流。病理性酸反流阳性的指标为：①24 小时 pH<4.0 的酸暴露总时间>4%；②pH<4.0，持续 5 分钟以上的次数大于> 3 次。

## 四、处理原则

GERD 的治疗目标是：缓解反流症状、治愈食管炎、提高生活质量以及预防复发和并发症。其内容主要包括以下几方面。

**1. 改变生活方式**　抬高床头、睡前 3h 不再进食、避免高脂肪食物摄入，戒烟、戒酒、减肥等，通过改变生活方式使患者从中获益。

**2. 药物治疗**　主要包括抑制胃酸类药物和促进胃动力药物。抑酸类药物可以通过抑制胃酸分泌来降低反流物的酸度，减少其对食管黏膜的刺激，常见的抑酸药物包括 PPI 和 $H_2$ 受体拮抗剂。促动力药能增加下食管括约肌（LES）压力、促进胃排空、刺激食管蠕动及增强食管收缩幅度，常见药物有莫沙必利、伊托必利等。虽然 PPI 在 GERD 患者中仍是主要的治疗药物，但因为 NERD 和 EE 患者存在不同的病理生理及临床特点，对 PPI 的治疗反应存在明显差别，所以依然有许多患者未能从 PPI 的治疗中获益。未来药物的开发将更多关注于强效 $H_2$ 受体拮抗剂、缓释 PPI、钾竞争性酸受体阻滞剂、促动力药、黏膜保护剂以及改善一过性 LES 松弛药物等。

**3. 内镜或手术治疗**　①内镜治疗：主要包括胃镜下 Stretta 射频治疗和 EsophyX 经口无切口胃底折叠术。对于那些需要长时间服用药物来控制反流症状的轻中度患者，如果他们不能坚持服药、不愿或不能进行手术，那么经内镜抗反流治疗将是一个有吸引力的方法；②手术治疗：目前主要有腹腔镜胃底折叠术、肥胖症治疗手术以及应用 LINX 抗反流系统的辅助食管下端括约肌关闭。对于采用正规内科药物治疗无效或反复出血，严重的反流伴食管裂孔症、合并反复肺炎、Barrett 食管可疑恶变者，可以选择外科抗反流手术或施行腹腔镜下胃底折叠术。

### 五、用药方案

**1. 质子泵抑制剂（PPI）** PPI 通过抑制胃壁细胞 $H^+$，$K^+$–ATP 质子泵活性，产生强大、持久的泌酸抑制作用，目前仍然是治疗 GERD 患者的主要药物。对于疑诊 GERD 患者可给予 1～2 周的 PPI 试验性治疗。对于确诊患者，可给予规范的 8 周初始 PPI 治疗。临床使用时，药物的推荐剂量为：奥美拉唑 20mg、兰索拉唑 30mg、泮托拉唑 40mg、埃索美拉唑 40mg 或雷贝拉唑 20mg，均为每天 1 次，餐前半小时服用。疗程：食管炎 8 周，NERD 疗程未定。不良反应少，腹泻、皮疹、头痛等，可引起高胃泌素血症，但不增加胃泌素瘤的发生风险。

PPI 是最强的抑酸制剂，对 GERD 症状的缓解或反流性食管炎的愈合，效果明显优于其他抑酸药，因抑酸强度与症状缓解和炎症愈合密切相关。

**2. $H_2$ 受体拮抗剂** 内源性及外源性组胺与胃壁细胞的 $H_2$ 受体结合后，细胞内的 cAMP 水平增高，继而激活碳酸酐酶，使 $H_2CO_3$ 分解为 $H^+$ 和 $HCO_3^-$。$H_2$ 受体拮抗剂与组胺化学结构相似，通过阻断胃壁细胞 $H_2$ 受体，可抑制食物、组胺及五肽胃泌素刺激壁细胞引起的胃酸分泌。常用 $H_2$ 受体阻断剂有：西咪替丁 400mg、雷尼替丁 150mg、法莫替丁 20mg、尼扎替丁 150mg，均为每天 2 次。$H_2$ 受体拮抗剂可有效缓解轻症、非糜烂性病变的症状，对治疗无效或糜烂性食管炎的患者可提高剂量或 1 天 4 次给药。$H_2$ 受体拮抗剂耐受性较好，常见不良反应有头痛、嗜睡、倦怠、头晕、腹泻或便秘。西咪替丁可抑制茶碱、华法林、苯妥英、硝苯地平等的代谢。

**3. 促动力药** 促动力药通过促进胃肠平滑肌的协调运动，加快胃肠道排空，从而减少胃内容物反流。促动力药常作为辅助药物，当抑酸药物治疗效果不佳时，促动力药与抑酸药合用，特别适用于伴有胃排空延缓的患者。常用的促动力药物有以下几种。①多巴胺受体拮抗药：包括甲氧氯普胺（胃复安）和多潘立酮。甲氧氯普胺 5～10mg，4 次/日，餐前半小时服用。但不良反应较多，如嗜睡、倦怠、头晕、抑郁、腹泻、皮疹等，较大剂量可出现锥体外系症状，限制了它的应用。多潘立酮为第二代促动力药，10mg，3～4 次/日。不良反应有轻度腹泻、便秘、皮疹、嗜睡等。②5–羟色胺受体激动剂：包括西沙比利（cisapride）、莫沙必利（mosapride）、伊托必利（itopride）。西沙比利对消化道作用范围广，为全消化道促动力药。15～30 mg/d，分 2～3 次于餐前服用。由于可引起危及生命的心律失常，限制了西沙比利的临床应用，仅作为二线药物使用。莫沙必利和伊托必利为新型促动力药，作用与西沙比利相似而较强，安全性较好，不引起心电图 Q–T 间期延长。莫沙必利 5mg，3 次/日，餐前服用，不良反应主要为腹痛、腹泻、口干、皮疹、倦怠、头晕等。伊托必利 50mg，3 次/日，常见不良反应为皮疹、发热、腹痛、腹泻、便秘等。

**4. 黏膜保护剂** 对 GERD 的疗效有限，不宜作为常规治疗。该类药物可吸附胃蛋白酶、胆盐，以缓冲胃酸使胃内 pH 达 3.0～5.0。在胃酸性环境下，该类药物可于胃黏膜表面形成一层牢固的保护膜，增强胃黏膜的屏障作用，用于治疗十二指肠胃食管反流（或胆汁性反流）。常选用硫糖铝、铝碳酸镁、枸橼酸铋钾等。

**5. 药物选择和维持治疗** 无论是 RE 或是 NERD 的患者，PPI 比 $H_2$ 受体拮抗剂或促动力剂的效果更好，能迅速控制症状，快速治愈食管炎。维持治疗适用于以下情况。

①停药后症状反复发生。②食管炎反复出现。维持治疗方法有 3 种：①原剂量维持或剂量减半维持（每天 1 次），停药后很快复发且症状持续者，往往需要长期用药，使症状持续缓解，防止食管炎复发；②间隙治疗，基于 PPI 药代动力学，以隔日治疗为宜；③按需治疗，主要是对 NERD 患者，症状出现时服药，症状控制后停药，由患者自己调控。

## 六、建议

GERD 是一种慢性、易复发疾病，约 70% ~ 90% 的患者在停药后一年内复发，因此需坚持长期维持治疗，避免复发后食管功能恶化、防止并发症。$H_2$ 受体拮抗剂是轻症患者的常用维持药物，中度至重度食管炎多用 PPI 维持治疗，症状较轻时可减量维持。对非糜烂性食管炎患者，可以仅在有症状时服用药物。

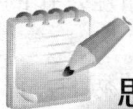

### 思考题

1. 胃食管反流病的治疗目标和处理原则。
2. 胃食管反流病的常用药物分类及其代表药物。

# 第二节　消化性溃疡

## 一、概述

消化性溃疡（peptic ulcer，PU）是指在各种致病因子的作用下，黏膜发生的炎性与坏死性病变，可深达黏膜肌层。好发于胃、十二指肠，因此通常所说的消化性溃疡多指胃溃疡（gastric ulcer，GU）和十二指肠溃疡（duodenal ulcer，DU），其中十二指肠溃疡与胃溃疡发病率之比约为 3∶1，胃溃疡的发病年龄一般较十二指肠溃疡迟 10 年。目前认为，PU 的发生是损伤因素对黏膜的破坏超过了黏膜抵御损伤和自身修复的能力。

**1. 损伤因素增强**

（1）胃酸和胃蛋白酶分泌增加　胃酸和胃蛋白酶对胃肠道黏膜的消化作用是消化性溃疡发生的基本原因。刺激胃酸分泌增多、胃蛋白酶活力增强的因素有：壁细胞数量增多、壁细胞对刺激物的敏感性增强、胃酸分泌的自身抑制反馈机制缺陷、迷走神经张力增高等。

（2）幽门螺旋杆菌（helicobacter pylori，Hp）感染　Hp 感染是消化性溃疡形成的重要病因。Hp 一旦定植于胃黏膜，可通过破坏黏液层、削弱屏障功能；诱发黏膜炎症、抑制黏膜修复功能；引起高胃泌素血症、刺激胃酸分泌等，加强对黏膜的损伤。

（3）长期服用非甾体类抗炎药（NSAIDs）　NSAIDs 是引起消化性溃疡的另一个重要因素。弱酸性药物 NSAIDs 在胃肠道黏膜上皮细胞中释放大量氢离子，损伤胃肠道黏膜并激活局部炎症反应；同时 NSAIDs 可抑制 COX－1，减少内源性前列腺素的合成，削弱胃黏膜的保护屏障，加重黏膜损伤，促进糜烂、溃疡形成。

**2. 保护因素减弱** 正常胃黏膜具有保护功能，包括黏液－碳酸氢盐屏障、黏膜血流、上皮再生能力、前列腺素及上皮生长因子等，这些因素可形成屏障、阻止氢离子反弥散、增加黏膜血流、促进黏膜上皮再生修复、调节胃酸分泌等。

**3. 其他因素** 胃十二指肠运动异常、精神心理因素、吸烟、饮酒、不规律饮食、药物如糖皮质激素等也是消化性溃疡的易感因素。

消化性溃疡的常见症状为中上腹反复发作性饥饿样疼痛。胃溃疡疼痛多位于上腹，或在剑突下。胃或十二指肠后壁溃疡，特别是穿透性溃疡时疼痛可放射至背部。消化性溃疡的疼痛发作多与进食相关，十二指肠溃疡疼痛常发生在空腹时，胃溃疡疼痛则多在餐后半小时发生。疼痛常呈反复周期性发作，在秋末至春初的较冷季节易发作。

## 二、诊断要点

（1）病史是诊断消化性溃疡的主要依据。根据本病具有慢性病程、周期性发作的中上腹疼痛等特点，可作出初步诊断。部分病人有 NSAID 长期用药史。

（2）确诊需通过内镜检查或 X 线钡餐检查发现溃疡。对于症状较简单的病例，常先作钡餐检查。对复杂病例或钡餐发现为胃溃疡的，应作内镜检查。

（3）治疗前常作 Hp 感染的检测，以明确有无 Hp 感染。

（4）对诊断为胃溃疡的患者，内镜检查时应作多位点活检以排除恶性病变。

## 三、辅助检查

**1. X 线钡餐检测** 钡剂填充溃疡的凹陷部分所造成的龛影是诊断溃疡的直接征象。对于 < 0.5cm 的小溃疡、溃疡灶有黏液或血液时，X 线钡餐造影的检出率下降。

**2. 内镜检查** 是诊断消化性溃疡最灵敏最特异的方法。在内镜直视下可明确溃疡的部位与数目、大小、形态，结合活检病理结果可判断良性溃疡分期以及恶性溃疡。

**3. Hp 感染的检测** 分为侵入性方法和非侵入性方法。前者需在内镜下活检，经组织涂片或切片染色镜检、尿素酶试验、细菌培养、聚合酶链反应（PCR）等；后者主要有 $^{13}C$ 或 $^{14}C$ 标记的尿素呼吸试验、血清学试验和粪 Hp 抗原检测等。其中尿素酶试验简便、快速，灵敏度及特异性可达 90% ~ 95%，是首选的诊断方法。细菌培养是诊断 Hp 感染最可靠的方法，是验证其他诊断试验的金标准。

## 四、处理原则

消化性溃疡的治疗目的为缓解临床症状、促进溃疡愈合、防止复发、预防并发症。

**1. 一般治疗** 避免过度的精神压力和劳累，戒烟戒酒，尽量避免使用 NSAID、糖皮质激素等致溃疡药物，提倡规律进食，不暴食暴饮，避免辛辣食物、咖啡、浓茶等。

**2. 药物治疗**

（1）常规治疗 PPI 和 $H_2$ 受体拮抗剂是抑制消化性溃疡胃酸分泌的首选药物。抗酸药和胃黏膜保护剂常作为辅助药物与抑酸药联用，以增加疗效。一般十二指肠溃疡经 4 ~ 6 周，胃溃疡经 6 ~ 8 周治疗能愈合。

（2）抗 Hp 感染治疗 Hp 感染阳性的消化性溃疡患者，均应进行抗 Hp 感染的治疗。由于耐药性问题，标准三联疗法（PPI + 克拉霉素 + 阿莫西林）及（PPI + 克拉霉素＋甲硝唑）的根除率已低于或远低于80％。《消化性溃疡病诊断与治疗规范》（2013年，深圳）推荐铋剂＋PPI＋2种抗菌药物组成的四联疗法，其中抗生素的组成方案：①阿莫西林＋克拉霉素；②阿莫西林＋左氧氟沙星；③阿莫西林＋呋喃唑酮；④四环素＋甲硝唑或呋喃唑酮。青霉素过敏者推荐的抗菌药物组成方案为：①克拉霉素＋左氧氟沙星；②克拉霉素＋呋喃唑酮；③四环素＋甲硝唑或呋喃唑酮；④克拉霉素＋甲硝唑。疗程为10天或14天，放弃7天方案。两次正规方案治疗失败时，如需给予第3次治疗，应先评估根除治疗的风险－获益比。此外，抑酸剂在根除方案中起重要作用，选择作用稳定、疗效高、受CYP2C19基因多态性影响较小的PPI，可提高Hp根除率。

（3）NSAIDs引起的消化性溃疡的处理　应尽量停用非选择性的NSAID，必要时可改用其他药物，如对乙酰氨基酚或选择性COX－2抑制剂如塞来昔布。PPI是治疗NSAIDs所致溃疡的首选药物，可高效抑制胃酸分泌，显著改善症状，促进溃疡愈合。胃黏膜保护剂对NSAIDs引起的溃疡有一定的治疗作用，常作为辅助药物与PPI合用。如Hp感染同时存在，应采用包括PPI在内的Hp根治方案。在停用NSAIDs后，经PPI、$H_2$受体拮抗剂或硫糖铝积极治疗后，大部分NSAIDs引起的消化性溃疡可愈合。

（4）难治性溃疡　将近90％的胃溃疡和十二指肠溃疡经规范治疗后可痊愈。当胃溃疡经12周治疗，十二指肠溃疡经8周治疗后溃疡未愈合，则称为难治性溃疡。难治性溃疡应首先排除Hp感染、服用NSAIDs和胃泌素瘤的可能。对胃溃疡还应排除恶性病变，内镜检查需多位点采样以排除胃癌。在排除这些因素后，采用8周的高剂量PPI治疗常可愈合，如奥美拉唑40mg/d。如药物治疗失败则可考虑手术治疗。

（5）维持治疗　药物维持治疗是减少溃疡复发和并发症的重要方法。对Hp感染阴性者、Hp感染阳性未能根治者、根除Hp后仍反复发作者、必须长期服用NSAIDs患者、有明显出血等严重并发症者应给予维持治疗。常用PPI或$H_2$受体拮抗剂。

## 五、用药方案

**1. 质子泵抑制剂（PPI）**　是目前治疗消化性溃疡的最常用药物。PPI通过抑制$H^+$，$K^+$－ATP质子泵，产生强大、持久的抑制胃酸分泌的作用，促进溃疡愈合，效果优于$H_2$受体拮抗药。标准剂量的PPI为：奥美拉唑20 mg/d，兰索拉唑30 mg/d，泮托拉唑40 mg/d，埃索美拉唑40 mg/d，或雷贝拉唑20 mg/d，均为1次/日，早餐前半小时服用。规律服药4周，十二指肠溃疡的治愈率达90％，胃溃疡则多采用8周疗程。对长期服用NSAIDs的患者，采用标准剂量的PPI治疗能起到保护作用，促进溃疡愈合。对Hp感染者，常采用包括标准剂量PPI在内的四联根治方案。对难治性溃疡，可剂量加倍，如奥美拉唑40mg，1次/日，或20mg，2次/日。PPI耐受性较好，不良反应主要为缺酸状态引起的上腹饱胀、恶心、腹痛等症状，也可诱发胃内菌群过度繁殖，使胃内亚硝酸盐增加。亚硝酸盐是癌症的重要诱发因子，但临床上目前尚无确切相关报道。另外，PPI强大的抑酸作用可致血清胃泌素明显升高，但未发现胃泌素瘤的发生率增加。

**2. $H_2$受体拮抗剂**　$H_2$受体拮抗剂仅次于PPI，是消化性溃疡的常用治疗药物。临床应用的$H_2$受体拮抗剂主要有西咪替丁、雷尼替丁、法莫替丁、尼扎替丁等。这些药物的结构均与组胺相似，通过阻断胃壁细胞$H_2$受体，可抑制食物、组胺及五肽胃泌素刺激壁细胞引起的胃酸分泌。常规剂量为：西咪替丁 400mg，2 次/日；雷尼替丁 300mg、法莫替丁 40mg、尼扎替丁 30mg，均为 1 次/日，睡前服用。$H_2$ 受体拮抗剂治疗 4 周和 8 周，十二指肠溃疡的愈合率分别为 75%～80% 和 90% 左右。

**3. 抗酸药** 碱性抗酸药中和胃酸，可缓解疼痛，促进溃疡愈合。传统抗酸药包括碳酸氢钠、碳酸钙、氧化镁、氢氧化铝等，含钙、铝的制剂可致便秘，镁剂可致腹泻，故常将两种或多种抗酸药制成复合制剂，以减轻副作用。新一代抗酸药铝碳酸镁兼具抗酸剂和黏膜保护剂的优点，是目前临床常选用的抗酸药，常用剂量为 1g，3 次/日，疗程 4～8 周。无明显不良反应。

**4. 胃黏膜保护剂** 通过增加黏膜屏障功能，恢复损伤因素及保护因素之间的平衡，促进溃疡愈合。常用药物包括胶体次枸橼酸铋、硫糖铝和米索前列醇。

（1）胶体次枸橼酸铋 铋剂具有胃黏膜保护和抑制 Hp 的双重作用。①保护胃黏膜：铋剂在酸性条件下，能与溃疡面上蛋白质络合而凝结，形成保护屏障，抵御胃酸和胃蛋白酶的消化作用，有利于溃疡的愈合。铋剂还能够抑制胃蛋白酶的活力，与胆汁酸结合，刺激内源性前列腺素的释放，促进胃黏液的分泌，改善胃黏膜局部的微循环，促进上皮修复等。②抑制 Hp：铋剂具有破坏细菌细胞壁合成，阻止 Hp 黏附于胃黏膜上皮和抑制 Hp 尿素酶、磷脂酶、蛋白酶活性的作用，与抗菌药物联合应用有协同作用。常用剂量为 120mg，4 次/日，三餐及即临睡前服用。疗程 4～8 周。因血铋浓度超过 100 pg/L 有发生神经毒性的危险，肝、肾功能不良者应慎用或减量。

（2）硫糖铝 硫糖铝在胃酸性环境下形成不溶性的胶体，覆盖于溃疡表面，形成保护膜，并吸附胃蛋白酶和胆汁酸，抑制其活性。常用剂量 1g，4 次/日。易致便秘，肾功能不全者不宜使用。

（3）米索前列醇 米索前列醇为人工合成前列腺素 E 的衍生物，可抑制基础胃酸的分泌和各种刺激所致的胃酸分泌，并通过增加胃十二指肠黏液和碳酸氢盐的分泌、减少氢离子反弥散、增加胃黏膜血供等途径保护胃黏膜。常用剂量为 200μg，4 次/日，疗程 4～8 周。主要不良反应为腹部痉挛性疼痛和腹泻，与食物同时服用可减少不良反应发生。

**5. 预防消化性溃疡病复发的措施** 药物维持治疗是减少溃疡复发和并发症的主要措施。目前维持治疗常用药物是 PPI 或 $H_2$ 受体拮抗剂。方案为：标准剂量的半量睡前服用，即：西咪替丁 400 mg/d，雷尼替丁 400 mg/d，法莫替丁 20 mg/d，或每日晨服奥美拉唑 10～20 mg/d，进行维持治疗。疗程根据病情需要可长达半年至一年。

## 六、建议

多数消化性溃疡患者的疼痛在避免损伤因素后经 7 天规范治疗消失。经 14 天治疗后疼痛持续存在或反复发作，表明溃疡未愈合或 Hp 未根除，或诊断有误，如胃食管反流病、胃癌等。必须长期服用 NSAIDs 药物的患者，应密切注意是否存在出血、梗阻、穿透病变的症状或体征。对反复发作、难治性病例及伴有并发症的患者，应内镜随诊。

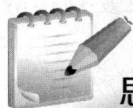

**思考题**

1. 胃溃疡的药物治疗原则。

2. Hp 根除方案可以用 $H_2$ 受体拮抗剂取代质子泵抑制剂吗？

3. 查阅文献了解消化性溃疡 Hp 根除方案的最新进展。

4. 男性患者，60 岁，反复上腹痛，疼痛以夜间及饥饿时明显。内镜检查发现十二指肠部位有 1 个小溃疡，活检显示有 Hp 感染，请给出治疗方案。

## 第三节 炎症性肠病

炎症性肠病（inflammatory bowel disease，IBD）是一种病因尚不十分清楚的慢性非特异性肠道炎症性疾病，包括溃疡性结肠炎（ulcerative colitis，UC）和克罗恩病（crohn disease，CD）。IBD 是北美和欧洲的常见病，在我国，近 10 多年来 IBD 就诊人数明显增加，现已成为我国的消化系统常见病。

IBD 的发病机制尚未明确，目前认为主要与患者的遗传特性、肠道黏膜对肠道寄生菌的免疫反应异常等有关。IBD 具有家族聚集性特点，患者一级亲属的发病率约为 10%。单卵双胞胎同时患克罗恩病的比例为 58%，患溃疡性结肠炎的比例为 6%。全基因组扫描发现在多个染色体上存在疾病相关的基因突变，目前研究较多的有 16 号染色体上的 CARD15。CARD15 的突变与 10% 的克罗恩病有关，另外 10 号染色体上的 DLG5 亦发现与 IBD 有关。正常肠黏膜对肠内容物、肠寄生菌表现为免疫耐受。大多数学者认为，在遗传易感性基础上，在感染和/或环境因素的刺激下，肠道黏膜出现免疫调节功能异常，对肠内抗原呈高敏反应，最终导致肠黏膜的慢性炎症、组织损伤。

IBD 的临床表现为持续或反复发作的腹泻、黏液脓血便伴腹痛、里急后重和不同程度的全身症状，病程多在 4~6 周以上。可有皮肤、黏膜、关节、眼和肝胆等的肠外表现。超过 6 周的腹泻病程可与多数感染性肠炎鉴别。

## 溃疡性结肠炎

### 一、概述

溃疡性结肠炎（UC）的病变主要位于结肠黏膜及黏膜下层，以溃疡为主，多累及远端结肠和直肠，但也可扩展至全结肠，呈弥漫性分布。好发于青壮年，病情轻重不等，呈反复发作的慢性病程。临床表现为腹泻、血便、腹痛、里急后重，常见黏液血便，腹块及瘘管少见。常有全身中毒症状如发热、营养不良和肠外表现如口腔溃疡、结节性红斑、关节损害等。UC 发生结肠癌的风险远高于正常人群。

### 二、诊断要点

（1）UC 缺乏诊断的金标准，主要结合临床表现、结肠镜和病理组织学检查进行综合分析。典型临床症状为腹泻、腹痛、便血，以及全身症状如发热等，反复发作的病程。

（2）大便常规和培养不少于 3 次，无病原体发现。

（3）结肠镜检查并活组织病检是诊断 UC 的主要依据。内镜检查及黏膜组织活检显示结肠部位炎症病变，主要表现为溃疡。在无条件行结肠镜检查时，可行钡剂灌肠检查。

（4）根据病情分为活动期和缓解期。活动期按严重程度分为轻、中、重度。①轻度：最多见，常只累及结肠的远端部分，起病慢、症状轻。可见轻度腹泻，<4 次/天，粪便不含或仅有少量血、脓、黏液。全身症状少；②中度：介于轻度与重度之间，可发展为重度；③重度：起病急骤，有显著的腹泻，≥6 次/天，伴血便或黏液脓血便，腹痛严重。有发热、心动过速、消瘦等全身表现。贫血、白细胞增多，血沉加速，可发展成急性结肠扩张。

## 三、辅助检查

**1. 内镜检查**　结肠镜检查对诊断 UC 具有重要价值，可明确诊断并确定病变范围。直视下观察肠道炎症的部位、程度，溃疡的数目、大小、深度，有无息肉，黏膜组织活检确定是否癌变。

**2. X 线检查**　钡剂灌肠检查可发现结肠黏膜紊乱、结肠袋形加深、溃疡所引起的外廓小刺或锯齿形阴影、息肉所引起的充盈缺损等。对肠壁上浅小溃疡难以显示。全消化道钡餐检查可了解整个胃肠道的情况，有助于与克罗恩病鉴别。

## 四、处理原则

UC 的治疗目标为诱导并维持临床缓解以及黏膜愈合，防治并发症，改善患者生活质量。

**1. 一般治疗**　在急性发作期或病情严重时均应卧床休息，饮食以易消化、富含营养及多种维生素为宜，牛乳和乳制品慎用。中至重度的患者常有营养不良，一般采用肠内营养即可改善，但重度患者可能需要肠外营养的支持。肠道益生菌制剂对缓解 UC 的症状有效。

**2. 药物治疗**　UC 的药物治疗分为活动期的治疗和维持期治疗。

（1）活动期的治疗　由于 IBD 的病因目前认为主要与肠道免疫异常有关，故药物治疗主要调节免疫反应，以达到控制急性炎症的目的。常用药物有氨基水杨酸制剂和糖皮质激素、硫嘌呤类药物等。①对轻度患者：一线治疗用药为口服氨基水杨酸制剂，包括柳氮磺胺吡啶（SASP）和 5 - 氨基水杨酸（5 - ASA）衍生物。SASP 常用 4 g/d，最高可达 8 g/d。5 - 氨基水杨酸衍生物如美沙拉嗪（mesalazine）疗效与 SASP 相似。对 SASP 及美沙拉嗪疗效不佳或见效较慢的病例，可采用糖皮质激素，如泼尼松 40～60mg/d。对于溃疡性直肠炎、远端结肠炎，采用糖皮质激素或美沙拉嗪直肠给药，疗效快而好。②对中度患者：氨基水杨酸制剂仍是主要药物，用法同轻度。足量氨基水杨酸制剂治疗 2～4 周症状控制不佳或病变较广泛者，应采用糖皮质激素，如泼尼松 40～60mg/d，待症状缓解后开始逐渐缓慢减量至停药。免疫抑制剂适用于激素无效或依赖患者，主要包括环孢素（cyclosporin）和硫嘌呤类的硫唑嘌呤（AZA）、6－巯基嘌呤（6－MP）。③对重度患者：重度患者常需住院治疗，采用肠道外给药治疗。糖皮质激素是中至重度病例的常用药物，常先静脉给药，如氢化可的松300～400 mg/d 或甲泼尼龙40～60 mg/d，有效后改为口服。口服氨基水杨酸制剂一般难以控制重度 UC。对糖皮质激素反应欠佳的患者，可给予静脉注射硫嘌呤类药物，如环孢素 4mg/（kg·d），待症状缓解后改为口服继续治疗。当激素和上述免疫抑制剂治疗无效或激素依赖或不能耐受上述药物治疗时，可考虑英夫利西单抗（infliximab，IFX）治疗。

（2）缓解期的维持治疗　UC 除轻度初发病例、很少复发且复发时为轻度而易于控制者外，均应接受维持治疗。常用维持药物为 SASP 或美沙拉嗪，维持剂量减半，如 SASP 2g/d，维持时间为 3～5 年或更长，甚至推荐终身用药。糖皮质激素在病情缓解后需逐渐减量直至停药，减量过程应大于 3～4 周，以免引起反跳。糖皮质激素不作维持治疗。

**3. 手术治疗**　在充分药物治疗后仍未能控制病情，或出现结肠穿孔、急性结肠扩张、严重出血、肠狭窄并发肠梗阻等并发症时，需进行手术治疗。

## 五、用药方案

**1. 氨基水杨酸制剂**　临床上常用的有 SASP 和 5－ASA 衍生物。

（1）SASP　SASP 在结肠细菌的作用下分解为 5－ASA 和磺胺吡啶而发挥作用，其中 5－ASA 是治疗 IBD 的主要成分，可与肠上皮接触发挥抗炎作用和免疫抑制作用，其作用机制尚不明确，可能与抑制肠黏膜局部以及全身的免疫反应、清除氧自由基等有关；磺胺吡啶具有弱的抗菌作用，并通过阻止 5－ASA 在胃及肠道上段的吸收而发挥载体作用。SASP 治疗 UC 的初始剂量为 0.25 g，2 次/日，然后每 1～2 天增加 0.5 g/d，直至 4g/d，无效可继续增加至 6～8 g/d，疗程 6～8 周。病情控制后逐渐减量至半量，维持治疗 6～12 个月。SASP 片剂除直接口服给药外，还可将药片研磨后加入生理盐水对远端结肠病变患者进行灌肠治疗，有较好的疗效。SASP 栓剂可直接用于溃疡性直肠炎的治疗。SASP 的不良反应较多，磺胺吡啶可引起恶心、呕吐、皮疹、血管神经性水肿、粒细胞减少、再生障碍性贫血、肝损害等，剂量超过 4 g/d 时易出现，禁用于磺胺过敏、6－磷酸葡萄糖脱氢酶缺乏者。

（2）5－ASA　直接口服在结肠内不能达到有效药物浓度，常用 5－ASA 肠溶片美沙拉嗪。美沙拉嗪疗效与 SASP 相似，而不良反应减少，治疗 UC 耐受性较好。

**2. 糖皮质激素**　糖皮质激素具有显著的抗炎、免疫抑制作用，从多环节减轻 UC 的炎性病变，同时其抗毒作用也可缓解全身毒性症状，近期疗效较好，是目前临床治疗重度 UC 的主要药物，适用于氨基水杨酸类药物疗效不佳以及重症急性发作期或暴发型患者。常用药物为泼尼松、泼尼松龙和氢化可的松，可根据病变部位、病情分别采用口服或直肠给药、静脉给药等。如泼尼松 40～60mg/d，口服，2 周内多起效，症状控制后逐渐减量至停用，整个减药过程应大于 3～4 周，以免反跳；对远端结肠病变者，氢化可的松 100～150 mg，溶于 100ml 生理盐水中保留灌肠，每晚 1 次，15 天为一个疗程；对重度患者，可静滴氢化可的松 300～400 mg/d，病情控制后改为口服泼尼松 40～60mg/d。该类药物长期应用不良反应多，如向心性肥胖、满月脸、高血压、骨质疏松、精神情绪改变、诱发或加重感染等，且不能防止病情复发，故不作维持用药。新型糖皮质激素制剂如布地奈德（budesonide）具有较强的抗炎、免疫抑制作用，同时肝脏首过代谢效应达90%，口服后进入体循环药量明显减少，全身副作用较少。

**3. 免疫抑制剂** IBD 的发生与免疫调节异常密切相关，免疫抑制剂通过作用于免疫反应的某个环节抑制肠道的炎性反应，有效控制病情。常用药物有硫唑嘌呤、6－巯基嘌呤和环孢素。主要用于顽固性或糖皮质激素治疗无效的 UC。常用环孢素 $2 \sim 4mg/(kg \cdot d)$，静滴，$1 \sim 2$ 周有效后改为口服 $8\ mg/(kg \cdot d)$，疗程可达数月。尽管环孢素治疗的近期有效率只有约70% ～80%，但对于糖皮质激素无效而不愿做结肠切除术的患者，环孢素仍是较优的选择。本类药物不良反应多且重，恶心、呕吐、皮疹、肝功能异常、骨髓抑制等。免疫抑制剂可与糖皮质激素联用，两药用量均应减少。也可与氨基水杨酸制剂合用，但氨基水杨酸制剂会加重硫嘌呤类药物的骨髓抑制，应特别注意。

**4. 英夫利西单抗（IFX）** 使用方法为 $5\ mg/kg$，静脉滴注，在第 0、2、6 周给予作为诱导缓解，随后每隔 8 周给予相同剂量作长程维持治疗。使用 IFX 前接受激素治疗时应继续原来治疗，在取得临床完全缓解后将激素逐步减量直至停用。对原先使用免疫抑制剂无效者，无必要继续合用免疫抑制剂，但对 IFX 治疗前未接受过免疫抑制剂治疗者，IFX 与硫唑嘌呤合用可提高黏膜愈合率。

**5. 其他药物** 感染是 UC 的刺激因素之一，对于重症或急性结肠扩张者，常联合抗菌药物治疗如甲硝唑，其他如氨基糖苷类、第三代头孢菌素类和氟喹诺酮类药物等也可选用。干扰素、抗肿瘤坏死因子（TNF－α）抗体等药物的疗效有待进一步证实。

# 克罗恩病

## 一、概述

克罗恩病（CD）是一种慢性、反复发作性的肠壁全层性炎症，常见于回肠末端和右半结肠，病变呈节段性或局限性分布，但可在胃肠道的任何部位发生，其中15% ～25%的患者只有结肠部位病变。临床表现主要有腹痛、腹泻、腹块、瘘管、肛周脓肿等，以及发热、营养不良、慢性活动性肝炎、脂肪肝等全身症状或病变。缓慢起病，病程常在数年以上。活动期和缓解期交替出现，长短不一，反复发作中呈渐进性进展。

## 二、诊断要点

（1）CD 诊断主要依靠临床表现、影像学检查、内镜检查及活检病理等综合判断。

（2）腹痛、腹泻、腹块和/或瘘管应考虑克罗恩病可能。累及结肠的 CD 最易出现肠外表现，如关节炎、结节性红斑、坏疽性脓皮病、胆石症等。

（3）肠道影像学检查，发现多发性、跳跃性炎性病变及狭窄、瘘管、息肉等改变，对诊断具有重要作用。

（4）内镜检查及活组织病检可明确病变特征，有利于确诊。

## 三、辅助检查

**1. 影像学检查** 传统影像学检查有胃肠钡餐造影及钡剂灌肠。目前钡剂灌肠已被结肠镜检查所代替，仅用于肠腔狭窄致内镜不能通过者。CT 或磁共振肠道显像（CT/MR enterography，CTE/MRE）是迄今评估小肠炎性病变的标准影像学检查，可反映肠壁的炎性改变、狭窄、病变部位及范围炎症、肠腔外并发症如瘘管形成、腹腔脓肿等。

**2. 内镜检查及活组织病检**　结肠镜检查和活检应列为 CD 诊断的常规首选检查。但结肠镜仅能达末段回肠，当病变部位为小肠时，可采用胶囊内镜反映小肠全貌，但胶囊内镜敏感性较低，且不能活检，在鉴别 CD 与其他 IBD（如肠道感染、放射性损伤及药物损伤等）时有一定的困难，且不适合存在肠袢狭窄的患者。

**3. 免疫性检查**　近年来非创伤性检查诊断手段有所发展，其中 CD 较特异的血清学标志物为抗啤酒酵母菌的磷肽甘露聚糖抗体。血清学指标多作为初步筛选，其敏感性和特异性有待进一步提高。

## 四、处理原则

克罗恩病的处理原则为尽快控制症状、防治并发症、促进缓解、防止复发。

**1. 一般治疗**　克罗恩病患者常伴有营养不良，应注意补充营养，并注意维生素、叶酸、矿物质等的补充和电解质平衡。对有明显低蛋白血症患者应补充白蛋白，必要时给予全胃肠道外营养支持。在急性发作期或病情严重时，应卧床休息，饮食以富含营养、少渣的食物为宜，忌牛奶和乳制品。

**2. 药物治疗**

（1）活动期治疗　对活动期的治疗目标是获得缓解。活动期的常用药物有：SASP、美沙拉嗪、糖皮质激素。此外，硫唑嘌呤、6-巯嘌呤、甲氨蝶呤、英夫利昔单抗、甲硝唑也常使用。对不同部位的 CD 用药有所区别：结肠型 CD 首选 SASP，无效改用或合用糖皮质激素类药物；对小肠型 CD，选用在小肠释放美沙拉嗪的颇得斯安缓释剂（pentasa），优于 SASP，无效改用或加用糖皮质激素；新型糖皮质激素药物布地奈德由于全身不良反应少，也可作为轻至中度小肠型或右侧结肠型的一线用药。全身性给药的糖皮质激素是中至重度 CD 的常用药物，其缓解率可达 70%。对结肠型或回肠结肠型，甲硝唑 20 mg/(kg·d) 口服常有助于缓解病情，或甲硝唑与环丙沙星联用。当规范治疗效果欠佳，或为了减少糖皮质激素用量时，可适当使用免疫抑制剂如硫唑嘌呤和 6-巯嘌呤等。对难治性 CD 伴有肛瘘、腹壁瘘的病人，硫唑嘌呤和 6-巯嘌呤常作为一线药物。

（2）维持治疗　虽然对多数 CD 病例，SASP 和美沙拉嗪可预防急性复发，但 CD 维持治疗预防复发的效果不及 UC。糖皮质激素类药物对预防 CD 复发亦无明显效果，也不改变疾病的进程。此外，有证据显示，硫唑嘌呤、6-巯嘌呤、甲氨蝶呤、英夫利昔单抗等对维持 CD 缓解有效。

（3）手术治疗　手术治疗不能治愈 CD，且术后复发率高，因此手术仅用于内科治疗无效的肠梗阻、瘘管或窦道形成、穿孔、腹腔内感染等。

## 五、用药方案

**1. 氨基水杨酸制剂（SASP）**　SASP 和美沙拉嗪常用于轻、中度活动期病人和缓解期维持治疗。SASP 适用于结肠型或回肠结肠型患者，治疗剂量为 4～6g/d，分 4 次服用，一般 3~4 周见效，病情控制后可逐渐减量至维持量 1~2g/d，维持用药 1~2 年。美沙拉嗪适用于小肠型患者，常用在小肠释放美沙拉嗪的颇得斯安，治疗剂量为 1g，4 次/日，病情控制后改为 500 mg，4 次/日，维持 1~2 年。对直肠、乙状结肠、降结肠型患者，可采用 SASP 或美沙拉嗪 2~4 g/d 灌肠，或使用栓剂，1~2 次/日。对水杨酸制剂过敏者、严重肝肾疾病、婴幼儿、出血性体质者不宜使用氨基水杨酸制剂。

**2. 糖皮质激素**　对中、重度 CD 活动期常选用糖皮质激素。口服泼尼松 30~60mg/d，1~2 周起效，症状控制后逐渐减量至 10 mg/d，维持 1~2 月。重症患者常用静滴氢化可的松 300~400 mg/d，病情控制后改为口服泼尼松维持。对直肠、乙状结肠、降结肠型患者，可用氢化可的松 100~150 mg，溶于 100ml 生理盐水中保留灌肠，每晚 1 次。对激素依赖型 CD 患者，需长期泼尼松 10~15mg 每日晨或 20~30mg 隔日晨口服以控制病情。

**3. 免疫抑制剂**　对糖皮质激素治疗不佳的病人可改用或联用免疫抑制剂。硫唑嘌呤的常用剂量为 2~3mg/(kg·d)，6-巯嘌呤为 1~1.5mg/(kg·d)，常需 3~4 个月起效，如用药 6 个月未见效，则停药。其他还有环孢素、甲氨蝶呤等。本类药物不良反应多。

**4. 生物制剂**　英夫利昔单抗、阿达木单抗（adalimumab）是肿瘤坏死因子（TNF-α）的单克隆抗体，已获美国 FDA 批准，用于常规治疗无效的中、重度病人，以及伴有活动性瘘管形成的。英夫利昔单抗治疗用量为 3~5 mg/kg 静注，给药方案为第 0 周、第 2 周和第 6 周及以后每隔 8 周各给予一次相同剂量。常见不良反应为输液反应、诱发或加重感染、诱发自身免疫、一过性肝酶异常等。

**5. 微生态制剂**　肠道益生菌群通过改善肠道微环境、恢复机体正常菌体、下调免疫反应等作用，对 CD 有改善作用。

## 六、建议

（1）IBD 应与慢性细菌性痢疾、慢性阿米巴肠病、结肠癌、肠道激惹综合征等鉴别。并发的关节炎、结节性红斑等病变，常随肠道炎症的控制而好转或消失。IBD 在用药缓解病情的同时，应注重患者生活质量的提高。

（2）溃疡性结肠炎与克罗恩病鉴别要点见表 14-1。

表 14-1　溃疡性结肠炎和克罗恩病的鉴别要点

| 溃疡性结肠炎 | 克罗恩病 |
| --- | --- |
| 下腹部痉挛性疼痛，排便后常缓解 | 右下腹持续性疼痛，排便后不缓解 |
| 血便明显 | 无明显血便 |
| 无腹块、瘘管 | 常有腹块、瘘管 |
| 病变呈连续性 | 病变呈节段性 |
| 多累及远端结肠和直肠 | 常累及小肠、结肠 |
| 黏膜及黏膜下层病变（常无肉芽肿） | 病变累及全层（部分可见肉芽肿） |

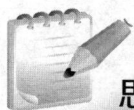

**思考题**

1. 比较溃疡性结肠炎与克罗恩病的临床表现和处理原则的异同。
2. 轻、中、重度溃疡性结肠的药物治疗原则分别是什么？
3. 对回肠结肠型克罗恩病的药物选择。
4. 女性，30 岁，下腹部隐痛 3 个月，厌食、精神不振、间歇性腹泻伴血便。发作时 1 天 10 次水样便，伴有血液及黏液。拟诊炎症性肠病，准备做结肠镜检查，请给出处理方案。

# 第四节 肝硬化

## 一、概述

肝硬化（cirrhosis）是临床常见的慢性进行性肝病，是由不同病因长期或反复作用引起的肝细胞广泛变性及坏死、残存肝细胞结节性再生、纤维组织弥漫性增生，导致肝小叶结构和肝血管床的破坏及假小叶形成，肝脏的正常结构和功能逐渐丧失，形成肝硬化。传统上认为肝硬化病变是不可逆，但现在越来越多的证据显示，在去除诱发病因后，肝脏的纤维化程度可以逆转，如：有效控制丙型病毒性肝炎、无病毒增生后，丙型肝炎所致肝纤维化程度可显著减轻；血色病所致肝硬化在血色病有效控制后可出现肝纤维组织的消退；酒精性肝病在戒酒后也发现肝硬化病变出现缓解。因此早期诊断肝硬化并明确病因，积极处理不仅可控制肝硬化病情的发展，甚至可能逆转病变。

肝硬化的病因有很多，在不同地区主要病因不尽相同，北美、西欧以慢性酒精性中毒最多见，在我国则以乙型病毒性肝炎最常见。当存在 2 种以上病因时，肝硬化常发展较快，如长期大量饮酒或血吸虫病合并乙型病毒性肝炎。各种病因引起肝细胞广泛变性坏死、结节状增生、弥漫性纤维化，破坏肝正常结构与功能。肝正常小叶结构和血管床的破坏，可导致门脉高压、侧支循环，肝细胞功能损伤将引起低蛋白血症、贫血、凝血功能障碍等，以及发生腹水、肝性脑病等。

肝硬化病程缓慢，起病时可无症状，逐渐发展至后期，以肝功能损害和门静脉高压两大类症状为主，并有多系统受累，出现黄疸、上消化道出血、肝性脑病、继发性感染等并发症。临床常将肝硬化分为代偿期和失代偿期：①代偿期肝硬化：30% ~ 40% 的患者常无明显临床表现，其他患者有非特异性消化系统症状如食欲不振、恶心、腹胀、消瘦、乏力、白细胞减少等，体格检查可有肝脾肿大且质较硬，一般无压痛，肝功能检查可在正常范围内或仅有轻度异常；②失代偿期肝硬化：表现肝硬化的各种症状及体征，脾脏中至重度肿大，腹壁静脉曲张。常有多种并发症出现，如腹水、贫血、出血倾向、女性化如男性乳房发育及蜘蛛痣等，甚至肝性脑病。肝功能检查明显异常。

## 二、诊断要点

（1）详细询问病史，如肝炎病史、饮酒史、服药史、家族遗传型疾病史，并结合相关检查，如测定病毒性肝炎标志物等，作出初步诊断。

（2）症状多无特异性，通常认为的肝硬化表征如肝掌、蜘蛛痣、男子乳房女性化等，均不是肝硬化特有的症状。

（3）超声、CT、MRI 发现肝肿大，肝内结节状改变等。肝穿刺活组织检查是诊断肝硬化的金标准，能对肝脏炎症、纤维化程度进行半定量分析，明确诊断。

（4）实验室检查具有辅助诊断的作用。凝血酶原时间延长提示肝功能失代偿，同时存在血小板减少、脑病和腹水，常可作出肝硬化诊断。

（5）失代偿期肝硬化由于体征、实验室检查均较显著，多易诊断。代偿期肝硬化应结合病史及实验室检查结果作出判断，确诊常需肝活组织检查。

## 三、辅助检查

**1. 实验室检查**　包括血常规、腹水常规检查、肝功能试验等。其中肝脏功能临床检验方法很多，各种化验结果需结合临床表现及其他检查综合分析。

（1）血清Ⅲ型前胶原肽（PⅢP）测定　是细胞合成的Ⅲ型前胶原的酶切产物，其浓度升高表明胶原蛋白合成旺盛，可反映肝纤维化程度，具有较高的诊断价值。

（2）血浆蛋白测定　白蛋白可 <30g/L（正常为 40～50g/L），球蛋白可 >40g/L（正常 20～30g/L），白蛋白和球蛋白的比例倒置，比值一般为 0.5～0.7，多小于 1（正常 1.3:1～2.5:1）。

（3）胆红素代谢试验　肝功能代偿期多不出现黄疸，失代偿期约半数以上病人出现黄疸，血清结合胆红素增高及总胆红素增高。

（4）血氨测定　肝性脑病时，血氨可升高，正常血氨为 34～100μmol/L。

（5）凝血酶原时间测定　代偿期肝硬化的血浆凝血酶原多正常，而失代偿期时，凝血酶原时间明显延长，若经维生素 K 治疗不能纠正者，提示预后欠佳。

**2. 影像学检查**　超声检查是肝硬化的常规检查。可测定肝脾大小、腹水，肝脏表现为弥漫的回声增强。如有门静脉高压存在，则门静脉增宽，脾脏增厚。CT、MRI 常用于与原发性肝癌鉴别诊断时。

**3. 肝穿刺活组织检查**　是诊断肝硬化的金标准，可明确肝硬化的组织学类型及肝细胞受损和结缔组织形成的程度，但如果取材过少，可有假阴性，目前多采用快速穿刺法，操作简单，并发症少而安全。

**4. 腹腔镜检查**　可直接观察肝表面，典型者可见肝表面结节状，腹壁静脉曲张及脾大。还可以在直视下行肝穿刺取活组织检查，是诊断肝硬化的可靠方法之一。

**5. 胃镜检查**　可直接观察并确定食管胃底静脉有无曲张，并了解其曲张程度和范围，其准确率较食管 X 线钡餐检查为高。

**6. 门静脉测压**　经颈静脉插管测定肝静脉楔入压及肝静脉游离压，两者之为肝静脉压力梯度（HVPG），代表门静脉压力。

### 四、处理原则

肝硬化的治疗目的为减少肝细胞损伤，预防、缓解及治疗并发症。

**1. 一般治疗**　去除病因，如酒精性肝硬化者须戒酒，代偿期病毒性肝炎肝硬化者可抗病毒治疗，晚期则主要针对并发症治疗。失代偿期或有并发症时，须卧床休息。饮食以高热量、高蛋白、低脂、维生素丰富且易消化的食物为宜。有肝性脑病先兆时应严格限制蛋白质量。有腹水者，应低盐饮食。避免进食粗糙、坚硬性食物。控制液体摄入量，以维持尿量 <1500ml/天为宜。避免应用有肝损害作用的药物。注意有无出血、紫癜、发热、精神神经症状。

**2. 药物治疗**　包括抗纤维化、保护肝细胞及并发症的治疗。

（1）抗纤维化治疗　世界著名肝病学家 Hans Popper 曾指出"谁能阻止肝纤维化，谁就能治疗大多数肝病"，因此治疗早期肝硬化的最有效方式就是针对病因治疗肝纤维化。干扰素（IFN）已是公认有抗纤维化作用的抗病毒药物，它能够直接抑制肝星状细胞（hepatic stellate cell，HSC）的增殖和细胞外基质（ECM）合成；L–半胱氨酸可直接抑制 HSC 的活化增殖和转化，促进 HSC 凋亡，减少炎症刺激，增加 ECM 降解，起到改产生抗纤维化作用。其他抑制 HSC 活化和胶原合成的药物有秋水仙碱、糖皮质激素等，产生在动物实验中可阻止肝脏纤维化，但由于副作用较多，临床少用。

（2）保护肝细胞治疗　保肝药物如还原型谷胱甘肽、水飞蓟素、熊去氧胆酸等，有抗肝细胞坏死，促进细胞再生作用。肝硬化时选择使用。

（3）腹水的处理　去除诱因，如过量摄入钠盐，并发感染等。应低盐饮食，限制水的摄入，300~500ml/天为宜。根据病情选用利尿药，从小剂量开始，根据利尿反应逐渐增加剂量，以达到每天减轻最大 0.5kg 的体重。输注白蛋白或血浆、全血，提高血浆胶体渗透压，可促进腹水消退。对于顽固性腹水，穿刺抽吸腹水及自身腹水浓缩回输术可减轻腹水。抽吸腹水无效时可考虑采用经颈静脉肝内门脉分流术。

（4）食管–胃底静脉破裂出血的处理

①预防：内镜下发现食管–胃底静脉曲张的病人应积极预防出血，如避免粗糙坚硬的食物，采用非选择性 β–受体拮抗剂预防。β–受体拮抗剂通过减少心输出量、降低内脏血量而降低门静脉压力。起始剂量为普萘洛尔 10mg，3 次/日，或纳多洛尔 20mg，1 次/日，逐渐增加用量至静息心率减少 20%~30% 或心率 55~60 次/分。存在 β–受体拮抗剂禁忌证或不能耐受 β–受体拮抗剂者可考虑内镜下套扎术。

②急性出血的治疗：食管–胃底静脉破裂出血是肝硬化的主要死亡原因，应积极抢救。卧床休息，禁食，密切观察血压、心率。对大量出血者，注意避免血流入呼吸道，可输入鲜血或代血浆，由于肝硬化患者常有凝血功能障碍，鲜血含有较多凝血因子，有利于止血。烦躁不安者可给镇静药。出血部位先用药物止血，如生长抑素类似物思他宁、奥曲肽等，可收缩内脏血管、降低门静脉和曲张静脉压力，减轻出血。对大出血病人经纠正休克、药物控制出血后，应作内镜检查明确诊断，同时作内镜下硬化剂注射或套扎术，停止出血。且所有患者应使用抗生素预防败血症，如氟喹诺酮类抗菌药或第三代头孢菌素，疗程 5 天。对经以上积极治疗仍不能止血的病人，可考虑三腔管气囊填塞或手术治疗如经颈静脉肝内门脉分流术。

③预防再出血：β 受体拮抗剂合并内镜下套扎是推荐的防止再出血的治疗手段。普萘洛尔或长效的纳多洛尔应由小到大逐渐增加剂量，个体化用量可减少副作用。普萘洛尔 20mg，3 次/日，或纳多洛尔 20～40mg，1 次/日，或卡维地洛 6.25～12.5mg，1 次/日，逐渐增加用量至心率减少约 25%，门静脉压力 <12mmHg 或减少约 20%。在 β－受体拮抗剂用量稳定、达到控制目的后，多次内镜下套扎可根治静脉曲张状态。未作内镜下套扎的患者，单用 β－受体拮抗剂预防出血也可获得较好的效果。一项普萘洛尔预防再出血的 Meta 分析显示，与未用药物治疗作对比，普萘洛尔能显著降低再出血的危险性以及死亡率。不良反应为心衰、支气管痉挛、糖耐量异常等。当使用 β－受体拮抗剂不能减少门静脉压力 20% 时，可联用硝酸酯类药物。

（5）肝性脑病的处理　是肝硬化严重的并发症之一，应采取综合措施，积极处理。①支持治疗：密切监测血压、心率，防止出血、休克，纠正酸碱失衡及电解质紊乱，防治脑水肿，必要时 20% 甘露醇静滴脱水治疗。②确认并去除诱因：如过量蛋白饮食、上消化道出血、感染及败血症、酸碱失衡及电解质紊乱、便秘、肾功能不良、镇静剂等。③减少肠内毒性物质的产生和吸收：开始禁食蛋白质，此后低蛋白（富植物蛋白，10～20 g/d）、足热量饮食；灌肠或口服导泻剂，如乳果糖灌肠，可清除肠内积食与积血或其他含氮物质，减少氨及内毒素吸收；抑制肠道细菌生长，利福昔明口服几乎不吸收，我国批准剂量为每次 400mg，每 8h 口服 1 次，其他抗生素可用氨苄西林、甲硝唑等，或用肠道益生菌制剂维护肠道正常菌群，减少毒素产生；使用降氨药物如 L－鸟氨酸－L－门冬氨酸，可通过酶促作用促进血氨的利用和消耗，支链氨基酸可纠正支链氨基酸/芳香族氨基酸比例的失衡，减少假性神经递质的产生，其他降氨药物还有谷氨酸盐、精氨酸等。④调节神经递质的平衡：苯二氮䓬受体拮抗剂氟马西尼，可减轻中枢症状，有助于恢复神志。⑤保护肝细胞或促进肝细胞再生：酌情给予能量合剂、极化液、白蛋白等，对重症肝炎引起的肝性脑病可采用促肝细胞生长因子（PHGF）。⑥血氨过高、严重氮质血症者，须行血液透析。

（6）自发性细菌性腹膜炎（spontaneous bacterial peritonitis，SBP）的处理　当腹水细菌培养阳性和腹水中性粒细胞计数 $\geqslant 250 \times 10^6/L$，且不存在可外科治疗的腹腔内感染灶时，可诊断为 SBP。SBP 是肝硬化腹水患者的一种常见而严重的并发症，死亡率高。对 SBP 的高危人群，包括既往有 SBP 病史、食管胃底静脉曲张破裂出血、腹水蛋白 <10g/L 者，应预防性使用抗生素避免发生 SBP。诊断或疑似 SBP 患者，应尽快给予足量有效的广谱抗生素，常经验性使用头孢噻肟 2g，每 8 小时一次，或使用其他第三代头孢菌素。

## 五、用药方案

### 1. 抗纤维化药物

（1）干扰素（IFN）　可抑制 HSC 活化和胶原合成，是具有抗纤维化作用的抗病毒药。宜从小剂量开始，IFN－α：3～5 MU，每周 3 次或隔日 1 次，皮下注射；或聚乙二醇干扰素（Peg IFN α－2a）180 μg，每周 1 次，皮下注射，根据患者的应答和耐受情况适当调整剂量及疗程。

（2）秋水仙碱　抑制胶原分泌，增加胶原降解，可显著减少肝纤维化。1～2mg/d，每周用药 5 天，疗程可达 2 年以上。

（3）青霉胺（D-青霉胺） 是含巯基化合物，可抑制前胶原的共价交联，使胶原纤维的形成受阻，并激活胶原酶，促进胶原分解及吸收。用量 0.1~0.3g，3 次/日，6 个月为 1 疗程。

（4）中药 丹参、冬虫夏草经研究有明显的抗纤维化作用。此外一些活血化瘀的复方制剂在抗纤维化方面也有明显的疗效。

**2. 保护肝细胞药物**

（1）还原型谷胱甘肽 能与体内过氧化物和自由基结合，对抗 ROS 等氧化剂对细胞膜的损伤，保护肝细胞。0.6~1.2g 加入液体中静脉滴注，或片剂 0.4g，3 次/日，疗程 8~12 周。

（2）水飞蓟素制剂 具有强力的抗氧化功能，能保护肝脏细胞免受自由基破坏，对酒精、四氯化碳及其他肝毒素造成的肝损害具有保护作用；同时可促进蛋白质的合成，有利于肝脏细胞再生或令已受损的肝脏细胞自行修复。成人每次 70~140mg，每日 3 次。症状改善后用维持量每次 35~70mg，3 个月 1 个疗程。此外水飞蓟素还具有抗辐射、防治动脉粥样硬化、保护脑缺血损伤等作用，其毒性低。

（3）多烯磷脂酰胆碱 结构与内源性磷脂一致，可与肝细胞膜及细胞器膜结合，促进肝细胞膜再生，修复受损的肝功能。1~2 粒（228mg/粒），3 次/日，不能超过 6 粒/日。3~4 周后可以 1 粒，3 次/日维持。

（4）熊去氧胆酸 通过促进内源性胆汁酸的分泌，减少重吸收，减轻胆汁酸的细胞毒作用，主要用于原发性胆汁性肝硬化。口服 250mg，2 次/日，疗程 1~3 个月。

（5）维生素及辅酶类 能够促进能量代谢，保持代谢所需各种酶的正常活性，主要包括各种水溶性维生素，如维生素 C、维生素 B 及辅酶 A 等。有凝血障碍者可注射维生素 $K_1$。

**3. 利尿药** 肝硬化伴腹水者根据病情选用利尿药。对初发小量腹水，经休息、限盐常可获得较好效果。对中量腹水，在限盐基础上应给予利尿药，首选醛固酮拮抗剂螺内酯，从小剂量开始，100mg/d，根据利尿反应逐渐增加剂量至最大量 400mg/d，以达到每天减轻最大 0.5kg 的体重。如不能达到目的，可联合袢利尿药呋塞米，起始剂量为 40mg/d，逐渐增加，最大量为 160mg/d。螺内酯与呋塞米的用量应保持 100：40 的比例。当应用螺内酯 400mg/d 和呋塞米 160mg/d，连续 4 天，腹水患者体重减轻 < 0.2kg/d，尿钠排泄 <50mmol/d，为顽固性腹水，需考虑其他治疗，如穿刺抽吸腹水及自身腹水浓缩回输术等。利尿药的不良反应有水、电解质紊乱、肾衰、肝性脑病、男性乳房发育等。如出现未控制的或反复发作的肝性脑病、严重低钠血症、肾功能不良时，应停用利尿药。

**4. 生长抑素及其类似物奥曲肽** 这类药物可收缩内脏血管平滑肌和对抗其他扩血管物质增加内脏血流量的作用，降低门静脉压力，减少侧支循环，降低曲张静脉压力；抑制胃泌素分泌，减少胃酸形成，减少再出血危险。用于上消化道出血，可减少出血量甚至控制出血，是目前治疗急性食管胃底曲张静脉破裂出血的主要和首选药物。常用药物包括生长抑素人工合成物思他宁（stilamin）和生长抑素类似物奥曲肽（octreotide）。思他宁是人工合成的环状十四氨基酸肽，其与天然的生长抑素在化学结构和作用方面完全相同。对严重急性上消化道出血，由于思他宁半衰期很短（2～3分钟），建议先缓慢静脉注射250μg（3～5分钟）作为负荷剂量，而后以每小时250μg的速度连续滴注。当两次输液给药间隔大于30分钟时，应重新静脉注射250μg，以确保给药的连续性。当止住大出血后（一般在12～24小时内），治疗应继续48～72小时，以防止再次出血。本药不良反应较少，少数患者可出现头晕、恶心、呕吐、低血糖等反应，过快静推可导致一过性高血压、心悸、胸闷等。奥曲肽是八氨基酸组成的环形多肽，作用类似生长抑素，且可增加血小板聚集能力，有助于止血。0.1mg静注，以后以每小时25μg的速度静滴。或皮下注射0.1mg，每8小时一次。主要不良反应有注射部位疼痛或针刺感，一般可于15分钟后缓解。消化道不良反应有厌食、恶心、呕吐、腹泻、腹部痉挛疼痛等，偶见高血糖、胆结石、糖耐受异常和肝功能异常等。思他宁和奥曲肽疗效相当，止血效果优于血管加压素，且对全身血液循环的影响较小。

**5. 乳果糖** 乳果糖在结肠中被消化道菌群分解为乳糖和醋酸，导致肠道内pH值下降，不利于产尿素酶的细菌生长，使肠道产生的氨减少；同时酸性的肠道环境可减少氨的吸收，并促进血液中的氨渗入肠道排出。此外，乳果糖可通过渗透作用产生泻下作用，保持大便通畅，缓解便秘。常用于肝硬化并发肝性脑病、高血氨症。起始剂量每天30ml口服，逐渐增大剂量至每日排粪2～3次，粪pH值5～6为宜。维持剂量每天10～25ml。对肝性脑病昏迷者，乳果糖500ml加水500ml灌肠可作为首选治疗，可有效减少肠内毒素的生成和吸收。不良反应主要有腹胀、腹痛、恶心、呕吐等。

**6. L－鸟氨酸－L－门冬氨酸** 体内血氨可经肝细胞摄入，通过鸟氨酸循环生成尿素或与谷氨酸结合，生成谷氨酰胺而解毒。L－鸟氨酸－L－门冬氨酸是一种鸟氨酸和门冬氨酸的混合制剂，其中鸟氨酸是鸟氨酸循环的起始底物，同时能增加鸟氨酸氨基甲酰转移酶的活性，促进尿素合成；门冬氨酸可促进谷氨酰胺合成酶的活性，促进氨的利用和消耗。本品既可口服也可静脉滴注，对急性肝性脑病常用静脉注射，每日20g，可降低血氨，改善症状。不良反应主要为消化道反应如恶心、呕吐等。严重肾衰竭者（血清肌酐>3mg/dl）、果糖－1－6二磷酸酶缺乏者禁用。

**7. GABA/BZ复合受体拮抗剂氟马西尼** 为苯二氮䓬类（BZ）选择性拮抗药，可与BZ受体结合，拮抗BZ所致的神经抑制作用。对于肝性脑病患者具有促醒作用。推荐剂量为0.5mg加入10ml生理盐水中在5分钟内推注完，再用1.0mg加入液体中静滴30分钟。静脉注射氟马西尼起效快，往往在数分钟之内，但维持时间很短，必要时可持续静脉滴注。不良反应有恶心、呕吐、颜面潮红，也可出现头昏、精神错乱，对癫痫患者有可能诱发癫痫发作，对已产生BZ依赖性的病人可能促发严重的戒断症状。

## 六、建议

肝硬化是多种肝脏疾病发展的终末期，此时肝细胞受损已较严重，药物治疗常可增加肝脏负担，须慎重权衡后选择药物。肝硬化目前无特效治疗，因此预防或延缓肝硬化的发生是治疗的重点。去除或控制肝硬化的高危病因，如慢性酒精中毒、病毒性肝硬化等，可阻止或缓解疾病的进展，预防肝硬化的发生。乙型病毒性肝炎是我国肝硬化的主要病因，应积极预防及治疗乙型病毒性肝炎。我国酒精性肝硬化相对较少，但酒精也可加重其他肝脏疾病，如病毒性肝炎、血吸虫病等，加剧病情演变为肝硬化，因此存在肝硬化诱因的病人均应戒酒。

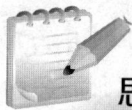

### 思考题

1. 食管胃底静脉曲张破裂出血的早期预防、止血治疗及预防再出血的处理原则及用药方案是什么？
2. 肝硬化腹水的发生原因及处理。
3. 查阅文献了解肝硬化治疗药物的新进展。

## 第五节 胰腺炎

## 急 性 胰 腺 炎

### 一、概述

急性胰腺炎（acute pancreatitis，AP）是指多种病因引起胰酶激活，继以胰腺局部的炎性反应为主要特征，伴或不伴有其他器官功能改变的疾病。AP 发病的常见病因包括胆石症、高三酰甘油血症、酒精中毒等。我国约有 15% 的病人无明显病因，表现为特发性 AP。AP 的发病机制复杂，其中各种胰酶原不恰当的过早激活、通过胰酶消化作用引起组织器官损伤常被认为是病变发生的始动因素。

AP 临床主要表现为突发上腹疼痛，疼痛程度可从轻度腹部不适到极度疼痛，伴有不同程度的腹膜炎体征，血淀粉酶、胰脂酶增高。轻症病人可有轻微的脏器功能及代谢功能紊乱，腹膜炎体征轻微，具有一定自限性，经对症处理预后较好。重症病人出现器官功能障碍或衰竭，代谢功能严重紊乱，胰腺出血坏死、假性囊肿、胰腺脓肿等重症并发症，休克、腹胀乃至肠麻痹、腹膜刺激征以及皮下出现淤血斑，严重者可危及患者生命。

### 二、诊断要点

（1）AP 的诊断标准 临床上符合以下 3 项特征中的 2 项，即可诊断为 AP：①与 AP 符合的腹痛（急性、突发、持续、剧烈的上腹部疼痛，常向背部放射）；②血清淀粉酶和（或）脂肪酶活性至少 >3 倍正常上限；③增强 CT/MRI 或腹部超声呈 AP 影像学改变。

（2）血清 C 反应蛋白升至 > 279 mg/L 时，可用作区别轻症和重症胰腺炎，是常用的预后指标。明显的低钙血症常提示胰腺严重坏死，是预后不良的预测指标。

（3）腹部 CT 可确诊 AP 及判断病因。磁共振成像（MRI）除可用于诊断外，还可通过胆胰管造影判断胆胰管异常，确定是否胆源性胰腺炎。腹部超声有助于确定胰腺肿大和胰周液体积聚。

（4）手术检查胰腺组织或胰组织病理检查可确诊 AP。

### 三、辅助检查

**1. 实验室检查**　①血、尿淀粉酶：血清淀粉酶通常在症状出现后 4 ~ 8 小时开始升高，在 24 小时内达到顶峰，在其后的 8 ~ 14 天内恢复正常。尿淀粉酶升高较血清淀粉酶迟，于起病后 12 ~ 24 小时始升高，下降亦较慢，多持续 3 ~ 10 天；②血清脂肪酶：通常于起病后 12 ~ 24h 内升高，持续时间较血清淀粉酶长，在血清淀粉酶活性恢复正常后仍可检测到；③其他：血清 C 反应蛋白在症状出现 48h 后升高，正常值≤150 mg/L，当升至 > 279 mg/L 时，其诊断胰腺坏死的特异性可达 88%。部分重型胰腺炎患者可出现血小板减少，凝血酶原时间延长。

**2. 影像检查**

（1）CT 检查　腹部 CT 是 AP 诊断和鉴别诊断、病情严重程度评估的最重要检查。疑有坏死合并感染，可在 CT 引导下进行穿刺检查。Balthazar 和 Ranson CT 分级系统结合 CT 检查中胰腺表象和胰腺坏死程度对 AP 进行分级，以判断预后：①胰腺的 CT 表现：A 级：胰腺正常，计 0 分；B 级：胰腺局限性渗出肿大，计 1 分；C 级：胰腺实质异常伴有轻度胰周炎性改变，计 2 分；D 级：胰周一处液体积聚、蜂窝织炎，通常位于肾前间隙，计 3 分；E 级：≥2 处区域胰周液体积聚，或胰腺内、胰周炎症内积气，计 4 分；②胰腺坏死程度：无坏死，计 0 分；坏死 < 30%，计 2 分；坏死范围为 30% ~ 50%，计 4 分；坏死 > 50%，计 6 分。

总分 = CT 表现（0 ~ 4）+ 坏死程度（0 ~ 6），0 ~ 3 分为 I 级、II 级 4 ~ 6 分、III 级 7 ~ 10 分，以 > 4 分为重症，可以更准确地预测 AP 的预后。

（2）其他检查　腹部 MRI 同样可诊断 AP，还可通过胆胰管造影（MRCP）判断胆胰管异常，确定病因。腹部 B 超作为常规初筛检查，在入院 24h 内进行，可发现胰腺肿大、弥漫性胰腺低回声、胰管扩张、胆囊结石、胆管扩张、腹腔积液等。

### 四、处理原则

AP 的治疗目的是缓解腹痛、恶心等临床症状，减少腹腔有毒液体，减少并发症，预防胰腺坏死和感染。

**1. 支持治疗**　疾病起始即应禁食，以减少胰腺分泌。当禁食预计超过 1 周时，应给予肠外营养支持。静脉补充水、电解质，以纠正血容量损耗、维持血压及纠正水、电解质紊乱。可用镇痛药缓解疼痛，常用哌替啶 50 ~ 100 mg 肌注，每 3 ~ 4 小时 1 次。一般不用吗啡，因吗啡可引起 Oddi 氏括约肌痉挛及升高血清淀粉酶。对需要频繁使用镇痛药物的患者可考虑使用病人自控镇痛。对于重型病例、严重腹痛呕吐、麻痹性肠梗阻等应作负压抽吸、胃肠减压。高血糖时可用胰岛素降糖。对应激引起的胃肠道出血可给予 $H_2$ 受体拮抗剂或质子泵抑制剂，但抗酸治疗不能缓解腹痛。

**2. 药物治疗**　主要的治疗途径包括抑制胰腺外分泌、抑制胰酶活性、改善微循环以及抗菌治疗等。治疗方案分为轻症用药和重症用药。

（1）轻症　给予支持治疗如短期禁食，必要时肠道营养支持。抑制胰腺分泌可用生长抑素类药物如奥曲肽，H$_2$受体拮抗剂或质子泵抑制剂通过抑制胃酸分泌，也可减轻对胰腺的刺激。加贝脂、乌司他丁常用于抑制胰酶活性。必要时可给予哌替啶镇痛。轻型 AP 为无菌性炎症，一般不需使用抗生素，但对胆原性轻型病例应常规使用抗生素。轻型病人经早期诊断、积极对症处理常可获得较好预后。

（2）重症　需重症监护、禁食、胃肠减压，积极静脉补充液体，纠正血容量的丢失及水、电解质紊乱。常先肠道外营养支持，待患者胃肠动力能够耐受时，及早实施肠内营养。在应用奥曲肽抑制胰腺分泌、乌司他丁抑制胰酶活性的同时，应尽快使用广谱高效抗生素预防及治疗感染。全身性炎症反应综合征（SIRS）、败血症、毒性症状明显时，可用乌司他丁、糖皮质激素减轻全身毒性症状，如静滴氢化可的松 300 ~ 400 mg/d。积极预防及治疗全身并发症，如休克、心功能不全或衰竭、肾功能不全或衰竭等。对胆源性胰腺炎，在病情允许时可经内镜逆行胰胆管造影同时取石，缓解 AP 及预防复发。

**3. 减少腹腔内有毒液体**　重型病人常有腹腔液体积聚，积液中有大量血管活性物质及毒性细胞因子，可加重胰腺炎的局部及全身病理生理变化。传统方法为手术清除加引流，目前可在腹腔镜下作腹腔灌洗。

**4. 手术**　在 AP 早期阶段，除严重的腹腔间隔室综合征均不建议手术治疗。在 AP 后期阶段，若合并胰腺脓肿和（或）感染，应考虑手术治疗。

## 五、用药方案

**1. 奥曲肽**　是一种人工合成的生长抑素衍生物，半衰期是生长抑素的 30 倍。可减少胃酸、胰酶、胰高血糖素和胰岛素等的分泌，也可抑制缩胆囊素 – 肠促胰酶素的分泌，对胰腺实质细胞膜有直接保护作用。可有效缓解疼痛等临床症状，还可减少败血症、急性呼吸窘迫综合征（ARDS）、急性肾功能衰竭、消化道出血、水电解质紊乱及胰腺假性囊肿等并发症的发生，缩短重症患者的住院时间及降低死亡率。常用剂量 0.1 mg 皮下注射，4 次/日，疗程 3 ~ 7 天。不良反应主要有厌食、恶心、呕吐、腹泻、腹部痉挛疼痛等消化道症状，偶见高血糖、糖耐受异常、胆石症和肝功能异常等。

**2. 加贝酯（gabexate）**　是一种非肽类蛋白酶抑制剂，可抑制胰蛋白酶、磷脂酶A2、激肽释放酶、纤溶酶、凝血酶等的活性，从而制止这些酶及其产物引起的病理生理变化。此外对 Oddi 氏括约肌有松弛作用。用法：静脉滴注，每次 100mg，1 日 3 ~ 4 次，连续 3 天，症状减轻后改为 100mg/d，疗程 6 ~ 10 天，药液应新鲜配制，输液速度不宜过快。用药期间注意皮疹，防止过敏性休克。有药物过敏史者慎用。

**3. 乌司他丁（ulinastatin）**　是尿胰蛋白酶抑制剂，可抑制胰蛋白酶、弹性蛋白酶、淀粉酶、脂肪酶、透明质酸酶等多种蛋白水解酶的活性，减少细胞和组织损伤；还可抑制溶酶体酶的释放、抑制心肌抑制因子和炎性介质的产生、清除氧自由基等，具有缓解 AP 局部及全身炎性病变的作用。用法：100000 U 溶于 500ml 液体中静脉滴注，每次静滴 1 ~ 2 小时，1 ~ 3 次/日，以后随症状消退而减量。

**4. 抗生素**　由于肠壁通透性增加、肠道菌群易位等原因，重型 AP 有 40% ~ 70% 继发感染，迅速加重胰腺坏死及败血症等全身中毒症状，故感染已成为重型病人的主要死亡原因。尽快应用高效、广谱抗生素预防和治疗感染，在重型 AP 病人的治疗中至关重要。应选择脂溶性高、抗菌谱覆盖肠需氧革兰氏阴性杆菌及厌氧菌的抗生素，治疗在 24~48 小时内开始，持续 2~3 周。常用亚胺培南 500mg，每 8 小时 1 次，疗效较好；氟喹诺酮类（如环丙沙星、左氧氟沙星）与甲硝唑合用可用于青霉素过敏的患者。其他药物如第三代头孢菌素、哌拉西林、美洛西林、第四代喹诺酮类等也可应用。

**5. 糖皮质激素** 仅用于重型并发严重毒性症状者，对改善症状、减轻全身并发症、预防器官衰竭有效。常用氢化可的松 300~400 mg/d 静滴，持续 3~5 天，视病情需要。

**6. 抗休克** 重型患者常有大量体液丧失，导致低血压甚至休克。血流量减少可进一步加重胰腺组织的坏死，因此对重型患者应积极预防及治疗休克，及时补充体液量。常用胶体液（鲜血、血浆、白蛋白）和晶体液（平衡盐、代血浆），用量需根据病人的血压、心率、尿量、神志等指标综合考虑。

## 六、建议

轻症患者应缓解疼痛，维持体液及电解质状态的平衡，根据疾病程度决定营养给予方式。重症 AP 患者应转重症监护室，密切监测生命体征、体液和电解质状态、白细胞计数、血细胞压积、血尿素氮、血肌酐等，并连续血流动力学和动脉血气监测。此外，需作血脂肪酶、淀粉酶和胆红素检测，监测感染迹象，缓解腹痛，充分的营养支持等。

# 慢 性 胰 腺 炎

## 一、概述

慢性胰腺炎（chronic pancrealitis，CP）是指各种病因引起的胰腺组织和功能不可逆的慢性炎症性疾病，其病理特征为胰腺腺泡萎缩、破坏和间质纤维化。在发达国家，CP 的病因以酒精中毒为主，而我国以胆管疾病多见，其他病因还有高钙血症、高脂血症、自身免疫性疾病等。本病临床表现多样，根据 CP 的病程，临床表现可分为 4 型：Ⅰ 型（急性发作型）表现为急性上腹痛，伴血淀粉酶升高和影像学急性炎症改变；Ⅱ型（慢性腹痛型）表现为间歇性或持续性上腹部疼痛；Ⅲ 型（局部并发症型）伴有假性囊肿、消化道梗阻、左侧门脉高压症、腹水、胰瘘等并发症；Ⅳ 型（外、内分泌功能不全型）伴有消化吸收不良、脂肪泻、糖尿病和体重减轻等症状。

## 二、诊断要点

（1）本病的主要诊断依据 ①典型的临床表现（反复发作上腹痛或 AP 症状等）；②影像技术检测到胰腺钙化、胰腺结石、胰管狭窄或扩张等；③病理学特征性改变；④胰腺外分泌功能不全表现。②或③可确诊，① + ④拟诊。

（2）内镜下逆行胰胆管造影术（ERCP） 是目前诊断 CP 的最佳手段。胰腺组织病理活检是诊断的金标准。

（3）根据临床表现和合并症，CP 的临床分期可分为 3 期：1 期仅有 Ⅰ 型或 Ⅱ 型临床表现；2 期出现 Ⅲ 型临床表现；3 期出现 Ⅳ 型临床表现。临床分期对制定治疗方案具有指导意义。

### 三、辅助检查

**1. 实验室检查**　①胰腺外分泌功能检查：包括胰泌素试验和 Lundh 试餐试验。胰泌素试验通过静脉注射胰泌素后，收集十二指肠液，测定胰液分泌量及碳酸氢钠的浓度。仅有胰腺外分泌功能改变，不能诊断为 CP；②急性发作期可见血清淀粉酶升高，如合并胸、腹水，胸、腹水中的淀粉酶含量往往明显升高。

**2. 影像学检查**　①ERCP：是 CP 最灵敏、最特异的影像学检查方法，可确诊本病。病变表现为主胰管边缘不规则，胰管扩张、粗细不一，伴间断狭窄。有时存在胰管内结石或钙化；②胰腺 CT：是 CP 常用的检查方法之一，可发现胰管扩张或狭窄，胰管内结石、钙化现象。合并假性囊肿时，可显示胰腺内有低密度占位病灶；③超声内镜（EUS）：对 CP 的诊断优于腹部超声，克服了体外超声被肠道气体干扰的影响，可显示主胰管异常、胰管结石或钙化灶，并可经 EUS 行细针穿刺细胞学检查，进一步提高其敏感性和特异性；④腹部平片：可发现胰腺钙化灶，对诊断有重要价值。

**3. 活组织病检**　胰腺组织标本可经手术或经 EUS、CT、腹部超声引导下穿刺活检等途径获得。CP 的基本病理变化包括不同程度的腺泡破坏、胰腺间质纤维化、导管扩张和囊肿形成等。

### 四、处理原则

CP 的治疗目的是祛除病因、控制症状、改善胰腺功能、治疗并发症和提高生活质量等。

**1. 一般治疗**　从控制病因入手，戒酒和积极治疗胆道疾病至关重要，可有效延缓或停止对胰腺的进一步损伤。饮食建议少量多餐，如 >6 次/天，同时控制饮食中的脂肪量（50~75 g/d），可能对减少餐后胰腺分泌及减轻疼痛有效。长期脂肪泻患者，应注意补充脂溶性维生素 A、D、K 及水溶性维生素 $B_{12}$、叶酸等。

**2. 药物治疗**　慢性腹痛是 CP 主要症状，可采用药物缓解，必要时可经 CT、EUS 引导下作腹腔神经丛阻滞，或行手术治疗。对胰外分泌不足采用替代治疗，常用胰酶制剂如胰酶肠溶胶囊，为胰蛋白酶、胰淀粉酶、胰脂肪酶的混合物，有助于改善消化不良、脂肪泻。胰酶制剂对缓解胰源性疼痛也具有一定作用。胰内分泌不足主要表现为糖耐量异常、糖尿病，应给予胰岛素等治疗。此外，$H_2$ 受体拮抗药或质子泵抑制剂与胰酶混合制剂联用，可通过减少胃酸量、升高 pH 值而增强胰酶制剂的有效性。抗酸药还可减少胃酸对胰腺分泌的刺激，减少胰液分泌量，降低胰管内压而减轻疼痛。

**3. 内镜介入治疗**　CP 的内镜治疗主要用于胰管减压和取石，缓解胰源性疼痛，术式包括胰管扩张、支架置入、取石、碎石、囊肿引流等。对内镜取出困难的、大于 5mm 的胰管结石，可行体外震波碎石术（ESWL）。

**4. 外科治疗**　手术指征包括：内科治疗腹痛无效；有胰腺假囊肿或囊肿形成、可能合并胰腺癌、肿大胰腺压迫胆总管至黄疸等，通过手术解除胰管梗阻，便于胰液、胆汁顺利流出，缓解疼痛。

### 五、用药方案

**1. 镇痛药**　对慢性腹痛，开始时多用无成瘾性的药物，如对乙酰氨基酚等非甾体类抗炎药，餐前服用，以减轻进食后加重的疼痛。当疼痛持续无缓解时，可采用曲马朵或添加低剂量的阿片类药物疗法（如对乙酰氨基酚加可待因）。对严重腹痛病人可能需要注射哌替啶。成瘾性镇痛药应避免长期使用。对顽固性疼痛，可考虑使用选择性5－羟色胺再摄取抑制剂（如舍曲林、西酞普兰）、三环类抗抑郁药，或作腹腔神经丛阻滞。

**2. 胰酶肠溶胶囊**　为胰酶混合制剂（脂肪酶、淀粉酶和蛋白酶），在中性或弱碱性条件下活性较强，胰蛋白酶能使蛋白质转化为蛋白胨，胰淀粉酶使淀粉转化为糖，胰脂肪酶则使脂肪分解为甘油及脂肪酸，从而促进消化、增进食欲。胰酶肠溶胶囊结合低脂膳食（<25 g/餐）可增强营养状况，降低脂肪泻，改善饱胀、恶心、胀气等症状。此外，胰酶肠溶胶囊可使胆囊收缩素（CCK）释放肽变性，CCK释放减少，可减少胰酶分泌，进而降低胰管及胰腺组织内压力，对缓解胰源性疼痛有效。胰酶肠溶胶囊（每粒含有相当于10000U的脂肪酶，8000U的淀粉酶，600U的蛋白酶）起始剂量为1～2粒/餐，根据症状调整剂量，一般有效剂量为6～15粒/日。不宜嚼碎服用，以免被胃酸破坏或药粉残留口腔而引起口腔溃疡。与等量碳酸氢钠同服，可增加疗效。不良反应少，腹泻、便秘、胃不适感、恶心及皮疹等。

## 六、建议

CP应与胰腺癌鉴别。定期检查疼痛的程度及频率，判断镇痛药的有效性。通过体重是否增加、大便稠度及次数，来判断胰酶制剂的剂量是否合适。

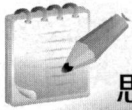

**思考题**

1. 急性胰腺炎的药物治疗。
2. 比较急性胰腺炎与慢性胰腺炎诊断要点。

（陈　纯）

# 第十五章 | 泌尿系统疾病的药物治疗

**学习目标**

1. **掌握** 肾小球疾病、肾功能衰竭及肾移植排斥反应的药物治疗原则和药物治疗方法。
2. **熟悉** 泌尿系统疾病及肾移植排斥反应的常用治疗药物的特点和使用注意事项。
3. **了解** 泌尿系统疾病及肾移植排斥反应的病因、发病机制和临床表现特点。

泌尿系统主管机体尿液的生成和排泄功能,由肾、输尿管、膀胱、尿道及有关的血管、神经等组成。肾不仅是人体主要的排泄器官,也是一个重要的内分泌器官,对维持机体内环境的稳定起相当重要的作用。本章主要介绍水肿及常见的肾脏疾病如:急性肾功能衰竭、慢性肾功能衰竭、急性肾小球肾炎、慢性肾小球肾炎、肾病综合征、肾移植排斥反应等,探讨其药物治疗的理论和方法。

## 第一节 水 肿

### 一、概述

过多的液体在组织间隙或体腔中积聚的病理过程称为水肿(edema)。它是多种疾病的临床体征。由于水肿液来自血浆,一般情况下它与血浆的成分相近,因而水肿是等渗液的积聚,一般不伴有细胞水肿。至于低渗液体积聚时,由于水分转入细胞内引起的细胞水肿也称为细胞水合(cellular hydration),常见于水中毒等。此外,临床也把体腔内过多液体的积聚称为积水(hydrops),如心包积水,胸腔积水(胸水)、腹腔积水(腹水)、脑室积水、阴囊积水等。

根据水肿波及的范围可把水肿分为全身性水肿(anasarca)和局部性水肿(local edema)。同时也根据水肿的发生部位冠以器官或组织的名称来命名,如脑水肿、肺水肿、视神经乳头水肿、声门水肿、皮下水肿等。另外水肿也常按其原因来命名,如肾性水肿、肝性水肿、心性水肿、营养不良性水肿、淋巴性水肿、炎性水肿等。导致水肿的常见因素有:①急、慢性肾衰竭、继发性醛固酮增多症等造成的机体内水、钠的潴留;②急性肾小球肾炎引起的毛细血管通透性增加,血管内液体渗出增加;③肾病综合征、肝功能不全或低蛋白血症引起的血浆胶体渗透压降低;④心力衰竭导致的毛细血管静水压的增高;⑤血栓性静脉炎所致的静脉阻塞、丝虫病或肿瘤侵袭造成的淋巴管阻塞等。

## 二、诊断要点

因肾脏原发性疾病引起的全身性水肿，称为肾性水肿（renal edema），它是肾脏疾病的重要体征。由于没有静脉压和毛细血管流体静压明显增高的因素存在，水肿液常分布在皮下组织疏松的部位，因此，临床可见病人晨起时眼睑和面部浮肿，随后扩散至全身。最为常见的是凹陷性水肿（pitting edema），即用手指按下皮肤会看到出现凹陷。

## 三、辅助检查

辅助检查主要包括：①血、尿、便常规；②生化全项（包括肝、肾功能、血白蛋白、血脂及心肌酶）；③胸片、心电图、超声心动图、腹部 B 超（包括肝脏、肾脏 B超）；④甲状腺功能；⑤自身抗体谱。

## 四、处理原则

病因治疗是根本，但奏效缓慢，必须针对发病机制及时治疗，原则如下：①限制钠盐摄入。肾炎或肾病性水肿都有钠水滞留，都必须限制钠盐摄入，但要适当，长期禁钠可致低钠血症；②利尿。必要时在限钠同时投以利尿药，可促进钠水排出而缓解水肿，并可缓解高血压和减轻心脏负荷；③控制蛋白尿。对肾病性水肿必须控制蛋白尿，可用免疫抑制药（地塞米松、泼尼松等）以恢复肾小球的正常通透性；④补充血浆蛋白。

## 五、用药方案

肾、肝、心等疾病引起的不同程度的水肿，虽原因不同，但表现是相同的，主要水钠潴留导致细胞间液增多，利尿药通过抑制不同节段肾小管对钠的再吸收，可用于治疗水钠潴留而引起的水肿。治疗虽需要根据水肿产生的病因、病情选择药物，但各种水肿仍可使用这类药物治疗。

### （一）常用药物

**1. 呋塞米（高效利尿药）**　静脉注射呋塞米能迅速扩张容量血管，使回心血量减少，在利尿作用发生之前即可缓解急性肺水肿，是急性肺水肿的迅速有效的治疗手段之一。同时由于利尿，使血液浓缩，血浆渗透压增高，使脑组织脱水，降低颅内压，治疗继发性脑水肿，对脑水肿合并心衰患者尤为适用。在使用呋塞米时，应当注意：①与氨基糖苷类抗生素和一、二代头孢菌素合用可加剧耳肾毒性；②巴比妥类、麻醉药和镇静药可促进直立性低血压的发生；③氯贝丁酯因竞争血浆蛋白的结合而产生肌肉疼痛、强直感；④非甾体类抗炎药、苯妥英钠或青霉胺可减弱其利尿作用；⑤肾上腺皮质激素、促肾上腺皮质激素、两性霉素 B 等可加剧致电解质紊乱，引发低血钾症；⑥加剧头孢噻吩、头孢噻啶的肾毒性；⑦减弱肝素、链激酶或尿激酶的抗凝作用；⑧多巴胺增强其利尿作用。呋塞米口服起始剂量为 20～40 mg，一次/天，必要时 6～8 小时后再服 20～40 mg；静注或肌注开始 20～40 mg，必要时每 2 小时给药一次。儿童口服起始剂量 2mg/kg，必要时每 4~6 小时给 1~2mg/kg，静注开始 1mg/kg，必要时每 2 小时给 1mg/kg。

**2. 噻嗪类（中效利尿药）** 可用于各种原因引起的水肿。对轻、中度心源性水肿疗效较好，是慢性心功能不全的主要治疗药物之一。对肾性水肿的疗效跟肾功能的损害程度有关，受损者轻的效果较好；肝性水肿在应用应注意防止诱发肝昏迷。氯噻嗪（chlorothiazide）口服，250~1000 mg/d。氢氯噻嗪（hydrochlorothiazide）口服，25~50 mg/d。考来烯胺可减少氢氯噻嗪口服吸收，吲哚美辛可减弱其利尿作用，而氯磺丙脲的降糖作用可被其减弱；皮质激素、两性霉素 B 加重氢氯噻嗪所致的低血钾；奎尼丁与噻嗪类合用可引起扭转型室性心动过速。

**3. 螺内酯（spironolactone，安体舒通，antisterone）（保钾利尿药）** 适用于治疗与醛固酮升高有关的顽固性水肿，对肝硬化和肾病综合征水肿患者较为有效。临床应用螺内酯，口服每次 20 mg，3~4 次/天。当与钾盐合用时，应防止高血钾症，必要时应监测血钾和心电图，它也能抑制地高辛的排泄而使血药浓度升高，合用时应监测地高辛血药水平；阿司匹林可减弱其利尿作用，并能增加锂制剂的作用和毒性；不宜和两性霉素 B 合用，否则增加肾毒性。

**4. 甘露醇** 治疗脑水肿，降低颅内压，是目前降低颅内压安全有效的首选药，可用于脑外伤、脑膜炎、脑瘤及脑组织缺氧等引起的脑水肿，以 15%~25% 的溶液 1.5~2.0g/kg 于 0.5~1.0 小时内静注，大剂量快速静滴，可发生肾小管渗透压过高，肾小管上皮细胞损伤所致的渗透性肾病，严重者可发展成急性肾功能衰竭，多见于老年人和低钠、脱水患者。

**（二）水肿治疗中利尿药的选择：**

**1. 肾性水肿** 急性肾小球肾炎时，一般不用利尿药，主要采用无盐饮食和卧床休息以消除水肿，如合并肺水肿时可使用噻嗪类利尿药，慢性肾小球肾炎所致的水肿伴高血压时，可应用噻嗪类利尿药，疗效不佳时可合用呋塞米，布美他尼等保钾利尿药。

肾病性水肿发生于肾病综合征患者，患者大量蛋白尿所致严重低蛋白血症，血容量下降，引起肾血流量不足，继发醛固酮升高，水、钠潴留而出现水肿。其治疗除严格控制水和盐的摄入外，尚需应用大剂量（正常用量的 2~3 倍）的高效利尿药。

急性肾功能衰竭患者，无尿发生在 24~48 小时内，则可静注甘露醇或大剂量呋塞米而促进其排尿，但肾功能衰竭后，内源性有机阴离子体内蓄积，影响呋塞米经近曲小管有机酸转运系统排入管腔，故需大剂量才能有效，但应注意耳毒性发生。

慢性肾功能衰竭患者体内钠、水潴留和高血压，当肾小球滤过率 <30 ml/min 时，噻嗪类以无利尿效果，而呋塞米、布美他尼口服大剂量是首选药。

**2. 肝性水肿** 肝性水肿多伴有继发性醛固酮增多症，所以开始时不宜使用高效利尿药，否则将会引起严重的电解质紊乱，甚至因严重的低血钾症而诱发肝昏迷。一般宜采用保钾利尿药，或保钾利尿药加噻嗪类利尿药，如效果不明显，可合用留钾及高效利尿药。服用螺内酯可使肝昏迷的患者临床症状得到缓解。

**3. 心源性水肿** 治疗心性水肿主要依靠改善心功能，利尿药能减少或消除水肿而降低负荷、改善心功能。对中度水肿可用氢氯噻嗪加保钾利尿药，对一般利尿药无效的严重水肿，可合用高效利尿药和保钾利尿药，要定期检查血钾含量。急性心功能不全，可静注呋塞米，对降低左室充盈压与消除水肿有一定作用。

**4. 急性肺水肿**　静注呋塞米等高效利尿药，通过利尿作用，可明显降低血容量及细胞外液，导致回心血量减少，左室充盈压和肺楔压下降，并可促进肾脏释放扩血管作用的前列腺素，使血管扩张，增加静脉容量而降低左室舒张末压及消除肺水肿。

**5. 脑水肿**　脑外伤、脑肿物、脑组织缺氧引起的脑水肿，脑手术或术后防止发生脑水肿，可静滴高渗甘露醇，升高血浆渗透压，脑组织中的水分向血浆中渗透，而使脑组织脱水，颅内压下降，脑水肿症状缓解。

**6. 特发性水肿**　是属多种病因所致的综合征，多见于妇女，周期性发生钠潴留而出现水肿，一般不宜应用利尿药，仅严格限制盐的摄入，即可控制水肿的出现，若实属必要，可应用小剂量中、高效利尿药。

## 六、建议

除因根据水肿发生的原因或欲达到治疗目的，而选择不同种类的利尿药外，常用剂量通常应小于最小有效量，效果不显著时才逐步提高用量，尤其是高效利尿药，因其有效量个体差异较大，更应从小剂量开始，当然顽固性水肿患者一开始治疗就可采用大剂量。一般认为利尿药应间断应用，连用 3 ~ 5 天后停药 3 ~ 5 天再用，在间隙期中肾脏可自我纠正利尿药所致的电解质紊乱和重建血浆与组织间液、浆膜腔之间的体液平衡，恢复有效血容量，保持利尿药重复给药时的作用，且可减少电解质紊乱和酸碱平衡失调等并发症的发生。

在利尿药并用或其他药物合用时应预先考虑到药物相互作用，如大剂量快速静注呋塞米时，可能产生听力减退或暂时性耳聋，若再与氨基糖苷类抗生素伍用，则更易引起听力减退，又由于机体处于脱水状态，利尿药更易加重氨基糖苷类的肾毒性。

我们应该理解利尿药对水肿的治疗只是一个方面，故尚需重视并严格控制患者对盐的摄入，并始终密切注意患者可能发生的水、电解质的变化，严防发生水、电解质紊乱。

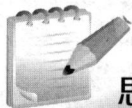

**思考题**

1. 什么是水肿？水肿分为哪些？
2. 临床对于水肿的治疗原则是什么？

# 第二节　肾功能衰竭

# 急性肾功能衰竭

## 一、概述

急性肾衰竭（acute renal failure，ARF）是由各种原因引起的肾功能在短时间内

（几小时至几周）突然下降而出现的氮质废物滞留和尿量减少综合征。肾功能下降可发生在原来无肾脏病的患者，也可发生在慢性肾脏病（chronic kidney disease, CKD）患者。ARF 主要表现为氮质废物血肌酐（Cr）和尿素氮（BUN）升高，水、电解质和酸碱平衡紊乱，及全身各系统并发症。常伴有少尿（＜400 ml/d），也可以无少尿表现，但肾脏排泄代谢产物的功能急剧障碍，氮质血症明显，称为非少尿型急性肾功能衰竭，也有少数病人以组织分解代谢增高，代谢产物在体内急剧升高为特征，称为高分解代谢型急性肾功能衰竭。

## 二、诊断要点

急性肾衰竭一般是基于血肌酐的绝对或相对值的变化诊断，如血肌酐绝对值每日平均增加 44.2 μmol/L 或 88.4 μmol/L；或在 24～72 小时内血肌酐值相对增加 25%～100%。根据原发病因，肾功能急速进行性减退，结合相应临床表现和实验室检查，对 ATN（急性肾小球坏死）一般不难作出诊断。

ATN 是肾性 ARF 最常见的类型，通常按其病因分为缺血性和肾毒性。临床病程典型可分为三期。

### （一）起始期

此期患者常遭受一些已知 ATN 的病因，例如低血压、缺血、脓毒血症和肾毒素等，但尚未发生明显的肾实质损伤，在此阶段 ARF 是可预防的。但随着肾小管上皮细胞发生明显损伤，GFR 突然下降，临床上 ARF 综合征的表现变得明显，则进入维持期。

### （二）维持期

维持期又称少尿期。典型的为 7～14 天，但也可短至几天，长至 4～6 周。肾小球滤过率保持在低水平。许多患者可出现少尿（＜400 ml/天）。但也有些患者可没有少尿症状，尿量在 400 ml/天以上，称为非少尿型 ARF，其病情大多为较轻，预后较好。然而，不论尿量是否减少，随着肾功能减退，临床上均可出现尿毒症一系列表现。

**1. ARF 的全身并发症**

（1）消化系统症状　食欲减退、恶心、呕吐、腹胀、腹泻等，严重者可发生消化道出血。

（2）呼吸系统症状　除感染的并发症外，因过度容量负荷，尚可出现呼吸困难、咳嗽、憋气、胸痛等症状。

（3）循环系统症状　多因尿少和未控制饮水，以致体液过多，出现高血压及心力衰竭、肺水肿表现；因毒素滞留、电解质紊乱、贫血及酸中毒引起各种心律失常及心肌病变。

（4）神经系统症状　出现意识障碍、躁动、谵妄、抽搐、昏迷等尿毒症脑病症状。

（5）血液系统症状　可有出血倾向及轻度贫血现象。感染是 ARF 另一常见而严重的并发症。在急性肾衰竭同时或在疾病发展过程中还可合并多个脏器衰竭，此类患者病死率可高达 70%。

**2. 水、电解质和酸碱平衡紊乱**　可表现为：①代谢性酸中毒：主要因为肾排酸能力减低，同时又因 ARF、常合并高分解代谢状态，使酸性产物明显增多；②高钾血症：除肾排泄钾减少外，酸中毒、组织分解过快也是主要原因。在严重创伤、烧伤等所致横纹肌溶解（rhabdomyolysis）引起的 ARF，有时每日血钾可上升 1.0~2.0 mmol/L 以上；③低钠血症：主要由水潴留引起的稀释性低钠。此外，还可有低钙、高磷血症，但远不如慢性肾衰竭时明显。

### （三）恢复期

肾小管细胞再生、修复，肾小管完整性恢复。肾小球滤过率逐渐恢复正常或接近正常范围。少尿型患者开始出现利尿，可有多尿表现，在不使用利尿剂的情况下，每日尿量可达 3000~5000 ml，或更多。通常持续 1~3 周，继而逐渐恢复。与肾小球滤过率相比，肾小管上皮细胞功能（溶质和水的重吸收）的恢复相对延迟，常需数月后才能恢复。少数患者可最终遗留不同程度的肾脏结构和功能缺陷。

## 三、辅助检查

### （一）血液检查

可有轻度贫血、血肌酐和尿素氮进行性上升，血肌酐每日平均增加 $\geq 44.2\ \mu mol/L$，高分解代谢者上升速度更快，每日平均增加 $\geq 176.8\ \mu mol/L$。血清钾浓度升高，常大于 5.5 mmol/L。血 pH 值常低于 7.35。碳酸氢根离子浓度多低于 20 mmol/L。血清钠浓度正常或偏低。血钙降低，血磷升高。血浆尿素氮（mg/dl）与肌酐（mg/dl）的比值正常为（10~15）:1。肾前性少尿时由于肾小管功能未受损，低尿流速率导致肾小管重吸收尿素增加，使肾前性少尿时血浆 BUN/Cr 不成比例增加，可达 20:1 或更高。BUN/Cr 比值增加应注意排除消化道出血及其他应激伴有的尿素氮产生增多的情况。而急性肾小管坏死患者因肾小管重吸收尿素氮的能力下降，该比值小于（10~15）:1。

### （二）尿液检查

尿蛋白多为 ± ~ +，常以小分子蛋白为主。尿沉渣检查可见肾小管上皮细胞、上皮细胞管型和颗粒管型及少许红、白细胞等；尿比重降低且较固定，多在 1.015 以下，因肾小管重吸收功能损害，尿液不能浓缩所致；尿渗透浓度低于 350 mmol/L，尿与血渗透浓度之比低于 1.1；尿钠含量增高，多在 20~60 mmol/L 肾衰指数和滤过钠分数常大于 1。应注意尿液指标检查须在输液、使用利尿药、高渗药物前进行，否则会影响结果。

### （三）影像学检查

尿路超声显像对排除尿路梗阻很有帮助。必要时 CT 等检查显示是否存在着与压力相关的扩张，如有足够的理由怀疑由梗阻所致，可做逆行性或下行性肾盂造影。CT 血管造影、MRI 或放射性核素检查对检查血管有无阻塞有帮助，但要明确诊断仍需行肾血管造影。

### （四）肾活检

肾活检是重要的诊断手段。在排除了肾前性及肾后性原因后，没有明确致病原因（肾缺血或肾毒素）的肾性 ARF 都有肾活检指征。活检结果可确定包括急性肾小球肾炎、系统性血管炎、急进性肾炎及急性过敏性间质性肾炎等肾脏疾病。

## 四、处理原则

### （一）预防原则

合理用药，慎用对肾脏有损害作用的某些药物。防休克、抗休克；正确处理可能引起休克的原发性疾病；对已发生休克并伴有功能性肾衰竭的患者，积极采取有效的抗休克措施。如已发生急性肾小管坏死，则应以阻碍肾功能进一步恶化、减轻肾脏负担为处理原则。

1. 积极抗感染。

2. 应用甘露醇或利尿剂，可减轻肾小管阻塞，增加尿量，有助于预防急性肾功能衰竭。

3. 针对肾小管细胞损伤机制，应用钙离子阻断剂、氧自由基清除剂等均有一定的预防和治疗效果。

### （二）治疗原则

急性肾功能衰竭的治疗原则是积极治疗原发病，纠正可逆性致病因素，避免引起有效血容量不足或过多。目前透析仍是治疗急性肾小管坏死最有效和可靠的方法。药物治疗主要用于对症和支持治疗，以缩短病程、降低病死率为目的；要积极去除原发病因，纠正水、电解质和酸碱平衡紊乱，预防并治疗可能出现的各种并发症。要制订正确的补液或利尿脱水的方案，尽管急性肾衰竭形成后，即使血容量恢复，肾脏仍不能达到足够的血流量，但补充血容量仍是预防急性肾衰竭的最有效措施之一。应尽可能采取一切措施预防肾组织进一步损伤，

采取综合治疗措施，根据病程不同时期，采取不同的处理原则。

**1. 少尿期**　以维持内环境的相对平衡为总原则。①控制输入液量，"量出为入"，防止水中毒、肺水肿、脑水肿和心力衰竭的发生；②纠正高钾血症；③纠正酸中毒；④控制氮质血症：限制蛋白质的摄入量，滴注葡萄糖和必需氨基酸，以减少蛋白质的分解和促进蛋白质的合成，预防并积极的抗感染等。

上述保守治疗无效，病情进一步加重，肌酐清除率下降超过正常的50%，血肌酐、尿素氮进一步升高，或有高血钾、酸中毒及肺水肿和脑水肿先兆者，应尽早进行透析治疗，包括腹膜透析和血液透析。

**1. 多尿期**　初期，因患者仍有高钾血症、酸中毒和氮质血症，故仍需按上述原则处理。以后根据情况，注意补充水、钠、钾和维生素等。

**2. 恢复期**　加强营养，增强活动，已逐渐恢复劳动力。

## 五、用药方案

### （一）治疗药物分类

**1. 扩容药**　除肾小球疾病和血管炎所致的 ARF 外，几乎所有的 ARF 早期均应补充血容量，以增加肾血流量和肾小球滤过率（GFR），急性肾毒性的 ARF 早期，充分补液还有利于肾毒素的排泄，常用 0.9% 氯化钠注射液。必须注意的是扩容前要准确判断患者处于 ARF 后期还是少尿期，如为少尿期则需限制补液。

**2. 利尿剂**  目前最常用的防治 ARF 的利尿药是渗透性利尿剂和袢利尿剂。渗透性利尿剂甘露醇（mannitol）防治 ARF 的作用机制主要有：①降低入球小动脉阻力，增加肾小球血流量和毛细血管内静脉压；②甘露醇的渗透性扩容作用，使红细胞比积、血黏度降低，减轻血管内皮细胞水肿，降低血管阻力，改善肾血液循环；③渗透性利尿作用增加肾毒素的清除，使肾小管上皮细胞及肾间质水肿减轻，从而减轻或解除肾小管阻塞，肾小管内尿流量增加，流速加快，冲洗肾小管。袢利尿剂呋塞米可促进肾内扩张血管的前列腺素合成，增加肾脏血流量，改变肾皮质内血流分布。

**3. 血管扩张药**  常用钙通道阻滞剂和 β 受体激动剂。钙通道阻滞剂能阻止钙内流，维持细胞内、外钾与钠的平衡；抑制管 – 球反馈机制，使入球小动脉收缩减轻，扩张肾血管，增加肾血流量；还可使细胞内钙量减少，保护肾小球细胞，阻止其坏死。常用药物有硝苯地平（nifedipine）、维拉帕米（verapamil）。β 受体激动剂多巴胺（dopamine）可增加肾血流量，增加肾小球滤过率，并能直接作用于肾小管，干扰醛固酮的合成和释放，产生排钠利尿的作用。

## （二）治疗药物的选用

**1. 早期治疗**  主要防止和纠正肾血流量低灌注状态；合理抗休克治疗；减少肾毒素产生，促进肾毒素排出。

（1）抗感染治疗  及时使用适量、敏感、无肾毒性或肾毒性小的抗菌药物，清除感染灶或清创引流，避免微生物或其代谢产物损伤肾小管上皮细胞，防止中毒性急性肾衰竭的发生。使用抗菌药物应注意：①年老体弱者适当减量；②控制感染后迅速减量；③疗程不宜过长，或改换另一种抗菌药物；④避免两种或两种以上的肾毒性药物联合使用；⑤避免与强效利尿剂如呋塞米合用；⑥适当补充液体，避免脱水等引起血液浓缩。

（2）避免过量或短期内重复应用造影剂。

（3）利尿剂治疗  在血容量恢复、休克纠正后，如尿量仍不增加，提示肾细胞已受损，可采用静脉快速滴注 20% 甘露醇 100～200 ml，或呋塞米 100 mg 稀释后静脉注射，有利尿效果后继续补液和适当使用利尿剂。

**2. 初发期的治疗**  如能及时妥善治疗，多数在 1～3 天内肾功能好转。

（1）补充血容量  常用 0.9% 氯化钠注射液。

（2）利尿剂治疗  甘露醇有减轻细胞肿胀、防止肾小管阻塞、扩张血管和清除氧自由基的作用。呋塞米可增加肾皮质血流量，抑制肾小管上皮细胞的离子转运，减少对 ATP 及氧的需求，有助于防治肾脏的缺血性损伤。静滴 20% 甘露醇 100ml，必要时 4～6 小时重复使用 1 次，或使用上述剂量甘露醇加呋塞米 200mg 静脉滴注，如尿量仍不增加，提示患者已为急性肾功能衰竭，利尿剂无效，不应再用。应注意袢利尿剂仅能增加尿量而不能改善预后。

（3）血管扩张剂  小剂量多巴胺 1～5 μg/（kg·min）静脉滴注，可扩张肾血管，增加肾血流量以增加尿量，预防和改善急性肾衰。但仅在发生肾衰的最初数小时内有效，超过 24 小时无效，仅用于少尿且对呋塞米有抵抗的患者。

**3. 少尿期的治疗**  少尿期常因急性肺水肿、高钾血症、上消化道出血和并发感染等导致死亡。所以治疗重点为调节水、电解质和酸碱平衡，控制氮质潴留，供给适当营养，防治并发症和治疗原发病。

(1) 严格控制水钠摄入量　少尿期患者应严格计算 24 小时出入水量。应坚持"出入平衡"的补液原则，以防止体液过多。但必须注意有无血容量不足因素，以免过分限制补液量，加重缺血性肾损害，延长少尿期。24 小时补液量为显性失液量与不显性失液量之和。显性失液量系指前一日 24 小时内的尿量、粪、呕吐、出汗、引流液及创面渗液等丢失液量的总和；不显性失液量系指每日从呼气失去水分和皮肤蒸发失去水分，但估计常有困难，也可按每日 12 ml/kg 计算，并考虑体温、气温和湿度等因素，体温每增加 1℃，每日应增加补液量约 100 ml。

(2) 高钾血症的治疗　高钾血症为少尿期的主要死亡原因，最有效的方法为血液透析或腹膜透析。一般血钾应控制在 5.5 mmol/L 以下，超过时应密切监测心率和心电图，并给予紧急处理。具体方法有：①限制食物及药物中钾的摄入量，每日进食钾应小于 2.0 g，避免进食含钾高的食物，避免使用青霉素钾盐（每 100 万单位含钾 1.7mmol/L）；②积极控制感染，清除病灶及坏死组织，不输库存血；③伴代谢性酸中毒者可给予 5% 碳酸氢钠溶液 250ml 静脉滴注；④10% 葡萄糖酸钙 10～20ml 稀释后静注可拮抗钾对心脏的毒性作用；⑤25% 葡萄糖液 500ml 加胰岛素 10～20U 静脉滴注，可促进糖原合成使钾进入细胞内，其作用可持续 4～6 小时；⑥阳离子交换树脂（多用钙型树脂）15～20g 加入 25% 山梨醇溶液 100ml 口服，每日 3～4 次，每 12 树脂可吸附 1.0 mmol/L 钾离子。

(3) 代谢性酸中毒的治疗　轻度的代谢性酸中毒无需治疗。严重酸中毒，当血浆实际碳酸氢钠低于 15mmol/L，应给予 5% 碳酸氢钠 100～250ml 静脉滴注，根据心功能情况控制滴速，并动态监测血气分析。酸中毒纠正后，可致低钙性手足搐搦，应给予 10% 葡萄糖酸钙（calciumgluconate）10～20ml 静注。严重酸中毒患者经补碱紧急处理后，应立即透析治疗。

(4) 其他电解质失调的处理　除非有充分依据证明患者体内钠、钾总量缺乏，否则不应给予补充；若确有补充的必要，在补充时应严密观察。对低钙血症者静注 10% 葡萄糖酸钙 10～20min，2～3 次/天；高磷血症可给予氢氧化铝凝胶（aluminum hydroxidegel）30 ml，口服，3 次/天。在电解质紊乱的处理上有困难时，应立即透析治疗，可使之重新达到水、电解质和酸碱平衡。

(5) 感染的预防和治疗　感染是急性肾衰的常见并发症，也是其主要死亡原因之一。常见肺部、尿路、胆道等部位甚至全身性感染，一旦出现感染的迹象，可根据细菌培养和药敏试验合理选用对肾脏无毒性的抗菌药物治疗，并按肌酐清除率调整剂量。

(6) 心力衰竭的治疗　临床表现与一般心力衰竭相似，治疗措施亦基本相同。容量负荷过重的心力衰竭应尽早进行透析治疗。在应用洋地黄类药物时，要按肾功能状况（肌酐清除率）调整剂量。

(7) 消化道出血的治疗　主要原因是应激性溃疡。应经常观察大便，作潜血试验并监测血细胞比容。也可预防性使用不含镁的抗酸剂。选择 H$_2$ 受体拮抗剂可有效防止严重急性肾衰患者的胃肠道出血。若有出血迹象，应及时使用雷尼替丁（ranitidine）或西咪替丁（cimitidine）治疗，剂量应减至常人的 1/2。如西咪替丁每次 0.12g，4 次/天，口服；亦可用西咪替丁 0.2 g 或雷尼替丁 50 mg 加入 5% 葡萄糖注射液 20 ml 中缓慢静脉注射。

（8）透析治疗：急性肾衰一般透析指征为：①少尿或无尿2日以上；②已出现尿毒症症状，如呕吐、神志淡漠、烦躁或嗜睡；③高分解代谢状态；④血尿素氮在17.8 mmol/L（50 mg/dl）以上；⑤有体液潴留现象；⑥血 pH 在 7.25 以下，血 $HCO_3^-$ <15 mmol/L；⑦非少尿患者出现体液过多、眼结膜水肿，心脏奔马律或中心静脉压高于正常，血钾5.5 mmol/L以上；心电图疑有高钾图形等。紧急透析指征为：①急性肺水肿或充血性心力衰竭；②严重高钾血症，血钾在6.5 mmol/L以上或心电图已出现明显异位心律，伴 QRS 波增宽。

透析疗法的选择：①血流动力学不稳定，血压下降、心衰或有出血倾向者，应作腹膜透析（peritonealdialysis），但其透析效率较低，一般适用于非高分解代谢无多器官功能障碍的 ARF；②高代谢型急性肾衰、腹腔脏器开放性损伤或腹腔手术后3天内，应首选血液透析，其优点是代谢废物的清除率高，治疗时间短，但易有心血管功能不稳定；③持续性动静脉血液滤过（continuousarterio - venoushemofiltration，CAVH）对急性肾小管坏死治疗较佳，具有血流动力学稳定性，且耐受性良好，对液体负荷过重、多器官衰竭和腹部手术后的患者尤为适用。

**4. 多尿期的治疗** 开始数日仍按少尿期原则处理，因 GFR 尚未恢复，肾小管浓缩功能仍较差，血肌酐、尿素氮和血钾仍可继续上升。但在尿量 >1000 ml/d 数日后，血尿素氮等就会逐渐下降。此时因尿量增多，而肾小管功能尚不健全，因而易致钾的丢失，须注意失水和低钾血症的发生。如患者觉口渴，可自由饮水。若必须补液，则每日只宜补充2 L左右，不必担心其失水，因病肾在恢复中，使体内不会失水。也可试用中药治疗，尿多不禁，腰酸乏力，辨证属肾阴亏损，治宜滋阴补肾，可用六味地黄丸加减。多尿期4~7天后，水和饮食的控制可逐日放宽，患者可逐渐恢复正常饮食，但蛋白质仍应继续适当限制，直到血肌酐和尿素氮水平正常时才可放宽。

**5. 恢复期的治疗** 一般无需特殊处理，此期主要根据患者情况加强调养和增加活动量，定期随访肾功能，也可试用中药调治。肾阳虚者用金匮肾气丸；肾阴虚者用六味地黄丸；避免使用肾损害药物。

## 六、建议

详细的病史和体格检查常可揭示 ARF 的原因，医师应详细的采集患者的主诉，既往病史和就诊史、家族、社会和过敏史，以及当前处方药和非处方药的使用情况，此外追问近期与手术、肾毒性物质暴露或合并用药有关的情况，有助于快速确定 ARF 的病因，例如患者是否先前存在导致肾前性氮质血症的情况，如 CHF 或肝脏疾病患者手术前是否预防性应用过抗生素？患者手术当中是否有失血或持续低血压？另外对生命体征记录表中记录的体重下降、低血压、液体出入量等情况进行分析也有助于临床分析 ARF。

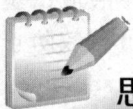

### 思考题

1. 急性肾功能衰竭的临床表现有哪些？

2. 急性肾功能衰竭的处理原则有哪些?

# 慢性肾功能衰竭

## 一、概述

慢性肾功能衰竭（chronic renal failure，CRF）是由各种原因引起的肾脏疾病进一步恶化，进行性破坏肾单位，以致在数月、数年或更长的时间后，残存的有功能肾单位不足以充分排出代谢废物和维持内环境的稳定，而发生泌尿功能障碍和内环境紊乱，包括代谢废物和毒物的潴留，水、电解质和酸碱平衡紊乱，并伴有一系列临床症状的病理过程，称为慢性肾功能衰竭（chronic renal failure）。

慢性肾功能衰竭时常见的临床综合征，其发展呈渐进性，病程迁延日久，病情复杂，常以尿毒症为结局而导致死亡。根据1992年黄山会议座谈会纪要，慢性肾衰竭可分为以下四个阶段：①肾功能代偿期；②肾功能失代偿期；③肾功能衰竭期（尿毒症前期）；④尿毒症期。晚近美国肾脏病基金会 K/DOQI 专家组对慢性肾脏病（CKD）的分期方法提出了新的建议。该分期方法将 GFR 正常（≥90ml/min）的肾病视为 1 期 CKD，其目的是为了加强对早期 CKD 的认知和 CRF 的早期防治；同时将终末期肾脏病（end stage renal disease，ESRD）的诊断放宽到 GFR < 15ml/min，对晚期 CRF 的及时诊治有所帮助。显然，CKD 和 CRF 的含义上有相当大的重叠，前者范围更广，而后者则主要代表 CKD 患者中的 GFR 下降的那一部分群体。应当指出，单纯肾小球滤过率轻度下降（GFR 60~89ml/min）而无肾损害其他表现者，不能认为有明确 CKD 存在；只有当 GFR < 60 ml/min 时，才可按 3 期 CKD 对待。此外，在 CKD5 期患者中，当 GFR 为 6~10ml/min 并有明显尿毒症时，需进行透析治疗（糖尿病肾病透析治疗可适当提前）。

## 二、诊断要点

在 CRF 的不同阶段，其临床表现也各不相同。在 CRF 的代偿期和失代偿早期，患者可以无任何症状，或仅有乏力、腰酸、夜尿增多等轻度不适；少数患者可有食欲减退、代谢性酸中毒及轻度贫血。CRF 中期以后，上述症状更趋明显。在晚期尿毒症时，可出现急性心衰、严重高钾血症、消化道出血、中枢神经系统障碍等，甚至有生命危险。

**1. 水、电解质代谢紊乱**　慢性肾衰时，酸碱平衡失调和各种电解质代谢紊乱相当常见。在这类代谢紊乱中，以代谢性酸中毒和水钠平衡紊乱最为常见。

（1）代谢性酸中毒　在部分轻中度慢性肾衰（GFR > 25 ml/min，或 Scr < 350 μmol/L）患者中，部分患者由于肾小管分泌氢离子障碍或肾小管 $HCO_3^-$ 的重吸收能力下降，因而发生正常阴离子间隙的高氯血症性代谢性酸中毒，即肾小管性酸中毒。当 GFR 降低至 < 25 ml/min（Scr > 350 μmol/L）时，肾衰时代谢产物如磷酸、硫酸等酸性物质因肾的排泄障碍而潴留，可发生高氯血症性或正氯血症性高阴离子间歇性代谢性酸中毒，即"尿毒症性酸中毒"。多数患者能耐受轻度慢性酸中毒，但如动脉血 $HCO_3^-$ < 15 mmol/L，则可有较明显症状，如食欲不振、呕吐、虚弱无力、呼吸深长

等。上述症状可能是因酸中毒时，体内多种酶的活性受抑制有关。

（2）水钠代谢紊乱　水钠平衡紊乱主要表现为水钠潴留，有时也可表现为低血容量和低钠血症。肾功能不全时，肾脏对钠负荷过多或容量过多的适应能力逐渐下降。水钠潴留可表现为不同程度的皮下水肿或（和）体腔积液，这在临床相当常见，此时易出现血压升高、左心功能不全和脑水肿。低血容量主要表现为低血压和脱水。低钠血症的原因，既可因缺钠引起（真性低钠血症），也可因水过多或其他因素所引起（假性低钠血症），而以后者更为多见，两者临床情况与处理完全不同，故应注意鉴别。

（3）钾代谢紊乱　当 GFR 降至 20～25 ml/min 或更低时，肾脏排钾能力逐渐下降，此时易于出现高钾血症；尤其当钾摄入过多、酸中毒、感染、创伤、消化道出血等情况发生时，更易出现高钾血症。严重高钾血症（血清钾 >6.5 mmol/L）有一定危险，需及时治疗抢救。有时由于钾摄入不足、胃肠道丢失过多、应用排钾利尿剂等因素，也可出现低钾血症。

（4）钙磷代谢紊乱　主要表现为钙缺乏和磷过多。钙缺乏主要与钙摄入不足、活性维生素 D 缺乏、高磷血症、代谢性酸中毒等多种因素有关，明显钙缺乏时可出现低钙血症。血磷浓度由肠道对磷的吸收及肾的排泄来调节。当肾小球滤过率下降、尿内排出减少，血磷浓度逐渐升高。血磷浓度高会与血钙结合成磷酸钙沉积于软组织，使血钙降低，并抑制近曲小管产生 1,25-(OH)$_2$ 维生素 D$_3$（骨化三醇），刺激甲状旁腺激素（PTH）升高。在肾衰的早期，血钙、磷仍能维持在正常范围，且通常不引起临床症状，只在肾衰的中、晚期（GFR < 20 ml/min）时才会出现高磷血症、低钙血症。低钙血症、高磷血症、活性维生素 D 缺乏等可诱发继发性甲状旁腺功能亢进（简称甲旁亢）和肾性骨营养不良。

（5）镁代谢紊乱　当 GFR < 20 ml/min 时，由于肾排镁减少，常有轻度高镁血症。患者常无任何症状。然而，仍不宜使用含镁的药物，如含镁的抗酸药、泻药等。低镁血症也偶可出现，与镁摄入不足或过多应用利尿剂有关。

**2. 蛋白质、糖类、脂肪和维生素的代谢紊乱**　CRF 患者蛋白质代谢紊乱一般表现为蛋白质代谢产物蓄积（氮质血症），也可有血清白蛋白水平下降、血浆和组织必需氨基酸水平下降等。上述代谢紊乱主要与蛋白质分解增多或/和合成减少、负氮平衡、肾脏排出障碍等因素有关。糖代谢异常主要表现为糖耐量降低和低血糖症两种情况，前者多见，后者少见。糖耐量减低主要与胰高血糖素升高、胰岛素受体障碍等因素有关，可表现为空腹血糖水平或餐后血糖水平升高，但一般较少出现自觉症状。慢性肾衰患者中高脂血症相当常见，其中多数患者表现为轻到中度高甘油三酯血症，少数患者表现为轻度高胆固醇血症，或二者兼有；有些患者血浆极低密度脂蛋白（VLDL）、脂蛋白 α 水平升高，高密度脂蛋白（HDL）水平降低。CRF 患者维生素代谢紊乱相当常见，如血清维生素 A 水平增高、维生素 B$_6$ 及叶酸缺失等，常与饮食摄入不足、某些酶活性下降有关。

**3. 心血管系统表现**　心血管病变是 CKD 患者的主要并发症之一和最常见的死因。尤其是进入终末期肾病阶段，则死亡率进一步增高（占尿毒症死因的 45%～60%）。近期研究发现，尿毒症患者心血管不良事件及动脉粥样硬化性心血管病比普通人群约高 15～20 倍。在美国，普通人群中心血管病的年死亡率是 0.27%，而血透患者则高达

9.5%，为前者的35倍。

（1）高血压和左心室肥厚　大部分患者有不同程度的高血压，多是由于钠水潴留、肾素－血管紧张素增高或/及某些舒张血管的因子不足所致。高血压可引起动脉硬化、左心室肥厚和心力衰竭。贫血和血液透析用的内瘘，会引起心高搏出量状态，加重左心室负荷和左心室肥厚。

（2）心力衰竭　是尿毒症患者最常见死亡原因。随着肾功能的不断恶化，心衰的患病率明显增加，至尿毒症期可达65%~70%。其原因大多与水钠潴留、高血压及尿毒症心肌病变有关。有急性左心衰竭时可出现阵发性呼吸困难、不能平卧、肺水肿等症状，但一般无明显发绀存在。

（3）尿毒症性心肌病　其病因可能与代谢废物的潴留和贫血等因素有关；部分患者可伴有冠状动脉粥样硬化性心脏病。各种心律失常的出现，与心肌损伤、缺氧、电解质紊乱、尿毒症毒素蓄积等因素有关。

（4）心包病变　心包积液在CRF患者中相当常见，其原因多与尿毒症毒素蓄积、低蛋白血症、心力衰竭等因素有关，少数情况下也可能与感染、出血等因素有关。轻者可无症状，重者则可有心音低钝、遥远、少数情况下还可有心包填塞。心包炎可分为尿毒症性和透析相关性；前者已较少见，后者的临床表现与一般心包炎相似，唯心包积液多为血性。

（5）血管钙化和动脉粥样硬化　近年发现，由于高磷血症、钙分布异常和"血管保护性蛋白"（如胎球蛋白A）缺乏而引起的血管钙化，在心血管病变中亦起着重要作用。动脉粥样硬化往往进展迅速，血液透析患者的病变程度比透析前患者为重。除冠状动脉外，脑动脉和全身周围动脉同样发生动脉粥样硬化和钙化。

**4. 呼吸系统症状**　体液过多或酸中毒时均可出现气短、气促，严重酸中毒可致呼吸深长。体液过多、心功能不全可引起肺水肿或胸腔积液。由尿毒症毒素诱发的肺泡毛细血管渗透性增加、肺充血可引起"尿毒症肺水肿"，此时肺部X线检查可出现"蝴蝶翼"征，及时利尿或透析可迅速改善上述症状。

**5. 胃肠道症状**　主要表现有食欲不振、恶心、呕吐、口腔有尿味。消化道出血也较常见，其发生率比正常人明显增高，多是由于胃黏膜糜烂或消化性溃疡，尤以前者为最常见。

**6. 血液系统表现CRF**　患者血液系统异常主要表现为肾性贫血和出血倾向。大多数患者一般均有轻、中度贫血，其原因主要由于红细胞生成素缺乏，故称为肾性贫血；如同时伴有缺铁、营养不良、出血等因素，可加重贫血程度。晚期CRF患者有出血倾向，其原因多与血小板功能降低有关，部分晚期CRF患者也可有凝血因子Ⅷ缺乏。有轻度出血倾向者可出现皮下或黏膜出血点、瘀斑，重者则可发生胃肠道出血、脑出血等症状。

**7. 神经肌肉系统症状**　早期症状可有疲乏、失眠、注意力不集中等。其后会出现性格改变、抑郁、记忆力减退、判断力降低等症状。尿毒症时常有反应淡漠、谵妄、惊厥、幻觉、昏迷、精神异常等。周围神经病变也很常见，感觉神经障碍更为显著，最常见的是肢端袜套样分布的感觉丧失，也可有肢体麻木、烧灼感或疼痛感、深反射迟钝或消失，并可有神经肌肉兴奋性增加，如肌肉震颤、痉挛、不宁腿综合征，以及肌萎缩、肌无力等。初次透析患者可发生透析失衡综合征，主要是血尿素氮等物质降低过快，导致细胞内、外液间渗透压失衡，引起颅内压增加和脑水肿所致，出现恶心、呕吐、头痛，重者可出现惊厥。长期血透患者有时会发生"透析性痴呆"，与透析用水铝含量过多而致铝中毒有关。

**8. 内分泌功能紊乱** 主要表现有：①肾脏本身内分泌功能紊乱：如 $1, 25$ $(OH)_2$ 维生素 $D_3$、红细胞生成素不足和肾内肾素 – 血管紧张素 II 过多；②下丘脑 – 垂体内分泌功能紊乱：如泌乳素、促黑色素激素（MSH）、促黄体生成激素（FSH）、促卵泡激素（LH）、促肾上腺皮质激素（ACTH）等水平增高；③外周内分泌腺功能紊乱：大多数患者均有继发性甲旁亢（血 PTH 升高），部分患者（大约四分之一）有轻度甲状腺素水平降低；其他如胰岛素受体障碍、性腺功能减退等，也相当常见。

**9. 骨骼病变** 肾性骨营养不良（即肾性骨病）相当常见，包括纤维囊性骨炎（高转化性骨病）、骨生成不良、骨软化症（低转化性骨病）及骨质疏松症。在透析前患者中骨骼 X 线发现异常者约为 35%，而出现骨痛、行走不便和自发性骨折却相当少见（少于 10%）。而骨活体组织检查（骨活检）约 90% 可发现异常，故早期诊断要靠骨活检。纤维囊性骨炎主要由于 PTH 过高引起，其破骨细胞过度活跃，引起骨盐溶化，骨质重吸收增加，骨的胶原基质破坏，而代以纤维组织，形成纤维囊性骨炎，易发生肋骨骨折。X 线检查可见骨骼囊样缺损（如指骨、肋骨）及骨质疏松（如脊柱、骨盆、股骨等处）的表现。骨生成不良的发生，主要与血 PTH 浓度相对偏低、某些成骨因子不足有关，因而不足以维持骨的再生；透析患者如长期过量应用活性维生素 D、钙剂等药或透析液钙含量偏高，则可能使血 PTH 浓度相对偏低。骨软化症主要由于骨化三醇不足或铝中毒引起的骨组织钙化障碍，导致未钙化骨组织过分堆积；成人以脊柱和骨盆表现最早且突出，可有骨骼变形。透析相关性淀粉样变骨病（DRA）只发生于透析多年以后，可能是由于 $\beta_2$ 微球蛋白淀粉样变沉积于骨所致，X 线片在腕骨和股骨头有囊肿性变，可发生自发性股骨颈骨折。

## 三、辅助检查

要重视肾功能的检查，也要重视血电解质矿物质（K、Na、Cl、Ca、P 等）、动脉血液气体分析、影像学等检查（如 B 超，CT 等）或肾图检查结果进行分析，如双肾明显缩小，或肾图提示慢性病变，则支持 CRF 的诊断。

慢性肾衰有时可发生急性加重或伴发急性肾衰。如慢性肾衰本身已相对较重，或其病程加重过程未能反映急性肾衰演变特点，则称之为"慢性肾衰急性加重"（acute progression of CRF）。如果慢性肾衰较轻，而急性肾衰相对突出，且其病程发展符合急性肾衰演变过程，则可称为"慢性肾衰合并急性肾衰"（acute on chronic renal failure），其处理原则基本上与急性肾衰相同。

## 四、处理原则

**1. 根据慢性肾功能衰竭的分期进行治疗** 肾脏病变引起的肾功能损害是一个较长发展过程，病变的发展阶段不同，治疗方案也不同。目前治疗慢性肾功能衰竭的方法包括内科疗法与肾脏替代疗法。肾脏替代治疗包括透析疗法和肾移植术，肾移植术无疑是终末期肾衰患者最佳治疗选择，但价格昂贵且受肾源的限制。内科疗法以药物治疗为主，可改善症状，延缓慢性肾功能衰竭的进展。但是一旦进入尿毒症期，应以肾脏替代治疗为主，辅以药物治疗。

**2. 原发病和诱因治疗** 及时诊断和治疗原发疾病是防止慢性肾功能衰竭发生和发展、延缓肾功能进一步受损的关键。对某些引起慢性肾功能衰竭的常见原发疾病如慢性肾炎、狼疮肾炎、紫癜性肾炎、糖尿病肾病等经过长期治疗是可以控制的。应积极寻找慢性肾功能衰竭的各种诱发因素，纠正使肾功能恶化的可逆因素，如纠正水、电解质紊乱和酸碱平衡失调，补充血容量，控制感染，解除尿路梗阻，及时纠正心力衰竭，避免使用肾毒性药物等。

**3. 饮食疗法** 饮食疗法历来被认为是慢性肾功能衰竭的基本治疗措施，为各国学者所推崇。需根据患者肾功能水平、不同病因（如糖尿病肾病、高血压病、慢性肾炎等）、营养状况、摄食及消化能力等制订饮食方案。应注意休息，避免过度劳累。避免摄入含植物蛋白较高的食物，予以鸡蛋、牛奶、鱼肉等优质蛋白，摄入量应注意控制。有水钠潴留者，应控制水、盐的补给量。

## 五、用药方案

**1. 纠正酸中毒和水、电解质紊乱**

（1）纠正代谢性中毒 代谢性酸中毒的处理，主要为口服碳酸氢钠（$NaHCO_3$），轻者 $1.5 \sim 3.0$ g/d 即可；中、重度患者 $3 \sim 15$ g/d，必要时可静脉输入，可将纠正酸中毒，所需之 $NaHCO_3$ 总量分 $3 \sim 6$ 次给予，在 $48 \sim 72$ 小时或更长时间后基本纠正酸中毒。对有明显心衰的患者，要防止 $NaHCO_3$ 输入量过多，输入速度宜慢，以免心脏负荷加重；也可根据患者情况同时口服或注射呋塞米（速尿）$20 \sim 200$ mg/d，以增加尿量，防止钠潴留。

（2）水钠紊乱的防治 为防止出现水钠潴留需适当限制钠摄入量，一般 NaCl 摄入量应不超过 $6 \sim 8$ g/d。有明显水肿、高血压者，钠摄入量一般说来 $2 \sim 3$ g/d（NaCl 摄入量 $5 \sim 7$ g/d），个别严重病例可限制为 $1 \sim 2$ g/d（NaCl $2.5 \sim 5$g）。也可根据需要应用袢利尿剂［呋塞米、布美他尼（丁尿胺）等］，呋塞米 $20 \sim 200$ mg/次，$2 \sim 3$ 次/天，噻嗪类利尿剂及潴钾利尿剂对 CRF 患者（Scr $>220$ μmol/L）不宜应用，因此时疗效甚差。对严重肺水肿急性左心衰竭者，常需及时给予血液透析或持续性血液滤过，以免延误治疗时机。对慢性肾衰患者轻、中度低钠血症，一般不必积极处理，而应分析其不同原因，只对真性缺钠者谨慎地进行补充钠盐。对严重缺钠的低钠血症者，也应有步骤地逐渐纠正低钠状态。对"失钠性肾炎"患者，因其肾脏失钠较多，故需要积极补钠，但这种情况比较少见。

（3）高钾血症的防治 首先应积极预防高钾血症的发生。当 GFR $<25$ml/min（或 Scr $>309.4 \sim 353.6$ μmol/L）时，即应适当限制钾的摄入。当 GFR $<10$ml/min 或血清钾水平 $>5.5$ mmol/L 时，则应更严格地限制钾摄入。在限制钾摄入的同时，还应注意及时纠正酸中毒，并适当应用利尿剂（呋塞米、布美他尼等），增加尿钾排出。

对已有高钾血症的患者，还应采取更积极的措施：①积极纠正酸中毒，除口服碳酸氢钠外，必要时（血钾 >6 mmol/L）可静脉给予（静滴或静注）碳酸氢钠 10～25 g，根据病情需要 4～6 小时后还可重复给予。②给予袢利尿剂，最好静脉或肌内注射呋塞米 40～80 mg（或布美他尼 2～4 mg），必要时将剂量增至 100～200 mg/次，静脉注射。③应用葡萄糖 – 胰岛素溶液输入（葡萄糖 4～6 g 中，加胰岛素 1 单位）。④口服降钾树脂，一般 5～20 g/次，3 次/天，增加肠道钾排出。其中以聚苯乙烯磺酸钙（如 sorbisterit 等）更为适用，因为离子交换过程中只释放出钙，不释放出钠，不致增加钠负荷。⑤对严重高钾血症（血钾 >6.5 mmol/L），且伴有少尿、利尿效果欠佳者，应及时给予血液透析治疗。

**2. 高血压的治疗** 对高血压进行及时、合理的治疗，不仅是为了控制高血压的某些症状，而且是为了积极主动地保护靶器官（心、肾、脑等）。血管紧张素转化酶抑制剂（ACEI）、血管紧张素 Ⅱ 受体 1 拮抗剂（ARB）、$Ca^{2+}$ 通道拮抗剂、袢利尿剂、β – 阻滞剂、血管扩张剂等均可应用，其中以 ACEI、ARB、$Ca^{2+}$ 拮抗剂的应用较为广泛。ACEI 及 ARB 有使钾升高及一过性血肌酐升高的作用，在选用和应用过程中，应注意检测相关指标。透析前慢性肾衰患者的血压应小于 130/80 mmHg，但维持透析患者血压一般不超过 140/90 mmHg 即可。

**3. 贫血的治疗和 rHuEPO 的应用** 自从重组人红细胞生成素（rHuEPO）问世后，绝大多数患者均可以免除输血；而且患者心、肺、脑功能及工作能力均明显改善。如排除失血等因素，Hb <10～11 g/dl 或 Hct <30%～33%，即可开始应用 rHuEPO 治疗。一般开始用量为每周 80～120 U/kg，分 2～3 次注射（或 2000～3000 U/次，每周 2～3 次），皮下或静脉注射；以皮下注射更为理想，既可达到较好疗效，又可节约用量 1/4～1/3。对透析前慢性肾衰患者来说，目前趋向于小剂量疗法（2000～3000 U，每周 1～2 次），疗效佳，副作用小。直至 Hb 上升至 120（女）～130（男）（g/L）或 Hct 上升至 0.33～0.36，视为达标，如 Hb >13 g/dl，宜谨慎观察。在维持达标的前提下，每个月调整用量 1 次，适当减少 EPO 的用量。个别透析患者 rHuEPO 剂量可能需有所增加（3000～4000 U/次，每周 3 次），但不应盲目单纯加大剂量，而应当首先分析影响 rHuEPO 疗效的原因，有针对性地调整治疗方案。影响 rHuEPO 疗效的主要原因是功能性缺铁。因此，在应用 rHuEPO 时，应同时重视补充铁剂，否则疗效常不满意。口服铁剂主要有琥珀酸亚铁、硫酸亚铁等。部分透析患者口服铁剂吸收较差，故常需要经静脉途径补充铁，以氢氧化铁蔗糖复合物（蔗糖铁）的安全有效性较好。

**4. 低钙血症、高磷血症和肾性骨病的治疗** 当 GFR 为 30 ml/min 时，除限制磷摄入外，可应用磷结合剂口服，以碳酸钙较好。$CaCO_3$ 口服一般每次 0.5～2 g，每日 3 次，餐中服用对明显高磷血症［血磷 >7 mg/dl（2.26 mmol/L）］或血清 Ca、P 乘积 >65（mg/dl）者，则应暂停应用钙剂，以防转移性钙化的加重。此时可短期服用氢氧化铝制剂（10～30 ml/次，每日 3 次），待 Ca、P 乘积 <65（mg/dl）时，再服用钙剂。

对明显低钙血症患者，可口服 1, 25 – $(OH)_2D_3$（骨化三醇），0.25 μg/d，连服 2～4 周；如血钙和症状无改善，可将用量增加至 0.5 μg/d 对血钙不低者，则宜隔日口服 0.25 μg。凡口服骨化三醇患者，治疗中均需要监测血 Ca、P、PTH 浓度，使透析前患者血 iPTH（全段甲状旁腺激素）保持在 35～110 pg/ml（正常参考值为 10～65pg/ml）；使透析患者血钙磷乘积尽量接近目标值的低限（Ca × P <55mg/dl 或 4.52 mmol/L），血

PTH 保持在 150～300 pg/ml，以防止生成不良性骨病。对已有生成不良性骨病的患者，不宜应用骨化三醇或其类似物。

**5. 防治感染**　平时应注意防止感冒，预防各种病原体的感染。抗生素的选择和应用原则，与一般感染相同，唯剂量要调整。在疗效相近的情况下，应选用肾毒性最小的药物。

**6. 高脂血症的治疗**　透析前慢性肾衰患者与一般高血脂者治疗原则相同，应积极治疗。但对维持透析患者，高脂血症的标准宜放宽，血胆固醇水平保持在 6.5～7.8mmol/L（250～300mg/dl），血甘油三酯水平保持在 1.7～2.3mmol/L（150～200mg/dl）为好。

**7. 口服吸附疗法和导泻疗法**　口服氧化淀粉或活性炭制剂、口服大黄制剂或甘露醇（导泻疗法）等，均是应用胃肠道途径增加尿毒症毒素的排出。这些疗法主要应用于透析前慢性肾衰患者，对减轻患者氮质血症起到一定辅助作用，但不能依赖这些疗法作为治疗的主要手段。

**8. 其他**　①糖尿病肾衰竭患者随着 GFR 不断下降，必须相应调整胰岛素用量，一般应逐渐减少；②高尿酸血症通常不需药物治疗，但如有痛风，则予以别嘌醇 0.1 g，每日口服 1～2 次；③皮肤瘙痒：口服抗组胺药物，控制高磷血症及强化透析，对部分患者有效。

## 六、建议

当慢性肾衰患者 GFR 6～10 ml/min（Scr > 707 μmol/L）并有明显尿毒症临床表现，经治疗不能缓解时，则应进行透析治疗。对糖尿病肾病，可适当提前（GFR 10～15 ml/min）安排透析。血液透析（简称血透）和腹膜透析（简称腹透）的疗效相近，但各有其优缺点，在临床应用上可互为补充。但透析疗法仅可部分替代。肾的排泄功能（对小分子溶质的清除仅相当于正常肾脏的 10%～15%），而不能代替其内分泌和代谢功能。患者通常应先做一个时期透析，待病情稳定并符合有关条件后，可考虑进行肾移植术。

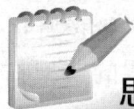

**思考题**

1. 如何诊断慢性肾功能衰竭？治疗的药物有哪几类，各有哪些作用特点和不良反应？

2. 当慢性肾功能衰竭发展到尿毒症时，应该如何处理？

# 第三节　肾小球肾炎

# 急性肾小球肾炎

## 一、概述

急性肾小球肾炎（acute glomerulonephritis，AGN）简称急性肾炎，可由多种病因致病，急性起病，以血尿、蛋白尿、高血压、水肿、一过性少尿和氮质血症等为主要临床表现。多种病原微生物如细菌、病毒、寄生虫等均可致病，其中以链球菌感染后的急性肾小球肾炎（acute poststreptococcal glomerulonephritis，APSGN）最常见。急性肾炎多见于儿童，男性多于女性。

## 二、诊断要点

于链球菌感染后 1~3 周发生血尿、蛋白尿、水肿和高血压，甚至少尿及氮质血症等急性肾炎综合征表现，伴血清 C3 下降，病情于发病 8 周内逐渐减轻到完全恢复正常者，即可临床诊断为急性肾炎。若肾小球滤过率进行性下降或病情于 2 个月尚未见全面好转者应及时做肾活检，以明确诊断。

**1. 以急性肾炎综合征起病的肾小球疾病**

（1）其他病原体感染后急性肾炎　许多细菌、病毒及寄生虫感染均可引起急性肾炎。目前较常见于多种病毒（如水痘－带状疱疹病毒、EB 病毒、流感病毒等）感染前期或感染后 3~5 天发病，病毒感染后急性肾炎多数临床表现较轻，常不伴血清补体降低，少有水肿和高血压，肾功能一般正常，临床过程自限。

（2）系膜毛细血管性肾小球肾炎　临床上除表现急性肾炎综合征外，经常伴肾病综合征，病变持续无自愈倾向。50%~70% 患者有持续性低补体，8 周内不回复。

（3）系膜增生性肾小球肾炎（IgA 肾病及非 IgA 系膜增生性肾小球肾炎）　部分患者有前驱感染可呈现急性肾炎综合征，患者血清 C3 一般正常，病情无自愈倾向。IgA 肾病患者疾病潜伏期短，可在感染后数小时至数日内出现肉眼血尿，血尿可反复发作，部分患者血清 IgA 升高。

**2. 急进性肾小球肾炎**　起病过程与急性肾炎相似，但除急性肾炎综合征外，多早期出现少尿、无尿，肾功能急剧恶化为特征。重症急性肾炎呈现急性肾衰竭者与该病相鉴别困难时，应及时作肾活检以明确诊断。

**3. 系统性疾病肾脏受累**　系统性红斑狼疮肾炎及过敏性紫癜肾炎等可呈现急性肾炎综合征；此外，细菌性心内膜炎肾损害、原发性冷球蛋白血症肾损害、血管炎肾损害等也可表现为低补体血症和（或）急性肾炎综合征，可根据其他系统受累的典型临床表现和实验室检查，可资鉴别。

## 三、辅助检查

**1. 尿液检查**　几乎所有患者都有血尿，但轻重不等，严重时为全血尿，大多呈混浊咖啡色。肉眼血尿持续时间不长，大多数数天后转为镜下血尿。产生血尿的原因是肾小球毛细血管和基底膜因炎症而受到破坏，使血液中的红细胞漏出所致。患者尿蛋白阳性率达 95% 以上，尿蛋白量在 0.5~3.5 g/d 之间。一般病后 2~3 周尿蛋白转为少量和微量，2~3 个月消失。部分患者起病时尿量少于 500 ml/d，且并发氮质血症。2 周后多数尿量渐增，肾功能恢复，仅 5% 患者进展为无尿。

**2. 细胞学和血清学检查**　起病初期血清 C3 及总补体下降，8 周内渐恢复正常，对诊断本病意义很大。患者血清抗链球菌溶血素"O"滴度可升高，提示近期内曾有过链球菌感染。另外部分患者起病早期循环免疫复合物及血清冷球蛋白可呈阳性。

**3. 血常规** 红细胞计数及血红蛋白可稍低，系因血容量扩大，血液稀释所致。白细胞计数可正常或增高，此与原发感染灶是否继续存在有关。血沉增快，2~3月内恢复正常。

**4. 肾功能检查** 患者起病早期可因肾小球滤过率下降、钠水潴留而尿液减少（常在400~700 ml/d），少数患者甚至少尿（<400 ml/d）。肾功能可一过性受损，表现为轻度氮质血症。多于1~2周后尿量渐增，肾功能于利尿后数日可逐渐恢复正常。仅有极少数患者可表现为急性肾衰竭，易于急进性肾炎相混淆。

**5. 其他检查** 80%以上患者均有水肿，常为起病的初发表现，典型表现为晨起眼睑水肿或伴有下肢轻度可凹性水肿，少数患者可波及全身。约80%患者出现一过性轻、中度高血压，常与其钠水潴留有关，利尿后血压可逐渐恢复正常。少数患者可出现严重高血压，甚至高血压脑病。严重的水钠潴留和高血压也会诱发充血性心力衰竭，患者可有颈静脉怒张，奔马律和肺水肿症状，常需紧急处理。老年患者发生率较高（可达40%），儿童患者少见（<5%）。当临床诊断困难时，急性肾炎综合征患者需考虑进行肾活检以明确诊断、指导治疗。肾活检的指征为：①少尿一周以上或进行性尿量减少伴肾功能恶化者；②病程超过两个月而无好转趋势者；③急性肾炎综合征伴肾病综合征者。

## 四、处理原则

**1. 一般治疗原则**

（1）休息 休息对防止症状加重，促进疾病好转很重要。急性肾小球肾炎具有典型症状（血尿、水肿及高血压）患者应卧床休息2~3周，直至肉眼血尿消失，水肿消退及血压恢复正常，可下床短时间活动，症状体征完全消失后则逐渐增加活动量。

（2）饮食 应根据患者不同的临床表现给予不同的饮食治疗。发病初期，饮食控制甚为重要，原则上给予低盐饮食并限制进水量。有水肿及高血压者，应进无盐或低盐（2~3 g/d）饮食；有氮质血症者，适当限制蛋白质的摄入，成人摄入蛋白质的量按0.58/（kg·d）计算。肾功能正常者，无须限制饮食中蛋白质的含量。

**2. 药物治疗原则** 以对症治疗为主，如水肿严重应使用利尿药；高血压应给予降压药；对有细菌感染表现的患者，应给予抗菌药物以控制感染病灶及清除病灶。如有急性心衰、高血压脑病、尿毒症等严重并发症发生时，应给予针对并发症的药物治疗。急性肾小球肾炎属中医"风水"，多由于感受风寒、风热及湿邪所致。病变发展期有外感表证及水肿、尿少、血尿等症状，此期中医治疗往往采用祛风利水、清热解毒、凉血止血等治疗法则，常用方剂有越婢加术汤，麻黄连翘赤小豆汤等。

## 五、用药方案

### （一）治疗药物分类

**1. 利尿剂** 根据作用机制不同可分为四类，主要通过影响肾小管对原尿中水、钠的重吸收发挥作用。常用的有：①噻嗪类：氢氯噻嗪（hydrochlorothiazide）25~50 mg口服，每日1~2次；其他如氯噻酮（chlortalidone）剂量及用法同上；作用于髓袢升支皮质部，利尿作用中等，为中效利尿药。②袢利尿剂：作用于髓袢升支髓质部，利尿作用强烈，为高效利尿药。如呋塞米（furosemide）20～100 mg 静注，每日 1～2 次。布美他尼（bumetanide）1～3 mg 口服或静注，每日 1～2 次，其利尿作用为呋塞米的 20～60 倍，排钾作用小于呋塞米，尚具有扩血管作用，使肾血流量尤其肾皮质深部血流量增加。托拉塞米（torasemide）是新一代高效袢利尿剂，利尿作用强大且持久，具有醛固酮拮抗作用，起到双重排钠/相对保钾作用，耳毒性低，长期应用不易产生利尿抵抗。③保钾利尿剂：螺内酯（spironolactone）20～40 mg 口服，每日 2～4 次；氨苯蝶啶（triamterene）50～100 mg 口服，每日 2 次；常与排钾利尿剂合用起到保钾作用；阿米洛利（amiloride）5～20 mg，每日 1 次，其利尿作用较强而保钾作用较弱，保钾排钠作用不依赖于醛固酮。④碳酸酐酶抑制剂：作用于近曲小管，利尿作用弱。

**2. 降压药**

（1）钙通道阻滞剂　作用于 L 型钙离子通道，干扰钙离子进入心肌及小动脉血管壁的平滑肌细胞；也可作用于肌浆网上的钙通道，使钙贮存减少，从而使心肌或血管平滑肌钙离子浓度降低，兴奋性减弱，导致心肌收缩力降低、血管扩张；同时可减少肾组织钙盐沉积。

（2）β 受体阻滞剂　该类药物的降压作用机制较复杂，与下列因素有关：①改变中枢性血压调节机制，产生降血压作用；②阻断突触前膜 β 受体，从而取消血管平滑肌神经突触前膜 β 受体正反馈作用；③抑制肾小球入球动脉上 β 受体，减少肾素的释放，阻碍肾素－血管紧张素－醛固酮系统对血压的影响，发挥降血压作用；④阻断 β 受体，降低心排出量。

（3）$\alpha_2$ 肾上腺素受体激动剂　通过兴奋中枢 $\alpha_2$ 肾上腺素受体，激活抑制性肾上腺素神经元，降低交感神经活性，使周围血管阻力降低，同时也激活周围血管 $\alpha_2$ 受体，抑制儿茶酚胺释放，而达到中枢性降压的作用。

**（二）治疗药物的选用**

**1. 水肿的治疗**　一般轻度、中度水肿无需治疗，经限制钠盐及水的摄入和卧床休息即可消退。经控制水、盐摄入，水肿仍明显者，均应给予利尿剂，先用不良反应少的药物，无效时再用强效药物，并从小剂量用起。常用噻嗪类利尿药，如氢氯噻嗪口服 25 mg，2～3 次/天；必要时可用袢利尿药，如呋塞米 20～60 mg/d，注射或分次口服，或布美他尼每次 0.5～1 mg，必要时一日 2～3 次，注射或口服等。后两者于肾小球滤过功能严重受损、肌酐清除率 <5～10 ml/min 的情况下，仍有利尿作用。严重的伴有急性肾炎综合征者可用呋塞米 80～200 mg 加入 5% 葡萄糖注射液，静脉注射，每日 1～2 次。应注意大剂量呋塞米可能引起听力及肾脏的严重损害。此外，还可应用各种解除血管痉挛的药物如多巴胺，以达到利尿目的。不宜采用渗透性利尿药及保钾性利尿药。

**2. 高血压及高血压脑病的治疗**　轻度高血压一般可加强水、盐控制及使用利尿剂，常用噻嗪类利尿剂和（或）袢利尿剂，利尿后即可达到控制血压的目的。目前多主张用血管紧张素转化酶抑制剂（ACEI），如口服卡托普利每次 12.5～25 mg，2～3 次/天。也可用依那普利或贝那普利，或血管紧张素 Ⅱ（AT Ⅱ）受体拮抗剂氯沙坦和缬沙坦等，它们既可降低全身高血压，又可降低肾小球高血压，可改善或延缓多种病因引起的轻、中度肾功能不全的进程。钙通道阻滞剂对肾功能的影响还有不同看法，若发现单用双氢吡啶类钙通道阻滞剂如氨氯地平、硝苯地平后肾功能损害加重和蛋白尿增多时，应停用上述药物。

发生高血压脑病时应快速降压，使舒张压控制在 110 mmHg 左右。可选择二氮嗪（diazoxide）300 mg 静脉注射，能扩张血管，可在 1～2 分钟使血压下降，作用维持 8 小时。在 0.5～3 小时内可再注射 1 次，1 日总量不超过 1200 mg。也可用酚妥拉明（phentolamine）或硝普钠（sodium nitroferricyanide）。硝普钠 50 mg 溶于 5%～10% 葡萄糖液 250 ml 中静脉滴注，速度为每分钟 0.5 μg/kg，随血压调整剂量。镇静剂如地西泮、硝西泮、苯巴比妥、异戊巴比妥等对惊厥、抽搐或烦躁不安者均可使用。

**3. 急性心力衰竭的治疗**　水钠潴留为主要诱发因素，因此导致高输出量心力衰竭，治疗以减少循环血容量为主，可静脉注射呋塞米每次 20～40 mg，以快速利尿。如肺水肿明显，可静脉缓慢注射或滴注酚妥拉明每次 5～10 mg，或用硝普钠，以扩张血管降低心脏负荷。其他措施可参见"心功能不全"。洋地黄类药物对于急性肾炎合并心力衰竭效果不肯定，不作常规应用。

**4. 高钾血症的治疗**　注意限制饮食中钾的摄入量，应用排钾利尿剂可防止高钾血症的发展。如尿量极少，导致严重高钾血症，可用 25% 葡萄糖溶液 200 ml 加胰岛素 10～20U，以促使钾由细胞外转入细胞内。但该措施能加重水钠潴留，故应慎用。可应用阳离子交换树脂口服或灌肠，如环钠树脂，每天 20U/40g，分 3 次使用，以促进排钾。必要时可用腹膜或血液透析治疗。

**5. 急性肾功能衰竭**　治疗详见急性肾功能衰竭。

**6. 抗菌药物及清除感染病灶治疗**　在急性肾炎治疗中，对于应用青霉素或大环内酯类等针对链球菌的抗菌药物控制感染、消除残存抗原的作用，至今尚无定论。一般认为，在急性肾炎起病后使用抗菌药物治疗，对于肾炎的病情及预后无明显作用。

## 六、建议

少数发生急性肾衰竭而有透析指征时，应及时给予透析治疗以帮助患者度过急性期。由于本病具有自愈倾向，肾功能多可逐渐恢复，一般不需要长期维持透析。

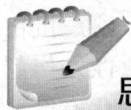

### 思考题

1. 什么是急性肾小球肾炎？
2. 急性肾小球肾炎的临床表现有哪些？急性肾小球肾炎的用药方案是什么？

# 慢 性 肾 小 球 肾 炎

## 一、概述

慢性肾小球肾炎（chronic glomerulonephritis）简称慢性肾炎，系指蛋白尿、血尿、高血压、水肿为基本临床表现，起病方式各有不同，病情迁延，病变缓慢进展，可有不同程度的肾功能减退，最终将发展为慢性肾衰竭的一组肾小球病。由于本组疾病的病理类型及病期不同，主要临床表现可各不相同。疾病表现呈多样化。

## 二、诊断要点

慢性肾炎发生于任何年龄，但以青中年为主，男性多见。多数起病缓慢、隐袭。临床表现呈多样性，蛋白尿、血尿、高血压、水肿为其基本临床表现，可有不同程度肾功能减退，病情时轻时重、迁延，渐进性发展为慢性肾衰竭。

早期患者可有乏力、疲倦、腰部疼痛、纳差；水肿可有可无，一般不严重。有的患者可无明显临床症状。实验室检查多为轻度尿异常，尿蛋白常在 $1 \sim 3\ g/d$，尿沉渣镜检红细胞可增多，可见管型。血压可正常或轻度升高。肾功能正常或轻度受损（肌酐清除率下降或轻度氮质血症），这种情况可持续数年，甚至数十年。肾功能逐渐恶化并出现相应的临床表现（如贫血、血压增高等），进入尿毒症。有的患者除上述慢性肾炎的一般表现外，血压（特别是舒张压）持续性中等以上程度升高，患者可有眼底出血、渗出，甚至视乳头水肿，如血压控制不好，肾功能恶化较快，预后较差。另外，部分患者因感染、劳累呈急性发作，或用肾毒性药物后病情急骤恶化，经及时去除诱因和适当治疗后病情可一定程度缓解，但也可能由此而进入不可逆慢性肾衰竭。多数慢性肾炎患者肾功能呈慢性渐进性损害，病理类型为决定肾功能进展快慢的重要因素（如系膜毛细血管性肾小球肾炎进展较快，膜性肾病进展常较慢），但也与是否合理治疗和认真保养等相关。慢性肾炎临床表现呈多样性，个体间差异较大，故要特别注意因某一表现突出，而易造成误诊。如慢性肾炎高血压突出而易误诊为原发性高血压，增生性肾炎（如系膜毛细血管性肾小球肾炎、IgA 肾病等）感染后急性发作时易误诊为急性肾炎，应予以注意。慢性肾炎主要应与下列疾病鉴别。

**1. 继发性肾小球疾病** 如狼疮肾炎、过敏性紫癜肾炎、糖尿病肾病等，依据相应的系统表现及特异性实验室检查，一般不难鉴别。

**2. Alport 综合征** 常起病于青少年（多在 10 岁之前），患者有眼（球型晶状体等）、耳（神经性耳聋）、肾（血尿，轻、中度蛋白尿及进行性肾功能损害）异常，并有阳性家族史（多为性连锁显性遗传）。

**3. 其他原发性肾小球病** ①无症状性血尿和/或蛋白尿：临床上轻型慢性肾炎应与无症状性血尿和（或）蛋白尿相鉴别，后者主要表现为无症状性血尿和（或）蛋白尿，无水肿、高血压和肾功能减退。②感染后急性肾炎：有前驱感染并以急性发作起病的肾炎。慢性肾炎需与此病相鉴别。二者的潜伏期不同，血清 C3 的动态变化有助鉴别；此外，疾病的转归不同，慢性肾炎无自愈倾向，呈慢性进展，可资区别。

**4. 原发性高血压肾损害** 呈血压明显增高的慢性肾炎需与原发性高血压继发肾损害（即良性小动脉性肾硬化症）相鉴别，后者先有较长期高血压，其后再出现肾损害，临床上远曲小管功能损伤（如尿浓缩功能减退、夜尿增多）多较肾小球功能损伤早，尿改变轻微（微量至轻度蛋白尿，可有镜下血尿及管型），常有高血压的其他靶器官（心、脑）并发症。

**5. 慢性肾盂肾炎** 多有反复发作的泌尿系感染史、并有影像学及肾功能异常者，尿沉渣中常有白细胞，尿细菌学检查阳性可作区别。

## 三、辅助检查

凡尿化验异常（蛋白尿、血尿、管型尿）、水肿及高血压病史达一年以上，无论有无肾功能损害均应考虑此病，在除外继发性肾小球肾炎及遗传性肾小球肾炎后，临床上可诊断为慢性肾炎。

## 四、处理原则

慢性肾炎的治疗应以防止或延缓肾功能进行性恶化、改善或缓解临床症状及防治严重合并症为主要目的，而不以消除尿红细胞或轻微尿蛋白为目标。可采用下列综合治疗措施。

**1. 积极控制高血压和减少尿蛋白** 高血压和尿蛋白是加速肾小球硬化、促进肾功能恶化的重要因素，积极控制高血压和减少尿蛋白是两个重要的环节。高血压的治疗目标：力争把血压控制在理想水平：尿蛋白 $\geq 1$ g/d，血压应控制在 125/75 mmHg 以下；尿蛋白 $< 1$ g/d，血压控制可放宽到 130/80 mmHg 以下。尿蛋白的治疗目标则为争取减少至 $< 1$ g/d。慢性肾炎常有钠水潴留引起容量依赖性高血压，故高血压患者应限盐（NaCl $< 6$ g/d）；可选用噻嗪类利尿剂，如氢氯噻嗪 12.5～25 mg/d。Ccr $< 30$ ml/min 时，噻嗪类无效应改用袢利尿剂，但一般不宜过多、长久使用。多年研究证实，ACEI 或 ARB 除具有降低血压作用外，还有减少尿蛋白和延缓肾功能恶化的肾脏保护作用。后两种作用除通过对肾小球血流动力学的特殊调节作用（扩张入球和出球小动脉，但对出球小动脉扩张作用强于入球小动脉），降低肾小球内高压力、高灌注和高滤过外，并能通过非血流动力学作用（抑制细胞因子、减少尿蛋白和细胞外基质的蓄积）起到减缓肾小球硬化的发展和肾脏保护作用，为治疗慢性肾炎高血压和（或）减少尿蛋白的首选药物。通常要达到减少尿蛋白的目的，应用剂量常需高于常规的降压剂量。肾功能不全患者应用 ACEI 或 ARB 要防止高血钾，血肌酐大于 264 $\mu$mol/L（3 mg/dl）时务必在严密观察下谨慎使用，少数患者应用 ACEI 有持续性干咳的副作用。掌握好适应证和应用方法，监测血肌酐、血钾，防止严重副作用尤为重要。

**2. 限制食物中蛋白及磷入量** 肾功能不全氮质血症患者应限制蛋白及磷的入量，采用优质低蛋白饮食或加用必需氨基酸。

**3. 应用抗血小板聚集药** 大剂量双嘧达莫（300～400 mg/d）、小剂量阿司匹林（40～300 mg/d）有抗血小板聚集作用，以往有报道服用此类药物能延缓肾功能衰退，但近年来多数循证医学的研究结果并未证实其确切疗效，目前结果显示对系膜毛细血管性肾炎有一定降尿蛋白作用。

**4. 糖皮质激素和细胞毒药物** 鉴于慢性肾炎为一临床综合征，其病因、病理类型及其程度、临床表现和肾功能等变异较大，故此类药物是否应用，宜区别对待。一般不主张积极应用，但患者肾功能正常或仅轻度受损，肾脏体积正常，病理类型较轻（如轻度系膜增生性肾炎、早期膜性肾病等），尿蛋白较多，如无禁忌者可试用，无效者逐步撤去。

**5. 避免加重肾脏损害的因素** 感染、劳累、妊娠及肾毒性药物（如氨基糖苷类抗生素、含马兜铃酸中药等）均可能损伤肾脏，导致肾功能恶化，应予以避免。

## 五、用药方案

目前对本病尚缺乏有效的治疗药物，主要是对症治疗。治疗的目的在于缓解症状，延缓慢性肾功能衰竭病程的进展，防止严重并发症，消除蛋白尿，改善肾功能，治疗药物宜联合应用，中西药并用。

### （一）治疗药物分类

**1. 降压药** 血管紧张素转换酶抑制剂（ACEI）不仅降低外周血管阻力，还可抑制肾素－血管紧张素系统，降低肾小球出球小动脉张力，改善肾小球内血流动力学。ACEI 可使组织内缓激肽降解减少，缓激肽扩张血管作用增强。近年来也应用血管紧张素 Ⅱ 受体拮抗剂（ARB），可替代 ACEI 或与 ACEI 合用。ARB 能选择性与血管紧张素受体结合，竞争性地阻断血管紧张素 Ⅱ 的收缩血管的作用，达到降压的目的。常用于慢性肾炎的降压药物还有利尿药、钙通道阻滞剂、β 受体阻滞剂、α 受体阻滞剂等。

**2. 抗凝血药** 在肾小球肾炎时，肾小球毛细血管内凝血和纤溶障碍是肾小球肾炎不可逆病变形成的决定因素之一。抗凝药物肝素能特异性地激活抗凝血酶 Ⅲ（AT Ⅲ）；香豆素类可竞争性抑制维生素 K 环氧化物还原酶，产生抗凝作用；阿司匹林是常用的抗血小板药，通过抑制血小板内环加氧酶的活性，减少血栓素 $A_2$（$TXA_2$）的形成。

**3. 免疫抑制剂** 糖皮质激素有强大的消炎作用，通过与靶细胞胞质内的糖皮质激素受体结合，增加或减少基因转录而抑制炎症过程的某些环节，同时糖皮质激素对免疫过程的许多环节都有抑制作用。

**4. 降尿酸药** 高尿酸血症时，尿酸盐或尿酸结晶可沉积于肾小管，加重肾脏损害。别嘌醇是尿酸合成抑制药，使用别嘌醇降低血尿酸可改善肾功能，但剂量宜小，用药时间要短，减药要快。碱化尿液有利于尿酸的经肾脏排泄。

### （二）治疗药物的选用

**1. 抗高血压** 控制高血压尤其是肾内毛细血管高血压是延缓慢性肾衰竭进展的重要措施，常用的抗高血压药有。

（1）ACEI 和 ARB 这类药物已成为治疗肾性高血压的一线药物，除有确切的降压作用外，还能降低肾小球内压，减少尿蛋白，保护肾功能而延缓病程进展。使用 ACEI 还可抑制血管紧张素 Ⅱ 促心肌、血管平滑肌增生肥大和血管壁中层增厚的作用，对防止慢性肾炎高血压患者血管壁增厚和心肌细胞增生肥大十分有益，但 ACEI 引起出球小动脉张力降低，有时可使肾小球滤过率（GFR）下降。血肌酐 < 265 μmol/L 的肾功能不全患者，可以应用 ACEI，但宜选用双通道（肝及肾）排泄药物，并据肾功能不全程度适当减量；血肌酐 > 265 μmol/L 时，是否仍能应用 ACEI 认识尚未统一。有资料报道，此时应用（尤其原已用 ACEI 者继续应用）ACEI 仍能有效延缓肾损害进展，不过 ACEI 用量需相应减少，必须高度警惕高钾血症发生。常用的 ACEI 有卡托普利（captopril）12.5 ~ 25 mg，2 ~ 3 次/天；依那普利（enalapril）5 ~ 10 mg，1 ~ 2 次/天；贝那普利（benazepril）10 ~ 20 mg，1 次/天；福辛普利（fosinopril）10 ~ 20 mg，1 次/天。

ARB 类药物降压作用平稳、疗效好、作用时间长、患者耐受性好。常用的药物有：氯沙坦（losartan）25 ~ 50 mg，1 次/天，可增至 100 mg/d；缬沙坦（valsartan）80 mg，1 次/天，可增至 160 mg/d；替米沙坦（telmisartan）40 ~ 80 mg，1 次/天。使用该类药物时，应严密监测血清钾浓度，以免发生高钾血症。

发生急进性高血压甚至高血压危象时需用硝普钠 0.5 ~ 11μg/（kg·min）静脉滴注，控制血压在正常上限，严密随访患者血压和心功能。

（2）钙通道阻滞剂　钙通道阻滞剂除降压外，还可改善肾小球内血流动力学，降低氧耗，抗血小板凝集，保护肾功能。常用非洛地平（felodipine）5 ~ 10mg，1 次/天；氨氯地平（amlodipine）50 mg，1 次/天；拉西地平（lacidipine）2 ~ 6mg，1 次/天。硝苯地平等虽可降低全身血压，但可增加出球小动脉阻力，增加肾小球内压力，对肾功能不利。

**2. 抗凝治疗**　抗凝和抗血小板聚集药对某些类型肾炎（如 IgA 肾病）有良好的稳定肾功能、减轻肾脏病理损伤的作用。各种病理类型肾小球肾炎伴高凝状态者联合应用肝素 50 ~ 80 mg/d 和尿激酶 2 万 ~ 8 万 U/天静脉滴注（2 ~ 8 周）治疗，肾功能常有不同程度的改善。对顽固性和难治性肾静脉血栓形成者，可经肾动、静脉插管技术注射尿激酶 20 万 U 治疗静脉血栓形成。其他常用的抗凝药有口服的华法林及皮下注射的低分子肝素如达肝素钠（dalteparin sodimn）5000 U，1 次/天；依诺肝素钠（enoxaparin sodium），4000 U，1 次/天。常用的抗血小板聚集药有：双嘧达莫（dipyridamole）每次100 mg，3 ~ 4 次/天口服；阿司匹林 50 ~ 100 mg/d 口服；西洛他唑（cilostazol）50 mg，1 ~ 3 次/天，或 100 mg，2 次/天口服；盐酸噻氯匹定（ticlopidinehydrochloride）250 mg，1 ~ 2 次/天口服。上述药物对有出血倾向的患者慎用或禁用。

**3. 免疫抑制剂治疗**　慢性肾炎是否应使用该类药物，目前国内外尚无定论。一般建议在肾活检明确病理诊断的基础上结合病因和临床特点决定是否应用。如果病情迁延 3 个月至半年以上，仍有大量蛋白尿，或出现肾病综合征表现，肾活检病理改变呈系膜增殖型病变时，可以考虑按慢性肾炎应用糖皮质激素和免疫抑制剂的原则进行治疗。糖皮质激素的应用虽能缓解其症状，短期效果不错，但并不对受损的功能肾单位进行修复，相反易诱发各种感染及使潜在的感染病灶扩散，加速肾功能的破坏。免疫抑制剂环孢素作用于 T 淋巴细胞，抑制 T 淋巴细胞的免疫介导反应，减轻对 B 淋巴细胞的刺激；细胞毒类环磷酰胺、6 - 巯基嘌呤和硫唑嘌呤等及 FK506 作用于 B 淋巴细胞和 T 淋巴细胞，在减少 T 淋巴细胞的免疫介导的同时，抑制 B 淋巴细胞的增殖、增生。此外，吗替麦考酚酯可减少淋巴细胞增殖，使 T 细胞与内皮细胞的黏附减少、穿越内皮细胞的能力下降、炎症部位淋巴细胞聚集黏附减少，减轻内皮细胞的损伤。

## 六、建议

慢性肾小球肾炎患者需要严格控制饮食，包括食盐的摄入、植物蛋白质、辛辣刺激性食物、高嘌呤食物、草酸钙高的食物以及高磷食物，此外要给予充足的维生素，尤其是补充维生素 C，因为长期慢性肾炎的患者可以贫血，补充维生素 C 能增加铁的吸收，所以应选择食用西红柿、绿叶蔬菜、西瓜、黄瓜、柑桔、猕猴桃等食品。食欲差者可补充维生素 C 制剂，同时应多补充维生素 B 和叶酸丰富的食物，如动物内脏、绿叶蔬菜等食品，有助于纠正贫血。高血钾时要忌食含钾高的食物，要慎重选用蔬菜和水果。慢性肾炎的病人要忌食糖类饮料和刺激性食品。

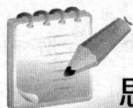

**思考题**

1. 什么是慢性肾小球肾炎？
2. 慢性肾小球肾炎的临床表现有哪些？简述慢性肾小球肾炎的治疗原则和方案？

# 第四节　肾病综合征

## 一、概述

肾病综合征（nephrotic syndrome，NS）是一种常见的儿科肾脏疾病，是由于多种病因造成肾小球基底膜通透性增高，大量蛋白从尿中丢失的临床综合征，主要特点是大量蛋白尿，低白蛋白血症，严重水肿和高胆固醇血症，根据其临床表现分为原发性肾病综合征、先天性肾病综合征、继发性肾病综合征。

## 二、诊断要点

诊断包括三个方面：①确诊 NS；②确认病因：必须首先除外继发性病因和遗传性疾病，才能诊断为原发性 NS；最好能进行肾活检，作出病理诊断；③判断有无并发症。

诊断肾病综合征主要根据临床表现，凡有大量蛋白尿（24 小时尿蛋白定量 > 0.1 g/kg，或 > 3.5 g/kg），高度水肿，高胆固醇血症（> 5.7 mmol/L，< 220 mg%），低白蛋白血症（< 30 g/L，< 3 g%）均可诊为肾病综合征。

需进行鉴别诊断继发性 NS 病因主要包括以下疾病。

**1. 过敏性紫癜肾炎**　好发于青少年，有典型的皮肤紫癜，可伴关节痛、腹痛及黑便，多在皮疹出现后 1～4 周左右出现血尿和（或）蛋白尿，表型皮疹有助于鉴别诊断。

**2. 系统性红斑狼疮肾炎**　好发于青少年和中年女性，依据多系统受损的临床表现和免疫学检查可检出多种自身抗体，一般不难明确诊断。

**3. 乙型肝炎病毒相关性肾炎**　多见于儿童及青少年，以蛋白尿或 NS 为主要临床表现，常见的病理类型为膜性肾病，其次为系膜毛细血管性肾小球肾炎等。国内依据以下几点进行诊断：①血清 HBV 抗原阳性；②患肾小球肾炎，并可除外狼疮性肾炎等继发性肾小球肾炎；③肾活检切片中找到 HBV 抗原。我国为乙型肝炎高发区，对有乙型肝炎患者，儿童及青少年蛋白尿或 NS 患者，尤其为膜性肾病，应认真排除之。

**4. 糖尿病肾病**　好发于中老年，NS 常见于病程 10 年以上糖尿病患者。早期可发现尿微量白蛋白排出增加，以后逐渐发展成大量蛋白尿、NS。糖尿病病史及特征性眼底改变有助于鉴别诊断。

**5. 肾淀粉样变性**　好发于中老年，肾淀粉样变性是全身多器官受累一部分。原发性淀粉样变性主要累及心、肾、消化道（包括舌）、皮肤和神经；继发性淀粉样变性常继发于慢性化脓性感染、结核、恶性肿瘤等疾病，主要累及肾脏、肝和脾等器官。肾受累时体积增大，常呈 NS。肾淀粉样变性常需肾活检确诊。

**6. 骨髓瘤性肾病**　好发于中老年，男性多见，患者可有多发性骨髓瘤的特征性临床表现，如骨痛、血清单株球蛋白增高、蛋白电泳 M 带及尿本周蛋白阳性，骨髓象显示浆细胞异常增生（占有核细胞的 15% 以上），并伴有质的改变。多发性骨髓瘤累及肾小球时可出现 NS。上述骨髓瘤特征性表现有利于鉴别诊断。

### 三、辅助检查

**1. 尿常规检查**

（1）大量蛋白尿是肾病综合征的必备条件，其标准为：①2 周连续 3 次定性 ≥（＋＋＋）；②24 h 尿蛋白定量 ≥50～100 mg/（kg·d）；③国际小儿肾脏病学会（ISKDC）建议 >40mg/（$m^2$·h）；④婴幼儿难以收集 24 h 尿，Mendoza 建议任意一次尿蛋白/肌酐 >2.0。单纯性肾病综合征为选择性蛋白尿，选择指数（SPI）>0.2。

（2）尿纤维蛋白原降解产物（FDP）　测定尿 FDP 有助于肾小球病分类，连日多次测定尿 FDP，如 FDP <1.25 μg/ml，则原发性肾小球肾病（微小病变型肾病）可能性大，若尿 FDP 持续增高，多为增生型，膜增生型或急进性新月体肾炎。

（3）其他　可见透明管型或颗粒管型，肾炎性肾病可见血尿（离心尿红细胞 >10 个/Hp）。

**2. 低白蛋白血症**　血浆总蛋白降低，白/球蛋白倒置，血浆白蛋白 <30.0 g/L，婴儿则 <25.0 g/L。

**3. 高脂血症**　主要为高胆固醇血症及高三酰甘油血症，血胆固醇 ≥5.7mmol/L，婴儿则 ≥5.2 mmol/L，三酰甘油 >1.2 mmol/L。

**4. 肾功能**　一般正常，少尿期尿素氮轻度升高。

**5. 蛋白电泳**　$\alpha_2$－球蛋白明显增高，$\gamma$－球蛋白降低。

**6. 其他**　红细胞沉降率增快，持续低补体血症，尿 FDP 在部分肾炎可大于 1.25 mg/L（1.25 μg/ml）。

常规做 X 线检查，B 超和心电图检查等。

慢性肾静脉血栓 X 线检查可发现，患肾增大，输尿管有切迹，B 超有时能检出，必要时肾静脉造影以确诊，除肾静脉外，其他部位的静脉或动脉也可发生此类合并症，如股静脉，股动脉，肺动脉，肠系膜动脉，冠状动脉和颅内动脉等，并引起相应症状，临床根据表现选择检查部位和方法。

### 四、处理原则

凡有严重水肿、低蛋白血症者需卧床休息，对症治疗。水肿消失、一般情况好转后，可起床活动。单纯中医、中药治疗 NS 疗效出现较缓慢，一般主张与激素及细胞毒药物联合应用。NS 的并发症是影响患者长期预后的重要因素，应积极防治。

### 五、用药方案

#### （一）一般治疗

给予正常量 0.8～1.0 g/（kg·d）的优质蛋白（富含必需氨基酸的动物蛋白）饮

食。热量要保证充分，每日每千克体内不应少于 126 ~ 147 kJ （30 ~ 35kcal）。尽管患者丢失大量尿蛋白，但由于高蛋白饮食增加肾小球高滤过，可加重蛋白尿并促进肾脏病变进展，故目前一般不再主张应用。

水肿时应低盐 （<3 g/d） 饮食。为减轻高脂血症，应少进富含饱和脂肪酸（动物油脂）的饮食，而多吃富含多聚不饱和脂肪酸（如植物油、鱼油）及富含可溶性纤维（如燕麦、米糠及豆类）的饮食。

### （二）对症治疗

**1. 利尿消肿**

（1）噻嗪类利尿剂　主要作用于髓袢升支厚壁段和远曲小管前段，通过抑制钠和氯的重吸收，增加钾的排泄而利尿。常用氢氯噻嗪 25 mg，每日 3 次口服。长期服用应防止低钾、低钠血症。

（2）潴钾利尿剂　主要作用于远曲小管后段，排钠、排氯，但潴钾，适用于低钾血症的患者。单独使用时利尿作用不明显，可与噻嗪类利尿剂合用。常用氨苯蝶啶 50 mg，每日 3 次，或醛固酮拮抗剂螺内酯 20 mg，每日 3 次。长期服用需防止高钾血症，对肾功能不全患者应慎用。

（3）袢利尿剂　主要作用于髓袢升支，对钠、氯和钾的重吸收具有强力的抑制作用。常用呋塞米（速尿） 20 ~ 120 mg/d，或布美他尼（丁尿胺） 1 ~ 5 mg/d（同等剂量时作用较呋塞米强 40 倍），分次口服或静脉注射。在渗透性利尿药物应用后随即给药效果更好。应用袢利尿剂时需谨防低钠血症及低钾、低氯血症性碱中毒发生。

渗透性利尿剂：通过一过性提高血浆胶体渗透压，可使组织中水分回吸收入血。此外，它们又经过肾小球滤过，造成肾小管内液的高渗状态，减少水、钠的重吸收而利尿。常用不含钠的右旋糖酐 40 （低分子右旋糖酐） 或淀粉代血浆 （706 代血浆）（分子量均为 2.5 万 ~ 4.5 万），250 ~ 500 ml 静脉点滴，隔日 1 次。随后加用袢利尿剂可增强利尿效果。但对少尿 （尿量 <400 ml/d） 患者应慎用此类药物，因其易与肾小管分泌的 Tamm – Horsfall 蛋白和肾小球滤过的白蛋白一起形成管型，阻塞肾小管，并由于其高渗作用导致肾小管上皮细胞变性、坏死，诱发"渗透性肾病"，导致急性肾衰竭。

提高血浆胶体渗透压：血浆或白蛋白等静脉输注均可提高血浆胶体渗透压，促进组织中水分回吸收并利尿，如继而用呋塞米 60 ~ 120 mg 加于葡萄糖溶液中缓慢静脉滴注，有时能获得良好的利尿效果。但由于输入的蛋白均将于 24 ~ 48 小时内由尿中排出，可引起肾小球高滤过及肾小管高代谢造成肾小球脏层及肾小管上皮细胞损伤、促进肾间质纤维化，轻者影响糖皮质激素疗效，延迟疾病缓解，重者可损害肾功能。故应严格掌握适应证，对严重低蛋白血症、高度水肿而又少尿（尿量 <400 ml/天）的 NS 患者，在必需利尿的情况下方可考虑使用，但也要避免过频过多。心力衰竭患者应慎用。对 NS 患者利尿治疗的原则是不宜过快过猛，以免造成血容量不足、加重血液高黏倾向，诱发血栓、栓塞并发症。

**2. 减少尿蛋白**　持续性大量蛋白尿本身可导致肾小球高滤过、加重肾小管—间质损伤、促进肾小球硬化，是影响肾小球病预后的重要因素。已证实减少尿蛋白可以有效延缓肾功能的恶化。

血管紧张素转换酶抑制剂（ACEI）（如贝那普利）或血管紧张素Ⅱ受体拮抗剂（ARB）（如氯沙坦），除可有效控制高血压外，均可通过降低肾小球内压和直接影响肾小球基底膜对大分子的通透性，有不依赖于降低全身血压的减少尿蛋白作用。用 ACEI 或 ARB 降尿蛋白时，所用剂量一般应比常规降压剂量大，才能获得良好疗效。

### （三）主要治疗——抑制免疫与炎症反应

**1. 糖皮质激素（简称激素）**　可能是通过抑制炎症反应、抑制免疫反应、抑制醛固酮和抗利尿激素分泌，影响肾小球基底膜通透性等综合作用而发挥其利尿、消除尿蛋白的疗效。使用原则和方案一般是：①起始足量：常用药物为泼尼松 1 mg/（kg·d），口服 8 周，必要时可延长至 12 周；②缓慢减药：足量治疗后每 2～3 周减原用量的 10%，当减至 20mg/d 左右时症状易反复，应更加缓慢减量；③长期维持：最后以最小有效剂量（10mg/d）再维持半年左右。激素可采取全日量顿服或在维持用药期间两日量隔日一次早上顿服，以减轻激素的副作用。水肿严重、有肝功能损害或泼尼松疗效不佳时，可更换为甲泼尼龙（等剂量）口服或静脉滴注。因地塞米松半衰期长，副作用大，现已少用。

根据患者对糖皮质激素的治疗反应，可将其分为"激素敏感型"（用药 8～12 周内 NS 缓解）、"激素依赖型"（激素减药到一定程度即复发）和"激素抵抗型"（激素治疗无效）三类，其各自的进一步治疗有所区别。长期应用激素的患者可出现感染、药物性糖尿病、骨质疏松等副作用，少数病例还可能发生股骨头无菌性缺血性坏死，需加强监测，及时处理。

**2. 细胞毒药物**　这类药物可用于"激素依赖型"或"激素抵抗型"的患者，协同激素治疗。若无激素禁忌，一般不作为首选或单独治疗用药。

（1）环磷酰胺　是国内外最常用的细胞毒药物，在体内被肝细胞微粒体羟化，产生有烷化作用的代谢产物而具有较强的免疫抑制作用。应用剂量为每日每千克体重 2 mg，分 1～2 次口服；或 200 mg，隔日静脉注射。累积量达 6～8 g 后停药。主要副作用为骨髓抑制及中毒性肝损害，并可出现性腺抑制（尤其男性）、脱发、胃肠道反应及出血性膀胱炎。

（2）盐酸氮芥　为最早用于治疗 NS 的药物，治疗效果较佳。因可引起注射部位血管炎或局部组织坏死，及严重的胃肠道反应和甚强的骨髓抑制作用，目前临床上较少应用。

（3）其他　苯丁酸氮芥 2 mg，每日 3 次口服，共服用 3 个月，毒性较氮芥小，疗效差。此外，硫唑嘌呤亦有使用报道，但疗效也较弱。

**3. 环孢素**　能选择性抑制 T 辅助细胞及 T 细胞毒效应细胞，已作为二线药物用于治疗激素及细胞毒药物无效的难治性 NS。常用量为每日每千克体重 3～5 mg，分两次空腹口服，服药期间需监测并维持其血浓度谷值为 100～200 ng/ml。服药 2～3 个月后缓慢减量，疗程半年至一年。副作用有肝肾毒性、高血压、高尿酸血症、多毛及牙龈增生等。价格较昂贵及上述副作用及停药后易复发，使其广泛应用受到限制。

**4. 麦考酚吗乙酯（mycophenolate mofetil，MMF）**　在体内代谢为霉酚酸，后者为次黄嘌呤单核苷酸脱氢酶抑制剂，抑制鸟嘌呤核苷酸的经典合成途径，故而选择性抑制 T、B 淋巴细胞增殖及抗体形成达到治疗目的。常用量为 1.5～2 g/d，分 2 次口服，共用 3~6 月，减量维持半年。现已广泛用于肾移植后排异反应，副作用相对小。近年一些报道表明，该药对部分难治性 NS 有效，尽管尚缺乏大宗病例的前瞻对照研究结果，但已受到重视。因其价格较高，目前仍作为二线用药。已有导致严重贫血和伴肾功能损伤者应用后出现严重感染的个案报道，应引起足够重视。应用激素及细胞毒药物治疗 NS 可有多种方案，原则上应以增强疗效的同时最大限度地减少副作用为宜。对于是否应用激素治疗、疗程长短以及应否使用细胞毒药物等应结合患者肾小球病的病理类型、年龄、肾功能和有否相对禁忌证等情况不同而区别对待，制定个体化治疗方案。

### （四）中医药治疗

单纯中医、中药治疗 NS 疗效出现较缓慢，一般主张与激素及细胞毒药物联合应用。

（1）辨证施治　NS 患者多被辨证为脾肾两虚，可给予健脾补肾利水的方剂（如真武汤）治疗。

（2）拮抗激素及细胞毒药物副作用　久用大剂量激素常出现阴虚内热或湿热，给予滋阴降火或清热祛湿的方剂，可减轻激素副作用；激素减量过程中辅以中药温补脾肾方剂，常可减少病情反跳、巩固疗效；应用细胞毒药物时配合补益脾肾及调理脾胃的中药，可减轻骨髓抑制及胃肠反应的副作用。

（3）雷公藤总苷 10~20mg，每日 3 次口服，有降尿蛋白作用，可配合激素应用。国内研究显示该药具有抑制免疫、抑制肾小球系膜细胞增生的作用，并能改善肾小球滤过膜通透性。主要副作用为性腺抑制、肝功能损害及外周血白细胞减少等，及时停药后可恢复。本药毒副作用较大，甚至可引起急性肾衰竭，用时要小心监护。

### （五）并发症防治

NS 的并发症是影响患者长期预后的重要因素，应积极防治。

**1. 感染**　通常在激素治疗时无需应用抗生素预防感染，否则不但达不到预防目的，反而可能诱发真菌二重感染。免疫增强剂（如胸腺肽、转移因子及左旋咪唑等）能否预防感染尚不完全肯定。一旦发现感染，应及时选用对致病菌敏感、强效且无肾毒性的抗生素积极治疗，有明确感染灶者应尽快去除。严重感染难控制时应考虑减少或停用激素，但需视患者具体情况决定。

**2. 血栓及栓塞并发症**　一般认为，当血浆白蛋白低于 20 g/L 时，提示存在高凝状态，即应开始预防性抗凝治疗。可给予肝素钠 1875~3750 U 皮下注射，每 6 小时 1 次（或可选用低分子肝素），维持试管法凝血时间于正常一倍；也可服用华法林，维持凝血酶原时间国际标准化比值（INR）于 1.5~2.5。抗凝同时可辅以抗血小板药，如双嘧达莫 300~400 mg/d，分 3~4 次服，或阿司匹林 40~300 mg/d 口服。对已发生血栓、栓塞者应尽早（6 小时内效果最佳，但 3 天内仍可望有效）给予尿激酶或链激酶全身或局部溶栓，同时配合抗凝治疗，抗凝药一般应持续应用半年以上。抗凝及溶栓治疗时均应避免药物过量导致出血。

**3. 急性肾衰竭**　NS 并发急性肾衰竭如处理不当可危及生命，若及时给予正确处理，大多数患者可望恢复。可采取以下措施：①袢利尿剂：对袢利尿剂仍有效者应予以较大剂量，以冲刷阻塞的肾小管管型；②血液透析：利尿无效，并已达到透析指征者，应给血液透析维持生命，并在补充血浆制品后适当脱水，以减轻肾间质水肿；③原发病治疗。因其病理类型多为微小病变型肾病，应予以积极治疗；④碱化尿液：可口服碳酸氢钠碱化尿液，以减少管型形成。

**4. 蛋白质及脂肪代谢紊乱**　在 NS 缓解前常难以完全纠正代谢紊乱，但应调整饮食中蛋白和脂肪的量和结构（如前所述），力争将代谢紊乱的影响减少到最低限度。目前，不少药物可用于治疗蛋白质及脂肪代谢紊乱。如：ACEI 及血管紧张素 II 受体拮抗剂均可减少尿蛋白；有研究提示，中药黄芪（30～60 g/d 煎服）可促进肝脏白蛋白合成，并可能兼有减轻高脂血症的作用。降脂药物可选择降胆固醇为主的羟甲戊二酸单酰辅酶 A（HMG－CoA）还原酶抑制剂，如洛伐他汀（lovastatin）等他汀类药物；或降甘油三酯为主的氯贝丁酯类，如非诺贝特（fenofibrate）等。NS 缓解后高脂血症可自然缓解，则无需再继续药物治疗。

## 六、建议

感染是 NS 的常见并发症，由于应用糖皮质激素，其感染的临床征象常不明显，尽管目前已有多种抗生素可供选择，但若治疗不及时或不彻底，感染仍是导致 NS 复发和疗效不佳的主要原因之一，甚至造成死亡，应予以高度重视。

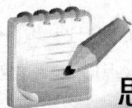

**思考题**

1. 什么是肾病综合征？
2. 肾病综合征的临床表现有哪些？试述慢性肾病综合征的治疗原则和方案并谈谈治疗肾病综合征过程中的主要事项？

# 第五节　肾移植排斥反应

## 一、概述

同种异体肾移植（renaltransplantation）已成为目前治疗晚期肾功能衰竭替代疗法中最有效的方法。迄今所完成例数及取得的临床效果均居器官移植之首，同种异体肾移植后，受者出现肾脏的排斥反应是肾脏移植后的主要问题，也是影响移植肾和受体长期存活的最重要因素，随着组织配型技术的进步，排斥反应免疫学机制研究的进展和新型免疫抑制剂的问世，使肾脏移植不断得到完善，肾移植长期存活率明显提高。排斥反应的发生主要与以下因素有关。

**1. 预先存在的抗体反应**　同种肾移植的超急性排异是由于受体在移植前存在抗供体的抗体，当进行移植手术时，受体抗原抗体反应激活补体介导的组织损伤。这些抗体可以是由于受体以前接受输血、多次妊娠、以前接受过移植或者感染而产生的。

**2. 细胞反应**　T 细胞被认为是同种移植排异的主要介导者，因此目前抗排斥治疗主要是针对 T 细胞。细胞反应可分为抗原呈递、T 细胞识别、激活及增殖四个时期，相互间形成串联反应，最终产生细胞毒性 T 淋巴细胞，使移植肾被破坏。

**3. 抗体介导的血管反应**　抗体介导血管反应的机制与细胞反应相似，T 细胞也参与了 B 细胞的激活过程，使 B 细胞进一步增殖和分化成为分泌抗体的浆细胞，少量抗体结合于血管壁即可诱发抗体介导的移植物排斥。

## 二、诊断要点

肾移植术后的免疫排斥反应根据时间分为超急性、加速、急性和慢性四种。

**1. 超急性排斥反应（hyperacute reaction，HAR）**　是指移植肾在恢复血流循环后即刻或几小时内发生的不可逆性体液免疫反应，任何免疫抑制药都无效。临床表现为移植肾在血液循环恢复后无尿，或开始排尿继而无尿。在术中，移植肾在血液循环恢复后变硬呈红色，以后突然变软呈紫色，肾动脉搏动良好，而静脉塌陷。

**2. 加速排斥反应（accelerate reaction）**　是指发生在移植后 2~5 天内的严重急性排斥反应，发生越早，程度越重。临床表现为全身症状较重，常有高热、畏寒、乏力、腹胀、尿量突然减少或几天内发展为无尿，肉眼血尿多见，伴移植肾肿胀压痛，血肌酐持续上升，血压显著升高。

**3. 急性排斥反应（acute reaction，AR）**　最常见，一般发生于术后前 3 个月内，以最初 1 个月内的发生率最高。临床表现为肾肿胀压痛、发热、乏力、尿量减少，体重增加及血压升高等症状。生化检查中血肌酐及尿素氮升高，内生肌酐清除率降低，尿液中蛋白和红、白细胞增多，常伴有小管上皮细胞。彩色多普勒超声检查可发现肾脏肿大，血管阻力增加；肾扫描发现肾血流量减少。

**4. 慢性排斥反应（chronic reaection，CR）**　发生于术后 6~12 个月以后，病情进展缓慢。表现为逐渐丧失肾功能，系持久的体液和细胞免疫反应所致，常兼有两种免疫的特征，以前者为主。临床症状包括进行性移植肾功能损害伴高血压及由于肾小球病变所致的血尿和蛋白尿。

## 三、辅助检查

主要包括以下方面：①肾功能异常，血肌酐、尿素氮升高；②尿常规出现蛋白；③血常规可正常或异常；④B 超检查移植肾增大，血流减少，阻力指数增大；⑤免疫学指标及其他相关改变；⑥穿刺活检有急性排斥的病理改变。

## 四、处理原则

器官移植中，理想的免疫抑制剂应该是：①与其他药物联合应用能减少排斥反应的发生；②可逆转器官排斥反应，不增加感染的发生率或引起其他副作用；③可减少慢性排斥反应的发生；④无肝肾毒性。由于新型免疫抑制剂地不断出现，有些免疫抑制剂在临床使用仅有数年的历史，因此药物的应用应根据临床经验、患者的个体差异和用药时的反应加以调整，并注意以下几点。

**1. 联合用药**　肾移植的免疫抑制方案一般采用联合用药方案。联合用药的目的是选择不同作用机制的药物，增加预防排斥反应的效果，减少每个药物的剂量，减少药物的毒性反应，并根据药物的不同作用特点和患者的具体情况选用几种药物联合使用。

**2. 个体化用药**　要个体化使用免疫抑制剂。按照供肾来源、组织学配型结果、患者血中药物浓度、个体对药物的反应性、肝肾功能、年龄等选择药物种类和剂量。活体及亲属供肾、低反应者、老年患者及经常易感染的受者使用免疫抑制剂剂量应偏小；组织配型差、个体反应强和多次移植者宜用较大剂量。

**3. 时间化用药** 免疫抑制剂使用的剂量随移植术后时间的不同而不同。肾移植术后 1 个月内，受者对移植肾的攻击最强烈，排异的强度和频度最高，半年后逐渐耐受，1 年后比较稳定，因此免疫抑制剂的剂量基本上是逐渐减少直至达维持量。

**4. 终身用药** 异体移植肾宿主的记忆期很长，免疫抑制剂的中断，即使是移植后的多年，也会发生排斥反应，导致移植肾丧失功能，因此肾移植患者需要终身服用免疫抑制剂。

## 五、用药方案

### （一）治疗药物分类

**1. 抗原呈递抑制剂** 类固醇激素（steroid）类药物主要有泼尼松（prednisone，Pred）、地塞米松（dexamethasone）、甲泼尼龙（methylprednisolone，MP）等，这类药物有直接抑制淋巴细胞、吞噬细胞和单核细胞的作用；能抑制白细胞介素 -1、2、3、6、8 和肿瘤坏死因子等重要炎症介质生成；抑制所有免疫细胞增殖，抑制抗体产生，有广谱的非特异性免疫抑制和抗感染作用。

**2. 核苷酸合成抑制剂** 代表药有硫唑嘌呤、吗替麦考酚酯、咪唑立宾、布喹那、来氟米特。①硫唑嘌呤（azathioprine，Aza）是 6 - 巯基嘌呤的咪唑衍生物，在体内分解为 6 - 巯基嘌呤核苷酸，可抑制嘌呤合成，从而抑制去氧核糖核酸的合成，对细胞免疫及体液免疫均有抑制作用。②吗替麦考酚酯（MMF）是霉酚酸（mycophenolicacid，MPA）的 2 - 乙基酯类衍生物，在体内转化为 MPA 而发挥作用。霉酚酸是高效、选择性、可逆性的次黄嘌呤单核苷酸脱氢酶（1MPDH）抑制剂，通过抑制鸟苷酸的合成而选择性抑制淋巴细胞的增殖。⑧咪唑立宾（mizoribine，MZR）是源自抗生素的一种免疫抑制剂，可抑制淋巴细胞增殖，竞争性抑制肌苷酸至鸟苷酸途径而抑制嘌呤核酸合成。单独使用时其效应稍弱于环孢素或硫唑嘌呤，但没有骨髓毒性，早期临床研究中与环孢素及泼尼松联用，副作用很少。④布喹那（brequinar，BQR）是喹啉羧酸类化合物，通过抑制双氢乳酸脱氢酶阻碍嘧啶的生物合成，从而影响 RNA 和 DNA 合成所需要的前体。布喹那的特点是抑制特异性抗原及 T 细胞介导的免疫反应，对防止加速性排斥反应有一定作用，减少抗体介导的血管损伤。布喹那可以和环孢素或他克莫司合用，有协同作用。

**3. 抗淋巴细胞抗体** 抗淋巴细胞多克隆抗体有抗淋巴细胞血清（ALS）、抗淋巴细胞球蛋白（antilymphocyte globulin，ALG）和抗胸腺细胞球蛋白（antithymocyteglobulin，ATG）。ALS 是将人的淋巴细胞注射给动物，收集其血清而得，ALG 是从 ALS 中进一步分离提取而得的免疫球蛋白部分。ATG 是将人胸腺细胞免疫给动物，收集其血清，提取免疫球蛋白制成。ALG 和 ATG 具有免疫抑制活性，免疫抑制作用主要是选择性作用于人体 T 淋巴细胞，使外周血中 T 淋巴细胞的数量明显下降。ATG 比 ALG 对 T 淋巴细胞抑制作用更快、更强和持久。多克隆抗体还可抑制抗原特异性的淋巴细胞激活，抑制淋巴细胞的直接细胞毒性或抗体介导的细胞毒性作用。目前常用于移植早期预防排斥反应。

**4. 第一信号抑制剂** 包括抗 T 细胞单克隆抗体和钙调神经磷酸酶抑制剂（环孢素和他克莫司），它们阻止 T 细胞活化及 $G_0$ 期向 $G_1$ 期进展。①抗淋巴细胞单克隆抗体有抗人 T 细胞 CD3 鼠单抗（mouse monoclonal antibody against human CD3 antigen of Tlymphocyte，OKT3）。OKT3 为鼠 IgG2 的免疫球蛋白，能特异地与人 T 细胞的抗原（CD3）结合，而阻断 T 细胞的再生及其功能，因而起到免疫抑制作用。②环孢素（ciclosporin，CsA）可特异性抑制辅助性 T 细胞（Th 细胞），使 Th 细胞明显减少，对 B 细胞的抑制作用弱，对巨噬细胞和 NK 细胞的抑制作用不明显。环孢素能抑制钙调神经磷酸酶（calcineurin），阻止细胞质 T 细胞激活核因子的去磷酸化，从而抑制 T 细胞活化及 IL-2、IL-3、IL-4、TNFα、IFNγ 等细胞因子的基因表达而起免疫抑制作用。CsA 不影响抑制性 T 细胞（Ts 细胞）的增殖，Ts 细胞有利于受者对抗原或移植物的耐受，可有效预防排斥反应和移植物抗宿主反应的发生。③他克莫司（tacrolimus），其效价较 CsA 强 100 倍，它可与淋巴细胞内他克莫司结合蛋白（FKBP）结合，抑制 IL-2 的基因表达，发挥免疫抑制作用。

**5. 第二信号抑制剂** 西罗莫司（sirolimus）为大环内酯类抗生素，其结构与他克莫司相似，具有优于环孢素、他克莫司的免疫抑制活性。其免疫机制为抑制淋巴细胞对 IL-2、IFNγ 等的反应，阻断 IL-2 与其受体结合后的信号转导途径，阻止 T 细胞由 $G_1$ 期向 S 期转化。可治疗和逆转发展中的急性排斥反应，对预防慢性排斥反应也有效。人源性抗白细胞介素-2 受体（IL-2R）单克隆抗体，称为抗 TAC 单抗（basiliximab，巴利昔单抗），能高亲和力特异性作用于 IL-2R 的 α 链（也称 CD25 或 TAC），从而竞争性地阻断 IL-2/IL-2R 依赖的 T 细胞增殖过程，预防器官移植后急性排斥反应。

### （二）治疗药物的选用

**1. 免疫抑制剂的联合应用** 联合用药的方法有多种，目前尚没有一致公认的最佳方法。常用的组合是：抗 T 淋巴细胞抗体诱导＋三联治疗；抗白细胞介素-2 受体单克隆抗体＋三联治疗；三联治疗。三联治疗常用的组合有：①类固醇激素：醋酸泼尼松、泼尼松龙、甲泼尼龙；②环孢素、他克莫司、西罗莫司；③硫唑嘌呤、吗替麦考酚酯、咪唑立宾、布喹那或环磷酰胺。三类药物同时使用，每类药物选择一个。具体用药方案应根据药物的作用机制、副作用大小、各地区的用药习惯并结合患者的经济条件来确定。随着新的更有效的免疫抑制剂的出现，过去的联合用药方案也在不断更新。

免疫抑制剂在常规推荐剂量的情况下，要采用个体化治疗。环孢素、他克莫司、西罗莫司等药需根据血浆药物浓度来调整剂量。

注意事项：①两种药物减量需间隔 2 周；应用吗替麦考酚酯时可不用硫唑嘌呤，若两种均不用，可用中药冬虫夏草；硫唑嘌呤用量必须根据血象变化调整，肝功能异常或外周血白细胞下降时减量或停药，如 $WBC < 4.0 \times 10^9/L$ 时需要减量，$WBC < 3.0 \times 10^9/L$ 时必须停药，改用吗替麦考酚酯。②环孢素因个体差异较大，应根据血药浓度来调整。测定方法有峰浓度（$C_2$）和谷浓度（Co），一般认为峰浓度更有利于控制排斥反应。谷浓度是早晨服 CsA 前的血药浓度，峰浓度是早晨服药后 2 小时的血药浓度。

**2. 诱导期的联合用药** 器官移植后的免疫抑制药物疗法包括早期的诱导治疗和后期的维持治疗。早期诱导治疗的常规标准方法是应用大剂量的皮质激素和高起始量的钙调神经磷酸酶（CSA 或 FK506）与嘌呤合成抑制剂（AZA 或 MMF）。而应用生物蛋白制剂-抗体药物作为器官移植后早期实施免疫抑制覆盖治疗的方法，称为抗体诱导治疗。用于器官移植后免疫抑制诱导治疗的抗体可分为多克隆抗体和单克隆抗体。多克隆抗体包括抗淋巴细胞球蛋白（ALG）和抗胸腺细胞球蛋白（ATG）。单克隆抗体包括 OKT3（抗人成熟 T 细胞共同分化抗原 CD3 的单克隆抗体）、抗 TAC 单抗以及正在临床试验的 Campath - 1H、CTLA4 - Ig、CD4 单抗、ICAM - 1 单抗等。抗体的诱导治疗期内，钙调神经磷酸酶抑制剂暂停使用或仅用最小剂量，直至抗体诱导治疗结束前 2～3 天，然后接着用以环孢素为主的二联疗法或三联疗法，可预防或治疗急性排斥反应。

**3. 维持用药方案**　二联疗法：可采用钙调神经磷酸酶抑制剂 + 泼尼松方案，该方案中钙调神经磷酸酶抑制剂的用量应该大一些。也可采用钙调神经磷酸酶抑制剂 + 吗替麦考酚酯或抗 TAC 单抗。

三联疗法：通常选用对肾毒性较小的药物，常用钙调神经磷酸酶抑制剂 + 吗替麦考酚酯（或硫唑嘌呤）+ 泼尼松。

**4. 急性排斥反应的治疗**

（1）首次排斥反应　皮质类固醇激素冲击疗法：冲击剂量并不固定，大剂量冲击治疗（500～1000 mg 甲泼尼龙 3 天）与小剂量冲击治疗（120～250 mg 泼尼松或甲泼尼龙 3～5 天）并无明显的疗效差异。冲击治疗完成后，泼尼松可恢复到冲击前水平。

抗体治疗：OKT3 是治疗首次急性排斥反应的有效药物，可逆转 90% 的急性排斥反应。用抗胸腺细胞球蛋白也有相似的效果。OKT3 和抗胸腺细胞球蛋白是治疗严重性或血管性排斥反应的首选药物。

（2）复发性和顽固性排斥反应　对二次排斥反应主张使用抗体治疗，尤其适用于激素冲击治疗无效时。一般认为在激素冲击或抗体治疗的情况下仍有排斥反应是顽固性排斥反应。对以前未接受过吗替麦考酚酯治疗者，可将环孢素改成他克莫司并配合吗替麦考酚酯常可逆转排斥反应，停用环孢素前应等血浆环孢素水平降至 100 ng/ml 以下。也可以选择性给予 OKT3 或多克隆抗体，医生应根据活检情况评估排斥反应的严重性和可逆性再决定是否二次使用抗体。

（3）后期排斥反应　通常将移植术 3～4 个月后发生的排斥反应称为后期排斥反应。后期排斥反应通常为复发性排斥反应，也可是首次出现。后期排斥一般是慢性排斥的前奏，并可加快移植肾功能的丧失。如后期排斥与患者未遵医嘱服药有关，治疗的有效率较高。早期治疗可采用皮质类固醇激素冲击，对于后期激素抵抗性反应的治疗，不应再给予大剂量免疫抑制剂，而应考虑采取针对移植肾功能丧失的治疗措施。

## 六、建议

同种异体肾移植系指不同基因型的同种肾移植，受者移植后出现排斥反应几乎是不可避免的，及时发现和治疗排斥反应是移植肾长期存活的关键。应教育患者学会观察常见排斥反应的表现，如有尿量减少、发热、移植肾区胀痛等情况，及时去医院就诊。服用其他药物时，应遵循移植专科医生的指导，以免因药物间的相互作用而影响免疫抑制药物的疗效。不服用参类等保健品，以免诱发排斥反应。

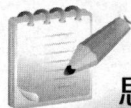

**思考题**

1. 肾移植中使用的理想的免疫抑制剂应具备哪些特点？

2. 肾移植后免疫抑制的诱导治疗和维持治疗各应该选用什么药物？怎样使用？

## 小 结

| 疾病种类 | 代表性药物 | 要点 |
| --- | --- | --- |
| 水肿 | 利尿药 | 呋塞米用于治疗急性肺水肿和急性脑水肿。螺内酯适用于治疗与醛固酮升高有关的顽固性水肿，对肝硬化和肾病综合征水肿患者较为有效。甘露醇治疗脑水肿，降低颅内压首选药 |
| 急性肾功能衰竭 | 扩容药；利尿药；血管扩张药 | 高钾血症的治疗措施；肾病综合征对应少尿期、多尿期以及恢复期的治疗措施 |
| 慢性肾功能衰竭 | 抗贫血药，钙调节药；营养支持药；清除肠道毒物 | 根据慢性肾功能衰竭的分期进行治疗；原发病和诱因治疗 |
| 急性肾小球肾炎 | 利尿药；降压药 | 以对症治疗为主，如水肿严重应使用利尿药；高血压应给予降压药；如有急性心衰、高血压脑病、尿毒症等严重并发症发生时，应给予针对并发症的药物治疗限制钠盐摄入；利尿；控制蛋白尿；补充血浆蛋白 |
| 慢性肾小球肾炎 | 降压药；抗凝血药；免疫抑制剂；降尿酸药 | 积极控制高血压和减少尿蛋白；限制食物中蛋白及磷入量；应用抗血小板聚集药；糖皮质激素和细胞毒药物；避免加重肾脏损害的因素 |
| 肾病综合征 | 糖皮质激素 | 对于微小病变型使用泼尼松；甲泼尼龙适用于急进性肾炎、重症的狼疮性肾炎及某些难治性肾病综合征 |
| 肾移植排斥反应 | 免疫抑制剂 | 联合用药；个体化用药；时间化用药；终身用药 |

（刘　冰）

# 第十六章 水、电解质代谢紊乱与酸碱平衡失调

**学习目标**

1. **掌握** 脱水、水中毒及酸碱平衡失调的药物治疗原则和药物治疗方法；酸碱平衡失调的分类以及每一类的特点、发病机制。
2. **熟悉** 如何确诊脱水、水中毒及酸碱平衡失调，临床表现。
3. **了解** 治疗酸碱平衡失调的药物及药物的作用机制。

正常人体体液及其组分的波动范围很小，以保持体液容量、电解质、渗透压和酸碱度等的相对恒定。正常人的总体液量占体重的百分比随年龄增长而下降：新生儿占体重的75%～80%，成人为55%～60%。男性比女性约高5%。总体液量分为细胞外液（占体重的20%～25%，其中血浆占体重的4%～5%，组织间液占15%～20%）和细胞内液（占体重的35%～40%）两种。

正常人每日水的排出和摄入是平衡的。成人每日需水量约1500～2500 ml（生理需要量1500 ml），或每日30～40 ml/kg体重，或按每日摄入的热量估算（约1 ml/kcal）。

体液中的溶质分为电解质和非电解质两类。细胞外液的主要电解质有 $Na^+$、$Cl^-$、$HCO_3^-$；细胞内液的主要电解质是 $K^+$ 和 $HPO_4^{2-}$。临床上，以 mOsm/L 或 mOsm/(kg·$H_2O$) 表示体液的渗透压。血浆渗透压可用冰点渗透压计测定，或用下列公式计算：血浆渗透压（mOsm/L）＝2（$Na^+$＋$K^+$）＋葡萄糖＋尿素氮（单位均为 mmol/L）。血浆渗透压正常范围为 280～310 mOsm/L，低于 280 mOsm/L 为低渗，高于 310 mOsm/L 为高渗。$Na^+$ 为血浆中的主要阳离子，占血浆阳离子总量的92%左右，其含量占总渗透压比例的50%，是维持血浆渗透压平衡的主要因素。

水摄入调节主要依赖于神经调节。当有效循环血容量减少、体液高渗或口腔黏膜干燥时，刺激下丘脑的渴感中枢，引起口渴而增加水的摄入量；当摄入量达到一定程度后，渴感消失。水的排泄主要依赖于抗利尿激素、醛固酮和肾的调节。当病变破坏了机体的上述调节机制或超越了调节范围时，可导致水、电解质和酸碱平衡失常（内环境紊乱综合征）。

# 第一节 脱水

## 一、概述

脱水（dehydration）系指体液容量的明显减少。脱水按细胞外液的渗透压不同可分为三种类型：以失水为主者，称为高渗性脱水；以失钠为主者，称为低渗性脱水；水、钠各按其在血浆中的含量成比例丢失者，称为等渗性脱水。脱水的原因有很多。

其中低渗性脱水的原因包括：①丧失大量消化液而只补充水分：这是最常见的原因，大多是因呕吐、腹泻，部分是因胃、肠吸引术丢失体液而只补充水分或注射葡萄糖溶液。②大汗后只补充水分：汗虽是低渗性溶液，但大量出汗也伴有明显的钠丢失，若只补充水分则可造成细胞外液低渗。③大面积烧伤：烧伤面积大，大量体液丢失而只补充水时，可发生低渗性脱水。④肾脏失钠：水肿患者长期连续使用排钠利尿药时，由于肾单位稀释段对钠的重吸收被抑制，故钠从尿中大量丢失，如再限制钠的摄入，则钠的缺乏就更明显了。急性肾功能衰竭多尿期，肾小管液中尿素等溶质浓度增高，故可通过肾透性利尿作用使肾小管上皮细胞对钠的重吸收减少。在所谓的"失盐性肾炎"的患者，由于受损的肾小管上皮细胞对醛固酮的反应性降低，对钠重吸收障碍。

高渗性失水的原因：①各种原因导致的饮水不足。②失水过多：任何原因引起的过度通气都可使呼吸道黏膜的不感蒸发加强以致大量失水；在发热或甲状腺功能亢进时，通过皮肤的不感蒸发每日可失水数升；中枢性尿崩症时因 ADH 产生和释放不足，肾性尿崩症时因肾远曲小管和集合管对 ADH 的反应缺乏，故肾脏可排除大量水分。

等渗性脱水的原因：任何等渗性溶液大量丢失所造成的脱水，在短期内均属等渗性脱水。①麻痹性肠梗阻时，大量体液潴留于肠腔内。②大量抽放胸、腹水，大面积烧伤，大量呕吐、腹泻或胃、肠吸引以后。③新生儿消化道先天畸形如幽门狭窄，胎粪肠梗阻或胃肠瘘管等所引起的消化液丧失。

## 二、诊断要点

### （一）高渗性失水

高渗性失水临床上把失水的程度分为轻度、中度和重度失水三种。

**1. 轻度失水** 当失水量相当于体重的 2%～3% 时，因渴感中枢兴奋而口渴，刺激抗利尿激素释放，水重吸收增加，尿量减少，尿比重增高。如同时伴有多饮，一般不造成细胞外液容量不足和渗透压异常；如伴渴感减退，可因缺乏渴感而发生高渗性失水。

**2. 中度失水** 当失水量达体里的 4%～6% 时，醛固酮分泌增加和血浆渗透压升高，此时口渴严重，咽下困难，声音嘶哑；有效循环容量不足，心率加快；皮肤干燥、弹性下降；进而因细胞内失水，工作效率下降、乏力、头晕、烦躁。

**3. 重度失水** 当失水量达 7%～14% 时，脑细胞失水严重，出现神经系统异常症状如躁狂、谵妄、定向力失常、幻觉、晕厥和脱水热。当失水量超过 15% 时，可出现高渗性昏迷、低血容量性休克、尿闭及急性肾衰竭。

## （二）等渗性失水

等渗性失水时，有效循环血容量和肾血流量减少而出现少尿、口渴，严重者血压下降，但渗透压基本正常。

## （三）低渗性失水

低渗性脱水的早期即发生有效循环血容量不足和尿量减少，但无口渴；严重者导致细胞内低渗和细胞水肿。

## 三、辅助检查

### （一）依据缺钠程度检查

临床上，依据缺钠的程度大致分轻、中、重三度。

**1. 轻度失水**　当每千克体重缺钠 8.5 mmol（血浆钠 130 mmol/L 左右）时，血压可在 100 mmHg 以上，患者有疲乏、无力、尿少、口渴、头晕等。尿钠极低或测不出。

**2. 中度失水**　当每千克体重丢失钠在 8.5~12.0 mmol（血浆钠 120 mmol/L 左右）时，血压降至 100 mmHg 以下，表现为恶心、呕吐、肌肉挛痛、手足麻木、静脉下陷及直立性低血压。尿钠测不出。

**3. 重度失水**　当每公斤体重丢失钠在 12.8~21.0 mmol（血浆钠 110 mmol/L 左右）时，血压降至 80 mmHg 以下，出现四肢发凉、体温低、脉细弱而快等休克表现，并伴木僵等神经症状，严重者昏迷。

### （二）实验室检查

根据病史（钠摄入不足、呕吐、腹泻、多尿、大量出汗等）可推测失水的类型和程度，如高热、尿崩症应多考虑高渗性失水；呕吐、腹泻应多考虑低渗性或等渗性失水；昏迷、血压下降等提示为重度失水，但应做必要的实验室检查来证实。

**1. 高渗性失水**　中、重度失水时，尿量减少；除尿崩症外，尿比重、血红蛋白。平均血细胞比容、血钠（>145 mmol/L）和血浆渗透压均升高（>310 mOsm/L）。严重者出现酮症、代谢性酸中毒和氮质血症。依据体重的变化和其他临床表现，可判断失水的程度。

**2. 等渗性失水**　血钠、血浆渗透压正常；尿量少，尿钠少或正常。

**3. 低渗性失水**　血钠（<130 mmol/L）和血浆渗透压（<280 mOsm/L）降低，至病情晚期尿少，尿比重低，尿钠减少；血细胞比容（每增高 3% 约相当于钠丢失 150 mmol）、红细胞、血红蛋白、尿素氮均增高，血尿素氮/肌酐（单位均为 mg/dl）比值 >20:1（正常 10:1）。

## 四、处理原则

严密注意每日的出水量，监测血电解质等指标的变化。积极治疗原发病。避免不适当的脱水、利尿、鼻饲高蛋白饮食等。已发生失水时，应依据失水的类型、程度和机体情况，决定补充液体量的种类、途径和速度。

## 五、用药方案

下面分别介绍如何计算补液量和选择补液种类和补液方法。

## （一）补液的量

包括患者已丢失的量和继续丢失量，下面通过四种算法来判断患者已丢失的水量：

**1. 根据患者的失水情况大致估算出失水量** 如患者通过检查血钠判断出是高渗性中度失水，就可用体重乘以中度失水的失水量相当于体重的百分数来得出。

**2. 患者在失水前和失水后的体重差值。**

**3. 根据血钠浓度来计算** 有三种计算方法适用于高渗性失水：

①丢失量＝正常体液量－现有体液量　正常体液总量＝原体重×0.6。现有体液总量＝正常血清钠÷实测血清钠×正常体液总量。

②丢失量＝（实测血清钠－正常血清钠）×现体重×0.6÷正常血清钠。

③丢失量＝现体重×K×（实测血清钠－正常血清钠）。式中：系数K男性为4，女性为3。

**4. 依据血细胞比容** 适用于估计低渗性失水的失水量。可按下列公式计算：补液量（ml）＝（所测血细胞比容－正常血细胞比容）/正常血细胞比容　×体重（kg）×200。式中：正常血细胞比容：男性为0.48，女性为0.42。

继续丢失量 是指就诊后发生的继续丢失量，包括生理需要量（约1500 ml/天）及继续发生的病理丢失量（如大量出汗、肺呼出、呕吐等）。

## （二）补液种类

高渗、等渗和低渗性失水均有失钠和失水，仅程度不一，均需要补钠和补水。一般来说，高渗性失水补液中含钠液体约占1/3，等渗性失水补液中含钠液体约占1/2，低渗性失水补液中含钠液体约占2/3。

**1. 高渗性失水** 补水为主，补钠为辅。经口、鼻饲者可直接补充水分，经静脉者可补充5%葡萄糖液、5%葡萄糖氯化钠液或0.9%氯化钠液。适当补充钾及碱性液。

**2. 等渗性失水** 补充等渗溶液为主，首选0.9%氯化钠液，但长期使用可引起高氯性酸中毒。因为正常细胞外液的钠氯比值是7：5，下述配方更符合生理需要：0.9%氯化钠液1000 ml＋5%葡萄糖液500 ml＋5%碳酸氢钠液100 ml。

**3. 低渗性失水** 补充高渗液为主。宜将上述配方中的5%葡萄糖液500 ml换成10%葡萄糖液250 ml。此配方1000 ml所含的 $Na^+$ 由133 mmol增至158 mmol，$Cl^-$ 由96 mmol增至113 mmol，$HCO_3^-$ 由37.5 mmol升至44 mmol。必要时可再补充适量的3%~5%氯化钠液。补液量可按氯化钠1g含 $Na^+$ 17 mmol折算。但补充高渗液不能过快，一般以血钠每小时升高0.5 mmol/L为宜。补钠量可参照下述公式计算：①补钠量＝（125 mmol/L－实测血清钠）×0.6×体重（kg）；②补钠量＝（142 mmol/L－实测血清钠）×0.2×体重（kg）。0.6×体重（kg）表示机体的体液总量，0.2×体重（kg）表示细胞外液量。一般先补给补钠量的1/3~1/2，复查生化指标，并重新评估后再决定下一步的治疗方案。

## （三）补液方法

**1. 补液途径** 尽量口服或鼻饲，不足部分或中、重度失水者需经静脉补充。

**2. 补液速度** 宜先快后慢。重症者开始4~8小时内补充液体总量的1/3~1/2，其余在24~28小时补完。具体的补液速度要根据患者的年龄，心、肺、肾功能和病情而定。

**3. 注意事项** ①记录 24 小时出入水量；②密切监测体重、血压、脉搏、血清电解质和酸碱度；③急需大量快速补液时，宜鼻饲补液；经静脉补充时宜监测中心静脉压（<120 mmH$_2$O 为宜）；④宜在尿量>30 ml/h 后补钾，一般浓度为 3 g/L，当尿量>500 ml/天时，日补钾量可达 10~12 g；⑤纠正酸碱平衡紊乱。

## 六、建议

（1）应防治原发疾病，防止某些原因的作用。高渗性脱水时因血钠浓度高，故应给予 5% 葡萄糖溶液。高钠血症严重者可静脉内注射 2.5% 或 3% 葡萄糖溶液。

（2）应当注意，高渗性脱水时血钠浓度高，但患者仍有钠丢失，故还应补充一定量的含钠溶液，以免发生细胞外液低渗。

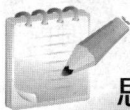

### 思考题

1. 什么是脱水？脱水有哪几种？
2. 脱水在临床上有哪些表现？
3. 病例：男性患者，原体重 60 kg，失水后烦躁、心率加快，血清钠 152 mmol/L（正常 142 mmol/L）。现体重 57.5 kg，用四种方法计算估计失水有多少？

# 第二节　水中毒

## 一、概述

当给抗利尿激素（ADH）分泌过多或肾脏排水功能低下的患者输入过多水分时，可引起水在体内潴留，并伴有包括低血钠症在内的一系列症状和体征，即出现水中毒（water intoxication）。引起水中毒的因素有很多，多因水调节机制障碍而又未限制饮水或不恰当补液引起。常见的原因有：①ADH 代偿性分泌增多：其特征是毛细血管静水压升高和（或）胶体渗透压下降，总容量增多，有效循环容量减少，体液积聚在组织间隙。常见于右心衰竭、缩窄性心包炎、下腔静脉阻塞、门静脉阻塞、肾病综合征、低蛋白血症、肝硬化等。②ADH 分泌失调综合征（SIADH）：其特征是体液总量明显增多，有效循环血容量和细胞内液增加，血钠降低，一般不出现水肿。③肾排泄水障碍：多见于急性肾衰竭少尿期、急性肾小球肾炎等致肾血流量及肾小球滤过率降低，而摄入水分未加限制时。水、钠滤过率低而肾近曲小管重吸收增加，水、钠进入肾近曲小管减少，水的排泄障碍（如补水过多更易发生），但有效循环血容量大致正常。④肾上腺皮质功能减退症：盐皮质激素和糖皮质激素分泌不足使肾小球滤过率降低，在摄入水量过多时导致水潴留。⑤渗透阈重建：肾排泄水功能正常，但能兴奋 ADH 分泌的渗透阈降低（如孕妇），可能与绒毛膜促性腺激素分泌增多有关。⑥ADH 用量过多：见于中枢性尿崩症治疗不当时。

## 二、诊断要点

临床上常将水中毒分为急性水中毒（水过多）和慢性水中毒。它们的临床表现分别为：①急性水中毒：起病急，中枢神经系统症状表现突出，如头痛、精神失常、定向力障碍、共济失调、癫痫样发作、嗜睡与躁动交替出现以至昏迷；也可呈头痛、呕吐、血压增高、呼吸抑制、心率缓慢等颅内高压表现。②慢性水中毒：轻度水过多仅有体重增加。

## 三、辅助检查

当血浆渗透压低于 260 mOsm/L（血钠 125 mmol/L）时，有疲倦、表情淡漠、恶心、食欲减退等表现和皮下组织肿胀；当血浆渗透压降至 240~250 mOsm/L（血钠 115~120 mmol/L）时，出现头痛、嗜睡、神志错乱、谵妄等神经精神症状；当血浆渗透压降至 230 mOsm/L（血钠 110 mmol/L）时，可发生抽搐或昏迷。血钠在 48 小时内迅速降至 108 mmol/L 以下可致神经系统永久性损伤或死亡。

## 四、处理原则

积极治疗原发病，记录 24 小时出入水量，控制水的摄入量和避免补液过多可预防水过多的发生或其病情的加重。

## 五、用药方案

### （一）轻症水中毒

限制进水量，使入水量少于尿量。适当服用依他尼酸（利尿酸）或呋塞米等袢利尿剂。

### （二）急重症水中毒

保护心、脑功能，纠正低渗状态（如利尿脱水）。

**1. 高容量综合征** 以脱水为主，减轻心脏负荷。首选呋塞米或依他尼酸等袢利尿药，如呋塞米 20~60 mg，每天口服 3~4 次。急重者可用 20~80 mg，每 6 小时静脉注射 1 次；依他尼酸 25~50 mg，用 25% 葡萄糖液 40~50 ml 稀释后缓慢静脉注射，必要时 2~4 小时后重复注射。有效循环血容量不足者要补充有效血容量。危急病例可采取血液超滤治疗。用硝普钠、硝酸甘油等保护心脏，减轻其负荷。明确为抗利尿激素分泌过多者，除对因治疗外，可选用利尿剂、地美环素（demeclocycline）或碳酸锂治疗。

**2. 低渗血症（特别是已出现中枢神经系统症状者）** 应迅速纠正细胞内低渗状态，除限水、利尿外，应使用 3%~5% 氯化钠液，一般剂量为 5~10 ml/kg，严密观察心肺功能变化，调节剂量及滴速，一般以分次补给为宜。同时用利尿剂减少血容量。注意纠正钾代谢失常及酸中毒。

## 六、建议

应注意临床上水中毒与缺钠性低钠血症鉴别。水过多和水中毒时尿钠一般大于 20 mmol/L，而缺钠性低钠血症的尿钠常明显减少或消失。

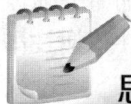

1. 什么是水中毒？水中毒的病因有哪些？
2. 临床上如何处理水中毒的患者？

# 第三节　酸碱平衡失调

## 代 谢 性 酸 中 毒

### 一、概述

酸碱平衡失调是各科医师都会遇到的常见临床问题。对代谢性酸中毒如何作出正确的诊断、治疗是临床医师尤其是内科医师的基本功。临床需要根据病史、查体和实验室检查等资料，在综合分析的基础上作出判断。典型的代谢性酸中毒是指动脉血浆 $H^+$ 浓度增高（pH < 7.35）和血浆 $HCO_3^-$ 浓度降低（< 22 mmol/L），即失代偿性代谢性酸中毒。如仅有动脉血浆 $HCO_3^-$ 浓度轻度降低，而血浆 pH 值保持在正常范围（7.35 ~ 7.45），则称为代偿性代谢性酸中毒。许多疾病可以引起代谢性酸中毒。根据阴离子间隙的改变，可将代谢性酸中毒分为两类。

**1. AG（未测定的阴离子总数）增大型代谢性酸中毒**　凡血浆内所含固定酸（如硫酸、磷酸、乳酸、酮体及其他有机酸等）浓度增加引起的代谢性酸中毒，都属此类。这些酸都含有未测定的阴离子，可使 AG 增大，$HCO_3^-$ 原发性降低，$Cl^-$ 浓度无明显变化，故又称 AG 增大型正常血氯性代谢性酸中毒。

（1）乳酸性酸中毒　乳酸性酸中毒（lactic acidosis）是血液乳酸浓度增高所致。正常人的血浆乳酸浓度约 1 mmol/L，乳酸性中毒时其浓度可达 6 mmol/L，经与碳酸氢盐缓冲对反应，可使 $HCO_3^-$ 浓度降低。由于乳酸根属于未测定的阴离子，故 AG 增大，而血氯正常。乳酸性酸中毒多由各种原因所致的缺氧所引起，常见于休克、心力衰竭、心搏骤停、呼吸衰竭、肺水肿、严重贫血等情况。组织缺氧时，糖酵解增强，故乳酸生成增多。此外，乳酸性酸中毒还常见于严重肝病使乳酸利用发生障碍的情况下，也可见于糖尿病及白血病，发生机制尚不明确。

（2）酮症酸中毒　酮症酸中毒（kero acidosis）常见于糖尿病、饥饿和酒精中毒时，其特征是血液中乙酰乙酸，β-羟丁酸和丙酮浓度增高。由于乙酰乙酸和β-羟丁酸在血浆内解离出 $H^+$ 和未测定的阴离子，$H^+$ 与碳酸氢盐缓冲对发生缓冲反应，$HCO_3^-$ 浓度降低，而血氯正常，故可导致 AG 增大型正常血氯性酸中毒。

（3）严重肾功能衰竭　人体代谢过程中产生的非挥发性酸性代谢产物，正常主要由肾排出。严重急性肾功能衰竭和慢性肾功能衰竭晚期病人，肾小球滤过率降低，血内硫酸、磷酸和有机酸排出障碍，也发生 AG 增大型代谢性酸中毒。

（4）水杨酸中毒　摄入大量阿司匹林（乙酰水杨酸）也可引起 AG 增大型酸中毒。

**2. AG 正常型代谢性酸中毒**　当代谢性酸中毒不伴有未测定的阴离子增加时，血浆 $HCO_3^-$ 浓度降低，同时 $Cl^-$ 浓度代偿性增高，因而会形成 AG 正常型高血氯性代谢性酸中毒。这种情况多发生在大量丢失 $HCO_3^-$ 的疾病症，$Cl^-$ 增高的机制比较复杂。

（1）大量丧失碱性消化液　人体的肠液、胰液、胆汁均为碱性消化液，所含 $HCO_3^-$ 浓度高于血浆 $HCO_3^-$ 浓度，因此，严重腹泻、小肠和胆道瘘管、肠道减压或引流等均可引起 $HCO_3^-$ 大量丢失，同时伴发血浆 $Cl^-$ 代偿性升高，导致 AG 正常型高血氯性酸中毒。

（2）轻度或中毒肾功能衰竭　慢性肾功能衰竭的病人，若肾小球滤过率尚未降低至正常值的 25% 以下时，则磷酸氢根和硫酸根等阴离子不致发生潴留。此时患者发生酸中毒的机制主要是①肾小管上皮细胞产氨减少，使 $H^+$ 分泌减少而潴留在体内；②肾小管排 $H^+$ 减少，重吸收 $HCO_3^-$ 也减少；③肾素 – 血管紧张素 – 醛固酮系统激活，引起 NaCl 潴留。因此，这种病人能发生 AG 正常型高血氯性代谢性酸中毒。

（3）肾小管性酸中毒　肾小管性酸中毒（renal tubular acidosis，RTA）时肾脏酸化尿液的功能障碍而引起的 AG 正常型高血氯性代谢性酸中毒。

（4）碳酸酐酶抑制剂的应用　例如使用乙酰唑胺作为利尿剂时，由于该药抑制了肾小管上皮细胞中碳酸酐酶的活性，结果使 $H^+$ 分泌减少，$HCO_3^-$ 重吸收减少，导致 AG 正常型高血氯性酸中毒。

（5）酸或呈酸性药物摄入过多　氯化铵在肝脏内能分解成氨和盐酸，用此药作为祛痰剂长期使用可引起酸中毒。输 AA 溶液或水解蛋白溶液过多时，尤其是氨基酸的盐酸盐，在代谢过程中会分解成 HCl，可引起 AG 正常高血氯性酸中毒。

## 二、诊断要点

患者发生代谢性酸中毒时，一般可出现乏力、纳差、恶心和呕吐等症状。心血管受损主要表现为心律失常、心肌收缩力减弱、血压降低、甚至休克；神经系统受损则表现为乏力、嗜睡、甚至昏迷。代偿性代谢性酸中毒可通过肺的过度通气降低 $CO_2$ 分压，以及通过肾的 $NH_3$ 合成（可产生新的 $HCO_3^-$）和尿 $NH_4^+$ 的排出实现。故患者常有呼吸加快，重症患者呼吸较深，呈 Kussmaul 呼吸，偶有哮喘。代谢性酸中毒还可以引起蛋白分解增多和合成下降、负钙平衡、骨质病变、肌肉病变、高钾血症、贫血、蛋白营养不良、发育障碍等其他代谢紊乱和多个系统病变。因此，对代谢性酸中毒应及时予以纠正。

## 三、辅助检查

主要根据临床表现和动脉血液气体分析（简称血气分析）的结果进行诊断。如果动脉血碳酸氢根（$HCO_3^-$）水平降低（< 22 mmol/1），而 $CO_2$ 分压基本正常或有所下降（代谢性酸中毒时，体内通过肺的过度通气降低 $CO_2$ 分压进行部分代偿），则可诊断为代谢性酸中毒。如 pH 在正常范围（7.35 ~ 7.45），则可诊断为代偿性代谢性酸中毒；如 pH 降低（< 7.35），则诊断为失代偿性代谢性酸中毒。在个别特殊情况下，代谢性酸中毒患者血浆 $HCO_3^-$ 浓度可无明显变化，但此时血浆 pH 常低于正常，往往与患者存在代谢性酸中毒合并呼吸性酸中毒有关。了解阴离子间隙有无变化，对鉴别代谢性

酸中毒的类型相当重要。由于人体细胞外液内的阳离子总是多于阴离子，因此，一般情况下细胞外液内的阳离子毫摩尔数减去阴离子毫摩尔数所得出的差值（即阴离子间隙）总是相对恒定的，即大约为 $12\sim16$ mmol。计算人体细胞外液内的阴离子间隙，一般可应用下述公式：阴离子间隙 =（血清 $Na^+$ + $K^+$）–（血清 $Cl^-$ + $HCO_3^-$）。在某些特殊情况下，血清尿素、血糖的毫摩尔数值也应当计算在阳离子毫摩尔数内。其他检查项目，如尿铵、可滴定酸的测定等，也有一定意义。根据静脉血 $CO_2$ 结合力（$CO_2$ CP）的变化来诊断代谢性酸中毒，误差较多，故不宜作为主要依据。

## 四、处理原则

治疗包括对因治疗和对症治疗。

### （一）对因治疗

主要是指对感染、损伤、休克、中毒（药物或毒物）、肾脏病变（肾小球肾炎、间质性肾炎、肾衰竭等）等基础疾病的治疗。例如糖尿病酮症酸中毒的治疗关键是补充胰岛素、治疗糖尿病；腹泻引起酸中毒时，应立即用抗菌药物治疗胃肠炎。

### （二）对症治疗

主要是纠正酸中毒和电解质紊乱。

**1. 纠正水、电解质代谢紊乱** 酸中毒病人常伴有体液丢失和血液循环障碍，应及时补充液体，恢复有效循环血量，改善组织血液灌流。伴有低血钾时，应根据病情及时补充钾制剂。对伴有严重低血钾患者，应首先纠正低血钾症，再逐步纠正酸中毒，以免纠正酸中毒过程中低血钾症加重。

**2. 给予碱性药物** 对比较严重的代谢性酸中毒病人，一经确定，应及时补充碱性药物。

## 五、用药方案

**1. 碳酸氢钠（$NaHCO_3$）** 一般口服即可，作为补充碱性的首选药物，轻者 $1.5\sim3$ g/d，必要时可静脉注射，对有明显心衰的患者，要防止 $NaHCO_3$ 输入总量过多、过快。实际应用时，根据血浆 $NaHCO_3$ 测定值计算给药剂量，小心补充 $1/2\sim1/3$，再根据病情进一步治疗。

**2. 乳酸钠（sodium lactate）** 乳酸钠在体内可中和酸而转变为乳酸，乳酸在肝脏中彻底氧化为水和二氧化碳，为人体提供能量。因此，乳酸钠是一种既能中和酸，其产物又可为机体利用的碱性药物，但在乳酸中毒和肝功能有损害的病人不宜采用。

**3. 三羟甲基氨基甲烷（trihydroxymethyl aminomethane，THAM 或 TRIS）** 为不含钠的有机酸，在体内不仅中和固定酸，也可中和碳酸，产生 $NaHCO_3$，增加缓冲碱。用于纠正代谢性酸中毒，也可用于呼吸性碱中毒及混合性酸中毒，但需注意，大量快速滴入此药能迅速降低血浆 $H^+$ 浓度和 $CO_2$ 分压，但能抑制呼吸中枢，引起低血压、低血糖等副作用。

## 六、建议

终末期肾衰患者代谢性酸中毒往往较重，需要长期透析来纠正。透析液中一般加入碱性缓冲液（多为 $NaHCO_3$）。透析可清除 $H^+$，补充 $HCO_3^-$，使血液 pH 和缓冲能力逐步恢复正常。对严重代谢性酸中毒（血碳酸氢盐浓度 <10 mmol/L），应用血液透析纠正酸中毒应当适度，最初的治疗目的是部分纠正酸中毒，透析后血碳酸氢根浓度目标值为 15~20 mmol/L；如过度纠正会有一定危险，可能引起脑脊液异常酸化。

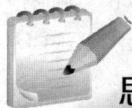

## 思考题

1. 详细说明代谢性酸中毒有哪些病因？
2. 代谢性酸中毒在临床上有哪些表现？
3. 代谢性酸中毒如何用药？

# 代 谢 性 碱 中 毒

## 一、概述

代谢性碱中毒（metabolic alkalosis）的特征是血浆 $HCO_3^-$ 浓度原发性增高。根据代谢性碱中毒的发病机制和给予的生理盐水治疗后代谢性碱中毒后能否得到纠正，可分为两类。

**1. 氯化物反应性碱中毒（chloride responsive alkalosis）** 用生理盐水治疗可获得较好的疗效，其发病机制中均有低血氯症，能促进肾小管对 $NaHCO_3$ 的重吸收。这是因为肾小管内唯一易于钠相继重吸收的阴离子，当低血氯症使原尿中的浓度降低时，肾小管必然加强对 $H^+$ 和 $K^+$ 的排泄，以交换原尿中的 $Na^+$，$Na^+$ 被重吸收后与肾小管上皮细胞生成的 $HCO_3^-$ 一同进入血液。因此，低血氯症使肾脏排 $H^+$ 增多，重吸收 $HCO_3^-$ 也增多，因而发生代谢性碱中毒。

（1）酸性胃液丢失过多 常见于剧烈呕吐及胃液吸除等引起的酸性胃液大量丢失。正常情况下，胃黏膜壁细胞在分泌盐酸到胃腔的同时，伴有 $HCO_3^-$ 返回血液，使血浆 $HCO_3^-$ 浓度暂时增高，胃液进入十二指肠后，在 $H^+$ 刺激下，十二指肠上皮细胞及胰腺分泌 $HCO_3^-$ 进入肠腔，同时生成的 $H^+$ 返回血液与来自胃黏膜细胞的 $HCO_3^-$ 中和。由于剧烈呕吐等原因使胃腔中盐酸丢失，来自胃黏膜细胞壁的 $HCO_3^-$ 得不到来自十二指肠上皮细胞及胰腺的 $H^+$ 的中和，致使血中 $HCO_3^-$ 浓度升高发生代谢性碱中毒。加上胃液中 Cl 和 K 的丢失，以及细胞外液减少所致的醛固酮分泌增多，更加重了碱中毒。

（2）低氯性碱中毒 大量胃液的丢失或使用噻嗪类利尿剂和速尿等使氯从尿中丢失，均可引起低血氯症并发生碱中毒。缺氯引起代谢性碱中毒的机制是：肾小管主动吸收钠后，管腔中负电位增高，管腔液中的 $Cl^-$ 即被动重吸收以降低管腔中的负电位，否则肾小管上皮细胞内的 $H^+$ 即弥散入管腔以维持电中性。缺氯时，负电位主要由 $H^+$ 弥散入管腔来中和，$H^+$ 由碳酸解离产生，故产生 $H^+$ 的同时 $HCO_3^-$ 也产生增多，返回血中引起代谢性碱中毒，此时尿呈酸性。治疗时补充氯化钠溶液和氯化钾溶液，肾小管腔中 $Cl^-$ 浓度增高，可充分重吸收以减少 $H^+$ 的分泌和 $HCO_3^-$ 的产生，从而纠正代谢性碱中毒。

**2. 氯化物抵抗性碱中毒（chloride resistant alkalosis）** 这一类代谢性碱中毒的发病机制中，没有低血氯症参与，用生理盐水治疗无效。

（1）盐皮质激素过多 醛固酮是肾上腺盐皮质激素中作用最强的一种，能促进远端肾小管对 $Na^+$ 和水的重吸收，加速 $K^+$ 和 $H^+$ 的排泄。这些激素过多能使肾脏丢失 $H^+$，并增加 $HCO_3^-$ 的重吸收，引起代谢性碱中毒。醛固酮的排 $K^+$ 作用引起的低钾血症也与碱中毒的形成有关。糖皮质激素也具有盐皮质激素的作用，生成和释放增多也可引起代谢性碱中毒，临床上可见于原发性醛固酮增多症及库欣综合征（Cushing's syndrome）。

（2）缺钾 机体缺钾可引起代谢性碱中毒，其发生机制是：①低血钾症时细胞外液 $K^+$ 浓度降低，致使细胞内液 $K^+$ 向细胞外液转移，而细胞外液 $H^+$ 向细胞内转移；②肾小管上皮细胞 $K^+$ 浓度降低，促进 $H^+$ 排泄增加，$H^+ - Na^+$ 交换增加，$HCO_3^-$ 重吸收加强，患者排出反常性酸性尿，这类病人需要用钾盐进行治疗，单独应用 $NaCl$ 不能纠正。

（3）碱性物质摄入过多 可见于溃疡病人服用过量碳酸氢钠或纠正酸中毒时静脉注射过量碳酸氢钠，可导致代谢性碱中毒。纠正酸中毒时注射乳酸钠溶液过量，乳酸钠经肝脏代谢可生成 $HCO_3^-$；大量输入枸橼酸钠抗凝血液，枸橼酸钠经肝脏代谢可产生 $HCO_3^-$，均可发生代谢性碱中毒。

## 二、诊断要点

代谢性碱中毒临床上表现为轻者被原发病掩盖，严重者呼吸浅慢，由于蛋白结合钙增加、游离钙减少，碱中毒致乙酰胆碱释放增多，神经－肌肉兴奋性增高，常有面部及四肢肌肉抽动、手足搐搦、口周及手足麻木。血红蛋白对氧的亲和力增加，致组织缺氧，出现头昏、躁动、谵妄乃至昏迷。伴低钾血症时，可表现为软瘫。

## 三、辅助检查

积极寻找和区别导致 $H^+$ 丢失或碱潴留的原发病因，确诊依赖于实验室检查。$HCO_3^-$、AB、SB、BB、BE 增加；如能排除呼吸因素的影响，$CO_2CP$ 升高有助于诊断。失代偿期 pH > 7.45，$H^+$ 浓度 < 35 nmol/L；缺钾性碱中毒者的血清钾降低，尿呈酸性；低氯性者的血清氯降低，尿 $Cl^- > 10$ mmol/L。

## 四、处理原则

**1. 积极防治原发病，消除引起碱中毒原因** 如防治引起呕吐的原发病，合理使用利尿剂，注意钾平衡等。

**2. 合理选用药物纠正碱中毒**

（1）对氯化物反应性碱中毒的病例 只要输入生理盐水或葡萄糖生理盐水，即可矫正碱中毒，因为生理盐水与人体细胞外液相比，盐水不含 $HCO_3^-$，但 $Cl^-$ 浓度较血浆为高，而且生理盐水的 pH 值比血浆要低，故特别有利于纠正碱中毒。患者多伴有 $K^+$ 和 $Cl^-$ 的丢失，应用 KCl 常能得到较好的效果。严重的代谢性碱中毒的患者可由静脉缓慢输入 0.1mol/L 的盐酸，轻症患者也可采用口服稀盐酸或胃蛋白酶合剂（内含稀盐酸）的方法。口服氯化铵可治疗代谢性碱中毒。氯化铵在体内能解离为氯离子和氨根离子，氨根离子在肝脏内可转变为氨气和氢离子，氨气通过鸟苷酸环合成尿素，$H^+$可中和 $HCO_3^-$。由于氯化铵含有大量的 $Cl^-$，故可用于低氯性碱中毒，但肝功能有损害者慎用，以免发生氨中毒。

（2）对于氯化物抵抗性碱中毒的病例　因肾上腺激素过多引起的碱中毒，可应用抗醛固酮药物并补充钾。对严重缺钾患者，只有补充足够的钾才能纠正碱中毒，补钾应用 KCl，其他钾盐无效。使用髓袢利尿剂或噻嗪类利尿剂治疗水肿患者，应警惕发生碱中毒。碳酸酐酶抑制剂乙酰唑胺可抑制肾小管上皮细胞内的碳酸酐酶活性，因而减少 $H^+$ 分泌和 $HCO_3^-$ 重吸收，增加 $Na^+$ 和 $HCO_3^-$ 的排出，结果可获得治疗碱中毒和水肿的双重目的。

## 五、用药方案

**1. 氯化铵**　可提供 $Cl^-$，且铵经肝转化后可提供 $H^+$。每次 1~2g，一日 3 次口服；必要时静脉滴注，补充量按每提高细胞外液 $Cl^-$ 1 mmol，补给氯化铵 0.2 mmol 或每降低 $CO_2CP$ 0.45 mmol/L，每千克体重补给2%氯化铵 1 ml 计算，用5%葡萄糖溶液稀释成0.9%等渗溶液，分 2~3 次静脉滴注，但不能用于肝功能障碍、心力衰竭和伴呼吸性酸中毒的患者。

**2. 稀盐酸**　直接提供 $Cl^-$ 和 $H^+$，一般 10% 盐酸 20 ml 相当于氯化铵 3 g，可稀释 40 倍，一日 4~6 次口服

**3. 盐酸精氨酸**　对重症碱中毒有明显效果。

**4. 乙酰唑胺**　对体液容量增加或水负荷增加的患者，碳酸酐酶抑制剂乙酰唑胺可使肾排出 $HCO_3^-$ 增加。

## 六、建议

前面已经讨论过低血钾症可以引起代谢性碱中毒，实际上碱中毒也能引起低血钾症。两者往往互为因果，推动病情的发展。代谢性碱中毒引起低血钾症的主要机制是：①细胞外液 $H^+$ 浓度降低时，细胞内液 $H^+$ 外移，同时细胞外液 $K^+$ 进入细胞；②肾小管上皮细胞内 $H^+$ 减少，使 $H^+$ – $Na^+$ 交换降低，$K^+$、$Na^+$ 交换加强肾脏排出 $K^+$ 增多。低血钾症除可导致神经肌病变外，严重时还可引起心律失常，临床上应当更加重视。

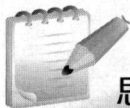

**思考题**

1. 什么是代谢性碱中毒？代谢性碱中毒分哪几类，每一类的特点发病机制是什么？
2. 如何确诊代谢性碱中毒？碱中毒的临床表现有哪些？
3. 简述哪些药物治疗代谢性碱中毒及这些药物的作用机制？

# 呼 吸 性 酸 中 毒

## 一、概述

呼吸性酸中毒（respiratory acidosis）的特征是体内 $CO_2$ 潴留，血浆碳酸的浓度原发性增高。这也是临床上常见的一种酸碱平衡紊乱的疾病类型。有许多原因能引起呼吸性酸中毒，但基本机制都是 $CO_2$ 排出障碍。临床上最常见的情况是慢性呼吸系统疾病引起的肺泡通气障碍，导致 $CO_2$ 潴留和高碳酸血症。少数病例是由吸入过多的 $CO_2$ 所致的。

### （一）致病因素

**1. 呼吸性中枢深度抑制** 凡是处于深度昏迷的患者，均可因呼吸中枢深度抑制而至通气不足。例如严重颅脑损伤、脑炎、脑溢血、呼吸性中枢抑制药（如吗啡、巴比妥）及全身麻醉药用量过大、酒精中毒等，均可因此而致 $CO_2$ 潴留而发生呼吸性酸中毒。

**2. 呼吸肌麻痹** 严重的急性脊髓灰质炎、传染性多发性神经根炎（Guillain‒Barre 综合征）、重症肌无力、有机磷中毒及严重低血钾症、周期性麻痹、脊髓高位损伤等病时，由于呼吸运动困难，可使 $CO_2$ 潴留而发生呼吸性酸中毒。

**3. 呼吸道阻塞** 严重的喉头水肿、溺水及气管内异物，大量分泌物或水肿液堵塞呼吸道，均可引起肺泡通气功能障碍而致急性呼吸性酸中毒。

**4. 胸廓及胸腔疾病** 大量胸腔积液、气胸及严重胸部创伤和某些胸廓畸形，都能降低肺泡通气功能，使体内 $CO_2$ 潴留，碳酸浓度过高。

**5. 广泛的肺组织病变** 大范围的肺不张及严重的肺水肿、肺气肿，可显著损害肺泡通气功能，引起 $CO_2$ 潴留和呼吸性酸中毒。

**6. $CO_2$ 吸入过多** 某些坑道、深井和空气不流通的密闭空间内，含有过高浓度的 $CO_2$，人体在其中停留时间过长，便可吸入过量的 $CO_2$ 而引起呼吸性酸中毒。

### （二）致病表现

呼吸性酸中毒对人体有很大的影响，突出表现在中枢神经系统和心血管系统，临床上常见的肺性脑病和肺源性心脏病与此紧密相关。

**1. 中枢神经系统障碍** 呼吸性酸中毒时神经系统的功能障碍要比代谢性酸中毒更为显著，典型的表现为肺性脑病（pulmonary encephalopathy）。高碳酸血症在肺性脑病的发生机制中具有重要的作用。包括①严重呼吸性酸中毒，可发生 "$CO_2$ 麻醉作用"；②高浓度的 $CO_2$ 能直接引起脑血管扩张，脑血流量增加和颅内压增高；③酸中毒的持续作用，这是因为 $CO_2$ 为脂溶性，能迅速通过血脑屏障，而 $HCO_3^-$ 为水溶性，通过血脑屏障极为缓慢，因而 $CO_2$ 分压增高时，脑脊液中的 pH 值的降低比其他细胞外液更为显著和持久。患者早期常伴有头疼，接下来可出现精神错乱、震颤、谵妄、嗜睡及昏迷。

**2. 心血管系统功能障碍** 呼吸性酸中毒时心血管功能紊乱也很突出，表现在：①引起呼吸性酸中毒最常见的原因是肺和呼吸道感染，而在这种情况下也是最容易合并感染性休克，酸中毒对微循环的扩张效应对此具有促进作用；②酸中毒对心肌的损害和对心脏收缩功能的抑制作用，在肺源性心脏病发生心力衰竭的机制中占有重要地位；

③肺源性心脏病发生心律失常的比例很高，呼吸性酸中毒引起的高血钾症与之有密切关系。正因如此，临床上对呼吸系统疾患时发生的酸碱平衡紊乱特别重视。

## 二、诊断要点

呼吸性酸中毒早期临床上常常表现为血压增高，中枢神经系统受累，如躁动、嗜睡、精神错乱等。由于 pH 值取决于 $HCO_3^-$ 与 $H_2CO_3$ 的比值，前者靠肾脏调节（需 1~3 天），而 $H_2CO_3$ 的调节靠呼吸（仅需数小时），因此急性呼吸衰竭时 $CO_2$ 潴留可使 pH 迅速下降。在缺氧持续或严重的患者体内，组织细胞能量代谢的中间过程如三羧酸循环、氧化磷酸化作用和有关酶的活动受到抑制，能量生成减少，导致体内乳酸和无机磷产生增多而引起代谢性酸中毒（实际碳酸氢盐 AB < 22 mmol/L）。此时患者出现呼吸性酸中毒合并代谢性酸中毒，可引起意识障碍、血压下降、心律失常乃至心脏停搏。由于能量不足，体内转运离子的钠泵功能障碍，使细胞内 $K^+$ 转移至血液，而 $Na^+$ 和 $H^+$ 进入细胞，造成细胞内酸中毒和高钾血症。

## 三、辅助检查

除原发疾病和低氧血症及 $CO_2$ 潴留导致的临床表现外，诊断主要依靠血气分析。而结合肺功能、胸部影像学和纤维支气管镜等检查对于明确呼吸性酸中毒的原因至关重要。

### （一）动脉血气分析

对于判断呼吸衰竭和酸碱失衡的严重程度及指导治疗具有重要意义。pH 可反映机体的代偿状况，有助于对呼吸性酸中毒是否处于代偿加以鉴别。当 $PaCO_2$ 升高、pH 正常时，称为代偿性呼吸性酸中毒，若 $PaCO_2$ 升高、pH < 7.35，则称为失代偿性呼吸性酸中毒。需要指出，由于血气受年龄、海拔高度、氧疗等多种因素的影响，在分析时一定要结合临床情况。

### （二）肺功能检测

尽管在某些重症患者，肺功能检测受到限制，但通过肺功能的检测能判断通气功能障碍的性质（阻塞性、限制性或混合性）及是否合并有换气功能障碍，并对通气和换气功能障碍的严重程度进行判断。而呼吸肌功能测试能够提示呼吸肌无力的原因和严重程度。

### （三）胸部影像学检查

包括普通 X 线胸片、胸部 CT 和放射性核素肺通气/灌注扫描、肺血管造影等。

### （四）纤维支气管镜检查

对于明确大气道情况和取得病理学证据具有重要意义。

## 四、处理原则

**1. 积极防治原发病**　慢性阻塞性肺疾病患者是引起呼吸性酸中毒最常见的病因。临床上应用抗感染、解痉、祛痰药物，就是为了从根本上去除或减轻原发病的作用，对颅脑外伤、药物中毒、气胸等具体疾病，也应采取针对性措施。

**2. 改善肺泡通气功能**　排除体内潴留的 $CO_2$ 是治疗呼吸性酸中毒的关键。为此需经常检测酸碱平衡指标，改善呼吸中枢功能状态，保持呼吸道畅通，必要时应用人工呼吸等治疗措施。

**3. 应用碱性药物**　呼吸性酸中毒病人应用碱性药物纠正酸中毒比较困难，一般仅在病情严重时才考虑使用。如患者已陷入昏迷和伴有严重心律失常，可给予碳酸氢钠溶液静脉滴注。但这种治疗有一定的危险性，因为碳酸氢钠输入后，能使 $PaCO_2$ 进一步提高，病情更加恶化，因此必须保证有足够的通气功能，才能使过多 $CO_2$ 及时排出。

**4. 维护中枢神经系统和心血管系统功能，改善供氧**　患者应适时选用呼吸兴奋剂和强心苷，尽力改善供氧。使用机械通气治疗呼吸性酸中毒时，应注意机械通气的并发症，通气过度易造成呼吸性碱中毒；而通气不足可加重原有的呼吸性酸中毒和低氧血症，出现血压下降、心输出量下降、脉搏增快等循环功能障碍；气道压力过高或潮气量过大可致气压伤，如气胸、纵隔气肿或间质性肺气肿；人工气道长期存在，可并发呼吸机相关肺炎（ventilator associated pneumonia，VAP）。近年来，无创正压通气（non‐invasive positive pressure ventilation，NIPPV）用于改善供氧并取得了良好的果。经鼻/面罩行无创正压通气，无需建立有创人工气道，简便易行，与机械通气相关的严重并发症的发生率低。但患者应其备以下基本条件：①处于清醒状态，能够合作；②血流动力学稳定；③不需要气管插管保护（即患者无误吸、严重消化道出血、气道分泌物过多且排痰不利等情况）；④无影响使用鼻、面罩的面部创伤；⑤能够耐受鼻、面罩。

## 五、用药方案

呼吸骤停或气道阻塞者，应尽快气管插管并保持气道通畅。用药方案要根据各种原发病引起的呼吸性酸中毒，如吗啡导致呼吸中枢抑制者可用纳洛酮静脉注射；慢性呼吸性酸中毒者应低流量吸氧，避免使用对呼吸中枢有抑制作用的药物。对于慢性呼吸性酸中毒的治疗首先应强调去除病因，如伴有感染者应给予抗菌药物治疗，支气管痉挛者应给予解痉剂，痰液黏而多者应给予化痰及抗感染治疗，有过敏性哮喘者应抗过敏治疗，肺气肿明显者可辅以腹式呼吸，心力衰竭及肺动脉高压者可给以强心与利尿治疗。

呼吸中枢抑制者予以呼吸兴奋剂如尼可刹米和洛贝林治疗；抽搐者可用脱水剂如甘露醇等；$pH < 7.2$ 时，慢性呼吸性酸中毒常难纠正，一般不应给予碱剂治疗，在改善通气的情况下可酌情补碱；肺部感染者积极抗感染治疗。

## 六、建议

治疗的根本方法是解除呼吸道的梗阻，改善肺换气功能，不能单纯吸氧和使用呼吸中枢兴奋剂。重症者在使用三羟甲基氨基甲烷（THAM）时需警惕其呼吸抑制的副作用。

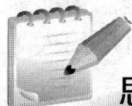

**思考题**

1. 什么是呼吸酸中毒？呼吸性酸中毒的发病机制是什么？
2. 如何确诊呼吸性酸中毒？呼吸性酸中毒的临床表现有哪些？
3. 临床上什么时候可以使用碳酸氢钠治疗呼吸性酸中毒？为什么？

# 呼吸性碱中毒

## 一、概述

呼吸性碱中毒（respiratory alkalosis）的特征是过度换气，$CO_2$的排出速度超过生成速度，导致$CO_2$减少，$CO_2$分压下降，血浆碳酸浓度原发性降低。过度通气是发生呼吸性碱中毒的基本机制。凡某种疾病或疾病过程，只要能引起呼吸加深加快，发生过度通气，$CO_2$过多排出，就易导致呼吸性碱中毒。常见的原因有以下五个方面原因：

### （一）致病因素

**1. 精神性过度通气：** 癔症患者哭笑无常及小儿持续哭闹，均可发生深度呼吸，使$CO_2$排出过度，从而使$PaCO_2$下降，血浆碳酸浓度降低，是引起急性呼吸性碱中毒比较常见的原因。

**2. 乏氧性缺氧：** 乏氧性缺氧时的通气是对乏氧的代偿，但同时可以造成$CO_2$的排出过多而发生呼吸性碱中毒，常见于进入高原、高山或高空的人，胸廓或肺疾患如肺炎、非阻塞、肺淤血等病人的呼吸加深加快，除与低血氧症有关外，还因肺牵张感受器和肺毛细血管旁感受器受刺激，反射性地使通气增加。这些均可引起血浆碳酸浓度下降而出现呼吸性碱中毒。

**3. 机体代谢亢进：** 高热和甲状腺功能亢进患者，代谢水平和耗氧量比正常人高，加之有中枢神经系统兴奋性增高、湿热血流刺激等因素，均可使呼吸中枢兴奋，引起深而快的呼吸和过度通气，发生呼吸性碱中毒。

**4. 人工呼吸过度：** 抢救危重病人过程中，使用人工呼吸器不当导致通气量过大而引起过度通气。

**5. 其他：** 某些疾病药物（如水杨酸）和疾病（如颅脑疾患、严重肝脏病）可刺激呼吸中枢兴奋，引起过度换气。

### （二）代偿性、失代偿性呼吸性碱中毒

呼吸性碱中毒的患者，由于$PaCO_2$降低及全身性抽搐，往往引起呼吸暂停或浅而慢的呼吸，使血浆$PaCO_2$回升，病情得到好转。如果病程发展较为缓慢，全身其他调节过程也可参与代偿，包括以下几种方式。

**1. 细胞内外离子交换和细胞内液缓冲** ①细胞外液碳酸浓度降低，$HCO_3^-$浓度相对较高，所以细胞内液$H^+$外逸，细胞外液$K^+$进入细胞内液。细胞外液$HCO_3^-$和$H^+$结合成碳酸，可使血浆的碳酸浓度有所回升。②血浆$HCO_3^-$进入红细胞，红细胞内

$Cl^-$ 转移到血浆中。③红细胞内的 $CO_2$ 进入血浆形成碳酸，也使血浆的碳酸浓度有所回升。

**2. 肾脏代偿调节** 急性呼吸性碱中毒时，由于肾脏代偿调节作用来不及发挥，血中受代谢性因素影响的酸碱指标不会发生明显改变。慢性呼吸性碱中毒时，$PaCO_2$ 降低，血浆的 $H^+$ 浓度降低，使肾小管上皮细胞排出 $H^+$ 和 $NH_4^+$ 减少，$HCO_3^-$ 重吸收减少，随尿排出的碳酸氢钠增多。因此，血浆 $HCO_3^-$ 浓度代偿性降低。

呼吸性碱中毒的患者经过上述一系列代偿调节，如果血浆 $HCO_3^-$ / $H_2CO_3$ 比值维持在 20:1 附近，pH 值可在正常范围内（多在正常值的上线附近），则称为代偿性呼吸性碱中毒，如果两者的比值大于 20:1，pH 值大于 7.45，则称为失代偿性碱中毒。急性呼吸性碱中毒时，由于肾脏代谢功能发挥不充分，极易发生失代偿性呼吸性碱中毒，患者血液 pH 往往大于 7.45。由于过度通气使得 $PaCO_2$ 降低，AB 减小并小于 SB；而反应代谢因素的指标 SB、BB 和 BE 均无明显变化。慢性呼吸性碱中毒时，轻症患者常为代偿性呼吸性碱中毒，严重者才发展为失代偿性碱中毒。因此，患者 pH 值可以在正常范围内，也可以大于 7.45，血气分析都有 $PaCO_2$ 降低，AB 减小并小于 SB；由于肾脏参与代偿不断地排出 $HCO_3^-$，故可见 SB、BB 降低，BE 负值增大。

## 二、诊断要点

呼吸性碱中毒的临床主要表现为换气过度和呼吸加快。碱中毒可刺激神经肌肉兴奋性增高，急性轻症患者可有口唇、四肢发麻、刺痛，肌肉颤动；严重者有眩晕、昏厥、视力模糊、抽搐；可伴胸闷、胸痛、口干、腹胀等；在碱性环境中，氧合血红蛋白解离降低，组织缺氧，表现为脑电图和肝功能异常。

## 三、辅助检查

血气分析有助于帮助呼吸性碱中毒的确诊。
（1）$PaCO_2$ 减低，排除代谢因素影响的二氧化碳结合力降低，AB 小于 BB。
（2）失代偿期 pH 升高。

## 四、处理原则

重点在预防，如解除癔症患者的顾虑，合理给氧，加强呼吸机的管理，积极治疗原发病等。用纸袋罩于口鼻外使患者吸回呼出的 $CO_2$ 有一定作用；采取短暂强迫闭气法，含 5% $CO_2$ 的氧气吸入法。

## 五、用药方案

乙酰唑胺每日 500 mg 口服有利于排出 $HCO_3^-$。急危重患者在有严格监视、抢救条件情况下，可用药物阻断自主呼吸，然后气管插管进行辅助呼吸，以减慢呼吸速率和减少潮气量。但需对血液 pH 和 $PaCO_2$ 进行密切监测。有反复抽搐的病例，可静脉注射钙剂（缓慢注射 10% 葡糖糖酸钙 10 ml）；有明显缺钾症患者，应及时补充钾盐；缺氧症显著者，可给予吸氧。

## 六、建议

在治疗呼吸性碱中毒的过程中应查清原发病因，排除引起过度通气的原因，如精神过度激动的病人或者受到惊吓的病人应采取镇静措施（给予药物安定），高热患者需及时降低体温。只有了解原发病因才能更好地治疗。

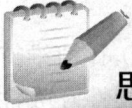

### 思考题

1. 什么是呼吸碱中毒？呼吸性碱中毒的发病机制是什么？
2. 如何区分代偿性和失代偿性呼吸性碱中毒？机体又是通过何种方式代偿的？
3. 简述呼吸性碱中毒的治疗原则？

### 小　结

| 疾病种类 | 代表性药物 | 要点 |
|---|---|---|
| 脱水 | 高渗、等渗和低渗性失水均需要补钠和补水 | 高渗性失水，补水为主；等渗性失水，首选 0.9% 氯化钠液；低渗性失水，补充高渗液为主 |
| 水中毒 | 利尿药 | 应注意临床上水中毒与缺钠性低钠血症鉴别。水过多和水中毒时尿钠一般大于 20 mmol/L，而缺钠性低钠血症的尿钠常明显减少或消失 |
| 代谢性酸中毒 | 碳酸氢钠、乳酸钠、三羟甲基氨基甲烷 | 对严重代谢性酸中毒，应用血液透析纠正酸中毒应当适度，最初的治疗目的是部分纠正酸中毒，如过度纠正会有一定危险，可能引起脑脊液异常酸化 |
| 代谢性碱中毒 | 氯化铵、稀盐酸、盐酸精氨酸、乙酰唑胺 | 低血钾症可以引起代谢性碱中毒，实际上碱中毒也能引起低血钾症。两者往往互为因果，推动病情的发展。低血钾症除可导致神经肌病变外，严重时还可引起心律失常，临床上应当更加重视 |
| 呼吸性酸中毒 | 呼吸中枢兴奋剂 | 治疗的根本方法是解除呼吸道的梗阻，改善肺换气功能，不能呼吸中枢兴奋剂单纯吸氧和使用呼吸中枢兴奋剂。重症者在使用 THAM 时需警惕其呼吸抑制的副作用 |
| 呼吸性碱中毒 | 乙酰唑胺 | 呼吸性碱中毒的临床主要表现为换气过度和呼吸加快。重点在预防，如解除癔症患者的顾虑，合理给氧，加强呼吸机的管理，积极治疗原发病等 |

（刘　冰）

# 第十七章 神经系统疾病药物治疗

**学习目标**

1. **掌握** 脑血管病、癫痫、阿尔茨海默病、帕金森病、偏头痛的处理原则和用药方案；癌痛三阶梯药物止痛治疗的基本原则和用药方案。
2. **熟悉** 脑血管病、癫痫、阿尔茨海默病、帕金森病、偏头痛的临床表现及诊断要点。
3. **了解** 神经系统常见疾病的药物治疗进展。

## 第一节 脑 出 血

### 一、概述

脑出血（intracerebral hemorrhage，ICH）是指原发性非外伤性脑实质内出血。高血压是脑出血最常见的原因，其他病因包括：脑动脉粥样硬化、血液病、脑淀粉样血管病变、动脉瘤、动静脉畸形、Moyamoya病、脑动脉炎、硬膜静脉窦血栓形成、夹层动脉瘤病、原发或转移性肿瘤、梗死性脑出血、抗凝或溶栓治疗等。

临床常发生于 50~70 岁中老年人，男性略多见，冬春季发病较多，常在情绪激动、用力排便、饱餐、剧烈运动时发生，数分钟到数小时达高峰。患者虽可因出血部位及出血量不同而表现不同，但多有头痛、恶心、呕吐、意识障碍、血压升高等症状。

基底节区出血以壳核出血多见。临床表现与出血量多少相关，常以内囊损害体征为主要表现，即"三偏"症状，偏瘫、偏盲、偏身感觉障碍；内囊出血的病人常有头和眼转向病灶侧，呈"凝视病灶"状。

丘脑出血除对侧肢体瘫痪外，可出现丘脑性共济失调，明显的感觉障碍或感觉运动异常，行为异常、上视麻痹和眼球固定，瞳孔对光反应迟钝在丘脑出血亦较常见。

脑桥出血，出血量 <5ml 时可意识清楚，双眼向病灶对侧凝视，出现交叉性瘫痪。出血量 >5ml 时，患者往往迅速昏迷，双侧针尖样瞳孔，呕吐咖啡样胃内容物、中枢性高热及中枢性呼吸障碍，四肢瘫痪或去大脑强直，多在 48 小时内死亡。

小脑出血起病突然，发病时神志清楚，眩晕，频繁呕吐，枕部疼痛，无肢体瘫痪，瞳孔往往缩小，一侧肢体笨拙，行动不稳，共济失调，眼球震颤；晚期病情加重，意识模糊或昏迷，瞳孔散大，中枢性呼吸障碍，最后死于枕骨大孔疝。

脑叶出血以顶叶最常见，其次为颞叶、枕叶、额叶，也可多发脑叶出血，常有头痛、呕吐、脑膜刺激征及出血脑叶的局灶定位症状，如顶叶可有偏身感觉障碍、空间构象障碍等。

脑室出血量小者，常有头痛、呕吐、脑膜刺激征，一般无意识障碍及局灶性神经缺损体征。大量脑室出血常起病急骤、迅速出现昏迷，频繁呕吐，针尖样瞳孔，眼球分离斜视或浮动，四肢迟缓性瘫，可有去脑强直、中枢高热。

## 二、诊断要点

有长期高血压病史，剧烈活动或情绪激动时起病，发病突然，血压常明显升高，出现头痛、恶心、呕吐等颅内压升高症状，有偏瘫、失语等局灶性神经功能缺损症状和脑膜刺激征，或伴有意识障碍，应高度怀疑脑出血。头部 CT 检查有助于明确诊断。

## 三、辅助检查

**1. CT 检查**　颅脑 CT 是临床疑诊脑出血的首选检查。脑出血发病后 CT 可立即显示出边界清楚的圆形或卵圆形均匀高密度区，可明确血肿部位、大小、形态、是否破入脑室或脑组织移位、脑水肿程度以及梗阻性脑积水等，有助于确诊及指导治疗。如遇病情进展应进行 CT 动态观察。脑室大量积血呈高密度影和脑室扩大。

**2. MRI 检查**　颅脑 MRI 对脑干出血的诊断优于 CT，但急性期对幕上及小脑出血的诊断价值不如 CT；病程 4～5 周后 CT 不能辨认脑出血时，MRI 仍可分辨，故可区别陈旧性脑出血和脑梗死。MRI 较 CT 更易发现脑血管畸形、血管瘤及肿瘤等出血原因。

**3. 数字减影脑血管造影**　适用于怀疑脑血管畸形、Moyamoya 病、血管炎等患者，疑似患者行脑血管造影检查以明确诊断或行介入治疗。

**4. 其他**　如血、尿、大便常规及肝肾功能、凝血功能、心电图检查均属必要。外周血白细胞、血糖、尿素氮水平等可短暂升高；凝血活酶时间和活化部分凝血活酶时间异常提示凝血功能障碍。

## 四、处理原则

急性期以防止继续出血、减轻脑水肿和颅内高压以及防治并发症为主要目标。

**1. 内科治疗**

（1）一般处理　主张就近治疗、尽量避免搬动；应保持安静，卧床休息，减少探视；保持呼吸道畅通，及时清理呼吸道分泌物，必要时吸氧；有意识障碍、消化道出血者宜禁食 24～48 小时，然后酌情安放胃管鼻饲以保证营养和维持水、电解质平衡。

（2）脱水降颅压、控制脑水肿　出血后脑水肿约在 48 小时达高峰，维持 3～5 天后逐渐消退，严重时可使颅内压增高或形成脑疝，故应积极治疗。

（3）控制高血压　脑出血后由于应激及颅内压的增高而出现血压短暂升高，通常可不使用降压药，特别是注射利血平等强降压药。急性期后血压持续升高者，应系统降血压治疗。急性期血压骤降提示病情危笃，应及时予多巴胺、间羟胺等升压治疗。

（4）并发症的防治　①感染：对并发肺部或尿路感染者，可先根据经验选用抗生素治疗，随后根据痰、尿或血培养以及药敏试验结果来进一步调整；同时加强口腔和气道护理；必要时行气管插管或切开术；②应激性溃疡：预防可用 $H_2$ 受体阻滞剂；一且出血应按上消化道出血进行治疗；③抗利尿激素分泌异常综合征：可加重脑水肿。应限制水的摄入，每日 800~1000ml，补钠每日 9~12g；低钠血症宜缓慢纠正，以免导致脑桥中央髓鞘溶解症；④痫性发作：以全面性发作为主。频繁发作者可缓慢静注地西泮 10~20mg，或苯妥英钠 15~20mg/kg 控制发作，不需长期治疗；⑤中枢性高热：物理降温为主，严重者可用多巴胺受体激动剂如溴隐亭、硝苯呋海因；⑥下肢深静脉血栓形成：可通过被动活动或抬高患肢等进行预防，一旦发生，应立即抗凝治疗。

**2. 外科治疗** 少量脑出血多采用内科保守治疗。如出血量大或 CT 证实血肿继续扩大时，应及时手术治疗。手术适应证有：小脑半球出血 >10ml 或血肿直径 >3cm、蚓部出血 >6ml，或血肿破入第四脑室或脑池受压消失者；脑室出血致梗阻性脑积水者；丘脑出血量 >10ml，壳核出血量 >30ml，或颅内压明显升高、保守治疗无效的重症患者。脑桥出血一般不宜手术。

**3. 康复治疗** 脑出血后，只要患者病情稳定，康复治疗宜尽早进行。患者如有情绪抑郁，应及时给予药物治疗和心理支持，如氟西汀 10~20mg，每日一次。

## 五、用药方案

### （一）脱水降颅压、控制脑水肿

**1. 脱水剂** 脱水剂是降低颅内压、控制脑水肿的一项主要疗法，尤其是在脑疝前驱期或已发生脑疝时，脱水剂的使用是抢救关键治疗之一。

（1）高渗脱水剂 使用高渗药物能提高血浆渗透压，使血浆与脑之间存在渗透压梯度，水从脑组织移向血浆，而使脑组织脱水、脑体积缩小、颅内压降低。此外，血浆渗透压增高及通过血管反射机能抑制脉络丛的滤过和分泌功能也可使脑脊液产生减少，降低颅内压。药物产生脱水作用同溶液渗透压高低及输入速度密切相关，通常要求快速输入。随着高渗物质的输入，脑组织的渗透压也逐渐提高，当停止输入后一段时间，血浆渗透压就可能暂时低于脑组织，故水分子将逆转从血浆流向脑组织内，颅内压回升，出现所谓的"反跳"现象。因此，高渗脱水剂的使用要注意其半衰期，不可间隔过长。

①甘露醇：甘露醇是临床上最常用的脱水剂。降颅压机制主要是通过血－脑和血－脑脊液间渗透压差而起作用。1g 甘露醇能带出 12.5ml 的水分。20% 的甘露醇一次给药 125ml 可使血浆渗透压提高 32.5mOsm/L。用法：甘露醇的最低有效剂量每次为 0.3~0.5 g/kg 体重，而最佳有效剂量为每次 1g/kg 体重。临床常用 20% 甘露醇 125~250 ml，静脉注射或快速滴注（30~40min 滴完），每 4~6h 一次。甘露醇静脉用药后 10~20min 开始起作用，2~3h 降颅压作用最强，可维持作用 4~6h。在严重颅内高压，尤其脑疝抢救时，须快速静脉注射甘露醇 250~500ml，并根据脑疝的临床表现及心、肾功能等选择更大剂量，才能取得疗效。副作用：甘露醇可在肾小管处产生微结晶导致肾小管上皮细胞肿胀、空泡形成，同时尿中溶液排泄增加，刺激致密斑产生强烈的肾小管－肾小球反馈，导致入球小动脉收缩，降低肾小球滤过率，引起肾损害；甘露醇应用初期引起一过性血容量增加，加重心脏负荷，严重者可引起心功能不全；长期应用甘露醇后，血脑屏障破坏，可产生甘露醇抵抗，反而加重脑水肿；甘露醇剂量过大可发生惊厥。

②甘油：甘油可通过提高血浆渗透压，使组织发生脱水状态；当大量应用时，机体不能全部代谢，一部分由尿中排出。它可进入脑内，易被细胞代谢成二氧化碳和水，用后无"反跳"之弊病。甘油可持续使用较长时间，甚至数月之久。临床常用10%甘油果糖250～500ml，每日1～2次，静脉滴注。副作用可有头痛、头晕、口渴、恶心、呕吐、腹胀、上腹不适、腹泻、血压轻度下降等，但不影响继续用药。静脉滴注得过快或浓度过高可引起溶血、血红蛋白尿、甚至急性肾功能衰竭。

③血清白蛋白或浓缩血浆：血清白蛋白或浓缩血浆不同于甘露醇、甘油这些晶体类脱水剂，人血白蛋白或浓缩血浆属胶体类脱水剂，它通过提高血浆胶体渗透压而发挥脱水降颅压作用。这种提高血浆胶体渗透压的疗法，可较长时间保持良好的血流动力学及氧的运输。此外，还可补充蛋白质，参与氨基酸代谢，产生能量。对血容量不足、低蛋白血症的脑水肿患者尤其适用。一般用20%～25%人血白蛋白50ml或浓缩血浆100～200ml，每日静脉滴注1～2次。副作用为可增加心脏负荷，心功能不全者慎用。为防止心衰，静脉滴注后，可给予速尿静脉注射。主要作为辅助的脱水药。

（2）利尿剂　利尿剂治疗脑水肿的机制主要是通过增加肾小球的滤过率，减少肾小管的再吸收和抑制肾小管的分泌，使排出尿量显著增加而造成整个机体的脱水，从而间接地使脑组织脱水，降低颅内压。实验研究显示利尿酸钠和速尿还具有抑制钠进入正常和病变的脑皮质及脑脊液的作用，由此可减轻脑水肿的程度。利尿剂的脱水作用不及高渗脱水剂，先决条件是肾机能良好和血压正常，对全身浮肿伴脑水肿者较适用。

①利尿酸钠：主要是抑制肾小管对钠、氯、钾再吸收，产生利尿、脱水作用快而强。一般用量为每次0.5～1ml/kg，成人通常每次25～50ml，加入5%～10%葡萄糖溶液静脉注射，约每毫升含1mg以减少刺激性。注射后15min即可利尿，2h达高峰，维持6～8h，故每天1～2次或3～4次，日剂量可达100～150mg。副作用包括代谢紊乱（低血钠、低血钾、低血容量休克、代谢性碱中毒、高尿酸血症、高血糖症）、急性听力减退（可逆性）、胃肠道反应、皮疹，偶有血小板减少、粒细胞减少和贫血等。

②速尿：速尿的作用机理与利尿酸钠相似，且能较强地增加肾小球滤过率。成人通常每次20～40mg，每天2～3次，肌内或静脉注射。利尿作用快而短，在静脉注射后5min利尿，1h内发挥最大效能，维持2～4h。临床上常将速尿与甘露醇或地塞米松联合应用，减轻脑水肿的效果比单用一种更显著。速尿对脑水肿合并左心衰竭者尤为适用。其主要副作用与利尿酸钠相似。

**2. 糖皮质激素**　糖皮质激素是目前预防和治疗脑水肿有效药物之一。其主要作用是减少脑毛细血管的通透性，增加肾血流量使肾小球滤过率增强，直接影响肾小管的再吸收，抑制垂体后叶分泌抗利尿激素等，从而防止或减轻脑水肿。由于小剂量疗效欠佳，大剂量往往副作用较多，因此，临床并不作常规使用，仅在严重高颅压，甚至脑疝形成时使用，以协同甘露醇等脱水剂迅速降低颅压，抗脑水肿。可使用地塞米松20～60mg/d，静脉滴注或分次注射；或甲泼尼松龙500～1000mg/d，静脉滴注。副作用：可导致或诱发消化道出血与溃疡，治疗中应同时给予抑制胃酸分泌药物；还可导致电解质紊乱、钠-水潴留、精神症状、血糖增高、诱发感染等。

**（二）控制高血压**

对于急性脑出血患者，是否紧急降压应根据颅压、年龄、全身情况、出血病因及基础血压情况决定，主要目的是在保证脑组织灌注的基础上，避免再次出血。如果收缩压（SBP）＞200mmHg 或平均动脉压（MAP）＞150mmHg，应考虑持续静脉用药积极降压，并每 5min 监测 1 次血压；如果 SBP＞180mmHg 或 MAP＞130mmHg，且有颅内压升高的证据或怀疑颅内压升高，应考虑监测颅内压，可间断或持续静脉给药降压，维持脑灌注压＞60～80mmHg；如果 SBP＞180mmHg 或 MAP＞130mmHg，且没有颅内压升高的证据，可间断或持续静脉给药适度降压（MAP＝110mmHg 或目标血压为 160/90mmHg），并每隔 15min 重复查体 1 次，使 SBP 维持在 180mmHg 以下，MAP 维持在 130mmHg 以下。国外推荐使用静脉注射拉贝洛尔，因其能在降颅压的同时平稳降低血压；迅速降压也可使用硝普钠、硝酸甘油缓慢静滴，维持治疗同常规抗高血压治疗。对脑出血患者，部分药物使用需谨慎，如钙拮抗剂能扩张脑血管、增加脑血流，可能增高颅内压；α 受体阻滞剂往往出现明显的降压作用及明显的直立性低血压；硝普钠除了可引起反射性心动过速、冠状动脉缺血、抗血小板活性和增高颅内压外，还可降低脑灌注压。

## 六、建议

出血量较大的患者符合手术适应证者应行手术治疗，常用手术有去骨瓣减压血肿清除术、微创血肿清除术等。脑出血患者在病情稳定的情况下宜尽早进行康复治疗。

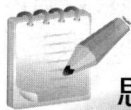

### 思考题

1. 脑出血的处理原则有哪些？
2. 常用降颅压、控制脑水肿的药物有哪些，各有哪些作用特点和不良反应？

# 第二节　蛛网膜下腔出血

## 一、概述

蛛网膜下腔出血（subarachnoid hemorrhage，SAH）是指多种病因所致脑底部或脑及脊髓表面血管破裂的急性出血性脑血管病，血液直接流入蛛网膜下腔，又称原发性蛛网膜下腔出血。是神经内科常见急症之一。SAH 年发病率为 5～20/10 万，常见病因为颅内动脉瘤，其次为脑血管畸形，也可见于高血压性动脉硬化性动脉瘤、动脉炎、脑底异常血管网、结缔组织病、血液病、抗凝治疗并发症等。

## 二、诊断要点

SAH 任何年龄均可发病，30～60 岁为多见。发病突然，多有明显诱因，如剧烈运动、过劳、激动、用力排便、咳嗽、饮酒等。主要表现为突发的剧烈头痛，可呈爆裂样或全头部剧痛，其始发部位常与动脉瘤破裂部位有关；恶心呕吐，呕吐可为喷射性；半数病人有不同程度的意识障碍，轻者有短暂意识模糊，或表现为淡漠、嗜睡、谵妄、幻觉、躁动等，重者则出现昏迷；部分病人可有全身性或局限性癫痫发作。查体可见脑膜刺激征阳性，有时脑膜刺激征是 SAH 的唯一临床表现。眼底检查可见视网膜出血，玻璃体片状出血，这一征象常具有特征性意义。部分患者还可出现颅神经麻痹，以一侧动眼神经麻痹最为常见；也可出现短暂或持久的肢体偏瘫、单瘫及感觉障碍、眩晕、共济失调等。患者的症状因发病年龄、部位、破裂血管的大小及发病次数不同而各异，轻者及少数老年患者可无明显症状和体征，重者则可突然昏迷并在短期内死亡。

SAH 可出现以下并发症：①再出血：是 SAH 致命的并发症。出血后 1 个月内再出血的危险性最大，多为动脉瘤再破裂。②脑血管痉挛：是死亡和伤残的重要原因，早发性出现于出血后，历时数分钟至数小时缓解，迟发性发生于出血后 4～15 天，7～10 天为高峰期，可出现继发性脑梗死。③脑积水：急性梗阻性脑积水常于发病后 1 周内发生，重者可出现昏睡或昏迷，甚至脑疝而死亡；正常颅压性脑积水因症状出现迟且呈缓慢进展而往往被忽视，表现为渐进性智能下降、行动迟缓、小便功能障碍。

SAH 易与无明显肢体瘫痪的原发性脑室出血、小脑出血、尾状核头出血及颅内感染、瘤卒中或颅内转移瘤等疾病相混淆。需详细询问病史及体格检查，可行头颅 CT、MRI、脑脊液等检查进一步鉴别。

## 三、辅助检查

**1. 头颅 CT** 是诊断 SAH 的首选方法，CT 显示蛛网膜下腔内高密度影可以确诊 SAH。根据 CT 结果可以初步判断或提示颅内动脉瘤的位置。动态 CT 检查还有助于了解出血的吸收情况，有无再出血、继发脑梗死、脑积水等。

**2. 脑脊液（CSF）检查** 通常 CT 检查已确诊者，腰穿不作为临床常规检查。如果出血量少或者距起病时间较长，CT 检查可无阳性发现，而临床疑似 SAH 者需要行 CSF 检查。脑脊液呈均匀血性是 SAH 特征性表现。

**3. 脑血管影像学检查** 有助于发现颅内的异常血管。

（1）脑血管造影（DSA） 是诊断颅内动脉瘤最有价值的方法，阳性率达 95%，可以清楚显示动脉瘤的位置、大小、与载瘤动脉的关系，有无血管痉挛等。条件具备、病情许可时应争取尽早行全脑 DSA 检查以确定出血原因和决定治疗方法、判断预后。但由于血管造影可加重神经功能损害，如脑缺血、动脉瘤再次破裂出血等，因此造影时机宜避开脑血管痉挛和再出血的高峰期，应在出血 3 天内或 3 周后进行为宜。

（2）CT 血管成像（CTA）和 MR 血管成像（MRA） 是无创性的脑血管显影方法，主要用于有动脉瘤家族史或破裂先兆者的筛查，动脉瘤患者的随访以及急性期不能耐受 DSA 检查的患者。

**4. 其他** 经颅超声多普勒（TCD）动态检测颅内主要动脉流速是及时发现脑血管痉挛（CVS）倾向和痉挛程度的最灵敏的方法；局部脑血流测定用以检测局部脑组织血流量的变化，可用于继发脑缺血的检测。

## 四、处理原则

SAH 的主要处理原则为控制继续出血，防治脑血管痉挛及脑积水，去除病因和防止复发。

## （一）一般处理及对症治疗

保持生命体征稳定、降低颅内压、纠正水、电解质平衡紊乱、加强护理及烦躁者予镇静药、头痛予镇痛药、痫性发作时可以短期采用抗癫痫药物等对症治疗。

## （二）防治再出血

**1. 安静休息** 应绝对卧床 4~6 周，避免用力和情绪刺激。

**2. 调控血压** 去除疼痛等诱因后，如 MAP > 125mmHg 或 SBP > 180mmHg，可在血压监测下使用短效降压药物，保持血压稳定在正常或起病前水平。

**3. 抗纤溶药物** 为防止动脉瘤周围的血块溶解引起再度出血，可用抗纤维蛋白溶解剂。

**4. 手术治疗** 动脉瘤性 SAH，Hunt 和 Hess 分级 ≤ Ⅲ级时，多早期行手术夹闭动脉瘤或介入栓塞。

## （三）防治脑动脉痉挛及脑缺血

维持正常血压和血容量；早期使用血管解痉药物；腰穿放 CSF 或 CSF 置换术。

## （四）防治脑积水

轻度的急、慢性脑积水都应先行药物治疗，酌情选用甘露醇、速尿、乙酰唑胺等；药物治疗效果欠佳或中度以上的脑积水可进行脑室穿刺 CSF 外引流术；慢性脑积水多数经内科治疗可逆转，如内科治疗无效或脑室 CSF 外引流效果不佳，要及时行脑室 - 心房或脑室 - 腹腔分流术，以防加重脑损害。

## （五）病变血管的处理

针对病变血管可采用血管内介入治疗、外科手术治疗及立体定向放射治疗（γ-刀治疗）。

# 五、用药方案

## （一）防治再出血药物治疗

**1. 6 - 氨基己酸（EACA）** 是一种单氨基羧酸，为赖氨酸类似物，是特异性的抗纤维蛋白溶解药，能抑制纤维蛋白溶解酶原的激活因子，使纤维蛋白溶解酶原不能激活为纤维蛋白溶解酶，从而抑制纤维蛋白的溶解，产生止血作用。高浓度时，对纤维蛋白溶解酶还有直接抑制作用，对于纤维蛋白溶解酶活性增高所致的出血有良好疗效。静脉给药后 1~72h 起效，给予负荷剂量后起效时间相应缩短。本药排泄较快，须持续给药，以免有效浓度迅速降低，初次剂量为 4~6g 溶于 100ml 生理盐水或 5% 葡萄糖注射液中静滴，每天 12~24g，使用 2~3 周或到手术前。

**2. 止血芳酸（PAMBA）** 其立体构型与赖氨酸（1，5 - 二氨基己酸）相似，能竞争性阻抑纤维蛋白溶解酶原吸附在纤维蛋白网上，从而防止其激活，保护纤维蛋白不被降解而达到止血作用。与 6 - 氨基己酸相比，抗纤溶活性强 5 倍。静注后有效血药浓度可维持 3~5h，可每次予 0.1~0.3g，用 5% 葡萄糖注射液或生理盐水 10~20ml 稀释后缓慢注射，一日最大用量 0.6g。

**3. 止血环酸（氨甲环酸）** 作用机制与 PAMBA 类似，能透过血 - 脑脊液屏障，可使脑脊液中纤维蛋白降解产物降低到给药前的 50% 左右。静脉注射血清抗纤溶活力可维持 7~8h，组织内可维持 17h，一次 0.25~0.5g，一日量为 0.75~2g，静脉注射以 25% 葡萄糖液稀释，静脉滴注以 5%~10% 葡萄糖液稀释。

**4. 止血敏（酚磺乙胺注射液）** 能使血管收缩，降低毛细血管通透性，增强血小板聚集性和黏附性，促进血小板释放凝血活性物质，缩短凝血时间，达到止血效果。静注后 1h 血药浓度达高峰，作用持续 4~6h，肌内或静脉注射，一次 0.25~0.5g，一日量为 0.5~1.5g。

### （二）防止脑血管痉挛药物

**1. 尼莫地平** 尼莫地平为第二代双氢吡啶类钙离子拮抗剂，易透过血脑屏障，具有促进胞浆内钙的排出，同时又能增强线粒体、内质网等钙库的摄取和储存钙的作用，从而调节细胞内 $Ca^{2+}$ 的浓度，抑制血管收缩。其次尼莫地平能够显著改善 SAH 对大脑的血液流变学的影响。尼莫地平已经成为临床首选的脑血管痉挛治疗药物之一，应早期使用。推荐静脉滴注或泵入，常用方法为 10~20mg/d，1~2mg/h，共 10~14 天。若口服可予 60mg，每 4~6 小时一次。静脉应用时需注意血压急剧下降和静脉炎性反应，应常规进行血压监测。

**2. 法舒地尔** 可通过抑制钙敏化效应，扩张血管。其次，能抑制炎细胞的迁徙和浸润，减少炎症递质的产生，减轻炎症反应，发挥组织保护作用。法舒地尔对于 SAH 后脑血管痉挛有多重防护作用。常用剂量为 30mg，以 50~100ml 的生理盐水或 5% 葡萄糖注射液稀释后静脉滴注，一日 3 次，每次静滴时间为 30 分钟。

### （三）脱水降颅压治疗

参见第一节脑出血

## 六、建议

SAH 患者应尽可能在发病后及时行脑血管造影，若发现动脉瘤或血管畸形，宜介入或手术治疗以根除病因，防止复发；出血量较大或颅内压增高明显者可行脑脊液置换疗法。

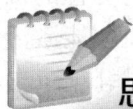

### 思考题

1. SAH 的处理原则有哪些？
2. SAH 并发症的药物治疗主要有哪些？

## 第三节 缺血性脑血管病

## 一、概述

缺血性脑血管病，是指在供应脑的血管管壁病变及/或血流动力学障碍的基础上发生的脑部血液供应障碍，导致相应供血区脑组织由于缺血、缺氧、坏死或软化，引起短暂或持久的局部或弥漫神经功能缺损的症候群。缺血性脑血管病是导致人类死亡的三大主要疾病之一，具有高发病率、高致残率、高死亡率的特点。传统的缺血性脑血管病包括短暂性脑缺血发作（transient ischemic attack，TIA）、脑梗死（cerebral infarction，CI）。脑梗死临床上最常见的类型有脑血栓形成、腔隙性脑梗死和脑栓塞。缺血性脑血管病常见病因有：①血管壁病变：以动脉粥样硬化和高血压性动脉硬化最常见，其次为血管先天性发育异常等；②心脏疾患和血流动力学改变：各种心脏疾患特别是心房纤颤及高血压或低血压；③血液成分的改变：各种原因所致的高黏血症及凝血机制异常等；④其他病因如空气、脂肪、癌细胞和寄生虫等颅外栓子，脑血管受压、外伤、痉挛等。

TIA 是指局部脑组织或视网膜短暂缺血，引起相应部位的功能缺失，出现一过性的神经系统症状。临床症状一般持续约 5～10min，多在 1h 内完全恢复，最长不超过 24h，可反复发作。一般认为 TIA 是发生脑梗死的预警信号。临床症状表现多样，取决于受累的脑血管及供血范围。颈内动脉系统受累可表现为：①颈内动脉主干：眼动脉交叉瘫：病侧单眼一过性黑矇、失明和/或对侧偏瘫及感觉障碍；Horner 交叉瘫：病侧 Horner 综合征、对侧偏瘫、偏身感觉障碍；②大脑中动脉：对侧肢体单瘫、轻偏瘫，可伴偏身感觉障碍和对侧偏盲，优势半球受损常出现失语，非优势半球受损可出现空间定向障碍；③大脑前动脉：人格和情感障碍，对侧肢体无力。椎 - 基底动脉系统受累最常表现为眩晕、共济失调、眼球运动异常、眼球震颤。可有单侧或双侧的运动和感觉症状如交叉瘫或交叉性感觉障碍、构音不清、吞咽困难、猝倒发作和双眼视力障碍（大脑后动脉受累）等。

脑血栓形成又称血栓性脑梗死，是脑梗死最常见的类型，是指各种原因尤其是在动脉粥样硬化导致脑动脉管壁病变的基础上发生血栓，致使动脉管腔狭窄或闭塞，从而使相应的脑组织发生梗死而引起的一组疾病。常在安静或睡眠中发病，多数患者起病急，脑部的局灶症状多在数小时内出现，1～3 天达高峰，一般无意识障碍，症状和体征主要取决于颅内血管的供应范围、梗死灶的大小和部位，临床症状与 TIA 相似，但症状非一过性及反复发作，而表现为持续性。

脑栓塞是指血液中的异常栓子进入脑动脉而阻塞血管，当侧支循环不能代偿时，引起相应供血区的脑组织缺血坏死，出现局灶性神经功能缺损。临床表现的轻重与栓子大小、脑血管的受累程度和侧支循环能否建立等有关。一般来说，小栓子所致的脑梗死，症状较轻或无症状，持续时间亦短，有时需靠神经影像检查方可发现小的梗死灶。心源性脑栓塞最为常见，其最多累及的部位是大脑中动脉主干和分支。

腔隙性脑梗死是指大脑半球或脑干深部的小穿支动脉，在长期高血压的基础上，脑小血管壁发生病变，最终管腔闭塞，导致缺血性微梗死。通常症状较轻、体征单一、预后较好，一般无头痛、颅内压升高和意识障碍，许多患者临床没有症状而由头颅影像学检查发现腔隙病灶。临床较为常见的有 4 种综合征：纯运动性轻偏瘫、纯感觉性卒中、共济失调性轻偏瘫及构音障碍 - 手笨拙综合征。

## 二、诊断要点

### （一）TIA 的诊断要点

（1）突然发作的、短暂的局部脑和视网膜缺血症状，多在 1 小时内完全恢复，最长不超过 24 小时。

（2）常反复发作。

（3）发作间歇期无神经系统阳性体征。

（4）起病年龄大多在 50 岁以上，多有动脉粥样硬化。临床上需与癫痫的部分性发作相鉴别，部分性发作多为持续数秒至数分钟的肢体抽搐或麻木针刺感，脑电图可有异常，颅脑 CT 和 MRI 可能发现病灶，抗癫痫药物治疗有效。

### （二）急性脑梗死诊断要点

（1）急性起病。

（2）局灶性神经功能缺损，少数为全面神经功能缺损。

（3）脑 CT 或 MRI 排除脑出血和其他病变。

（4）脑 CT 或 MRI 有梗死病灶。临床上常需与以下疾病相鉴别：

①脑出血：脑出血常发病年龄较轻，起病速度快，头痛多见，常有高血压病病史，头痛、呕吐、嗜睡等全脑症状较常见，意识障碍较重，脑 CT 可见脑实质内高密度影。

②蛛网膜下腔出血：各年龄段均有发病，多在活动中急性起病，剧烈头痛、呕吐，多无局灶性定位体征，颈部抵抗明显，有颅内血管异常病史，CSF 呈血性，脑 CT 显示蛛网膜下腔高密度影。

③颅内占位性病变：颅内肿瘤、硬膜下血肿、脑脓肿等起病比较缓慢，有的可呈卒中样发作。颅脑 CT、MRI 显示病灶周围水肿明显，有占位效应可以鉴别。

## 三、辅助检查

### （一）脑病变检查

**1. 颅脑 CT 检查**　急诊平扫 CT 可准确识别绝大多数颅内出血，并帮助鉴别非血管性病变（如脑肿瘤），是疑似脑卒中患者首选的影像学检查。灌注 CT 可区别可逆性与不可逆性缺血，因此可识别缺血半暗带。

**2. 颅脑 MRI 检查**　标准 MRI（T1 加权、T2 加权及质子相）在识别急性小梗死灶及后颅窝梗死方面明显优于平扫 CT。但有检查时间长及患者本身的禁忌证（如有心脏起搏器、金属植入物或幽闭恐惧症）等局限，一般不作急诊检查。MRI 弥散加权成像（DWI）、灌注加权成像（PWI）、水抑制成像（FLAIR）和梯度回波（GRE）可更好明确病灶性质。DWI 在症状出现数分钟内就可发现缺血灶并可早期确定其大小、部位与时间，对小梗死灶的早期发现较标准 MRI 更敏感；PWI 可显示脑血流动力学状态；弥散－灌注不匹配（PWI 显示低灌注区而无与其相应大小的弥散异常）提示可能存在缺血半暗带。GRE 可发现 CT 不能显示的无症状性微出血。

### （二）血管病变检查

颅内、外血管病变检查有助于了解脑卒中的发病机制及病因，指导选择治疗方案。常用检查包括颈动脉超声、经颅多普勒（TCD）、磁共振血管成像（MRA）、CT 血管成像（CTA）和数字减影血管造影（DSA）等。

### （三）实验室检查

对缺血性脑血管疾病患者均应进行常规实验室检查：①血糖、血脂、肝功能、肾功能和电解质。②心电图和心肌缺血标志物。③全血常规。④凝血功能。⑤氧饱和度。⑥胸部 X 线检查。

## 四、处理原则

### （一）TIA 治疗原则

**1. 控制危险因素** 健康的行为和生活方式。

**2. 药物治疗**

（1）抗血小板聚集药物 已证实对有卒中危险因素的患者行抗血小板药物治疗能有效预防脑卒中。对反复发作者，应首先考虑选用抗血小板药物治疗。常用阿司匹林、氯吡格雷、双嘧达莫或双嘧达莫阿司匹林合剂，其他如奥扎格雷等也可考虑选用。

（2）抗凝药物 临床上对房颤、频繁发作的 TIA 患者，可考虑选用抗凝治疗；TIA 患者经抗血小板治疗，症状仍频繁发作，可考虑选用抗凝治疗。

（3）降纤药物 纤维蛋白原明显增高或频繁发作者，可选用巴曲酶或降纤酶治疗。

**3. 外科治疗** 反复发作性的大脑半球或视网膜短暂性脑缺血发作，如存在颈动脉狭窄可行颈动脉内膜切除术治疗。

### （二）脑梗死治疗原则

**1. 一般处理**

（1）吸氧与呼吸支持 合并低氧血症者应给予吸氧，气道功能严重障碍者应予气道支持及辅助呼吸。

（2）心脏监测与心脏病变处理 脑梗死后 24 小时内应常规进行心电图检查，必要时进行心电监护，以便早期发现心脏病变并进行处理；避免或慎用增加心脏负担的药物。

（3）体温控制 对体温升高的患者应明确发热原因，如存在感染应给予抗生素治疗；对体温 >38℃ 的患者应给予退热措施。

（4）血压控制 ①高血压：约 70% 的缺血性脑卒中患者有急性期血压升高，多数患者在脑卒中后 24 小时内血压自行降低。目前关于脑卒中发病早期是否应该立即降压、降压目标值、脑卒中后何时开始恢复原用降压药及降压药物的选择等问题尚缺乏可靠的研究证据。准备溶栓者，应使收缩压 <180mmHg 或舒张压 <100mmHg；缺血性卒中后 24 小时内血压升高者应谨慎处理。②低血压：脑卒中患者低血压可能的原因有主动脉夹层、血容量减少及心输出量减少等。应积极查明原因，给予相应处理。

（5）血糖的控制 脑卒中后高血糖对预后不利。血糖超过 11.1mmol/L 时予胰岛素治疗。血糖低于 2.8mmol/L 时给予葡萄糖口服或注射治疗。

（6）营养支持 脑卒中后应重视液体及营养状态评估，必要时给予营养剂补液支持。

**2. 特异性治疗** 特异性治疗是针对缺血损伤病理生理机制中某一特定环节进行的干预。近年研究热点为改善脑循环的多种措施及神经保护药物治疗。

（1）溶栓 是目前最重要的恢复脑血流措施。重组组织型纤溶酶原激活剂（r-tPA）和尿激酶是我国主要使用的溶栓药物，溶栓方法包括静脉溶栓、动脉溶栓。

溶栓治疗应在发病后尽早进行，治疗时间越早则临床疗效越好，超过时间窗则不主张使用。目前认为：①对缺血性脑卒中发病 3 小时内和 3～4.5 小时的患者，应根据适应证严格筛选，尽快给予静脉溶栓治疗。②发病 6 小时内由大脑中动脉闭塞导致的严重脑卒中且不适合静脉溶栓者，经过严格选择后可动脉溶栓。③发病 24 小时内由后循环动脉闭塞导致的严重脑卒中且不适合静脉溶栓者，经过严格选择后可动脉溶栓。

（2）抗血小板聚集　对不符合溶栓适应证且无禁忌证的缺血性脑卒中患者应在发病后尽早给予口服阿司匹林 150～300 mg/d。急性期后可改为预防剂量（50～150 mg/d）。溶栓治疗者，阿司匹林等抗血小板药物应在溶栓 24 小时后开始使用。对不能耐受阿司匹林者，可考虑选用氯吡格雷等抗血小板聚集治疗。

（3）抗凝　对大多数急性缺血性脑卒中患者，不推荐无选择地早期进行抗凝治疗；关于少数特殊患者的抗凝治疗，可在谨慎评估风险、效益比后慎重选择。

（4）降纤维蛋白原　对不适合溶栓并经过严格筛选的缺血性脑卒中患者，特别是高纤维蛋白血症者可选用降纤维蛋白原治疗。

（5）扩容、改善脑循环　对一般缺血性脑卒中患者，不推荐扩容。对于低血压或脑血流低灌注所致的急性脑梗死如分水岭梗死可考虑扩容治疗，但应注意可能加重脑水肿、心功能衰竭等。此类患者不推荐使用扩血管治疗。改善脑循环是治疗的重要环节，溶栓、抗血小板聚集、抗凝、降纤、扩容均有助于重建或改善脑循环，在我国有很多以活血化瘀为主的中药及其提取物注射剂作为改善脑循环而被广泛应用于临床。

（6）神经保护　神经保护剂是针对急性缺血或再灌注后细胞损伤的药物，可保护脑细胞，提高对缺血缺氧的耐受性。但这些药物治疗作用均缺乏多中心、随机双盲研究等循证医学证据。

（7）急性期并发症的处理　注意处理脑水肿、颅内压增高、肺部感染、卒中后抑郁等并发症。

## 五、用药方案

### （一）抗血小板聚集药物

**1. 阿司匹林**　阿司匹林有抑制环加氧酶，使血小板质膜蛋白乙酰化，并有抑制血小板膜上的胶原糖基转移酶的作用。不同剂量的阿司匹林对血小板 TXA2 与血管壁内皮细胞 PGI2 形成有不同的影响。小剂量（2mg/kg）即可完全抑制人的血小板 TXA2 的合成，但不抑制血管壁内皮细胞 PGI2 的合成，产生较强的抗血小板聚集作用。因此，一般认为小剂量（160～325mg/d）对大多数人有抗血栓作用，对于不符合溶栓适应证且无禁忌证的缺血性脑卒中患者应在发病后尽早给予口服阿司匹林 150～300 mg/d。急性期后可改为预防剂量（50～150 mg/d）。

**2. 氯吡格雷**　氯吡格雷通过选择性不可逆地和血小板 ADP 受体结合，抑制血小板聚集，防止血栓形成和减轻动脉粥样硬化。常用剂量为氯吡格雷 75mg/d。

**3. 双嘧达莫（dipyridamole，又名潘生丁，双吡啶氨醇）**　双嘧达莫能抑制 ADP 所诱导的初发和次发血小板聚集反应，高浓度下可抑制血小板对胶原、肾上腺素和凝血酶的释放反应，其作用机理是抑制磷酸二酯酶，也有可能刺激腺苷酸环化酶，使血小板内 cAMP 增高。双嘧达莫可能有增强动脉壁合成前列腺环素（PGI2）、抑制血小板生成 TXA2 的作用。常用剂量为 200～250mg/d，分 3 次服。与阿司匹林并用更有效，临床可使用阿司匹林双嘧达莫缓释剂。副作用有恶心、头痛、眩晕、面潮红等。

**4. 西洛他唑（cilostazol）** 能选择性抑制血小板及血管平滑肌细胞内的磷酸二酯酶的活性，从而抑制环磷酸腺苷（cAMP）分解，使 cAMP 上升，也有增加脑血流量的作用。用法：50～100mg，一日2次。

## （二）抗凝药物

**1. 华法林** 华法林是维生素 K 拮抗剂，它通过影响维生素 K 依赖性凝血蛋白 S 的形成而发挥作用。初始剂量可用 4.5～6.0mg/d，3 天后根据国际标准化比值（INR）调整剂量。用药前测 INR，用药后头二周隔天或每天一次监测 INR，稳定后定期如每月一次检测 INR。INR 的有效范围在 2.0～3.0。应用华法林期间要密切观察是否有出血或出血倾向，如牙龈出血。应定期检查血、尿、便常规及大便潜血。

**2. 肝素** 肝素是一种带阴离子的黏多糖，它通过抑制干扰纤维蛋白合成的因子以及抑制血栓延伸而起作用。静脉给药后立即起效，故适用于紧急状态下的抗凝，可先静脉给 3500～5000IU 冲击量肝素，然后以每小时 100IU 的速度静滴，根据 APTT 来调整滴速，要求 APTT 延长并保持在正常值的 1.5～2.5 倍。虽然应用冲击量肝素能迅速达到抗凝治疗水平，但冲击量肝素会增加出血发生。低分子肝素较肝素安全，目前临床广泛使用。常用 4000～6000IU 皮下注射，每日 1～2 次。

## （三）降纤药物

**1. 降纤酶（defibrase）** 降纤酶可改善神经功能，降低脑卒中复发率，发病 6 小时内效果更佳，但纤维蛋白原降至 1.3g/L 以下时增加了出血倾向。急性期：一次 10 单位，加入生理盐水 100～250ml 中，静脉点滴 1 小时以上，每日 1 次，连用 3～4 天。非急性期：首次 10 单位，维持量 5 单位，一日或隔日 1 次，二周为一疗程。

**2. 巴曲酶** 治疗急性脑梗死有效，不良反应轻，但应注意出血倾向。其作用机制为：①具有分解血纤维蛋白原，抑制血栓形成作用。②具有诱发 TPA 的释放，增强 TPA 的作用，促进纤维蛋白溶酶的生成，从而发挥溶解血栓的作用。③具有降低血黏度，抑制红细胞凝集，增强红细胞的血管通过性及变形能力，降低血管阻力以及改善微循环等作用。成人用量首次量为 10 单位，以后的维持量可减为 5 单位，隔日 1 次，使用前本品先用 100ml 以上的生理盐水稀释，静脉滴注。

## （四）溶栓药物

**1. r - tPA** r - tPA 是急性脑梗死静脉溶栓的首选药物，其治疗时间窗包括发病后 3～4.5 小时内，后循环可酌情延至 6 小时内。用法为 0.9mg/kg，最大剂量 90mg，先静脉推注 10%（1 分钟）其余剂量 60 分钟内静脉滴入。治疗中及治疗后需严密观察神经功能损害、血压、出血等病情变化，出现下列情况停止输注：过敏反应；显著的低血压、血管性水肿导致部分气道梗阻；意识水平下降（GCS 眼/运动评分下降 2 分）；病情加重（NHISS 评分增加 4 分）、血压升高 >185/110mmHg、持续存在或伴随神经功能恶化；严重的全身出血、胃肠道出血、腹腔内出血等。

**2. 尿激酶** 尿激酶为酶类溶血栓药，本身不和纤维蛋白结合，而是直接作用于血块表面的纤溶酶原，尿激酶对新鲜血栓效果较好。尿激酶可直接激活纤溶酶原成为纤溶酶，溶解血块，对整个凝血系统各组分也有系统性作用。一般用 100 万～150 万 IU，加入生理盐水 100~200ml，1 小时内滴注。溶栓后 24 小时内，不得使用抗凝药或阿司匹林。24 小时后如临床和头颅 CT 复查显示无出血，可行抗血小板和/或抗凝治疗。

### （五）扩容、改善脑循环药物

**1. 低分子右旋糖酐** 对于低血压或脑血流低灌注所致的急性脑梗死可考虑扩容治疗。低分子右旋糖酐既有扩容作用，并可降低血浆黏度，增加血流速度，减轻微血管中红细胞的聚集现象，改善组织灌流，抑制血栓形成和改善微循环。常用250~500ml，静脉滴注，每日 1 次，可连续应用 7~10 天。

**2. 中药制剂** 作为改善脑循环为主要作用靶点的中药及中药提取物在我国被广泛应用于临床，主要药物有川芎、丹参、红花、灯盏细辛、银杏等相关制剂。其具体疗效尚缺乏循证医学证据。

### （六）神经保护药物

**1. 胞磷胆碱** 胞磷胆碱为核苷酸衍生物，作为辅酶参与体内卵磷脂生物合成。能增加脑部血流和氧的消耗，对改善脑组织代谢、促进大脑功能恢复和促进苏醒有一定作用。临床常用 0.5~1.0g，静脉滴注。不良反应有暂时性低血压、面部潮红、兴奋、失眠等。严重脑干损伤及颅内出血时不宜大剂量应用。

**2. 依达拉奉** 化学名 3-甲基-1-苯基-2-吡唑啉-5-酮，研究认为其具有清除自由基、抑制脂质过氧化作用，可保护脑的缺血/缺血再灌注损伤，抑制梗死灶周围局部脑血流量的减少，阻止脑水肿和脑梗死的进展，从而缓解神经损伤症状，抑制迟发性神经元死亡。常用方法：一次 30mg，每日 2 次，加入适量生理盐水中稀释后静脉滴注，30 分钟内滴完，疗程一般为 10~14 天。肝、肾功能损害及高龄患者慎用。

**3. 脑蛋白水解物** 是由游离氨基酸与低分子生物活性肽组成，能透过血脑屏障。可通过改善脑代谢、突触传递及对大脑神经营养支持而发挥脑保护作用。此类产品较多，规格不一，均采用生理盐水稀释静脉滴注，每日 1 次。

**4. 吡拉西坦** 是 γ-内酰胺类脑功能改善药，为脑代谢促进剂之一。吡拉西坦可提高脑内 γ-氨酪酸水平，促进大脑半球经由胼胝体的信息传递，增加大脑蛋白质的合成及腺苷激酶活性，降低脑血管阻力，间接增加脑血流量，从而具有对缺氧脑组织的保护作用。常用 4~8g，每日 1 次，用生理盐水 250ml 稀释后静脉滴注。

**5. 其他** 也有认为钙离子拮抗剂、兴奋性氨基酸受体阻断剂、阿片类受体阻断剂及镁离子等也具有脑保护作用。

### （七）急性期并发症的处理

**1. 脑水肿、颅内压增高** 见于大面积脑梗死及重症患者，应予抗脑水肿，降低颅内压治疗。

**2. 预防感染** 卒中后由于长时间卧床，老年患者常并发肺部、泌尿道、口腔等感染，应加强护理。一旦发生感染，应寻找明确病原体，进行相应抗生素治疗。

**3. 卒中后情绪障碍** 卒中后很多患者出现情绪障碍，以抑郁、焦虑为多见，临床应密切注意患者情绪变化，及时发现处理。治疗可相应选择抗抑郁剂、抗焦虑剂，必要时进行心理干预。

## 六、建议

急性脑血管病贵在预防，一旦发生缺血性脑卒中，应尽可能在时间窗内行溶栓治疗。急性期通过介入方法行动脉溶栓及支架置入重建循环在我国已广泛开展，虽国内外在学术上基于不同样本存在争议，但大量患者获益。严重的缺血性脑卒中患者如出现严重脑水肿及高颅压表现，甚至引发脑疝者可外科行去骨瓣减压术以挽救生命。

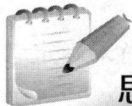

**思考题**

1. 急性脑梗死的处理原则有哪些？治疗的药物有哪几类？
2. 简述 TIA 的治疗原则。

# 第四节　癫痫

## 一、概述

癫痫发作是指脑神经元异常和过度的超同步化放电所造成的临床现象。由于异常放电的神经元在大脑中的部位不同可出现运动和（或）感觉、精神、自主神经障碍等多种多样的表现，伴有或不伴有意识或警觉程度的变化。其特征是突然和一过性症状。2013 年底国际抗癫痫联盟对癫痫作了实用性定义，即癫痫是一种脑部疾患，至少有两次间隔 24 小时以上的非诱发（或反射性）发作，且根据脑电图（EEG）、脑部疾病史判断未来 10 年内有再发风险者。仅有一次发作不能诊断为癫痫，而是痫性发作。在癫痫中，由特定症状和体征组成的特定癫痫现象称为癫痫综合征。根据发作的临床表现及 EEG 改变，对癫痫发作进行分类，即发作起始症状及 EEG 改变提示"大脑半球某部分神经元首先受累"的发作则称为部分性/局灶性发作；反之，如果提示"双侧大脑半球同时受累"的发作则称为全面性发作。

## 二、诊断要点

### （一）常见的癫痫发作类型

**1. 强直阵挛发作**　特征为突然丧失意识，伴以躯干和四肢的肌肉伸直性强直性收缩（强直期），肌肉强直性收缩持续短时间后出现短暂的肌肉松弛，随后变为短暂的肌肉强直性收缩和松弛交替发生（阵挛期），肌肉松弛期逐渐延长，最后肌肉强直性收缩停止，发作共持续数分钟。发作后患者可有短暂的意识不清和昏睡，此后可主诉头痛和肌肉酸痛，其他恢复如初。症状性全面强直阵挛发作多由局限性发作或有定位价值的先兆发展而来，发作后可出现暂时性轻偏瘫（Todd 麻痹）、黑矇或失语。

**2. 部分性发作**　首发起源于一侧半球的局限范围内神经元放电。临床上有单纯部分性发作和复杂部分性发作，单纯部分性发作为局限性，此时意识清楚；而复杂部分性发作在发作时为双侧性发放，至少在双侧额、颞叶，此时意识状态出现不同程度的障碍，多数表现为朦胧状态。局限性运动症状发作最常见于一侧口角及上肢抽搐，因其在运动皮质代表区最大。发作可严格限于局部；也可以从局部开始，最常见于一侧口角或手指，在发作过程中逐渐扩展至整个半身，称 Jackson 发作，但不应扩展至全身。如扩展至全身应称为部分性发作继发全面发作。

**3. 其他**　癫痫症状复杂，类型很多，常见的还有失神发作、肌阵挛发作、失张力发作、躯体感觉或特殊感觉发作、自动症等。

### （二）癫痫综合征

因脑构造性病变造成的称为症状性癫痫综合征，属症状性癫痫。病因尚未确定者称为隐源性癫痫综合征。

**1. 大田原综合征（Ohtahara syndrome）**　发病于小婴儿，发作形式表现为角弓反张姿势的强直痉挛发作。EEG 表现为间隔 3～4 秒的慢波和棘波暴发。

**2. 婴儿痉挛（West 综合征）**　发病于 1 岁以内。以强直痉挛及点头样发作为特点。发作期间 EEG 为高度节律失调。

**3. Lennox – Gastaut 综合征**　起病于 1～7 岁，3～5 岁为高峰。临床有以下特点：①同一病儿有多种发作形式；②智力进行性衰退；③EEG 为 1～2.5Hz 慢棘慢复合波。

**4. 良性中央回发作**　具有中央颞区棘波的小儿良性癫痫，发病于 3～13 岁，以 5～10 岁为高峰。有三大特点：①非常局限的部分性运动发作，以一侧口角及手抽动为主，多在或仅在入睡后发作；②智力不受影响，青春期后自愈；③睡眠中限于一侧中央及中颞区有散在棘波。

**5. 额叶癫痫**　表现为多种多样的奇异的运动性动作和复杂部分性发作，常见似有目的的自动症，多有继发性全身发作。常规 EEG 在非发作期很少发现异常。

**6. 颞叶癫痫**　主要发病于青少年期（10～20 岁）。临床表现：①口及消化道的自动症；②具有自主神经症状的单纯部分性发作，如腹部气向上冲；③特殊感觉异常，如嗅、听幻觉或错觉；④情感、认知、记忆功能障碍发作。EEG 在一侧前颞区有棘波发放，发作时为双侧额、颞叶或全脑发放。

**7. 枕叶癫痫**　从视觉先兆开始，而后双眼及头向对侧偏转，全身强直或强直阵挛发作。发放扩散至颞叶及（或）额叶，可以出现相应发作。EEG 可见头后部有棘波发放。

### （三）癫痫持续状态

癫痫持续状态是指 24 小时内连续重复性发作，两次发作间意识不恢复或一次全面性发作持续 30 分钟以上。1 岁以内及 65 岁以上发病率较高。癫痫持续状态属急重症之一，需紧急处理，迅速控制发作。

## 三、辅助检查

**1. 脑电图（EEG）**　EEG 检查是必需的。癫痫样波（棘波、尖波、棘慢复合波）可以作为癫痫的诊断依据，但必须结合临床。必要时应作 24 小时脑电图或视频脑电图监测，尤其是后者对癫痫的鉴别诊断及分型有重要价值。

**2. 神经影像学检查**　CT、MRI、MRA 有助于发现癫痫的病因，但不作为癫痫本身的诊断依据。

**3. 单光子断层扫描（SPECT）和正电子断层扫描（PET）** 可以作为外科治疗前手术定位的一种检查，但不能仅仅依靠这两种检查的结果定位。

**4. 脑磁图** 是探测脑电磁生理信号的一种新的检测技术，它反映脑的磁场变化，对脑部损伤的定位诊断比 EEG 更准确，对癫痫诊断和癫痫灶术前定位有重要价值。

## 四、处理原则

癫痫的内科治疗是应用抗癫痫药控制发作。目前尚无对所有发作类型皆有效和能完全控制发作的药物。抗癫痫药只有控制发作的对症治疗效应，无消除病因和癫痫发生源的根治效应，故需长期应用。正规应用抗癫痫药可提高疗效和减少副反应。

### （一）一般原则

（1）癫痫未确诊前或仅发作 1 次，应继续观察，不建议应用抗癫痫药。发作频率一年＜1 次者也可不进行抗癫痫治疗。

（2）癫痫的诊断和治疗应在专科医生指导下进行。

（3）抗癫痫药物应根据发作类型选择用药，不同的抗癫痫药有不同的作用机制，因此某种抗癫痫药只对某一种或某几种发作类型有效。

（4）单一药物治疗原则是国际公认的用药原则，单药治疗至少有 65% 以上的患者可以控制发作。

（5）一线药物应作为首选抗癫痫药使用，当一线药单药治疗失败时，可选用 2 个甚至 3 个一线药物联合治疗。一线药物联合治疗不能满意控制的患者很少，约 5%。多为难治性癫痫，也称耐药癫痫、顽固性癫痫，可选用二线药物与一线药联合应用或替代一线药单独使用。

（6）为了保持稳态有效的血药浓度，发挥最佳疗效，应长期规则用药。

（7）抗癫痫药需从小剂量开始，逐渐递增，一般约需时 1 周方可达到有效血药浓度。

（8）应用抗癫痫药应了解其最基本的药代动力学特点，包括半衰期、有效浓度范围、达峰浓度时间等。每次用药间隔时间应短于其半衰期，否则难以达稳定有效浓度。判断一个抗癫痫药是否有效，需要观察 5 倍于过去发作平均间隔时间，如患者每月平均发作 2 次，至少应观察 2.5 个月。

（9）儿童、老年人和孕妇以及慢性疾病长期应用其他药物的患者，在选用抗癫痫药和使用剂量时，应按具体情况确定。

（10）随时观察和定期检测患者对药物的耐受性和不良反应，并作出相应的处理。

### （二）抗癫痫药物

**1. 一线抗癫痫药物** 按照不同发作类型和具体情况可选用的一线药物（表 17 - 1）。

（1）全面性强直阵挛发作、局限性发作伴有或不伴有继发性全面发作，可选用的有丙戊酸钠、卡马西平、苯妥英钠。

（2）失神发作、肌阵挛和失张力发作，可选丙戊酸钠。

（3）混合型发作，即混合多种发作类型者宜选广谱抗癫痫药丙戊酸钠。

**2. 二线抗癫痫药物**

（1）二线药物为一线药的辅加抗癫痫药。单药治疗有效的二线药物可作为一线药物治疗失败或不能耐受的替换药物。在新二线抗癫痫药中，拉莫三嗪、托吡酯、左乙拉西坦与丙戊酸钠同属广谱抗癫痫药。

二线抗癫痫药的适应证是耐药癫痫发作。

表 17 - 1  根据发作类型的选药原则

| 发作类型 | 一线药物 | 二线药物 | 可以考虑的药物 | 可能加重发作的药物 |
|---|---|---|---|---|
| 强直阵挛发作 | 丙戊酸钠 | 左乙拉西坦<br>托吡酯 | 苯妥英钠、<br>苯巴比妥 | － |
| 失神发作 | 丙戊酸钠<br>拉莫三嗪 | 托吡酯 | | 卡马西平、奥卡西平<br>苯巴比妥、加巴喷丁 |
| 肌阵挛发作 | 丙戊酸钠<br>托吡酯 | 左乙拉西坦<br>氯硝西泮<br>拉莫三嗪 | | 卡马西平、奥卡西平<br>苯妥英钠、加巴喷丁 |
| 强直发作 | 丙戊酸钠 | 左乙拉西坦<br>氯硝西泮<br>拉莫三嗪<br>托吡酯 | 苯巴比妥<br>苯妥英钠 | 卡马西平<br>奥卡西平 |
| 失张力发作 | 丙戊酸钠<br>拉莫三嗪 | 左乙拉西坦<br>托吡酯<br>氯硝西泮 | 苯巴比妥 | 卡马西平<br>奥卡西平 |
| 部分性发作（伴或不伴继发全身强直阵挛发作） | 卡马西平<br>丙戊酸钠<br>奥卡西平<br>拉莫三嗪 | 左乙拉西坦<br>加巴喷丁<br>托吡酯<br>唑尼沙胺 | 苯妥英钠<br>苯巴比妥 | |

### （三）抗癫痫药物治疗中的监测

（1）开始用药前应作脑电图、血常规及肝、肾功能检查，作为基础记录。其后应根据具体治疗药物定期复查，检测药物的副作用。

（2）治疗过程中应定期随访，发作频繁者应每2周、一般患者应每月随访1次。应询问发作频率的增减、发作类型有无变化、是否有不良反应以及是否按医嘱服药。

（3）脑电图  可每6个月检查1次。发作次数增多时应及时作脑电图检查。

（4）血药浓度  对可以监测浓度的抗癫痫药均应定期检测血药浓度，以便更好确定药物依从性、剂量相关的不良反应、疗效预期判断、调整剂量等。

### （四）增减、更换药及终止药物原则

**1. 增减药物**  如果增加或减少药物剂量，需注意增药宜快，但减药要慢，逐渐递减，以便疗效及副作用的评估，同时防止减药过快诱发癫痫。

**2. 更换药物**  更换药物需遵循新加药物可以常规治疗量直接使用，而被更换的药物则要在新增药物基本达到稳态浓度后逐渐递减直至停用，一般需要 5～7 天或更长的

时间。如因严重不良反应需更换的药物应立即停用，必要时应住院进行更换，防止停药诱发癫痫持续状态。

**3. 终止药物**　停用抗癫痫药应视患者的具体病情决定。一般于发作完全控制后再继续按原剂量服用 2 ~ 3 年方可考虑停药，青少年肌阵挛癫痫以 5 年为宜，儿童良性癫痫 1 年即可。应逐渐停药，停药的过程为 0.5 ~ 1 年。停药后复发率为 20% ~ 40%，多出现在停药后 2 年内。

### （五）癫痫的外科治疗

少数药物正规治疗无效的癫痫患者，可考虑外科治疗。

适应证：①正规充分抗癫痫药物单药或多药联合治疗 2 年以上，无效者；②影像学检查颅内有结构性病变，其部位对脑功能影响不严重的区域可以进行手术治疗。

### （六）癫痫持续状态的治疗

在癫痫持续状态中，80% 为惊厥持续状态，如持续 30 分钟以上会造成全身及神经系统损害，病死率较高。所以应尽可能在短时间内控制发作。

**1. 一般处理**　应作紧急处理。首先应判断呼吸道是否通畅，循环功能和其他生命体征是否稳定，并急做血常规及生化检查，如有异常应作相应处理。

**2. 迅速控制癫痫发作**　选用合适的抗癫痫药。

**3. 发现和处理诱因和病因**　在处理发作的同时就应开始积极寻找诱因或病因，并及时作相应的处理。完全控制发作后，应建立正规抗癫痫药治疗方案，避免再发。

## 五、用药方案

### （一）一线抗癫痫药物

**1. 苯妥英钠（phenytoin，PHT）**　对全面强直阵挛发作和部分性发作有效，可加重失神和肌阵挛发作，有效治疗剂量和中毒剂量接近。因对认知功能、外胚层发育有影响，儿童长期使用需谨慎，并应严密注意副作用。成人维持剂量 300 ~ 500mg/d，儿童每天 4 ~ 12mg/kg。常见副作用有皮疹、齿龈增生、毛发增多、面容粗糙、痤疮、共济失调、复视、再生障碍性贫血、白细胞减少、干扰叶酸代谢导致巨细胞贫血、认知功能障碍、致畸等。苯妥英钠因副反应较多，目前临床已少用。

**2. 卡马西平（carbamazapine，CBZ）**　是复杂部分发作、单纯部分发作及继发全身发作的首选药物，对全身强直阵挛发作、强直发作、阵挛发作有效。但对肌阵挛发作、失神发作、非典型失神发作及失张力发作不仅无效反而加重。作用机制可能与阻滞钠通道、抑制 NMDA 受体所激活的钠、钙内流以及增强 $\gamma$ - 氨基丁酸（GABA）抑制功能有关。成人维持剂量 300 ~ 600mg/d，儿童每天 10 ~ 20mg/kg。主要副作用有皮疹、剥脱性皮炎、嗜睡、眩晕、共济失调、复视、再生障碍性贫血、白细胞减少、易激惹等。

**3. 丙戊酸钠（valproate，VPA）**　抗癫痫谱广，毒副反应较少。是原发性全身强直阵挛发作、肌阵挛发作、失神发作的首选药物。对复杂部分性发作、单纯性部分性发作也有一定的疗效，但不及卡马西平。其作用机制有：①通过增加合成、减少降解以及增强突触后膜的反应性，加强脑内抑制性神经递质 GABA 功能。②直接作用于神经元膜，改变钾离子转运而降低其兴奋性。③降低脑内兴奋性神经递质天门冬氨酸的浓度等。丙戊酸钠口服后迅速完全吸收，1~4小时达峰浓度，半衰期9~21小时，平均12~13小时。成人初始剂量500mg/d，维持量600~1500mg/d，儿童每天20~50mg/kg。副作用有体重增加、震颤、毛发减少、血小板减低、月经紊乱、肝功能损害等。

**4. 氯硝西泮（clonazepam，CZP）** 对各种类型的癫痫有抑制作用。成人常用量：开始用每次0.5mg，每日3次，每3天增加0.5~1mg，直到发作被控制或出现不良反应为止。小儿常用量：10岁或体重30kg以下的儿童开始每日按体重0.01~0.03mg/kg，分2~3次服用，以后每3天增加0.25~0.5mg/kg，至达到按体重每日0.1~0.2mg/kg或出现不良反应为止。主要副作用是睡眠增多、困乏，对小儿认知功能发育有一定影响。同时易产生耐药，长期使用疗效下降，现多作为辅助用药。

**5. 乙琥胺（ethosuximide，ESM）** 仅作为失神发作的治疗药物，开始剂量3~6岁每日250mg，6岁以上每日500mg，一次口服。以后酌情渐增，每4~7日加250mg。儿童剂量超0.75g/d，成人达2.0g/d时，则需分次服用。

**6. 扑痫酮（primidone，PRM）** 主要用于全面强直阵挛发作，对复杂部分性发作也有一定疗效。起始量为每次0.15g，逐渐增加至0.25g，一日3次。极量2.0g/d。儿童每天口服12.5~25mg/kg，分2~3次服。一般服药后5~7天生效，可长期服用。

**7. 苯巴比妥（phennobarbital，PB）** 曾是小儿癫痫的常用药，起效快，对全面强直阵挛发作疗效好，对单纯及辅助部分性发作有效，并对发热惊厥有预防作用，成人60~150mg/d，儿童每天小于3mg/kg。副作用有镇静、多动和认知功能障碍，因而临床已不将其作为首选，尤其是儿童患者。

### （二）新型二线抗癫痫药物

**1. 托吡酯（topiramate，TPM）** 磺胺基团的单糖衍生物，结构上与传统抗癫痫药物迥然不同，有多重抗癫痫作用机制：①阻断电压依赖性钠通道。②拮抗红藻氨酸/AMPA亚型谷氨酸受体。③通过非苯二氮草机制增加GABA-A型受体及GABA的活性。④抑制碳酸酐酶。⑤钙离子通道阻滞。对除失神发作外的全面性发作、部分性发作、难治性部分性发作有效，对Lennox-Gastaut综合征和West综合征有效。成人剂量以25mg/d开始，每周每天递增25mg，目标剂量每天200mg。儿童以每天0.5mg/kg开始，每周每天增加0.5~1mg/kg，目标剂量每天4~8mg/kg。副作用有头昏、嗜睡、幻觉、找词困难、协调障碍、影响认知功能等，另还有体重下降、少汗等。

**2. 拉莫三嗪（lamotrigine，LTG）** 其抗癫痫机制主要为阻断电压依赖性钠通道，抑制兴奋性氨基酸谷氨酸和天门冬氨酸的释放。抗痫谱较广，加用或单药治疗对全面性发作和部分性发作均有效，尤其对失神发作及失张力发作有效，也可用于难治性癫痫。成人维持剂量100~200mg/d，儿童每天5~15mg/kg。治疗均宜小剂量开始，分2次服用，缓慢加量，当与酶抑制剂丙戊酸钠合用时，应相应减少剂量，而与酶诱导剂（卡马西平、苯妥英钠、苯巴比妥）合用时，应适当增量。副作用有头晕、头痛、皮疹、复视、共济失调、眼震、易疲劳、肝功能损害等，多呈剂量相关性。

**3. 奥卡西平（oxcarbazepine，OCBZ）** 化学结构与卡马西平类似，具有相似的抗痫作用机制及抗痫谱。临床主要用于部分性发作的单药治疗或添加治疗，疗效与卡马西平相当，但对难治性癫痫显示了较好的疗效，尤其可以改善精神症状及认知功能。成人平均剂量 600 ~ 1200mg/d，儿童 25 ~ 30mg/d，初始剂量分别为 300mg/d 及 10mg/d，每周缓慢递增。副作用似卡马西平，但少见且较轻，变态反应性皮疹罕见。

**4. 加巴喷丁（gabapentin，GBP）**　是 GABA 的衍生物，其作用是通过改变 GA-BA 代谢而产生。适用于部分性发作，尤其难治性部分性发作的辅助药物。起始剂量为 100mg，每日 3 次，逐渐递增，最大用量可达 3600mg/d，维持量为 900 ~ 1800mg/d。副作用包括嗜睡、眩晕、行走不稳、疲劳感等。儿童偶尔会急躁易怒，停药后消失。

**5. 左乙拉西坦（levetiracetam，LEV）**　用于成人及 4 岁以上儿童癫痫部分性发作的加药治疗。成人和青少年（12 ~ 17 岁，体重 ≥50 kg 者）：起始治疗剂量为每次 500 mg，每日 2 次。根据临床效果及耐受性，每日剂量可增至每次 1500mg，每日 2 次。4 ~ 11 岁的儿童和青少年（12 ~ 17 岁，体重 < 50 kg 者）：起始治疗剂量是 10mg/kg，每日 2 次。可渐增至 30mg/kg，每日 2 次。

**6. 氨己烯酸（vigabatrin，VGB）**　对难治性部分性发作疗效较好，对继发的全面性发作疗效较差。成人及 6 岁以上儿童，开始剂量 500mg/d，每 4 ~ 7 天增 250mg/d，直至达到最佳疗效。最高剂量 1500mg/d。3 ~ 6 岁儿童，开始剂量 250mg/d，每 4 ~ 7 天增 250mg/d，直至达到最佳疗效。副反应较少，主要有嗜睡、降低抗惊厥作用。

**7. 替加宾（tiagabine，TGB）**　作为难治性复杂部分性发作的辅助治疗。开始剂量 4mg/d，一般用量 10 ~ 15mg/d。

### （三）癫痫持续状态用药

**1. 迅速终止发作**

（1）安定（地西泮）　为首选药物。其优点是作用快，1 ~ 3 分钟即可起效。缺点是作用持续时间较短。主要副作用是呼吸抑制。具体用法：儿童地西泮 0.2 ~ 0.5mg/kg，最大剂量不超过 10mg。或按（岁数 + 1）mg 计算，如 1 岁 2mg，2 岁 3mg，以此类推。以每分钟 1 ~ 2mg 的速度缓慢静脉注射。成人首次静脉注射 10 ~ 20mg，注射速度 < 2 ~ 5mg/min，如癫痫持续或复发可于 15min 后重复给药，或用 100 ~ 200mg 安定溶于 5% 葡萄糖溶液中，于 12 小时内缓慢静脉滴注。

（2）氯羟安定（劳拉西泮 lorazepam，LZP）　静脉注射成人推荐剂量 4mg，缓慢注射，注射速度 < 2mg/min，如果癫痫持续或复发可于 10 ~ 15 分钟后按相同剂量重复给药；如再经 10 ~ 15 分钟后仍无效，需采取其他措施。12 小时内用量一般不超过 8mg。12 岁以下小儿安全性与剂量尚未确定。18 岁以下的患者不推荐静脉注射本药。抗癫痫作用维持时间比安定长。

（3）苯妥英钠　成人静脉注射每次 150 ~ 250mg，注射速度 < 50mg/min，需要时 30 分钟后可再次静注 100 ~ 150mg，一日总量不超过 500mg。静脉滴注用量 16.4 ±2.7 mg/kg。小儿常用量：静注 5mg/kg 或按体表面积 250mg/m²，1 次或分 2 次注射。静脉注射速度过快易导致房室传导阻滞、低血压、心动过缓，甚至心搏骤停、呼吸抑制。使用时需注意监测心电图及血压。

（4）丙戊酸钠　丙戊酸钠注射液 15 ~ 30mg/kg 静脉推注后，以每小时 1mg/kg 速度静脉滴注维持。

（5）水合氯醛　10% 水合氯醛 20 ~ 30ml 加等量植物油保留灌肠。适宜于呼吸功能不全或不能使用苯巴比妥类药物的患者。

**2. 超过 30 分钟未终止发作的治疗**　可酌情选用下列药物：如咪达唑仑、丙泊酚、硫喷妥、戊巴比妥等。

**3. 维持治疗**　在应用上述方法控制发作后，应立即应用长效抗癫痫药物，苯巴比妥 0.1 ~ 0.2g 肌内注射，每 6 ~ 8 小时一次，巩固和维持疗效。同时，根据发作类型选用口服抗癫痫药物，必要时可鼻饲给药，达有效血药浓度后逐渐停止肌内注射苯巴比妥。

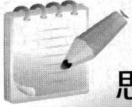

**思考题**

1. 癫痫持续状态处理原则有哪些？
2. 癫痫开始和终止药物治疗有哪些注意事项？
3. 抗癫痫药物治疗中注意监测的指标有哪些？

# 第五节　帕金森病

## 一、概述

帕金森病（Parkinson disease，PD），又称震颤麻痹。是一种中老年人常见的神经变性疾病，以中脑黑质多巴胺（DA）能神经元大量变性丢失和路易小体（Lewy body）形成为病理特点，以静止性震颤、肌强直、运动迟缓和姿势步态异常等运动障碍为临床特征。我国 65 岁以上人群患病率约为 1000/10 万。本病的病因和发病机制仍不十分清楚，目前认为可能与以下因素相关。

**1. 年龄因素**　本病主要发生于 50 岁以上的中老年人，并随年龄增加发病明显增多，提示年龄老化与发病有关。随着年龄的增加，黑质 DA 能神经元数目逐渐减少，纹状体内 DA 递质水平逐渐下降，DA 受体逐年减少。按正常老化速度，通常 60 岁时黑质 DA 能神经元丢失总量不足 30%，纹状体内 DA 递质含量减少也小于 50%。而只有当这两者减少分别达 50% 和 80% 以上时，临床才出现 PD 运动症状，故年龄增加只是一个促发因素。

**2. 环境因素**　海洛因毒品中的 1 - 甲基 - 4 - 苯基 - 1，2，3，6 - 四氢吡啶（MPTP）是一种嗜神经毒性的化合物，可诱发人及其他灵长类动物出现与 PD 相似的临床症状和病理改变。MPTP 分子结构与某些工业或农业制剂类似，如某些除草剂、杀虫剂、鱼藤酮、异喹啉类化合物等，长期接触或生活在上述相关环境者 PD 发病率增高。

**3. 遗传因素**　本病绝大多数为散发性，约 10% ~ 15% 的患者有阳性家族史，呈常染色体显性或隐性遗传。目前已经发现 18 个与 PD 发病相关的基因，分别命名为 PARK1 ~ PARK18，其中 PARK1、3、4、5、8、10、11 为常染色体显性遗传，PARK2、6、7、9、14、15 为常染色体隐性遗传，PARK12 为 X 连锁遗传。

**4. 氧化应激**　PD 患者脑内脂质过氧化物明显增高，黑质和纹状体中 8 - 羟 - 2 -

脱氧鸟苷酸含量显著增加，亚硝酰基、蛋白碳酰基增多，还原型谷胱甘肽含量减少，细胞处在氧化应激状态。活性氧产生过多，会损伤细胞和线粒体，诱导 DA 能神经元凋亡。

PD 的发病并非单一因素，可能是遗传易感性、环境毒素和衰老几种因素共同作用引起 DA 能神经元的受损，DA 分泌减少。DA 是一种重要的参与运动调节的单胺类神经递质，它和纹状体内另一种神经递质乙酰胆碱（ACh）相互拮抗，两者平衡对基底节环路活动起着重要的调节作用。纹状体内 DA 含量显著降低，ACh 系统功能相对亢进，则产生震颤、肌强直、运动减少等症状。

## 二、诊断要点

PD 多于 50 岁后缓慢起病，逐渐进展。症状常自一侧上肢开始，逐渐扩展至同侧下肢、对侧上肢及下肢，临床上表现为特征性的运动症状，即静止性震颤、肌强直、运动迟缓和姿势步态异常等。①静止性震颤：常为首发症状，表现为节律性的手指屈曲和拇指对掌运动，如"搓丸样"动作。震颤可自某一肢体逐渐扩展至四肢，但上肢震颤通常比下肢明显，先出现震颤的一侧始终比后出现的一侧为重，表现明显的不对称性。②肌强直：表现为伸肌和屈肌的张力同时增高。当腕、肘关节被动运动时，其阻力增高是均匀一致的，称为"铅管样肌强直"；如在均匀阻力上出现断续的停顿，如同齿轮转动感，称为"齿轮样肌强直"。躯干、四肢和颈部肌肉强直常使患者呈屈曲体姿，表现为头部前倾、躯干俯曲、四肢关节屈曲。手部肌肉强直，可表现出写字越写越小，呈现写字过小症。③运动迟缓：表现为随意运动减少，动作缓慢，尤以动作开始时明显，如坐位或卧位时起立困难。面部表情减少，呈"面具脸"。口、舌、咽和腭肌运动障碍使讲话缓慢、语调变低，严重时发音单调。④姿势步态异常：轻症患者行走时患侧上肢自然摆臂动作减少，患侧下肢略拖曳僵硬。病情逐渐加重则出现慌张步态。部分患者在起步时或行走过程中双足抬起困难，好像被粘在地上一样，称为冻结现象或冻结足。中晚期患者因平衡功能减退而出现姿势步态不稳，易跌倒，严重影响生活质量。

近年来 PD 的非运动症状日益受到关注。主要表现为抑郁、焦虑、淡漠、错觉、幻觉、生动的梦境、妄想、欣快、轻度躁狂、精神错乱、认知功能障碍、痴呆等精神障碍；便秘、排尿障碍、体位性低血压、性功能障碍、体温调节异常、出汗异常等自主神经功能障碍；睡眠障碍及嗅觉障碍、疼痛、麻木、疲劳等。

根据临床症状、体征，大多数患者均可诊断。诊断要点包括：①中老年发病，缓慢进行性病程。②四项主征（静止性震颤、肌强直、运动迟缓、姿势步态异常）中必备运动迟缓一项，其余三项至少具备其中之一，症状具不对称性。③左旋多巴治疗有效。

PD 主要应与继发性帕金森综合征及帕金森叠加综合征相鉴别。

（1）继发性帕金森综合征　是指有明确原因所致的肌张力增高、运动迟缓、震颤、姿势障碍等帕金森病样症状。常见的原因有：①药物性：长期服用吩噻嗪类、丁酰苯类、利血平、锂剂、α-甲基多巴、甲氧氯普胺、氟桂利嗪等引起，停药后帕金森症状可明显减轻或消失；②中毒性：以一氧化碳和锰中毒较为多见，其他有杀虫剂和除草剂、甲醇、汞、氰化物等；③其他：如病毒性脑炎、多发性腔隙性脑梗死、脑外伤等。

（2）帕金森叠加综合征 是指一组包含帕金森病样主要症状，而叠加有神经系统其他损害的复杂表现的变性性疾病。常见的帕金森叠加综合征有多系统萎缩（multiple system atrophy，MSA）、进行性核上性麻痹、皮质 - 基底节变性等。

### 三、辅助检查

**1. 正电子发射断层扫描（PET）及单光子发射断层扫描（SPECT）** 进行放射性核素检测，可显示脑内多巴胺转运体（DAT）功能降低、多巴胺递质合成减少等，对早期诊断、鉴别诊断及监测病情有一定价值。

**2. 基因检测** 采用 DNA 印记技术、PCR、DNA 序列分析等可能发现基因突变。对家族性帕金森病（familial Parkinson disease，FPD）患者均应进行相关基因分析。

**3. PD 患者血、脑脊液常规化验均无异常** 脑 CT、MRI 检查无特征性改变。

### 四、处理原则

**1. 强调全面综合治疗** 应坚持全面综合治疗的理念，对不同 PD 患者选择相应治疗方案。全面综合治疗首先强调对 PD 的运动症状和非运动症状采取全面综合的治疗，治疗方法和手段包括药物治疗、手术治疗、运动疗法、心理疏导及照料护理等。

**2. 首选药物治疗** 药物治疗是 PD 整个治疗过程中的主要治疗手段，手术治疗则是药物治疗的一种有效补充。

**3. 提倡早期诊断、早期治疗** 早期治疗不仅可以更好地改善症状，而且可能会达到延缓疾病进展的效果。药物治疗包括疾病修饰治疗和症状性治疗。疾病修饰治疗药物除了可能的疾病修饰作用外，也具有改善症状的作用；症状性治疗药物除了能够明显改善疾病症状外，部分也兼有一定的疾病修饰作用。争取掌握疾病早期的修饰时机，对今后帕金森病的整个治疗成败起关键性作用。临床上可能有疾病修饰作用的药物主要包括单胺氧化酶 B 型（MAO - B）抑制剂和多巴胺受体（DR）激动剂等。大剂量维生素 E、辅酶 Q10 可能具有疾病修饰的作用。早期的非药物治疗包括：认识和了解疾病，补充营养，加强锻炼，坚定战胜疾病的信心等。

**4. 药物治疗应坚持"剂量滴定"的方法** 应从小剂量递增，力求以较小剂量达到满意疗效。避免产生药物的急性副作用，降低运动并发症尤其是异动症的发生率。

**5. 治疗应遵循循证医学的证据，强调个体化治疗** 选择用药应考虑患者的症状特点、疾病严重程度、有无认知障碍、发病年龄、就业状况、有无共病、药物可能的副作用、患者的意愿、经济承受能力等因素，拟订恰当可行的方案。

**6. 用药原则以达到有效改善症状、提高工作能力和生活质量为目标** 目前应用的治疗手段，无论是药物或手术治疗，只能改善症状，并不能阻止病情的发展，更无法治愈。因此，治疗不仅要立足当前，并且需要长期管理，以达到长期获益。

### 五、用药方案

#### （一）药物治疗选择策略

本病的症状性药物治疗目前仍主要采用增强 DA 递质功能和/或抗胆碱能阻断 ACh

作用，纠正纹状体 DA 与 ACh 递质的平衡，改善症状，达到对症治疗的目的。PD 一旦确诊，应根据发病年龄、临床症状特点选择药物治疗方案，首选药物的原则如下。

**1. 早发型** 发病于老年前期（<65 岁），不伴智能减退的患者可选择：①非麦角类 DR 激动剂。②MAO－B 抑制剂或加用维生素 E。③金刚烷胺和/或抗胆碱能药物，后者更宜于震颤明显者。④复方左旋多巴。⑤COMT 抑制剂或复方左旋多巴＋COMT 抑制剂，一般在（1）、（2）、（3）方案治疗效果不佳时使用。首选药物并非完全按照以上顺序，若因特殊之需或出现认知功能减退则可首选（4）或（5）方案。

**2. 晚发型** 发病于老年期（≥65 岁），或伴智能减退的患者：首选复方左旋多巴，必要时可加用 DR 激动剂、MAO－B 抑制剂或 COMT 抑制剂。尽可能不使用抗胆碱能药物。

随着疾病的进展及病程的延长，中晚期的帕金森病患者，尤其是晚期帕金森病的临床表现极其复杂，其中有疾病本身的症状加重，也有药物副作用或运动并发症的因素参与其中。因此，对中晚期帕金森病患者的治疗，一方面要继续力求改善患者的运动症状；另一方面要妥善处理一些运动并发症和非运动症状。治疗的方案主要为非麦角类 DR 激动剂、MAO－B 抑制剂、复方左旋多巴、COMT 抑制剂的选择及其剂量、给药时间、方法的调整。对于药物治疗无法改善症状的严重患者最终可考虑手术治疗（图 17－1）。

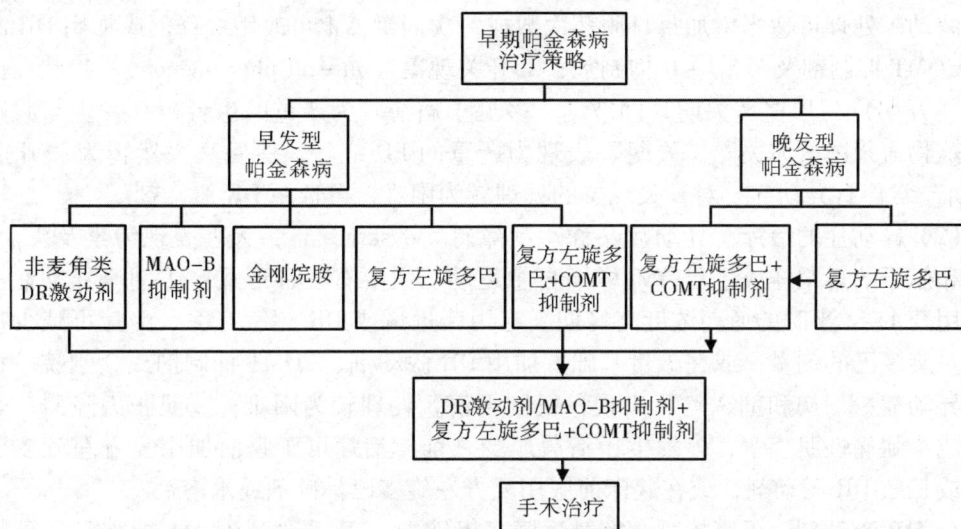

图 17－1 帕金森病治疗策略（摘自 2014《中国帕金森病治疗指南》）

## （二）运动症状治疗

**1. 抗胆碱能药** 对震颤和肌强直有效，对运动迟缓疗效较差。适于震颤突出且年龄较轻的患者。常用苯海索 1～2mg，每日 3 次；另有丙环定、甲磺酸苯扎托品等。主要副作用有口干、视物模糊、便秘和尿潴留等，少数可发生幻觉、妄想、精神错乱、智能减退等。青光眼和前列腺肥大者禁用。

**2. 金刚烷胺** 可通过促进神经末梢释放 DA 和减少 DA 的再摄取，改善震颤、肌强直和运动迟缓等症状。常用量 100mg，每日 2 次。副作用较少见，如不宁、失眠、头晕、头痛、恶心、下肢网状青斑、踝部水肿等。肾功能不全、严重胃溃疡、癫痫及肝病患者慎用，哺乳期妇女禁用。

**3. 复方左旋多巴** 可直接补充黑质纹状体内 DA 不足，对震颤、肌强直、运动迟缓均有效，是 PD 最基本有效的治疗药物。现有标准剂、控释剂、水溶剂三种剂型：①标准剂常用的有美多芭（madopa）和帕金宁（sinemet），分别为左旋多巴与苄丝肼、卡比多巴的复合制剂。治疗初始剂量为 62.5 ~ 125mg，每日 2 ~ 3 次，餐前 1 小时或餐后 1.5 小时服药，并根据病情而渐增剂量至疗效满意和不出现明显副作用时的适宜剂量维持治疗。②控释剂常用有息宁控释片（sinemet CR）及美多巴液体动力平衡系统（madopar - HBS），其优点是血药浓度稳定，作用时间较长，可减少服药次数，且有利于控制症状波动。但其起效缓慢，生物利用度较低。③水溶剂：主要为弥散型美多巴（madopar dispersible），特点是吸收及起效迅速，作用维持时间与标准剂基本相同，适用于清晨运动不能、餐后"关闭"状态及吞咽困难患者。复方左旋多巴制剂主要副反应有恶心、呕吐、心律失常、位置性低血压、尿潴留、便秘、不宁、失眠、幻觉等。闭角型青光眼和精神分裂症患者应禁用。疾病晚期及长期服用 DA 制剂可出现运动并发症，包括症状波动和异动症。

（1）症状波动的治疗　症状波动主要有剂末恶化、开关现象。①剂末恶化（end of dose deterioration）：又称疗效减退。即每次用药有效时间缩短，症状随血药浓度发生规律性波动。处理可适当增加每日服药次数或每次剂量，也可改用缓释剂或加用 DR 激动剂、COMT 抑制剂及 MAO - B 抑制剂；②开关现象（on - off phenomenon）：症状在突然缓解（开期）与加重（关期）间波动。多见于病情较为严重的患者，其发生与服药时间、药物血浆浓度无关。"关期"表现为严重的 PD 症状，然后又突然转为"开期"，"开期"常伴有异动症。对开关现象的处理较为困难，可选用 DR 激动剂。

（2）异动症的治疗　异动症又称运动障碍（dyskinesia），大多表现为累及头面部、四肢和躯干的舞蹈样或手足徐动样不自主运动。主要有三种形式：①剂峰异动症：出现在用药 1 ~ 2 小时的血药浓度高峰期，与用药过量或 DR 超敏有关。治疗可减少每次复方左旋多巴的剂量，或在减量基础上加用 DR 激动剂、COMT 抑制剂或金刚烷胺；②双相异动症：剂初和剂末均可出现，机制不清，处理较为困难；③肌张力障碍：表现为足或小腿痛性肌痉挛，多发生于清晨服药之前。治疗可于睡前加用复方左旋多巴控释片或长效 DR 激动剂，或在起床前服用复方左旋多巴标准剂或水溶剂。

**4. DR 激动剂** 可直接刺激突触后膜多巴胺 $D_1$、$D_2$ 受体，对 DA 能神经元可能有保护作用。有两种类型：麦角类包括溴隐亭、培高利特、α - 二氢麦和角隐亭、卡麦角林和麦角乙脲，此类药物有致心脏瓣膜病变及肺胸膜纤维化之虞，已少用，其中培高利特已停用；非麦角类包括普拉克索、罗匹尼罗、吡贝地尔、罗替戈汀和阿扑吗啡，副作用相对较小，与复合左旋多巴制剂类似，需小剂量开始，逐渐加量。常用有：①吡贝地尔缓释片：初始剂量 50mg，每日 1 次；第 2 周增至每次 50mg，每日 2 次；有效剂量 150mg/d，分 3 次口服，最大不超过 250mg/d。②普拉克索：初始剂量 0.125mg，每日 3 次，以后每周增加 0.125mg，一般有效剂量 0.50 ~ 0.75mg，每日 3 次，最大不超过 5mg/d。

**5. MAO - B 抑制剂** 可抑制神经元内 DA 降解，增加脑内 DA 含量，与复方左旋多巴合用有协同作用，对 DA 能神经元可能有保护作用。常用司来吉兰（selegiline）2.5~5.0mg，每日 2 次；雷沙吉兰（rasagiline）1mg，每日 1 次。胃溃疡者慎用，禁与 5‑羟色胺再摄取抑制剂（SSRI）合用。

**6. COMT 抑制剂** 通过抑制左旋多巴在外周代谢、维持较高的左旋多巴血浆浓度、增加脑内 DA 含量。与复方左旋多巴制剂合用可增强后者疗效，减少症状波动，单用无效。常用恩托卡朋（entacapone）：每次 100~200mg，每日 3~4 次。托卡朋（tolcapone）每次 100~200mg，每日 3 次，最大剂量为 600mg/d。副作用有腹泻、运动障碍、头晕、腹痛、幻觉、转氨酶升高等。托卡朋有偶致肝坏死报道，用药期间须监测肝功能。

### （三）非运动症状治疗

**1. 精神症状治疗** 对有明显精神症状的患者，如错觉、幻觉、欣快、躁狂、精神错乱和意识模糊等。首先考虑依次减用或停用抗胆碱能药、金刚烷胺、MAO‑B 抑制剂、DR 激动剂。严重者可选用氯氮平、喹硫平等，氯氮平作用优于后者，但氯氮平约有 1%~2% 的患者会出现白细胞减少，甚至粒细胞缺乏，治疗中要检测白细胞计数；抑郁患者可用选择性 5‑羟色胺再摄取抑制剂（selective serotonin reuptake inhibitor，SSRI），如舍曲林、氟西汀、西酞普兰等，也可加用 DR 激动剂，如普拉克索；焦虑和激惹明显的患者，可加用劳拉西泮（lolazepam）、西地泮治疗。

**2. 自主神经功能障碍治疗** 常见的自主神经功能障碍有便秘、排尿障碍及体位性低血压。反复便秘者，可增加高纤维含量食物，多饮水，必要时服用温和的通便药物，如乳果糖、龙荟丸、大黄片、番泻叶等，也可加用胃肠动力药如多潘立酮、莫沙比利等；尿频或急迫性尿失禁者，可使用外周抗胆碱能药，如奥昔布宁、托特罗定和莨菪碱等；体位性低血压者，应增加盐和水的摄入量，穿弹力袜裤，严重者可用 α 肾上腺素能激动剂米多君。

## 六、建议

晚期重症患者，在药物治疗无效的情况下，可选择以下治疗方法。

**1. 手术治疗** 主要有神经核毁损术和脑深部电刺激术（deep brain stimulation，DBS）。因 DBS 相对无创、安全和可调控性而作为主要选择。须严格掌握手术适应证。

**2. 细胞移植治疗及基因治疗** 有研究认为可能有效，临床应用尚待探索。

**3. 中医、康复及心理治疗** 可作为辅助手段对改善症状有一定作用，是综合治疗的一部分，对晚期重症患者更具意义。康复治疗包括语言、进食、步态平衡等日常生活能力的训练；心理疏导及加强照料护理可预防或减轻患者的抑郁及其他精神症状。

**4. 预防并发症** 晚期患者由于严重的全身僵硬终至卧床不起，极易发生肺炎、骨折、压疮等各种并发症，甚至窒息危及生命，应加强预防。

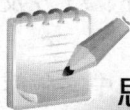

**思考题**

1. 帕金森病常见的运动症状及非运动症状有哪些？

2. 简述帕金森病的处理原则及早期治疗药物选择的策略。

3. 长期服用左旋多巴制剂出现的常见运动并发症有哪些？应如何处理？

# 第六节  阿尔茨海默病

## 一、概述

阿尔茨海默病（Alzheimer's disease，AD），是一种起病隐匿，呈进行性加重的神经系统退行性疾病。AD 的患病率和发病率均随年龄增长而升高，女性显著高于男性。

临床上可表现为进行性认知、识别功能障碍，有明显记忆力减退并伴随性格和行为的改变；视觉空间关系、语言交流能力、抽象思维、学习和计算能力及日常生活工作能力持续下降，严重者可影响日常工作和社会活动，并伴有各种精神症状，如嗜睡、抑郁、焦虑、乱放物品、攻击行为等；病变严重并持续发展最终导致认知以外的运动等神经功能障碍，生活不能自理，甚至终日卧床。

本病最典型的病理特征为大脑皮层和海马组织内出现大量的老年斑（senile plaques，SP）、神经纤维缠结（neurofibrillary tangles，NFTs）、神经元数量减少和颗粒空泡变性。病因尚不清楚，一些危险因素与本病有关，包括高龄、遗传因素、脑血管病变、女性、受过头部外伤和心脏病等。AD 发病机制非常复杂，目前有 Aβ 淀粉样蛋白级联假说、tau 蛋白过度磷酸化学说、神经血管功能衰退学说、胆碱能学说、基因突变学说、神经细胞凋亡学说、免疫异常学说、氧化应激学说、炎性反应学说等。其中，Aβ 淀粉样蛋白级联假说、tau 蛋白过度磷酸化学说是本病最重要的机制，当然也可能是多种因素相互作用的结果。

## 二、诊断要点

AD 的诊断要素包括以下 6 个方面：①认知损害病史，且进行性恶化。②临床有记忆损害和非记忆损害症状。③客观的精神状态检查或神经心理学测试证实存在认知功能障碍。④工作或日常生活能力下降。⑤最好具备一项及以上生物标志物，如结构影像学显示内侧颞叶萎缩或海马体积缩小，或功能影像学显示特殊脑区皮层葡萄糖代谢率下降和（或）Aβ 沉积增多，或脑脊液中 Aβ42 降低和（或）tau 蛋白升高。⑥无法用谵妄或其他精神疾病来解释，并除外其他痴呆原因。

阿尔茨海默病临床诊断标准。

（1）记忆或认知功能损害逐渐出现 6 个月以上，且进行性恶化。

（2）神经心理学测评证实存在显著的情节记忆损害，如中文版延迟故事回忆（DSR）不同年龄分界值：50 岁及以上者 <15.5 分、65 岁及以上者 <11.5 分、75 岁及以上者 <9.5 分，平均 <10.5 分。

（3）精神状态检查或神经心理学测评提供认知功能损害的客观证据，如中文版简易精神状态检查（MMSE）不同教育程度分界值：文盲组 ≤19 分、小学组 ≤22 分、初中及高中组 ≤23、高等教育组 ≤26 分，平均 ≤23 分。

（4）工作或日常生活能力受损，如中文版工具性日常生活活动量表（IADL）得分≥16分。

（5）整体状态评价为轻度痴呆及以上，如痴呆评定量表（CDR）得分≥0.5分。

（6）神经影像学证据：海马体积缩小，如 MRI 显示左侧海马体积≤1.96cm$^3$，右侧海马体积≤2.01cm$^3$；或内侧颞叶萎缩，如 MTA – scale 75 岁以下者≥2 分，75 岁以上者≥3 分。

（7）除外其他类型痴呆，如血管性痴呆、路易体痴呆、额颞叶痴呆及精神疾病引起的认知损害。

## 三、辅助检查

**1. 神经心理学测定**

（1）简易精神量表（MMSE）　内容简练，测定时间短，易被老人接受，是目前临床上检查本病智能损害程度最常用的筛查量表。如说明存在认知功能损害。应进一步进行详细神经心理学测验包括记忆力、执行功能、语言、运用和视空间能力等各项认知功能的评估。如 AD 评定量表认知部分（ADAS – cog）是一个包含 11 个项目的认知能力成套测验，专门用于检测 AD 严重程度的变化，但主要用于临床试验。

（2）日常生活能力评估　如日常生活能力评估（ADL）量表可用于评定患者日常生活功能损害程度。

（3）行为和精神症状（BPSD）的评估　包括 AD 行为病理评定量表（BEHAVE – AD）、神经精神症状问卷（NPI）和 Cohen – Mansfield 激越问卷（CMAI）等，常需要根据知情者提供的信息基线评测，不仅可发现症状的有无，还能评价症状频率、严重程度、对照料者造成的负担，重复评估还能监测治疗效果。

**2. 血液学检查**　主要用于发现存在的伴随疾病或并发症、发现潜在的危险因素、排除其他病因所致痴呆。包括血常规、血糖、电解质、肾功能和肝功能、维生素 B$_{12}$、叶酸、甲状腺素等指标。部分还应进行梅毒、人体免疫缺陷病毒等血清学检查。

**3. 神经影像学检查**

（1）颅脑 CT 和 MRI 检查　可显示脑皮质萎缩明显，特别是海马及内侧颞叶萎缩，支持 AD 的临床诊断。与 CT 相比，MRI 对检测皮质下血管改变及其他病变更为敏感。

（2）正电子发射断层扫描（PET）及单光子发射断层扫描（SPECT）　可显示颞顶和上颞/后颞区、后扣带回皮质和楔前叶葡萄糖代谢降低，揭示 AD 的特异性异常改变。AD 晚期可见额叶代谢减低。18FDG – PET 对 AD 病理学诊断的灵敏度为 93%，特异性为 63%，已成为一种实用性较强的工具，尤其适用于 AD 与其他痴呆的鉴别诊断。

**4. 脑电图（EEG）**　AD 的 EEG 表现为 α 波减少、θ 波增高、平均频率降低的特征。但 14% 的患者在疾病早期 EEG 正常。EEG 用于 AD 的鉴别诊断，可提供朊蛋白病的早期证据，或提示可能存在中毒 – 代谢异常、暂时性癫痫性失忆或其他癫痫疾病。

**5. 脑脊液检测**

（1）脑脊液细胞计数、蛋白质、葡萄糖和蛋白电泳分析　血管炎、感染或脱髓鞘疾病疑似者应进行检测。

（2）脑脊液 β 淀粉样蛋白、tau 蛋白检测　AD 患者的脑脊液中 β 淀粉样蛋白（Aβ42）水平下降（由于 Aβ42 在脑内沉积，使得脑脊液中 Aβ42 含量减少），总 tau 蛋白或磷酸化 tau 蛋白升高。这些标记物可用于支持 AD 诊断，但鉴别 AD 与其他痴呆诊断时特异性低（39%~90%）。

**6. 基因检测**　淀粉样蛋白前体蛋白基因（APP）、早老素 1、2 基因（PS1、PS2）突变在家族性早发型 AD 中占 50%。载脂蛋白 E4 基因检测可作为散发性 AD 的参考依据。

## 四、处理原则

目前，AD 尚无根治的方法，对 AD 治疗主要目的是初级预防，推迟起病；控制疾病进展和改善患者症状，包括减轻记忆力减退、纠正精神行为紊乱等，以期提高患者生活质量，延长寿命。

## 五、用药方案

**1. 胆碱酯酶抑制剂（cholinesterase inhibitors，ChEIs）**　ChEIs 是用于 AD 治疗的一线药物，为轻、中度患者的标准治疗药物，能延缓智力衰退的进程并减轻神经精神症状。现在被美国食品药品监督管理局（FDA）批准使用的药物，包括他克林、多奈哌齐、卡巴拉汀和加兰他敏、石杉碱甲。

（1）他克林　是最早应用于临床的胆碱能药物，但由于其肝功能异常、消化道副作用较常见，因此已逐渐被其他 ChEIs 所取代。

（2）多奈哌齐　第二代 ChEIs，是目前全世界应用最广泛的 ChEIs。选择性强，在脑中最敏感的区域是皮质和海马回，可极大地减轻胆碱能缺乏导致的学习功能缺陷，并能增加整个脑血流量，减轻淀粉样蛋白的神经毒性作用，减轻自由基导致的神经变性。开始剂量 5mg/d，4~6 周后可加量至 10 mg/d。其治疗剂量副作用较小，而半衰期长。对老年或肾脏、肝脏有损害的病人也无须减少剂量，主要副作用为胆碱能作用，如恶心、腹泻、肌肉痉挛和乏力等。

（3）卡巴拉汀　又称利凡斯的明。能选择性抑制大脑皮质和海马的乙酰胆碱，对于皮质小脑通路和纹状体通路的影响较小，可避免抑制呼吸中枢和产生锥体外系症状。起始剂量每次 1.5 mg，每天 2 次，两周后，剂量可逐渐增加至 3mg，每天 2 次，最大剂量 6mg，每天 2 次。因其毒副作用相对较多，临床应用受到限制。

（4）加兰他敏　是第二代可逆性竞争性 ChEIs，又是烟碱受体调节剂，具有双重作用。对神经元中的乙酰胆碱有高度选择性。可改善 AD 患者的认知功能，维持日常生活能力和行为。口服剂量 30~60mg/d，未见肝脏毒性，主要不良反应为恶心、心动过速、失眠等。

（5）石杉碱甲　商品名哈伯因、双益平。是我国从中草药千层塔中分离得到的石杉碱类生物碱，是一种高效可逆性的竞争性 ChEIs。易通过血脑屏障，可明显提高额叶、颞叶、海马等脑区的乙酰胆碱含量，有效时间长，其作用强度仅次于多奈哌齐。口服每天 2 次，每次 100~200μg，一日剂量不能超过 450μg。

**2. NMDA 受体拮抗剂**　美金刚，商品名易倍申。是一种低中度的 NMDA 受体拮抗剂，可通过功能依赖性的方式非竞争性阻断过度开放的受体，但不影响生理性 NMDA 受体的活化。主要用于治疗中、重度 AD。起始量 5mg/d，治疗前 3 周每周递增 5mg，逐渐达到每日最大剂量 20mg。

**3. 抗氧化剂**

（1）司来吉兰　该药物是选择性、不可逆性单胺氧化酶 B 抑制剂，可减少脑内儿茶酚胺降解，抑制神经细胞变性，减少线粒体自由基，具有神经保护作用。长期服用可防止和延缓神经细胞变性。有效剂量 10mg/d。主要副作用为体位性低血压。

（2）维生素 E　AD 患者脑脊液中的维生素 E 的浓度通常是降低的，补充维生素 E 可抑制和清除海马 CA1 区 Aβ 的沉积，有一定的减缓 AD 进展的作用。

（3）褪黑素　是一种内源性自由基清除药。能促进体内多种抗氧化酶的活性，直接清除自由基或协同抑制自由基的产生；同时还能减少 Aβ 的形成，减少 Aβ 的沉积，抑制 Aβ 的神经毒性作用，对 AD 患者有益。

**4. 他汀类药物**　他汀类药物通过降低胆固醇水平，APP 蛋白酶活性减弱，APP 的转运及消除发生改变，Aβ40、Aβ42 的合成和积累受到抑制，可能起到推迟 AD 的发生或延缓 AD 的进程。

**5. 脑血管扩张剂**　此类药物主要是通过扩张脑毛细血管，增加脑供血，促进微循环，改善脑组织对能量和氧的利用，促进脑细胞修复。常用的有尼麦角林、都可喜、艾地苯醌、长春西丁以及临床上早已广泛使用的心脑血管扩张剂烟酸等。

**6. 雌激素替代治疗**　雌激素可刺激 ACh 等神经递质，激活神经生长因子，增加脑血流，具有神经保护作用，有认为可延缓或降低 AD 的发病。但临床尚无肯定结论。

**7. 抗炎治疗**　AD 患者脑内老年斑周围可见小胶质细胞增生，为炎性反应的改变。因此，炎症是 AD 神经变性的机制之一。使用非甾体抗炎药，如阿司匹林、吲哚美辛、环氧化酶 – 2 抑制剂等可使患 AD 的风险降低，并可能有减缓进程，减轻症状的作用。

## 六、建议

AD 患者在生活还能自理时因存在认知及行为异常，要做好防走失、防自残的工作。晚期患者长期卧床，需加强翻身、拍背，防压疮及坠积性肺炎等并发症。

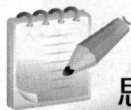

**思考题**

1. 阿尔茨海默病的临床表现有哪些？
2. 用于阿尔茨海默病患者的神经心理学量表有哪些？
3. 简述阿尔茨海默病的处理原则及常用药物治疗方案。

# 第七节　疼痛

## 一、概述

疼痛是组织损伤或与潜在的组织损伤相关的一种不愉快的躯体感觉和情感经历，

同时可伴有代谢、内分泌、呼吸、循环功能和心理学的改变。疼痛不仅给患者带来肉体和精神的痛苦，某些慢性疼痛疾病还会严重影响患者的正常生活、工作，甚至导致自杀并危及社会安定。疼痛还可能是某种严重甚至危及生命的疾病早期症状。

疼痛的范畴包括：头痛、创伤后疼痛、内脏痛、术后痛、分娩痛、癌性疼痛和慢性疼痛性病症，其中慢性疼痛性病症有：①软组织慢性损伤为主的疼痛；②骨关节炎的疼痛；③软组织、骨和小关节损伤或炎症所致疼痛，如颈椎病、颈椎间盘突出、腰椎间盘突出等；④神经病理性疼痛，如带状疱疹、带状疱疹后神经痛、糖尿病性神经病变等；⑤血管源性疼痛。

## 二、诊断要点

根据主诉和病史提供的疼痛部位和性质特征，进行重点体格检查，证实和发现压痛点和阳性体征；同时进行全面体格检查发现或排除其他部位、系统的疾病；根据体格检查后的初步诊断，进行必要的实验室和辅助检查，如影像学、超声、肌电图等神经电生理检查、心电图等；必要时行诊断性神经阻滞。

## 三、辅助检查

根据患者主要疼痛部位，病变区域进行相应的 X 线、CT、MR、超声、神经电生理等检查，结合患者病史必要时需做全身检查明确病因。

## 四、处理原则

消除疼痛病因，对症治疗，阻断疼痛的神经传导，提高痛阈，改善疼痛反应。

## 五、用药方案

**1. 麻醉性镇痛药**　主要用于术后、严重创伤、心肌梗死、缓解各种急性、慢性、顽固性疼痛和癌症晚期疼痛。常用药物及用法：①吗啡：皮下注射，成人一次 5 ~ 15mg，15 ~ 40mg/d；静脉注射，成人镇痛常用量 5 ~ 10mg。②羟考酮：初始一般为 5mg，每 12 小时 1 次，最高剂量为每 12 小时 200mg。③可待因：一次 15 ~ 30mg，30 ~ 90mg/d，最高剂量为一次 100mg，250mg/d。④美沙酮：口服，5 ~ 10mg/次，2 ~ 3 次/天，肌内或皮下注射 5 ~ 10 mg/次。⑤哌替啶：口服，每次 50 ~ 100mg，极量，每次 150mg，600mg/d；皮下注射或肌注：每次 25 ~ 100mg，极量，每次 150mg，600mg/d。⑥丁丙诺啡：肌注或缓慢静注：每次 0.15 ~ 0.3mg；舌下含服 0.2 ~ 0.8mg，每隔 6 ~ 8 小时 1 次。

**2. 非甾体类抗炎药**　主要用于解热、镇痛、抗炎与抗风湿作用，对于轻 - 中度急慢性疼痛也有较好的疗效。常用药物及用法：①吲哚美辛：每次 25 ~ 50mg，3 次/天。②布洛芬：一次 0.2 ~ 0.4g，每 4 ~ 6 小时 1 次。成人最大限量为每日 2.4g。③双氯芬酸钠：75mg ~ 100mg/d，分 3 次口服；肌内注射，75mg/次，1 ~ 2 次/天。④其他：酮洛酸、吡罗昔康、美洛昔康、塞来昔布。

**3. 抗抑郁药**　可用于治疗神经病理性疼痛及心因性疼痛。常用药物及用法：①阿米替林：初始剂量为 25mg/d，2 ~ 3 次/天，每周增加 25mg，至疼痛缓解或产生不能耐受的副作用为止，最大剂量 150mg。②丙咪嗪：每次 12.5～25mg，3 次/天，不超过 200～300mg/d。③氟西汀：每次 20mg，每天一次。可以逐渐增加剂量达到 40～60mg/d，分早晚两次服用，最大不超过 80 mg/d。

**4. 抗癫痫药**　主要用于治疗神经病理性疼痛，如三叉神经痛、糖尿病周围神经病、带状疱疹后神经痛等。常用药物及用法：①卡马西平：300～1200 mg/d，分 2～4 次服用，从小量开始，渐增量。②加巴喷丁：300mg/d，分 3 次服用，逐渐加量，最大为 4800mg/d。

**5. 神经安定药**　对伴幻觉、妄想、兴奋躁动、失眠、焦虑不安等精神症状的急慢性疼痛有良好的镇痛作用。常用药物及用法：①氯丙嗪：一次 25～50mg，2～3 次/天，每隔 2～3 天可缓慢加量，每次增加 25～50mg，一日总量 400～600mg。②奋乃静：一次 2～4mg，2～3 次/天，每隔 1～2 天增加 6mg，逐渐增至常用治疗剂量 20～60mg/d，维持剂量 10～20mg/d。③氯普塞吨：开始一次 25～50mg，2～3 次/天，最大不超过 400～600mg/d。④氟哌啶醇：开始一次 1～2mg，可逐渐增量至 4～60mg/d。

**6. 糖皮质激素类药**　具有抑制炎症反应，减轻局部红、肿、热、痛作用，可作为关节腔内、腱鞘内注射及疼痛局部封闭和神经阻滞用药。常用药物及用法：①地塞米松：腱鞘内注射或关节腔，软组织的损伤部位内注射，一次 0.8～6mg，间隔 2 周一次；局部皮内注射，每点 0.05～0.25mg，共 2.5mg，每周一次。②得宝松：关节腔内注射，0.5～2ml；皮下注射 0.2ml/cm$^2$。③曲安奈德：肌注，每周一次 20～100mg；皮下或关节腔内注射 2.5～5mg，不超过 30mg/d，一周不超过 75mg。

## 六、建议

在患者疼痛病因诊断不明时，不能盲目使用止痛药物对症处理，以免掩盖病情，延误诊断。

# 偏　头　痛

## 一、概述

偏头痛是一种临床常见的慢性神经血管性头痛，属于原发性头痛的一种，主要表现为发作性中－重度搏动样头痛，单侧多见，亦可累及双侧或双侧交替发作，伴或不伴有眼前闪光、视野缺损及麻木等先兆症状，发作时还可伴随一些自主神经症状如恶心、呕吐、畏光、畏声、气味恐怖等。

偏头痛可发生于儿童及其他不同年龄阶段，女性多于男性。最常见的两种类型是无先兆偏头痛和先兆偏头痛。无先兆偏头痛约占偏头痛的 80%，也称普通偏头痛，可表现为持续 4～72 小时的单侧搏动样头痛，疼痛程度为中－重度，活动后加重，伴随恶心、呕吐，畏光和畏声，发作间期患者完全正常。先兆偏头痛占偏头痛的 15%～18%，也称典型偏头痛，表现为发作前出现短暂的先兆，可为一侧可逆性视觉和触觉症状，如闪烁性暗点、黑矇和偏盲、感觉障碍和短暂性失语等。先兆症状可持续数分钟，大多在 5～60 分钟，不同类型的先兆症状可以依次出现。

偏头痛发作可有诱发因素，常见的有月经来潮、饮酒、精神紧张、焦虑、睡眠不足或睡眠过多、强体力活动、疲劳、强光、闪烁等视觉刺激、天气变化、高海拔、服用硝酸甘油、头部创伤等。偏头痛反复发作可严重影响正常工作、学习和日常生活。

## 二、诊断要点

2013 年国际头痛协会（International Headache society，IHS）发布了第三版国际头痛疾患分类（International Classification of Headache Disorders，ICHD），简称 ICHD – Ⅲ。偏头痛诊断标准如下。

**1. 无先兆偏头痛**

A. 至少有 5 次满足标准 B – D 的头痛发作。

B. 发作持续 4 ~ 72 小时（未经治疗或治疗无效）。

C. 头痛至少具有下列 4 项特征中的 2 项：①偏侧分布；②搏动性；③中或重度疼痛程度；④日常活动导致头痛加重或头痛导致日常活动受限（如走路或登楼）。

D. 头痛发作时至少有下列 1 项：①恶心和/或呕吐；②畏光和畏声。

E. 无法用另一种 ICHD – 3 的头痛疾患诊断来更好地解释。

**2. 先兆偏头痛**

A. 至少有 2 次符合标准 B 和 C 的发作。

B. 以下 1 种或多种完全可逆的先兆症状：①视觉；②感觉；③言语和/或语言；④运动；⑤脑干；⑥视网膜。

C. 下列 4 项特征中至少有 2 项：①至少 1 种先兆症状逐渐进展≥5 分钟和/或两种或多种症状相继出现；②每个先兆症状持续 5 ~ 60 分钟；③至少 1 个先兆症状是单侧的；④先兆伴随头痛或在先兆发生 60 分钟内发生头痛。

D. 没有另一个 ICHD – 3 的头痛疾患诊断能更好解释，且短暂性缺血发作已被排除。

## 三、辅助检查

**1. 实验室检查**　如血、尿常规、电解质及脑脊液检查，排除器质性病变。

**2. 其他辅助检查**　脑电图、经颅多普勒超声（TCD）、颅脑 CT 或 MRI，必要时行脑血管造影检查，有助于与神经系统其他疾病相鉴别。

## 四、处理原则

偏头痛的治疗原则是减轻或终止头痛发作，缓解伴随症状，寻找并去除发作诱因，预防头痛复发。药物治疗分为急性发作期治疗和预防性治疗。

## 五、用药方案

**（一）偏头痛急性发作期治疗**

**1. 非特异性治疗药物**　是指对各种疼痛都具有疗效的药物。

（1）非甾体类抗炎药　阿司匹林 325 ~ 900mg/d；布洛芬 400 ~ 800 mg/d；萘普生 250 ~ 1000 mg/d。

（2）巴比妥类镇静药。

（3）阿片类药物。

**2. 特异性治疗药物**　指仅对偏头痛（或丛集性头痛）而非其他头痛有效的药物。

（1）麦角类制剂　双氢麦角胺 1mg 鼻腔喷雾，如需要 15 分钟后重复 1 次；或 1mg 皮下注射，如需要 30 ~ 60 分钟后重复 1 次。

（2）曲坦类药物　①舒马曲坦：5 ~ 20mg 鼻腔喷雾；或 4 ~ 6mg 皮下注射，如需要 60 分钟后重复 1 次；或 25 ~ 100mg/d 口服；②佐米曲坦：5mg 鼻腔喷雾；2.5 ~ 5mg/d 口服；③那拉曲坦：1 ~ 2.5mg/d 口服；④利扎曲坦：5 ~ 10mg/d 口服；⑤阿莫曲坦：6.25 ~ 12.5mg/d 口服；⑥依立曲坦：20 ~ 40mg/d 口服；⑦夫罗曲坦：2.5mg/d 口服。

**3. 急性发作的止吐药**　常用甲氧氯普胺，10 ~ 20mg 口服，10mg 肌注或静推或皮下；多潘立酮，20 ~ 30mg 口服。

**4. 重度偏头痛发作或偏头痛持续状态**　可使用：①曲坦类药物；②赖氨酸乙酰水杨酸，1000mg 静推或安乃近，500 ~ 1000mg 静推；③甲氧氯普胺，10mg 静推；④地塞米松，10mg 静推。

**5. 急性发作用药选择策略**　采用阶梯式治疗和分层治疗。

（1）多次发作的阶梯式治疗　第 1 ~ 3 次发作，阿司匹林；第 4 ~ 6 次发作，曲坦类药物。

（2）单次发作期间的阶梯式治疗　每次发作，阿司匹林；必要时，曲坦类药物。

（3）分层治疗　轻度发作，乙酰水杨酸；重度发作，曲坦类药物。

### （二）偏头痛预防用药

预防偏头痛发作的药物主要包括：β 受体阻滞剂、钙离子通道阻滞剂、抗癫痫药、抗抑郁药、非甾体类抗炎药等。

**1. 一线药物**

（1）β 受体阻断剂　普萘洛尔，最大剂量 240mg/d；美托洛尔，最大剂量 200mg/d。

（2）钙离子拮抗剂　氟桂利嗪，5 ~ 10mg/d。

（3）抗癫痫药物　丙戊酸，500 ~ 1800mg/d；托吡酯，25 ~ 100mg/d。

**2. 二线药物**　①阿米替林，25 ~ 75 mg/d；②萘普生，500 ~ 1000mg/d；③比索洛尔，5 ~ 10mg/d。

**3. 三线药物**　①阿司匹林，300mg/d；②加巴喷丁，1200 ~ 1400mg/d；③镁剂，360mg/d；④核黄素，400mg/d；⑤辅酶 Q10，300mg/d。

## 六、建议

急性发作期治疗推荐选用非甾体类消炎药和曲坦类药物。在应用上述二药之前，推荐肌内注射甲氧氯普胺减轻胃肠道反应，利于药物吸收。极重度偏头痛发作时，首选皮下注射舒马曲坦。偏头痛持续状态可用类固醇或二氢麦角胺治疗。β 受体阻滞剂（普萘洛尔和美托洛尔）、氟桂利嗪、丙戊酸和托吡酯可作为偏头痛预防性治疗的首选用药，其次可选用阿米替林、萘普生和比索洛尔。

# 癌痛

## 一、概述

癌痛是指由于身患癌症所引起的疼痛，其原因一般都与肿瘤细胞侵袭机体组织所造成真实的或可能存在的组织损伤有关。癌痛与一般的疼痛的不同之处在于：癌痛基本都属于长期的慢性疼痛，而且患者对癌痛的忍受程度和反应阈值又常会受到生理、心理、社会和精神等诸多因素的影响，这一点对于识别和治疗癌痛十分重要。癌痛的诊治与其他疼痛一样，也是至今尚无明确的物理、化学、生物免疫或放射影像学等客观的定性或定量指标，一般只能靠病人的主诉来判定其疼痛程度、性质和止痛效果。然而病人对癌痛的叙述又常常带有情绪色彩，或伴有某种程度的精神心理障碍。癌痛多为持续性，并随着病程的延长和病情的发展，疼痛的程度也会呈进行性或间歇性加剧，经常会出现癌性暴发痛，夜间尤为严重，常令患者寝食难安。总之，日常生活中见到的癌痛性质和部位常常是比较复杂的，甚至是全方位性疼痛，临床上又称作"癌痛综合征"。

## 二、诊断要点

癌症在其无序进展过程中，在放疗、化疗过程中以及治疗后等相关夹杂病变影响下可引发疼痛，疼痛评估至关重要。癌痛评估是合理、有效进行止痛治疗的前提。癌症疼痛诊断评估应当遵循"常规、量化、全面、动态"评估的原则。

## 三、处理原则

癌痛的治疗方法包括：病因治疗、药物止痛治疗和非药物治疗。

**1. 病因治疗**　针对引起癌痛的病因进行治疗。癌痛的主要病因是癌症本身、并发症等。针对癌症给予抗癌治疗，如手术、放疗或化疗等，可能解除癌症疼痛。

**2. 药物止痛治疗**

（1）根据世界卫生组织（WHO）癌痛三阶梯止痛治疗指南，癌痛药物止痛治疗的五项基本原则如下。

①口服给药：口服为最常见的给药途径。

②按阶梯用药：指应当根据患者疼痛程度，有针对性地选用不同强度的镇痛药物。

轻度疼痛：可选用非甾体类抗炎药物（NSAID）。

中度疼痛：可选用弱阿片类药物，并可合用非甾体类抗炎药物。

重度疼痛：可选用强阿片类药，并可合用非甾体类抗炎药物。

③按时用药：指按规定时间间隔规律性给予止痛药

④个体化给药：指按照患者病情和癌痛缓解药物剂量，制定个体化用药方案。

⑤注意具体细节：对使用止痛药的患者要加强监护，密切观察其疼痛缓解程度和机体反应情况。

（2）**药物选择与使用方法**　应当根据癌症患者疼痛的程度、性质、正在接受的治疗、伴随疾病等情况，合理选择止痛药物和辅助药物。

①非甾体类抗炎药物：是癌痛治疗的基本药物，常用于癌痛治疗的非甾体类抗炎药包括：布洛芬、双氯芬酸钠、对乙酰氨基酚、吲哚美辛、塞来昔布等。

②阿片类药物：是中、重度疼痛治疗的首选药物。首选口服给药途径，有明确指征时可选用透皮吸收途径给药，也可临时皮下注射用药，必要时可自控镇痛给药。

A. 初始剂量滴定 阿片类止痛药的疗效及安全性存在较大个体差异，需要逐渐调整剂量，以获得最佳用药剂量，称为剂量滴定。对于初次使用阿片类药物止痛的患者，按照如下原则进行滴定：使用吗啡即释片进行治疗；根据疼痛程度，拟定初始固定剂量5~15mg，每4小时一次；用药后疼痛不缓解或缓解不满意，应于1小时后根据疼痛程度给予滴定剂量（表17-2），密切观察疼痛程度及不良反应。第一天治疗结束后，计算第二天药物剂量：次日总固定量=前24小时总固定量+前日总滴定量。第二天治疗时，将计算所得次日总固定量分6次口服，次日滴定量为前24小时总固定量的10%~20%。依法逐日调整剂量，直到疼痛评分稳定在0~3分。如果出现不可控制的不良反应，疼痛强度<4，应该考虑将滴定剂量下调25%，并重新评价病情。

表17-2 剂量滴定增加幅度参考标准

| 疼痛强度（NRS） | 剂量滴定增加幅度 |
| --- | --- |
| 7~10 | 50%~100% |
| 4~6 | 25%~50% |
| 2~3 | ≤25% |

B. 维持用药 我国常用的长效阿片类药物包括：吗啡缓释片、羟考酮缓释片、芬太尼透皮贴剂等。在应用长效阿片类药物期间，应当备用短效阿片类止痛药。当患者因病情变化，长效止痛药物剂量不足时，或发生爆发性疼痛时，立即给予短效阿片类药物，用于解救治疗及剂量滴定。解救剂量为前24h用药总量的10%~20%。每日短效阿片解救用药次数大于3次时，应当考虑将前24h解救用药换算成长效阿片类药按时给药。

阿片类药物之间的剂量换算，可参照换算系数表（表17-3）。换用另一种阿片类药时，仍然需要仔细观察病情，并个体化滴定用药剂量。

表17-3 阿片类药物剂量换算表

| 药物 | 非胃肠给药 | 口服 | 等效剂量 |
| --- | --- | --- | --- |
| 吗啡 | 10mg | 30mg | 非胃肠道：口服=1:3 |
| 可待因 | 130mg | 200mg | 非胃肠道：口服=1:1.2<br>吗啡（口服）：可待因（口服）=1:6.5 |
| 羟考酮 | 10mg | | 吗啡（口服）：羟考酮（口服）=（1.5~2）:1 |
| 芬太尼透皮贴剂 | 25μg/h（透皮吸收） | | 芬太尼透皮贴剂（μg/h），q72h<br>剂量=1/2×口服吗啡（mg/d） |

如需减少或停用阿片类药物，则采用逐渐减量法，即先减量30%，两天后再减少25%，直到每天剂量相当于30mg口服吗啡的药量，继续服用两天后即可停药。

C. 副作用防治 阿片类药的副作用主要包括：便秘、恶心、呕吐、嗜睡、瘙痒、头晕、尿潴留、谵妄、认知障碍、呼吸抑制等。应把预防和处理阿片类止痛药副作用作为止痛治疗计划的重要组成部分。

③辅助用药：辅助镇痛药物包括：抗惊厥类药物、抗抑郁类药物、皮质激素、N－甲基－D－天冬氨酸受体（NMDA）拮抗剂和局部麻醉药。辅助药物能够增强阿片类药物止痛效果，或产生直接镇痛作用。

**3. 非药物治疗** 用于癌痛治疗的非药物治疗方法主要有：介入治疗、针灸、经皮穴位电刺激等物理治疗、认知－行为训练、社会心理支持治疗等。适当应用非药物疗法可作为药物止痛治疗的有益补充，与止痛药物治疗联用，可增加止痛治疗的效果。

## 五、用药方案

### （一）常用非甾体类抗炎药

**1. 对乙酰氨基酚** 即扑热息痛。对解热镇痛十分有效。口服后在胃肠道迅速吸收，0.5～1 小时即可达到血药浓度高峰，其镇痛作用缓和而持久，强度略高于阿司匹林。治疗剂量的扑热息痛其副作用较轻。该药不刺激胃黏膜，也可以用于对阿司匹林过敏者。扑热息痛主要用于各类轻至中度的癌痛，也是与阿片类药物联合服用机会最多的药物，在癌痛治疗中是第一阶梯的首选药物。常用剂量为 500～1000 mg/次，每 6～8 小时服用 1 次，每日总量不宜超过 4000mg。对有慢性酒精中毒或肝脏疾患的患者则要慎用。

**2. 双氯酚酸钠** 商品名双氯灭痛。具有良好的解热镇痛作用，成人用量为每次 50～100mg，每日最大剂量不宜超过 300mg。该药尤适用于炎性疼痛和转移性骨痛。副作用主要是胃肠道的不适应性及肝脏损害，用药过程中出现肝功能异常者应及时停药。

**3. 布洛芬** 又称丁苯丙酸。是使用非常广泛的一种非处方镇痛药，其镇痛强度较阿司匹林、对乙酰氨基酚等为强。胃肠道的副作用小于阿司匹林或吲哚美辛等非甾体类药物。常规止痛剂量在 200～600mg，4～6 小时口服一次，每日总量不宜超过 3200mg。对其他非甾体类药物耐受性差者，往往对布洛芬可有良好的耐受性。

**4. 罗非昔布** 商品名万络。其最大优点是对胃肠道的安全性良好，对血小板的凝集影响也相对较弱。临床多用于合并骨转移所导致的骨痛，疗效明显。常用剂量为 12.5～25mg/次，每日一次即可。服用过程中可能与其他非甾体类药物有交叉性过敏反应，同时要注意对肝、肾功能可能导致直接或间接性损害。

**5. 塞来昔布** 商品名西乐葆。是一种新型治痛药，基本不影响胃肠道、血小板及肾脏功能。口服后吸收迅速，治疗癌性骨痛效果良好。每 12 小时服用 200～400mg，每日用量不宜超过 800mg。

### （二）常用弱阿片类药物

**1. 可待因** 是阿片中的天然成分，其止痛强度仅为吗啡的 1/12。本品口服吸收较好，生物利用度在 40% 以上，其止痛作用主要是通过在体内部分生物转化成吗啡而产生。临床上通常采用每 4～6 小时予 30～60mg，一般对中到重度疼痛都可收到较好的疗效。本品尤适合用于肺癌疼痛的病人，服药后既可镇痛又能止咳。若与非甾体类药物联合使用，止痛效果更佳。氨酚待因、路盖克等非处方止痛药，即可待因与扑热息痛的复合制剂。服用可待因的副作用与吗啡相似，但较吗啡为轻，也很少有呼吸抑制发生。

**2. 强痛定** 化学名为盐酸布桂嗪。是一种人工合成具有弱阿片类药物性质和强度的速效中度止痛药，其镇痛强度为吗啡的1/3，比一般非甾体类药物（如阿司匹林、氨基比林）强4~20倍。对皮肤黏膜和四肢骨关节的疼痛抑制作用尤为明显，但对内脏器官的镇痛效果较差。每次口服30~60mg，30分钟内即可起效，止痛效果可维持3~6小时。与吗啡相比，强痛定虽不易成瘾，但有不同程度的耐受性。该药被列入特殊管理的一类精神类药品，因此必须按照国家有关管理条例的规定使用，杜绝乱用或滥用。

**3. 曲马朵** 是一种人工合成的中枢性镇静药，口服后吸收良好，若按吗啡效价的1/4~1/10比照投药，对中至重度疼痛都有明显疗效，而且一般不会发生呼吸抑制。曲马朵有即释片和缓释片两种，前者可每6小时服用50~100mg，后者可每12小时服用100~200mg，每日总量不宜超过400mg。病人服药后可能产生一过性低血压，因此应嘱患者静卧30~40分钟再起床，以免发生直立性低血压。

### （三）强阿片类药物

**1. 吗啡即释片** 常用有盐酸吗啡片（5mg）和硫酸吗啡片（20mg）两种即释片，口服为最佳给药途径，其优点为易吸收、起效快、方便无创、费用低廉。癌痛患者初始剂量一般为4~6小时服10mg，再根据止痛效果调整剂量大小，增加幅度控制在前次剂量的50%~100%间。吗啡即释片除按常规服用外，在使用控（缓）释或长效剂型止痛药期间，一旦出现癌性爆发痛，立即口服一定剂量的即释吗啡，疼痛可得到很快缓解。

**2. 吗啡控（缓）释片** 常用的有硫酸吗啡控释片和盐酸吗啡控释片。与即释片的区别在于药物在体内维持的止痛时间不同，因此服药的间隔时限也不同。由于控（缓）释片可以间隔12小时服药，而且服药后的血药浓度能相对保持平稳，无明显的血药峰值和浓度的波动，从而能既减少服药次数，又能维持较长时间的止痛效果，可提高患者的顺应性，减少发生吗啡耐药性的机会，更符合患者对镇痛的要求。对于不能口服的患者，可通过直肠或阴道内用药。女性患者在非月经期可将药片塞入阴道，通过阴道黏膜逐渐吸收。通过直肠还是阴道途径给药，与口服用药的效价基本相同，而且可以减少肝脏对药物的首过效应，副作用也较口服明显为轻。

**3. 芬太尼透皮贴剂** 商品名多瑞吉。是一种经皮肤吸收给药的强阿片制剂，第一个通过皮肤吸收向体内释放稳定的麻醉性镇痛药。其有效成分系人工合成，镇痛强度是吗啡的80~100倍，每次用药后镇痛时间可长达72小时。用于顽固性的慢性癌痛，尤其适用于不能口服用药的患者。由于药物是经皮肤和皮下组织吸收后直接入血发挥作用，所以不受消化道内因素的影响，也避免了首过效应的发生，副作用较口服吗啡要相对为轻。该药有每贴含芬太尼215mg和510mg两种剂型，既往使用过口服吗啡制剂的患者，若有需要，可以通过换算后改为贴敷多瑞吉。换算公式为：口服吗啡类制剂的24小时总量（mg）／2 = 1次贴敷多瑞吉72小时剂量（μg）。如患者每天口服吗啡的个体化总量为100mg，若改为贴敷多瑞吉，可按100/2 = 50（μg/h），即每次贴敷5mg多瑞吉1贴即可，72小时更换1次。体温增高会影响芬太尼的吸收速度，因此贴敷过程中不要加热或加压，发热病人要慎用。对于有脑水肿颅压增高、慢性阻塞性肺病、肝肾功能不全、过度消瘦衰弱或老年患者，要减量使用或不用。

### （四）常用于神经病理性疼痛的辅助药物

**1. 抗惊厥类药物**　用于神经损伤所致的撕裂痛、放电样疼痛及烧灼痛，如卡马西平、加巴喷丁、普瑞巴林。常用：①加巴喷丁 100~300mg 口服，每日 1 次，逐步增量至 300~600mg，每日 3 次，最大剂量为 3600mg/d；②普瑞巴林 75~150mg，每日 2~3 次，最大剂量 600mg/d。

**2. 三环类抗抑郁药**　用于中枢性或外周神经损伤所致的麻木样痛、灼痛，该类药物也可以改善心情和睡眠，如阿米替林、度洛西汀，文拉法辛等。常用阿米替林 12.5~25mg 口服，每晚 1 次，逐步增至最佳治疗剂量。

## 六、建议

癌痛是癌症患者常见的症状之一，往往严重而复杂。在药物治疗的同时，应尽早采取综合措施，包括认知－行为训练、社会心理支持等，针灸、中医药及物理疗法作为辅助治疗可能有益。严重的癌痛患者可采用外科手术及介入手段治疗。

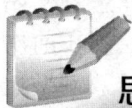

### 思考题

1. 疼痛用药方案包括哪些？
2. 偏头痛预防药物及发作期的治疗药物有哪些？
3. 常用癌痛治疗的药物有哪几类，各类药物举例 3~4 种药物？
4. 试述癌痛三阶梯止痛治疗内容。

（刘爱群、洪铭范）

## 第十八章

精神系统疾病的药物治疗

学习目标

1. **掌握** 精神分裂症、抑郁症、躁狂症、焦虑症的药物治疗原则、药物治疗方法及常见的药物不良反应的处理。

2. **熟悉** 抗精神分裂症药、抗抑郁药、抗躁狂药、抗焦虑药的作用特点、用法用量和主要不良反应。阿片类药物致精神障碍的治疗及睡眠障碍的类型及用药原则。

3. **了解** 精神分裂症、抑郁症、躁狂症、焦虑症的病因、发病机制和临床表现。酒精致精神障碍的治疗。

## 第一节　精神分裂症

### 一、概述

精神分裂症（schizophrenia）是一组病因未明的精神疾病，具有知觉、思维、情感和行为等方面的障碍，以精神活动和环境不协调为特征。多起病于青壮年，常缓慢起病，病程迁延，有慢性化倾向，但部分患者经合理治疗能痊愈或基本痊愈。一般无智能及意识障碍，部分患者出现认知功能损害。

精神分裂症的病因还不清楚，近年来发现与本病病因或发病机制有关的因素如下。

（1）遗传因素　遗传因素是精神分裂症病因中最重要的因素。大多认为本病为多基因遗传，也有认为是常染色体单基因遗传（11号染色体）或多源性遗传。目前最可能成为精神分裂症致病候选基因的是：精神分裂症1断裂基因（DISC1），代谢型谷氨酸受体3基因（GRM3），儿茶酚氧位甲基转移酶（COMT）基因，神经调节蛋白基因（NRG1），G蛋白信号调节基因（RGS4）等。

（2）神经发育　精神分裂症的发生可能与神经发育异常有关。由于遗传因素（易感性）和某些神经发育危险因素（妊娠期与出生时的并发症、妊娠期感染流感病毒等）的相互作用，在胚胎期大脑发育过程就出现了某种神经病理改变，导致心理整合功能异常。

（3）神经生化　目前临床上使用的抗精神分裂症药物主要基于神经生化假说，如多巴胺假说、5－羟色胺假说、谷氨酸假说、γ－氨基丁酸假说等。

（4）心理社会因素（环境因素）　社会环境因素在精神分裂症的发病中，也起一定作用，对患者精神障碍的发生及复发均有影响。

## 二、诊断要点

**1. 早期症状**　初期可出现神经症样表现或有强迫症状，有的逐渐表现出孤僻、冷淡、缺乏主动性；有的变得敏感多疑，恐惧等；也有的突然出现令人费解的奇异行为，接着逐渐显露出精神分裂症状和病型特点。

**2. 发展期**　症状多而明显，虽类型不同表现各异，但有共同特征。

（1）思维障碍　①思维内容障碍主要指各种妄想，内容以被害和嫉妒多见，可见于各个年龄层。②思维形式障碍表现为思维联想过程缺乏连贯性和逻辑性，这是最具有特征性的症状。患者轻者出现联想松弛、谈话内容不紧凑，应答不切题，进而出现联想散漫，重者出现思维破裂、联想中断、病理性象征性思维、词语新作、逻辑倒错性思维、内向型思维、思维贫乏等。

（2）感知障碍　表现为幻觉、错觉、妄想、感知综合障碍等，最突出的是幻觉，以言语性幻听最为常见。

（3）情感障碍　主要表现为情感反应与思维活动、意志行为和环境不协调，或出现情感反应倒错即对客观刺激内心体验做出不相称或截然相反的情绪反应，或表现为情感反应淡漠。随病情发展，情感障碍日益加重，情感变化令人感到与前判若两人。

（4）意志与行为障碍　①意志减退，表现为内向性，孤僻，懒散，闭门不出，社交退缩。②行为障碍，表现为行为怪异、愚蠢幼稚，也可表现为紧张症状群，如刻板、模仿动作、作态，甚至木僵或突然兴奋冲动。

（5）人格改变和其他障碍　发病后出现分裂样性格，但意识清晰，智力尚保持良好，但自知力不良，后期可有智力减退。

**3. 后期**　发展期症状如不缓解，或病情多次复发，迁延多年后，可呈所谓慢性期或衰退期精神分裂症，此时，发展期的症状大部分消退，出现人格幼稚化及精神活动减退，如思维贫乏、情感淡漠或出现空笑，意志和行为缺乏自发性，孤独退缩，生活需人照顾。

**4. 临床分型**

（1）根据临床特征分为以下亚型　①偏执型：最为常见，多在青壮年或中年起病，起病形式缓慢，以相对稳定的妄想为主要临床表现，常伴有幻觉（特别是幻听），预后多较好。②青春型：多在青春期发病，起病较急，病情进展快，多在 2 周之内达到高峰。以联想障碍为主，突出表现为精神活动的全面紊乱。思维破裂或明显松弛，行为不可预测，缺乏目的，病情较易恶化，预后欠佳。③紧张型：常急性发作，以明显的精神运动紊乱为主，外观呆板。可交替出现紧张性木僵与紧张性兴奋，或被动性顺从或违拗，预后较好。④单纯型：不多见，起病隐匿，缓慢发展，病程至少 2 年，以思维贫乏、情感淡漠、意志缺乏和社会性退缩等阴性症状为主，预后较差。⑤混合型或未分化型：指具有明显的阳性精神病症状，如妄想、幻觉等，但不符合上述各型诊断标准或为其混合形式者。

（2）采用症状分类法　以生物学和现象学相统一的观点，将精神分裂症分为阳性症状和阴性症状两型。阳性症状指精神功能的异常亢进，包括幻觉、妄想，明显的思维障碍、反复的行为紊乱和失控。阴性症状指精神功能的减退或缺失，包括情感平淡、言语贫乏、意志缺乏、无快感体验、注意障碍。

Ⅰ型精神分裂症：以阳性症状为主，对抗精神病药反应良好，无认知功能改变，预后良好，主要是多巴胺功能亢进。

Ⅱ型精神分裂症：以阴性症状为主，对抗精神病药反应差，伴有认知功能改变，预后差，主要是脑细胞丧失退化（额叶萎缩），多巴胺功能无特殊变化。

### 三、辅助检查

精神分裂症的诊断除根据临床症状、病程特征外，还应结合病史、体格检查和实验室检查的结果，诊断时必须排除器质性病变引起的精神障碍。体格检查可找出某些阳性发现，实验室检查可找到相关的证据。

### 四、处理原则

**1. 综合治疗原则**　采用药物治疗、心理治疗和社会康复治疗相结合的综合治疗，以达到控制症状、解除心理负担和自闭情绪，促进社会康复，或通过参加社会活动，以延缓其衰退。还可以采取电抽搐治疗（electroconvulsive therapy，ECT）、胰岛素昏迷疗法和精神外科疗法等。

**2. 早发现、早诊断、早治疗原则**　发现越早，治疗针对性越强，预后越好。

**3. 足疗程、持续治疗原则**　每种药物至少用足疗程，若仍无效才考虑换药。急性期经治疗量系统治疗 4～6 周无效可换药；恢复期坚持巩固治疗至少 3～6 个月；维持期应根据个体及所用药物情况，确定是否减少剂量，把握预防复发所需剂量。精神分裂症是慢性病，应有长期的治疗计划，即使症状缓解后仍需持续的医疗帮助。

**4. 足剂量治疗原则**　只要病情未达治愈，就要将药物加到治疗量的上限，若最高剂量仍无效，再考虑换药，但要注意不良反应，一般情况下不能突然停药。

**5. 治疗个体化原则**　根据患者对药物的反应，摸索个体化的用药剂量。

**6. 单一药物治疗原则**　一般从小剂量开始，缓慢加量，2 周内加至治疗量。如已达治疗剂量仍无效，酌情加量或换用另一类化学结构的药物。

### 五、用药方案

#### （一）治疗药物分类

常用的抗精神病药其差异在于剂量的大小，作用强弱和副反应的轻重。根据药理作用特点及开发上市的先后分类。

**1. 第一代抗精神病药**　又称典型或传统抗精神病药，多巴胺受体阻滞剂。主要为脑内多巴胺 $D_2$ 受体阻断剂，还对 $\alpha_1$、$\alpha_2$ 受体、$M_1$ 受体及 $H_2$ 受体有阻断作用。临床上治疗幻觉、妄想、思维障碍、行为紊乱、兴奋、紧张综合征具有明显疗效。对阴性症状及抑郁症效果差。不良反应以锥体外系反应和催乳素水平升高为主。代表药物有氯丙嗪、奋乃静、氟哌啶醇等。

**2. 第二代抗精神病药**　又称非典型或非传统抗精神病药。除阻断皮质下 $D_2$ 受体外，还拮抗大脑皮质前额叶和边缘叶的 5 - $HT_{2A}$ 受体和多巴胺 $D_3$ 受体，激动多巴胺 $D_1$

受体。对精神分裂症的阳性和阴性症状都有效，能明显改善患者的认知功能。锥体外系反应和催乳素水平升高少见，代表药物有利培酮、氯氮平、奥氮平、喹硫平、阿立哌唑等。

### （二）治疗药物选用

目前精神分裂症还不能彻底治愈，药物治疗的目的是降低发作频率、减轻症状的严重程度，防止复发及伴随的功能恶化，帮助患者保持适应社会生活的能力，最终使其重返社会。选用治疗药物时，应考虑药物的作用特点及不良反应，疾病的特点、类型、病程、病期及患者的躯体状况、年龄、经济等，根据世界精神卫生协会治疗指南的建议，一般推荐第二代抗精神病药作为一线药物，第一代及第二代抗精神病药的氯氮平作为二线药物。根据我国目前的用药情况，第一代抗精神病药的氯丙嗪、奋乃静、氟哌啶醇和舒必利也作为首选药物使用。

**1. 急性期（首次发作）用药**　宜采用积极的强化性治疗，争取最大限度地缓解精神症状，防止病情波动。

（1）以幻觉妄想为主要临床症状的患者　①对于不合作患者：选择第一代抗精神病药物氯丙嗪或与等量异丙嗪混合注射或氟哌啶醇 5～10mg，肌注，每 4～6 小时一次，治疗疗程 1～2 周。对于伴有躁动、兴奋的患者，可采用氯丙嗪、异丙嗪等量溶于生理盐水中，缓慢静脉注射或静脉滴注。或者口服第二代抗精神病药，合并注射苯二氮䓬类如氯硝西泮、劳拉西泮或地西泮等。小剂量开始快速增加至治疗剂量，维持治疗 7～10 天。若治疗有效，可选择相应药物继续口服治疗，药物治疗过程同合作患者。②对于合作患者：第一步治疗：口服一种第二代抗精神病药如利培酮、奥氮平、喹硫平、齐拉西酮、阿立哌唑或第一代抗精神病药如氯丙嗪、氟哌啶醇、奋乃静或舒必利治疗。小剂量开始，1～2 周逐渐增加至治疗剂量，速度过快易出现不良反应。达治疗量后，持续治疗 6～8 周，定期评定疗效，根据疗效和不良反应适当调整剂量，进行个体化治疗。若治疗无效，换用另一种第二代或第一代抗精神病药，也可谨慎使用氯氮平。第二步治疗：第一步治疗无效时采用。采用合并治疗如合并第二代和第一代抗精神病药，或合并第一代的长效制剂如氟奋乃静癸酸酯、氟哌啶醇癸酸酯或氯氮平。第三步治疗：若第二步治疗无效，考虑进行 ECT 治疗。根据临床表现，若是 ECT 治疗适应证，可在各个治疗步骤应用。

（2）以兴奋、激越为主要临床症状的患者　宜选用控制兴奋和躁动作用较强的药物，首选第一代抗精神病药如氯丙嗪或氟哌啶醇，肌内注射；或口服第二代抗精神病药合并注射苯二氮䓬类药物。治疗若有效，继续口服药物治疗，同幻觉妄想症状合作者。如治疗无效，换用氯氮平或合并心境稳定剂如丙戊酸钠。若上述治疗仍无效，考虑进行 ECT 治疗。

（3）以紧张症状群为主要表现的患者　治疗前应明确诊断，排除器质性脑病、恶性综合征或药源性紧张症。首选注射舒必利，3～5 天内增加至治疗剂量（200～600mg/d），持续 1～2 周。若治疗有效，继续口服舒必利或第二代抗精神病药。治疗过程同幻觉妄想症状合作患者。对于紧张症患者应重视躯体营养状况及水、电解质平衡，应合并躯体支持治疗。根据临床表现，可在各个治疗步骤应用 ECT 治疗。

（4）以阴性症状为主要表现的患者　首选第二代抗精神病药或谨慎使用氯氮平。

若无效，换用另一种第二代抗精神病药或选用氯氮平。若仍无效，采用联合治疗，合并使用氯氮平和其他第二代抗精神病药。

（5）以阳性症状为主要表现，同时伴有情感症状的患者 ①伴有抑郁症状的患者：首选一种第二代抗精神病药如利培酮、奥氮平或喹硫平，或第一代抗精神病药如舒必利、硫利达嗪；有自杀倾向者谨慎使用氯氮平。若无效，换用另一种或第二代抗精神病药，若仍无效，可在此基础上合并抗抑郁药。根据临床表现，可在各个治疗步骤采用 ECT 治疗。②伴有躁狂症状的患者：首选第二代或第一代抗精神病药。若无效，在此基础上加心境稳定剂如碳酸锂、丙戊酸钠或卡马西平，或换用另一种第一代或第二代抗精神病药。若仍无效，可考虑两代抗精神病药合用。根据临床表现，可在各个治疗步骤采用 ECT 治疗。

**2. 慢性精神分裂症患者急性恶化的用药** 治疗过程同首次发作患者，但是在药物选择上要参考患者以往的用药史，首选过去效果最好的药物和有效剂量，可适当增加药物剂量，如果治疗有效，继续治疗；同时进行家庭教育，提高患者的服药依从性。若治疗无效，根据患者的临床表现和用药史，给予同上述首次发作患者的后续治疗。

**3. 恢复期治疗和维持治疗**

（1）恢复期治疗 急性期患者经上述治疗后有效，继续以该药和有效剂量治疗；合并适当的心理治疗，促进患者对疾病的认识，增强患者对治疗的依从性，促进社会功能的恢复。疗程至少 3～6 个月，慢性患者疗程可延长至 6 个月至 1 年。难治性精神分裂症患者以最有效药物的有效剂量继续治疗，疗程 1～2 年。

（2）维持治疗 患者精神症状消失 3 个月（慢性复发患者精神症状消失 6 个月）以上，患者自知力恢复，对自己精神状态认识客观，对将来有适当的计划，可以考虑降低药物剂量。减药过程需缓慢，维持剂量为最小有效剂量，继续治疗 1～2 年（多次复发患者可能需要更长时间）。对长期治疗依从性不好者，或难以保证按医嘱服药者可选用第一代抗精神病药长效制剂。

**4. 难治性精神分裂症的用药** 首选第二代抗精神病药氯氮平（可选用利培酮、奥氮平、喹硫平或注射第一代长效抗精神病药如氟奋乃静癸酸酯等），或合并使用抗精神病药和增效剂，如苯二氮䓬类、心境稳定剂或抗抑郁药；若上述治疗无效，采用 ECT 治疗。

**5. 药物更换** 对疗效不满意或不良反应不能耐受者需要更换药物。

（1）骤停原药换药法：适用于出现严重不良反应时，建议住院换药，氯氮平不宜骤停，因可能出现疗效空档导致复发或撤药综合征；

（2）骤停原药加新药：适用于有较严重的锥体外系反应患者，两药重叠短时间，氯氮平不宜骤减；

（3）缓减原药、缓加新药；可减少撤药反应及症状复发，但可能增加两药合用引发的不良反应。

**（三）常见不良反应及处理**

**1. 锥体外系反应** 与药物阻断黑质–纹状体多巴胺受体作用有关，为第一代抗精神病药最常见的副作用。其中以含氟化合物发生较多，如氟奋乃静等，发生率为 25%～60%，多在用药后 3～4 周发生，最早可在 0.5～48 小时发生。表现形式如下。

（1）急性肌张力障碍　治疗1~5天发生，表现为舌、面、颈、背部肌肉痉挛，类似癫痫发作。治疗：肌注东莨菪碱0.3mg或异丙嗪25~50mg，可迅速缓解。有时需减少药物剂量，加服抗胆碱能药苯海索，或换用锥体外系反应发生率低的药物。

（2）类帕金森症　最常见，可能与拮抗多巴胺作用有关。治疗最初在1~2个月发生，发生率高达56%。最初表现为运动过缓，手足震颤和肌张力增高，严重者协调运动丧失、僵硬、佝偻姿势、拖行步态、面具脸、震颤、流涎和皮脂溢出。治疗给予抗胆碱能药苯海索2~12mg/d，应在使用2~3个月后逐渐停用。抗精神病药应缓慢加药或使用最低有效量。

（3）静坐不能　治疗1~2周出现，发生率约为20%。表现为无法控制的激越不安、不能静坐、反复走动或原地踏步。苯二氮䓬类药和普萘洛尔（20~80mg/d）有效，而抗胆碱能药无效。同时减少抗精神病药剂量或选用锥体外系反应发生率低的药物。

（4）迟发性运动障碍　可能与多巴胺活动增强有关，持续治疗数月或数年后（停药后加重）出现，表现为口-面部运动障碍，广泛的舞蹈手足徐动或肌张力障碍。最早表现为舌或口唇周围的轻微震颤。口部咀嚼样运动在老年患者中最具特征，肢体运动在年轻患者中常见。尚无有效治疗药物，关键在于预防、使用最低有效量或换用锥体外系反应发生率低的药物。抗胆碱能药会促进和加重症状，应避免使用。早发现早处理有可能逆转。

**2. 精神方面的不良反应**

（1）过度镇静　治疗早期最常见不良反应，表现为睡眠增多、困乏、头晕，发生率大于10%。氯丙嗪、氯氮平和硫利达嗪等多见，与药物拮抗组胺$H_1$受体作用有关。多见于治疗开始或增加剂量时，治疗几天或几周后常可耐受，也有长期服用者表现多睡和白天嗜睡。将每日剂量的大部分在睡前服用，可避免或减轻白天的过度镇静。严重者应该减药，且告诫患者勿驾车、操纵机械或从事高空作业。

（2）焦虑、激越作用　氯丙嗪、舒必利和利培酮有轻度激活或振奋作用，可产生焦虑、激越。

（3）认知缺陷　镇静作用较强的吩噻嗪类倾向于抑制精神运动和注意，但一般不影响高级认知功能。若合用抗胆碱药，记忆功能可能暂时受影响。

（4）撤药反应　抗胆碱能作用强的氯氮平、氯丙嗪等较易出现撤药反应，如失眠、焦虑和不安，应予注意。

**3. 自主神经系统不良反应**

（1）抗胆碱能的不良反应　表现为口干、视力模糊、排尿困难和便秘等。硫利达嗪、氯丙嗪和氯氮平多见。严重反应包括尿潴留、麻痹性肠梗阻和口腔感染，尤其是合用抗胆碱能药物及三环类抗抑郁药时更易发生。

（2）抗肾上腺素能的不良反应　表现为直立性低血压、反射性心动过速及射精的延迟或抑制。直立性低血压在治疗的头几天最为常见，氯丙嗪肌内注射时最易出现，有心血管疾病的患者，剂量增加应缓慢。应让患者头低脚高位卧床；严重病例应输液并给予去甲肾上腺素、间羟胺等升压，禁用肾上腺素。

**4. 内分泌和代谢不良反应**

（1）第一代抗精神病药常引起催乳素水平升高及高催乳素血症相关障碍　舒必利

多引起闭经、溢乳、性功能改变，第二代抗精神病药利培酮也可导致催乳素水平增高及相关障碍。奥氮平也致暂时性催乳素水平升高且呈剂量依赖性。氯氮平、喹硫平对血浆催乳素水平无明显影响。该不良反应发生与药物拮抗下丘脑－垂体结节漏斗区多巴胺受体有关。可减药、停药，服用中药、多巴胺激动剂和激素治疗。

（2）体重增加及相关并发症（Ⅱ型糖尿病、高血压病、高脂血症）　一般与大部分抗精神病药长期使用有关。氯氮平和奥氮平明显增加体重，建议患者应节制饮食，酌情增加活动。

**5. 药物过量中毒**　抗精神病药毒性比巴比妥类和三环类抗抑郁药小，死亡率低。过量的早期症状是激越或意识混浊。可见肌张力障碍、抽搐和癫痫发作，脑电图显示突出的慢波。常伴严重低血压及心律失常、低体温。采用对症治疗，大量输液，注意维持正常体温，应用抗癫痫药控制癫痫。由于多数抗精神病药血浆蛋白结合率高，血液透析作用不大。抗胆碱能作用使胃排空延迟，所以过量数小时后都应洗胃。低血压由于同时阻断了α、β受体，所以升压时用间羟胺或去甲肾上腺素，禁用肾上腺素。

## 六、建议

精神分裂症的神经发育障碍假说认为，该病起始于围生期，在青春后期或成年早期出现的精神病表现不是疾病发作的开始，而是疾病的中后期的表现。根据这一假说，可以将精神分裂症的病程分为四个时期：①危险期：可以觉察的缺陷出现之前的时期。②前驱期：明显精神症状出现前期。③精神病期：表现为明显的精神活动异常和急性的功能丧失。④慢性残疾期：以慢性功能残疾、阴性症状、躯体并发症为特征，部分患者可能需要长期封闭式住院照料。目前对该病的治疗主要是关注精神症状的控制。现代脑影像和神经认知检测等技术的开发使用，疾病生物学标记的发现及对细微临床症状的确认，有可能对处于该病一、二期的患者予以识别，进行早期诊断，对早期的认知缺陷进行治疗。有必要对可疑的高危个体进行完整的危险因素评估，包括遗传和环境因素、认知功能、易感性的生理基础等，以识别危险期，确定防止疾病从一、二期发展到三、四期，同时也要动员全社会力量确保处于不同疾病期的患者得到综合性的干预措施。

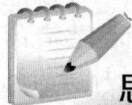

**思考题**

1. 哪些精神症状对诊断精神分裂症较有特异性？
2. 试述精神分裂症药物治疗方案。
3. 试述抗精神病药的常见不良反应。
4. 病例：

李某，男，26岁，6年前无明显诱因出现精神异常，表现为呆滞、少语，多疑，怀疑电视里的人及周边的人都在关注他，爱护他，怀疑家人有事瞒着他，认为自己的想法没有告诉其他人，却都被别人知道了，认为自己可以当大官，帮助许多百姓，有时恳求母亲让他出远门，否则自己会给家人带来灾难，凭空耳闻大自然里许多动物的叫声，凭空耳闻有许多人在叫他，说他的事，有时会与他们对话，却看不到说话的人，睡眠差，自觉自己的心在告诉他，有人在饭菜里下毒害他，故不愿吃饭，吃了也吐掉，认为他命定的女孩要出现了，所以买了个女式背包和布娃娃，要出外送给这个女生，母亲阻止他，就打骂母亲。

诊断：精神分裂症

# 第二节　情感性（心境）障碍

心境障碍（mood disorder）又称情感性精神障碍（affective disorder），是指由各种原因引起的、以显著而持久的情感或心境改变为主要特征的一组疾病。临床上主要表现为情感高涨或低落，伴有相应的认知和行为改变，可有精神病性症状，如幻觉、妄想。大多数患者有反复发作的倾向，部分可有残留症状或转为慢性。心境障碍包括抑郁症、躁狂症和双向障碍等类型。抑郁症或躁狂症是指仅有抑郁或躁狂发作，习惯上称为单相抑郁或单相躁狂。双向情感障碍指既有躁狂又有抑郁发作的一类心境障碍。临床上单纯躁狂少见，故躁狂发作视为双向情感障碍。双相 I 型障碍患者交替出现完全躁狂和严重抑郁，常以抑郁形式起病。双相 II 型障碍中，抑郁和轻度躁狂交替发作。多数人认为心境障碍的发病与遗传因素、神经生物学因素和心理社会因素等有关。

病因和发病机制如下。

**1. 遗传因素**　心境障碍患者的生物学亲属的患病风险明显增加，心境障碍的单卵双生子的发病率明显高于异卵双生子，该疾病基因或易感基因尚需深入研究。

**2. 神经递质假说**

（1）去甲肾上腺素（NE）假说　抑郁症认为与患者脑内 NE 缺乏有关，NE 功能活性增高可能与躁狂发作有关。耗竭脑内 NE 的药物如利舍平等可导致抑郁，而使脑内 NE 增加的药物如三环类抗抑郁药和单胺氧化酶抑制剂等具有抗抑郁作用。

（2）5 - 羟色胺（5 - HT）假说　5 - HT 功能活动降低与抑郁发作有关，5 - HT 功能活性增高可能与躁狂发作有关。5 - HT$_{1A}$ 受体与 5 - HT$_{2A}$ 受体功能相互拮抗，两者功能的不平衡可导致抑郁，突触前 5 - HT 自身受体功能亢进可导致抑郁。

（3）多巴胺（DA）假说　研究发现 DA 功能活动降低与抑郁发作有关，DA 功能活性增高可能与躁狂发作有关。多巴胺的前体左旋多巴可改善部分单相抑郁症患者的症状；多巴胺激动剂吡贝地尔和溴隐亭有抗抑郁作用；能阻断 DA 受体的抗精神病药可治疗躁狂发作；抑郁发作患者尿中多巴胺的主要降解产物高香草酸水平降低。

（4）γ - 氨基丁酸（GABA）假说　临床研究发现抗癫痫药卡马西平、丙戊酸钠具有抗躁狂抗抑郁作用，其药理作用与脑内 GABA 含量的调控有关。双相障碍患者血浆和脑脊液中 GABA 水平下降。

**3. 神经内分泌功能异常、脑电生理变化及神经影像改变**　心境障碍患者有下丘脑－垂体－肾上腺轴功能异常，抑郁发作时促皮质激素释放激素分泌过多。脑电图研究发现，抑郁发作时多倾向于低 α 频率，躁狂发作时多为高 α 频率或出现高幅慢波。CT 研究发现，心境障碍患者脑室较正常对照组大。MRI 发现抑郁发作患者海马、额叶皮质、杏仁核、腹侧纹状体等脑区萎缩。

**4. 心理社会因素** 抑郁症发作具有"应激 – 心理"模式，其中心理因素的作用明显，包括个体内在因素（心理动力学和认知假说，病前人格）、人际交往因素（与他人的相互作用，社会支持网）、社会环境因素（早期不幸，近期生活事件）。这些因素可以促使抑郁或使个体的抑郁易感性增加，如早期丧母或近期失业会影响个体自尊或自信的保持和发展。

# 抑 郁 症

## 一、概述

抑郁发作概括为情绪低落、思维迟缓、意志活动减退"三低"症状，但这些重度抑郁发作时典型症状不一定出现在所有的抑郁障碍患者中。发作至少持续 2 周，并且不同程度地损害社会功能，或给本人造成痛苦或不良后果。

## 二、诊断要点

**1. 情绪低落** 表现为显著而持久的情绪低落、悲观失望、对日常活动丧失兴趣和愉快感，精力明显减退，无明显原因的持续疲乏感。

**2. 思维迟钝** 表现为语言减少，语速减慢，声音低沉，患者感到思考问题困难，工作学习能力下降。

**3. 意志活动减退** 表现为动作缓慢，严重者可达木僵状态；生活被动懒散。伴有焦虑的患者可有坐立不安等症。严重者甚至反复出现自杀念头或行动。

**4. 其他症状** 主要有睡眠障碍、食欲减退、体重下降、性欲减退、便秘、身体任何部位的疼痛、阳痿、闭经、乏力等。抑郁发作时也可出现人格解体、现实解体及强迫症状。

## 三、辅助检查

病程及严重标准：以情绪抑郁为主要特征，持续至少 2 周，并达到社会功能受损或给患者造成痛苦、不良后果的严重程度。

## 四、处理原则

抑郁症为高复发性疾病，应全程治疗，包括急性期治疗、恢复期（巩固期）治疗和维持期治疗。单次发作的抑郁症 50% ~85% 会有第 2 次发作，因此常需维持治疗以防复发。抑郁症的治疗方法有药物治疗、心理治疗及康复治疗。药物治疗是主要手段，主要用来改善脑部神经递质的不平衡。其治疗原则与精神分裂症基本相同：包括早期发现、早期诊断、早期治疗；一般采用单一药物治疗，足剂量、足疗程治疗，个体化治疗。

**1. 急性期治疗** 推荐 6 ~8 周，控制症状，尽量达到临床痊愈。治疗抑郁症时，一般药物治疗 2 ~4 周开始起效，若患者用药 4 ~6 周无效，可改用同类其他药物或作用机制不同的药物。

**2. 恢复期（巩固期）治疗** 至少需 4 ~6 个月，在此期间患者病情不稳，复发风险较大，原则上应继续使用急性期治疗有效的药物且剂量不变。

**3. 维持期治疗** 抑郁症易复发，因此需维持治疗防止复发。维持治疗结束后，若病情稳定，可缓慢减药直至终止治疗，但应密切观察，一旦发现有复发的早期症状，迅速恢复原治疗。维持治疗期间剂量可适当减低，维持治疗时间因人而异，短者半年，发作次数越多，维持治疗时间应越长，发作一次，至少要维持治疗 6～12 个月，发作 2 次，至少维持治疗 2～3 年，病情多次复发者甚至需终生治疗。

抑郁症既是生理性也是心理性疾病，药物治疗和心理治疗相结合的综合治疗会使效果更好。心理治疗一般选择轻－中度的患者，且在治疗过程中密切观察，防止自杀。适合心理治疗的情况有：①患者自愿首选心理治疗或坚决排斥药物治疗者；②有明显的抗抑郁药使用禁忌；③发病有明显的心理社会原因。

## 五、用药方案

### 1. 治疗药物分类

（1）三环类抗抑郁药 为突触前摄取抑制剂，使突触间隙中的 NE 和 5－HT 浓度增高而达到治疗目的。突触后 $\alpha_1$、$H_1$、$M_1$ 受体阻断，导致低血压、镇静、口干和便秘等不良反应。此类药疗效好，适用于各种类型及不同严重程度的抑郁障碍；但不良反应大，现已少用。代表药物有丙咪嗪、氯米帕明、阿米替林、多塞平等。

（2）单胺氧化酶抑制剂 抑制 DA、5－HT、NE 的代谢酶，使单胺类神经递质的浓度升高。新一代为可逆性单胺氧化酶抑制剂，主要抑制单胺氧化酶 A，对酶的抑制作用 $t_{1/2}$ 小于 8 小时，不良反应少，适用于各类抑郁。代表药物为吗氯贝胺。

（3）选择性 5－HT 再摄取抑制药 选择性抑制 5－HT 再摄取，使突触间隙中 5－HT 浓度增高而达到治疗目的。适用于各种类型和不同严重程度的抑郁障碍。抗胆碱能和心血管不良反应比三环类轻，近年来广泛应用。代表药物有氟西汀、帕罗西汀、舍曲林、氟伏沙明、西酞普兰和艾司西酞普兰。疗效同三环类，但对细胞色素 CYP450 酶作用不同，应注意药物间相互作用。

（4）选择性 5－HT 和 NE 再摄取抑制药 主要抑制突触前膜对 5－HT 和 NE 的再摄取，对 DA 的再摄取也有轻度抑制作用。疗效与丙咪嗪相当或更优，起效时间较快，对难治性抑郁也有较好效果。不良反应少，代表药物为文拉法辛、度洛西丁、米那普仑。文拉法辛和度洛西丁高剂量时优于选择性 5－HT 再摄取抑制药，米那普仑普通剂量时疗效优于选择性 5－HT 再摄取抑制药。

（5）选择性 NE 再摄取抑制药 主要抑制突触前膜对 NE 的再摄取与 $\alpha_2$ 受体，使突触间隙中 NE 浓度增高而发挥抗抑郁作用。疗效与氟西汀相似，但对严重抑郁症效果更好，对社会功能、动力缺乏及负性自我感觉的改善更好。代表药为瑞波西汀。

（6）去甲肾上腺素能及特异性 5－HT 能抗抑郁药 拮抗中枢去甲肾上腺素能神经元突触 $\alpha_2$ 自身受体和异质受体，增加 5－HT 和 NE 的释放；既能激活突触后的 5－$HT_1$ 受体而介导 5－HT 能神经元的传导，又通过阻断突触后的 5－$HT_2$ 受体、5－$HT_3$ 受体而较少引起焦虑、激越、性功能障碍和恶心等消化道不良反应。此外对 $H_1$ 受体和外周 $\alpha_1$ 受体也有一定作用。有镇静作用、直立性低血压，而抗胆碱能作用小。适用于各种抑郁，尤其是重度抑郁和明显焦虑、激越及失眠的患者。代表药物为米氮平。

（7）$\alpha_2$拮抗剂和5-HT$_1$、5-HT$_2$受体拮抗剂 能选择性抑制突触前膜上的$\alpha_2$受体和异质受体，促进NE释放；并阻断脑内5-HT$_1$、5-HT$_2$受体。在外周，可对抗组胺和5-HT的作用。无抗胆碱能作用，作用与三环类相近，特别适用于有焦虑、失眠的抑郁患者。代表药物为米安色林。

（8）5-HT受体拮抗和再摄取抑制剂 拮抗5-HT$_{2A}$受体，兴奋5-HT$_{1A}$受体，抑制突触前5-HT的再摄取。同时具有抗组胺和拮抗$\alpha_1$受体的作用，镇静作用较强，能引起直立性低血压。适于伴焦虑、失眠的轻中度抑郁，重度抑郁效果差。代表药物为曲唑酮和奈法唑酮。

（9）NE及DA再摄取抑制药 本身对NE和DA的再摄取抑制作用很弱，但其活性代谢物是很强的再摄取抑制药，且在脑内浓度很高，适用于其他抗抑郁药疗效差或不耐受的抑郁症患者的治疗。

（10）其他 ①阿莫沙平：为苯二氮䓬类衍生物，对NE摄取抑制作用强，5-HT摄取抑制作用弱，代谢产物对D$_2$受体有较强抑制作用。适于精神病性抑郁。②噻奈普汀：可增加突触前5-HT的再摄取，增加囊泡中5-HT的储存，且改变其活性；在大脑皮质水平，增加海马锥体细胞的活性，增加皮质及海马神经元再摄取5-HT。长期服药可减少抑郁的复发，对老年抑郁症具有较好的疗效；能改善抑郁伴发的焦虑症状。③氟哌噻醇美利曲辛：每片含氟哌噻醇0.5mg，美利曲辛10mg。适用于轻中度抑郁症，尤其是心因性抑郁、躯体疾病伴发抑郁、更年期抑郁、酒精依赖及药瘾伴发的抑郁。④S-腺苷甲硫氨酸：一种内源性甲基供体，可增加神经递质的合成，影响脑内儿茶酚胺（DA、NE）、吲哚胺（5-HT、褪黑素）及组胺等神经递质的代谢。适用于各种抑郁，特别是老年抑郁症及其他抗抑郁药不能耐受的抑郁患者。

**2. 治疗药物选用** 抗抑郁药的疗效和不良反应均存在个体差异，药物选择主要取决于患者身体状况、疾病类型和药物不良反应。抗抑郁药的选用，要综合考虑以下因素：①既往用药史：如有效仍可用原药，除非有禁忌证。②药物遗传学：近亲中使用某种抗抑郁药有效，该患者也可能有效。③药物的药理学特征：如有的药镇静作用较强，对明显焦虑激越的患者可能较好。④可能的药物间相互作用：需无药效学或药动学配伍禁忌。⑤患者躯体状况和耐受性：如非典型抑郁可选用选择性5-HT再摄取抑制剂或单胺氧化酶抑制剂，精神病性抑郁可选用阿莫沙平。⑥药物的可获得性及价格和成本问题。

（1）伴有明显激越的抑郁症 抑郁症患者可伴有明显激越，激越是女性更年期抑郁症的特征。在治疗中可选用有镇静作用的抗抑郁药，如氟伏沙明、帕罗西汀、米氮平、曲唑酮、阿米替林、氯米帕明等，也可选用文拉法辛。在治疗早期，可合并劳拉西泮（1~4mg/d）或氯硝西泮（2~4mg/d）。当激越焦虑的症状缓解后可逐渐停用苯二氮䓬类，继续用抗抑郁药治疗。

（2）伴有强迫症状的抑郁症 抑郁症患者可伴有强迫症状，强迫症的患者也可伴有抑郁，两者相互影响。药物治疗常用帕罗西汀和氟西汀。一般用量较大，如氟伏沙明可用至200~300mg/d，氯米帕明150~300mg/d，舍曲林150~250mg/d。

（3）伴有精神病症状的抑郁症 精神病患者检验现实的能力丧失，伴有幻觉、妄想、阳性思维形式障碍或木僵等精神病症状。使用抗抑郁药治疗的同时，可合并第二代抗精神病药物或第一代抗精神病药，如利培酮、奋乃静、舒必利等，剂量可根据精神病性症状的严重程度适当进行调整，当精神病性症状消失后，继续治疗 1～2 个月，若症状未再出现，可考虑减药，直至停药，减药速度不宜过快，避免出现撤药综合征。

（4）伴有躯体疾病的抑郁症　抑郁症状可为脑部疾病的症状之一，躯体疾病可与抑郁症状同时存在，相互影响。抑郁症状可以是躯体疾病的一种心因性反应，也可是躯体疾病伴发的抑郁障碍。所以治疗时需在有效控制躯体疾病同时，积极治疗抑郁。抑郁症的治疗可选用选择性 5 - HT 再摄取抑制剂如氟西汀、帕罗西汀、氟伏沙明或选择性 5 - HT 及 NE 再摄取抑制剂如文拉法辛、米那普仑等。若是躯体疾病伴发抑郁症，经治疗抑郁症缓解，可逐渐停用抗抑郁药。若是躯体疾病诱发的抑郁症，抑郁症状缓解后仍需对抑郁症继续治疗。

（5）难治性抑郁症　治疗策略包括：①增加抗抑郁药的剂量：增加原抗抑郁药剂量至最大剂量的上限，但要注意不良反应，有条件的进行血药浓度检测。但对三环类加量要注意以防中毒。②合用增效剂：可合用锂盐（750～1000mg/d），7～14 天见效；三环类抗抑郁药合用甲状腺素（加服 $T_3$ 25μg/d），1 周后加至 37.5～50μg/d，可 1～2 周显效，疗程 1～2 个月。联用丁螺环酮（逐渐增至 20～40mg/d，分 3 次口服）；联用苯二氮䓬类；与新型抗精神病药合用，如利培酮（1～2mg/d）、奥氮平（5～10mg/d），主要用于精神病性难治性抑郁。与抗癫痫药合用，如卡马西平（0.2～0.6mg/d）、丙戊酸钠（0.4～0.8mg/d）。③两种不同类型或不同药理机制的抗抑郁药的联用：三环类和选择性 5 - HT 再摄取抑制药联用，二者联用注意三环类剂量适当减小。三环类和安非他酮联用，抗抑郁药合并 ECT 治疗或采取生物心理社会综合干预措施。

在抑郁症的药物治疗中，应注意药物过量中毒。其中三环类抗抑郁药过量中毒危害最大，过量中毒表现为神经、心血管和外周抗胆碱症状、昏迷、痉挛发作、心律失常、还可兴奋、高热肌阵挛和强直、反射亢进、低血压、呼吸抑制、心搏骤停而死亡。处理方法包括支持疗法和对症疗法。如发生中毒，可试用毒扁豆碱缓解抗胆碱能作用，每 0.5～1 小时重复给药 1～2mg。及时洗胃、输液、利尿、保持呼吸通畅、吸氧等支持疗法。可用利多卡因、普萘洛尔和苯妥英钠等积极处理心律失常。控制癫痫发作，可用苯妥英钠 0.25g 肌注或地西泮 10～20mg 缓慢静注。由于三环类药物在胃内排空延缓，故即使服用 6 小时以后，仍应洗胃。

## 六、建议

难治性抑郁症的治疗措施如下。

（1）增加抗抑郁药的剂量，至最大治疗剂量的上限，在增量过程中应注意药物的不良反应，有条件的应检测血药浓度。

（2）抗抑郁药合并增效剂，可以合并锂盐、甲状腺素、5 - $HT_{1A}$ 受体拮抗剂（如丁螺环酮）、苯二氮䓬类、第二代抗精神病药物、抗癫痫药物等。

（3）两种不同类型或不同药理作用机制的抗抑郁药物的联合使用，此时应特别预防 5 - HT 综合征的出现。

# 躁 狂 症

## 一、概述

躁狂发作的典型临床表现是情绪高涨、思维奔逸、活动增多的"三高"症状，可伴有夸大观念或妄想、冲动行为等。发作应至少持续1周，并有不同程度的社会功能损害，可给自己或他人造成危险或不良后果。躁狂可一生仅发作一次，也可反复发作。

## 二、诊断要点

**1. 情绪高涨**　这是躁狂症的主要症状，常表现为自我感觉良好，自我评价过高，夸大，甚至达妄想程度。有的以易激惹、发怒为主要症状。

**2. 思维奔逸**　表现为联想迅速，意念飘忽，言语明显增多，注意力不集中，可有音联、意联或随境转移表现。

**3. 活动增多**　表现为整日忙碌不停，好管闲事，行为轻率，甚至不顾后果或冒险。

**4. 其他症状**　睡眠需求减少，且不感到疲乏；性欲亢进；也可出现妄想、幻觉等精神病症状，但一般与思维、情感相一致。

## 三、辅助检查

病程及严重标准：以情绪高涨或易激怒为主要症状持续至少1周，并达到严重损害社会功能，或给别人造成危险或不良后果的程度。躯体和神经系统检查以及实验室检查，一般无阳性发现，脑影像学检查结果可供参考。家族中特别是一级亲属有较高的同类疾病的阳性家族史。

## 四、处理原则

为减少发作频率，减轻发作程度，提高临床治愈率，提高生活质量，预防复发，采用以下治疗原则。

**1. 个体化治疗原则**　需要考虑患者性别、年龄、主要症状、躯体情况、是否合并使用药物、首发或复发、既往治疗史等多方面因素，选择合适的药物，从较低剂量起始，根据患者反应决定。治疗过程中需要密切观察治疗效果、不良反应以及可能出现的药物相互作用等，及时调整，提高患者的耐受性和依从性。

**2. 综合治疗原则**　应采取药物治疗、躯体治疗、物理治疗、心理治疗和危机干预等措施的综合运用，提高疗效、改善依从性、预防复发和自杀，改善社会功能和生活质量。

**3. 长期治疗原则**　由于双相障碍几乎终身以循环方式反复发作，其发作的频率远较抑郁障碍为高，因此应坚持长期治疗原则。一般急性期治疗6~8周，巩固期治疗2~3个月，维持期治疗2~3年或更长。患者和家属共同参与治疗。

## 五、用药方案

**1. 治疗药物分类**　心境稳定剂也称抗躁狂药，是指对躁狂发作具有治疗作用，并对躁狂或抑郁发作具有预防复发的作用，且不会引起躁狂与抑郁互相转相或导致频繁快速循环发作的药物。

（1）常用心境稳定剂　①碳酸锂：锂作为情绪稳定剂的精确机制还不清楚。锂的选择作用是抑制肌醇单磷脂酰酶的活性，从而干扰磷脂酰肌醇途径和抑制蛋白激酶 C 活性，尤其抑制 α 和 β 亚型来干扰神经传递机制。为治疗躁狂发作的首选药物，既可用于躁狂的急性发作，也可用于缓解期的维持治疗，总有效率约 70%。锂盐对躁狂的复发也有预防作用，一般对轻症躁狂效果好。②丙戊酸盐：主要有丙戊酸钠和丙戊酸镁。能促使 γ-氨基丁酸的合成并阻止其分解，使脑内抑制性递质 γ-氨基丁酸的含量增加，神经肌肉兴奋性下降，对部分躁狂症有效。用于治疗双相情感障碍的躁狂发作，特别是快速循环发作及混合性发作效果较好，对双相情感障碍有预防复发的作用。疗效与碳酸锂相仿，对碳酸锂反应不佳或不能耐受者是较理想的替换药。常见不良反应为消化道反应，少数患者出现脱发、异常兴奋与烦躁不安等症状。过量出现肌无力、嗜睡、四肢震颤、共济失调、意识模糊或昏迷。一旦中毒，立即停药，并根据病情给予对症及支持治疗。③卡马西平：用于急性躁狂发作的治疗。适用于碳酸锂无效或快速循环发作或混合发作患者，对双相情感障碍有预防复发的作用。常见的副作用是恶心、眩晕、共济失调和复视。严重的中毒反应是粒细胞减少症、再生障碍性贫血、多形糜烂性红斑和水中毒。卡马西平可使抗利尿激素减少，继发低钠血症和水中毒，严重者可致昏迷、痉挛等。应定期做血常规和电解质检查，若发生低钠血症，或白细胞总数低于 $3 \times 10^9/L$，应停用卡马西平。另外卡马西平诱导肝药酶，用药 3 周后，不仅引起自身血药浓度下降，也可以加速其他药物如氟哌啶醇、甲状腺激素等的代谢。与锂盐合用时，易引起甲状腺功能减退症。应根据临床症状和血药浓度调整其治疗剂量。

（2）候选心境稳定剂　①拉莫三嗪：为兴奋性谷氨酸受体拮抗剂，可抑制谷氨酸与天门冬氨酸的释放。可合用治疗双向快速循环型及双相抑郁发作。也可作为难治性抑郁的增效剂。主要不良反应皮疹、共济失调、抑郁、复视、无力、呕吐及眼球震颤。②托吡酯：为电压敏感性钠离子通道调节剂。不良反应有食欲减退、认知损害、乏力、嗜睡等。③加巴喷丁：可合用治疗双相躁狂发作。不良反应有嗜睡、眩晕、共济失调等。④第二代抗精神病药：氯氮平、利培酮、奥氮平与喹硫平也可能具有抗躁狂与抗抑郁的心境稳定作用，在双相障碍躁狂发作的急性期治疗阶段，可作为补充或辅助治疗措施。

**2. 治疗药物的选用**　用药初期应对患者进行全面体检，检查血液和尿液，肝、肾功能和甲状腺功能等。药物选择应结合临床症状特点、双相障碍的发作类型、躯体状态、年龄、过去治疗反应、药物相互作用及经济情况来考虑。躁狂发作的治疗方案如下。

第一步：设 3 个治疗方案，以心境稳定剂单药治疗为主。

方案 1：首选锂盐治疗。碳酸锂的剂量为 600～2000mg/d，一般从小剂量开始，3～5 天内逐渐增加至治疗剂量，分 2～3 次服用，一般 1 周见效。维持治疗剂量为

500~1500mg/d。老年或体弱者适当减小剂量，与抗抑郁药或抗精神病药合用时剂量也应减小。血锂的有效浓度和中毒浓度非常接近，要对血锂的浓度进行动态监测，并根据病情、治疗反应和血锂浓度调整剂量。急性期治疗血锂浓度应维持在0.8~1.2mmol/L，维持治疗时为0.4~0.8mmol/L，上限不应超过1.4mmol/L，以防锂盐中毒。许多中毒症状反映的是细胞内锂盐浓度过高，早期中毒症状为不良反应加重，如频发的呕吐、腹泻，无力，淡漠，肢体震颤由细小变得粗大，反射亢进。血锂浓度超过2.0mmol/L可出现严重中毒，表现为意识模糊、共济失调、吐字不清、癫痫发作乃至昏迷、休克、肾功能损害。血锂浓度超过3.0mmol/L可危及生命。一旦发现中－重度的锂中毒征象，应立即停药，注意水、电解质平衡，用氨茶碱碱化尿液，以甘露醇渗透性利尿排锂，不宜使用排钠利尿剂。严重病例必要时行血液透析，并给予对症和支持治疗。

方案2：混合性发作对锂盐反应差，可选用丙戊酸钠、卡马西平或奥氮平治疗。丙戊酸钠应从小剂量开始，每次200mg，每日2~3次，有效血药浓度范围为50~100μg/ml。卡马西平治疗剂量为600~1200mg/d，分2~3次口服，治疗血药浓度为6~12μg/ml；维持剂量300~600mg/d，血药浓度6μg/ml左右。

方案3：对躁狂及混合性发作伴严重兴奋、行为紊乱及精神病性症状，采用一种第二代抗精神病治疗。若兴奋性症状突出，也可在方案1、2或3中临时加用苯二氮䓬类，如氯硝西泮口服或肌注，控制症状后逐渐减量后停用。

一般情况下，各方案中所有药物均应在患者可以耐受的条件下尽快达到有效治疗剂量。如经2~3周治疗无明显效果，应将该药加至最大治疗剂量。若加大剂量1~2周后仍无明显效果，经检查如无治疗方案以外因素影响疗效，则应转入第二步骤，选择适当方案继续治疗。

第二步：联合治疗策略。一般继续沿用第一步所选择的方案加用另一种药物进行联合治疗。常合用第二代抗精神病药，症状缓解后逐渐停用，然后以心境稳定剂维持治疗。联合用药时注意药物相互作用对药效和安全性的影响。极少数患者联合治疗2周后仍无效或仅部分缓解，此时应采取更积极的手段加强治疗。

第三步：加用ECT治疗或无抽搐电痉挛强化治疗，每周3次，一般多在6次内可达到完全缓解，再用第二步中药物进行维持治疗。临床上严重兴奋状态可能导致严重后果，为尽快控制症状，也可以在治疗的第一、二步便施行ECT治疗。在合并治疗时，由于锂盐具有加强肌肉松弛的作用，使呼吸恢复缓慢，故剂量宜小。

躁狂症复发的预防：经药物治疗已康复的患者在停药后的1年内复发率较高，且双相障碍的复发率明显高于单相抑郁障碍，分别为40%和30%。服用锂盐预防性治疗，可有效防止躁狂或抑郁的复发。心理治疗和社会支持系统对预防本病复发也有非常重要的作用。卡马西平和丙戊酸钠也用作双向障碍的预防药，当双相障碍患者经过单药治疗不能完全预防复发时，常把锂盐和抗癫痫药物联合使用。

## 六、建议

中医对躁狂症的治疗多从调理肝、心、脾、肺、肾五脏入手，主要施治方法包括镇心涤痰、泻肝清火、化瘀通窍、调畅气血、滋阴降火、安神定志等。中药相对安全、有效、不良反应小、患者依从性好，具有临床应用价值；但目前相关中医药治疗躁狂症的临床研究极少有随机对照试验，极少存在盲法评估，其结论尚存在一定偏倚可能性，仍需进一步设计更严谨的临床研究为佐证，以便更好地应用中医药治疗躁狂症。

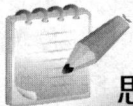

**思考题**

1. 简述心境障碍的病因和发病机制。
2. 简述抑郁和躁狂发作的主要诊断要点。
3. 试述抑郁和躁狂发作的药物治疗原则及方案。
4. 病例：某男，55岁，汉族，小学文化，修理工，已婚。主因情绪低落、悲观焦躁6个月，加重2月伴自杀行为首次住院。家族史：其父有精神障碍史，其子患有"精神分裂症"，于6月前在我院经改良电休克治疗、奥氮平治疗3月痊愈，目前服药病情稳定达3个月。既往史：患下肢静脉曲张30年未治疗。无其他躯体疾病，无食物、药物过敏史。现病史：患者在6月前陪护儿子住我院治疗精神分裂症期间，出现紧张不安、情绪低落，担心儿子的病，经常向医生哭诉，不能为儿子的治疗与医生进行商讨，犹豫不决。失眠，每天只能睡4~5小时。曾在我院门诊服用阿米替林75mg/d治疗1个月，情绪有所好转，因口干不适换用曲唑酮50mg/d，后服药不规律。2月来病情加重，整日忧心忡忡，高兴不起来；不愿料理家务；话少，每天只有吃饭时与家人简单说几句话；活动少，动作缓慢，总爱躺在床上，感觉没有精力。担心家里没有钱，因此戒烟戒酒，不看电视怕费电，不让家人吃肉要省钱。对以前做过的事情感到自责，向妻子承认替别人做担保太草率。患者感到终日不能入睡片刻，认为自己也患了"精神分裂症"，感到绝望，多次说不想活了，并曾试图自缢一次被家人发现制止。进食速度也变慢，进食量尚可，体重半年内下降5kg。

诊断：重度抑郁发作

# 第三节　焦虑症

## 一、概述

焦虑症，又称为焦虑性神经症，是神经症这一大类疾病中最常见的一种，以焦虑情绪体验为主要特征的精神障碍。可分为慢性焦虑（广泛性焦虑）和急性焦虑发作（惊恐障碍）两种形式。焦虑症的焦虑症状是原发的，凡继发于高血压、冠心病、甲亢等躯体疾病的焦虑应诊断为焦虑综合征。其他精神病理状态如幻觉、妄想、强迫症、抑郁症、恐惧症等伴发的焦虑，不应诊断为焦虑症。

焦虑症的发生发展是生物-心理-社会因素综合作用的结果，与遗传因素密切相关。焦虑可通过实验来诱发，如乳酸盐和咖啡因对易感个体可以诱发焦虑发作，儿茶酚胺如 NE 能够诱发出类似于焦虑的感觉，氢化麦角新碱为 $\alpha_2$ 肾上腺素受体拮抗剂，能够引起惊恐发作。诱发的机制可能是通过中枢蓝斑核发挥作用。地西泮和可乐定均能阻断氢化麦角新碱诱发焦虑。

焦虑症状与一些具有威胁或伤害的事件有较大的相关性。在患病人群中，焦虑症的发生与生活事件的联系非常紧密。惊恐症与疾病方面的生活事件有特别紧密的关系。在发病机制中的研究中，各种神经递质如 GABA、5 - HT、NE、DA 等在焦虑症的发病机制中可能起关键作用。

## 二、诊断要点

主要根据病史、家族史、临床症状、病程及体格检查、量表测查和实验室辅助检查，由专科医生诊断。其中最主要的是临床症状和病程。

焦虑症的临床症状可分为精神性焦虑和躯体性焦虑。精神性焦虑指患者主观体验到的紧张、焦虑，如不明原因的心神不定、烦躁不安、担心和害怕等不同程度的焦虑情绪表现。躯体性焦虑是以躯体症状或躯体语言为表现的焦虑，以自主神经系统功能亢进的症状为主，有些患者表现为无客观依据的主观性不适。

**1. 急性焦虑障碍（惊恐发作或惊恐障碍）** 主要症状特点是反复出现的、不可预测的、强烈的惊恐体验，一般历时 5～20 分钟，伴濒死感或失控感，患者常体会到濒临灾难性结局的害怕和恐惧。

（1）发作无明显诱因、无相关的特定情境，发作不可预测。

（2）在发作间隙期，除害怕再发作外，无明显症状。

（3）发作时表现强烈恐惧、焦虑及明显的自主神经症状，并常有人格解体、现实解体、濒死恐惧或失控等痛苦体验。

（4）发作突然开始，迅速达到高峰，发作时意识清晰，事后能回忆。

（5）严重程度标准：患者因难以忍受又无法解脱而感到痛苦。

（6）病程标准：1 月内至少发作 3 次，或在首次发作后继发害怕再发作的焦虑持续 1 个月。

（7）排除其他精神障碍，如恐惧症、抑郁症，或躯体障碍等继发的惊恐发作。排除躯体疾病如癫痫、心脏病发作、嗜铬细胞瘤、甲亢或自发性低血糖等继发的惊恐发作。

**2. 慢性焦虑障碍（广泛性焦虑障碍）** 是一种以缺乏明确对象和具体内容的提心吊胆及紧张不安为主的焦虑障碍，并有显著的自主神经症状、肌肉紧张及运动性不安。

（1）情绪症状 在没有明显诱因的情况下，患者经常出现与现实情境不符的过分担心、紧张害怕，这种紧张害怕常常没有明确的对象和内容。患者感觉自己一直处于一种紧张不安、恐惧、害怕、忧虑的内心体验中。

（2）自主神经症状 头晕、胸闷、心慌、呼吸急促、口干、尿频、尿急、出汗、震颤等躯体方面的症状。

（3）运动性不安 坐立不安，坐卧不宁，烦躁，很难静下心来。

（4）严重标准 社会功能受损，患者因难以忍受又无法解脱而感到痛苦。

（5）病程标准 符合症状标准至少已 6 个月。

（6）排除甲亢、高血压、冠心病等躯体疾病的继发性焦虑，排除兴奋药物过量、镇静催眠药或抗焦虑药的戒断反应，强迫症、恐惧症、神经衰弱、躁狂症、抑郁症或精神分裂症等伴发的焦虑。

### 三、辅助检查

目前常用的焦虑严重程度评估工具为医生用汉密尔顿焦虑量表（Hamilton Anxiety Scale，HAMA），总分14分可明确达到焦虑发作的严重程度标准。

**1. 测验材料** 汉密尔顿焦虑量表由汉密尔顿（Hamilton）于1959年编制，是精神科临床中常用的量表之一。本量表包括14个反映焦虑症状的项目，主要涉及躯体性焦虑和精神性焦虑两大类因子结构。

**2. 适用范围** 本量表主要用于评定神经症及其他病人的焦虑症状的严重程度，但不大宜于估计各种精神病时的焦虑状态。同时有些重复的项目，如抑郁心境，躯体性焦虑，胃肠道症状及失眠等，故对于焦虑症与抑郁症也不能很好地进行鉴别。

**3. 施测步骤**

（1）评定方法 HAMA应由经过训练的2名评定员进行联合检查，一般采用交谈和观察的方式，待检查结束后，2名评定员独立评分。在评估心理或药物干预前后焦虑症状的改善情况时，首先在入组时评定当时或入组前周的情况，然后在干预2～6周后再次评定来比较焦虑症状严重程度和症状谱的变化。

（2）评分标准 HAMA所有项目采用0～4分的5级评分法，各级的标准为：0无症状；1轻；2中等；3重；4极重。

HAMA没有工作用评分标准，14个条目所评定的症状如下。

1）焦虑心境：担心、担忧，感到有最坏的事情将要发生，容易激惹。

2）紧张：紧张感、易疲劳、不能放松，情绪反应，易哭、颤抖、感到不安。

3）害怕：害怕黑暗、陌生人、一人独处、动物、乘车或旅行及人多的场合。

4）失眠：难以入睡、易醒、睡得不深、多梦、梦魇、夜惊、醒后感疲倦。

5）认知功能：或称记忆、注意障碍。注意力不能集中，记忆力差。

6）抑郁心境：丧失兴趣、对以往爱好缺乏快感、抑郁、早醒、昼重夜轻。

7）肌肉系统症状：肌肉酸痛、活动不灵活、肌肉抽动。肢体抽动、牙齿打战、声音发抖。

8）感觉系统症状：视物模糊、发冷发热、软弱无力感、浑身刺痛。

9）心血管系统症状：心动过速、心悸、胸痛、血管跳动感、昏倒感、心搏脱漏。

10）呼吸系统症状：胸闷、窒息感、叹息、呼吸困难。

11）胃肠道症状：吞咽困难、嗳气、消化不良（进食后腹痛、胃部烧灼感。腹胀、恶心、胃部饱胀感）、肠动感、肠鸣、腹泻、体重减轻、便秘。

12）生殖、泌尿系统症状：尿意频数、尿急、停经、性冷淡、过早射精、勃起不能、阳痿。

13）自主神经系统症状：口干、皮肤潮红或苍白、易出汗、易起"鸡皮疙瘩"、紧张性头痛、毛发竖起。

14）会谈时行为表现：①一般表现：紧张、不能松弛、忐忑不安、咬手指、紧紧握拳、摸弄手帕、面肌抽动、不停顿足、手发抖、皱眉、表情僵硬、肌张力高、叹息样呼吸、面色苍白；②生理表现：吞咽、打嗝、安静时心率快、呼吸快（20 次/分以上）、腱反射亢进、震颤、瞳孔放大、眼睑跳动、易出汗、眼球突出。

（3）测验的记分　HAMA 的得分为总分和因子分。总分即所有项目评分的算术和，为 0 ~ 56 分。HAMA 有两个因子，每个因子所包含的所有项目得分总和即因子分。躯体性焦虑因子：由肌肉系统症状、感觉系统症状、心血管系统症状、呼吸症状、胃肠道症状、生殖泌尿系统症状和自主神经系统症状等 7 项组成。精神性焦虑：由焦虑心境、紧张、害怕、失眠、认知功能、抑郁心境及会谈时行为表现等 7 项组成。

（4）结果的解释　HAMA 总分能较好的反映焦虑症状的严重程度。总分可以用来评价焦虑和抑郁障碍患者焦虑症状的严重程度和对各种药物、心理干预效果的评估。按照我国量表协作组提供的资料，总分≥29 分，可能为严重焦虑；≥21 分，肯定有明显焦虑；≥14 分，肯定有焦虑；≥7 分，可能有焦虑；如 <7 分，便没有焦虑症状。一般来说，HAMA 总分≥14 分，提示被评估者具有临床意义的焦虑症状。通过对 HAMA 躯体性和精神性两大类因子分析，不仅可以具体反映病人的精神病理学，也可反映靶症状群的治疗结果。

## 四、处理原则

**1. 一般治疗原则**　一旦确诊后，可以根据患者年龄、既往治疗反应、自杀自伤风险、耐受性、患者对治疗药物的偏好、就诊环境、药物的可获得性、治疗费用等，选择适当的治疗药物，及早开始心理治疗和药物治疗。

心理治疗是主要治疗方法之一，其方法的选择，一方面要考虑患者的受教育水平、人格特点、领悟能力、对心理治疗的了解程度以及个人喜好和治疗期望；另一方面，治疗师受训的背景不同，能够提供的心理治疗方法也不同。在开始治疗前，对患者应进行充分评估和协商性讨论，做到因人而异，灵活运用。

**2. 药物治疗原则**　明确诊断，尽早治疗，应根据焦虑症的不同亚型和临床特点选择用药。考虑患者生理情况如妊娠和哺乳期，同时考虑病理情况如可能合并躯体疾病，以及药物相互作用、药物耐受、有无并发症等情况，施以个体化治疗。一般不主张联用两种以上的抗焦虑药，应尽可能单一用药，用足量、足疗程治疗。单一药物无效时，可联用两种作用机制不同的抗焦虑药。急性期治疗 12 周，继续巩固和维持治疗 6 ~ 12 个月，合并心理治疗疗效更好。

## 五、用药方案

抗焦虑药是指人体使用后，在不明显或不严重影响中枢神经其他功能的前提下，选择性地消除焦虑症状的一类药物。临床上根据药物受体的不同分抗焦虑药物和有抗焦虑作用的药物。

**1. 治疗药物分类**

（1）苯二氮䓬类药　可促进抑制性神经递质 $\gamma$ - 氨基丁酸（$\gamma$ - aminobutyric acid，GABA）与 GABA 受体结合，从而增强受体介导的氯离子流。小剂量有抗焦虑作用，可使患者的焦虑、恐惧、紧张、烦躁等症状缓解，与药物作用于大脑边缘系统如海马、杏仁核等有关。当剂量加大时，可引起镇静、催眠，与药物作用于脑干网状结构的上行激活系统，使大脑皮质的兴奋性下降有关，也与该系统的 GABA 能神经传导增强有关。

使用原则：间断服药原则，焦虑严重时临时口服，不宜长期大量服用，疗程一般不超过 6 周；小剂量原则，能用小剂量就不用大剂量；定期换药的原则，若需要长期服用，3~4 周更换另一种苯二氮䓬类药物，可以有效避免依赖的产生；换药时，原来的药慢慢减，新加上的药缓慢加。如果患者年龄偏大，服药剂量不大，疗效较好时，也可不换药。停药时也应缓慢减量，经数周才完全停用。

苯二氮䓬类最大缺点是易产生耐受性，最突出的不良反应是中枢性不良反应，如镇静、白天困倦，过量时出现共济失调或言语不清。中毒的处理：一般处理为催吐，服用温开水 500ml 后刺激咽喉壁催吐，有明显意识障碍者不宜催吐。洗胃以服药后 6 小时内为佳，洗胃后从胃管注入 10~20g 的药用炭可减少药物吸收。常用甘露醇、硫酸钠导泻。促药物排泄有补充血容量、碱化尿液、使用利尿药等方法。可用静脉注射纳洛酮解毒，高血压和心功能障碍者慎用。其他包括对症和支持治疗。

（2）非苯二氮䓬类药 目前常用的有丁螺环酮和坦度螺酮，它们与 5-HT$_{1A}$ 具有较强的亲和力，能够激活突触前 5-HT$_{1A}$ 受体，抑制神经元放电，减少 5-HT 的合成与释放，同时对突触后 5-HT$_{1A}$ 受体具有部分激动作用，产生抗焦虑作用。适用于急、慢性焦虑状态，对焦虑伴有轻度抑郁者也有效。这类药的优点是镇静作用轻，不易引起运动障碍，无呼吸抑制作用，对认知功能影响小，但起效慢，需 2~4 周，个别需要 6~7 周，孕妇和哺乳期妇女不宜使用，禁与单胺氧化酶抑制剂联用。

（3）其他药物 ①抗抑郁药：各种抗抑郁药都对焦虑障碍有不同程度的治疗效果，其中 5-HT 和 NE 递质再摄取抑制剂较多。②抗精神病药：仅作为二线药物，最好与一线抗抑郁药合用。③β 受体阻滞剂：如普萘洛尔，单独用于治疗广泛性焦虑障碍的作用有限，常用剂量为 10~60mg/d，分 2~3 次服用。

**2. 治疗药物的选用** 应根据一般会根据患者病情、身体情况、经济情况等因素综合考虑。一般建议服药 1~2 年左右。停药及加量请咨询医生，不可自行调整药物治疗方案。在服药期间，注意和医生保持联系，出现副作用或其他问题及时解决。①广泛性焦虑障碍：常用治疗药物有抗焦虑药、5-HT$_{1A}$ 受体部分激动剂，具有抗焦虑作用的抗抑郁药等。因为焦虑会导致机体神经-内分泌系统出现紊乱，神经递质失衡，而抗抑郁药可使失衡的神经递质趋向正常，从而使焦虑症状消失，情绪恢复正常。一线药物有帕罗西汀、文拉法辛、艾司西酞普兰，二线药物选择度洛西汀。急性期坚持治疗12 周，定期评价疗效；早期可合并苯二氮䓬类。若无效，换用其他选择性 5-HT 再摄取抑制剂和三环类。若仍无效，可采用联合治疗方法，用药物治疗加心理治疗：加苯二氮䓬类，或选择性 5-HT 再摄取抑制剂加非典型抗精神病药。文拉法辛起始剂量为75mg/d，单次服药最大剂量为 225mg/d，需增加剂量者，加药间隔最短为 4 天。度洛西汀起始剂量为 75mg/d，治疗剂量 60~120mg/d。②惊恐障碍：一线药物选择帕罗西汀、艾司西酞普兰；二线药物选择氯米帕明，早期可合并苯二氮䓬类，若上述治疗无效，换用其他选择性 5-HT 再摄取抑制剂、选择性 5-HT 和 NE 再摄取抑制剂、三环类，联合心理治疗。

帕罗西汀的剂量一般为 40mg/d，从小剂量 10mg/d 开始，逐渐加量，每周加药幅度为 10mg/d，最大剂量为 50mg/d。艾司西酞普兰起始剂量为 5mg/d，持续 1 周后增加至 10mg/d，最大剂量为 20mg/d，治疗约 3 个月可取得最佳疗效，疗程一般持续数月。舍曲林起始剂量为 50mg/d，平均治疗剂量 100mg/d，最大剂量为 200mg/d。氟西汀起始剂量为 5~10mg/d，根据患者反应逐渐增加至 20mg/d，最大剂量为 60mg/d。氟伏沙明起始剂量为 50mg/d，平均治疗剂量 100~150mg/d，最大剂量为 300mg/d。氯米帕明可明显降低惊恐发作频率和焦虑程度，起始剂量为 10mg/d，剂量范围为 25~150mg/d。治疗至少持续 6 个月。老年患者起始剂量为 10mg/d，根据患者反应逐渐增加至 30~50mg/d。

非苯二氮䓬类起效慢，故常在发作期或治疗初期合并苯二氮䓬类药，苯二氮䓬类药的使用不应超过 3~4 周，应及早减药，直至停药。对使用苯二氮䓬类药时间长、剂量大者，减药需 8~24 周。

## 六、建议

药物治疗和心理治疗的综合应用是获得最佳治疗效果的方法。心理治疗是指临床医师通过言语或非言语沟通，建立起良好的医患关系，应用有关心理学和医学的专业知识，让患者明白疾病的性质，增进患者在治疗中的合作，引导和帮助患者改变行为习惯、认知应对方式等。药物治疗是治标，心理治疗是治本，两者缺一不可。还有适合焦虑症患者的心理治疗生物反馈治疗、放松治疗等。越早诊断，越早治疗，焦虑症的预后就越好。经过专科规范治疗后，绝大多数患者会得到临床康复，恢复往日愉快心情。特别应该强调的是：症状缓解后，仍需要坚持服用 1~2 年时间抗抑郁药物；停药以及减药需咨询专科医生，千万不要擅自调整药物治疗方案。

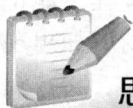

### 思考题

1. 简述不同类型的焦虑症的诊断要点。
2. 试述焦虑症的处理原则。
3. 试述焦虑症的药物治疗方案。
4. 病例：刘某，女，49 岁，主因"失眠、紧张、害怕独处、怕心脏停止跳动 7 个月"于 2007 年 6 月 21 日入院，病前性格内向。2005 年 11 月在洗衣服时突然起病，全身乏力，此后出现了失眠，多汗，怕心脏停止跳动。精神检查：神清，接触可，有明显的焦虑情绪，情感协调，有自知力，记忆力及智力正常。

诊断：焦虑性神经症

## 第四节　化学物质致精神障碍

有些化学物质能对精神活动起特殊作用，如使用不当会引起精神障碍，这类化学物质也称为精神活性物质（psychoactive substances）。可归纳为三大类：①麻醉药品：包括鸦片类、可卡因、大麻等；②精神药物：包括镇静催眠药、中枢兴奋剂、致幻剂等；③其他物质：包括酒、烟草、挥发性溶剂等。

精神活性物质如使用不当或滥用，使得用药者觉得非继续使用不可，否则就会引起心理和生理上的不适，这种情况称为依赖性，俗称成瘾性，依赖分为身体依赖和精神依赖两方面。前者指依赖者骤然停药后会出现有躯体指征的戒断症状，后者指依赖者对应用精神活性物质的心理渴求和觅药行为。戒断症状是指在长期、反复使用某种精神活性物质过程中突然停药时所出现的一组生理功能紊乱症状，其起病和病程均有时间限制，并与所使用的精神活性物质种类和剂量有关。所表现的躯体症状依所用药物而异，心理障碍可表现焦虑、抑郁和睡眠障碍等。当继续使用该物质后戒断症状可获缓解。精神活性物质对机体身心的最主要损害是精神病性障碍和持久性精神障碍。精神活性物质尽管种类多，但它们滥用后对机体产生损害的一般规律基本是一致的，下面主要介绍酒和阿片类所致精神障碍的治疗。

# 酒精中毒和酒精依赖

## 一、概述

**1. 酒精（乙醇）急性中毒**　短时间内大量饮酒，可出现急性中毒现象，醉酒状态就是常见的急性乙醇（酒精）中毒。如血液中乙醇浓度大于 500mg% 以上，将导致死亡。中毒症状的轻重程度与血液中乙醇含量和代谢的速度密切相关。逐渐出现意识清晰度下降，意志过程减弱，而出现兴奋语多、易激惹、行为轻佻、口齿不清、步态不稳，发作后期进入睡眠，醒后对过程回忆不完全。还有一种酒精急性中毒，称为病理性醉酒，是个体对酒精的特异反应，仅饮小量酒即进入醉酒状态，突然发生严重意识障碍，极度兴奋，攻击和危害行为，发作数小时以深睡结束，醒后对发作过程不能记忆，发作时不出现口齿不清、步态不稳等躯体症状。随着血液中酒精含量的增加出现严重中毒，病人深度昏迷、皮肤苍白冰冷、体温降低，呼吸浅慢。脉搏细速、瞳孔正常或扩大，常死于呼吸衰竭。

抢救：面对严重乙醇中毒病人时，用人工呼吸机维持呼吸功能，让病人自身的肝脏清除乙醇；同时可采用纳洛酮 0.4 ~ 0.6mg，静脉注射或肌内注射，苯甲酸钠咖啡因 0.5g 肌内注射，或浓茶直肠灌洗，有助于昏迷病人意识恢复。另外，口服 100g 果糖能增加乙醇消除速率但可产生恶心和上腹部疼痛。

**2. 慢性酒精中毒性精神障碍**　长期大量的饮酒可导致慢性乙醇中毒，可使大脑皮层、小脑、脑桥和胼胝体变性、心脏、内分泌腺损害，营养不良，酶和维生素缺乏等。乙醇对大脑有直接神经毒性作用，长期大量饮酒使脑细胞脱水、变性、坏死，使神经元胞体萎缩，胞浆减少，形成弥漫性脑萎缩，乙醇及代谢产物可以抑制蛋白质合成，干扰细胞膜的功能，抑制 $Na^+$、$Ca^{2+}$ 转运，降低神经突触的传递功能，导致神经元死亡。慢性乙醇中毒引起的营养不良（主要是维生素 $B_1$ 缺乏）可导致脑代谢障碍，细胞内环境紊乱。一般来说，乙醇既损害大脑皮质也损害基底节。约 15% 慢性乙醇中毒患者可发展成为各种精神病，其中某些也难以与其他一些退化性器质性脑综合征相区别。

乙醇除了引起身体多个系统器质性损害外，各种酒类均可致依赖性，含乙醇浓度高的烈酒更易发生。酒类产生依赖的速度较慢，依赖者可出现对酒的心理（精神）依赖性，生理（躯体）依赖性及耐受性。乙醇（酒精）依赖综合征存在以下特征：不可克制的饮酒冲动；有每日定时饮酒的模式；对饮酒需要超过其他一切活动；对酒精耐受性增高；反复出现戒断症状；只有继续饮酒才可能消除戒断症状；戒断后常可旧瘾重染。

## 二、诊断要点

慢性酒精中毒最常见的早期症状为四肢与躯干的急性震颤，患者不能静坐或稳定地握杯，易激动和惊跳，害怕面对他人，常见恶心、呕吐和出汗。若给饮酒，上述症状迅速消失，否则会持续数天之久。进一步发展，可有短暂错觉幻觉、视物变形、发音不清或狂叫，随后出现癫痫发作。48小时后可产生震颤、谵妄。慢性酒精中毒者常呈人格改变，变得自私、乖戾，对工作和家庭不负责任，终日嗜酒如命，常有说谎、偷窃等违纪行为。患者常伴有躯体疾患，包括慢性胃炎、肝硬化、吸收不良综合征、周围神经炎及心肌损害等。慢性酒精中毒常见的精神障碍有以下类型。

**1. 单纯性戒断反应**　长期大量饮酒后停止或减少饮酒量，在数小时后出现手、舌或眼睑震颤，并有恶心或呕吐、失眠、头痛、焦虑、情绪不稳和自主神经功能亢进，少数患者可有短暂性幻觉或错觉。

**2. 震颤谵妄**　长期大量饮酒突然停饮或减少饮酒量数日之后，发作时意识不清，有大量恐怖、生动的错觉和幻觉，情绪激动、惊恐，可发生冲动型行为，同时伴有肢体粗大震颤，也有发热、瞳孔扩大、心率增快、共济失调等躯体症状。发作后对过程遗忘或部分遗忘。一般经治疗均可迅速好转。严重谵妄病人可用氯丙嗪肌注或静滴。少数病人可死于心力衰竭，或转为Korsakoff综合征。

**3. 记忆及智力障碍**　表现为Korsakoff综合征，临床特征为近记忆和定向障碍，错构和虚构，判断障碍和情绪欣快。被认为是营养不足和维生素$B_1$缺乏所致，但经B族维生素治疗，很少能完全恢复。

**4. 酒精中毒性幻觉症**　常为长期饮酒者突然停饮后缓慢发生，在意识清晰状态下产生侮辱性或威胁性幻听，呈现焦虑不宁。可持续数周、数月或更久。

**5. 酒精中毒性偏执状态**　慢性酒精中毒者对其配偶产生猜疑。常表现为嫉妒妄想，也可见被害妄想。

**6. 慢性醇性腐化精神病**　长期过度饮酒引起，主要症状是脸部毛细血管扩张，自负面容、肌肉软弱、轻微震颤和意志薄弱等。

## 三、辅助检查

酒精依赖与家族史关系密切，与边缘性人格障碍或反社会性人格障碍存在密切关系，有人格障碍者的养子易于成为依赖者，且预后较差。因此对有家族史的饮酒者更应早期进行干预和预防。酒精中毒和酒精依赖患者躯体障碍主要表现为肝功能异常、脑电图异常、脑萎缩、周围神经炎以及性功能障碍，这些病变都是随着持续饮酒时间的延长而加重，可以做一些相关检查。

## 四、处理原则

戒酒治疗包括三个方面，即控制戒断症状、防止再饮酒和康复治疗。酒依赖者对酒有强烈渴求和身体依赖性，往往不能自拔。因此，除了轻症以外，一般应在住院条件下戒酒，住院期间也应杜绝一切酒的来源。另外利用社会力量对嗜酒者进行宣传教育，强调心理调控和治疗，也是戒酒成功的要点。

**1. 对戒酒综合征的治疗**　戒酒治疗一般不用递减法。骤然戒酒后，酒依赖者会出现轻重不等的戒断症状。轻度者表现为焦虑不安、失眠、手抖、恶心、出汗等；重度者可发生戒酒性谵妄（震颤谵妄），不及时恰当处理可致死。对于轻度戒断症状患者，应用苯二氮䓬类能缓解紧张情绪，保证睡眠，减轻震颤，防止痉挛发作，多数情况下开始可口服氯氮䓬，每3小时50~100mg。也可用地西泮，每小时静注或口服5mg，直到产生镇静作用为止，第一天剂量用足，在一周左右将药减完。同时口服较大剂量的维生素 $B_1$ 及其他维生素，加强营养，缓解症状，安全度过生理依赖期。对于严重的戒断症状，尤其是酒精谵妄，则应住院进行急诊治疗。每日肌注维生素 $B_1$ 100mg，再口服50mg，并口服多种维生素，通过静脉补液及时纠正水、电解质失衡，给予苯二氮䓬类注射或口服。对严重震颤谵妄患者不主张应用吩噻嗪类药物，因能降低抽搐阈值，但较大剂量吩噻嗪类（如氯丙嗪或甲硫达嗪10~300mg，每日4次）对幻觉症有效。偶发抽搐无需特殊处理；反复发作的抽搐可静注地西泮1~3mg。对伴有严重脑功能障碍者，应用脑代谢改善的药物。

**2. 防止再次饮酒**　酒精依赖者度过急性戒断期后，虽对酒的生理依赖性已经消失或大为减轻，但对酒的心理依赖性仍未消除，患者容易恢复饮酒。为此，临床上可使用酒增敏药物，使患者对酒产生厌恶感，从而巩固戒酒效果。目前常用的药物是戒酒硫。该药可抑制体内乙醛脱氢酶活性，阻断乙醇代谢过程中乙醛转化为乙酸，使乙醛在体内蓄积。服用此药后，若饮酒，血液中乙醛浓度增高引起一系列不舒服的反应，如焦虑不安、颜面潮红、头痛、胸闷、出汗、心悸、恶心、呕吐等，这样几次尝试后，患者便会视饮酒为畏途。戒酒硫治疗应在急性戒酒期后立即施行，每日口服250mg，2周后改为每周2次，每次250mg，直至戒酒巩固为止。此外，也可服用枸橼酸碳基胺钙，但作用时间短，每日服药2次，每次50mg，这是一种厌恶疗法，可谨慎地用作戒酒辅助治疗，对严重依赖者，应在医院监护下进行，心血管疾病或年老体弱者禁用或慎用。

作为阿片受体拮抗药，纳曲酮可用于治疗酒精中毒，口服50mg/d可降低酒精中毒复发率。纳洛酮可用于重度酒精中毒，肌内或静脉注射0.8~1.2mg，1小时后重复给药0.4~0.8mg。

**3. 康复治疗**　主要通过心理－社会性手段，坚定患者戒酒的信心和决心。具体方法有行为治疗、集体心理治疗、家庭心理治疗等。

## 五、用药方案

**1. 戒断症状的处理**

（1）单纯戒断症状　由于酒精和苯二氮䓬类药理作用相似，在临床上常用此类药物来缓解酒精的戒断症状。首次要足量，不要缓慢加药，这样不仅可抑制戒断症状，还能预防可能发生的震颤谵妄、戒断性癫痫发作。如地西泮，每次用10mg，3次/日，首次剂量可更大些，口服即可，2~3日后逐渐减量，不必加用抗精神病药，为避免产生依赖，用药时间不宜过长。若在戒断后期有焦虑、睡眠障碍，可试用三环类抗抑郁药。

（2）震颤谵妄 在断酒后48小时后出现，72～96小时达到高峰，其他脑、代谢、内分泌问题也可出现谵妄，应予鉴别。发生谵妄者，多有兴奋不安，需要有安静的环境，光线不宜太强。如有明显意识障碍、行为紊乱、恐怖性幻觉，则需要有人看护，如有大汗淋漓、震颤，可能体温调节有问题，应注意保温。同时，由于机体处于应激状态、免疫功能受损，易致感染，应注意预防各种感染，特别是肺部感染。

镇静：首选苯二氮䓬类，地西泮，每次10mg，2～3次/日，若口服有困难可注射。根据患者的兴奋、自主神经症状调整剂量，必要时可静滴，一般持续一周，直到谵妄消失为止。

控制精神症状：可选用氟哌啶醇，每次5mg，1～3次/日，肌注，根据患者反应调整剂量。

其他：包括纠正水、电解质和酸碱平衡紊乱、补充大剂量维生素等。

（3）幻觉、妄想 选用抗精神病药氟哌啶醇或奋乃静口服或注射，也可用新型抗精神病药如利培酮、喹硫平等，剂量不宜太大，在幻觉、妄想控制后逐渐减药，不用长期维持用药。

（4）酒精性癫痫 不常见，可用丙戊酸钠或苯巴比妥类药物，原有癫痫史的患者，在戒断初期就应使用大剂量苯二氮䓬类或预防性使用抗癫痫药物。

**2. 酒增敏药** 常用的药物是戒酒硫。在每日早上服用，最好在医疗监护下使用，一次用量250mg，可持续应用一个月至数月。少数人在应用戒酒硫治疗中即使少量饮酒亦可出现严重不良反应。因此，患有心血管疾病和年老体弱者应禁用或慎用。

**3. 抗酒渴求药** 纳曲酮能减少酒依赖患者饮酒量和复发率，每天剂量为25～50mg。另外，GABA受体激动剂阿坎酸（乙酰高牛磺酸钙）也有抗渴求作用，能减少戒酒后复发。

**4. 治疗精神障碍** 许多酒依赖者同时也患有其他精神障碍，常见的有抑郁症、焦虑症、强迫症等，这些精神障碍可能是导致酒依赖的原因，也可能是酒依赖的结果。改善精神症状将有助于酒依赖的治疗。

## 六、建议

治疗首先要取得患者的合作，其次要积极治疗原发病和并发症，如人格障碍、焦虑障碍、抑郁障碍、分裂样症状等。还要注意加强患者营养，补充机体所需的蛋白质、维生素、矿物质、脂肪酸等物质。

# 阿片类药物的依赖

## 一、概述

阿片类药物指天然或人工合成的阿片受体激动剂和拮抗剂。激动剂如阿片、吗啡、可待因、海洛因、哌替啶、二氢埃托啡、美沙酮、芬太尼等。拮抗剂如纳洛酮、纳曲酮、纳美酚等。兼具激动和拮抗活性的化合物称部分激动剂，如烯丙吗啡、喷他佐辛、丁丙诺啡等。能形成依赖性的主要是激动剂，形成的依赖既有身体依赖又有精神依赖。阿片类激动剂的致欣快作用会导致用药者为追求欣快而重复用药，称正性强化作用。依赖者惧怕停药后的戒断症状也会导致重复用药，称负性强化作用。两者都导致依赖者滥用药物。

依赖的机制：一般认为，机体内有内源性阿片样多肽，通过受体后多种信号传导系统调节体内诸如去甲肾上腺素能系统、多巴胺系统、5－HT 系统、胆碱能系统、组胺系统、垂体－性腺系统、甲状腺系统、钙离子等离子通道及跨膜传导系统、AC－cAMP 系统和 G 蛋白家族系统等的正常功能，以保持内环境稳定。

吸毒者如从体外大量摄入外源性阿片进入机体后，根据生物负反馈规律，就会扼制体内正常内源性阿片肽的形成和释放。另外，阿片受体对外源性阿片肽能很快产生耐受性，这就迫使吸毒者必须采用更多的毒品才能保持体内平衡。结果使吸毒者无法保证提供日益增长的毒品需求，体内平衡逐渐倾斜，终致依赖者产生各种并发症，体质日差。

如果骤然中断毒品供给，顿时体内外源性和内源性阿片肽都缺乏，阿片受体无法通过阿片肽系统继续保持体内平衡，患者将出现各种各样的戒断症状，苦不堪言。其中尤以去甲肾上腺素能系统和胆碱能系统的功能紊乱更为明显。但这一过程有可逆性，当外源性阿片肽停止进入人体后，内源性阿片肽的形成和释放又逐渐恢复正常，最终达到康复目的，当然，康复期由于各系统恢复过程不平衡所引起的各种稽延性症状还会持续相当长一段时间。而且症状的表现形式、程度、持续时间都因人而异。稽延性症状对患者的困扰是导致脱毒后复吸的主要原因之一。

## 二、诊断要点

阿片类急性中毒（超量）的特征是欣快、皮肤潮红、瘙痒（吗啡尤甚）、缩瞳、嗜睡、呼吸变得慢而浅、血压降低、心跳减慢以及体温降低，最后死于呼吸抑制。

本组药物的躯体及精神依赖性和耐受性均极易产生，常用剂量连续使用二周即可成瘾，其中海洛因依赖作用最强，美沙酮最弱。戒断综合征一般包括中枢神经系统功能亢进的症状和体征，严重程度随阿片类的剂量和滥用时间的延长而加重。症状一般在戒断后 4~6 小时出现，海洛因的戒断症状在 36~72 小时达到高峰，可持续一周左右，少数可迁延数月。先是焦虑不安、渴求用药，随后休息时呼吸增快，达每分钟 16 次以上，常伴有哈欠、出汗、流泪及流涕。其他症状有瞳孔扩大、脉搏加快、血压升高、鸡皮疙瘩、震颤、恶心、呕吐、腹痛腹泻、肌肉抽搐、发冷发热、肌肉疼痛及厌食。严重者意识障碍、兴奋躁动、癫痫发作、循环或心力衰竭等。服用美沙酮（半衰期较长）者的戒断症状出现比较缓慢，与海洛因相比明显较轻，但滥用者本人却觉得情况更坏。生理依赖期一般持续 1~3 周，心理依赖期可长达 2 年之久，这也是导致许多吸毒者在戒毒（即度过生理依赖期）后不久又复吸的原因。

## 三、辅助检查

躯体检查要注意一般情况、注射痕迹、瘢痕、皮肤的各种感染、立毛肌竖起、瞳孔扩大、流泪、流涕等；实验室检查除完成常规检查外，应注意性病检查、HIV 试验、肝炎病毒检测等。

## 四、处理原则

对于阿片类急性中毒（超量）需要立即抢救，对阿片依赖的治疗包括减轻或缓解戒断症状，帮助患者度过生理依赖期的戒毒治疗，和消除与控制患者对阿片类物质的心理依赖性的防复发与康复治疗。

## 五、用药方案

### 1. 超量的处理

（1）保持呼吸道通畅，应用呼吸兴奋剂尼可刹米、山梗菜碱、二甲弗林等，必要时行气管插管，使用人工呼吸机。

（2）应用阿片类拮抗剂纳洛酮　纳洛酮立即静注或肌注 0.4~0.8mg，可迅速恢复阿片类药物引起的意识障碍，且无呼吸抑制作用。但因其维持时间短，必要时重复注射给药。由于患者从昏迷状态恢复过程中会出现激动、谵妄及好斗，所以在用拮抗剂之前必须先予安全性约束，所有中毒病例均应住院治疗。

（3）对症及支持疗法　注意保温，维持水、电解质及酸碱平衡，加强护理及其他对症和支持疗法。

### 2. 戒毒治疗

（1）美沙酮替代治疗　美沙酮是阿片受体弱激动剂，使用美沙酮可在一定程度上抑制阿片戒断症状，使患者较易度过痛苦的戒断症状期，其实是以"轻毒"代"重毒"的替代疗法，较易为戒毒者接受。缺点是有的患者可能转为对美沙酮的依赖。此替代疗法目前多采用 2~3 周替代递减法，其开始剂量可根据患者滥用毒品的情况、戒断症状的轻重及患者的躯体状况来决定。对静脉注射海洛因者，开始时美沙酮的用量为每日 30~40mg，对吸入者，一般为每日 10~20mg。

美沙酮用量应该逐渐减少，在 2~3 周后完全停用。减药速度先快后慢，在戒断症状得到较稳定控制时，每日减少先前用量的 20%，减到日量 10mg 时，改为 1~3 日减少 1mg，直到完全停用。也可用长效阿片类药左旋美沙酮醋酸酯，每周用药 3 次，每次 80mg。

（2）丁丙诺啡替代疗法　丁丙诺啡是阿片类部分激动剂，它的激动活性可用来作为替代治疗。本药依赖性较轻，本身不易成瘾。但效果不如美沙酮。对轻中度戒断症状可基本控制，对重度戒断症状也能部分缓解。临床上多采用舌下含片。成瘾较轻者可每日用丁丙诺啡 3mg，中毒成瘾者每日 4mg，重度成瘾者每日 6mg，都是分 3~4 次舌下含服。最大一日剂量不超过 8mg。疗程的前 4 天采用充分剂量，第 5 天后每日剂量递减，至第 8 天完全停药。

（3）可乐定脱毒治疗　可乐定是中枢神经元 $\alpha_2$ 受体激动剂，对下级交感神经系统起着抑制作用，有利于控制戒断时交感神经功能亢进，通过交感神经系统还能调节和影响其他系统。对轻中度戒断症状有较好作用，对重度戒断症状作用有限。本身无成瘾性，但效果不如美沙酮，且常有口干、头昏、便秘和直立性低血压等副作用。戒毒者对他的接受性与用药依从性不如美沙酮，戒毒常半途而废。

可乐定的剂量应根据患者的身体状况，用毒情况及对本药的耐受情况而定，一般应住院治疗。住院治疗时每天最高剂量不超过 $14 \sim 17\mu g/kg$，每日分 3 次服用。第一天为最高剂量的 2/3，第二天可加到最高剂量，一般为 $1.2 \sim 1.5mg/d$，第五天开始减量，逐日递减约 20%，到第 11 或 12 天时停药。在治疗的前四天尽量卧床休息，如需坐起或站立应缓慢进行，如数次出现直立性低血压或卧位血压持续低于 90/50mmHg，应减少当日用量的 1/4，并注意观察。对体重较轻、进食不佳、基础血压偏低或对本药敏感者尤需注意观察与护理，及时处理可能出现的副反应。

（4）梯度戒毒方案　用激动剂替代，作用彻底，但要注意尽快递减撤药，以免"以瘾代瘾"。用其他药物对症，可避免对药物的依赖，但效果不佳。为结合各药优点，扬长避短，近年来采用梯度戒毒方案，即前三天用阿片纯激动剂如美沙酮；第三、四天用部分激动剂如丁丙诺啡；接着一周用阿片受体拮抗剂如纳曲酮预防复发，这样从纯激动剂、部分激动剂、阿片受体拮抗剂，使所用药物对阿片受体的亲和力呈递减。

（5）东莨菪碱及精神药物综合戒毒法　常用药物有东莨菪碱、氯胺酮、氯丙嗪、异丙嗪、氟哌啶醇、氟哌啶、氯氮平和各种镇静催眠药等。以上这些药物均通过影响依赖者的意识状态，使其进入浅麻醉或冬眠状态，患者很容易度过戒断症状发作的痛苦期。并且患者一入院即中止了阿片类药物的摄入，就不会有停用替代药物后的反跳现象，稽延性戒断症状程度减轻，持续时间缩短。目前常用大剂量东莨菪碱进行戒毒治疗，因其一方面具有浅麻醉作用，同时又可对抗胆碱能神经功能亢进的症状。另外东莨菪碱还能促进体内的一些内分泌腺分泌激素，使神经递质恢复正常功能，使患者食欲增强、体重增加、面色红润、精神好转、睡眠改善，收到戒毒和康复的双重效果。另外常把氯胺酮和纳曲酮并用，在意识剥夺期就可以使用纳曲酮，增加防复发的成功率，这种方案必须由麻醉科医生掌握，在特护条件下进行。此外，也可用氯丙嗪 $50 \sim 100mg$ + 异丙嗪 50mg 稀释于 500ml 葡萄糖液中静滴，每日 $1 \sim 2$ 次，连续 3 天，然后改氯丙嗪口服，维持 $3 \sim 5$ 天，逐步减量后停药。也可用硫利达嗪 $20 \sim 50mg$，每日 2 次口服。苯二氮䓬类只可短期使用，防止引起依赖。

**3. 防复发及康复治疗**　急性戒毒疗程的结束，意味着在相当程度上摆脱了由于对阿片类药物的生理依赖所引起的戒断症状，但还存在着使患者痛苦不堪的稽延性症状，如顽固性失眠、焦虑、周身疼痛、纳差等。另外患者对药物的心理依赖性仍然强烈，所以戒毒后的近期复发率很高，必须继之防复发及康复治疗。

（1）纳曲酮抗复发治疗　纳曲酮是阿片受体拮抗剂，能消除阿片类药物所引起的欣快感，淡化对药物的心理渴求。纳曲酮治疗必须在戒毒治疗结束后再经过 $7 \sim 10$ 天才能开始，以免成瘾者由于体内余毒未尽而促发戒断症状，抗复发治疗多采用口服方式。第一天先口服 25mg，观察 1 小时，若未出现戒断症状，可加服 25mg，以后的用法有两种方式，一种是每周一至五每日服 50mg，周六服 100mg，周日停药一天；另一种是每周服药 3 天，即周一、三各服 100mg，周五服 150mg。至少维持治疗 6 个月，维持期越长，效果越巩固。

（2）心理康复治疗　在戒毒取得成效的基础上，还应通过心理－社会性的康复手段来巩固疗效，防止复用毒品。国外常用方法是让戒毒者加入"治疗集体"这样的康复自助活动，在集体互助下，建立心理上的信心与决心以及行为上的调整与适应，从而巩固解毒效果。其他的康复治疗还有家庭心理治疗、集体心理治疗、生活技能训练、认知行为治疗、行为治疗等，如能持之以恒地进行，都有不错的疗效。

（3）中药戒毒　西药脱毒较好，康复较难。目前我国大部分戒毒机构用中药戒毒，在康复期效果较好。从中医辨证分析，戒断症状多属阴阳两虚或气阴两虚，而以阳虚或气虚为主要表现。所以，有助于治疗阳虚或气虚的药物应是首选药物。宜采用扶正固本，活血化瘀、清热解毒、补气、镇痛等方药进行治疗，对减轻戒断症状和促进机体康复等有一定功效。戒毒后全身气血的继续调补，消除稽延性症状，可能是减少复吸率，彻底戒毒的重要环节。

## 六、建议

针灸戒毒具有无不良反应、易操作、成本低、无依赖性、疗效显著等特点。研究表明在双侧内关、神门、第 5 和第 7 胸椎夹脊穴使用电针可以明显改善阿片类药物依赖者的抑郁、焦虑情绪。针刺第 5 胸椎夹脊穴对改善海洛因依赖患者的稽延性戒断症状效果显著。针刺足三里可降低与渴求相关脑区的激活程度，从而降低复吸率。中西医结合治疗在治疗效果上中西医各有所长，在急性期快速戒断方面西药效果显著，而在脱毒后稽延性戒断症状的有效性方面中医则有独特的优势。因此，运用中西医结合戒毒能够取长补短。

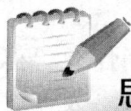

### 思考题

1. 简述治疗急性酒精中毒的用药方案。
2. 简述治疗酒精依赖的用药方案。
3. 简述治疗阿片类药物依赖的用药方案。
4. 病例：某男，28 岁，无业，吸食海洛因 1 年余，2 次来院脱毒治疗。该患者因妻子离家不归，出于摆脱痛苦开始吸食海洛因，并渐至成瘾。日吸食量由当初 0.1 ~ 0.2g 很快增至 1.5 ~ 2.0g，吸毒方式也由烫吸发展为静脉注射。

诊断：阿片类药物依赖

## 第五节　睡眠障碍

### 一、概述

睡眠对于人精力和机体的恢复是重要的，正常人对睡眠的需求因年龄、个体差异而不同，睡眠质量对健康的影响较睡眠时间更为重要。如果生理性睡眠发生异常，就会导致睡眠障碍，包括失眠、睡眠过度及异常睡眠行为（如梦游等）。睡眠的昼夜节律性与人的生物钟和神经生物调节机制（NE、ACh、组胺、P 物质、肾上腺皮质激素释放激素和 5 - HT 等）相关。许多因素（如睡眠环境或生活节律的改变，长期情绪紧张和精神压力，过度疲劳、瘙痒、疼痛等躯体因素，过度饮用咖啡、浓茶等兴奋剂，停药后戒断反应等）均能引起人的生物钟和神经生物调节机制发生紊乱，导致睡眠障碍。睡眠障碍病因复杂，有时难以找到精神和躯体等方面的原因，如原发性睡眠障碍。

## 二、诊断要点

**1. 失眠** 为最常见的睡眠性疾病，多数由心理方面紊乱引起。短期失眠常由于生活当中应激性事件或新发生的疾病引起，而慢性严重失眠为病人主要不适的焦点，多数病人主诉入睡困难，睡眠深度或频度过短（浅睡性失眠）、早醒及睡眠时间不足或质量差劣等。这种睡眠紊乱每周至少发生三次并持续一个月以上；患者日夜专注于失眠，过分担心失眠的后果。对睡眠量和/或质的不满意引起了明显的苦恼甚至影响社会及职业功能。临床上需排除其他躯体疾病所致失眠，如精神疾病所致失眠特征性明显，如焦虑、恐怖所造成的短期失眠，表现为入睡难，或间歇性浅睡；抑郁症则为易惊醒，整个睡眠期缩短，更有甚者可彻夜不眠或睡意完全消失。受躯体疾病影响所致失眠症状，如心律失常、心衰、糖尿病、甲亢、消化性溃疡、慢性疼痛、不孕、不安腿综合征、谵妄、癫痫、帕金森病等，临床表现多样。

**2. 睡眠过多** 主要表现为睡眠过度。多为病理性睡眠障碍，时间可持续十几个小时、数天或更久，或从睡眠中难以完全觉醒。并非因睡眠不足、药物、酒精、躯体疾病所致，也非某种精神障碍所致。通常发生于脑部疾病患者，如脑炎（昏睡性脑炎）、肿瘤及严重脑血管病变。

（1）发作性睡病 特征为发作性不可抗拒的短时间睡眠，大多数病人尚伴有"猝倒症"、"睡眠瘫痪症"、"入睡前幻觉"一种或多种症状。与发作性睡眠合称"发作性睡病四联症"。病因不明，少数有家族史。

（2）原发性睡眠增多症又称嗜睡症 白天睡眠过多，不存在睡眠时间不足；不存在从唤醒到完全清醒的时间延长或睡眠中呼吸暂停，睡后时间长，24 小时内睡眠时间明显增加。

（3）周期性饥饿 - 嗜睡综合征 以 10 ~ 20 岁男性为主，发病为周期性持续数日至一周的嗜睡，发作期有强烈饥饿感，虽大量摄食仍饿感不消，常伴定向障碍、躁动不安及冲动性行为精神障碍。

（4）匹克威克（Pickwickian）综合征 又称过度换气不良综合征，好发于中年以后男性。临床特点是嗜睡、睡眠中的发作性呼吸暂停或睡眠鼾音，同时伴有高度肥胖、通气功能不足、紫绀、继发性红细胞增多、右心室肥大或衰竭等表现。

**3. 睡眠 - 觉醒节律障碍** 指睡眠 - 觉醒节律与常规不符而引起的睡眠紊乱，多见于成年人，一般由于生活节律失常和心理社会的压力造成，使患者在主要的睡眠时段内失眠，在应该清醒时段出现嗜睡，患者明显感到苦恼或社会功能受损，几乎每天发生，并至少持续 1 个月。

**4. 异常睡眠行为** 主要表现复杂多样，常见于儿童神经生理功能失调与由于躯体性疾病所致的成人，此障碍可随原发性躯体疾病根治而完全消失。

（1）睡时惊跳 又称夜间肌痉挛，为入睡时出现的下肢或躯干惊跳，常伴恶梦和感觉性发作。肌肉抽动，形如"电锯"一般，每次时间25秒以上，可持续数分钟。

（2）夜惊 又称睡惊，多发于12岁以下儿童。表现为睡眠中突然坐起、尖声惊叫、声音怪异恐怖或伴有惊恐表情和动作、瞳孔散大、心率增快，呼吸急促，大汗淋漓等，也可与梦游伴发，每次发作持续1～10分钟，醒后无记忆。

（3）梦魇 又称梦中焦虑发作，指在睡眠中被噩梦突然惊醒，引起恐惧不安、心有余悸的睡眠行为障碍。通常在夜间睡眠的后期发作，发生于快动眼睡眠阶段。大多迅速缓解，对恶梦记忆犹新，长期发作者可伴有睡瘫症。

（4）梦游 又称"睡行"、"梦行"等。儿童多见，是一种睡眠中的自主动作，通常于入睡后2～3小时内发作，患者突然从床上起来四处走动，常双目凝视不语，1～2分钟后依然躺下入睡。少数患者则起床活动，不易被别人唤醒，历时数分钟或更长时间，醒后毫无记忆，有遗传家族倾向。

（5）多梦 梦多易被声音惊醒，致使难以通过睡眠消除疲劳。

（6）梦语 梦中讲话，其语调常赋予感情色彩，且与梦境相符合。

（7）睡中磨牙 为睡眠中咬肌的节律性收缩，常伴心律加速和自动转动。

（8）遗尿 是指在睡眠中小便不自觉地失禁，而醒后方被发觉的一种病症。多系与儿童遗传、中枢神经系统发育、精神和心理因素有关的功能性疾病。

## 三、辅助检查

睡眠及其相关障碍疗效标准

**1. 采用国际统一睡眠效率值（简称睡眠率）公式** 睡眠率 = 实际入睡时间 ÷ 上床至起床总时间 × 100%

**2. 据WHO最新颁布的睡眠监测法，睡眠质量分为V级**

Ⅰ级：睡眠率70%～80%，睡眠尚可；

Ⅱ级：睡眠率60%～70%，睡眠困难；

Ⅲ级：睡眠率50%～60%，睡眠障碍；

Ⅳ级：睡眠率40%～50%，中度睡眠障碍；

Ⅴ级：睡眠率30%～40%，严重睡眠障碍。

（1）痊愈 症状消失，睡眠率75%以上，停服安眠药；

（2）显效 症状缓解，睡眠率65%以上，停服安眠药；

（3）有效 症状改善，睡眠率55%以上，基本停服安眠药或药量减少3/4；

（4）无效 症状同前，睡眠率40%以下，靠安眠药维持。

## 四、处理原则

不同类型的睡眠障碍应用不同处理原则。

**1. 失眠**

（1）病因性治疗 针对原发性和继发性病因治疗。

（2）心理治疗 优选心理分析疗法、行为治疗及人际关系治疗等。

（3）松弛疗法 以进行性松弛训练、自身控制训练及生物反馈疗法，促使警醒水平降低。

（4）生物钟调节　尽量补足睡眠及调整已紊乱的生物节律时间，如按惯常习惯劳逸结合。

（5）药物治疗：临床上主要用苯二氮䓬类药物。

**2. 睡眠过多**

（1）病因性治疗　积极治疗原发病和继发病。

（2）食物疗法　优选心理分析疗法、行为治疗及人际关系治疗等通过饮用浓咖啡、浓茶等兴奋性饮料来迫使醒觉水平升高。

（3）药物治疗：注意剂量个体化，严格用药剂量和服药时间。

**3. 睡眠－觉醒节律障碍**　主要是调整患者入睡和觉醒的时间以恢复正常节律，可逐步调整或一次性调整立刻达到正常作息时间并需不断巩固、坚持下去。为防止反复，常需结合药物巩固效果。

**4. 异常睡眠行为**　有关治疗以预防伤害为主。减少引起异常睡眠行为的相关心理社会因素，部分发作频繁患者可使用镇静药和抗抑郁药治疗，可辅助心理治疗。

## 五、用药方案

**1. 失眠的药物治疗**

（1）入睡困难伴紧张兴奋者，可选咪达唑仑 15mg 睡前服；或选用苯二氮䓬类药如三唑仑 0.25mg 等，但不宜长服，以免造成成瘾性和耐受性。

（2）睡眠困难伴焦虑、恐惧者可选用艾司唑仑 1～2mg，睡前服。

（3）晨醒过早者选用苯巴比妥 0.06g 或 10% 水合氯醛溶液 10ml 口服。

（4）精神性失眠者可据病情分类用苯二氮䓬类，如无效，则可选低剂量低效价抗精神病药如氯丙嗪、氯普噻吨，甚至氯氮平可有满意效果。

安眠药应用剂量较大时，如需撤药，应逐步减少，不能骤停，以免导致严重精神障碍或惊厥等撤药症状。对伴有睡眠呼吸暂停的失眠，禁用安眠药物，因其可抑制呼吸，加重呼吸障碍。

**2. 睡眠过多的药物治疗**

（1）发作性睡病　以对症处理为主，也可给哌醋甲酯、苯丙胺口服；猝倒症频繁发作者可给丙咪嗪治疗，同时需补充氯化钾。

（2）原发性睡眠增多症治疗　原则同上，同时可短期服用甲基麦角酸丁醇酰胺，治疗从小剂量开始，每次 1mg，一日 3 次，缓慢加至每日 4mg，连用不超过 6 个月。必要时停药 1～2 个月再用。该药也不宜突然停药，而应在 2～3 周内逐渐停药。主要不良反应有恶心、眩晕、周围血管痉挛等，还可引起幻觉、欣快感、精神病发作。长期应用可有严重的腹膜后纤维化，肺、胸膜或心内膜纤维化。

（3）其他抗嗜眠剂　如哌醋甲酯、哌甲酯、麻黄素、甲状腺素、咖啡因等均可据病情给予。

（4）治疗要特别注意用药指征　并应从小剂量开始，及时停药。

**3. 异常睡眠行为**

（1）梦游、夜惊、梦语发作频繁者，睡前选用苯二氮䓬类药物。

（2）梦魇者首要应治疗内脏疾病或精神障碍。

（3）非器质性遗尿症者应加强训练为主，成年人应消除精神因素；器质性者可进行病因治疗。

（4）理疗、水疗、心理治疗可收到暗示效果，也可据病情用丙咪嗪或甲氯芬酯等。

## 六、建议

开发研究治疗失眠的西药，多围绕作用于 GABA 受体或多巴胺类受体。有治疗作用但尚缺乏机体试验的可能有效的靶药物，包括食欲素拮抗药、促肾上腺皮质激素调节因子（CRF）化合物、促甲状腺素释放激素（TRH）激动药、$H_3$ 激动药和 $5-HT_{la/c}$ 拮抗药等。三环类抗抑郁药曾用于治疗继发于抑郁的失眠，但由于安全性差，目前已被选择性 $5-HT$ 再摄取抑制剂所替代，特别是某些具有镇静作用的抗抑郁药物如帕罗西汀、舍曲林、米氮平、曲哇酮和阿米替林等。褪黑素是由松果体腺分泌的一种物质，由 $5-HT$ 代谢产生，具有诱发睡眠作用，阿戈美拉汀是褪黑色素 1、2 受体激动剂，能调节睡眠觉醒周期，可在晚间调节患者的睡眠结构增进睡眠，主要用于治疗生理节律紊乱引起的睡眠节律障碍，包括睡眠时相延迟综合征、时差反应、倒班工作所致失眠等，对老年人失眠效果更好。莫达非尼是一种新型中枢兴奋药，主要作用于突触后 $\alpha_1$ 肾上腺素能受体，不良反应较轻，并可在减量后消失，为目前已知最安全的中枢兴奋药，临床用于治疗发作性睡病等。

另外，中医诊断失眠的 6 个证型，按比例由多到少依次是阴虚火旺、心脾两虚、肝郁化火、痰热内扰、心胆气虚和其他证型，其中以阴虚火旺和心脾两虚证型最为常见。目前治疗失眠的中药使用频率较高的是养心安神、行气活血、清热泻火、滋阴降火类药物，频率最高的药物为酸枣仁、甘草、夜交藤、柴胡、茯苓、当归、白芍、川芎、合欢皮、远志。睡眠障碍是一种复杂性疾病，其发生发展与患者的情绪、心理、生理等多种因素有关，而情绪变化导致大脑睡眠中枢兴奋与抑制两者动态失衡是主要发病机制。开展中西医结合睡眠学说的理论与实践研究，将对睡眠障碍学说的拓展、创新具有非常重要的意义。

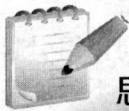

## 思考题

1. 常见的睡眠障碍有哪些？
2. 简述不同类型的睡眠障碍的处理原则。
3. 试述嗜睡症的药物治疗方案。
4. 病例：某女，19 岁，大学生，主诉严重瞌睡发作。患者在白天总是竭力维持觉醒状态，但无能为力。在进餐时甚至走路时也能入睡；坐公共汽车时常因睡着了而错过该下车的车站。她很难坐着而不打瞌睡。因在上课时瞌睡而不能完成所学的课程。曾多次到综合性医院看病，身体检查未见异常。

诊断：原发性睡眠增多症（嗜睡症）

（韩秀珍）

# 第十九章 | 内分泌系统及代谢性疾病的药物治疗

**学习目标**

1. **掌握** 糖尿病、甲状腺功能亢进的基本概念、治疗原则及主要治疗药物。
2. **熟悉** 骨质疏松症、痛风和肥胖症临床表现、药物治疗策略及主要治疗药物。
3. **了解** 甲状腺危象及甲状腺功能减退症临床表现和治疗药物；了解糖尿病、骨质疏松症、痛风的发病机制；了解抗肥胖药的新进展。

## 第一节 糖尿病

### 一、概述

糖尿病（diabetes mellitus，DM）是由多种遗传和环境因素共同作用引起的以血浆葡萄糖升高为主要特征的一组内分泌、代谢性综合征。由于胰岛素分泌不足或胰岛素作用缺陷导致糖、脂肪、蛋白质代谢紊乱，引起多饮、多尿、多食、体重减轻，严重者可出现酮症酸中毒、高渗性非酮症性糖尿病昏迷和各种感染等急性并发症，以及肾病、视网膜病变、动脉粥样硬化、糖尿病神经病变等慢性并发症。

糖尿病的病因和发病机制至今尚未完全阐明。遗传因素及环境因素共同作用引起各类糖尿病的发生。①遗传　现在多认为部分糖尿病系多基因遗传疾病，它不是由某个基因决定的，而是当基因量达到或超过其阈值时才有可能发病；②病毒感染　许多糖尿病发生于病毒感染后，例如风疹病毒、流行性腮腺炎病毒、柯萨奇病毒、腺病毒等，它的发病可能与病毒性胰岛炎有关；③自身免疫　部分糖尿病人血清中发现抗胰岛 B 细胞抗体，给实验动物注射抗胰岛 B 细胞抗体可以引起糖耐量异常，病理检查也可看到胰岛中有淋巴细胞和嗜酸细胞的浸润等现象；④继发性糖尿病　破坏了大部分胰岛组织的胰腺炎和胰腺纤维束性病变，肾上腺皮质功能亢进、功能性垂体腺瘤、嗜铬细胞瘤等均可引起继发性糖尿病，即症状性糖尿病。长期服用氢氯噻嗪、皮质激素、肾上腺能药物等均可导致或促使糖尿病加重。某些遗传性疾病如先天性卵巢发育不全（Turner 综合征）也容易诱发糖尿病；⑤其他诱因　饮食习惯与肥胖也可能诱发糖尿病。

糖尿病可以根据其病因与发病机制分为四类。

（1）Ⅰ型糖尿病　即胰岛素依赖型糖尿病（insulin‐dependent diabetes mellitus，

IDDM），约占糖尿病患者数的 10%，常见于儿童及青少年，但也可以发生于其他年龄段。临床上需要接受胰岛素治疗，否则将出现酮症酸中毒而危及生命。

（2）2 型糖尿病　即非胰岛素依赖型糖尿病（noninsulin – dependent diabetes mellitus，NIDDM）。以胰岛素抵抗为主伴有胰岛素相对缺乏或胰岛素分泌受损的病理状态。多数情况下，胰岛素抵抗可能是 2 型糖尿病发生的主要原因，胰岛素抵抗早期，胰岛 B 细胞功能正常，代偿性增加胰岛素分泌，使血糖维持在正常范围内；当长期胰岛素抵抗时，由于增加 B 细胞负荷，使 B 细胞失代偿，胰岛素分泌减少，表现为血糖升高、胰岛素升高、血脂紊乱等临床症状。此外，胰岛素分泌不足所引起的持续高血糖又可加重胰岛素抵抗。

（3）其他特殊类型的糖尿病　包括：①B 细胞功能基因缺陷。②胰岛素受体缺陷。③胰腺外分泌腺疾病。④内分泌疾病。⑤药物或者化学物质诱发的糖尿病。⑥感染。⑦非常见型免疫调节介导的糖尿病。⑧伴有糖尿病的其他遗传病。

（4）妊娠期糖尿病。

糖尿病患者因血糖升高和渗透性利尿出现多尿、口干和多饮，体内葡萄糖不能充分氧化供能，导致患者易饥多食。由于脂肪、蛋白质的分解代谢增强，大部分患者出现体重减轻，形成典型的"三多一少"症状。1 型糖尿病发病较急，"三多一少"症状较典型，易出现酮症酸中毒，多数患者在发生酮症酸中毒前糖尿病症状加重，随后出现食欲减退、恶心、呕吐、乏力、烦躁、呼吸加深加快，呼气中有烂苹果味。随着病情进一步发展，可出现少尿、无尿、循环衰竭以至昏迷。2 型糖尿病在一定诱因作用下，也可发生酮症酸中毒，常见诱因有感染、手术、创伤、饮食不当、胰岛素治疗中断或不适当减量等。糖尿病性神经病变常表现为远端、对称性、多发性感觉神经病变，引起手套－袜套状分布的感觉异常，伴有肢端麻木、刺痛、灼热感，有时伴有痛觉过敏。检查发现早期腱反射亢进，后期减弱或消失，触觉和温度感觉也有不同程度降低。糖尿病性多神经病变可致糖尿病病人足溃疡和关节病变。糖尿病临床表现还有累及全身各重要器官的慢性并发症，如冠心病、脑血管病、肾动脉硬化、肢体动脉硬化等大血管病变，肢体动脉硬化常表现为下肢疼痛、感觉异常和间歇性跛行，严重供血不足可导致肢体坏疽。微血管病变表现为微循环障碍、微动脉瘤形成和微血管基膜增厚，主要发生在视网膜、肾、神经、心肌组织，以糖尿病肾病和视网膜病为主。糖尿病足是与下肢远端神经异常和不同程度的周围血管病变相关的足部感染、溃疡或深层组织破坏，是截肢、致残的主要原因。急性高血糖可使细胞免疫功能下降从而导致真菌、细菌感染增多，如疖、肺结核、尿路感染、胆囊炎、真菌性阴道炎、体癣及足癣等。

## 二、诊断标准

以下诊断标准是 1999 年 WHO 公布，于同年得到中华医学会糖尿病学会的认同，并建议在我国采用的诊断标准。

糖尿病症状＋任意时间血浆葡萄糖水平≥11.1mmol/L（200mg/dl）或空腹血浆葡萄糖（FPG）水平≥7.0mmol/L（126mg/dl）或口服葡萄糖耐量试验（OGTT 试验）中，2 小时血浆葡萄糖水平≥11.1mmol/L（200mg/dl）。一次血糖值达到糖尿病诊断标准者，需在另一日按三个标准之一复核。

## 三、辅助检查

**1. 尿液检查** 尿糖阳性，24 小时尿糖定量≥2.8mmol/L。

**2. 血生化** 血糖升高常≥11mmol/L，病情严重时血 β 羟丁酸≥0.26（单位）、乙酰乙酸≥0.3mmol/L、丙酮酸≥0.1mmol/L，糖化血红蛋白≥6%。

**3. 血清学检查** 1 型糖尿病在发病时常在血清中检出胰岛细胞抗体、谷氨酸脱羧酶抗体或胰岛素抗体。

**4. 胰岛素与 C 肽测定** 1 型糖尿病病人胰岛素和 C 肽基础水平低，糖刺激后无反应；2 型糖尿病病人胰岛素和 C 肽水平早期常增加随病情加重逐渐降低，严重者可出现胰岛功能衰竭。

## 四、处理原则

糖尿病的治疗目前强调早期治疗，长期治疗，综合治疗，治疗措施个体化的原则。饮食控制、运动疗法、血糖监测、药物治疗和患者教育是糖尿病现代治疗的五个要点。通过个体化的治疗原则达到纠正代谢紊乱，防治酮症酸中毒、心血管、肾脏、眼睛及神经系统等慢性病变，延长患者生存率，降低病死率。

目前的医学科学水平尚不能根治糖尿病，对糖尿病的治疗目的是使血糖在全部时间内维持在正常范围，并使物质代谢恢复正常。

## 五、用药方案

口服降糖药20 世纪50 年代仅有双胍类及磺酰脲类，迄今已研制出多种新的降血糖药，包括第二、第三代磺酰脲类及格列类促胰岛素分泌剂、噻唑烷二酮类胰岛素增敏剂、α–葡萄糖苷酶抑制剂等。

### （一）胰岛素促泌剂

**1. 磺酰脲类促泌剂** 磺酰脲类药物通过刺激胰岛 B 细胞，使胰岛素分泌增加。第一代有甲苯磺丁脲（D–860）、氯磺丙脲，因对肝脏的毒副作用和不易被机体代谢清除的特点已被少用。第二代格列本脲（优降糖）、格列齐特（达美康）、格列吡嗪（美吡达）、格列喹酮（糖适平）。第三代格列本脲。

格列本脲的降糖作用快而强，降糖作用约为 D–860 的 500~1000 倍，故在临床上较易引起低血糖反应，而且停药后仍会断续出现，故应慎用，尤其是老年患者。格列齐特的降糖作用虽比格列本脲弱，仅为 D–860 的 10~20 倍，但其具有抗血小板聚集、改善微循环的作用，适用于老年患者。格列喹酮的代谢产物主要由胆汁排泄，仅 5% 左右从肾脏排泄，故可用于合并轻度肾功能不全的患者。格列吡嗪的降糖作用略低于格列本脲，为 D–860 的 100 倍，但发生低血糖者少，较安全。与格列本脲相比，其胰岛素的释放更迅速，近年来的体外研究显示，格列本脲低血糖发生率与格列吡嗪相当。

**2. 非磺酰脲类促泌剂** 主要包括瑞格列奈和那格列奈，与磺酰脲类促泌剂不同，它们结合于胰岛素受体底物–1 的不同部位，使胰岛素释放更为迅速，达峰时间更快，降低糖尿病患者餐后血糖，更符合生理学特征，故又称餐时血糖调节剂。其低血糖发生率低，加之90%以上在肝脏代谢，无肾毒性作用，更适用于肾功能不全的2型糖尿病患者。

非磺酰脲类促泌剂主要用于饮食治疗和适当运动锻炼仍不能获得良好控制的2型糖尿病患者，每日胰岛素需要量在30U以下者；对胰岛素不敏感的患者可试联合磺酰脲类药物治疗。不良反应有低血糖反应；消化道反应，恶心、呕吐、消化不良、胆汁淤滞性黄疸、肝功能损害；其他，白细胞减少、血小板减少、溶血性贫血、皮疹等。一旦出现，应立即停药并做相应的处理。

某些药物如磺胺药、水杨酸制剂、利舍平、氨基比林等可增强磺酰脲类药物的降糖作用，而另一些药物如呋塞米、糖皮质激素等具有抑制胰岛素释放或拮抗胰岛素的降糖作用，同时应用时，应予以注意。禁用于1型糖尿病患者以及并发严重感染、大手术或伴有肝、肾功能不全的2型糖尿病患者、糖尿病并发妊娠者的患者。

### （二）双胍类降糖药

临床应用的有二甲双胍（甲福明）。双胍类对糖尿病患者有降低血糖作用，对正常人却无作用。通过减少葡萄糖的输出和改善胰岛素抵抗而降低血糖。

用于治疗肥胖型2型糖尿病，经饮食控制和运动疗法效果不满意者；已用磺酰脲类药物效果不理想者，可联用本类药物；1型糖尿病患者在胰岛素治疗过程中，血糖波动大的患者；对采用小剂量胰岛素治疗的患者希望改用口服类药治疗，或对磺酰脲类过敏或失效者。凡1型糖尿病须用胰岛素治疗的，特别是有酮症、重度感染、创伤、高热、手术、妊娠晚期及分娩期患者，不宜使用。

不良反应为胃肠反应，食欲不振、恶心、呕吐、腹痛、腹泻等；乳酸性酸中毒；偶有过敏反应，如皮疹、皮肤红斑等。

### （三）α-葡萄糖苷酶抑制剂

α-葡萄糖苷酶抑制剂是一类新型口服降糖药，有阿卡波糖（拜糖平）、伏格列波糖（倍欣）。抑制小肠刷状缘的α-葡萄糖苷酶，使淀粉、蔗糖、麦芽糖等转变为葡萄糖减慢，因而减缓肠道葡萄糖的吸收而降低餐后血糖。

用于轻、中度2型糖尿病，可单独应用，而较重度者可与其他类口服降糖药或胰岛素联合使用。

不良反应主要是胃肠道症状如胀气、腹泻等。临床用药应从小剂量开始，可减轻副反应，且服药时要和第一口食物同时摄入，才能发挥效果。

### （四）胰岛素增敏剂（噻唑烷二酮类）

主要通过增加骨骼肌、肝脏、脂肪组织对胰岛素的敏感性，提高靶细胞对葡萄糖的利用而发挥降低血糖作用。目前常用药物有曲格列酮、罗格列酮、吡格列酮和思格列酮。仅用于其他药物不能控制病情的2型糖尿病。该类药物起效时间较其他降血糖药物慢，一般需数周乃至数月才能达到最大作用效果。有肝功能异常、水肿、体重增加、轻中度的贫血、心血管系统副作用等。

### （五）肠促胰岛素及二肽基肽酶Ⅳ抑制剂

肠促胰岛素包括高血糖素样肽-1（glucagon-like peptide 1，GLP-1）和葡萄糖依赖性促胰岛素释放多肽（glucose-dependent insulinotropic polypeptide，GIP）是近年来

发现的参与人体内血糖调节的肠源性激素，在营养物（特别是碳水化合物）的刺激下释放入血，通过促进 B 细胞分泌胰岛素，减少 A 细胞分泌胰高血糖素等作用降低血糖。

目前临床应用的 GLP-1 受体激动剂有艾塞那肽和利拉鲁肽。艾塞那肽适用于二甲双胍基础上加用磺酰脲类和（或）用噻唑烷二酮类控制血糖仍不满意的 2 型糖尿病患者。因艾塞那肽主要经肾脏排泄，故不适宜中至重度肾损害或终末期肾病患者。最常见头痛、恶心以及腹泻，还包括过敏性反应如荨麻疹。

由于 GLP-1 在体内迅速被二肽基肽酶Ⅳ（dipeptide peptidase Ⅳ，DPP-Ⅳ）降解而失去活性，其半衰期不足 2 分钟。因此，近年来人们致力于 GLP-1 类似物及 DPP-Ⅳ抑制剂的研发。DPP-Ⅳ抑制剂有西格列汀、沙格列汀、维格列汀和利格列汀。

西格列汀单独应用时可显示良好的治疗效果，与二甲双胍、吡格列酮等药物合用具有协同作用，对于血糖较高且难以控制的患者效果更为明显。在肾功不全患者中使用时应注意减少药物剂量。

沙格列汀可有效控制血糖，与二甲双胍或磺酰脲类联合治疗可更早、更有效地控制血糖，提高血糖达标率，同时安全性和耐受性良好，适用于大多数 2 型糖尿病。最常见副作用为上呼吸道感染、尿路感染和头痛。

### （六）胰岛素治疗

用于 1 型糖尿病以及 2 型糖尿病用饮食控制及口服降糖药治疗无效的患者；糖尿病酮症酸中毒、高渗性昏迷和乳酸性酸中毒伴高血糖时；并发重症感染、消耗性疾病、视网膜病变、肾病变、神经病变、急性心肌梗死、脑血管意外；因伴发病需外科治疗的围术期；妊娠和分娩；继发性糖尿病，特别是垂体性糖尿病、胰源性糖尿病；营养不良引起的相关糖尿病。

应在一般治疗和药物治疗基础上进行（近年来也提倡早期使用胰岛素）。若急需胰岛素治疗者可用短效类，如糖尿病酮症酸中毒等各种急性并发症、手术前后及分娩前后。病情稳定者可采用长效或中效制剂，也可长、短效制剂结合使用。

临床上只有极少数患者表现为胰岛素抗药性。不良反应可分为全身和局部两种。全身反应中低血糖反应最为常见，多见于 1 型糖尿病，尤其是处于发展期的 1 型糖尿病患者或 2 型糖尿病中、重型患者，特别是消瘦者。胰岛素注射过量或注射后未及时进食者亦常发生；过敏反应：少见，如荨麻疹、紫癜、血管神经性水肿，极个别有过敏性休克，目前，随人胰岛素的应用，过敏反应显著减少；胰岛素性水肿：多表现为双下肢水肿，可能与胰岛素促进肾小管吸收钠有关；屈光度失常：胰岛素治疗过程中患者出现一过性的视力模糊，因治疗时血糖迅速下降，影响晶状体及玻璃体内渗透压，使屈光度下降而发生远视。局部反应有注射局部皮肤红、肿、热、痛及皮下结节发生，皮下脂肪营养不良，脂肪萎缩，呈凹陷性皮脂缺失。目前胰岛素泵可模拟机体血糖的生理波动而注入胰岛素，使血糖更接近生理水平。

## 六、建议

糖尿病的现代治疗措施包括糖尿病教育、饮食控制、运动疗法、降糖药物和自我血糖监测。1 型糖尿病使用胰岛素治疗，2 型糖尿病患者用饮食控制及口服降糖药治疗无效的患者，使用胰岛素联合二甲双胍或其他的口服降糖药。根据 2007 年美国糖尿病协会的最新糖尿病指南，推荐糖尿病患者的最佳糖化血红蛋白（HbAlc）水平为低于7.0%，空腹血糖水平为5.0~7.0mmol/L，餐后2小时血糖低于1.0mmol/L，这样有助于降低急性和慢性并发症的风险，有效提高患者的生活质量。

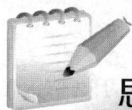

**思考题**

1. 比较1型和2型糖尿病治疗方法上的区别，用所学知识分析2型糖尿病合并心血管疾病如高血压病的临床用药。

2. 胰岛素、磺酰脲类药物和双胍类降糖药分别通过什么方式降低血糖？

# 第二节　甲状腺疾病

# 甲状腺功能亢进

## 一、概述

甲状腺功能亢进症简称甲亢，是由多种原因引起的甲状腺功能增高，甲状腺激素包括三碘甲状腺原氨酸（$T_3$）和甲状腺素（$T_4$）合成、释放入血过多，甲状腺引起氧化过程加快、代谢率增高的一种常见内分泌疾病。甲亢分多种类型，其中格雷夫斯病（Graves病），即弥漫性毒性甲状腺肿是甲状腺功能亢进症的主要病因，约占全部病例的80%，其次为结节性甲状腺肿伴甲亢和亚急性甲状腺炎伴甲亢，主要临床表现为多食、消瘦、畏热、多汗、心悸、激动等高代谢综合征，神经和血管兴奋增强，以及不同程度的甲状腺肿大和眼突、手颤、颈部血管杂音等特征，严重的可出现甲亢危象、昏迷甚至危及生命。

Graves主要是在遗传基础上因精神刺激等应激因素而诱发自身免疫反应所致。本病的特征之一是血清中存在能与甲状腺组织起反应的自身抗体称为促甲状腺激素（TSH）受体抗体（TRAb），此抗体能刺激甲状腺，提高其功能，引起组织增生，作用缓慢而持久。Graves眼征的病因仍不清楚，2/3活动性Graves病眼征的患者血清中可检出突眼性免疫球蛋白（OIgG）。

Graves病最多见于20~40岁，常见的症状和体征是代谢增高综合征、甲状腺肿和眼征。

（1）代谢增高综合征临床症状　怕热、多汗、低热、倦怠乏力、体重减轻；胃肠系统为食欲亢进，大便增多，消化不良；神经系统为神经兴奋性增高，如易激动、烦躁易怒、多动、多言、神经过敏、失眠、猜疑等症状；心血管系统为心率增快、心房颤动、收缩压增高、脉压加大；神经肌肉系统表现为肌无力、肌萎缩、骨质疏松和骨痛等症状。

（2）甲状腺肿大症状　呈弥漫或结节性肿大，质地柔软或坚硬，表面光滑，可触及震颤并有血管杂音。

（3）眼征　一类为单纯性突眼，表现为凝视，瞬眼滞后，上眼睑后缩，轻度巩膜充血，是肾上腺能神经兴奋所致；另一类为浸润性突眼（Graves眼病），其特点是眼眶疼痛、流泪、异物感、怕光、眼眶后组织增生、突眼和眼外肌淋巴细胞浸润，并可产生眼肌无力致复视。

## 二、诊断要点

**1. 实验室检查**

（1）血清游离 $T_3$（$FT_3$）及血清游离 $T_4$（$FT_4$）测定　直接反应甲状腺功能状态，敏感性及特异性高于 $TT_3$ 和 $TT_4$。成人参考值：$FT_3$ 2.1～5.4 pmol/L，$FT_4$ 9.0～23.9 pmol/L。

（2）血清总 $T_3$（$TT_3$）和 $T_4$（$TT_4$）测定　在甲亢初期或复发的早期，$TT_3$ 上升较快，$TT_4$ 上升较慢，$TT_3$ 是早期 Graves 病疗效观察及停药后复发的敏感指数。参考值：成人 $TT_3$ 0.7～2.1nmol/L，$TT_4$ 58.1～154.8 nmol/L。

（3）TSH 测定　甲状腺功能改变时，TSH 波动较 $T_3$、$T_4$ 迅速且显著，是反应脑－垂体－甲状腺轴功能的敏感指标，尤其对亚临床型甲亢和甲减的诊断具有重要意义，参考值：成人 0.6～4.0mIU/L。

（4）TSH 受体抗体测定　未经治疗的 Graves 病，TSHAb 阳性检出率可达 80%～100%，对早期诊断、复发和停药有意义。

（5）促甲状腺激素释放激素（TRH）兴奋试验　Graves 病患者血清 $T_3$、$T_4$ 浓度增高，反馈抑制垂体 TSH 释放，在注射 TRH 后，TSH 分泌反应被抑制或反应降低。

（6）$^{131}I$ 摄取率　$^{131}I$ 摄取率正常值 3 小时为 5%～25%，24 小时为 20%～45%，高峰在 24 小时出现。甲亢时 $^{131}I$ 摄取率表现为总摄取量增加，摄取高峰前移。

**2. 诊断标准**　①高代谢症状和体征；②甲状腺肿大；③血清 $TT_4$、$FT_4$ 增高，TSH 降低，具备以上三项即可诊断甲亢。$T_3$ 型甲亢仅有血清 $TT_3$ 增高。④眼球突出和其他浸润性眼征；⑤胫前黏液性水肿；⑥促甲状腺激素受体抗体、甲状腺刺激抗体、抗甲状腺过氧化物酶抗体（TPOAb）阳性。具备前三项，包括④⑤⑥中任何项即可诊断 Graves 病。

## 三、辅助检查

（1）超声检查　Graves 病甲状腺成弥漫性对称性均匀增大，边界多规则，内部回声呈密度增强光点，分布不均匀，部分有低回声小结节变化，腺体肿大明显时，有组织压迫和位移的表现，血流呈弥漫性分布，血流增多。

（2）甲状腺放射性核素扫描　主要用于甲状腺结节和甲状腺瘤的诊断和鉴别诊断。

（3）眼部电子计算机 X 线体层显像（CT）和磁共振显像（MRI）　眼部 CT 和 MRI 可以测量突眼的程度，评估眼外肌受累的情况。

## 四、处理原则

（1）内科治疗　包括抗甲状腺药物治疗，以硫脲类药物为主，β 受体阻滞剂普萘洛尔等为辅的对症治疗；以及适当休息、给予足够的营养和热量、避免精神刺激和过度劳累的生活治疗。

（2）同位素治疗　用放射性 $^{131}I$ 破坏甲状腺组织。

（3）手术治疗　手术切除部分甲状腺组织。本病治疗目的在于控制甲亢症状，使血清中甲状腺激素水平降到正常，促进免疫功能的正常化。

（4）药物治疗　目前常用的抗甲状腺药有硫脲类、碘和碘化物、放射性碘和 β 受体阻断药等四类。

## 五、用药方案

**1. 硫脲类**　硫脲类（thioureas）是最常用的抗甲状腺药，分为硫氧嘧啶类（thiouracils）和咪唑类（imidazoles）两类。前者包括甲硫氧嘧啶（MTU）和丙硫氧嘧啶（PTU），后者包括甲巯咪唑（MMI，他巴唑）和卡比马唑（甲亢平）。它们抑制甲状腺激素的合成，也使甲状腺自身抗体合成也受到抑制。适用于轻症不宜手术或 $^{131}$I 治疗者，如儿童、青少年、妊娠妇女和轻型 Graves 病、术后复发及中、重度患者伴年老体弱或兼有心、肝、肾、出血性疾病的患者。经 1~3 个月后症状明显减轻，当基础代谢率接近正常时，药量即可递减，直至维持量，疗程 1~2 年。内科治疗可使约 40%~70% 患者获得痊愈，疗程过短则易复发。亦可用于甲亢手术治疗的术前准备及甲状腺危象的治疗，甲状腺危象用量约为一般治疗量的 2 倍。主要的不良反应包括粒细胞减少及过敏反应，粒细胞减少以 MTU 多见，PTU 最少，粒细胞减少多发生在用药后 2~3 个月，治疗后应每周检测白细胞水平。过敏反应多表现为皮疹，发生率为 2%~3%。

**2. 碘和碘化物**　目前常用碘化钾或碘化钠和复方碘溶液（含碘 5%，碘化钾 10%）。小剂量的碘用于防治单纯性甲状腺肿，可在食盐中按 $1/10^4~1/10^5$ 的比例加入碘化钾或碘化钠。

（1）大剂量碘产生抗甲状腺作用　①抑制甲状腺素的释放。②抑制甲状腺激素的合成。③拮抗 TSH 促进腺体增生。

（2）大剂量碘可用于　①甲亢的术前准备，在术前两周给予复方碘溶液，用药 1~2 天起效，10~15 天作用最强，使甲状腺组织退化，血管减少，腺体缩小变韧，利于手术进行及减少出血。②甲状腺危象的治疗，碘化物加到 10% 葡萄糖溶液中静脉滴注，并在两周内逐渐停服，需同时配合服用硫脲类药物。

（3）不良反应　①急性过敏反应：少数患者会立即或几小时后表现为血管神经性水肿、上呼吸道水肿及严重喉头水肿。②慢性碘中毒：表现为口腔及咽喉烧灼感，唾液分泌增多，眼刺激症状等。③诱发甲状腺功能紊乱。

**3. 放射性碘**　$^{131}$I 的 $t_{1/2}$ 为 8 天，被甲状腺摄取，产生 β 射线（占 99%），在组织内的射程仅约 2mm，辐射作用只限于甲状腺内，破坏甲状腺实质，很少波及周围组织，具有简便、安全、疗效明显等优点；$^{131}$I 还产生少量的 γ 射线（占 1%），可在体外测得，可用于甲状腺摄碘测定。

（1）$^{131}$I 用于　①甲状腺功能检查：口服 $^{131}$I 后分别于 1、3 及 24 小时测定甲状腺放射性，计算摄碘率。甲亢时 3 小时摄碘率超过 30%~50%，24 小时超过 45%~50%，摄碘高峰时间前移。反之，摄碘率低，摄碘高峰时间后延。②甲亢的治疗：$^{131}$I 适用于不宜手术或手术后复发及硫脲类无效或过敏者。$^{131}$I 能使腺泡上皮破坏、萎缩，减少分泌。同时可降低腺泡内淋巴细胞，从而减少抗体产生。一般用药后一个月见效，3~4 个月后甲状腺功能恢复正常。

（2）不良反应主要为　①甲状腺功能低下，故应严格掌握剂量和密切观察有无不良反应，一旦发生甲状腺功能低下可补充甲状腺激素对抗之。②憋气和甲状腺部位疼痛，由于儿童甲状腺组织处于生长期，对辐射效应较敏感；卵巢中碘的浓度也很高，因此 20 岁以下病人、妊娠或哺乳的妇女及肾功不佳者不宜使用。

**4. β受体阻断剂** 除阻滞 β 受体外，还可抑制 $T_4$ 转换为 $T_3$，主要用于改善甲亢初治期症状（普萘洛尔 10～40mg，每日 3～4 次），对抗甲亢所致的心率加快、心收缩力增强等交感神经活动增强作用。β 受体阻断药不干扰硫脲类药物对甲状腺的作用，与硫脲类药物合用，疗效迅速而显著。本药可与碘剂合用于术前准备，也可用 [131]I 治疗前后及甲亢危象时。

## 六、建议

**1. 轻度及中度甲亢的治疗** 采用 PTU300～400mg/d 或 MMI30～45mg/d，分 3～4 次口服，多数病人 4～8 周后症状明显减轻，至症状消失，$T_3$、$T_4$ 恢复正常，即可逐渐减量，约每 4 周减药一次，每次减少 PTU50～100mg 或 MMI 5～10mg。减药期开始时，适当加服小剂量甲状腺制剂，如甲状腺片 20～40mg，1 次/日，以稳定下丘脑－垂体－甲状腺轴的反馈机制，避免甲状腺肿和突眼加重。

**2. 中度甲亢的治疗** 使用抗甲状腺药物治疗无效，不宜手术治疗者，可用放射性碘治疗。主张甲状腺组织一次给予 [131]I 3.0MBq（80μCi），治疗后 2～4 周症状减轻，6～12 周甲状腺功能恢复至正常，约 80% 患者可一次治愈，未治愈者 6 个月后可进行第二次治疗。甲亢治疗初期，交感神经兴奋性高，应联合应用 β 受体阻滞剂普萘洛尔 10～20mg，2～3 次/日，以改善心悸、心动过速、多汗、震颤及精神紧张等症状。

**3. 甲亢危象的药物治疗** 由多种原因如感染、创伤、手术或强烈的情绪激动等诱发，原有甲亢症状的急剧加重，体温升高达 39℃ 以上，脉率加快达 160～200 次/分或伴心房颤动，血压升高，脉压差增大。患者烦躁不安，大汗淋漓，呕吐、腹泻，可导致水与电解质紊乱，进而出现嗜睡或谵妄，甚至昏迷。一旦发生危象应积极抢救。①抑制甲状腺素合成：首选 PTU，首剂 600mg 口服或胃管注入，继用 PTU 200mg，每日 3 次，口服，症状减轻后改用一般治疗剂量。②抑制甲状腺素释放：服用 PTU 后 1～2 小时服用复方碘溶液，首剂 30～50 滴，继用 5～10 滴/6～8h 或碘化钠 0.5～1.0g 加入 5% 葡萄糖溶液静脉滴注 12～24 小时，一般使用 3～7 天停药。③PTU、碘剂、β 受体阻断药和糖皮质激素均可抑制组织中 $T_4$ 转化 $T_3$。④选用血液透析、腹膜透析或血浆置换等措施迅速降低血甲状腺素浓度。⑤监护心、肾、脑功能，纠正水、电解质及酸碱平衡紊乱，补充足够的葡萄糖、热量和多种维生素。⑥对处治疗，供氧，防治感染，高热者给予物理降温。

# 甲状腺功能减退症

## 一、概述

甲状腺功能减退症简称甲减，由多种原因引起的甲状腺激素合成、分泌或生物效应不足所致的一种机体的代谢功能降低的内分泌疾病。按其病因分为原发性甲减、继发性甲减及周围性甲减三类。以原发性者多见，其次为垂体性者，其他均属少见。甲状腺功能减退症临床表现：①一般表现。有易疲劳、怕冷、体重增加、表情淡漠、记忆力减退、智力低下、嗜睡、反应迟钝、便秘、月经不调、肌肉痉挛等症状。体检可有面色苍白，眼睑和颊部虚肿，全身皮肤干燥、增厚、粗糙多脱屑，毛发脱落，手脚掌呈萎黄色，体重增加，共济失调，腱反射迟钝，重者可出现痴呆、木僵，甚至昏睡。②心血管系统。有心动过缓、血压偏低、心音低钝、心脏扩大，可并发冠心病，重症者发生黏液水肿性心肌病。③消化系统。有厌食、腹胀、便秘，重者可出现麻痹性肠梗阻，半数有胃酸缺乏，导致恶性贫血与缺铁性贫血。④黏液性水肿昏迷。由于受寒冷、感染、手术、麻醉等应激可诱发黏液性水肿昏迷。表现为低体温（<35℃）、呼吸徐缓、心动过缓、血压下降、四肢肌力松弛、反射减弱甚至发生昏迷、休克、心肾功能衰竭。

## 二、诊断标准

**1. 血红蛋白** 多为轻、中度正常细胞性或小细胞性正色素或低色素性贫血。

**2. 生化检查** 血清甘油三酯、低密度脂蛋白（LDL – C）增高，高密度脂蛋白（HDL – C）降低，同型半胱氨酸（Hcy）增高，血清乳酸脱氢酶（LDH）增高。

**3. 血清甲状腺激素和 TSH** 血清 TSH 增高，$FT_4$ 减低是诊断本病的必备指标。亚临床甲减仅有血清 TSH 增高，血清 $TT_4$ 或 $FT_4$ 正常。

**4. 131碘摄取率** 减低或升高。

**5. 甲状腺自身抗体** 血清 TPOAb 和 TgAb 阳性提示甲减是由于自身免疫性甲状腺炎所致。

## 三、辅助检查

**1. X 线检查** 骨龄延迟，骨盆狭窄。颅底骨板增厚。心脏向两侧增大，可伴心包积液和胸腔积液，部分患者有蝶鞍增大。

**2. 心电图** 低电压，窦性心动过缓，T 波低平或倒置。

**3. TRH 兴奋试验** 主要用于原发性甲减、垂体性甲减和下丘脑性甲减的鉴别。静脉注射 TRH 后，血清 TSH 不增高者提示为垂体性甲减；延迟增高者为下丘脑性甲减；血清 TRH 在增高的基值上进一步增高，提示原发性甲减。

## 四、处理原则

**1. 终身替代治疗原则** 甲减是终身性疾病，需要长期甲状腺素维持治疗。早期轻型以口服甲状腺片或左甲状腺素为主。还应从病因上积极治疗，若是药物导致的甲减，停药后，甲减可自行消失；若是下丘脑或垂体患有肿瘤，经肿瘤切除后，甲减可不同程度改善；若是亚急性甲状腺炎引起，治愈后甲减也会消失；若是缺碘引起，则需补充碘的摄入。常用药物有 3 种，即 $T_3$、$T_4$ 和干甲状腺片。

**2. 对症治疗原则** 中、晚期重型患者除口服甲状腺片或左甲状腺素外，需对症治疗如升压、给氧、输液、控制感染、控制心力衰竭等。

## 五、用药方案

**1. 甲状腺片** 应从小剂量开始，尤其是甲状腺功能减迟的病情较重、老年患者及伴有心血管疾病时更应注意，应当从每 10～20mg 开始，以后每隔 1～2 周逐渐增加剂量，1～2 个月或更长时间增加至每日 60～120mg。需 1.5～2 个月血 $T_4$ 及 TSH 才能恢复正常。

**2. 三碘甲状腺原氨酸钠** 作用较快，药效维持时间较短，适用于黏液性水肿昏迷患者的抢救。每日从 $20\sim40\mu g$ 开始服用，以后根据病情调整剂量。

**3. 左甲状腺素** 作用较慢且持久，由于起效时间较缓慢，患者容易耐受，剂量易于掌握，是治疗甲减的理想的制剂。每日从 $25\sim50\mu g$ 开始服用，以后根据病情调整剂量至生理需要量。

## 六、建议

地方性呆小病孕期缺碘是发病的关键。在地方性甲状腺肿流行区，孕妇妊娠最后 3 ~ 4 个月加服碘化钾 $20\sim30mg/d$。胎儿、新生儿甲减的预防应大力推广宫内或出生后的筛查，做到早期诊断、早期治疗。成人甲减主要由手术或 [131]I 治疗甲亢引起，应避免切除过多或剂量过大导致甲减。

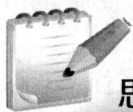

### 思考题

1. 临床抗甲亢药的用药特点和使用时的注意事项。
2. 分析目前抗甲亢药物选用的合理性和存在的问题。

## 第三节　骨质疏松症

## 一、概述

骨质疏松症是以低骨量和骨组织微结构破坏为特征，导致骨脆性增加和易发生骨折的全身性疾病。骨质疏松症现已成为中老年群体中的一种多发病和常见病。根据其发病机制，可分为原发性骨质疏松症、继发性骨质疏松症、特发性骨质疏松症。其中原发性骨质疏松是自然衰老过程中人体组织器官系统退行性改变在骨骼系统出现的症状，包括妇女绝经后骨质疏松和老年性骨质疏松，前者主要与绝经后雌激素不足有关；后者主要与增龄衰老有关。继发性骨质疏松症多因明确疾病所致，如内分泌性疾病、骨骼增生性疾病、营养缺乏性疾病、药物性骨量减少等。特发性骨质疏松症指孕妇、哺乳期、青壮年骨质疏松症，其机制尚不清楚。

原发性骨质疏松症主要表现为腰背疼痛、身长缩短、驼背及骨折。初期，开始活动时出现腰背痛，逐渐发展为持续性疼痛，在久坐、久立等保持固定姿势时加重。骨质疏松时脊椎椎体内部骨小梁萎缩，疏松而脆弱的椎体受压，导致椎体缩短，身长缩短和驼背。骨折好发于胸、腰椎椎体，桡骨远端及股骨上端。当胸、腰椎出现新鲜压缩性骨折时，腰背疼痛剧烈。

正常成熟骨的代谢主要以骨重建形式进行，在激素、细胞因子和其他调节因子的协调作用下，骨组织不断吸收旧骨，生成新骨，循环进行，维持体内骨转换的相对稳定状态。凡可使骨的净吸收增加，促进骨的微结构破坏的因素都会导致骨质疏松。

（1）性腺激素分泌减少　女性低性腺激素的原因有自然绝经、双侧卵巢切除、子宫切除术等；男性低性腺激素的原因有无睾症、睾丸切除 Kleinfelter 综合征等。

（2）代谢改变　①甲状旁腺激素分泌增多，原发性或继发性甲状旁腺功能亢进可促进骨吸收；②维生素 D 代谢的改变，骨质疏松症患者维生素 D 的活化存在障碍，血中 $1,25-(OH)_3D$ 水平较低；③甲状腺功能亢进，可引起钙、磷代谢紊乱，发生负钙平衡，骨吸收大于骨形成；④皮质类固醇激素增多；⑤1 型糖尿病等。

（3）营养因素、药物因素和疾病状态也影响骨转换的稳定。

## 二、诊断要点

**1. 骨密度检查**　是目前诊断骨质疏松、预测骨质疏松性骨折风险、监测病程以及评价药物干预疗效的最佳定量指标。双能 X 线吸收法（DXA）是目前国际公认的骨密度检查方法，其测定值作为骨质疏松症的诊断金标准。基于 DXA 测定，WHO 推荐使用 $T$ 分数来判断骨质疏松症，即①正常：骨密度值低于同性别、同种族健康成人的骨峰值 1 个标准差（$T > -1.0\ SD$）；②骨量减少：骨密度降低 $1\sim2.5$ 个标准差之间（$-1.0\ SD \geqslant T > -2.5\ SD$）；③骨质疏松症：骨密度降低等于此大于 2.5 个标准差（$T < -2.5\ SD$）；④严重骨质疏松症：骨密度降低程度符合骨质疏松诊断标准同时伴行一处或多处骨折。

**2. X 线片**　对骨质疏松所致各种骨折进行定性和定位诊断的一种较好的方法，但对诊断骨质疏松的敏感性和准确性较低，只有当份量下降 30% 以上才可以在 X 线片中显现出来，故对早期诊断的意义不大。

根据临床表现及内分泌检测值，骨骼 X 线摄片检查和骨密度仪检测，可判定有无骨质疏松，但应与骨软化、骨质纤维化、骨髓瘤、成骨不全相鉴别，必要时做骨活组织检查。若患者发生脆性骨折，即可直接诊断为骨质疏松症，而在临床工作中身高的降低，脊柱的外形改变等等都可以作为骨质疏松诊断的依据。

## 三、辅助检查

**1. 生化指标**　血钙、磷、碱性磷酸酶及血甲状旁腺激素，血清与尿液中核因子 $\kappa B$ 受体活化因子配体（RANKL）等。

**2. 骨转换的标志物**　包括血清碱性磷酸酶（ALP）、骨钙素（OC）、骨源性碱性磷酸酶（BALP）等，虽然骨代谢及骨转换指标众多，国际骨质疏松基金会推荐，Ⅰ型原胶原 N - 端前肽（PINP）和血清Ⅰ型胶原交联 C - 末端肽（S - CTX）是敏感性相对好的两个骨转换生化标志物。

## 四、处理原则

骨质疏松症的治疗目的是获得理想的骨峰值和降低骨丢失速率。治疗原则为缓解疼痛、提高骨密度、降低骨折发生率，进而改善生存质量。

**1. 非药物治疗**　骨质疏松症的非药物治疗方法包括营养治疗、运动治疗、物理治疗等。营养治疗的关键是饮食结构要合理，多吃含钙、磷、维生素及蛋白质丰富的食品，提倡低盐、戒烟、限酒、少喝咖啡、戒浓茶的生活方式。运动治疗通过加强体育运动，尤其强调多到户外锻炼，增加日光照射，以达到调节全身代谢状态、改善血液循环、缓解骨质疏松症状的作用。物理治疗主要有磁疗、热疗、超短波等。

**2. 药物治疗** 根据不同病因合理选用骨吸收抑制剂和骨形成促进剂。

## 五、用药方案

治疗骨质疏松的药物包括以下几类：①骨矿化物：如钙制剂和维生素 D 类等；②骨吸收抑制剂：能抑制破骨细胞活性从而抑制骨吸收的药物，如二膦酸盐类、雌激素、依普黄酮、降钙素等；③骨形成促进剂：能促进成骨细胞活性从而刺激骨形成的药物，如氟化物、合成类固醇激素、甲状旁腺激素等。

### （一）骨矿化物

**钙剂** 适量的钙可减缓骨丢失，改善骨矿化，对绝经后妇女和老年性骨质疏松症患者有益。钙剂与维生素 D 联合应用，可提高绝经后妇女的骨密度，轻微降低骨折发生风险。不良反应为便秘，液体钙能较好的解决这一问题。

**维生素 D** 为脂溶性，饭后服用有利于吸收。补充维生素 D 时应注意剂量，当 25 -羟维生素 D > 150g/L 时会出现中毒，引起血钙过高、便秘、头痛、呕吐等症状，重者可有心律失常、肾衰竭等。

**活性维生素 D 及其类似物** 主要有骨化三醇 $[1,25 -(OH)_2D_3]$ 和 $\alpha$ - 骨化醇（$1 -\alpha - OH - D_3$）。$1,25 -(OH)_2D_3$ 不需要经过肝肾羟化酶羟化就有活性效应，故得名活性维生素 D，适用于老年人、肝肾功能不全及维生素 D 代谢障碍者。而 $1 - \alpha - OH - D_3$ 为维生素 $D_3$ 的活性前体，在肝脏羟化后转换为活性维生素 D。活性维生素 D 长期使用时应监测血钙、尿钙及血清碱性磷酸酶等指标，以防发生高血钙。

### （二）骨吸收抑制剂

**1. 二膦酸盐类** 此类药物分为 3 代：第 1 代包括依替膦酸盐和氯膦酸盐；第 2 代包括替鲁膦酸盐和帕米二膦酸盐；第 3 代包括阿仑膦酸盐和利塞膦酸盐。该类药物在骨再建表面抑制破骨细胞对骨的吸收，并对磷酸钙具有高亲和性，吸附在骨羟磷灰石结晶表面，阻止钙盐"逸出"。该类药物对成骨细胞亦有抑制作用，可抑制骨形成和骨矿化。

二膦酸盐类药物的口服吸收率约为 1% ~ 5%，如与食物或含钙饮料同服则吸收率更低。为此，服用此类药物时应严格限制在空腹状态。体内分布约 50% 积聚在骨组织中，血浆半衰期约为 6 小时，50% 的药物大部分以原型从尿中排出，极小部分自肝胆排出。沉积于骨表面的各种二膦酸盐降解缓慢，其终末半衰期从数月至数年不等，以阿仑膦酸盐为例，其终末半衰期在 10 年以上。所有二膦酸盐类的主要不良反应是上消化道紊乱，尤其是对食管的刺激，所以应使用多量水（200 ~ 250ml）送服，服药后绝对不宜采取卧位。此外，对眼部的不良反应亦应重视。

**2. 雌激素** 能恢复骨代谢的平衡，防止骨量的丢失，减少骨折的危险性。有天然与合成雌激素制剂两类。天然与半天然制剂有 17 - 雌二醇、结合雌激素及戊酸雌二醇等。半合成雌激素有乙炔雌二醇、炔雌醇三甲醚、乙炔雌二醇甲酯。合成的制剂包括己烯雌酚、双烯雌酚和尼尔雌醇等。利维爱（商品名）亦为人工合成，具有弱雌激素、弱孕激素和弱雄激素等三种激素的作用，用于绝经后的激素替代疗法。临床实验证实，雌激素能有效地预防绝经后的快速骨丢失，保持骨量，降低骨折发生率，缓解骨质疏松造成的疼痛，改善更年期症状。不良反应有气胀、乳房触痛、阴道出血和子宫出血。长期应用的潜在危险是患子宫内膜癌、乳腺癌危险性增加，以及深静脉血栓和肺栓塞的发生率增加。

**3. 依普黄酮（依普拉封）** 为一种合成的异黄酮类衍生物。其化学成分为 7 - 异丙氧基异黄酮。依普黄酮能抑制骨吸收，机制是选择性模拟雌激素作用，影响骨代谢，降低骨转换，减少骨量丢失。还协同雌激素促进降钙素的分泌，并具有一定的镇痛作用。主要用于绝经后妇女和老年骨质疏松症患者，对骨质疏松症所引起的腰背痛有效。不良反应少，耐受性好，有胃部胀满，恶心、呕吐、腹痛等胃肠道反应。

**4. 降钙素** 由甲状腺滤泡旁细胞分泌，是调节钙磷代谢的主要激素之一。能抑制破骨细胞数量及活性，抑制骨吸收。同时活化 $1\alpha$ - 羟化酶，促进 $1,25$ -$(OH)_2$ - $VitD_3$ 的合成，改善钙代谢。与其止痛作用和抑制疼痛递质的释放，增加内啡肽释放有关。短期应用可缓解骨质疏松或并发骨折引起的疼痛，长期应用可保持骨量不下降或略增加。常见不良反应为面部潮红、恶心、腹泻、尿频、鼻炎、呼吸道刺激症状等，多数患者使用小剂量降钙素有效且安全，大剂量可出现继发性甲状腺功能低下，因此主张应使用小剂量降钙素每日同时摄入足够的钙 $1000 \sim 1500mg$ 和 $400 \sim 800\mu g$ 的维生素 D。

### （三）骨形成促进剂

此类药物通过促进成骨细胞活性从而刺激骨形成，主要有氟化物、甲状旁腺激素、雄激素、他汀类药物等。

**1. 氟化物** 对人体骨骼形成有强大的刺激作用，能显著增加骨密度，使患者的骨密度恢复到正常人的水平。小剂量对骨量有益，降低骨折的发生率；大剂量可使骨形成异常，反而增加骨脆性。氟化物由于能促进形成大量的新骨，会降低骨的质量，出现钙缺乏，需补充足量的钙和活性维生素 $D_3$。该类药物的代表药是一氟磷酸谷酰胺 + 钙（商品名：特乐定），适用于绝经后骨质疏松患者。本品不良反应少，长期使用有胃肠道不适和下肢关节疼痛等，减量或暂停服用可使症状消失。本品可与抗骨吸收药物合用。

**2. 甲状旁腺激素（PTH）** 可增加中轴骨、小梁骨骨量，促进骨松质形成，但不增加皮质骨骨量。其机制为 PTH 可增加肾小管重吸收钙，刺激肾脏产生 $1,25$ -$(OH)_2$ - $VitD_3$，促进肠对钙的吸收。此外，PTH 能增加成骨细胞数目和活性，阻止成骨细胞凋亡。特立帕肽是该类药物的代表药，不良反应较少发生，可引起间断性恶心和头痛。

## 六、建议

（1）患者接受双膦酸盐治疗 $3 \sim 5$ 年后，可使用骨折风险评估系统等工具进行一次骨折风险的评估。若其骨折风险较低，可建议其暂停治疗 $1 \sim 2$ 年，以避免药物长期使用带来的不良反应风险，但是若患者骨折风险高则仍需继续进行治疗。

（2）对于骨质疏松药物治疗后，如果患者骨密度没有提升或者下降明显，或者骨转换指标变化不明显，不能直接判定治疗无效，应首先排除患者是否合并其他影响骨代谢的因素。专家们认为常见影响药物疗效的原因有三个方面：① 维生素 D 及钙缺乏；②慢性炎性反应，如慢性肠炎，骨关节炎，风湿病及肌肉消瘦等；③肾功能障碍，肾功能的降低可能会导致 PTH 的分泌增加，抗骨吸收药物疗效将会受到影响。此外还需排除是否有恶性骨肿瘤、内分泌代谢性疾病的存在以及是否有同时使用糖皮质激素等引起的继发性骨质疏松的可能。

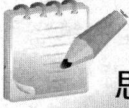

**思考题**

1. 骨质疏松症的一般治疗原则有哪些？
2. 怎样合理的补钙？
3. 简述降钙素的临床适应证。
4. 阿仑膦酸钠的主要不良反应和药物相互作用有哪些？

# 第四节 痛 风

## 一、概述

痛风是嘌呤代谢紊乱与（或）尿酸排泄减少所致的高尿酸血症，并有单钠尿酸盐沉积于骨关节、肾脏和皮下等部位，引发的急慢性炎症和组织损伤。临床以高尿酸血症、急性关节炎反复发作、慢性关节炎和关节畸形、痛风石沉积、肾实质性病变和尿酸性肾石病为特点。上述临床表现可有不同的组合，仅有高尿酸血症，不称为痛风。根据血液中尿酸增高的原因，可分为原发性和继发性两大类。原发性痛风是由于遗传因素和环境因素共同作用致嘌呤代谢紊乱所致，大多数为尿酸排泄障碍，少数为尿酸生成增多，具有一定的家族易感性，常与肥胖、糖脂代谢紊乱、高血压、动脉硬化和冠心病等相伴发生。继发性痛风主要由于肾脏疾病致尿酸排泄减少，骨髓增生性疾病及放疗致尿酸生成增多，或某些药物抑制尿酸排泄等多种原因所致。

痛风无症状期患者仅有血尿酸持续增高，从血尿酸增高至症状出现可长达数年至数十年，甚至终生不出现。但随着年龄增长，出现症状的比率会增高。急性关节炎期是原发性痛风的首发症状。常因劳累、受寒、饮酒、过食高嘌呤饮食、感染、创伤、手术等引发。患者常在午夜突然发病，因疼痛而惊醒。最初大多侵犯单一关节，以足第一跖趾关节为多见。以后累及踝、膝、腕，偶有双侧发作，后期发展为多关节炎，关节红、肿、热、痛，活动受限。可伴有发热、头痛、白细胞增多、血沉增高等。初次发作呈自限性，经过 1~2 天或几周后自然缓解，关节功能恢复，受累关节皮肤出现脱屑和瘙痒。之后，患者全无症状，称为间歇期，可持续数月或数年，多数患者在 1 年内复发。有的患者发作频次增多，受累关节增多，逐渐发展为慢性关节炎，甚至关节畸形。尿酸盐结晶可在关节附近肌腱、腱鞘、皮下组织处沉积，形成黄白色赘生物，即痛风石。其常累及肾脏，常见①肾结石 痛风患者肾尿酸结石的发生率约为 25%，其发生率高低与高尿酸血症程度和 24 小时尿中排出的尿酸量相关。结石体积大小不一，细砂粒状结石常无症状，常随尿排出而不为患者察觉。较大的结石可引有血尿、肾绞痛及尿路感染，通过肾盂造影能被证实。②痛风性肾病 由尿酸盐结晶沉积于肾组织引起。早期病变为间质反应和肾小球损害，仅有蛋白尿和显微镜下血尿，随着病程进展，蛋白尿转为持续性，肾浓缩功能受损，夜尿增多、尿比重降低，进一步发展为肾功能不全。痛风常伴有高血压、动脉硬化、肾结石多种等疾患，所谓痛风性肾病可能是综合因素的作用。单纯痛风性肾病一般是良性，极少导致肾功能衰竭。③急性肾衰竭　由于血尿酸急剧增高，大量结晶沉积在肾小管、肾盂及输尿管，出现少尿甚至无尿，可迅速发展为肾衰竭。如不及时处理，可致死亡。尿酸盐结晶在肾小管沉积引起的急性肾衰竭称为尿酸性肾病，须与痛风性肾病加以区别。

## 二、诊断要点

**1. 血清尿酸测定**　正常值：男性 150 ~ 380 μmol/L（2.4 ~ 6.4mg/dl），女性 100 ~ 300μmol/L（1.6 ~ 5.0mg/dl），男性 >420μmol/L（7mg/dl），女性 >350μmol/L（6mg/dl）可确诊为高尿酸血症。血尿酸增高，但在急性期血尿酸增高的程度与临床症状的轻重不一定平行，甚至少数急性痛风发作的患者其血尿酸水平亦正常，须反复检查以免漏诊。

**2. 尿液尿酸测定**　限制嘌呤饮食 5 天后，每日尿酸排出量 >3.57mmol/L，可认为是尿酸生成过多。其对急性关节炎的诊断意义不大，只对选择治疗药物及鉴别尿路结石是否由于高尿酸引起有帮助。

**3. 尿酸盐检查**　偏振光显微镜下表现为 2 ~ 20μm 强的负性双折光的针状或杆状的单钠尿酸盐（MSU）晶体。急性发作期关节滑液中可见白细胞内、外的这种晶体；在痛风石的抽吸物中，也可发现同样晶体；在发作间歇期，曾受累关节的滑液中也有较高的阳性发现率。普通显微镜也可用来观察，但效果较差。

**4. 影像学检查**　急性发作期仅见受累关节周围非对称性软组织肿胀；反复发作的间歇期可出现一些不典型的放射学改变；慢性痛风石病变期可见 MSU 晶体沉积造成关节软骨下骨质破坏，出现偏心性圆形或卵圆形囊性变，甚至呈虫噬样、穿凿样缺损，边界较清，相邻的骨皮质可膨起或骨刺样翘起。重者可使关节面破坏，造成关节半脱位或脱位，甚至病理性骨折；也可破坏软骨，出现关节间隙狭窄以及继发退行性改变、局部骨质疏松等。

**5. 超声检查**　受累关节的超声检查可发现关节积液、滑膜增生、关节软骨及骨质破坏、关节内或周围软组织的痛风石、钙质沉积等。超声下出现肾髓质特别是锥体乳头部散在强回声光点，则提示尿酸盐肾病，也可发现 X 线下不显影的尿酸性尿路结石。超声波检查还可诊断痛风患者经常伴发的脂肪肝。

## 三、辅助检查

由于痛风患者常同时伴有其他代谢紊乱性疾病，如糖尿病、高脂血症以及高血压、冠状动脉粥样硬化性心脏病、动脉硬化等，所以对每个痛风患者，特别是中老年患者均有必要做下列实验室检查。①血脂检查：胆固醇、三酰甘油、高密度脂蛋白、低密度脂蛋白、极低密度脂蛋白；②血糖检查：空腹血糖、餐后 2 小时血糖及糖化血红蛋白测定，必要时进行葡萄糖耐量试验，以早期发现糖代谢紊乱和隐匿性糖尿病；③肝、肾功能检查：以确定有无痛风性肾病及肝病变，以指导治疗方案的制订和用药的选择。

## 四、处理原则

治疗视病情而定，解决疼痛并不是重点，控制病情以避免发生致命的并发症才是真正目标。治疗痛风的整体原则：合理的饮食，控制高嘌呤食物的摄入，充足的水分摄入，规律的生活制度，适当的体育活动，有效的药物治疗，预防尿酸盐的沉积，迅速治疗急性关节炎，控制痛风石的形成，降低对肾功能的损害，定期的健康检查。主要是控制蛋白质的摄入量，戒酒，避免诱发因素，多饮水，使排尿量在 2000ml 以上，当尿 pH 在 6.0 以下时，需碱化尿液，可口服碳酸氢钠 1~2g，每日 3 次，不宜使用抑制尿酸排泄的药物。

急性发作期，首先解决疼痛，应迅速给予秋水仙碱控制疼痛，应用数天后停药，可同时应用非甾体类抗炎药，若治疗无效或有严重不良反应可使用糖皮质激素进行短程治疗，不建议非甾体抗炎药和糖皮质激素联合应用。发作间歇期或慢性期的目标是使血尿酸维持正常水平，可应用促进尿酸排泄的药物同时联合应用抑制尿酸生成的药物。

## 五、用药方案

### （一）抑制尿酸生成的药物

**1. 别嘌呤醇**　通过抑制黄嘌呤氧化酶（XOR），减少尿酸生成，与促进尿酸排泄药合用可使血尿酸迅速下降。初始剂量≤100 mg/d（慢性肾脏病 4 期及以上者为 50 mg/d），每 2~5 周逐渐加量，维持最大治疗剂量（>300 mg/d）使尿酸降至目标值以下。大约有 2% 的患者会出现过敏，表现为发热、皮疹、瘙痒等，一旦出现这些症状，应立即停药，并给予脱敏治疗。别嘌呤醇抑制 XOR，导致 6 - 巯基嘌呤蓄积，所以有骨髓抑制作用。

**2. 非布索坦**　别嘌呤醇只对还原型 XOR 有抑制作用，而非布索坦对氧化型和还原型的 XOR 均有抑制作用，其降低尿酸的作用更强大、持久。非布索坦为非嘌呤类 XOR 抑制剂，目前美国和欧洲均将其列为一线降尿酸药。初始剂量每日 1 次，每次 40mg，根据监测血尿酸结果调整剂量。不良反应大多轻微，有腹泻、疼痛、背痛、头痛和关节痛。

### （二）促尿酸排泄的药物

常用的促进尿酸排泄的药物，主要有丙磺舒、苯磺唑酮、苯溴马隆等，这类药物可抑制肾小管对尿酸的重吸收，增加尿酸的排泄而达到降低血尿酸的目的。另一类促尿酸排泄药是碱性药物，如碳酸氢钠，是通过提高尿液的 pH，增加尿酸的溶解度而促进尿酸排出。但此类药物可引起尿酸盐晶体在尿路沉积，可引发肾绞痛和肾功能损害，应从小剂量开始缓慢增量，同时多饮水、适当碱化尿液，以利尿酸排出，并定期检查肾功能。

### （三）缓解症状的药物

主要有秋水仙碱、非甾体抗炎药、糖皮质激素等。采取早期、足量使用，见效后逐渐减药停药，在临床上取得了显著的疗效。

**1. 非甾体抗炎药（NSAIDs）**　临床上常用的 NSAIDs 包括非选择性环氧化酶（COX）抑制剂和 COX-2 抑制剂，有吲哚美辛、布洛芬、萘普生、塞来昔布等，是治疗痛风急性发作的一线用药，疗效确切，耐受性好，相对安全。但均有胃肠毒性，如消化道溃疡、胃肠道穿孔、上消化道出血等。COX-2 抑制剂的胃肠道不良反应可降低 50%。近年发现，一些新的 NSAIDs 药物具有明显的心血管副作用，故应密切关注。

**2. 秋水仙碱**　是治疗痛风尤其是重症急性发作首选药之一，通过降低白细胞活动和吞噬作用及减少乳酸形成，减少尿酸结晶的沉积，减轻炎性反应而起止痛作用。不良反应多，常见的有恶心、呕吐、腹泻、腹痛等胃肠反应，中毒时出现腹泻、血便、脱水、休克。肾脏损害可见血尿、少尿；有骨髓抑制作用，引起粒细胞缺乏、再生障碍性贫血。

**3. 糖皮质激素**　可使痛风患者急性发作迅速缓解，停药易出现反跳现象。甲基泼尼松龙、泼尼松主要用于严重的急性发作伴有较重全身症状的患者，且用于秋水仙碱或非甾体抗炎药无效时，撤药前最好应用秋水仙碱或尼美舒利 1 周避免反跳现象。

## 六、建议

只有 5%~18.8% 的高尿酸血症患者最终发展为痛风，大多数表现为无症状高尿酸血症，其血尿酸水平维持在 470~530μmol/L，不需要进行降尿酸治疗。目前学者普遍认为，在本质上高尿酸血症与痛风之间无明显差异，因被看作痛风早期阶段，主要采取对症治疗。总体来说，痛风早中期以选促尿酸排泄药为主，疾病中晚期以选抑制尿酸合成或促进尿酸分解药为主。

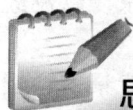

**思考题**

1. 治疗痛风急性关节炎期的药物有哪些，其特点是什么？
2. 痛风的治疗策略是什么？
3. 无症状的单纯高尿酸血症患者是否需要降尿酸药物治疗？

# 第五节　肥胖症

## 一、概述

当进食能量超过人体消耗能量时，机体便将其转化为脂肪储存起来，当体重超过标准体重 20% 以上时，称为肥胖症。表现为体脂的分布失调、局部脂肪沉积。目前世界卫生组织推荐用体重指数（BMI）计算肥胖，计算的方法是：体重指数（BMI）＝体重（kg）/身高$^2$（m$^2$），正常人为 18.5~22.9，体重指数≥25，称为超重；体重指数≥30 称为肥胖。肥胖主要与脂肪摄入过多引起能量失衡、白色脂肪组织和棕色脂肪组织产热下降、下丘脑饱食中枢与饥饿中枢功能异常、遗传和基因突变以及社会环境等因素有关。

**（一）发病因素**

肥胖症的病因尚未完全阐述清楚，现已知肥胖与遗传、内分泌、饮食、精神、运动、生活方式等多种因素有关，但具体到个体，可能是多因素共同作用的结果。

（1）遗传　到目前为止，科学家发现20多种与肥胖相关的基因，其中，影响最大的是瘦素及其受体基因。瘦素是脂肪细胞分泌的一种激素，可作用于下丘脑，与下丘脑瘦素受体结合后，通过抑制神经肽 Y 的合成与释放来调节体重。当瘦素及其受体基因发生突变时，就会产生肥胖。人类流行病学研究表明，单纯性肥胖症可呈一定的家族倾向。肥胖的父母常有肥胖的子女，父母体重正常者，其子女肥胖的概率约占10%，父母中1人或2人均肥胖者，其子女肥胖的概率分别增至50%和80%，但未能确定其遗传方式。

（2）精神因素　中枢神经系统可调节食欲和营养物质的消化与吸收。当精神高度紧张时，交感神经兴奋，食欲会受到抑制；而迷走神经兴奋时，胰岛素分泌增多，食欲异常亢进而引起肥胖。

（3）代谢因素　肥胖者合成代谢亢进，在休息及活动时能量消耗均较一般人少。肥胖者在不活动时对冷的反应差，用于产热的能量消耗比正常人减少，多余的能量以脂肪形式储存起来而致肥胖。

（4）内分泌　单纯性肥胖症患者内分泌有明显的改变，体内胰岛素升高，高胰岛素血症可引起多食，形成肥胖。

（5）饮食　随着高热量食物的过多摄入，脂肪合成加强；而脂肪一是以脂肪氧化供能消耗，二是通过神经负反馈减少脂肪摄取。脂肪摄入过量不能氧化就导致了肥胖。多食可发生在任何年龄，但在年幼多食对肥胖的形成起重要作用。发达国家，以及经济在短时间内高速成长的发展中国家，肥胖症患病率明显增高。

（6）其他　社会经济地位、生活习惯、精神压力、性别、年龄、文化背景、婚姻状况等因素都会导致肥胖。

**（二）分类**

肥胖症按其病因分类。

（1）原发性肥胖　约占肥胖人群的95%，是各型肥胖最常见的一种，这类患者全身脂肪分布均匀，没有内分泌紊乱，也无代谢障碍，其家族往往有肥胖病史。原发性肥胖又分为体质性肥胖和过食性肥胖两种。① 体质性肥胖。这类患者有肥胖家族史，自幼肥胖，且呈全身性分布，脂肪细胞呈增生肥大，对胰岛素较不敏感，不太限制饮食，运动差。②过食性肥胖。也称为获得性肥胖，成年后过度饮食，摄入的热量超过身体生长和活动的需要，多余的热量转化为脂肪，使脂肪细胞肥大与细胞数目增多，脂肪大量堆积造成。

（2）继发性肥胖　是由内分泌紊乱或代谢障碍引起的一类疾病，约占肥胖人群的2% ~5%，虽有体内脂肪沉积过多的特征，但仍以原发性疾病的临床症状为主。还会有其他的临床表现，如皮质醇增多，多见于甲状腺功能减退人群、性腺功能减退等疾病中。

肥胖症按程度分类。

（1）轻度肥胖　超过标准体重在30%以下，可无症状。

（2）中度（超过标准体重30%～50%）。

（3）重度（超过标准体重50%以上）肥胖　轻者稍事活动即感心悸、气促、疲乏无力；重者行动不便，生活不能自理。男性常有性欲减退；女性常有月经稀少，闭经不育。极度肥胖者常有下列并发症：①肥胖－通气受限综合征。由于肺通气不良，出现呼吸困难、发绀、嗜睡、浮肿、充血性合并高排性心力衰竭。②高血压。较常见，主要是由于肥胖者脂肪组织过多和肥胖时肾上腺皮质功能亢进致使水钠潴留，使循环血量增加，左心负荷加重，左心室肥厚，心搏出量增多，血压升高。但肥胖消失后，高血压会自行缓解。③动脉粥样硬化和冠心病。肥胖患者常有血甘油三酯增高，为冠状动脉粥样硬化的直接原因。过度肥胖和高血压增加了心脏负荷，又常常缺乏锻炼，心肌代偿能力差，甚至可发生心肌梗死。④糖尿病。肥大的脂肪细胞膜上的胰岛素受体对胰岛素较不敏感，形成胰岛素抵抗，最终可因胰岛素分泌代偿（胰岛细胞衰竭）而发生糖尿病。⑤痛风和胆石症。痛风好发于含高蛋白饮食的肥胖患者。胆石症与高脂类饮食有关，主要是胆固醇结石，好发于肥胖的中年女性。⑥增生性骨关节炎。主要由于脊柱、膝等关节长期负重所致，有腰、腿痛等骨关节症状。⑦肺源性心脏病。主要由于胸壁和腹腔脂肪过多，肋骨和膈肌呼吸运动受限，严重影响肺功能所致。

## 二、诊断要点

### （一）肥胖的诊断方法

（1）BMI $\geqslant 25$ kg/m$^2$，称为超重；BMI $\geqslant 30$ kg/m$^2$称为肥胖。

（2）腰围　WHO建议男性腰围>94cm，女性腰围>80cm为中心型肥胖标准。

（3）腰臀比值　是描述中心型肥胖的指标，男性腰臀比值>1.0，女性腰臀比值>0.85被认为是中心型肥胖。

### （二）肥胖病因的确诊方法

肥胖应是机体脂肪成分过多、脂肪组织过多，故精确的诊断应以测量全身脂肪重量及所占比例，而不应该单纯依据体重的增加。

**1. 病史**　包括出生体重、身体生长发育状况、饮食量及饮食结构、饮食习惯、体力活动多少、生活习惯、家族史。既往健康状况，有无精神病史、内分泌及代谢性疾病病史，有无脑膜炎、脑炎、颅脑创伤、肿瘤等病史及相关药物服用史。

**2. 标准的体脂测量**　测定体脂的总量及分布状况。体脂测量方法有直接测量法和间接估计法。

（1）直接测量法　体密度法、体液密度测定法、钾总量测定法、中子活性法、传导率法、电阻抗法、双光子法、电子计算机断层扫描（CT）和磁共振成像（MRI）。

（2）间接估计法　有体重指数；皮脂厚度测定；腰臀比值；腹腔内脂肪与皮下脂肪面积比值（VPS）；诊断继发性肥胖用CT或MRI扫描第3腰椎和第4腰椎水平计算内脏脂肪的面积，面积>130cm$^2$与代谢性疾病相关。

**3. 体格检查**　是诊断内分泌及代谢性疾病等继发性肥胖症的主要线索。

## 三、辅助检查

**1. 皮质醇增多症**　表现为向心性肥胖、紫纹、多毛等，轻度没有上述体征。查血、尿皮质醇、促肾上腺皮质激素（ACTH）、尿 17 – 羟 – 皮质类固醇（17 – OH – CS）、17 – 酮类固醇（17 – KS）、过夜地塞米松抑制试验、大小剂量地塞米松抑制试验、垂体 CT 及肾上腺 CT。

**2. 下丘脑性肥胖** 由下丘脑的炎症、肿瘤、创伤、肉芽肿及退行性变、某些药物、精神创伤等导致的下丘脑综合征，多有神经系统表现，体温调节异常，汗液分泌异常，并伴有内分泌功能异常。垂体激素和下丘脑激素兴奋试验及影像学检查可鉴别。

**3. 甲状腺功能减退症** 多伴有黏液性水肿、怕冷、皮肤干燥、表情淡漠、反应迟钝等，查 $FT_3$、$FT_4$、TSH 可鉴别。

**4. 药物相关性肥胖** 长期使用氯丙嗪、糖皮质激素、胰岛素、促进蛋白合成制剂、阿司匹林的患者，食欲亢进导致肥胖。

**5. 遗传病相关的肥胖** Laurence – Moon – Biedl 综合征、Prader – Labhar – Willi 综合征等，在肥胖的同时各病的特征性表现。

**6. 多囊卵巢综合征** 伴有肥胖、多毛、胰岛素抵抗、月经不规则或闭经、不育，基础体温呈单相，长期不排卵。双侧卵巢增大。血浆 LH 水平增高，FSH 水平较低，LH/FSH 比值 >3，可通过 B 超、CT、腹腔镜检确诊。

## 四、处理原则

### （一）饮食疗法

任何原因引起的肥胖病，皆宜控制饮食。每天总热量男性为 1500 ~ 2000 kcal，女性为 1200 ~ 1500kcal，并给以足量的维生素，低盐饮食，戒烟戒酒，改变吃零食及甜食的习惯。

### （二）运动疗法

适量运动能有效地消耗储存脂肪，可使组织蛋白增加，促进心肌侧支循环的形成，改善心肌缺氧。此外，运动能提高高密度脂蛋白水平，降低血胆固醇浓度。运动强度因人而异，一般应由小到大，逐渐增加。

## 五、用药方案

以控制饮食和增加运动为减肥的主要措施，因为单纯性肥胖甚至伴有胰岛素抵抗或糖耐量异常者，长期坚持饮食及运动治疗，可有效地控制患者体重、降低胰岛素抵抗。对于过度肥胖患者经合理饮食、运动治疗未达到满意控制者，可考虑选择药物治疗和手术治疗。早期应用的减肥药食欲抑制剂 – 氯苯丁胺、芬特明、苄非他明、安非拉酮、芬氟拉明；d – 芬氟拉明；代谢刺激剂 – 含有麻黄碱、咖啡因的混合物因有严重的副作用，基本上已停止使用。目前应用的减肥西药主要有西布曲明和奥利斯他。

### （一）作用于中枢的减肥药

西布曲明（sibtramine） 西布曲明是 5 – 羟色胺（5 – HT）和去甲肾上腺素再摄取双重抑制剂。通过两条途径减轻体重：①抑制食欲，增加饱感，使食物摄取减少。②增加中枢交感传出神经的兴奋性，促进脂肪的消耗，增加产热。西布曲明对肥胖合并糖尿病患者也具有减重作用，同时还有利于糖尿病病情的改善。

西布曲明的副作用主要有口渴、便秘、头晕和失眠，患者多可以耐受。慎用于有高血压病史、窄角青光眼、癫痫发作者。有报道西布曲明使患者出现高血压、心动过速和心律失常，甚至发生心血管事件而导致死亡。目前西布曲明的治疗效果和远期效应尚需要进一步评价。

### （二）作用于外周的减肥药

奥利司他（orlistat）属脂酶抑制剂，在胃和小肠中与脂肪酶的活性部位相结合，抑制脂肪酶的活性，减少食物中大约 30% 脂类物质（主要是甘油三酯）的消化和吸收，从而达到减重目的。奥利司他不仅可在短时间内减轻体重，还具有减轻体重反弹的远期疗效。奥利司他对肥胖合并 2 型糖尿病也同样有效。此外，奥利司他还能改善肥胖相关心血管疾病的危险因素。

奥利司他的副反应较为常见，15% ~ 30% 的患者觉得令人厌恶和不能接受的，具体症状包括皮脂溢、肠胃胀气、便急、便失禁和油样便等。奥利司他亦会干扰脂溶性维生素 A、维生素 D、维生素 E 和维生素 K 的吸收，故在服用奥利司他应加服多种维生素复合制剂。

抗肥胖药物研究进展

目前正在研发的新药主要包括瘦素及其调节剂、β₃受体激动剂、胰高血糖素样肽 -1 受体激动剂、神经肽 - Y（NPY）拮抗剂、过氧化物酶体增殖物激活受体（PPARγ）阻断剂、选择性 5 - 羟色胺受体激动剂等。目前已有 3 个新抗肥胖药在美国和欧盟提出了新药上市申请，分别为劳卡色林、盐酸芬特明 - 托吡酯复合片剂和盐酸纳曲酮 - 盐酸安非他酮复合片剂。

## 六、建议

对于那些极度肥胖或有严重肥胖并发症的患者，手术虽然可使患者体重很快得到减轻，但手术带来的不良后果和术后并发症是不容忽视的。对大多数肥胖患者都应当理性选择手术治疗，尤其是没有适应证而盲目进行手术治疗。合理饮食和运动加上规范的药物治疗仍然是单纯性肥胖最佳的选择和基本治疗原则。

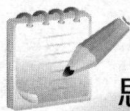

### 思考题

1. 治疗肥胖症常用药物有哪些，其特点是什么？
2. 肥胖症的治疗策略是什么？

（张秋华）

## 第二十章 | 妇产科疾病的药物治疗

**学习目标**

1. **掌握** 不孕症、功能失调性子宫出血、妊娠高血压综合征的治疗药物及注意事项。
2. **熟悉** 三种疾病的诊断及鉴别诊断。
3. **了解** 三者的分类及诊断要点。

## 第一节 不孕症

### 一、概述

凡婚后未避孕、有正常性生活、同居 1 年而未曾受孕者，称不孕症（infertility）。资料显示，婚后 1 年初孕率为 87.7%，婚后 2 年的初孕率为 94.6%，婚后未避孕而从未妊娠者称原发性不孕；将有过妊娠而后未避孕连续 2 年不孕者称继发不孕。夫妇一方有先天或后天解剖生理方面的缺陷，无法纠正而不能妊娠者称绝对不孕；夫妇一方因某种因素阻碍受孕，导致暂时不孕，一旦得到纠正仍能受孕者称相对不孕。

影响受孕的因素可能在女方、男方或男女双方。据调查不孕属女性因素约占 60%；属男性因素约占 30%，属男女双方因素约占 10%。

**1. 女性不孕因素**

（1）输卵管因素 是不孕症最常见因素。输卵管有运送精子、捡拾卵子及将受精卵运进到宫腔的功能。任何影响输卵管功能的因素，如输卵管发育不全（过度细长扭曲、纤毛运动及管壁蠕动功能丧失等），输卵管炎症（淋菌、结核菌等）引起伞端闭锁或输卵管黏膜破坏时输卵管闭塞，均可导致不孕。此外，阑尾炎或产后、术后所引起的继发感染，也可导致输卵管阻塞造成不孕。

（2）卵巢因素 引起卵巢功能紊乱导致持续不排卵的因素有：①卵巢病变，如先天性卵巢发育不全、多囊卵巢综合征、卵巢功能早衰、功能性卵巢肿瘤、卵巢子宫内膜异位囊肿等；②下丘脑、垂体，卵巢轴功能紊乱，引起无排卵性月经、闭经等；③全身性疾病（重度营养不良、甲状腺功能亢进等）影响卵巢功能导致不排卵。

（3）子宫因素 子宫先天畸形、子宫黏膜下肌瘤可造成不孕或孕后流产；子宫内膜炎、内膜结核、内膜息肉、宫腔粘连或子宫内膜分泌反应不良等影响受精卵着床。

（4）宫颈因素　宫颈黏液量和性状与精子能否进入宫腔关系密切。雌激素不足或宫颈管感染时，均会改变黏液性质和量，影响精子活力和进入数量。宫颈息肉、宫颈肌瘤能堵塞宫颈管影响精子穿过，宫颈口狭窄也可造成不孕。

（5）阴道因素　阴道损伤后形成的粘连瘢痕性狭窄，或先天无阴道、阴道横隔、无孔处女膜，均能影响性交并阻碍精子进入。严重阴道炎症时，大量白细胞消耗精液中存在的能量物质，降低精子活力，缩短其存活时间而影响受孕。

**2. 男性不育因素主要是生精障碍与输精障碍**　应行外生殖器和精液的检查，明确有无异常。

（1）精液异常　如无精子或精子数过少，活力减弱，形态异常。影响精子产生的因素有：①先天发育异常：先天性睾丸发育不全不能产生精子；双侧隐睾导致曲细精管萎缩等妨碍精子产生。②全身原因：慢性消耗性疾病，如长期营养不良、慢性中毒（吸烟、酗酒）、精神过度紧张，可能影响精子产生。③局部原因：腮腺炎并发睾丸炎导致睾丸萎缩；睾丸结核破坏睾丸组织；精索静脉曲张有时影响精子质量。

（2）精子运送受阻　附睾及输精管结核可使输精管阻塞，阻碍精子通过；阳痿、早泄不能使精子进入女性阴道。

（3）免疫因素　精子、精浆在体内产生对抗自身精子的抗体可造成男性不育，射出的精子发生自身凝集而不能穿过宫颈黏液。

（4）内分泌功能障碍　男性内分泌受下丘脑－垂体－睾丸轴调节。垂体、甲状腺及肾上腺功能障碍可能影响精子的产生而引起不孕。

（5）性功能异常　外生殖器发育不良或阳痿致性交困难等。

**3. 男女双方因素**

（1）缺乏性生活的基本知识。

（2）男女双方盼孕心切造成的精神过度紧张。

（3）免疫因素：近年来对免疫因素的研究，认为有两种免疫情况影响受孕。①同种免疫：精子、精浆或受精卵，是抗原物质，被阴道及子宫内膜吸收后，通过免疫反应产生抗体物质，使精子与卵子不能结合或受精卵不能着床。②自身免疫：认为不孕妇女血清中存在透明带自身抗体，与透明带起反应后可防止精子穿透卵子，因而阻止受精。

## 二、诊断要点

### （一）根据不孕原因

**1. 男性因素**　由于男性原因导致女性不孕者称之为男性不育症。

**2. 女性因素**　女性有不孕与不育之分。不孕是指育龄夫妇同居 1 年以上、性生活正常、未采取避孕措施而未能怀孕，其原因可以是精子或（和）卵子本身的异常、生殖道的障碍而不能使精子与卵子相遇、结合，或由于着床障碍等。不育是指实际上或临床上未能生育，即虽然有胚胎着床和一定程度发育，但由于胚胎或胎儿成长障碍或娩出障碍等因素而不能获得活婴。

### （二）根据不孕史

**1. 原发不孕**　指一对夫妇在未避孕、正常性生活 1 年或者 1 年以上而从未妊娠。

**2. 继发不孕**　指既往有过妊娠，未避孕、正常性生活 1 年或 1 年以上（不包括哺乳期的闭经期），未能再妊娠。

### （三）根据治疗、预后

**1. 绝对不孕**　指夫妇一方有先天性或后天性解剖上或功能上的缺陷，因无法矫正而不能受孕者。

**2. 相对不孕**　夫妇一方因某种因素影响受孕，经过适当治疗而可能受孕者。

## 三、辅助检查

不孕是一症状，应寻找原因，进行治疗。

### （一）男方可做精液检查

女方的检查较男方复杂。对女方作系统检查前，应先检查男方，主要进行生殖器及精液检查。

### （二）女方检查

**1. 病史**　包括月经史、性生活史及盆腔疾病史。

**2. 全身检查**　注意营养、第二性征的发育及甲状腺情况，必要时测基础代谢率。

**3. 妇科检查**　注意生殖器官发育情况及有炎症、肿瘤等。

**4. 排卵功能测定。**

## 四、处理原则

**1. 对症治疗**　对于不孕症的患者，应首先明确何种原因导致的不孕，然后才能根据病因对症治疗。

**2. 及时诊治，持之以恒**　不孕症患者应当尽早进行治疗，以免延误最佳治疗时机，同时，应克服各种困难（精神方面以及治疗给身体带来的痛苦等），持之以恒，不应半途而废。

**3. 夫妻双方均应检查**　不孕的发生，2/3 的原因在于女性，1/3 在于男性，因此，夫妇双方均应进行相关检查以查找病因。

## 五、用药方案

不孕病因中由卵巢功能低下、内分泌失调排卵障碍占 31% ~ 40%。不孕症治疗的重要内容之一是调节卵巢的排卵功能。诱发排卵（induced ovulation）通常是指在有排卵障碍的情况下采用药物或手术（如多囊卵巢的楔形切除）的方法诱导排卵的发生，一般以诱发单卵泡或少数卵泡的发育为目的。控制性超排卵（controlled ovarian hyperstimulation，COH），是指以药物的手段在可控制的范围内诱发多卵泡的发育和成熟，其治疗对象很多本身有正常的排卵功能。COH 的目的是超越自然周期的限制为辅助生育技术的施行提供多个优质卵子，获取多个胚胎，多余胚胎冻存备用，以减少刺激周期数而获得最大的妊娠机会。

促排卵前的评估非常重要。引起排卵障碍的原因很多，正常排卵需下丘脑垂体卵巢性腺轴功能正常，其中任何环节功能失调或器质性病变，都可造成暂时或长期的卵巢功能障碍导致无排卵。主要的不排卵病因有：①中枢神经系统下丘脑功能失调导致无排卵：如精神过度紧张、全身严重消耗性疾病等。②垂体性无排卵：垂体肿瘤及垂体破坏、Sheehan 综合征、泌乳素水平升高等均可抑制排卵。③卵巢因素导致无排卵，如多囊卵巢综合征、黄素化未破裂卵泡综合征、卵巢早衰、卵巢促性激素不敏感综合征、卵巢先天性发育不良、缺如或手术切除或遭放射线破坏，卵巢子宫内膜异位症及卵巢肿瘤。④其他：甲状腺、肾上腺功能失调也与排卵障碍密切相关。临床医师用药前应先详细了解病史、进行体格检查，同时检测血清促卵泡刺激激素（FSH）、促黄体生成激素（LH）、泌乳素（PRL）、雌二醇（$E_2$）、雄激素（T）水平。必要时，还应检查甲状腺和肾上腺功能等，找出原因，对症下药。

随着有关技术的进步，可供诱发排卵或超排卵的药物不断丰富。这些药物包括非固醇类雌激素类似物、促性腺激素、促性腺激素释放激素和其激动剂及拮抗剂、卵巢激素类药物、多巴胺受体激动剂等。正确的促排卵常需充分了解各种促排卵药物的特点，在临床工作中，应根据患者不同的病因和目的，选择相应的促排卵药物，制定合理的个体化促排卵方案，降低并发症的发生率。

### （一）非固醇类雌激素类似物

**1. 枸橼酸克罗米酚（clomiphene citrate，CC）**　CC 的应用始于 20 世纪 60 年代，是最早出现的口服促排卵药，因其方便和廉价成为治疗的首选。CC 化学结构上与己烯雌酚近似，也是一种非甾体激素，兼有拟雌激素和抗雌激素的作用。CC 能与内源性雌激素竞争雌激素受体，且其亲和力更强。通过竞争性地与下丘脑内的雌激素受体结合，使靶细胞对雌激素不敏感，解除了雌激素对下丘脑的负反馈作用，下丘脑促性腺激素释放激素（GnRH）的释放频率增加，进而使垂体释放 FSH、LH。FSH 促使卵泡发育成熟，同时雌二醇水平上升引起正反馈作用，促成中枢释放大量 GnRH，垂体释放 FSH 和 LH，诱发排卵。也有研究认为 CC 能直接与垂体雌激素受体结合，直接刺激促性腺激素（gonadotropin，Gn）的释放。值得注意的是 CC 发挥作用依赖于下丘脑－垂体－卵巢轴正负反馈机制的完整性。从而使卵巢内的卵泡生长、发育、成熟和排卵。

**2. 他莫昔芬**　促排卵效果与克罗米酚相近，主要用于月经稀发的无排卵患者和对克罗米酚无反应的患者。

**3. 来曲唑**　本品为芳香化酶抑制剂，减少雄激素向雌激素转化，降低体内雌激素的水平，解除雌激素对 H－P－O 轴的负反馈抑制，起到促卵泡发育作用。用法是 2.5 mg/d，用药时间和监测方法同克罗米酚。其优点是没有对雌激素受体的降调节，且半衰期短，因此没有子宫内膜和宫颈黏液的有害作用。与克罗米酚比较，同等条件下可提高妊娠率。

### （二）促性腺激素

促性腺激素（gonadotropin，Gn）包括促卵泡生成素（FSH）、黄体生成素（LH）和绒毛膜促性腺激素（hCG）。在卵泡发生过程中对卵泡的募集和生长有增强的作用，刺激卵泡的生长和成熟，FSH 促进颗粒细胞内的芳香化酶的活性，使雄激素转化为雌激素，增加雌激素的水平和促进子宫内膜的增殖，可用于诱发排卵或超排卵。FSH、LH 协同作用，刺激卵泡内各种细胞的增殖和分化，刺激卵泡生长发育。LH 主要刺激卵泡膜细胞产生雄激素，后者作为芳香化酶的底物转化为雌激素。因此，LH 协同 FSH

发挥在激素生成中的作用，并促进卵泡和卵母细胞的最后成熟、触发排卵、促进黄体的形成和维持黄体的功能。

Gn 的产生与促排卵治疗可以追溯到 20 世纪 30 年代，那时候人们从猪垂体或孕马尿中提取促性腺素用于无排卵妇女的诱导排卵治疗，Gn 为水溶性糖蛋白，易被肠道内的酶消化分解，所以不能口服给药，必须肌内注射或皮下注射。不同物种的 Gn 生物活性相似，而免疫活性不同，反复应用后，由于异种蛋白的刺激而产生抗体导致耐药。人们又试图从人尸体的脑垂体及绝经后妇女的尿液中获取 Gn。Gemzell 首先报道从脑垂体中提取 Gn 使不孕妇女促排卵治疗成功而妊娠。20 世纪 50 年代后期，开始从绝经后妇女尿液中提取 Gn，命名为人绝经后促性腺激素（human menopausal gonadotropin，HMG），用于低促性腺激素妇女后成功妊娠。第一代 HMG 产品杂质蛋白成分多，Gn 仅占 3% ~ 4%，含有大约 1:1 的 FSH 和 LH。20 世纪 80 年代初期，将 HMG 中大部分 LH 去除，使 LH < 0.1 IU，FSH 还是 75 IU，但仍有 95% 的杂质蛋白，故仍需肌注。1993 年高纯 FSH 产生，它含 FSH 75 IU，LH < 0.001 IU，几乎无 LH 生物活性，杂质蛋白不到 4%，可以皮下注射。1995 年通过重组基因工程技术成功生成人类重组 FSH（recombinant human FSH，r – h FSH），为 FSH 来源开辟了新的途径。r – h FSH 不含 LH，无蛋白污染，可皮下注射。

**1. 人绝经期促性腺激素（human menopausal nadotropin，HMG）**　从绝经期妇女尿中提取的人体绝经期性腺激素，每支含 75 IU FSH 和 75 IU LH，或 150 IU FSH 和 150 IU LH。

**2. 卵泡刺激素（follicle stimulating hormone）**　绝经期妇女尿中提取的纯化促性腺激素制剂，主要含有人卵泡刺激素，基本不含 LH，与 FSH 的生理作用相似，刺激卵泡的生长和成熟，增加雌激素的水平和促进子宫内膜的增殖。

**3. 高纯度卵泡刺激素**　进一步纯化的产品，不但不含有 LH，而且其中尿蛋白的含量大幅度降低，因而使用的安全性更高，副作用更少。

**4. 重组卵泡刺激素（recimbinant human follicle stimulating hormone，PURE-GON）**　是经基因重组技术由哺乳类动物细胞表达的人卵泡刺激素，其纯度更高，产品更加稳定。

**5. 绒毛膜促性腺激素（human chorionic gonadotropin，hCG）**　是从孕妇尿中提取的由胎盘产生的促性腺激素，作用类似于 LH，但半衰期长。临床上常用于替代 LH 触发排卵和维持黄体功能。现在也有人类重组 hCG 的产品应用于临床。

### （三）促性腺激素释放激素及其类似物

**1. 人工合成的促性激素释放激素（GnRH）**　又称戈那瑞林（gonadorelin）、促黄体激素释放因子、促黄体生成素释放激素，模拟生理的下丘脑正中隆突神经元 GnRH 的脉冲式分泌频率给药，与垂体促性腺激素细胞表面的 GnRH 受体相结合，通过腺苷酸环化酶（第二信使）和钙离子作用，促使垂体前叶的促性腺激素细胞释放 FSH 和 LH。适用于垂体和卵巢功能正常的下丘脑性低促性腺激素闭经。脉冲式给药借助于微泵模仿生理性下丘脑的 GnRH 脉冲式释放，每次脉冲的剂量是 3.4 ~ 20pg，脉冲间隔 60 ~ 120 分钟，用药后周期性排卵率达 85% ~ 100%，妊娠率 33% ~ 80%。治疗期间需按时测定 FSH、LH、$E_2$ 值，以了解病人对治疗的反应并调整用药剂量，同时超声监测卵泡发育，适时诱发排卵。卵巢内卵泡发育成熟时，可用戈那瑞林 $25\mu g$ 溶解于生理盐水 2 ml，肌内或静脉注射，间隔 30 分钟再注射 1 次，以促使垂体 LH 的大量释放而使成熟卵泡排卵。

GnRH 使用期间要注意监护，主要观察微泵功能和治疗反应：①由于导管保留时间长，应严格局部消毒，预防感染；②控制微泵功能，调节好脉冲间隔和用药剂量；③定时测定 FSH、LH、E 值，以了解患者对治疗的反应并调整用药剂量；④超声了解卵泡发育状况，可用绒毛膜促性腺激素诱发排卵；⑤测量基础体温和孕酮值，以了解排卵情况和黄体功能。

用药后少数病例可出现 OHSS，但与 HMG – hCG 方案相比明显减少。30% 用药后发生黄体功能不足、局部注射处的静脉炎，甚至出现全身的败血症，必须警惕。

**2. 促性腺激素释放激素激动剂（GnRH agonist，GnRH – a）**　对促性腺激素释放激素（Gn – RH）受体有更高的亲和力而且更为持久。当它存在时，大部分受体被占据并移至细胞内，使垂体的受体明显地丢失并得不到补充，它们的作用效果均使垂体不能对内源性和外源性的 GnRH 进一步产生反应，其结果就是垂体的 LH 和 FSH 分泌显著减少，呈药物去垂体状态，这种现象被称为垂体的降调节，它可随停药而恢复。在超排卵中使用 GnRH – a 有如下优点：①抑制早发 LH 峰的发生，避免其对卵子质量的影响。②降低血浆内的 LH 水平，特别是对基础 LH 水平增高的多囊卵巢综合征的病人尤为适用。③改善卵泡发育的同步化。④更主动地调控卵泡的发育和决定 hCG 的使用时间，有利于工作的安排。

**3. GnRH 拮抗剂（GnRH antagonist，GnRH – ant）**　对 GnRH 的 1、2、3、6、10 位氨基酸的修饰形成的拮抗物直接竞争性结合 GnRH 受体而发挥拮抗作用。从而阻断 GnRH 对垂体的作用。使用激动剂或抑制剂的主要区别是前者在使用的起始阶段会因激动作用产生一个促性腺激素高峰，而抑制剂则直接发挥抑制作用，因而使用时间比激动剂短。但在某些反应不良的病人，可在卵泡的募集阶段使用激动剂，利用其促性腺激素的初始激发作用而增加其卵泡的募集。目前应用于辅助生殖临床的有 Centrorelix，Ganirelix 等。

**（四）卵巢激素类药物**

诱发排卵中使用的卵巢类激素主要包括雌激素和孕激素。雌激素是由 18 个碳原子组成的甾体激素，能通过正、负反馈机制影响下丘脑的功能，通过负反馈影响垂体的功能。此外，雌激素可调节卵母细胞胞浆的成熟，促进颗粒细胞的增殖与分化，诱导卵泡细胞的促性腺激素受体的产生，使卵泡对促性腺激素产生适当的反应。在诱发排卵中使用雌激素，正是利用雌激素的这些特征。

孕激素是由 19 个碳原子组成的甾体激素。在促排卵中使用孕激素，有加强对下丘脑 – 垂体 – 卵巢轴的负反馈抑制和补充或加强黄体的功能的作用，多用于黄体的支持。

**（五）多巴胺受体激动剂**

**1. 溴隐亭（bromocriptine，BR）**　是一种半合成的类多肽碱麦角生物碱衍生物，是非特异的多巴胺激动剂，能有效地抑制泌乳素的分泌，对由于高泌乳素引起的不排卵有良好的疗效。

**2. 8 – 氢苯甲喹啉**　是一种消旋新型非麦角类长效多巴胺激动剂，选择性激动 $D_2$

受体，比溴隐亭的副作用少，而对泌乳素的抑制作用则比溴隐亭强。因此对于大腺瘤、对溴隐亭耐药或不能耐受的高泌乳素血症治疗更有效。

**3. 甲磺酸琉丙麦角林（perfolide mesylate）** 是一种新的长效多巴胺能受体激动剂，其疗效似溴隐亭，起始剂量 25～50μg/d，酌情每 2 周调整一次剂量，极量为 150μg，有临床应用前景。

### （六）其他

**1. 二甲双胍** 为双胍类降糖药。不刺激胰岛 β 细胞分泌胰岛素，但可增加周围组织对胰岛素的敏感性。适用于存在胰岛素拮抗肥胖或多囊卵巢综合征患者，可使部分患者恢复排卵。

**2. 生长激素（growth hormone，GH）** 在超排卵中合用生长激素可增强对超排卵反应不足的病人卵巢的反应性，显著减少诱发排卵所需 Gn 的总量，一些研究还提示合用 GH 可改善卵子的质量并提高临床妊娠率。然而，在超排卵中合用 GH 的确切疗效及合用方式、剂量等仍然是颇有争议的问题。

**3. 糖皮质激素** 糖皮质激素作用较广，适用于肾上腺来源雄激素过多而干扰排卵引起闭经者。

**4. 甲状腺素** 适用于甲状腺功能减退引起无排卵闭经者。

## 六、建议

促排卵并不是一种无风险的治疗。如果治疗之前不了解患者的卵巢基础功能状态及其对外源性 Gn 可能的反应，没有根据卵泡的发育情况及时调整用药方案和剂量，不仅会影响治疗效果，而且在极端的情况下还会引起严重的问题，如卵巢过度刺激综合征（ovarian hyperstimulation syndrome，OHSS）等。促排卵后增大的卵巢还易发生扭转，需引起重视。另外还要及时跟踪患者的妊娠情况，早期检测 hCG，及时 B 超检查了解胚胎的个数、发育情况和妊娠部位，以预防和尽早处理妊娠并发症。此外，促排卵是否有增加与激素相关肿瘤发生率的远期副反应，尚无定论。

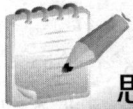

### 思考题

1. 不孕症的处理原则有哪些？治疗药物有哪几类，各有哪些作用特点和不良反应？
2. 急性心力衰竭药物治疗有哪些新进展？

## 第二节 功能失调性子宫出血

### 一、概述

功能失调性子宫出血（简称功血）是指由于调节生殖的神经内分泌机制失常引起的异常子宫出血，而无全身或生殖系统局部的各种器质性疾病存在。临床表现为月经周期紊乱，出血量过多、出血时间持续过长和（或）间隔时间过短。出血多或时间长者常伴贫血。

分为无排卵性和有排卵性功血两类。

**（一）病理生理**

**1. 正常月经的发生** 排卵后黄体生命期结束，雌激素和孕酮的撤退，腺体分泌耗竭及间质水肿消退，子宫内膜皱缩，螺旋动脉受压淤滞，内膜缺血坏死剥脱引发月经来潮。正常的月经周期，由于雌、孕激素顺序作用，子宫内膜各部分同步变化，雌、孕激素水平同时下降后，子宫内膜功能层在 2~3 天内规则脱落，基底层在雌激素及生长因子的影响下，内膜及血管上皮再生，修复创面而止血。正常月经有规律的周期性，约21~35 天，出血持续时间为 3~7 天。

**2. 无排卵性功血** 是由于内膜受单一雌激素作用而无孕激素对抗而引起的雌激素撤退性出血或雌激素突破性出血。在单一雌激素长时间刺激下，内膜增生过长，如雌激素突然下降，内膜因失去激素支持而出血称雌激素撤退性出血；有时虽然雌激素水平未降，但过度生长的内膜需要更高水平的雌激素支持，这时会因雌激素相对不足而发生出血，称雌激素突破性出血。

无排卵性功血主要发生在青春期和围绝经期妇女。前者系下丘脑 - 垂体 - 卵巢轴反馈机制未臻成熟，FSH 分泌呈低水平，LH 无高峰形成。此期卵泡虽有成批生长却无排卵。后者则因为卵泡几已耗尽，对垂体负反馈减弱，促性腺激素水平升高但不能形成排卵前高峰，因而发生无排卵性功血。

**3. 有排卵性功血** 发生的原因如下。

（1）子宫内膜中不同 PG 之间比例失衡（$PGE_2/PGF_2$增高）或内膜纤溶系统功能亢进等因素导致的月经过多；

（2）黄体功能不全，孕激素分泌不足导致子宫内膜分泌反应不良而出现黄体期出血；

（3）由于新发育的卵泡分泌雌激素不足，内膜修复不良或黄体萎缩不全，内膜剥脱不全而导致卵泡期出血，月经期长；

（4）围排卵期雌激素水平下降过多或内膜对雌激素波动过度敏感造成围排卵期出血。

## 二、诊断要点

无排卵功血的诊断可根据基础体温无双相、B 超监测卵巢无排卵征象、阴道细胞学和宫颈黏液结晶、血性激素测定等加以判断，而最可靠的是诊断性刮宫进行子宫内膜病理学检查，如在月经前 1~2 天或行经后 6 小时内子宫内膜呈增生性改变，无分泌改变。还必须排除生殖道局部病变和内科疾病导致的出血，如子宫内膜癌、息肉、血液病等。

有排卵功血最多见于育龄期妇女，有双相基础体温，经 B 超、血性激素测定、阴道细胞学、诊刮等均可提示有排卵。黄体期缩短不足 10 天，诊刮子宫内膜为不规则成熟或分泌表现不完全，临床表现为月经频发，周期缩短，经前出血和月经量过多，常合并不孕和早期流产，提示为黄体功能不全。月经第 5~6 天诊刮时子宫内膜表现为增殖期与分泌期改变同时并存，基础体温表现为月经期体温仍为高相，不下降或下降缓慢，临床表现为经期延长，淋漓不净，提示为黄体萎缩不全。排卵期基础体温上升时有子宫出血，提示为围排卵期出血。

### 三、辅助检查

**1. 基础体温**　排卵后受孕激素影响体温上升 $0.3 \sim 0.5℃$，月经来潮日体温下降。将每日体温连线，如呈明显双相，表示月经周期的经前受孕激素影响体温上升。

**2. 子宫颈黏液改变**　宫颈黏液呈碱性，pH 在 $7.0 \sim 8.5$，排卵前期的变化随雌激素的增加，镜下呈典型羊齿植物状结晶。排卵后羊齿状结晶逐步为椭圆体代替。

**3. 阴道脱落细胞涂片**　一般采取阴道侧壁的上 1/3 处轻轻刮取分泌物及细胞，均匀涂于玻片上，95% 乙醇内固定，巴氏染色，观察阴道各层细胞，包括底层、中层、表层的比例：底层细胞/中层细胞/表层细胞，如左侧数字增大即"左移现象"，表明雌激素水平下降，如右侧数字增大即"右移现象"，则表明雌激素水平增高。

**4. 子宫内膜病理活检**　子宫内膜的腺上皮和间质细胞的改变受雌、孕激素影响而发生变化，在经前 $2 \sim 3$ 天或月经12小时内诊刮子宫内膜检查呈增生期内膜或子宫内膜增生过长均示无排卵，排卵后子宫内膜受雌、孕激素作用呈分泌期变化。

**5. 血清内分泌激素测定**　包括卵泡刺激素（FSH）、黄体生成激素（LH）、雌二醇（E2）、孕酮（P）、睾酮（T）、催乳素（PRL）等，前四种激素水平的周期性变化明显。

**6. 超声检查**　阴道探头可直接放在阴道穹窿内，观察盆腔和内生殖器，不需膀胱充盈等特殊准备，且图像更为清晰。

**7. 黄体酮试验**　对闭经患者给予黄体酮20mg，每日肌注1次，共 $3 \sim 5$ 天，如子宫内膜已受到雌激素刺激的准备，撤退性出血多发生在2天至2周内。试验阳性表明体内尚有一定量的雌激素产生，属闭经 I 度，如为阴性，须再做人工周期试验。

**8. 人工周期试验**　先用雌激素，如每日补佳乐 $1 \sim 2mg$ 或倍美力 $0.625 \sim 1.250mg$，连续21天，最后 $5 \sim 7$ 天加用黄体酮，停药2天至2周内观察有无撤退性出血，如有出血表明子宫内膜对雌、孕激素有反应，而卵巢不能产生足量雌、孕激素，属 II 度闭经；如无撤退性出血，提示子宫内膜的问题，主要是发生在子宫内膜结核或多次刮宫后，内膜形成瘢痕或宫腔粘连。

**9. 垂体兴奋试验**　典型方法将 GnRH100μg 溶于生理盐水 5ml 中，30 秒内静脉注射完毕，注射前及注射后 15、30、60、120 分钟分别采取 2ml 静脉血，测定血清 LH 水平。若注射后 $15 \sim 60$ 分钟 LH 值较注射前升高 $2 \sim 4$ 倍以上，说明垂体功能正常，若经多次重复试验，血清 LH 值仍无升高或增高不显著，提示垂体功能受到损害。

**10. 宫腔镜检查**　直视下检查子宫腔内情况。

**11. 腹腔镜诊断**　对原因不明的难治性不规则阴道出血，经以上各项辅助检查仍无法明确病因，临床医师高度疑诊卵巢功能性肿瘤、多囊卵巢综合征、输卵管肿瘤等，可行腹腔镜检查，在检查的同时对部分患者可进行腹腔镜手术治疗，但为损伤性手术检查、复杂、费用高。

### 四、处理原则

功血的一线治疗是药物治疗。青春期及生育期无排卵性功血以止血、调整周期、促排卵为主；围绝经期功血则以止血、调整周期、减少经量，防止子宫内膜病变为治疗原则；有排卵性功血可根据不同的病因进行相应治疗；一般情况差者进行对症处理。

难治性子宫出血或存在子宫内膜癌高危因素者可以行手术治疗。方法有：①子宫血管栓塞：可作为急性大出血的止血治疗，远期效果尚不确定。②子宫切除术：药物疗效欠佳或子宫内膜病变有子宫切除指征，无生育要求，经患者和家属同意后可以施行。③子宫内膜切除术：手术指征与子宫切除术相同，利用宫腔镜下电切、滚球电凝、激光、微波或热球等方法，使内膜组织凝固坏死。可于术前 1 个月起口服达那唑 600 mg/d 进行准备，以减少组织创伤和术中出血。

## 五、用药方案

### 1. 无排卵性功血

（1）止血　常用的内分泌药物止血方法有三种：孕激素内膜脱落法、雌激素内膜生长法及内膜萎缩法。方法的选择主要根据出血量的多少、出血病程的长短、子宫内膜厚度及体内雌激素水平。体内雌激素水平高、B 超显示子宫内膜较厚，出血量中至多采用孕激素止血；体内雌激素水平低、B 超显示子宫内膜较薄，出血量少采用雌激素止血；属孕激素停药的撤退性出血，量多时可选用雄激素制剂或抗纤溶制剂及促凝药物。对大量出血者，要求在性激素治疗 8 小时内见效，24～48 小时内出血基本停止，若 96 小时仍不止血，应考虑更改功血诊断。

①孕激素内膜脱落止血法　孕激素对子宫内膜有以下作用：第一，对抗雌激素对内膜的促生长作用；第二，使子宫内膜由增生期向分泌期转化；第三，使子宫内膜获得流血自限机制。孕激素促使子宫内膜血管高度螺旋化，月经期螺旋动脉血流淤滞减少了动脉破口的出血量。孕激素作用过的内膜，在孕激素撤退后产生较多的 PGF2，促使螺旋动脉节律性收缩，从而限制了子宫的出血量。孕激素作用后，内膜基质处于降解状态，基质颗粒细胞分泌松弛素，溶酶体活性高，因此雌、孕激素下降后，全内膜的缺血坏死和崩解呈同步性，内膜脱落快修复也快。另外生理剂量的孕酮对中枢具有反馈调节作用，对青春期中枢排卵机制的成熟具有促进作用。

临床上使用孕激素使子宫内膜转为分泌期，停药后发生撤退性出血，如同一次排卵月经。当陈旧的内膜脱落完全，新的内膜覆盖了创面，出血便会停止。

中至多量出血：炔诺酮片（妇康片），首剂量 5mg，每 12 小时或 8 小时服 1 次，血止后每隔 3 天递减 1/3 量至维持量（每日 2.5～5 mg），服药至血止的第 20 天停药。停药后多在 1～3 天内发生撤药性内膜脱落出血，一般出血量不多，持续 7～10 天，若出血多可合用丙酸睾丸酮每天 25 mg，3 天，也可辅用其他止血剂。

少量出血：常用黄体酮 20 mg，肌内注射，每日 1 次，连用 3～5 天。也可用其他孕激素如：甲羟孕酮（安宫黄体酮）8 mg/d，连用 7～10 天。炔诺酮 5 mg/d，连用 7～10 天。甲地孕酮 8 mg/d，连用 7～10 天。此法停药起到药物性刮宫作用，内膜厚的患者有时这样一次撤退出血可使血红蛋白下降 20～30 g/L，故此种方法只适合用于贫血不严重的患者，特别是那种长期淋漓不止但出血量并不多的病例。对严重贫血者不宜用。应告知患者，停药后会发生撤退出血，出血量有时会多于月经量，这样可减少不必要的恐慌和乱投医，也会避免反复发生医源性的异常出血。采用甲羟孕酮者，延长服用 2~3 周可明显减少孕激素撤退性出血。

②雌激素内膜生长止血法　雌激素可促进子宫内膜增生，修复内膜创面而止血。雌激素还能促进肝脏凝血酶原和凝血因子 Ⅶ、Ⅷ、Ⅸ、Ⅹ 合成，降低抗凝酶 Ⅲ 水平。另外生理剂量雌激素可促进青春期中枢排卵机制的成熟。

雌激素内膜生长止血法需根据出血量多少及子宫内膜厚度确定雌激素止血的首剂量。中量至多量需用大剂量雌激素，使体内雌激素水平达到出血前雌激素水平方能止血；少量出血，不需很大剂量的雌激素即能止血。原则上以最小的有效剂量达到止血的目的。

用药方法：孕马雌酮 2.5 mg，或戊酸雌二醇 4mg 每 6 小时服用 1 次，血止后每 3 天递减 1/3 量直至维持量（孕马雌酮 1.25 mg/d，戊酸雌二醇 2 mg/d），从血止日期算起的第 20 天停药。不能耐受口服雌激素者可改为苯甲酸雌二醇，首次剂量 2~4 mg 肌内注射，根据出血情况每 6~8 小时重复 1 次，直至血止。减量方法同上，维持量为每日 1 mg。应用雌激素最后 7~10 日加用甲羟孕酮 10 mg/d。注意停药后月经量会较多，必要时合用丙酸睾丸酮。大剂量雌激素止血对存在血液高凝倾向或有血栓性疾病史的患者禁用。若用药前 B 超检查子宫内膜厚度超过 1.0cm，单纯雌激素止血易造成突破性出血，以选用其他方法为宜。己烯雌酚是人工合成的雌激素，曾在我国广泛应用，但由于其胃肠道反应重，药物吸收慢，现已不作为首选用药。

内膜生长法的用意是为争取时间纠正重度贫血。适用于出血多，HGB 低于 60~70 g/L，急需迅速止血又不适合刮宫者。主要用于青春期功血。一般不用于围绝经期功血。

③雄激素止血　雄激素有拮抗雌激素、增强子宫平滑肌及子宫血管张力的作用，减轻盆腔充血而减少出血量，单独用药不适于大出血的止血，对于绝经过渡期功血可减少经量，或与雌孕激素合并用药。过量应用雄激素会出现男性化体征，且可能对女性内分泌轴有潜在影响，因此，雄激素已不作为治疗功血的常规用药，每个月最高用量不能超过 300 mg。

④联合用药法　性激素联合用药止血的效果优于单一用药。急性大量出血时，可使用短效单相口服避孕药，每 6~8 小时 1 片：通常在用药后 1~3 天血止或明显减少。血止后每 3 天递减 1/3 量，直至每日 1 片：维持 21 天左右。也可在雌孕激素的基础上加用雄激素以加速止血，如三合激素 2 ml（含苯甲酸雌二醇 1.25 mg，黄体酮 12.5 mg，丙酸睾丸酮 25 mg），每 8 小时肌注一次，血止后递减为每 3 日 1 次维持或改用炔诺酮。此法适用于出血多且贫血严重的病例，HGB 低于 60~70 g/L，急需迅速止血又不适合刮宫者。用于任何年龄的妇女，包括青春期、生育期和围绝经期无排卵功血的止血。

⑤一般止血治疗　酚磺乙胺（止血敏）：能增强血小板功能及毛细血管抗力。0.25~0.50 g 肌注，每日 1~2 次，或静脉滴注，每日 5~10 g。

氨甲苯酸（止血芳酸，止血环酸）：抑制纤维蛋白溶酶原的激活因子，从而抑制纤维蛋白的溶解，产生止血作用。针剂：300 mg，静脉滴注，每日 2~3 次。片剂：0.25~0.5 g，每日 2~3 次。

维生素 C：针剂 3 g/d，静脉滴注。片剂：0.2 g，每日 3 次。

维生素 K：3 g/d，静脉滴注。

安络血：针剂：10～20 mg 肌注，每日 2～3 次。片剂 2.5～5.0 mg，口服，每日 3 次。

立止血：为一种凝血酶制剂，每支 1 U，可肌注或静脉注射，每日 1 次，每次 1～2 支。

（2）调整周期

①孕激素后半周期法　每次月经的第 15 天开始用甲羟孕酮 6～8 mg/d，或黄体酮每日 20 mg，共用 10～12 天，停药后有规律的撤退出血。此种方案可用于没有生育要求的任何年龄无排卵功血患者，无明确的不良反应和禁忌证，还可减少因长期缺乏孕激素导致的子宫内膜增生或子宫内膜癌的风险。根据孕激素撤退性出血量可判断患者卵巢分泌雌激素功能以及雌激素对内膜的作用情况，故单用孕激素的方法也称孕激素试验。

②雌、孕激素序贯法的用法　雌激素自止血周期撤退性月经第 5 天起用药，每天 1 次，连服 20 天。雌激素生理替代量戊酸雌二醇为 2 mg 或孕马雌酮 1.25 mg，若体内有一定雌激素水平可采用半量。于服雌激素的后 7～10 天加用甲羟孕酮 6～8mg/d，停药撤退性出血为一个周期，连续 3 个周期为 1 个疗程。

③雌、孕激素联合法的用法　自止血周期撤退性月经第 5 天启用 El 服避孕药每天 1 次，连服 21 天，停药 1 周为撤退性出血间隔，3 个周期为 1 个疗程。口服避孕药对于无生育要求的功血患者，希望避孕者或有高雄激素表现者（如痤疮、油性皮肤、多毛等）是最好的选择，可一举多得，即调经的同时，也能达到避孕或治疗高雄激素的目的。另外也可用下列配方：安宫黄体酮 4 mg/d 和己炔雌二醇 0.0125～0.025 mg/d，同上用法。

（3）诱导排卵　适于有生育要求者。在用孕激素撤退出血的第 5 天开始用诱导排卵。药物氯米酚，每日口服 50～100 mg，连服 5 天。同时记录基础体温以监测排卵情况。

**2. 排卵性功血的药物治疗**

（1）月经过多

①抗 PG 合成药氟灭酸，100～200 mg，一日 3 次；

②抗纤溶药止血芳酸片，0.25～0.5 g，每天 2～3 次；

③萎缩内膜治疗达那唑，200 mg/d；

④释放孕激素的宫内避孕环，宫局部释放左旋 18 甲基炔诺孕酮使子宫内膜萎缩从而减少出血或出现闭经以达到避孕和减少出血的双重目的；

⑤GnRH－a 抑制卵巢功能使子宫内膜萎缩；

⑥棉酚、米非司酮及中药等。

（2）黄体功能不全

①促使卵泡发育和排卵：氯米酚，HMG，hCG。

②黄体期用绒促性腺激素（hCG）刺激黄体功能，2000 IU，肌注，每 3 天一次。

③选用黄体酮替代黄体功能。

（3）黄体萎缩不全　下次月经前 10～14 天，每日补充孕激素，可调节下丘脑－垂体－卵巢轴的反馈功能，使黄体及时萎缩。hCG 用法同黄体功能不全，也有效。

（4）围排卵期出血　一般仅对症止血或补充雌激素。

## 六、建议

药物在是使用过程中要根据实际情况，有生育要求的可采用促排卵药物，有避孕要求的可选用避孕药，多数情况下能解决问题。若仍无效，应进一步排除器质性原因及宫内避孕器的影响。

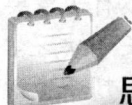

**思考题**

1. 功能失调性子宫出血的治疗药物主要有哪些？
2. 功能失调性子宫出血的治疗药物研究进展。

# 第三节　妊娠高血压综合征

## 一、概述

妊娠期高血压疾病（hypertensive disorder complicating pregnancy）是妊娠期特有的疾病，也是导致母婴死亡的重要原因之一。其确切的病因及发病机制一直是妇产科领域的重要研究课题。目前比较公认的学说有免疫机制异常、胎盘或滋养细胞缺血、遗传因素、血管内皮损伤及钙平衡失调等。本病的基本病理生理变化是全身小动脉痉挛。主要临床表现为妊娠 20 周以后出现高血压、蛋白尿、水肿、严重时出现抽搐、昏迷、DIC 及多功能脏器衰竭，甚至母婴死亡。

## 二、诊断要点

### （一）诊断要点

**1. 病史**　注意本病的高危因素，孕妇双方的异常家族史及有无类似的妊娠并发症。本次妊娠的经过、出现症状时间及发展过程。

**2. 症状和体征**

（1）高血压　持续血压升高至收缩压≥140 mmHg 或舒张压≥90 mmHg，血压升高至少出现两次以上，间隔≥6 小时。血压较基础血压升高 30/15 mmHg，但低于 140/90 mmHg，现已不作为诊断依据，需严密观察。

（2）蛋白尿　24 小时内尿蛋白含量≥300 mg 或至少相隔 6 小时两次随即尿尿蛋白≥0.1g/L。（定性＋）。

（3）水肿　水肿从踝部开始延及小腿为＋、大腿为＋＋、外阴部为＋＋＋、腹部及全身的凹陷性水肿为＋＋＋＋。孕妇体重突然增加≥0.9kg/周或 2.7kg/月是子痫前期的信号。

（4）分类　见表 20-1。

表 20 - 1　妊娠期高血压分类

| 分类 | 临床表现 |
|---|---|
| 妊娠期高血压 | BP≥140/90 mmHg，妊娠期首次出现，并于产后 12 周恢复正常；尿蛋白（－）；患者可伴有上腹部不适或血小板减少，产后方可确诊 |
| 子痫前期 | |
| 　轻度 | 子痫慢性高血压并发子痫前期妊娠合并慢性高血压 BP≥140/90 mmHg，孕 20 周以后出现；尿蛋白≥300 mg/24h 或（＋）。可伴有上腹不适、头痛等症状 |
| 　重度 | BP≥160/90 mmHg；尿蛋白≥2.0 g/24h 或（＋＋）；血肌酐＞106 μmol/L，血小板＜100×10⁹/L；微血管病性溶血（血 LDH 升高）；血清 ALT 或 AST 升高；持续性头痛或其他脑神经或视觉障碍；持续性上腹不适。 |
| 子　痫 | 前期孕妇抽搐不能用其他原因解释 |
| 慢性高血压并发子痫前期 | 高血压孕妇妊娠 20 周以前无蛋白尿，若出现尿蛋白≥300 mg/24 h；或高血压孕妇孕 20 周前突然尿蛋白增加，血压进一步升高或血小板＜100×10⁹/L |
| 妊娠合并慢性高血压 | BP≥140/90 mmHg，孕前或孕 20 周以前或孕 20 周以后首次诊断高血压并持续到产后 12 周后 |

（5）并发症　妊娠高血压的严重程度除了抽搐昏迷以外，还可并发妊娠高血压性心脏病、心力衰竭、脑溢血、急性肾功能衰竭、弥漫性血管内凝血、胎盘早剥、HEI、LTP 综合征以及产后血液循环衰竭。

## 三、辅助检查

**1. 血液检查**　包括血沉、肾功能生化指标、肝功能测定、电解质测定和凝血功能测定。

**2. 尿液检查**　可定量或定性测定尿蛋白的含量及有无管型。

**3. 眼底检查**　眼底状况检查反应体内器官小动脉情况。轻症可无变化，重症视网膜小动静脉比从正常的 2:3 变为 1:2 或 1:3，且有反光增强，还可有视网膜水肿、渗出、剥离。

**4. 心电图检查**　及时了解心肌及心脏传导的影响。

**5. 其他**　B 超检查可了解胎儿宫内状况以及发现有无胎盘早剥及必要的脑部 CT 或 MRI 检查以明确有无脑部出血存在。

## 四、处理原则

治疗的目的是尽早发现和处理轻症患者，防止子痫 DIC 及多功能脏器衰竭等并发症的发生；适时终止妊娠，减少母婴并发症，降低围生儿死亡率。

（1）可在门诊治疗；

（2）适当配合药物治疗；

（3）严密观察病情发展，一旦加重立即住院治疗；

（4）注意妊娠高血压并发症的处理，包括脑血管意外、妊娠高血压性心脏病、胎盘早剥和 DIC 等；

（5）孕37周可考虑终止妊娠。

## 五、用药方案

### （一）一般治疗

一般无需应用降压药物及其他药物，但对于因血压升高而致心情紧张、焦虑的患者可适当应用硝苯地平5～10 mg舌下含化及每晚服用苯巴比妥0.03 g镇静降压。

### （二）子痫前期

**1. 解痉治疗**

（1）硫酸镁　用于治疗子痫已有100多年历史，至今仍是简单的镇惊止抽药物。其作用机制为：A. 在周围神经肌肉接头处拮抗$Ca^{2+}$释放减少乙酰胆碱释放，阻断神经肌肉间信息传导，解除肌肉痉挛。B. 降低中枢神经细胞间兴奋性，降低脑细胞耗氧量。C. 促进前列环素合成，有利于血管扩张。D. 直接解除平滑肌痉挛。E. 降低机体对血管活性物质的敏感性。F. 提高孕妇及胎儿血红蛋白对氧的亲和力，改善氧代谢。

①剂量与给药途径　总量15～22.5 g/d，即25%硫酸镁60～90 ml/d。

首次剂量对部位有效血浓度很重要，可用25%硫酸镁10 ml+10%或50%葡萄糖20 ml中，缓慢静注，维持5～10分钟；或25%硫酸镁20 ml+5%葡萄糖100 ml，静脉注射（1小时内滴完）。

紧接着25%硫酸镁60 ml+5%葡萄糖1000 ml静脉滴注1.5～2 g/h，必要时晚间10～20 ml加入2%利多卡因2 ml深部肌注。

24小时后适当减量，一般每天25%硫酸镁60 ml+5%葡萄糖1000 ml维持8～10小时。

产后24～72小时停用硫酸镁。

②副作用　面色潮红，乏力，心悸，胎动减弱，胎心基线变平。

③硫酸镁的中毒反应　膝反射减弱及消失，呼吸抑制及心跳停止，故应用硫酸镁时需每日监测膝反射、呼吸及心率。若呼吸<16次/min，或尿量<25 ml/h，应立即停药，并给10%葡萄糖酸钙10 ml缓慢静推，加吸氧，必要时气管插管通气。

（2）其他解痉药　在硫酸镁应用受到严格控制后也可使用。

东莨菪碱：0.3 mg+10%葡萄糖30 ml静脉注射，10分钟注完，每日3次。

山莨菪碱（654-2）：20 ml+5%GS 500 ml静脉滴注。

**2. 降压药物**　当收缩压≥150 mmHg，舒张压≥100 mmHg时，可用降压药物。

（1）肼屈嗪　为α受体阻滞剂，可使外周血管扩张，心排血量增加，也增加心、脑、肾和胎盘血流量。用法：12.5～25 mg+5%GS 250～500 ml静滴，20～30滴/min，当血压降至140/90 mmHg时，减量至10～15滴/min。此药降压作用明显，用药过程中一定要严密监测血压。副作用为心率加快、头痛及潮红，妊娠高血压并发心脏病心衰时不宜使用。

（2）柳苄胺　竞争性的拮抗α、β受体，降压效果好，有促进胎肺成熟作用。可增加前列环素水平，降低血小板消耗及凝集。无心悸、潮红等作用。用法：50～100 mg+加5%GS250～500 ml静滴，20～24滴/min，根据血压调节。5天为1个疗程，稳定后改口服100～200 mg，2～3次/日。

（3）硝酸甘油　为速效动脉扩张剂。2 ml +5% GS 48 ml，静脉泵泵入，开始 5μg/min，3~5 分钟后增加 10μg/min，一般在 20μg/min 时，已可获得良效。

（4）硝苯地平　为钙离子慢通道拮抗剂，扩张血管的同时抑制平滑肌收缩。5~10 mg 口服或舌下含化，15~30 mg/d，总量 <60 mg/d。7 天为 1 个疗程，可连用 3~5 个疗程。

（5）酚妥拉明　为 α 受体阻滞剂。扩张小动脉，降低心脏后负荷，增加心肌收缩力，增加心排出量，改善心肌供血。是妊娠高血压性心脏病的首选降压药物。10~40 mg +5% GS 500 ml，用输液泵以 0.04~0.1 mg/min 滴入。

（6）硝普钠　为速效血管扩张剂。由于其代谢产物对心肌及胎儿有毒性作用，仅在其他降压药物无效的情况下暂时应用。用法：50 mg 加入 5% GS 500 ml 中，以 6 滴/min 开始，按血压下降情况每 5 分钟增加 2 滴，控制血压在 140/90 mmHg 左右。产前应用不可超过 24 小时，24 小时总量不可超过 100 mg。

（7）卡托普利　为血管紧张素转换酶抑制剂。但该药能通过胎盘引起胎儿低血压、肾功能受损及胎儿畸形，故此药孕期禁用。

（8）中药　丹参注射液 30 mg +5% GS 500 ml 静滴，30 滴/min，或盐酸川芎嗪 80~120 mg +5% GS 500 ml 静脉滴注。

**3. 扩容治疗**

（1）扩容指征　血细胞比积 >35%，全血黏度比值 >3.6，血浆黏度比值 >1.6 及有重度低蛋白血症、严重贫血，产时、产后出血者。

（2）扩容禁忌证　严重水肿，心衰，肺水肿，肾功能不全者。

（3）扩容剂选择

①全血或血浆　用于严重贫血或产时产后大出血者，可纠正贫血，提高血浆蛋白及胶体渗透压。

②白蛋白　可提高血浆白蛋白及胶体渗透压，适用于低蛋白血症者。1 g 白蛋白能吸水 12 ml，是最理想的扩容剂。

③低分子右旋糖酐　扩容同时疏通微循环，降低血液黏稠度，可预防 DIC 发生。500~1000 ml/24 h。500 ml 维持扩容 2 小时。

④平衡液　用于低钠血症者，起到促进排钠利尿作用。

⑤碳酸氢钠　适用于重度子痫前期，尤其是子痫患者，可以纠正酸中毒。4% 碳酸氢钠 250 ml 能回收 4 倍的组织间液。

**4. 镇静剂**　在前述解痉，降压等治疗下适当应用镇静剂。对病情控制，防止抽搐有良好效果。

（1）地西泮　10~20 mg +25% GS 20~40 ml 缓慢静注，或 10 mg 静脉推注。不与硫酸镁合用于子痫患者。但要注意分娩时对胎儿中枢神经系统的抑制。

（2）哌替啶　有镇静、镇痛作用，常与异丙嗪合用。哌替啶 100 mg + 异丙嗪 50 mg，称度非合剂，半量肌内注射。也可加 5% GS 250 ml 静脉注射。

（3）苯巴比妥　有镇静催眠作用。0.1~0.2 g 肌注或 0.03~0.06 g 口服，3 次/日。

**5. 利尿剂**

（1）使用指征　全身性水肿、心衰、肺水肿，或经充分扩容后尿量仍少。

（2）药物选择

①呋塞米：主要作用于髓祥升支，排钠排钾。利尿作用快而强。可用 20～40 mg ＋ 25%GS20～40 ml 静注或直接肌内注射。注意血电解质平衡。

②甘露醇：渗透性利尿剂。20%甘露醇 250 ml 在 15～20 分钟内快速滴注。主要用于子痫抽搐后颅内压升高者。心衰、肺水肿和严重肾功能不全者禁用。

**6. 糖皮质激素**　对于孕周≤34 周的重症患者，可应用地塞米松 5～6 mg 肌内注射，2 次/日，应用 4 天。能促进胎儿肺成熟，降低早产儿肺毛细血管通透性，减少脑出血，提高早产儿及孕妇应激能力。有研究表明地塞米松口服或静脉注射效果均不如肌注。

### （三）子痫的治疗

（1）控制抽搐　25%硫酸镁 10 ml ＋10%GS 100 ml 静滴，1h 滴完。安定 10 mg 缓慢推注。如仍难以控制，可选用冬眠 I 号（哌替啶 100 mg，氯丙嗪 50 mg，异丙嗪 50 mg）1/2 量 ＋5%GS 250～500 ml 静脉滴注，24 小时可用一个全量。

（2）控制血压　可选用前述降压药，使血压控制在 140/90 mmHg。

（3）应用 20%甘露醇 250 ml 20～30 分钟内滴完，减轻脑水肿。

（4）有心衰、肺水肿时，可选用呋塞米 20 mg 静脉滴入，毛花苷 C 0.4 mg ＋50%20ml 静脉推注。

（5）子痫控制 2～6 小时或虽已经积极治疗仍无法控制抽搐，应尽早终止妊娠，除非已临产，能短期内分娩者。一般采用剖宫产术。

## 六、建议

采取积极的预防措施。

（1）加强孕期检查，尽早发现易发生妊娠高血压的高危因素，积极治疗妊娠高血压及适时处理子痫前期，可大大降低子痫及严重并发症的发生，并降低孕产妇的死亡率。在治疗的同时应对宫内胎儿的严密监测，及时终止不利于胎儿生长的环境，有利于降低围产儿的死亡率、致残率。

（2）对孕期服用肠溶阿司匹林，小剂量熟大黄及钙剂补充来预防妊娠高血压的发生，目前尚需进一步的研究及证实。

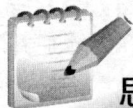

**思考题**

李某，女，26 岁，农民，孕 2 产 1，主因孕 8＋月上腹胀痛伴恶心、呕吐 7 小时。现病史：患者平素月经规律，末次月经不详。患者 2 年前顺娩一足月男婴，产后 1＋年月经未复潮而妊娠，之后，孕早期 B 超检查提示早孕，孕期未正规产前检查，胎动时间不详，入院当日上午于当地门诊查 BP 180/110 mmHg。因轻微鼻塞，头痛，上腹部不适，自认为感冒而去当地门诊检查，无头晕眼花等不适，当地门诊给以口服药物治疗（具体药名不详）。自觉胎动正常。

既往史：既往体健，否认慢性传染病史，无药物过敏史，22 岁结婚，孕 2 产 1，无产后大出血史。

查体：T 37.3℃，P 110 次/分，R22 次/分，BP180/130 mmHg，神清，发育正常，营养中等，双肺呼吸音清晰，未闻及干湿性啰音。心率 110 次/分，律整，未闻及病理性杂音。上腹部无明显压痛，无明显反跳痛及肌紧张，肝脾触及不满意，双下肢水肿（＋＋）。产科情况：宫高 32cm，腹围 98cm，胎位 Lop，胎心 132 次/分，规律。未触及宫缩，宫体无压痛。肛查：宫颈管未消失，宫口开大 1cm，先露头、胎膜存，骨盆外测量正常。

讨论：

1. 进一步需做哪些化验检查？
2. 如何用药处理？

（辛晓明）

# 第二十一章 | 变应性疾病的药物治疗

学习目标

1. **掌握** 变应性鼻炎、特应性皮炎的处理原则和用药方案以及食物过敏的治疗和预防。
2. **熟悉** 变应性鼻炎、特应性皮炎、食物过敏的主要临床表现和诊断。
3. **了解** 变应性鼻炎的免疫治疗措施和处理、变应性鼻炎与变应性哮喘的关系。

## 第一节 变应性鼻炎

### 一、概述

变应性鼻炎（allergic rhinitis，AR），即过敏性鼻炎，是机体接触变应原后主要由 IgE 介导的鼻黏膜非感染性炎性疾病。变应性鼻炎是耳鼻咽喉头颈外科领域的常见多发病。鉴于变应性鼻炎与哮喘的密切相关性，WHO 在 2001 年发表了"变应性鼻炎及其对哮喘的影响（allergic rhinitis and its impact on asthma，ARIA）"一文，作为 WHO 推荐的变应性鼻炎临床评估和治疗参考标准。ARIA 指南明确提出变应性鼻炎和哮喘属于同一个呼吸道的同一种疾病（one airway，one disease），变应性鼻炎的及时治疗有助于预防哮喘的发生或缓解哮喘的症状。根据疾病的发病特点，ARIA 指南根据症状出现的时间特征，将变应性鼻炎分为间歇性（intermittent）和持续性（persistent）两型；根据症状的严重程度，又分为轻度（mild）和中重度（moderate–severe），交叉组合后构成变应性鼻炎的四个亚型。既往临床上基于变应原的存在是否为季节性分为常年性变应性鼻炎和季节性变应性鼻炎。

变应性鼻炎主要以流清涕、鼻塞、鼻痒、喷嚏为主要临床症状。

### 二、诊断要点

确诊变应性鼻炎需要临床表现与皮肤点刺试验或清特异性 IgE 检测结果相符合。

**1. 临床症状** 变应性鼻炎的临床表现主要有以下四个方面。

（1）面部形态 腺样体面容可提示患有变应性鼻炎。患者由于长期鼻塞和张口呼吸，致使面骨发育障碍，上颌骨变长，硬腭高拱，牙列不整，唇厚，面部缺乏表情，逐渐出现所谓"腺样体面容"。

（2）情绪行为　变应性鼻炎患者通常表现为情绪烦躁，尤以儿童明显，表现为坐立不安，经常走动等。

（3）动作　特定的动作在变应性鼻炎儿童患者中常出现。患儿频繁用手掌用力向上推移鼻前庭，这种动作在几分钟内多次出现，能暂时增加通气和一定程度上缓解鼻痒症状。

（4）面部特征　下眼睑深染的蓝黑线－变应性黑眼圈（allergic shiner），多为年幼患儿的典型特征。

**2. 体征**　变应性鼻炎的发作期，鼻腔检查可见鼻黏膜苍白、水肿或充血肿胀，其中以鼻黏膜苍白者更为多见，呈灰白色或灰蓝色，鼻腔有大量水样分泌物或稀薄的黏液性分泌物。

**3. 皮肤点刺试验（skin prick test，SPT）**　使用标准化变应原试剂，在前臂掌侧皮肤点刺，20 分钟后观察结果。每次试验均应进行阳性和阴性对照，阳性对照采用组胺，阴性对照采用变应原溶媒。按相应的标准化变应原试剂说明书判定结果。皮肤点刺试验应在停用抗组胺药物至少 7 天后进行。

**4. 血清特异性 IgE 检测**　可作为变应性鼻炎诊断的实验室指标之一。

## 三、辅助检查

**1. 鼻内镜检查**　①间歇性变应性鼻炎，鼻内镜检查无特征性变化，鼻黏膜外观可为暗红色充血，也可色淡、苍白或浅蓝。发作期鼻黏膜常呈对称性明显苍白、水肿，鼻腔内有大量清水样分泌物附着在鼻黏膜上，症状中度以上的病例下鼻甲明显肿大，甚至与鼻中隔相贴，不能窥及鼻腔深部情况，通常对 1% 麻黄素反应尚可，但水肿严重时则反应不佳。②持续性变应性鼻炎，发作时表现与间歇性变应性鼻炎相似，症状相对较轻时，鼻黏膜可充血、暗红或苍白，分泌物可为清涕或黏涕；如果合并有感染，鼻腔内可见黏脓涕。病史较长或中、重度患者的中、下鼻甲明显肥大增生，中鼻道黏膜极度水肿，甚至有微小息肉样改变，或下鼻甲后端息肉样改变。

**2. CT 检查**　CT 影像学表现与变应性鼻炎的性质和病情轻重密切相关。①轻度季节性变应性鼻炎：在过敏季节患者出现症状时，CT 扫描表现为鼻甲肥大，窦腔黏膜肥厚，鼻腔鼻窦可有少量积液。②中重度季节性变应性鼻炎：CT 扫描表现为鼻甲肥大，鼻中隔黏膜亦水肿肥厚，鼻腔通气截面积明显缩小，窦口鼻道复合体黏膜水肿，鼻窦通气引流受阻，鼻窦黏膜肥厚，可伴有窦内积液。③轻度常年性变应性鼻炎：不伴有鼻腔解剖结构异常者，CT 扫描表现为鼻甲肥大，窦腔黏膜肥厚，鼻腔鼻窦可有少量积液。④中重度常年性变应性鼻炎：CT 扫描表现为下鼻甲肥大，中鼻甲、上鼻甲黏膜水肿。窦口鼻道复合体黏膜水肿，鼻窦通气引流受阻，窦内积液。

## 四、处理原则

ARIA 推荐的针对持续性变应性鼻炎患者（包括轻度持续性和中重度持续性）的药物治疗方案的基本特征是阶梯性治疗方法，即在治疗随访过程中，每 2～4 周根据疗效调整治疗方案，适当增减药物和剂量。对于间歇性变应性鼻炎患者，由于病程较短，症状轻微，其治疗方案无阶梯性特征，只需在发作期间予适当药物治疗。

**1. 轻度间歇性变应性鼻炎** 可选用①抗组胺药（口服或鼻用）；②鼻用减充血剂；③口服减充血剂。其中，鼻用减充血剂的疗程一般在10天以内，一个月内重复治疗不超过2次。儿童患者不推荐使用口服减充血剂。

**2. 中重度间歇性变应性鼻炎** 可选用①抗组胺药（口服或鼻用）；②口服抗组胺药和减充血剂合剂；③鼻用皮质类固醇。不推荐肌注或鼻内注射皮质类固醇。

**3. 轻度持续性变应性鼻炎** 首诊治疗方案基本与中重度间歇性变应性鼻炎相同，治疗2~4周后复诊，症状减轻或消失，应继续治疗或降低鼻用皮质类固醇剂量；症状持续或改善不满意，应采用鼻用皮质类固醇治疗或升级至中重度持续性变应性鼻炎治疗方案。

**4. 中重度持续性变应性鼻炎** 首选鼻用皮质类固醇治疗，鼻塞症状严重时，可加用①口服皮质类固醇；②鼻用减充血剂。其中，口服皮质类固醇的疗程为1~2周；鼻用减充血剂的疗程不超过10天。治疗2~4周复诊，如症状无明显改善，应考虑以下因素的影响：①患者未遵从医嘱；②患者或医师应用药物剂量或次数不正确；③鼻塞妨碍药物向鼻内传输；④合并鼻息肉、鼻窦炎或鼻中隔偏曲；⑤患者持续暴露在含有大量抗原的环境中；⑥诊断有误。在确定诊断无误后，可做如下调整：①鼻用皮质类固醇剂量加倍；②加用抗组胺药；③鼻用异丙托溴铵（ipratropium bromide）；④口服抗组胺药和减充血剂合剂。其中，增加鼻用皮质类固醇剂量的目的是缓解鼻塞；抗组胺药用于控制鼻痒、喷嚏和流涕等变应性症状；异丙托溴铵用于控制流涕症状。当治疗显效时，应下调为轻度持续性变应性鼻炎的治疗方案，同时应考虑继续应用小剂量鼻用皮质类固醇维持疗效。整个疗程应至少在3个月以上（或整个花粉传播季节）。

## 五、用药方案

**1. 抗组胺药物** 推荐口服或鼻用第二代（表21-1）或新型H₁抗组胺药（表21-2），可有效缓解鼻痒、喷嚏和流涕等症状。疗程一般不少于2周。适用于轻度间歇性和轻度持续性变应性鼻炎，与鼻用糖皮质激素联合治疗中-重度变应性鼻炎。

**表21-1 临床上常用的第二代抗组胺药物**

| 名称 | 药理作用 | | | 适应证 | 不良反应 | 剂量和用法 |
|---|---|---|---|---|---|---|
| | 阻断组胺H₁受体作用 | 中枢抑制作用 | 其他 | | | |
| 氯雷他定 | 强，维持18~24小时 | 无 | 抑制嗜酸性粒细胞趋化，控制变态反应的后期炎症反应作用 | 止痒，荨麻疹及异位性皮炎，常年性鼻炎，季节性过敏性鼻炎 | 偶见乏力、头痛、恶心 | 10mg，每日1次 |
| 特非那丁 | 较强，维持12小时 | 较弱 | 无 | 防治花粉性哮喘，亦可用于急、慢性荨麻疹等过敏性皮肤病，季节性或常年性过敏性鼻炎 | 长期应用可出现心脏毒性，如心脏室性尖端扭转性心律失常，偶见头疼、多汗、口干或轻度肠胃不适 | 60mg，每日2次 |

续表

| 名称 | 药理作用 | | | 适应证 | 不良反应 | 剂量和用法 |
|------|---------|------|------|--------|---------|-----------|
| | 阻断组胺$H_1$受体作用 | 中枢抑制作用 | 其他 | | | |
| 西替利嗪 | 强，维持24小时 | 中等 | 抑制血管活性多肽和P物质及神经肽等所引起的变态反应 | 皮肤过敏、鼻部过敏，支气管哮喘 | 嗜睡、疲劳、注意力不集中、头痛等 | 10mg，每日1次 |
| 阿司咪唑 | 强，维持24小时 | 无 | 无 | 慢性荨麻疹，过敏性鼻炎，异位性鼻炎，血管神经性水肿及花粉症等 | 长期大量服用偶见 EKG 中 Q－T 延长，低血钾，体重增加，少见嗜睡、倦怠、眩晕、口干等 | 成人口服每次10mg，每日1次；6～12岁儿童服成人半量，6岁以下日服0.2mg/kg。均于空腹时服 |
| 咪唑斯汀 | 强，维持24小时 | 较弱 | 抑制5－脂氧酶和中性粒细胞移行，抑制活化的肥大细胞释放组胺，具抗炎作用 | 季节性过敏性鼻炎、花粉症、常年过敏性鼻炎及荨麻疹等皮肤过敏症状 | 嗜睡、疲劳、头痛、口干、胃肠道紊乱、低血压、焦虑、抑郁等 | 成人和12岁以下儿童口服，每日10mg |

表21－2　临床上常用的新型（第三代）抗组胺药物

| 名称 | 药理作用 | | | 适应证 | 不良反应 | 剂量和用法 |
|------|---------|------|------|--------|---------|-----------|
| | 阻断组胺$H_1$受体作用 | 中枢抑制作用 | 其他 | | | |
| 地氯雷他定 | 强，维持18～24小时 | 无 | 抗炎活性 | 过敏性鼻炎和慢性特发性荨麻疹。缓解寒冷性荨麻疹的症状 | 恶心、头晕、头痛、困倦、乏力、口干。偶见嗜睡、健忘及晨起面部或肢端水肿 | 5mg，每日1次 |
| 非索非那定 | 维持24小时 | 无 | 抑制肥大细胞释放过敏介质 | 季节性过敏性鼻炎，特发性荨麻疹 | 病毒感染（感冒或流感）、恶心、痛经、消化不良和疲劳，头痛、多汗和咽喉刺激感 | 成人及12岁以上儿童每次60mg，每日2次；6～12岁儿童服成人半量，3～5岁儿童每次15mg或1mg/kg，每日2次。 |

**2. 皮质类固醇**　推荐鼻用皮质类固醇。可降低鼻黏膜炎性反应程度而有效缓解鼻塞、流涕和喷嚏等症状。对中－重度持续性患者疗程不少于4周。对其他药物治疗无反应或不能耐受鼻用药物的重症患者可采用口服皮质类固醇进行短期治疗。不推荐鼻内、肌内及静脉注射。脂溶性的皮质类固醇分子穿过靶细胞膜进入细胞浆，与皮质类固醇受体结合，通过调节基因转录而发挥抗炎作用。

临床常用的丙酸倍氯米松（beclomethasone dipropionate，BDP）、布地奈德（budesonide，BUD）、丙酸氟替卡松（fluticasone propionate，FP）和糠酸莫米松（mometasone furoate，MF）等均属第二代鼻用皮质类固醇，其临床疗效和安全性已得到充分验证。但鼻部用药的全身性副作用问题．特别是长期应用对下丘脑－垂体－肾上腺（hypothalamus－pituitary－adrenal，HPA）轴功能的抑制作用和对儿童生长发育的影响仍是临床关注的问题。一般而言，常规剂量的鼻用皮质类固醇对 HPA 轴功能的影响不显著，其安全性是有保障的，且短期（数周）推荐剂量鼻用皮质类固醇对儿童生长影响不大。但临床应用中还需注意：①对患者宣传教育，特别是药物的用量和用法；②严格执行药物的推荐剂量，在控制症状的前提下，将药物剂量降至最低；③最好每日早晨一次给药，最大限度地减少药物对 HPA 轴功能的影响；④联合吸入皮质类固醇治疗的患者，应酌情调整鼻用药物剂量；⑤治疗急性感染时，可先口服皮质类固醇或较大剂量的鼻用皮质类固醇控制症状，然后应用维持剂量的鼻用皮质类固醇（低量或中度量）；⑥对于规律的间歇性变应性鼻炎，可预防性用药（症状出现前 4 周）；⑦注意随访，及时评估疗效并及早发现可能出现的全身和局部副作用。

**3. 抗白三烯药物**　对变应性鼻炎和哮喘有效。目前，最常用的是孟鲁司特钠和扎鲁司特。

孟鲁司特钠适用于成人和儿童的预防和长期治疗，包括预防白天和夜间的哮喘症状，治疗对阿司匹林敏感的哮喘患者以及预防运动引起的支气管收缩。15 岁及 15 岁以上成人每日 1 片（10mg），睡前服用；6～14 岁儿童患者每日服用咀嚼片 1 片（5mg），睡前服用。该组患者不需按年龄调整剂量。6 岁以下患儿慎用。对于老年患者、肾功能不良的患者或轻、中度肝脏损伤患者不必调整剂量。一般耐受性良好，副作用较轻微，通常不需中止治疗。本药可与其他预防及长期治疗哮喘的药物合用。在药物相互作用的研究中，孟鲁司特钠在治疗剂量对茶碱、泼尼松、泼尼松龙、口服避孕药、特非那定、地高辛及华法林等药物的药动学无明显影响。

接受皮质类固醇制剂治疗的患者合用孟鲁司特钠能增强疗效。可根据患者耐受情况适当逐渐减少皮质类固醇用量。某些患者可逐渐减量直至停止使用吸入皮质类固醇制剂。

**4. 减充血剂**　减充血剂对鼻充血引起的鼻塞症状有缓解作用，疗程应控制在 7 天以内。鼻减充血剂可使肿胀的鼻甲皱缩，是解除鼻充血的最有效药物。局部应用可使鼻黏膜中舒张的血管收缩，减少进入水肿组织的血流，增加鼻通畅性，减低鼻阻力，并使患者自觉症状缓解。鼻减充血剂可供局部应用或口服。局部应用的优点是显效更好，作用更强。但连续用药 5 天以上，可发生反跳性鼻充血，引起药物性鼻炎，而长期口服减充血剂则很少发生。

## 六、建议

上述药物治疗无效或效果不佳的患者，可考虑应用免疫治疗。特异性免疫治疗常用皮下注射和舌下含服。疗程分为剂量累加阶段和剂量维持阶段，总疗程不少于 2 年。应采用标准化变应原疫苗，由具备资质的人员进行操作。免疫治疗的剂量，关系到疗效和安全性。低剂量免疫治疗是无效的，而剂量过高又可能引起不能接受的全身严重反应。因此，理想的剂量被定义为，在大多数患者能诱导产生临床效果，而不引起难以接受的副作用的变应原疫苗剂量。对已经标准化的大多数变应原疫苗而言，其中主要变应原的最适剂量是 5~20μg。主要用于常规药物治疗无效的成人和儿童（5 岁以上）、由尘螨导致的变应性鼻炎。禁忌证包括：①合并持续性哮喘；②患者正使用 β 受体阻断药；③合并其他免疫性疾病；④5 岁以下儿童；⑤妊娠期妇女；⑥患者无法理解治疗的风险性和局限性。

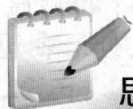

## 思考题

1. 变应性鼻炎的的处理原则有哪些？
2. 变应性鼻炎治疗的药物有哪几类，各有哪些药理作用和不良反应？
3. 病例

病史摘要：王某，男性，57 岁，有 10 年高血压病史（控制良好）和从儿时起的间歇性变应性鼻炎史（经一次皮肤试验确诊）。症状表现为鼻痒、打喷嚏、流清涕和鼻塞。每年春天，他在出现类似症状时还伴有眼痒。他对这一情况未予重视，直到他搬入老城区的一所老房子后，症状变为持续性。在过去，王某都是购买抗组胺药物和减充血药自行治疗：苯海拉明 50mg，每日 3 次和按症状需要使用伪麻黄碱 60mg，每日 3~4 次，但"对于眼痒的情况没有帮助"。王某的长期用药是氢氯噻嗪 25mg，每日上午 1 次，缓释硫氮䓬酮 180mg，每日 1 次。否认其他的疾病史，否认既往药品不良反应和药物过敏史，无烟酒嗜好。

问题：应该为该患者推荐使用什么方案？如何开始治疗？

# 第二节　特应性皮炎

## 一、概述

特应性皮炎（atopic dermatitis，AD）是一种慢性、复发性、炎症性皮肤病，患者往往有剧烈瘙痒，严重影响生活质量。本病通常初发于婴儿期，1 岁前发病者约占全部患者的 50%，该病呈慢性病程，部分患者病程可以迁延到成年，也有成年发病者。在发达国家儿童特应性皮炎的患病率可高达 10%~20%。在我国，特应性皮炎的患病率也在逐步上升，且城市显著高于农村。特应性皮炎的发病与遗传和环境等因素关系密切，一般认为是在遗传因素基础上，由于变应原进入和微生物定植（如金黄色葡萄球菌），引起异常免疫反应形成皮肤炎症性病变，以皮肤干燥、瘙痒、湿疹样皮疹为特点，而搔抓和过度清洗等不良刺激又进一步加重皮肤炎症。特应性皮炎的异常免疫反应涉及多个环节，如朗格汉斯细胞和皮肤树突细胞对变应原的提呈、TH2 为主的异常免疫反应、调节性 T 细胞功能障碍、IgE 过度产生和嗜酸性粒细胞升高等。此外，角质形成细胞产生细胞因子和炎症介质也参与皮肤炎症的发生和发展。

## 二、诊断要点

特应性皮炎是一种异质性疾病，表现多种多样。目前国外常用的诊断标准包括 Hanifin 和 Rajka 标准、Williams 标准，其中 Williams 标准适用于我国目前的临床实践需要，也为中国特应性皮炎诊疗指南（2014 版）推荐使用。

特应性皮炎 Williams 诊断标准：主要标准：皮肤瘙痒。次要标准：①屈侧皮炎湿疹史，包括肘窝、腘窝、踝前、颈部（10 岁以下儿童包括颊部皮疹）；②哮喘或过敏性鼻炎史（或在 4 岁以下儿童的一级亲属中有特应性疾病史）；③近年来全身皮肤干燥史；④有屈侧湿疹（4 岁以下儿童面颊部/前额和四肢伸侧湿疹）；⑤2 岁前发病（适用于 4 岁以上患者）。确定诊断：主要标准＋3 条或 3 条以上次要标准。

特应性皮炎的临床表现多种多样，最基本的特征是皮肤干燥、慢性湿疹样皮炎和剧烈瘙痒。

**1. 慢性湿疹样皮炎**　婴儿期表现为婴儿湿疹，多分布于两面颊、额部和头皮，皮疹可干燥或渗出。儿童期以亚急性和慢性皮炎为主要表现，多发生于肘窝、腘窝和小腿伸侧，皮疹往往干燥肥厚，有明显苔藓样变。青年与成人期也以亚急性和慢性皮炎为主，主要发生在肘窝、腘窝、颈前等部位，也可发生于躯干、四肢、面部、手背，大部分呈干燥、肥厚性皮炎损害，部分患者也可表现为苔藓样皮疹。

**2. 皮肤干燥**　干性皮肤是特应性皮炎的主要表现。其原因是患者皮肤表面脂质膜破坏和角质层神经酰胺降低使透皮水分丢失增加和水潴留降低。皮肤干燥在婴儿期就比较明显，儿童期达高峰，青年期则减轻或消失。

**3. 瘙痒**　长期阵发性剧烈瘙痒为本病突出的主观症状，皮损上可见大量抓痕继而感染，以致形成"瘙痒－搔抓－瘙痒"的恶性循环，严重影响患者的生活质量。患者可因过冷、过热的刺激、出汗、情绪变化、毛织品的接触等激发瘙痒。瘙痒持续时间长，有些患儿瘙痒可长达 1 年，且瘙痒程度严重，多为剧烈性、阵发性，必须通过搔抓产生疼痛才能缓解瘙痒（婴儿往往表现为挤捏皮肤）。昼夜节律性瘙痒，主要发生在睡前和睡眠中。

**4. 伴发的特征及并发症**　特应性皮炎患者有一些有助于疾病诊断的特征性表现，包括鱼鳞病、毛周角化、掌纹症、眼睑湿疹、唇炎、复发性结膜炎、眶下褶痕、眶周黑晕、苍白脸、颈前皱褶、白内障等。此外，部分患者还同时有其他特应性疾病，如过敏性哮喘、过敏性鼻炎，部分患者有明显的异种蛋白过敏，如对部分食物蛋白（肉、蛋、奶、坚果等）或吸入物（粉尘螨等）过敏。这些特征对特应性疾病的诊断都有重要的价值。

## 三、辅助检查

**1. 血清 IgE 或过敏原特异性 IgE 检测**　血清 IgE 或过敏原特异性 IgE 升高是特应性状态标志。部分患者特别是重度特应性皮炎可有血清总 IgE 升高，IgE 升高的程度大致与皮损的严重度和广度平行。特异性 IgE 检测不但有助于特应性皮炎的诊断，对寻找变应原也有重要价值。

**2. 周围血嗜酸性粒细胞检测**　嗜酸粒细胞（及其释放蛋白）增多是支持特应性状态参考性指标之一。约 40% ~ 60% 患者有外周血嗜酸性粒细胞升高，嗜酸性粒细胞升高往往与疾病的活动度相关，疾病活动期升高，经有效治疗可迅速恢复正常。

**3. 过敏原皮肤斑贴试验或刺破试验**　过敏原皮肤试验阳性有助于确定特异性触发因素，然而，值得注意的是过敏原皮肤试验阳性不能证明某一种特殊食物或吸入性过敏原在特应性皮炎发病中有临床意义，而仅表明该过敏原致敏，过敏原皮肤试验阴性有助于排除过敏性触发因素。

## 四、处理原则

特应性皮炎是慢性复发性疾病，治疗的目的是缓解或改善临床症状，消除诱发和（或）加重因素，减少和预防复发，提高患者的生活质量。正规和良好的治疗可使特应性皮炎的症状完全消退或显著改善，患者可享受正常生活。预防特应性皮炎，除限制饮食外，应避免任何外部刺激，如洗澡过多、用力揉擦、肥皂及清洁剂使用不当、过冷过热、穿羊毛织品等。

## 五、用药方案

### （一）一般治疗

**1. 清洁皮肤**　基础皮肤护理对特应性皮炎的治疗非常重要，沐浴有助于清除或减少表皮污垢和微生物，在适宜的水温（32 ~ 40℃）下沐浴，每日 1 次或两日 1 次，每次 10 ~ 15 分钟。皮肤干燥者应适当减少清洁用品的使用次数，尽量选择不含香料的清洁用品。沐浴结束擦干皮肤后即刻外用保温剂、润肤剂。

**2. 外用润肤剂**　特应性皮炎普遍存在皮肤干燥及皮肤屏障功能减退，易受环境因子的刺激及抗原物质的侵入，使皮损激发。因此在治疗特应性皮炎时常规使用含有保湿剂的润肤剂，有助于恢复皮肤屏障功能。外用润肤剂是特应性皮炎的基础治疗，不仅能阻止水分蒸发，还能修复受损的皮肤，减弱外源性不良因素刺激，从而减少疾病的发作次数和严重度。

### （二）外用药物治疗

**1. 糖皮质激素**　局部外用糖皮质激素是特应性皮炎的一线疗法。根据患者的年龄、皮损性质、部位及病情程度选择不同剂型和强度的激素制剂，以快速有效地控制炎症，减轻症状。根据 2015 年《规范外用糖皮质激素类药物专家共识》指出，外用激素强度一般可分为四个等级（表 21 - 3）。

表 21 - 3　外用糖皮质激素强度分级

| 抗炎活性 | 代表药物 |
| --- | --- |
| 超强效（抗炎活性超过氢化可的松 1500 倍）。一般每周用药不应超过 50 g；连续用药不应超过 2 ~ 3 周；尽量不用于 < 12 岁儿童；不应大面积长期使用 | 0.05% 丙酸氯倍他索凝胶、软膏、乳膏及泡沫剂<br>0.05% 醋酸双氟拉松软膏<br>0.1% 氟轻松乳膏 |

| 抗炎活性 | 代表药物 |
|---|---|
| 强效（抗炎活性相当于 100～150 倍氢化可的松） | 0.1% 哈西奈德乳膏、软膏及溶液 |
| | 0.1% 安西奈德软膏 |
| | 0.05% 二丙酸倍他米松凝胶及软膏 |
| | 0.05% 丙酸氯倍他索溶液（头皮剂） |
| | 0.025% 丙酸倍氯米松软膏 |
| | 0.25% 去羟米松膏剂及乳膏 |
| | 0.05% 卤米松乳膏 |
| | 0.05% 二丙酸倍他米松乳膏或软膏 |
| | 0.1% 戊酸倍他米松乳膏 |
| | 0.05% 醋酸氟轻松软膏、乳膏或凝胶及溶液 |
| | 0.1% 糠酸莫米松软膏 |
| | 0.005% 丙酸氟替卡松软膏 |
| | 0.1% 曲安奈德软膏 |
| | 0.5% 曲安奈德乳膏 |
| 中效（抗炎活性相当于 1～100 倍氢化可的松）适合轻中度皮损，可以连续应用 4～6 周；< 12 岁儿童连续使用尽量不超过 2 周；不应大面积长期使用 | 0.1% 糠酸莫米松乳膏和洗剂 |
| | 0.1% 丁酸氢化可的松软膏、乳膏及洗剂 |
| | 0.05% 丙酸氟替卡松乳膏 |
| | 0.1% 曲安奈德乳膏及软膏、洗剂 |
| | 0.12% 戊酸倍他米松泡沫 |
| | 0.025% 氟轻松软膏及乳膏 |
| | 0.2% 戊酸氢化可的松乳膏 |
| | 0.05% 二丙酸倍他米松洗剂 |
| | 0.1% 戊酸倍他米松乳膏及洗剂 |
| | 0.05% 丁酸氯倍他松软膏 |
| 弱效（抗炎活性与 2.5% 氢化可的松相同）适用于轻度及中度皮损（包括儿童皮肤病、面部和皮肤柔嫩部位），可以短时较大面积使用，必要时可以长期使用 | 0.05% 地奈德软膏、乳膏、凝胶、泡沫剂及洗剂 |
| | 0.1% 戊酸倍他米松洗剂 |
| | 0.01% 氟轻松乳膏及 0.05% 氟轻松溶液 |
| | 0.025% 曲安奈德乳膏及水剂 |
| | 外用各种剂型的氢化可的松、泼尼松和地塞米松制剂如 0.5% 醋酸泼尼松龙软膏 |
| | 0.05% 醋酸地塞米松软膏 |
| | 0.025% 醋酸氟氢可的松软膏 |

一般初始治疗应选用强效或超强效制剂，以求在数天内迅速控制炎症，一般为每日 2 次用药，炎症控制后逐渐过渡到中弱效激素或钙调神经磷酸酶抑制剂；面部、颈部及皱褶部位推荐使用中弱效激素，应避免长期使用强效激素。儿童患者尽量选用中弱效激素，或用润肤剂适当稀释激素乳膏。急性期病情控制后应逐渐过渡到维持治疗，即每周使用 2～3 次，能有效减少复发。长期大面积使用激素应注意皮肤和系统不良反应。

**2. 钙调神经磷酸酶抑制剂**　此类药物对 T 淋巴细胞有选择性抑制作用，有较强的抗炎作用，对特应性皮炎有较好疗效，多用于面颈部和褶皱部位。钙调神经磷酸酶抑制剂包括他克莫司软膏和吡美莫司乳膏。其主要作用机制是通过与胞质内相应的免疫亲和蛋白质结合成复合物，并与钙调蛋白竞争性地与钙调磷酸酶结合，从而抑制该酶的活性，并最终抑制多种与特应性皮炎发病密切相关的细胞因子的产生。

吡美莫司乳膏多用于轻中度特应性皮炎，他克莫司软膏用于中重度特应性皮炎（儿童建议用0.03%浓度，成人建议用0.1%浓度）。0.1%他克莫司软膏疗效相当于中强效激素。钙调神经磷酸酶抑制剂可与激素联合应用或序贯使用，这类药物也是维持治疗的较优选择，可每周使用2~3次，以减少病情的复发。不良反应主要为局部烧灼和刺激感，可随着用药次数增多而逐步消失。

**3. 外用抗微生物制剂** 外用抗微生物制剂：由于细菌、真菌定植或继发感染可诱发或加重病情，对于较重患者尤其有渗出的皮损，系统或外用抗菌药物（如莫匹罗星、夫西地酸）有利于病情控制，用药以1~2周为宜，应避免长期使用。如疑似或确诊有病毒感染，应使用抗病毒制剂。

**4. 其他外用药** 氧化锌油（糊）剂、黑豆馏油软膏等对特应性皮炎也有效，生理氯化钠溶液、1%~3%硼酸溶液及其他湿敷药物对于特应性皮炎急性期的渗出有较好疗效，多赛平乳膏和部分非甾体抗炎药物具有止痒作用。

### （三）系统治疗

**1. 抗组胺药和抗炎症介质药物** 对于瘙痒明显或伴有睡眠障碍、荨麻疹、过敏性鼻炎等合并症的患者，可选用第一代或第二代抗组胺药，第一代抗组胺药由于可通过血脑屏障有助于患者改善瘙痒和睡眠。第二代抗组胺药不仅有抗组胺作用，还具有抗过敏作用。其他抗过敏和抗炎药物包括血栓素 $A_2$ 抑制剂、白三烯受体拮抗剂、肥大细胞膜稳定剂等。

**2. 系统抗感染药物** 对于病情严重（特别是有渗出者）或已证实有继发细菌感染的患者，可短期（1周左右）给予系统抗感染药物，可选用红霉素、四环素或喹诺酮类抗菌药物，尽量少用易致过敏的抗菌药物如青霉素类、磺胺类等。合并疱疹病毒感染时，可加用相应抗病毒药物。

**3. 糖皮质激素** 原则上尽量不用或少用此类药物。对病情严重、其他药物难以控制的患者可短期应用，病情好转后应及时减量，直至停药，对于较顽固病例，可将激素逐渐过渡到免疫抑制剂或紫外线疗法。应避免长期应用激素，以防止激素的不良反应。病情控制后减量不宜过快，减药过快或突然停药可能会导致病情反跳。

**4. 免疫抑制剂** 适用于病情严重且常规疗法不易控制的患者，以环孢素应用最多。其起效较快，一般在治疗6~8周可使患者疾病严重程度有所减轻，但停药后病情易反复。用药期间应监测血压和肾功能，建议不同时进行光疗。应用免疫抑制剂时必须注意适应证和禁忌证，并且应密切监测不良反应。

## 六、建议

经过常规治疗疗效不佳的患者可考虑采用紫外线疗法。其中光疗以高剂量的长波紫外线1（UVA1）和窄谱中波紫外线（NB－UVB）照射疗效较好，因而使用最多。也可用传统的光化学疗法（PUVA），但要注意副作用。光疗后应注意使用润肤剂。6岁以下儿童应避免使用全身紫外线疗法。

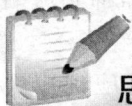

**思考题**

1. 特应性皮炎患者长期应用糖皮质激素常出现哪些不良反应？
2. 特应性皮炎的处理原则是什么？
3. 病例

患儿男性，8 岁。面颈部及四肢红斑丘疹伴瘙痒反复发作 7 年，加重 1 年。患者 7 年前面部出现红斑丘疹，诊断为"湿疹"，给予外用药物治疗后好转。其后皮疹反复发作数次，均按"湿疹"治疗后好转。1 年前皮疹加重，蔓延至四肢，且皮肤干燥，瘙痒明显。既往有过敏性鼻炎病史，父亲亦有过敏性鼻炎病史，无其他家族性及遗传性疾病史，无药物过敏史及传染病史。体格检查：T 36.1℃，R 24 次/分，P 82 次/分，BP 115/70mmHg。神志清楚，正常面容，查体合作。循环、呼吸等系统检查未见异常。皮肤科检查：面部、颈部可见红斑丘疹，其上附有少许干燥鳞屑，部分皮肤轻度苔藓样变。肘窝及腘窝处红斑丘疹融合成片，皮肤变得粗糙肥厚，部分呈苔藓样变，可见较多抓痕与结痂。

问题 1：该患者应考虑什么疾病？
问题 2：怎样选择治疗药物？

# 第三节　食物过敏

## 一、概述

食物过敏（food allergy）是人们对食物产生的一种不良反应，属机体对外源物质产生的一种变态反应。食物过敏又分为 IgE 介导的食物过敏与非 IgE 介导的食物过敏，非 IgE 介导的食物过敏包括其他免疫球蛋白（如 IgG）、免疫复合物或免疫细胞介导的免疫反应。近年来食物过敏发病率不断增高，目前国内尚无食物过敏发病率的流行病学资料。在美国 3 岁以下儿童食物过敏的患病率为 6%～8%，成人为 1%～2%。食物过敏好发于儿童，易反复发作，常合并特应性皮炎、腹泻、鼻炎或哮喘等过敏性疾病，重者危及生命。患者在长期忌食过敏食物过程中，也往往会导致营养摄入的缺失。因此，食物过敏已成为人们日益关注的食品安全和公共卫生问题之一。流行病学研究显示，约有 3% 的过敏反应由食物诱发。对于成人而言，最常引起过敏的食物是贝壳类、花生、树果（如坚果、腰果等）、鱼和鸡蛋；婴幼儿时期，90% 的食物过敏与牛奶、鸡蛋、大豆、小麦、花生、鱼、虾、坚果类等 8 种食物有关。花生、坚果类过敏可持续数年，甚至成年后。

## 二、诊断要点

目前 IgE 介导的食物过敏的诊断主要依靠患者的病史、体格检查、临床表现、过敏原皮肤点刺试验、血清食物特异性 IgE 检测筛查，以及食物回避试验（elimination diets）与食物激发试验（food challenges）。其中双盲对照食物激发实验为诊断食物过敏的金标准，能确定暴露于过敏食物与临床症状的因果关系。但该诊断方法不能确定具体的过敏原，费用昂贵且耗时，因此较少用于人群调查研究。非 IgE 介导的食物过敏尚无标准的诊断方法，但仍由食物激发试验确诊。

**1. 病史询问** 详细询问病史是诊断食物过敏的首要步骤，应仔细记录相关内容，分析饮食与临床症状的关系，包括：①某些症状（如眼肿、流泪、皮疹、腹泻等）出现是否与某种食物摄入有关；②可疑食物的摄入量；③摄入可疑食物至出现症状的时间；④其他时间进食相同食物是否出现相同症状；⑤最近一次出现症状的时间；⑥症状出现的频率；⑦有无其他因素影响，如运动；⑧诊治情况，如曾诊断为何疾病，治疗效果如何；⑨有无食物污染的可能性等。

**2. 体格检查** 食物过敏的体征常无特异性、应注意食物过敏易累及的器官系统，如呼吸系统、消化系统和皮肤的相关体征。

**3. 临床表现** 食物过敏典型的呼吸道症状包括鼻痒、鼻充血、鼻涕、喷嚏、咳嗽、声音嘶哑等。食物过敏在消化系统的表现为进食短时间内出现反酸，嗳气，呕吐，腹胀，肠鸣音活跃或亢进，肠绞痛，腹泻，大便隐血或便血，喂养困难，严重者由于长期消化功能不良导致生长发育障碍。口腔过敏综合征（oral allergy syndrome）是典型的食物过敏表现，是指在进食某些蔬菜或水果等食物后迅速出现口腔、咽喉部瘙痒、刺痛和血管水肿，偶尔感觉耳朵痒，咽喉部有紧缩感。食物过敏在皮肤可以表现为变应性皮炎或湿疹，尤其在婴幼儿，湿疹与食物过敏的关系更为密切，表现为剧烈瘙痒、局部或全身红斑，或原有的特应性皮炎加重。

## 三、辅助检查

**1. 过敏原皮肤点刺试验（SPT）** 在病史采集的基础上进行皮肤点刺试验是初步的筛选试验。通常认为皮肤点刺试验阴性预报正确率高，在 1 岁以上的幼儿 >95%，故目前仍被认为是排除 IgE 介导的食物过敏的较好方法。皮肤点刺试验为体内试验，可能诱发严重过敏反应。应慎重。其对鱼、鸡蛋、牛奶等一些较明确的过敏原有较高的敏感性和特异性，对一些不明确抗原的诊断准确性较低。

**2. 食物特异性 IgE 检测（sIgE）** sIgE 检测仍为筛查性试验，临床常以 ≥0.35 kIU/L 为阳性界值点。体外测定血清 sIgE 水平可提供更有效的阳性和阴性预报率，但少数阴性结果亦可出现过敏反应（即假阴性）。因此，当临床疑诊食物过敏时，即使皮肤点刺试验及 sIgE 结果阴性，仍应进一步进行食物激发试验确诊。

**3. 食物激发试验** 对于临床病史疑诊、皮肤点刺试验或 sIgE（＋）或经可疑食物回避后症状改善者；病史以胃肠道症状为主，但皮肤点刺试验或 sIgE（－）者可经激发试验确诊。食物激发试验是诊断食物过敏的最可靠的方法，包括开放性食物激发试验（open food challenge，OFC）、单盲食物激发试验（single-blind placebo-controlled food challenge，SBPCFC）和双盲安慰剂对照食物激发试验（double-blind, placebo-controlled food challenge，DBPCFC），其中 DBPCFC 仍是目前诊断 IgE 介导的食物过敏反应的金标准，能确定暴露于过敏食物与临床症状的因果关系。食物激发试验只能在有抢救设备并有诊断食物过敏经验的医院进行，而且要有训练有素的医护人员在场以防止严重过敏反应的发生。

## 四、处理原则

食物过敏通常会随年龄增长而出现耐受，但是早期的治疗对于改善预后仍具有重要意义。食物过敏的治疗通常包括两个部分，一是通过避免致敏食物的摄入而阻止过敏症状的发生；二是通过药物缓解已经出现的过敏症状。

严格回避致敏食物是目前治疗食物过敏唯一有效的方法。所有引起过敏的食物应从饮食中完全排除，对于患有食物过敏的婴幼儿，应同时选用可保证婴幼儿正常生长发育的其他食物进行替代。为避免长期回避造成儿童营养不良或过早接触致敏食物，建议每3~6个月重新评估以调整回避性饮食治疗时间。

## 五、用药方案

严重的食物过敏症状可短期采用药物缓解，如抗组胺药、肥大细胞稳定剂、糖皮质激素等。

**1. 抗组胺药物**　婴儿期以第一代抗组胺药物为主，代表药物是马来酸氯苯那敏和异丙嗪。第二代抗组胺药物更广泛的用于临床，代表药物为氯雷他定和西替利嗪，6月龄以上的婴儿如需使用应谨慎且宜短期。

**2. 肥大细胞稳定剂**　代表药物是色甘酸钠和奈多罗米，能阻断肥大细胞释放介质，主要用于其他药物（如抗组胺药物、局部用皮质激素）无效或不耐受。主要是呼吸道和眼过敏症局部用药。

**3. 白三烯受体拮抗剂**　主要用于1岁以上儿童和成人，婴儿期的用药研究较少。对于6月龄以上婴儿出现呼吸道过敏症者，根据临床表现可酌情短期使用。代表药物是孟鲁司特和扎鲁司特，偶可出现抑郁、焦虑倾向。

**4. 激素类药物**　对严重湿疹患者、严重喘息发作、血管神经性水肿及全身过敏反应可短期使用全身糖皮质激素。非IgE介导的婴儿过敏性疾病缓解症状的药物主要为糖皮质激素。

**5. 局部治疗**　多数患儿需要局部应用糖皮质激素霜或膏，可3~4周更换以避免耐受，同时每日加用1~2次润肤剂。

**6. 其他治疗**　紫外与微波治疗对于局部使用激素无效的部分严重病例可能减轻症状。维生素、微量元素、中药等可作为辅助治疗。

## 六、建议

儿童食物过敏患病率近年来亦呈上升趋势。虽然多数食物过敏可随年龄增长而自愈，但婴幼儿期食物过敏可能会增加儿童后期其他过敏性疾病的发生率。早期发现、早期干预，避免或减少过敏原的暴露，抑制致敏后疾病发生尤为重要。①母亲妊娠及哺乳期干预：为避免母亲、胎儿或婴儿营养不良，目前尚不推荐控制母亲妊娠期、哺乳期饮食。②纯母乳喂养：高危儿应纯母乳喂养至少4个月，有助于降低2岁内儿童特应性皮炎及牛奶过敏的累积发病率。③低敏配方：对不能纯母乳喂养的高危儿，采用水解配方可阻止或延缓特应性皮炎的发生。④固体食物引入：WHO主张在6月龄后引入固体食物，包括高度致敏的食物，如鸡蛋、鱼、花生等，但能否预防特应性疾病的发生尚存在争议。⑤益生菌等：益生菌制剂、免疫调节性营养食物有助于减少生命早期过敏症状，但能否长期预防过敏性疾病发生尚缺少证据支持。⑥环境干预：母孕期及婴儿期减少吸入性过敏原暴露、避免烟草暴露可能对延缓过敏性疾病发生有一定帮助。

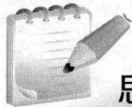

## 思考题

1. 食物过敏的诊断要点是什么？

2. 食物过敏的预防与药物治疗措施？

3. 病例

患儿，男，5岁，因"频繁呕吐半天余伴腹痛"就诊。病发前一晚患儿进食清蒸海蟹1只，次日起床后出现呕吐，非喷射性，初为清水，后伴有胆汁，量中等。至下午就诊时呕吐20余次，服用多潘立酮症状不能缓解，伴有腹痛，为脐周、中上腹阵发性绞痛，呕吐后可缓解。该患儿有湿疹史及哮喘性支气管炎病史，有油漆过敏史。查体：神情，对答切题，双侧腕关节、肘关节、腘窝处可见湿疹，腹平软，脐周、中上腹压痛（+），反跳痛（−）。为明确诊断行胃镜检查，见胃体黏膜粗糙，色泽潮红，见条状充血，"西瓜胃"样改变。胃窦黏膜光滑，未见出血及溃疡。诊断：十二指肠球炎（过敏性紫癜？食物过敏？）根据病理报告排除过敏性紫癜的可能。

处方：诊断明确后即给予氢化可的松100mg静脉点滴，每日一次；奥美拉唑20mg静脉推注，每日一次；氯雷他定半片口服，同时限制饮食，仅给予粥和配方奶，3天后腹痛消失，5天后停奥美拉唑和氢化可的松，仅用氯雷他定半片口服，连续2周，未再出现呕吐及腹痛症状。

问题：请分析该患儿的用药是否合理？

（吕雄文　杨雅茹）

# 第二十二章 | 自身免疫性疾病的药物治疗

## 第一节 系统性红斑狼疮

### 学习目标

1. **掌握** 系统性红斑狼疮、风湿性关节炎、强直性脊柱炎的常用治疗药物。
2. **熟悉** 以上三种疾病的诊断原则。
3. **了解** 发病机制及临床表现。

## 一、概述

系统性红斑狼疮（systemic lupus erythematosus，SLE）是一种以多系统损害症状为特征的慢性系统性自身免疫性疾病，血清内有大量以抗核抗体为主的不同自身抗体。本病病程以病情缓解和急性发作交替出现为特点，有内脏（肾、中枢神经）损害者预后较差。本病在我国的患病率为 0.7‰ ~ 1‰，以 20 ~ 40 岁的育龄女性多见。通过早期诊断及综合治疗，本病的预后已较前明显改善。

流行病学调查显示，SLE 的发病与家族遗传、环境和雌激素等有关，主要是因为病原体、药物等外来抗原引起人体 B 细胞活化。易感者因免疫耐受性减弱，B 细胞通过交叉反应与模拟外来的自身抗原结合，并将抗原呈递给 T 细胞使之活化。在 T 细胞活化刺激下，B 细胞产生大量不同类型的自身抗体，从而造成大量组织损伤。本病的主要病理改变为炎症反应和血管异常，它可以出现在身体任何器官。

SLE 临床症状多样，不同的个体临床症状的差异性很大。肌肉、骨骼、关节痛是最常见的症状之一，常出现在指、腕、膝关节，多数不伴有红肿。约 90% 的患者在疾病发展进程中表现出不同程度、不同热型的发热、疲倦、乏力、体重减轻等全身症状。在急性发作期，50% 的患者可出现少量至中等量的胸膜腔和心包腔积液。几乎所有患者都有肾损伤，但只有 75% 的患者出现蛋白尿、血尿、管型尿、肾性高血压、肾功能不全等临床症状。

## 二、诊断要点

美国风湿病学会（ACR）于 1997 年制订的 SLE 分类诊断标准为：①颊部蝶形红

斑；②面部盘状红斑；③光过敏；④口腔溃疡；⑤关节炎：累及 2 个或更多的外周关节，有压痛、肿或积液；⑥浆膜炎；⑦肾病变：每日尿蛋白 $>0.5g$ 或细胞管型；⑧神经系统病变：癫痫发作或精神症状；⑨血液疾病：溶血性贫血、白细胞或淋巴细胞绝对值减少、血小板减少；⑩免疫学异常：抗 dsDNA 抗体阳性、抗 Sm 抗体阳性或抗磷脂抗体阳性等；⑪抗核抗体：在任何时候和未用药物诱发"药物性狼疮"的情况下，抗核抗体滴度异常。在上述 11 项中，如果有 4 项或 4 项以上阳性（相继或同时出现），并在排除感染、肿瘤和其他结缔组织病后，则可诊断为 SLE，其特异性为 98%，敏感性为 97%。11 项分类标准中免疫学异常和高滴度抗核抗体更具有诊断意义。

2009 年 ACR 对 SLE 的分类标准进行了修订，新标准在临床应用日趋广泛。

应与原发性肾小球肾炎、类风湿关节炎、各种皮炎、癫痫、精神病、特发性血小板减少性紫癜和其他结缔组织病鉴别。

### 三、辅助检查

#### （一）一般检查

当多系统损伤时，可出现血常规、尿常规和肾功能异常。当疾病活动或控制不满意时，红细胞沉降率显著增快。

#### （二）自身抗体检查

患者血清中查到自身抗体，用作 SLE 的诊断、判断疾病活动性和临床分型。常见的有以下几项。

**1. 抗核抗体谱**　包括抗核抗体（ANA）、抗 dsDNA 抗体和抗 ENA 抗体。

**2. 抗磷脂抗体**　包括抗心脂抗体、狼疮抗凝物、梅毒血清试验假阳性等针对不同磷脂成分的自身抗体。

**3. 抗组织细胞抗体**　有抗红细胞膜抗体、抗血小板相关抗体、抗神经元抗体等。

**4. 其他**　少数患者可出现类风湿因子和抗中性粒细胞胞浆抗体（p - ANCA）。

#### （三）总补体（CH50）、C3、C4 的检测

C4 缺乏还是 SLE 易感性的表现。

#### （四）狼疮带试验（LBT）

用免疫荧光法检测皮肤的真皮和表皮交界处是否有免疫球蛋白（Ig）沉积带。其阳性率为 50%。

#### （五）肾病理活检

对狼疮性肾炎的诊断、治疗和预后估计有非常重要的临床价值。

#### （六）影像学检查

影像学检查主要用来发现早期器官损害。

### 四、处理原则

活动且病情严重者，给予有效的药物控制，病情缓解后，坚持维持性治疗。

### 五、用药方案

**1. 一般治疗** ①劳逸结合，注意休息，保持良好的心态；②避免阳光暴晒和紫外线照射；③避免使用诱发疾病的药物；④及早发现和治疗各种感染。

**2. 糖皮质激素** 一般患者选用泼尼松或泼尼松龙，每日 0.5~1mg/kg，晨起顿服，好转后，继续服用 8 周，然后逐渐减量，每 1~2 周减 10%，减至维持量每日 0.5 mg/kg。在能控制 SLE 活动的前提下，加用免疫抑制剂。

急性暴发性危重 SLE 患者采用激素冲击疗法：甲泼尼龙 500~1000mg，溶于250ml 5% 葡萄糖注射液中，缓慢静脉滴注，每天 1 次，连用 3 天。接着使用大剂量的泼尼松，能较快地控制 SLE 暴发。

长期使用糖皮质激素的不良反应有向心性肥胖、血糖升高、高血压、诱发感染、股骨头无菌性坏死、骨质疏松等。

**3. 免疫抑制剂**

（1）环磷酰胺（CTX） 冲击治疗 每次 10~16mg/kg + 0.9% 氯化钠注射液 200ml，静脉缓慢注射（要超过 1 小时）。病情危重者，每 2 周冲击治疗 1 次，一般每 4 周冲击治疗 1 次。

治疗 6 次后，改为每 3 个月冲击治疗 1 次，直到活动静止后 1 年才能停止冲击治疗。不良反应有胃肠道反应、脱发、肝损害、骨髓抑制等。

（2）硫唑嘌呤 仅用于严重程度中等患者和脏器功能缓慢恶化者。用法：每日 1~2mg/kg，口服。不良反应有胃肠道反应、肝损害、骨髓抑制等。

（3）环孢素 当大剂量激素加免疫抑制剂治疗 4~12 周病情仍得不到改善时，加用环孢素，每日 5mg/kg，分 2 次口服，服用 3 个月，以后每月减 1mg/kg，至 3 mg/kg 进行维持治疗。不良反应主要有肾功能损害、多毛症、齿龈增生等。

（4）吗替麦考酚酯（MMF） 用法：1~2g/kg，分 2 次口服。本品对白细胞、肝功能、肾功能影响小。

（5）羟氯喹 对皮疹、关节痛及轻型患者有效。用法：0.1~0.2g，每日 2 次，口服。久服后对视力有一定影响。

（6）雷公藤多苷 用法：每日 20mg，每日 3 次，口服，1 个月为 1 个疗程，病情控制后可减量或进行间歇治疗。不良反应有停经、精子减少、胃肠道反应、肝损害、白细胞减少等。

**4. 丙种球蛋白** 对病情严重且体质极度衰弱或（和）并发全身严重感染者，可采用静脉注射大剂量丙种球蛋白，效果颇佳。用法：0.4g/kg，静脉注射，连用 3~5 天为 1 个疗程。

**5. 控制并发症及对症治疗**

（1）以皮肤和（或）关节痛为主的轻型患者，选用羟氯喹（或氯喹），辅以非甾体抗炎药，如无效，应尽早用泼尼松，每日 0.5mg/kg。

（2）有发热、皮损、关节痛、浆膜炎、轻度蛋白尿的一般患者，宜使用泼尼松每日 0.5~1mg/kg。

（3）狼疮肾炎 泼尼松每日 1mg/kg 或甲泼尼龙冲击治疗。同时 CTX 冲击治疗，待病情好转后可改为口服或改用硫唑嘌呤。对 CTX 无效者可服用环孢素。肾衰竭者可透析治疗。

（4）神经精神狼疮（NP‑SLE）　甲泼尼龙冲击治疗每日 1mg/kg，同时 CTX 冲击治疗，鞘内注射地塞米松 10mg 及甲氨蝶呤（MTX）10mg，每周 1 次。颅内高压时降颅内压处理。癫痫发作时抗癫痫治疗。

（5）溶血性贫血或（和）血小板减少　甲泼尼龙冲击治疗或泼尼松每日 1mg/kg。

（6）抗磷脂综合征　使用抗血小板药及华法林治疗。

（7）缓解期　病情控制后需接受长期维持治疗，以达到抑制复发的目的。可每日服泼尼松 5～10 mg。

## 六、建议

随着早期诊断手段的增多和治疗水平的不断提高，SLE 的预后已明显改善。1 年生存率为 96%，5 年生存率为 85%，10 年生存率为 75%，20 年生存率为 68%。如患者合并高血压、心肌损害伴心力衰竭、严重的神经精神狼疮、血肌酐明显升高等则预后较差。死亡病例中有 50% 是死于肾衰竭、心力衰竭和脑损伤，50% 死于因感染而诱发的各类并发症。

在药物治疗的同时还应积极进行其他治疗。

**1. 心理安抚**　耐心开导使患者，消除恐惧心理，树立战胜疾病的信心，避免各种精神刺激。

**2. 休息与锻炼**　根据疾病不同阶段的体质状态或临床症状，选择劳逸结合、适当休息或卧床休息或采取打太极拳等保健方式强身。

**3. 消除诱因**　避免使用诱发或引起本病的疫苗或普鲁卡因、肼屈嗪、利血平、磺胺药、口服避孕药等药物。避免日光暴晒和紫外线照射，忌用含光敏物质的食物和中西药物。避免受凉感冒或其他感染。

**4. 节育**　急性期避免妊娠，病情稳定两年后方可妊娠。

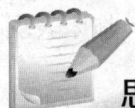

**思考题**

赵某，女，16 岁，因皮肤反复出血 1 年，低热，关节痛 1 个月，入院治疗。

患者于 1 年前发现下肢有米粒大出血点，起初未介意，以后逐渐增多，波及四肢、躯干，有的连成小片，有时刷牙流血。当地查血小板减低，来院骨髓检查巨核细胞增多，产血小板型巨核细胞减少，诊断为血小板减少型紫癜。经用泼尼松治疗，病情好转，血小板上升接近正常，但当泼尼松减到每日 1～2 片时，即有反复。近一个月来不明低热，体温波动在 37.3～37.6 ℃，无规律，并伴有晨起后关节活动有"黏滞"感，活动十余分钟即好。体乏无力，不爱运动，但上下楼与起蹲运动不困难，进食稍少，经常患口腔溃疡，但吞咽正常。患者在患病前即有面部、手臂红痒，故夏日喜戴大檐帽，穿深色长衫。患病以来，不咳嗽，食欲稍减，但无恶心、腹痛，排尿、排便正常，外阴部无不适感。门诊拍 X 线胸片正常，化验发现红细胞沉降率明显增快，白细胞偏低，经用青霉素静脉滴注治疗 1 周，体温未下降，关节疼与全身难受，虚弱加重，手指发现红斑，转至本科。

既往史：未患过结核、肝炎，无药物过敏史。月经史：$14\dfrac{5\sim8}{24\sim26}$2015.3.6。家庭成员中无类似发病情况。

体检：T 36.8℃，R 19 次/分，P 86 次/分，PB 102/76mmHg。营养中等，头发干涩。面红无斑，口腔见一米粒大小红斑。颈、腋淋巴结不大，心肺听诊无异常。腹软无压痛，肝不大，脾侧位可触及，肾区无叩痛。四肢检查于 4 个手指指腹与两大脚趾端见有不规则红斑，触之微硬，较敏感，双小腿隐约可见网状青斑，未见出血点。

实验室及辅助检查：①血常规：WBC $3.8\times10^9$/L，N（杆状核）0.04，N（分叶核）0.67，L 0.29，Hb 100g/L，PLT $55\times10^9$/L；②ESR 55mm/h；③尿蛋白阴性；④肝功能、心肌酶谱与心电图无异常；⑤自身抗体检查：RF 阴性，ANA 1/20 阳性，抗dsDNA 抗体 157IU/L（0~100IU/L），抗 ENA 抗体阳性，抗 Sm 抗体、抗 RNP 抗体、抗 SSA 抗体、抗 SSB 抗体均阴性；⑥血清蛋白电泳：γ 球蛋白 0.287，IgG 18.7g/L，IgM 3.5g/L，IgA 3.5g/L，补体 C3 0.75g/L（0.88~2.01g/L）、补体 C4 0.13g/L（0.16~0.47g/L）。

问题：

1. 结合实验室检查结果，怎样考虑本例患者的诊断？
2. 提出完整的临床药物治疗方案。

# 第二节　类风湿性关节炎

## 一、概述

类风湿性关节炎（rheumatoid arthritis，RA）是以对称性、多个周围关节扭伤为主的多系统的、慢性炎症性自身免疫性疾病。RA 是慢性进行性的侵蚀性疾病，临床表现为持续性、反复发作的受累关节的疼痛、肿胀、畸形和功能下降。

我国 RA 的患病率为 0.32%~0.36%，略低于 0.5%~1% 的世界平均水平。80% RA 发生在 35~50 岁，女性患者是男性患者的 3 倍。类风湿性关节炎是造成我国人群丧失劳动力和致残的主要疾病之一。

一些病毒、支原体、细菌等通过改变滑膜细胞或淋巴细胞的基因表达、活化 B 细胞等途径，改变其功能而影响 RA 的发病和病情进展。另外，RA 的发病还跟遗传易感性、免疫紊乱密切相关。

RA 的基本病理改变是滑膜炎。滑膜下层出现大量呈弥漫分布或聚集成结节状的淋巴细胞，其中大部分为 CD4$^+$T 细胞，其次为 B 细胞和浆细胞。类风湿结节是血管炎的一种表现，常见于关节伸侧受压部位的皮下组织，也可发生于任何内脏器官。结节中心为纤维素样坏死组织，周围有上皮细胞浸润，排列成环状，外被肉芽组织。肉芽组织间有大量的淋巴细胞和浆细胞。

RA 发生于任何年龄，80% 发病于 35～50 岁，女性患者多于男性患者。表现为先侵犯关节，然后累及关节以外的组织。在出现明显关节症状前有数周的低热、乏力、全身不适、体重下降等症状，以后逐渐出现典型关节症状，表现为晨僵、关节疼痛、关节肿胀、关节畸形、特殊关节、关节功能障碍，还可累积心血管系统、消化系统、神经系统等。

## 二、诊断要点

美国风湿病学会 1987 年修正的分类标准为：①关节内或周围晨僵持续至少 1 小时（每天）；②至少同时有 3 个区软组织肿胀或积液；③腕、掌指、近指间关节区中至少 1 个关节区肿胀；④对称性关节炎；⑤有类风湿结节；⑥血清 RF 阳性（所用方法正常人群不超过 5% 阳性）。⑦X 线片改变（至少有骨质疏松和关节间隙狭窄）。符合以上 7 项中的 4 项者可诊断为 RA（第 1 至第 4 项病程至少持续 6 周）。

## 三、辅助检查

（1）血常规　白细胞及分类正常，轻度至中度贫血，活动期血小板可增高。

（2）红细胞沉降率（ESR）　活动期 ESR 明显增快。

（3）C 反应蛋白　活动期 C 反应蛋白明显增高。

（4）自身抗体　包括类风湿因子（RF）、抗角蛋白抗体（AKA）、抗核周因子（APF）抗体等。

（5）免疫复合物和补体　活动期和 RP 阳性的患者血清中可出现各种类型的免疫复合物。在急性期和活动期，患者血清补体一般升高。

（6）关节影像学检查　包括 X 线平片、CT 和 MRT。

（7）类风湿结节活检　典型的病理改变有助于临床确诊。

## 四、处理原则

（1）综合治疗，减轻或消除关节的肿胀、疼痛和晨僵。

（2）控制病情的免疫病理进展与活动度，力求病情得到长期控制。

（3）预防感染和关节炎的加重或恶化。

（4）调整免疫，增强体质与免疫力，巩固治疗效果。

（5）预防关节功能不全和残疾，改善和提高生活质量，恢复关节功能及劳动力，最大限度地提高患者的生活质量。

## 五、用药方案

根据药物性能，治疗 RA 的常用药物分为四大类，即非甾体抗炎药、改变病情的抗风湿药、糖皮质激素和植物药等。

**1. 非甾体抗炎药**　具有镇痛消炎作用。此类药物主要用来改善关节炎的症状，但不能控制病情，必须与改变病情的抗风湿药同用。常用药物见表 22－1。

表 22 - 1　常用非甾体抗炎药及用法

| 药名 | 剂量 | 用法 | 不良反应 |
|---|---|---|---|
| 布洛芬 | 2.2～3.2g | 分3～4次口服 | 胃黏膜溃疡、出血 |
| 萘普生 | 0.5～1.0g | 分2次口服 | 胃黏膜溃疡，出血 |
| 双氯芬酸 | 75～150mg | 分2次口服 | 嗜睡、胃出血、功能损害 |
| 吲哚美辛 | 75～100mg | 分3次口服 | 恶心、呕吐、腹泻、上腹痛、消化性溃疡、头痛、无力、嗜睡、失眠、耳鸣、精神错乱 |
| 莫洛昔康 | 7.5～15mg | 分1～2次口服 | 消化不良发生率高。恶心、呕吐、腹痛、便秘、胀气、腹泻、皮疹、轻微头晕、头痛 |
| 塞来昔布 | 200～400mg | 分1～2次口服 | 上腹疼痛、腹泻、消化不良、胀气、呕吐、头痛、眩晕、失眠、功能损害 |
| 罗非昔布 | 12.5～25mg | 1次口服 | 恶心、胃灼热、腹痛、头痛 |

**2. 改变病情的抗风湿药**　除能改善 RA 患者的关节症状外，还能阻止关节结构的破坏，但它们不能彻底消除滑膜的炎症反应。由于 RA 的关节结构破坏多在起病后 3 个月才开始，因此，早日使用改变病情的抗风湿药物（DMARD）可控制 RA 的活动和阻止关节的进一步损害。大多数患者需要至少两种 DMARD 联合应用方能达到治疗目的。常用药物见表 22 - 2。

表 22 - 2　常用抗风湿药及用法

| 药名 | 剂量 | 用法 | 不良反应 |
|---|---|---|---|
| 甲氨蝶呤 | 7.5～25mg | 分3～4次口服 | 肝损害、胃肠道反应、骨髓抑制 |
| 柳氮磺吡啶 | 2～3g | 分2次口服 | 过敏反应 |
| 来氟米特 | 50mg | 1次/天，3天后，10～20mg，1次/天 | 转氨酶升高、皮疹、腹泻、脱发、恶心、胆汁淤积、肝损害、间质性肺炎 |
| 羟氯喹 | 200～400mg | 分2次口服 | 视物盲点 |
| 氯喹 | 250mg | 1次口服 | 视物盲点，心肌损害 |
| 金诺芬 | 6mg | 分2次口服 | 胃肠道反应、皮疹、口炎、轻度贫血 |
| 青霉胺 | 125mg | 分2～3次口服 | 胃肠道反应、骨髓抑制，皮疹 |
| 雷公藤多苷 | 60mg | 分3次口服 | 肝损害、胃肠道反应 |
| 硫唑嘌呤 | 100mg | 1次口服 | 肝肾损害、胃肠道反应、骨髓抑制 |
| 环孢素 | 3～5mg/kg | 分1～2次口服 | 血肌酐和血压升高 |

**3. 糖皮质激素**　可使关节炎症状得到迅速而明显的缓解，改善关节功能。由于它不能根治本病，停药后会复发，长期使用又有很多不良反应，因此，糖皮质激素只适用于有关节炎症状的患者或关节炎症状明显或急性发作期。常用泼尼松每日 30～40mg，症状控制后递减，以每日 10mg 或每日 10mg 以下维持。

**4. 植物药制剂**　①雷公藤多苷每日 30～60mg，分3次口服；②青藤碱60mg，饭前口服，每日 3 次；③白芍总苷 0.6g，每日 2～3 次。

**5. 实验性治疗**　可口服诱导免疫耐受药、米诺环素类药，但疗效待定。

## 六、建议

影响类风湿关节炎预后的因素有：①疾病的自然病程规律在不同的个体表现形式不同，有10%在短期发作后自行缓解，不留后遗症；有15%在2年间进入关节和骨的明显破坏期；大多数患者以发作与缓解相交替的形式发展。②男性比女性预后好；发病年龄晚者较发病年龄早者预后好；起病时累及关节数越多，预后起差。③治疗的早晚和治疗方案的合理性明显影响预后，所以要早发现、早治疗。

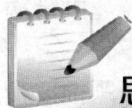

**思考题**

林某，女，28岁，农民，因全身关节疼痛红肿变形3年加重，伴脚趾发黑7天，入院治疗。

患者在3年前无诱因出现低热（具体不详），疲乏无力、食欲缺乏，双手指关节疼痛、肿胀、有僵硬感、屈曲困难，尤以晨起后明显，稍做运动后可减轻，当时未引起重视。以后逐渐出现双腕、双肘、双踝、双指等关节疼痛、肿胀、局部发热，活动时加重，尤以指关节明显。以后指关节出现脓疱，近一年多发现指关节伸不直，呈屈曲畸形。曾到当地医院就诊，诊断为"关节炎"，断断续续服用了"泼尼松每日2～3片"，雷公藤多苷每日3片。症状时好时坏。7天前因感受风寒而感双下肢发凉，出现红肿、青紫并伴有疼痛，按摩后稍有好转，近几日看到双脚趾发紫、变黑。起病以来，无咽喉肿痛、咳嗽、腹痛、腹泻、尿频、尿急症状，排尿、排便正常。体重无明显变化。

既往体健，无肝炎、结核、糖尿病史，无药物过敏史，家族中无类似病史。

体检：T 36℃，R 24次/分，P 120次/分，PB 112/86mmHg。神志清楚，轻度贫血貌。身高156cm，体重46kg。皮肤，巩膜无黄染，无皮疹和结节。全身淋巴结未触及。心肺正常，腹软，肝脾肋缘下未触及，双肾区无叩击痛。双手近指关节呈梭状畸形。有红肿、脓痂、压痛，不能伸展，局部发热。双脚趾呈紫黑色，右脚趾及脚背有3.2cm×3.4cm坏疽，脊柱活动自如，神经系统检查无异常。

实验室及辅助检查：①血常规：Hb 90g/L，RBC $3.0 \times 10^{12}$/L，WBC $18 \times 10^9$/L，N 0.82，L 0.18；②ESR 80mm/h；③RE（+）；④抗（O）阴性；⑤尿常规、肝功能、肾功能正常；⑥X射线片：双手指关节骨性强直，腕关节间隙狭窄。

问题：

1. 为进一步明确诊断，还需要做哪些检查？
2. 制订一个药物治疗方案。

# 第三节　强直性脊柱炎

## 一、概述

强直性脊柱炎（ankylosing spondylitis，AS）是以骶髂关节和脊柱附着点炎症为主要症状的疾病。与人体白细胞抗原（HLA - B27）呈强关联。某些微生物（如克雷伯杆菌）与易感者自身组织具有共同抗原，可引发异常免疫应答。是四肢大关节以及椎间盘纤维环及其附近结缔组织纤维化和骨化以及关节强直为病变特点的慢性炎性疾病。强直性脊柱炎属风湿病范畴，是血清阴性脊柱关节病的一种。该病病因尚不明确，是以脊柱为主要病变部位的慢性病，累及骶髂关节，引起脊柱强直和纤维化，造成不同程度眼、肺、肌肉、骨骼病变，属自身免疫性疾病。

强直性脊柱炎一般起病比较隐匿，早期可无任何临床症状，有些患者在早期可表现出轻度的全身症状，如乏力、消瘦、长期或间断低热、畏食、轻度贫血等。由于病情较轻，患者大多不能早期发现，致使病情延误，失去最佳治疗时机。

AS 患者多有关节病变，且绝大多数首先侵犯骶髂关节，以后上行发展至颈椎。少数患者先由颈椎或几个脊柱段同时受侵犯，也可侵犯周围关节，早期病变处关节有炎性疼痛，伴有关节周围肌肉痉挛，有僵硬感，晨起明显。也可表现为夜间疼，经活动或服止痛剂缓解。随着病情发展，关节疼痛减轻，而各脊柱段及关节活动受限和畸形，晚期整个脊柱和下肢变成僵硬的弓形，向前屈曲。

AS 的关节外病变，大多出现在脊柱炎后，偶有骨骼肌肉症状之前数月或数年发生关节外症状。AS 可侵犯全身、心脏、眼部系统并伴发多种疾病。

## 二、诊断要点

### 1. 临床表现

（1）腰和（或）脊柱、腹股沟、臀部或下肢酸痛不适，或不对称性外周关节炎尤其是下肢髋关节炎，症状持续≥6 周。

（2）夜间痛或晨僵明显。

（3）活动后缓解。

（4）足跟痛或其他肌腱附着点炎。

（5）虹膜睫状体炎现在症或既往史。

（6）AS 家族史或 HLA - B27 阳性。

（7）非甾体抗炎药（NSAIDs）能迅速缓解症状。

### 2. 影像学或病理学

（1）双侧 X 线骶髂关节炎≥Ⅲ期。

（2）双侧 CT 骶髂关节炎≥Ⅱ期。

（3）CT 骶髂关节炎不足Ⅱ级者，可行 MRI 检查。如表现软骨破坏、关节旁水肿和（或）广泛脂肪沉积，尤其动态增强检查关节或关节旁增强强度 >20%，且增强斜率 >10%/min 者。

（4）骶髂关节病理学检查显示炎症。

### 3. 诊断
符合临床标准第 1 项及其他各项中的 3 项以及影像学、病理学标准之任何 1 项者，可诊断 AS。

## 三、辅助检查

### 1. 电子计算机断层扫描（CT）
对于临床怀疑而 X 线不能确诊者，可以行 CT 检查，对于测定关节间隙有无增宽、狭窄、强直或部分强直有独到之处。

**2. 磁共振（MRI）和单光子发射计算机断层扫描（SPECT）**　研究者认为，MRI和 SPECT 骶髂关节拍片，非常有助于极早期诊断和治疗。

**3. 实验室检查**　白细胞计数正常或升高，淋巴细胞比例稍增加。

**4. X 线检查**

## 四、处理原则

强直性脊椎炎治疗主要是早发现早治疗，早期治疗可获得良好效果。

（1）虽然现阶段不能治愈，但多数患者能生活得很好。

（2）对患者进行有关疾病科普教育有利于控制病情。

（3）早期诊断非常重要，尤其是对关节外表现的早期认识和治疗更是如此。

（4）非甾体类抗炎药可以控制疼痛和炎症反应。

（5）每日体疗有益于保持良好的生理曲度，减少畸形和维持良好的胸廓扩张度；游泳是很好的全身运动。

（6）髋关节置换术和脊柱关节矫形手术，有一定益处。

（7）对患者进行心理的、社会的和家庭的支持有利于治疗。

（8）对 AS 的家族史了解和 AS 患者亲属体格检查可能会发现家族聚集性和 AS 患者亲属中被误诊或未诊断的患者。

强直性脊柱炎的活动期病情发展极为迅速，在治疗上应该积极控制病情对症治疗。活动期一旦控制，病情转为慢性期，疼痛症状不明显，骨质破坏渐进，骨桥形成，应该坚持治疗，但是在这一阶段患者可能不积极继续治疗，认为病情已经控制，实际上病变并没有终止，而在继续加重。

## 五、用药方案

**1. NSAIDs**　可迅速改善患者腰背部疼痛和晨僵，减轻关节肿胀和疼痛及增加活动范围，对早期或晚期 AS 患者的症状治疗都是首选的，其种类繁多，对 As 的疗效大致相当。应针对每例患者的具体情况选用一种 NSAIDs 药物。同时使用≥2 种的 NSAIDs 不仅不会增加疗效，反而会增加药物不良反应，甚至带来严重后果。通常建议较长时间持续在相应的药物治疗剂量下使用，应持续规则使用同样剂量至少 2 周。如 1 种药物治疗 2~4 周疗效不明显，应改用其他不同类别的 NSAIDs。在用药过程中应监测药物不良反应并及时调整药物。

**2. 生物制剂**　抗肿瘤坏死因子（TNF）－α 拮抗剂包括：依那西普（etanercept）、英夫利西单抗（infliximab）和阿达木单抗（adalimumab），其治疗 AS 已经过多项随机双盲安慰剂对照试验评估，总有效率达 50%~75%。应用方法：依那西普为 25mg，每周 2 次（间隔 72~96 小时）或 50mg 每周 1 次；英夫利西单抗首次给予 5mg/kg，然后在首次给药后的第 2 周和第 6 周及以后每隔 6 周各给予 1 次相同剂量；阿达木单抗建议用量为 40mg，皮下注射，每两周一次。TNF－α 拮抗剂治疗 6~12 周有效者建议可继续使用。1 种 TNF－α 拮抗剂疗效不满意或不能耐受的患者可能对另 1 种制剂有较好的疗效。但其长期疗效及对 AS 中轴关节 X 线病变的影响，尚待继续研究。研究提示最初的反应好的患者似乎可持续至少 2 年疗效。使用 TNF－α 拮抗剂也可以减少葡萄膜炎的复发频率。虽然建议 TNF－α 拮抗剂仅应用于按照分类标准"诊断明确"的 As 患者，有研究提示对于临床缺乏放射学典型改变，符合 AS 分类标准中"可能"或 SpA 标准的患者，下列情况下也可选用：已应用 NSAIDs 治疗，但仍有中重度的活动性脊柱病变；尽管使用 NSAIDs 和 1 种其他病情控制药仍有中重度的活动性外周关节炎。

TNF－α 拮抗剂最主要的不良反应为输液反应或注射点反应，从恶心、头痛、瘙痒、眩晕到低血压、呼吸困难、胸痛均可见。其他不良反应有感染机会增加，包括常见的呼吸道感染和机会感染（如结核），但与安慰剂对比差异无统计学意义。治疗前筛查结核可明显减少 TNF－α 拮抗剂治疗相关的结核发病率，现已成为常规。脱髓鞘病、狼疮样综合征以及充血性心力衰竭的加重也有报道，但发生率很低。用药期间要定期复查血常规、尿常规、肝功能、肾功能等。

**3. 柳氮磺吡啶**　可改善 AS 患者的关节疼痛、肿胀和发僵，并可降低血清 IgA 水平及其他实验室活动性指标，特别适用于改善 As 患者的外周关节炎。至今，本品对 AS 的中轴关节病变的治疗作用及改善疾病预后的作用均缺乏证据。通常推荐用量为每日 2.0 g，分 2~3 次口服。剂量增至 3.0 g/d，疗效虽可增加，但不良反应也明显增多。本品起效较慢，通常在用药后 4~6 周起效。为了增加患者的耐受性。一般以 0.25g，每日 3 次开始，以后每周递增 0.25g，直至 1.0g，每日 2 次，也可根据病情或患者对治疗的反应调整剂量和疗程，维持 1~3 年。为了弥补柳氮磺吡啶起效较慢及抗炎作用欠佳的缺点，通常选用 1 种起效快的 NSAIDs 与其合用。

本品的不良反应包括消化系统症状、皮疹、血细胞减少、头痛、头晕、精子减少及形态异常（停药可恢复）。对磺胺类药物过敏者禁用。

**4. 糖皮质激素**　一般不主张口服或静脉全身应用皮质激素治疗 AS，因其不良反应大，且不能阻止 AS 的病程。顽固性肌腱端病和持续性滑膜炎可能对局部皮质激素治疗反应好。眼前色素膜炎（葡萄膜炎）可以通过扩瞳和激素点眼得到较好控制。对难治性虹膜炎可能需要全身用激素或免疫抑制剂治疗。对全身用药效果不好的顽固性外周关节炎（如膝）积液可行关节腔内注射糖皮质激素治疗，重复注射应间隔 3~4 周，一般不超过 2~3 次/年。同样，对顽固性的骶髂关节痛患者，可选择 CT 引导下的骶髂关节内注射糖皮质激素。类似足跟痛样的肌腱端病也可局部注射糖皮质激素进行治疗。

**5. 其他药物**　部分男性难治性 AS 患者应用沙利度胺（thalidomide）后，临床症状、ESR 及 CRP 均明显改善。初始剂量 50mg/d，每 10~14 天递增 50mg，至 150~200mg/d 维持，国外有用 300mg 维持的。用量不足则疗效不佳，停药后症状易迅速复发。本品的不良反应有嗜睡、口渴、血细胞下降、肝酶增高、镜下血尿及指端麻刺感等。在用药初期应定期查血常规、尿常规和肝功能、肾功能。对长期用药者应定期做神经系统检查，以便及时发现可能出现的外周神经炎。对上述治疗缺乏疗效的患者，AS 外周关节受累者可使用甲氨蝶呤和抗风湿药等治疗，但它们对中轴关节病变的疗效不确定，还需进一步研究。

## 六、建议

关键在于控制炎症，减轻或缓解症状，维持正常姿势和最佳功能位置，防止畸形。

要达到上述目的，关键在于早期诊断早期治疗，采取综合措施进行治疗，包括教育患者和家属、体疗、理疗、药物治疗和外科治疗等。

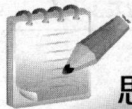

**思考题**

1. 治疗强直性脊柱炎应遵循哪些原则？
2. 强直性脊柱炎的治疗药物有哪些？

（辛晓明）

# 第二十三章 | 血液及造血系统疾病的药物治疗

**学习目标**

1. **掌握** 缺铁性贫血、巨幼细胞性贫血、再生障碍性贫血、白细胞减少症与粒细胞缺乏症、特发性血小板减少性紫癜、血栓性血小板减少性紫癜和血友病的处理原则、用药方案及常用药物的主要不良反应及药物相互作用。

2. **熟悉** 缺铁性贫血、巨幼细胞性贫血、再生障碍性贫血、白细胞减少症与粒细胞缺乏症、特发性血小板减少性紫癜、血栓性血小板减少性紫癜和血友病的主要临床表现、诊断依据和鉴别诊断。

3. **了解** 缺铁性贫血、巨幼细胞性贫血、再生障碍性贫血、白细胞减少症与粒细胞缺乏症、特发性血小板减少性紫癜、血栓性血小板减少性紫癜和血友病的病因、发病机制、药物治疗新进展和其他治疗措施。

## 第一节 贫 血

贫血（anemia）是指人体外周血红细胞容量减少，低于正常范围下限的一种常见的临床症状。临床上由于红细胞容量测定较为复杂，常以血红蛋白（Hb）浓度来代替。我国海平面地区，成年男性 Hb < 120g/L，成年女性（非妊娠期）Hb < 110g/L，孕妇 Hb < 100g/L，即为贫血。根据不同的临床特点及病因和发病机制，贫血有不同的分类。按贫血进度分为急性贫血、慢性贫血；按红细胞形态分为大细胞性贫血、正常细胞性贫血和小细胞低色素性贫血；按病因和发病机制分为红细胞生成减少性贫血、红细胞破坏过多性贫血和失血性贫血。

## 缺 铁 性 贫 血

### 一、概述

缺铁性贫血（iron deficient anemia，IDA）是体内贮存铁缺乏时，血红蛋白合成减少引起的小细胞低色素性贫血。缺铁性贫血是最常见的贫血，全球有15%~20%的人患有缺铁性贫血，且经济不发达地区婴幼儿、育龄妇女的发病率显著增高。以下几种病理情况是导致缺铁性贫血的常见病因，包括：①铁摄入不足。多见于婴幼儿、青少年、妊娠和哺乳期妇女，铁的需要量增加，如不补充蛋类、肉类等含铁量较高的食物，则较容易发生缺铁性贫血。长期食物缺铁也可引起其他人群发生缺铁性贫血。②铁吸收障碍。铁的主要吸收部位为十二指肠。胃酸有助于二价铁和血红素结合铁的吸收。胃大部切除术后胃酸分泌不足、食物过快进入空肠以及慢性腹泻、慢性肠炎等胃肠道功能紊乱都可引起铁吸收不良，进而导致缺铁性贫血。③丢失过多。见于各种失血，如胃十二指肠溃疡、胃肠道恶性肿瘤等慢性胃肠道失血、咯血和肺泡出血、月经过多等。当体内严重缺铁时，细胞中含铁酶和铁依赖性酶如细胞色素 C、黄嘌呤氧化酶等活性降低，进而引起组织器官代谢及功能紊乱。同时，由于血红蛋白合成减少，其携氧能力降低，导致全身组织器官缺氧性损害。

## 二、诊断要点

缺铁性贫血发病缓慢，在体内贮存铁未耗竭之前，临床上可无明显症状。当贮存铁耗竭后，临床上主要表现为面色萎黄或苍白、倦怠乏力、食欲不振、头晕耳鸣、记忆力衰退等；严重者出现心悸气促、心率加快、活动受限。偶伴有组织缺铁所产生的症状，如口腔炎、舌炎、口角炎、缺铁性吞咽困难（Plummer – Vionson 综合征）；毛发干枯、脱落；皮肤干燥、皱缩；指（趾）甲缺乏光泽、脆薄易裂、扁平甚至匙状甲。此外还可出现精神行为异常，如注意力不集中、兴奋、烦躁、易怒等。儿童可出现生长发育迟缓，智力低下等症状。

缺铁性贫血的诊断主要依靠实验室检查，应包括以下三个方面：①小细胞低色素性贫血；②存在缺铁，即符合贮存铁耗竭或缺铁性红细胞生成的诊断；③存在铁缺乏的病因，且铁剂治疗有效。

此外，缺铁性贫血在临床上需注意与其他小细胞性贫血相鉴别，如铁粒幼细胞性贫血、慢性病性贫血等。可通过血清蛋白浓度、血清铁、总铁结合力等铁代谢结果明确诊断。

## 三、辅助检查

**1. 血常规**　呈小细胞低色素性贫血。成年男性 Hb < 120g/L，成年女性（非妊娠期）Hb < 110g/L，孕妇 Hb < 100g/L。平均红细胞体积（MCV）低于 80fl，平均红细胞血红蛋白量（MCH）小于 27pg，平均红细胞血红蛋白浓度（MCHC）小于 32%。血涂片中可见红细胞体积小而中央淡染区扩大。网织红细胞计数正常或轻度增多，白细胞和血小板计数多为正常。

**2. 骨髓象**　骨髓增生活跃或明显活跃，以红系增生为主，而红系中以中、晚幼红细胞增生为主。幼红细胞体积小、边缘不规则、核染色质致密、胞浆少。骨髓涂片用亚铁氰化钾染色（普鲁士蓝反应）后，骨髓小粒可染铁消失；幼红细胞内铁小粒减少或消失，铁粒幼红细胞少于 15%。

**3. 铁代谢**　包括血清铁、血清总铁结合力和血清铁饱和度等。血清铁低于 8.95μmol/L；总铁结合力增加，大于 64.44μmol/L；转铁蛋白饱和度降低，小于 15%；血清铁蛋白低于 12μg/L。

**4. 红细胞内卟啉代谢**　游离原卟啉（FEP）大于 0.9μmol/L（全血），锌原卟啉（ZPP）大于 0.96μmol/L（全血），FEP/Hb > 4.5μg/g Hb。

## 四、处理原则

**1. 病因治疗**  缺铁性贫血的病因诊断是其治疗的前提，查明患者贫血病因，根据不同病因采取不同的治疗手段。对于婴幼儿、青少年和妊娠妇女因摄入不足引起的缺铁性贫血，应注意改善饮食并补充含铁丰富的食物，如动物肝脏、肉类、蛋类及绿色蔬菜等。所有病例均应详细询问有无慢性失血的病情。对于胃、十二指肠溃疡伴有慢性失血或胃癌术后残胃癌所致的缺铁性贫血，应多次检查大便潜血，做胃肠道 X 线或内镜检查，必要时手术根治。月经过多引起的缺铁性贫血应调理月经。经有效的病因治疗后，补充铁剂可纠正贫血。

**2. 药物治疗**  药物治疗的目的在于恢复血红蛋白并补充贮存铁，而口服铁剂为治疗缺铁性贫血的首选，但贫血病因查明之前不能用铁剂或其他补血药物治疗，以免干扰诊断。贫血患者血常规恢复正常后，仍需继续服用铁剂 4～6 个月，以补足铁贮存量。若口服铁剂不能耐受或者吸收障碍等，可采用注射铁剂进行治疗。具体用药方法详见"用药方案"。

## 五、用药方案

**1. 口服铁剂**  一般缺铁性贫血患者在去除病因的同时应给予口服铁剂进行治疗。餐后服用，此时胃肠道反应小且易耐受。一般口服后 5 天外周血网织红细胞开始增多，7～10 天网织红细胞达到高峰，两周后血红蛋白浓度上升，约两个月恢复正常。铁剂治疗应在血红蛋白恢复正常后至少持续 4～6 个月，待贮铁指标正常后停药。铁剂可刺激胃肠道引起上腹不适、恶心、呕吐、腹泻等不良反应，此外还可引起便秘。

（1）琥珀酸亚铁（ferrous succinate，速力菲）  成人治疗量 100～200mg，3 次/天。儿童治疗量 50～100mg，1～2 次/天。可见胃肠道不良反应，如恶心、呕吐、上腹疼痛；可减少肠蠕动，引起便秘，并排黑便。

（2）硫酸亚铁（ferrous sulfate）  成人治疗量 300mg，3 次/天。

（3）富马酸亚铁（ferrous fumarate granules）：成人治疗量 200～400mg，3 次/天。儿童常用量：1 岁以下，35mg，3 次/天；1～5 岁，70mg，3 次/天；6～12 岁，140mg，3 次/天。因含铁量较高，起效较快。

（4）多糖铁复合物（iron polysaccharide complex，力蜚能）：成人治疗量 150～300mg，1 次/天。儿童用量酌减。极少出现胃肠刺激或便秘。

**2. 注射铁剂**  注射铁剂主要用于不耐受口服铁剂、胃肠道吸收障碍、大量失血、急需迅速补铁等缺铁性贫血患者。由于铁剂静脉给药不良反应多且严重，在临床上主要采用深部肌内注射。注射铁剂可引起局部不良反应如肌内注射部位严重疼痛；而全身不良反应，轻者面部潮红、头痛、头晕，重者出现肌肉酸痛、腹痛、腹泻、发热等症状，甚至出现过敏性休克。

（1）右旋糖酐铁（iron dextran）  成人治疗量 50～100mg（Fe），1 次/1～3 天。儿童体重超过 6kg 者，25mg（Fe），1 次/天；儿童体重 6kg 以下者，12.5mg（Fe），1 次/天。注射用铁的总需求量（mg）=（需达到的血红蛋白浓度 − 患者的血红蛋白浓度）×0.33×体重（kg）。注射后可产生局部疼痛及色素沉着。急性过敏反应表现为呼吸困难、潮红、胸痛和低血压等。

（2）蔗糖铁（iron sucrose）　静脉滴注或缓慢注射，只能与0.9%氯化钠注射液混合使用，不能与其他治疗药品混合使用。推荐先使用小剂量测试，成人20～50mg（Fe），儿童体重超过14kg者20mg（Fe），儿童体重14kg以下者1.5mg/kg（Fe）。给药15分钟后未出现不良反应，继续给予余下药液。滴注速度为：100mg（Fe）滴注至少15分钟；200mg（Fe）滴注至少30分钟；300mg（Fe）滴注1.5小时。

（3）山梨醇铁（Iron sorbitex）　成人治疗量50～100mg（Fe），1次/1～3天。儿童体重超过6kg者，25mg（Fe），1次/天；儿童体重6kg以下者，12.5mg（Fe），1次/天。

## 六、建议

缺铁性贫血是可以预防的，尤其是针对易感人群。对婴幼儿应及时添加富含铁的食品，如蛋类、动物肝脏等；对青少年应纠正偏食；对孕妇、哺乳期妇女可补充铁剂；对月经期妇女应防治月经过多；并做好肿瘤疾病和慢性出血性疾病患者的防治。

口服铁剂不宜与含有大量鞣酸的饮品如浓茶、咖啡等一起服用，防止铁剂与鞣酸络合形成不溶性的铁质沉淀，而妨碍铁的吸收。鱼类、肉类和维生素C可增加铁剂的吸收，而谷类、奶类会阻碍铁剂的吸收。需注意药物对铁剂吸收的不良影响，如四环素类抗生素能与铁剂生成不溶性络合物，不利于吸收。铁剂不宜与抗酸药、三硅酸镁和碳酸氢钠同时服用，以免减少吸收。

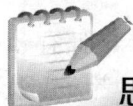

### 思考题

1. 缺铁性贫血的处理原则是什么？
2. 缺铁性贫血的治疗药物有哪几类？各有哪些作用特点和不良反应？
3. 缺铁性贫血的主要临床表现是什么？怎样进行鉴别诊断？

# 巨 幼 细 胞 性 贫 血

## 一、概述

巨幼细胞性贫血（megaloblastic anemia，MA）是由于人体内的遗传物质脱氧核糖核酸（DNA）合成障碍所引起的贫血。以外周血中平均红细胞体积（MCV）和平均红细胞血红蛋白量（MCH）高于正常，且骨髓中出现大量形态和功能异常的巨幼红细胞和巨幼粒细胞为主要特点。

巨幼细胞性贫血主要是由于体内缺乏叶酸或维生素 $B_{12}$ 所致，亦可因遗传性或药物等获得性 DNA 合成障碍引起。叶酸和维生素 $B_{12}$ 都是 DNA 合成过程中的重要辅酶，如果缺乏，会导致 DNA 合成障碍。细胞核中的 DNA 合成速度减慢，而胞质内的 RNA 仍继续成熟，使得 RNA 与 DNA 的比例失调，从而造成细胞核浆发育不平衡，即细胞胞浆体积大而细胞核发育滞后于胞质，呈巨幼变。骨髓中红系、粒系和巨核系细胞均可发生巨幼变。巨幼细胞分化成熟异常，大部分在骨髓中过早死亡，形成红细胞无效生成，引起贫血。此外，缺乏维生素 $B_{12}$ 可影响神经髓鞘的形成，引起神经系统症状。而干扰核苷酸合成的抗肿瘤药也可以引发巨幼细胞性贫血。

叶酸缺乏的原因包括：①摄入减少，为叶酸缺乏的主要原因。由于食物加工不当，如烹调时间过长或温度过高从而破坏叶酸，或偏食等原因造成叶酸摄入减少。②需要量增加。婴幼儿、青少年、妊娠和哺乳期妇女的叶酸需要量增加；甲状腺功能亢进、恶性肿瘤等疾病也可使叶酸需要量增加。③吸收障碍。慢性腹泻、慢性肠炎等胃肠道疾病及某些药物都会影响叶酸的吸收。④利用障碍。甲氨蝶呤、甲氧苄啶等二氢叶酸还原酶抑制剂可干扰叶酸的利用。⑤排出增加。酗酒、透析等增加叶酸的排出。引起维生素 $B_{12}$ 缺乏的原因有：①摄入减少。②吸收障碍，为维生素 $B_{12}$ 缺乏的主要原因，包括内因子缺乏，如胃全部或大部切除、胃黏膜腐蚀破坏等；胃酸和胃蛋白酶缺乏；肠道疾病；药物影响，如对氨基水杨酸、秋水仙碱等；寄生虫和细菌等。③利用障碍。

临床上，巨幼细胞性贫血主要分为：①营养性巨幼细胞性贫血，以叶酸缺乏为主。在我国西北地区较为多见，主要见于山西、陕西、河南。患者大多以谷类食物为主，而新鲜蔬菜、水果、肉类进食较少，且饮食和烹调习惯不良，常伴有复合性营养不良表现。②恶性贫血，由原因不明的胃黏膜萎缩导致内因子分泌障碍，维生素 $B_{12}$ 缺乏所引起。该疾病与民族和遗传有关，多见于北欧。患者神经系统症状出现较早且较为严重。③药物性巨幼细胞性贫血，多由可影响叶酸吸收或代谢的药物引起。

## 二、诊断要点

贫血起病隐匿缓慢，特别是维生素 $B_{12}$ 缺乏者常需数月，而叶酸由于体内储存量少，可较快出现缺乏，如某些接触氧化亚氮者、ICU 病房患者或血液透析的患者，以及妊娠妇女可在短期内出现缺乏。临床上一般表现为中度至重度贫血，除贫血症状如面色苍白、乏力、疲倦、头晕、活动后气短、心悸外，严重贫血者可同时出现白细胞和血小板减少，反复感染和出血倾向。少数患者可出现轻度黄疸。除此，患者可有胃肠道症状和神经系统等非血液学临床表现。胃肠道症状主要包括食欲不振、恶心、腹胀、腹泻、便秘及舌炎等。其中以舌炎最为突出，表现为舌苔光滑、舌乳头萎缩、舌面呈"牛肉样舌"，可伴有舌痛。维生素 $B_{12}$ 缺乏特别是恶性贫血的患者常伴有神经系统症状。因脊髓侧束和后束有亚急性联合变性，可出现手足对称性麻木、深感觉障碍、共济失调或步态不稳、行走困难等表现。患者味觉、嗅觉降低、视力下降，重者可有大、小便失禁。维生素 $B_{12}$ 缺乏者有精神异常、无欲、抑郁、失眠、记忆力下降、谵妄、幻觉、妄想甚至精神错乱等症状。部分巨幼细胞性贫血患者的神经系统症状可发生于贫血之前。

巨幼细胞性贫血应根据患者营养史或特殊用药史、贫血表现、消化道及神经系统症状、体征，结合特征性血常规和骨髓象，测定血清叶酸及维生素 $B_{12}$ 水平等做出诊断。若无条件测定叶酸及维生素 $B_{12}$ 水平，可给予诊断性治疗。补充叶酸及维生素 $B_{12}$ 治疗一周左右网织红细胞上升者，应考虑诊断为叶酸或维生素 $B_{12}$ 缺乏。

巨幼细胞性贫血常以消化道症状为首发症状，故易误诊为胃病、慢性胃肠炎、肠梗阻、肠结核等，需与这些疾病鉴别，可通过血常规和骨髓象检查进行鉴别。此外，在临床上还需注意与下列造血系统肿瘤性疾病相鉴别，如急性非淋巴细胞白血病 $M_2$ 型、红血病、骨髓增生异常综合征。上述疾病患者骨髓均可见幼红细胞巨幼样改变等病态造血现象，但叶酸或维生素 $B_{12}$ 水平不低，且补充治疗无效。

### 三、辅助检查

**1. 血常规** 呈大细胞性贫血。成年男性 Hb ＜120g/L，成年女性（非妊娠期）Hb＜110g/L，孕妇 Hb＜100g/L。MCV、MCH 均增高（MCV＞100fl，MCH＞32pg），MCHC 正常。血涂片中可见红细胞大小不等、中央淡染区消失、有大椭圆形红细胞、点彩红细胞等；中性粒细胞核分叶过多（5 叶核以上的中性粒细胞超过 5% 或出现 6 叶以上的细胞核）为特征性表现，是重要诊断标准；亦可见巨杆状核粒细胞，网织红细胞计数可正常，重者全血细胞减少。

**2. 骨髓象** 骨髓增生活跃或明显活跃，以红系增生显著；骨髓铁染色常增多。造血细胞出现巨幼变，以红系细胞最为显著，可见各阶段巨幼红细胞，胞体大、细胞核大、细胞体积增大；核染色质呈细颗粒状、疏松分散，形成一种特殊的间隙；胞质较胞核成熟，呈"核幼浆老"。粒系可见巨中、晚幼粒细胞，巨杆状核粒细胞，成熟粒细胞分叶过多。巨核细胞体积增大，分叶过多。

**3. 血清维生素 $B_{12}$、叶酸及红细胞叶酸含量** 血清维生素 $B_{12}$ 缺乏，低于 74pmol/L（100ng/ml）；血清叶酸缺乏，低于 6.8nmol/L（3ng/ml）；红细胞叶酸低于 227nmol/L（100ng/ml）。

**4. 其他** 胃酸降低、恶性贫血时内因子抗体及 Schilling 试验（测定放射性核素标记的维生素 $B_{12}$ 吸收情况）阳性；维生素 $B_{12}$ 缺乏时伴尿高半胱氨酸 24 小时排泄量增加；血清间接胆红素稍有增高。

### 四、处理原则

**1. 病因治疗** 查明原发病因并采取相应的治疗措施。应普及营养知识教育，改善患者的营养状态，纠正不良饮食习惯和烹饪习惯。婴幼儿要及时添加辅食，孕妇要多进食新鲜蔬菜、水果和动物蛋白，或停用影响维生素 $B_{12}$ 吸收的药物。有原发病（如胃肠道疾病、自身免疫疾病等）的巨幼细胞性贫血，应积极治疗原发病；用药后继发的巨幼细胞性贫血，应酌情停药。老年人发生巨幼细胞性贫血要考虑存在肿瘤的可能，如胃癌或者结肠癌。

**2. 药物治疗** 以补充治疗为主，根据"缺啥补啥"的原则，补充叶酸或维生素 $B_{12}$ 直至补足应有的贮存量。但在骨髓检测结果未明确前不宜给予叶酸或维生素 $B_{12}$ 进行治疗，以免治疗后 24 小时骨髓细胞的巨型变消失，不利于诊断。同时，应诊断巨幼细胞性贫血是由叶酸或维生素 $B_{12}$ 何种缺乏所致，以便针对性的合理用药。维生素 $B_{12}$ 缺乏患者禁单用叶酸治疗，否则会加重神经系统的损害。当叶酸和维生素 $B_{12}$ 联合应用时，应注意叶酸会消耗更多的维生素 $B_{12}$，使神经系统症状更为严重。具体用药方法详见"用药方案"。

**3. 辅助治疗** 上述治疗后若贫血改善不良，需注意患者是否合并缺铁；重症病例因大量红细胞新生，也可出现相对性缺铁，都要及时补充铁剂。重症患者由于细胞恢复迅速，使血浆中钾离子过多转入红细胞而导致血钾突然降低，故应及时补钾，特别针对老年患者及原有心血管病者。

## 五、用药方案

**1. 补充叶酸**　叶酸缺乏者可口服叶酸，肠道吸收不良者宜加大剂量，也可肌内注射亚叶酸钙。一般 1~2 个月血常规和骨髓象可恢复正常，恢复后不需进行维持给药。

（1）叶酸（folic acid）　成人口服治疗量 5~10mg，3 次/天。儿童口服治疗量 5mg，3 次/天。长期用药可出现畏食、恶心、腹胀等胃肠道症状。大量服用叶酸时，可使尿液呈黄色。

（2）亚叶酸钙　推荐最初剂量为肌内注射 9~12mg/d，连续使用 10~15 天。如疗效满意，可将剂量降低至能保证足够临床治疗效果的水平，直至血象正常，症状消失为止。大剂量可作为甲氨蝶呤解毒剂，不同患者亚叶酸钙剂量差异很大，需紧密监测甲氨蝶呤血药浓度来确定最佳剂量，持续服用亚叶酸钙直至甲氨蝶呤浓度低于 $2 \times 10^{-8}$ mol/L。

**2. 补充维生素 $B_{12}$**　维生素 $B_{12}$ 缺乏者，采用维生素 $B_{12}$ 肌内注射治疗。成人治疗量 100μg，1 次/天（或 200μg，隔天 1 次），逐渐延长用药间歇期到每月 1 次，直至血红蛋白恢复正常。儿童治疗量 60~100μg，1~3 次/周，至贫血纠正。恶性贫血或胃全部切除者需终生采用维持治疗，注射 100μg，1 次/月。维生素 $B_{12}$ 缺乏伴有神经症状者，有时需大剂量 500μg，2 次/周。无维生素 $B_{12}$ 吸收障碍者可口服维生素 $B_{12}$ 片，一日 25 ~100μg（1~4 片）或隔日 50~200μg（2~8 片）。

## 六、建议

可加强营养知识教育，纠正偏食及不正确的烹调习惯。对高危人群可给予适当的干预措施，如口服小剂量叶酸或维生素 $B_{12}$ 进行预防。而应用干扰核苷酸合成药物治疗的患者应同时补充叶酸和维生素 $B_{12}$。

维生素 C 可促进叶酸转化为有生理活性的四氢叶酸，并提高四氢叶酸及其衍生物的稳定性，故叶酸补充治疗时可联用维生素 C 0.2g，3 次/天。而维生素 $B_{12}$ 不宜与维生素 B、维生素 C 或维生素 K 等溶液混合给药。苯巴比妥、苯妥英钠、氨基糖苷类抗生素等药物可抑制维生素 $B_{12}$ 在肠道的吸收，故不宜混用。

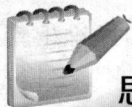

### 思考题

1. 巨幼细胞性贫血的处理原则是什么？常用治疗药物有哪些？
2. 巨幼细胞性贫血的病因和发病机制是什么？
3. 巨幼细胞性贫血的主要临床表现什么？怎样进行鉴别诊断？

# 再 生 障 碍 性 贫 血

## 一、概述

再生障碍性贫血（aplastic anemia，AA，）简称再障），是由各种原因造成的骨髓造血功能减低或衰竭，主要表现为全血细胞减少和贫血、出血、感染等。再障可发生于各年龄段，青壮年发病率较高，男性多于女性。在我国，再障发病率不高，约为 7.4/100 万人口。

再障发病原因不明确，半数以上患者无明确病因，称为原发性再障；另一部分患者可找到明确病因，为继发性再障。再障可能的发病原因有：①病毒感染。如肝炎病毒、EB 病毒、人免疫缺陷病毒（HIV）。其中又以肝炎病毒最为常见，继发于乙型或丙型感染，称为病毒性肝炎相关性再障。②化学因素。药物是引起再障的最常见因素。药物性再障有两种类型。一类与药物剂量有关，即药物达到一定剂量时会引起骨髓抑制，而这种抑制作用一般是可逆的，如各类抗肿瘤药物。另一类作用与药物剂量关系不大，多系药物的过敏反应，与患者的个体敏感性有关，仅个别患者发生，常导致持续性再障且很难预防。③物理因素。骨髓是放射线敏感组织，高能量射线如 X 射线、γ射线、中子射线等可阻碍细胞 DNA 复制，造成造血干细胞减少，损害骨髓造血微环境。④免疫因素。再障的发生与自身免疫紊乱有关。⑤阵发性睡眠性血红蛋白尿（PNH）。PNH 和再障关系十分密切。

再障的发病机制极为复杂，目前主要认为与以下三方面有关。①造血干细胞缺乏或缺陷是再障的主要发病机制。动物实验及再障患者骨髓细胞体外培养均发现存在造血干细胞缺乏或缺陷。再障患者骨髓 CD34$^+$ 细胞较正常人明显减少；造血干细胞集落形成能力显著降低。②造血微环境支持功能异常。造血微环境包括基质细胞及其分泌的细胞因子，起支持造血细胞增殖及促进各种细胞生长发育的作用。研究提示造血微环境支持功能异常在再障发病中可能具有作用。③免疫功能异常。近年来，研究证实免疫功能特别是细胞免疫异常为再障的主要发病机制。再障患者外周血及骨髓淋巴细胞比例增高，T 细胞亚群失衡。T 细胞功能异常亢进、淋巴因子介导的造血干细胞过度凋亡和细胞毒性 T 细胞的直接杀伤作用，可引起骨髓衰竭。多数患者使用免疫治疗有效。

## 二、诊断要点

根据患者的病情、血常规、骨髓象及预后，可分为重型再障（SAA）和非重型再障（NSAA）。重型再障起病急，进展迅速，病情严重，包括贫血、出血和感染。①贫血。发病初期贫血症状常不明显，但随着病程进展，苍白、乏力、头昏、心悸和气短等贫血症状进行性加重。②出血。几乎均有出血倾向，且出血部位广泛。轻者皮肤可有出血点或大片瘀斑，口腔黏膜、鼻腔、牙龈等出血。重者出现内脏出血，主要表现为消化道出血、血尿、眼底出血（常伴有视力障碍）和颅内出血，后者常危及患者生命。③感染。以呼吸道感染最为常见，其次为消化道、泌尿生殖道及皮肤、黏膜感染等，常合并败血症。致病菌以大肠埃希菌、铜绿假单胞菌、金黄色葡萄球菌多见。多数患者有发热现象，体温高于 39℃。出血和感染发热为首起及主要表现，且两者相互影响，使病情恶化。非重型再障起病和进展缓慢，以贫血为首起和主要表现。出血症状一般较轻，多为皮肤、黏膜、牙龈等体表出血，内脏出血较为少见。病程中可有轻度感染、发热，多以呼吸道感染为主，较易控制。若治疗得当，不少患者可获得长期缓解以至痊愈，但少数患者因骨髓衰竭加重而转变为重型再障。

典型再障病例临床诊断标准如下：①全血细胞减少，网织红细胞绝对值减少，淋巴细胞比例增高；②一般无肝、脾肿大；③骨髓检查显示至少一部位增生降低或重度降低，造血细胞减少，非造血细胞比例增高，骨髓小粒空虚。有条件者应做骨髓活检，可见造血组织均匀减少；④能排除其他引起全血细胞减少的疾病；⑤一般抗贫血药物治疗无效。重型再障的血常规应具备下述三项中两项：①网织红细胞绝对值 $< 15 \times 10^9/L$；②中性粒细胞 $< 0.5 \times 10^9/L$；③血小板 $< 20 \times 10^9/L$。骨髓增生广泛重度减低。非重型再障指达不到重型再障诊断标准的再生障碍性贫血。

再障在临床上需注意与其他全血细胞减少的疾病相鉴别。如阵发性睡眠性血红蛋白尿（PNH）。典型患者有血红蛋白尿发作，易鉴别。非典型患者无血红蛋白尿发作，易误诊为再障。可通过酸溶血试验（Ham 试验）、蛇毒因子溶血试验（CoF 试验）或流式细胞仪检测骨髓或外周血细胞膜 CD55、CD59 表达等方法进行鉴别。其他全血细胞减少疾病还包括骨髓增生异常综合征（MDS）、急性造血功能停滞、急性白血病（AL）等。可借助于观察病态造血、骨髓活检、造血干细胞培养、溶血试验、染色体、癌基因、核素骨髓扫描等检查加以鉴别。

### 三、辅助检查

**1. 血常规**　呈全血细胞减少，少数病例早期可仅有一系或二系细胞减少。贫血多为正常细胞正常色素型，少数呈轻度大红细胞。红细胞轻度大小不一，但无明显畸形及多染现象，一般无幼红细胞出现，网织红细胞显著减少。中性粒细胞、嗜酸性粒细胞、单核细胞、淋巴细胞绝对值减少，其中中性粒细胞减少尤为明显。血小板计数减少，且形态较小，可致出血时间延长。重型再障可网织红细胞绝对值 $< 15 \times 10^9/L$；中性粒细胞 $< 0.5 \times 10^9/L$；血小板 $< 20 \times 10^9/L$。

**2. 骨髓象**　呈多部位增生减低或重度减低，粒、红系及巨核细胞明显减少且形态大致正常。淋巴细胞、网状细胞和浆细胞等非造血细胞显著增多。骨髓小粒镜检无造血细胞，呈空虚状，可见较多脂肪滴。

**3. 骨髓活组织检查和放射性核素骨髓扫描**　骨髓活检可见造血组织均匀减少而脂肪组织增多。放射性核素硫化$^{99}$锝或氯化$^{111}$铟全身骨髓 γ 照相可反映全身功能性骨髓的分布，再障时正常骨髓部位的放射性摄取降低甚至消失，因此可以间接反映造血组织减少的程度和部位。

**4. 其他检查**　造血干细胞体外培养可见细胞集落数明显减少；$CD4^+$细胞:$CD8^+$细胞比值降低；Th1:Th2 型细胞比值增高；成熟中性粒细胞碱性磷酸酶活性增强；溶血检查为阴性。

### 四、处理原则

再障应视为内科急症，尤其是重型再障，必须立即采取积极的治疗措施。

**1. 保护措施**　预防感染，重视个人卫生，尤其保持皮肤和口腔的清洁，注意饮食和环境卫生。重型再障需要保护性隔离；避免出血，防止外伤和剧烈活动；避免使用对骨髓有损伤作用和抑制血小板功能的药物；与患者积极沟通，必要时进行心理护理。

**2. 支持治疗**　对症治疗，主要目的是纠正患者贫血，控制出血和感染，避免病情恶化。

（1）纠正贫血。通常认为 Hb < 60g/L，且患者对贫血耐受较差时，可输注红细胞。即使再障患者白细胞或/及血小板数减少，其贫血都应该输浓缩红细胞，而不是输全血。

（2）控制出血。可用酚磺乙胺（止血敏）和氨基己酸（泌尿生殖系统出血患者禁用）。对于血小板减少引发的严重出血，如胃肠道出血、血尿或伴有头痛、呕吐、颅压增高等症状的颅内出血，应即刻输注浓缩血小板。产生抗血小板抗体，导致无效输注者应输注人类白细胞抗原（HLA）配型相合的血小板。

（3）控制感染。及时采用经验性广谱抗生素进行治疗，一般推荐联合使用，如β-内酰胺类＋氨基糖苷类。同时做细菌培养和药敏试验，药敏试验有结果后应换用敏感抗生素进行治疗。抗菌药物的选择还应参考患者的感染史和抗生素应用情况。长期使用广谱抗生素可诱发二次感染和肠道菌群失调。真菌感染可用两性霉素 B 等抗真菌药物。

（4）护肝治疗。再障常合并肝功能损害，应酌情选用护肝药物。

**3. 药物治疗**　再障在治疗前应首先确定是重型还是非重型再障。重型再障的治疗以免疫抑制剂抗胸腺细胞球蛋白（anti - thymocyte globulin，ATG）、抗淋巴细胞球蛋白（anti - lymphocyte，ALG）、环孢素（cyclosporin，Cs）、肾上腺皮质激素及细胞因子等药物为主。非重型再障的治疗一般采用雄激素（androgens）、中药、环孢素等药物。具体用药方法详见"用药方案"。

**4. 造血干细胞移植**　为治疗干细胞缺陷引起再障的最佳疗法，且能达到根治的目的。对于 20 周岁以下且由干细胞缺陷引发的再障患者，首选造血干细胞移植。对于 40 周岁以下、无感染及其他并发症且有合适供体的重型再障患者，可考虑造血干细胞移植。应注意移植前必须控制出血及感染，在未控制出血或感染情况下进行移植风险很大。

## 五、用药方案

**1. 免疫抑制剂**　无法进行造血干细胞移植的重型再障患者，首选免疫抑制剂进行治疗。免疫治疗前需控制患者出血及感染。

（1）抗胸腺细胞球蛋白（ATG）　ATG 由被免疫的猪或兔血清提取制备。目前国内市场用于再障治疗的 ATG 主要有：猪 ATG，剂量为 20～30mg/（kg·天）；兔 ATG（即复宁），剂量为 2.5～5mg/（kg·天），连用 5 天。用药前需做过敏试验，先将猪 ATG 25mg 或兔 ATG 2.5mg 加到 100ml 生理盐水中静脉滴注 >1 小时进行静脉试验，观察是否有严重全身反应或是过敏反应。静脉滴注 ATG 不宜过快，每日剂量应输注 12～18 个小时。用药前需使用糖皮质激素和抗组胺药物以防止过敏反应。出现血清病患者静脉应用糖皮质激素冲击治疗。ATG 有抗血小板活性，再障患者应用 ATG 需要密切监测，保证足够的血小板计数，一般高于 $20 \times 10^9/L$。

（2）抗淋巴细胞球蛋白（ALG） ALG 由被免疫的马或兔血清提取制备。肌内注射：马 ALG，剂量为 $4 \sim 20mg/(kg \cdot d)$；兔 ALG，剂量为 $0.5 \sim 1mg/(kg \cdot d)$，连用 15 天。静脉滴注：马 ALG，剂量为 $7 \sim 20mg/(kg \cdot d)$，稀释于 $50 \sim 100ml0.9\%$ 氯化钠注射液中，$4 \sim 6$ 小时滴完。肌内注射 ALG 可引起局部疼痛、红肿、发热、荨麻疹等，甚至有过敏性休克；静脉滴注也可有短时高热（$38 \sim 40℃$ 持续 3 小时）、发冷，有时伴有关节痛和气短。

（3）环孢素（Cs） 口服，剂量 $6mg/(kg \cdot d)$ 左右，疗程一般长于 1 年。不良反应包括肝肾功能损害、牙龈增生、胃肠道反应等。Cs 治疗再障的具体血药浓度并不明确，治疗窗比较宽，需要参照患者的血药浓度、造血功能、T 细胞免疫恢复情况、药物不良反应等进行个体化治疗，兼顾疗效和药物不良反应。可与 ATG 联合治疗，重型再障患者单用 ATG 或 Cs 的有效率及无病生存率显著低于 ATG 联合 Cs。

（4）其他 环磷酰胺、甲泼尼龙、CD3 单克隆抗体等。

**2. 促造血治疗**

（1）雄激素 雄激素进入体内，在体内生成 $5\alpha$ – 双氢睾酮和 $5\beta$ – 双氢睾酮。前者可促使肾脏产生红细胞生成素，巨噬细胞产生粒细胞巨噬细胞集落刺激因子；后者对造血干细胞具有直接刺激作用，促进其增殖和分化，刺激骨髓红系造血。雄激素是再障治疗的基础用药，其发挥作用需要患者仍有残余的造血干细胞，单独用于重型再障治疗无效。①司坦唑醇（康立龙）2mg，3 次/天；②十一酸睾酮（安雄）$40 \sim 80mg$，3 次/天；③达那唑 0.2g，3 次/天；④丙酸睾酮 100mg/d，肌内注射。雄激素有肝脏毒性，应定期检测肝功能和肝脏超声。对于女性患者，雄激素有男性化作用。应根据药物作用效果和不良反应调整剂量和疗程。

（2）造血生长因子 造血生长因子通过直接刺激残余造血干细胞而促进骨髓恢复或者通过提高造血细胞功能，使患者延长生存期以等待其他治疗药物出现疗效。①重组人粒细胞集落刺激因子（rhG – CSF），剂量为 $5\mu g/ (kg \cdot d)$。可刺激髓系造血前体细胞增生而使中性粒细胞增加，减少再障患者严重致命感染的发生率，但常需维持给药。使用过程中应定期每周监测血常规 2 次，特别是中性粒细胞数目的变化情况。②重组人红细胞生成素（rhEPO），常用 $50 \sim 100U/ (kg \cdot d)$，大剂量可提高部分再障患者的血红蛋白，但造血细胞因子价格昂贵，因此目前仅限于重型再障免疫抑制剂治疗时的辅助用药。

## 六、建议

再障虽然有些病例发病原因不明，但很多病例是由于化学物质、服药或接触放射性物质所致，因此应采取预防措施。再障治疗应注意早期治疗、坚持治疗和维持治疗。此外，联合治疗可提高重型再障的治疗效果，包括 ALG/ATG 和 Cs 联合治疗、Cs 和雄激素联合治疗等。欧洲血液和骨髓移植组采用 ALG、Cs、甲泼尼龙和 rhG – CSF 联合治疗，对重型再障有效率已提高到 82%。

中医治疗再障以补肾为本，兼益气活血。常用中药为鹿角胶、仙茅、仙灵脾、黄芪、地黄、首乌、当归、肉苁蓉、巴戟天、补骨脂、菟丝子、枸杞子、阿胶等。六味地黄丸、当归首乌汤、十四味建中汤、右归饮、黄连解毒汤等中药方剂可用于治疗再障。

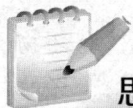

## 思考题

1. 再生障碍性贫血的处理原则是什么？
2. 再生障碍性贫血的常用治疗药物有哪些？
3. 再生障碍性贫血的主要临床表现为？怎样进行鉴别诊断？

# 第二节　白细胞减少症与粒细胞缺乏症

## 一、概述

白细胞减少症（leukopenia）为常见血液病，指成人外周血白细胞绝对计数持续低于 $4 \times 10^9/L$（儿童 $\geqslant 10$ 岁低于 $4.5 \times 10^9/L$ 或 $< 10$ 岁低于 $5 \times 10^9/L$）。当成人外周血粒细胞绝对计数低于 $2 \times 10^9/L$，儿童 $\geqslant 10$ 岁低于 $1.8 \times 10^9/L$ 或 $< 10$ 岁低于 $1.5 \times 10^9/L$ 时，称为粒细胞减少症（neutropenia）；低于 $0.5 \times 10^9/L$ 时，称为粒细胞缺乏症（agranulocytosis）。

该类疾病分为先天性和获得性，且获得性最为多见。发病的原因主要有：①中性粒细胞生成缺陷。正常成人每日骨髓内生成约 $10^{11}$ 个以上的中性粒细胞。细胞毒性药物、化学毒物、电离辐射等化学或物理因素是引起中性粒细胞减少的最常见原因，可直接损伤骨髓干细胞、祖细胞或骨髓造血微环境，造成全血细胞减少。此外，影响造血干细胞的疾病以及多种原因引起的细胞分化成熟障碍亦可致中性粒细胞减少。②中性粒细胞破坏或消耗过多。自身免疫性疾病、感染或败血症等可引起粒细胞过度消耗而造成粒细胞减少。③中性粒细胞分布异常。大量粒细胞转移到边缘池导致循环池的粒细胞相对减少，在计数时不能被检测到；或粒细胞滞留于循环池其他部位，而循环血流中粒细胞减少，造成假性粒细胞减少。

## 二、诊断要点

多数白细胞减少症患者起病缓慢，可有头晕、乏力、四肢酸软、食欲减退、低热、失眠等非特异性症状。少数患者无明显症状，仅在血液检查时被发现。部分患者可反复发生口腔溃疡，发生肺部感染或泌尿生殖道感染。

粒细胞缺乏症多为患者对药物或化学物质发生过敏反应，或细胞毒性药物治疗，或大剂量放射治疗所致。起病多急骤，患者在出现乏力、头晕、咽痛等前驱症状后很快出现高热、寒战、头痛、全身及关节酸痛等症状。患者出现严重感染，而肺部、泌尿生殖道、口咽部和皮肤为感染最易发生的部位。有时口腔、鼻腔、皮肤等黏膜处可出现坏死性溃疡。由于粒细胞缺乏，感染易扩散，病灶不宜局限呈迅速恶化状态，死亡率极高。

白细胞减少症与粒细胞缺乏症可由血常规检查确诊。患者白细胞减少，中性粒细胞减少，淋巴细胞百分率相对增加。但骨髓涂片因粒细胞减少原因不同而骨髓象各异。为排除检查方法上的误差，必要时需反复检查。

在临床上要仔细鉴别白细胞减少和中性粒细胞减少的原因。有感染史，有药物、毒物或放射线接触史，或放化疗者应考虑相关疾病的诊断。注意对于高热患者需分辨感染与粒细胞缺乏症的因果关系。有类风湿性关节炎及其他结缔组织疾病史，存在抗白细胞自身抗体者，提示可能是自身免疫性疾病在血液系统的临床表现。如伴有红细胞和血小板减少，应考虑各种全血细胞减少疾病，如巨幼细胞贫血、再生障碍性贫血和骨髓增生异常综合征等。同时注意该类疾病与白血病相鉴别。

### 三、辅助检查

**1. 血常规** 外周血红细胞、血红蛋白及血小板多为正常。白细胞绝对计数低于 $4 \times 10^9/L$，粒细胞缺乏时绝对计数低于 $0.5 \times 10^9/L$，淋巴细胞相对增多。粒细胞胞核左移或核分叶过多，胞质内可见中毒颗粒、空泡等变性。当病情好转时，淋巴细胞、单核细胞先上升，随后粒细胞逐渐升高直至恢复正常。

**2. 骨髓象** 因病因不同而骨髓象各异。早期可无明显变化，也可呈幼粒细胞不少而成熟粒细胞减少的"成熟障碍"表现。在粒细胞缺乏时，骨髓内中性粒细胞显著减少甚至消失，恢复期逐渐出现各阶段粒细胞。

**3. 骨髓活组织检查** 骨髓活检对骨髓纤维化、骨髓转移癌、淋巴瘤等诊断有重要价值。骨髓检查可帮助与骨髓增生异常综合征的鉴别诊断。

**4. 其他检查** 体外骨髓培养，检测骨髓增生活性、骨髓中性粒细胞储备，帮助鉴别药物直接毒性作用或是免疫因素抑制粒细胞生成；肾上腺素试验，帮助鉴别是否为假性粒细胞减少症，如结果阳性为粒细胞分布异常；抗中性粒细胞抗体测定，帮助识别是否为免疫性粒细胞减少；血清溶菌酶测定，溶菌酶升高提示为粒细胞破坏增多，正常或降低提示粒细胞生成减少。

### 四、处理原则

**1. 病因治疗** 尽可能查明病因，采取相应的治疗措施。立即停止接触可能的致病因素，停用可疑药物，并控制感染。对继发于其他疾病的患者积极治疗原发疾病，病情缓解或控制后，粒细胞可恢复正常。对于粒细胞轻度减少且无感染倾向，骨髓检测无明显异常者，以追踪观察为主。

**2. 防治感染** 感染既是粒细胞减少和缺乏的原因，也是结果。对已发生感染的患者应立即采取抗生素治疗。轻度减少者不需要特别的防护措施；中度减少者感染率增加，应减少出入公共场所频率，并加强口腔和皮肤的卫生护理，去除慢性感染病灶。粒细胞缺乏症是内科危重病，应积极抢救，采取无菌隔离措施，加强护理，防止交叉感染。采用广谱抗生素进行经验性治疗，同时对患者进行血、尿、痰和其他分泌物的细菌培养和药敏试验。待药敏试验有结果后，应换用敏感抗生素进行治疗，注意调整药物用量和疗程，防止二重感染，如真菌、厌氧菌等。若治疗无效，可加用抗真菌药物。病毒感染应加用抗病毒药物。粒细胞缺乏症患者的抗感染治疗常为治疗成功与否的关键，应做到早期、广谱、联合和足量治疗。

**3. 支持治疗** 注射丙种球蛋白，10~20g/d，给予足量水分及能量，维持水电解质平衡。

**4. 药物治疗** 对于无明显症状、无感染倾向、病情长期稳定的轻度粒细胞减少患者，可随访观察，不必依赖于药物治疗。对于粒细胞明显减少且伴有相应症状的患者，应在防治感染的同时使用促粒细胞生成药物，如碳酸锂、维生素 $B_4$、利血生等，以及鲨肝醇、重组人粒细胞集落刺激因子（rhG - CSF）和重组人粒细胞巨噬细胞集落刺激因子（rhGM - CSF）等造血生长因子。此外，自身免疫性粒细胞减少和免疫异常所致的粒细胞缺乏可用糖皮质激素等免疫抑制剂进行治疗，而其他原因引起的粒细胞减少则不宜使用糖皮质激素。具体用药方法详见"用药方案"。

## 五、用药方案

**1. 促粒细胞生成药物** 选择 1~2 种作用机制不同的药物联合使用。若治疗 1~2 个月仍无效者应及时调整治疗方案。

（1）碳酸锂 刺激骨髓生成粒细胞，但对慢性骨髓功能衰竭者无效。成人口服量 300mg，3 次/天；见效后减量为 200mg，2 次/天，维持 2~4 周。可产生轻度胃灼热、腹泻、瘙痒、水肿、恶心乏力等不良反应，肾脏病患者慎用。

（2）维生素 $B_4$ 维生素 $B_4$ 是核酸的组成部分，在体内参与 RNA 和 DNA 的合成，当白细胞缺乏时，能促进白细胞增生。用于防治各种原因引起的白细胞减少症和急性粒细胞缺乏症，尤其是苯中毒等引起的白细胞减少症。成人口服量 10~20mg，3 次/天；儿童口服量 5~10mg，2 次/天。当与肿瘤放疗和化疗并用时，需考虑维生素 $B_4$ 是否有促进肿瘤发展的可能性。

（3）利血生 为半胱氨酸衍生物，可增强骨髓造血功能。口服量 20mg，3 次/天。

（4）鲨肝醇 即 α-正十八碳甘油醚，为体内造血因子，在造血系统中含量较多，可促进粒细胞生长。成人口服量 25~50mg，3 次/天，4~6 周为一疗程；儿童口服量 1~2mg/kg，2 次/天。对病程较短、病情较轻及骨髓功能尚好的患者，疗效较好。

（5）脱氧核苷酸钠 为复方制剂。肌内注射 50~100mg/d；静脉滴注 50~150mg/d，30 天为一疗程。

（6）rhG - CSF 和 rhGM - CSF 可诱导造血干细胞进入增殖周期，促进粒细胞增生、分化成熟，由骨髓释放至外周血液，并能增强粒细胞的趋化、吞噬和杀菌活性。治疗粒细胞缺乏症效果明确，可作为首选。剂量 100~300μg/d，皮下注射或静脉滴注，疗程约 1 周，待粒细胞计数回升后可酌情减量或停药。可出现食欲不振、发热、寒战、肌肉酸痛、骨关节痛等不良反应。

**2. 免疫抑制剂** 对部分免疫性粒细胞减少症患者有效，但因其可抑制正常粒细胞功能，故不能滥用。

（1）糖皮质激素：适用于免疫因素引起的粒细胞缺乏症或危重患者。在应用足量有效抗生素的同时，可短期应用。地塞米松，剂量 5~10mg/d，疗程约 1 周。

（2）硫唑嘌呤（azathioprine，依木兰）：糖皮质激素应用无效时，可谨慎选用。口服量 50mg，2~3 次/天。

## 六、建议

该类疾病应积极采取预防措施。对于接触放射线及苯等化学毒物的工作人员，须建立严格防护制度并定期检查血常规。对于有可能引起白细胞减少的药物如氯霉素、磺胺类药物、抗肿瘤药物、解热镇痛药等，应尽量避免使用，如需使用要在医生指导下密切监测血常规，切忌大剂量长期使用。对于使用细胞毒类药物的患者，应 1~3 天检查血常规 1 次，并根据粒细胞计数及时调整用药剂量和疗程。

该类疾病的预后与粒细胞减少的病因、程度、持续时间、进展情况、能否及时控制及去除感染、中性粒细胞恢复治疗情况相关。特别是粒细胞缺乏症，死亡率较高，应积极抢救，除必须进行无菌隔离和支持治疗外，应尽早使用相应药物。

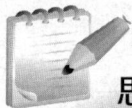

### 思考题

1. 白细胞减少症与粒细胞缺乏症的处理原则是什么？
2. 白细胞减少症与粒细胞缺乏症的常用治疗药物有哪些？
3. 白细胞减少症与粒细胞缺乏症的主要临床表现是什么？怎样进行鉴别诊断？

## 第三节　血小板疾病所致出血性疾病

人体血管受到损伤时，血液可自血管外流或渗出，此时，机体将通过一系列复杂的生理、生化反应使出血停止，即为止血。而当人体的止血机能发生障碍时，可引起皮肤、黏膜和内脏的自发性出血或轻微损伤后出血不止，具有这种出血倾向特征的疾病均可称为出血性疾病。

根据引起出血的机制不同，可将出血性疾病分为以下几类。①血管壁异常：包括先天性和获得性血管壁异常引起的出血性疾病。遗传性出血性毛细血管扩张症、家族性单纯性紫癜等为先天性血管壁异常所致。败血症、过敏性紫癜、药物性紫癜和维生素 C 缺乏症等为获得性血管壁异常所致。②凝血因子异常：包括先天性和获得性凝血因子异常。如血友病 A（缺少 FVIII因子）和血友病 B（缺少 FIX因子）均为染色体隐性遗传性出血性疾病。维生素 K 缺乏症、肝病性凝血障碍大多由获得性凝血因子异常引起。③血小板疾病：血小板数量异常以及黏附、聚集、释放等功能障碍均可引起出血。特发性血小板减少性紫癜、药源性血小板减少症、血栓性血小板减少性紫癜、血小板增多症等均为血小板数量异常所致的出血性疾病。血小板无力症、巨大血小板综合征等为血小板功能障碍所致的出血性疾病。④抗凝与纤维蛋白溶解异常。⑤其他复合性止血异常，如血管性血友病、弥漫性血管内凝血等。

## 特发性血小板减少性紫癜

### 一、概述

紫癜（purpura）性疾病约占出血性疾病总数的 1/3，包括血管性紫癜（vascular

purpura）和血小板性紫癜（thrombocytic purpura）。前者由血管壁结构或功能异常所致，后者由血小板疾病所致。皮下或黏膜下毛细血管出血为其主要临床表现。

特发性血小板减少性紫癜（idiopathic thrombocytopenic purpura，ITP）是一类由免疫介导的血小板过度破坏所致的出血性疾病，又称免疫性血小板减少性紫癜。其特点是广泛的皮肤黏膜及内脏自发性出血、血小板减少、血小板生存时间缩短、骨髓巨核细胞发育成熟障碍、出血时间延长、血块收缩不良等。ITP 是临床上最为常见的血小板减少性紫癜，发病率为（50～100）/100 万人口，且 65 岁以上老年人发病率有升高趋势。ITP 在临床上可分为急性型（≤6 个月）和慢性型（＞6 个月），前者多发于儿童，后者多见于成人。育龄期女性发病率高于男性，其他年龄阶段男女发病率无差别。

ITP 的病因迄今未明，与之相关的因素主要有以下几个。①感染：病毒或细菌感染与 ITP 的发病密切相关。急性患者发病前 1～2 周常有上呼吸道感染等诱发因素，如病毒、细菌感染或预防接种史。慢性 ITP 患者并发病毒或细菌感染时，血小板减少和出血症状加重。②免疫：多数 ITP 患者血浆和血小板表面可检测到血小板膜糖蛋白特异性自身抗体。单核－吞噬细胞系统可过度吞噬破坏自身抗体致敏的血小板，从而造成血小板减少。研究认为免疫机制参与病毒感染引起的 ITP，而非病毒的直接作用。③其他因素：脾是自身抗体产生的主要部位，也是血小板破坏的重要场所。此外，ITP 的发病可能与雌激素有关，雌激素可能具有抑制血小板生成和（或）增强单核－吞噬细胞系统对自身抗体致敏血小板的吞噬作用。

## 二、诊断要点

ITP 在临床以出血为主要症状，可见皮肤、黏膜广泛出血，多为散在性针头大小的皮内或皮下出血点，形成瘀点或瘀斑。无明显肝、脾及淋巴结肿大。急性型 ITP 半数以上发生于儿童，多在冬、春季节发病。发病前多有上呼吸道等感染史，尤其是病毒感染史。起病急骤，可有畏寒、寒战、发热等症状。患者全身皮肤瘀点、瘀斑、紫癜，多见于四肢，严重者可有血泡及血肿形成。常见鼻衄、牙龈出血、口腔黏膜及舌出血。当血小板低于 $20 \times 10^9/L$ 时，可出现消化道、泌尿生殖道、视网膜等内脏器官出血，严重者可发生颅内出血，危及生命。慢性型 ITP 多发生于成年女性。起病隐匿，多在血常规检查时偶然发现。多数患者出血较轻且局限，但易反复发作。可表现为皮肤、黏膜出血，如瘀点、瘀斑、紫癜、鼻衄、牙龈出血及外伤后难以止血等；严重内脏出血较少见，但月经过多较为常见。少数患者可出现脾脏轻度肿大。病程可因感染等原因骤然加重，患者出现严重、广泛的出血。

ITP 病例可根据临床出血征象、血小板计数减少、脾脏无肿大、骨髓巨核细胞有质与量的改变及抗血小板抗体等进行诊断。临床诊断标准如下：①广泛出血，累及皮肤、黏膜和内脏；②多次血常规检查血小板计数减少；③脾脏不增大或仅轻度增大；④骨髓检查巨核细胞正常或增多，有成熟障碍；⑤肾上腺糖皮质激素或脾切除治疗有效；⑥排除其他继发性血小板减少症。

ITP 病例的确诊需排除其他继发性血小板减少症。如再生障碍性贫血，表现为发热、贫血、出血三大症状，肝、脾、淋巴结不大，与特发性血小板减少性紫癜伴有贫血者相似。但前者一般贫血较重，白细胞总数及中性粒细胞多减少，网织红细胞不高；

且骨髓红、粒系统生血功能降低，巨核细胞减少或极难查见。又如骨髓增生异常综合征（MDS），骨髓检查发现多系造血细胞的病态造血是主要鉴别点。其他继发性血小板减少症还包括系统性红斑狼疮、血栓性血小板减少性紫癜等，可借助骨髓活检、血涂片、抗核抗体等检查加以鉴别。

### 三、辅助检查

**1. 血常规** 外周血血小板计数减少，急性型一般低于 $20 \times 10^9/L$，慢性型常在 $30 \times 10^9 \sim 80 \times 10^9/L$ 之间。出血轻重与血小板计数高低成正比，低于 $20 \times 10^9/L$ 时出血明显，低于 $10 \times 10^9/L$ 时出血严重。可见血小板平均体积增大，患者出血时间延长，凝血时间正常，血块收缩不良。出血不重者多无明显贫血和白细胞减少，偶见异常淋巴细胞，提示可能病毒感染。

**2. 骨髓象** 急性型患者骨髓巨核细胞数量正常或轻度增加，慢性型骨髓象中巨核细胞显著增加。同时伴有巨核细胞发育成熟障碍，以急性型尤为显著，表现为巨核细胞体积变小、胞质内颗粒减少、幼稚巨核细胞增加、有血小板形成的巨核细胞显著减少。红系、粒系和单核系一般正常。

**3. 骨髓活组织检查** 为确诊 ITP 而排除白血病或再生障碍性贫血时需进行骨髓检查。

**4. 出凝血检查** 出血时间延长，毛细血管脆性试验阳性，血块回缩不良，凝血酶原消耗不良，血小板聚集功能及黏附功能低下。

**5. 血小板抗体检查** 主要表现为血小板表面 IgG（PAIgG）增高，同时检测 PAIgG、PAIgM、PAIgA 可提高检测阳性率，且系统观察 PAIgG 变化对 ITP 的预后具有指导意义。

**6. 血小板生存时间检查** 应用同位素 $^{51}Cr$ 或 $^{111}In$ 标记血小板输给 ITP 患者并检测，大多数患者血小板生存时间明显缩短。

### 四、处理原则

**1. 一般治疗** 儿童 ITP 多为急性自限性疾病，大多可在病后半年内恢复；而成人 ITP 常属慢性型，自发缓解者少见。一般血小板计数在 $30 \times 10^9 \sim 50 \times 10^9/L$ 以上时，不会有出血危险，可不予治疗，仅给予观察和随诊；而发病时患者血小板计数严重减少（ $<30 \times 10^9/L$ ）并伴有明显出血，则需紧急和适当处理。患者应注意减少活动，避免创伤，尤其是头部外伤；重度者应严格卧床休息。为减少患者出血倾向，常给予大量维生素 C、维生素 P 等。局部出血者可加压包扎、固定及手术结扎局部血管。积极预防及控制感染，避免使用具有出血倾向的药物如阿司匹林等。

**2. 药物治疗** 根据患者病情的急缓采用紧急治疗和长期治疗。紧急治疗主要针对有广泛且严重出血、血小板计数低于 $20 \times 10^9/L$、疑似或确诊为颅内出血的患者。治疗措施包括血小板输注、大剂量静脉注射糖皮质激素、大剂量静脉注射丙种球蛋白、血浆置换和脾切除。患者经急救处理病情稳定后，可转为长期治疗，使用糖皮质激素、免疫抑制剂等药物治疗。具体用药方法详见"用药方案"。

**3. 脾切除** 脾脏是产生抗血小板抗体及破坏自身抗体致敏血小板的主要场所。因此，脾切除治疗被认为是仅次于糖皮质激素的主要治疗方式。适用于糖皮质激素治疗无效使病程迁延、有糖皮质激素使用禁忌证或$^{51}$Cr 扫描脾区放射性指数增高等患者。脾切除治疗有效率约为 70% ~ 90%，无效者亦可减少对糖皮质激素的需求量。但应严格掌握手术指征，尽可能推迟脾切除时间。年龄小于 2 岁或妊娠期女性禁用。

## 五、用药方案

**1. 糖皮质激素**　一般为治疗 ITP 的首选药物，近期有效率约为 80%。糖皮质激素可减少血小板自身抗体生成、减轻抗原抗体反应、抑制单核 - 吞噬细胞系统对血小板的破坏、降低毛细血管通透性。常用泼尼松 1mg/(kg·d)，分次或顿服；病情严重者可增加泼尼松剂量至 3mg/(kg·d)。待血小板升至正常或接近正常后，逐步减量（每周减 5mg）至维持剂量，泼尼松 5 ~ 10mg/d，持续 3 ~ 6 个月。急症处理时可静脉注射大剂量的甲泼尼龙，1g/d，3 ~ 5 次为一疗程。

**2. 免疫抑制剂**　不宜作为首选，适用于经糖皮质激素或脾切除治疗后疗效不佳，或不宜使用糖皮质激素且不适于脾切除的患者。常用药物有长春新碱、环磷酰胺、硫唑嘌呤和环孢素等。

（1）长春新碱（vincristine，VCR）　用量 1 ~ 2mg，每周 1 次，静脉推注或静脉滴注 8 小时以上，连用 4 ~ 6 周为 1 疗程。除具有免疫抑制作用外，还可促进血细胞的生成及释放。起效较快，但长期使用可引起神经毒性等不良反应。

（2）环磷酰胺（cyclophosphamide，CTX）　口服剂量 50 ~ 100mg/d，每周 1 次；或静脉注射 300 ~ 600mg/m$^2$，每 3 ~ 4 周 1 次。出现疗效时多在 2 ~ 6 周，如 8 周无效可停药。出现疗效后逐渐减量，维持用药 4 ~ 6 周。环磷酰胺与泼尼松有协同作用，二者可联合应用。

（3）硫唑嘌呤（依木兰）　剂量 1 ~ 4mg/(kg·d)，分 3 次口服。疗效较慢，需长期治疗。该药较为安全，可长时间维持用药。也可与泼尼松合用。

（4）环孢素 A（CsA）　口服剂量 250 ~ 500mg/d，维持剂量 50 ~ 100mg/d，可持续半年以上。不良反应包括肝肾功能损害、牙龈增生、胃肠道反应等。主要用于难治性 ITP 的治疗。

（5）霉酚酸酯（MMF）　口服剂量 0.5 ~ 1g/d，难治性 ITP 可试用。应注意中性粒细胞减少的不良反应。

（6）抗淋巴细胞球蛋白（ALG）　静脉滴注，马 ALG，剂量 7 ~ 20mg/(kg·d)，连用 4 ~ 8 天。

（7）利妥昔单抗（美罗华）　静脉滴注，剂量 375mg/m$^2$，每周 1 次，约 4 周为 1 疗程。

**3. 丙种球蛋白**　静脉注射 1g/(kg·d)，2 天为一疗程。可作为糖皮质激素或脾切除治疗无效，或脾切除术后复发，严重出血的一种急救措施。作用与封闭单核 - 吞噬细胞 Fc 受体有关。

**4. 其他**

（1）达那唑　为合成雄性激素。口服剂量 300 ~ 600mg/d。作用与免疫调节及抗雌激素有关，不良反应与雄激素效应相关。与糖皮质激素有协同作用。

（2）重组人促血小板生成素（rhTPO，特比澳）　皮下注射，剂量 300U/kg，1 次/天，连用 14 天，待血小板计数绝对值高于 $50 \times 10^9$/L 时停用。较少发生不良反应，偶有发热、肌肉酸痛、头晕等。

（3）抗 Rh（D）免疫球蛋白　从 0.1mg 剂量开始增大至 4.5mg，连用 5 天。疗程短暂，需与其他药物合用维持治疗。

（4）干扰素　用于难治性 ITP 的治疗。$3 \times 10^6$U/次，每周 3 次，连用 4 周。血小板正常后可维持给药，每周 1 次。

（5）血小板输注　成人按每次 10 ~ 20 单位补充，必要时可 3 天输注 1 次，尽量使用单采血小板，但多次输注不同相容抗原的血小板后，患者体内可产生相应的同种抗体，发生血小板输注反应，出现畏寒、发热；而输入的血小板也会迅速破坏，使治疗无效。

（6）血浆置换　每次置换 3000ml 血浆，3 ~ 5 日内连续 3 次以上，可有一定疗效。

## 六、建议

预防感冒；密切观察患者紫斑的变化，如密度、颜色、大小等；注意体温、神志及出血情况，有助于及时处理。避免外伤，出血严重者须绝对卧床休息。慢性患者可根据实际情况，适当参加锻炼。患者应保持心情愉快。饮食宜细软，如有消化道出血，应给予半流质或流质饮食；忌食烟酒辛辣刺激之物。长期使用糖皮质激素治疗时应注意肾上腺皮质功能亢进综合征、诱发或加重感染、血压增高、胃酸增多、肌肉萎缩、骨质疏松等不良反应。

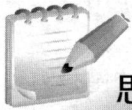

### 思考题

1. 特发性血小板减少性紫癜的处理原则是什么？
2. 特发性血小板减少性紫癜的常用治疗药物有哪些？
3. 特发性血小板减少性紫癜的主要临床表现有哪些？怎样进行诊断？

# 其他血小板疾病所致出血性疾病

## 一、概述

血栓性血小板减少性紫癜（thrombotic thrombocytopenic purpura，TTP）又称血小板血栓形成综合征，是一种较为少见的弥散性微血管血栓 - 出血综合征。TTP 可发生于各年龄段，多为 15 ~ 40 岁，女性多于男性。在我国，随着继发于其他疾病和药物的患者增多，发病率呈上升趋势，为（2 ~ 8）/100 万人口。多数 TTP 患者起病急骤，病情严重，如不及时治疗死亡率高。

根据有无明确病因，TTP 可分为原发性 TTP 和继发性 TTP。根据有无遗传背景，可分为遗传性 TTP 和获得性 TTP。多数获得性 TTP 病因不明，少数继发于药物过敏、中毒、自身免疫性疾病、肿瘤、严重感染、妊娠等。研究证实，绝大多数 TTP 患者血管性血友病因子裂解酶（ADAMTS13）缺乏或活性降低，不能正常降解超大分子 UL – vWF，而聚集的 UL – vWF 促进血小板黏附与聚集，在微血管内形成血小板血栓，使得血小板消耗性减少，继发出血。微血管管腔狭窄，红细胞破坏，进而引发受累组织器官损伤或功能障碍。研究证实遗传性 TTP 与 ADAMTS13 突变有关。

## 二、诊断要点

TTP 起病多急骤，少数起病缓慢。临床上以血小板减少性出血、微血管病性溶血、神经精神症状、肾脏损伤和发热的典型五联征表现为特征，其中出血和神经精神症状为最常见的表现。以皮肤黏膜和视网膜出血为主，严重者可发生内脏及颅内出血，其程度与血小板减少程度相关。神经精神症状可表现为头痛、失语、眩晕、惊厥、感觉异常、视力障碍、知觉障碍、定向障碍、意识紊乱、谵妄、嗜睡、昏迷和偏瘫等。微血管病性溶血表现为皮肤、巩膜黄染，尿色加深，少数有肝脾肿大。患者大多出现肾损害，但程度较轻，有轻度血尿、蛋白尿等症状。半数以上患者有发热症状。但并非所有患者都具有五联征表现，多数患者表现为血小板减少性出血、微血管病性溶血和神经精神症状的三联征。

临床主要根据特征性的五联征表现作为诊断依据。血小板减少、微血管病性溶血并伴有神经精神症状的患者应高度怀疑本病。血小板计数减少、血涂片镜检发现破碎红细胞、vWF 多聚体分析发现 UL – vWF、ADAMTS13 活性降低都有助于诊断。

TTP 在临床上需注意与溶血尿毒综合征（HUS）、弥散性血管内凝血（DIC）、Evans 综合征等疾病相鉴别。HUS 是一种主要累及肾脏的微血管疾病，儿童发病率高，有前驱感染史，神经精神症状少见，ADAMTS13 活性轻度或中度减少。DIC 凝血功能正常，纤溶活性亢进，纤维蛋白降解产物（FDP）值偏高，神经 – 精神症状少见，无严重溶血。Evans 综合征 Coombs 试验阳性，无畸形和破碎红细胞，无神经症状。

## 三、辅助检查

**1. 血常规**　有不同程度的贫血表现，为正细胞正色素性。网织红细胞明显增高，血小板计数低于 $50 \times 10^9/L$。血涂片中可见较多的畸形红细胞与红细胞碎片，亦可见巨大血小板。

**2. 骨髓象**　红系增生显著，巨核细胞数正常或增多，多数为幼稚巨核细胞，呈成熟障碍。

**3. 出凝血检查**　出血时间延长，血块收缩不佳，束臂试验阳性。一般无典型 DIC 的实验室变化。vWF 多聚体分析可见 UL – vWF。

**4. 溶血检查**　可见结合珠蛋白降低、血清胆红素升高、乳酸脱氢酶升高、血红蛋白尿等，提示有血管内溶血。

**5. 血管性血友病因子裂解酶活性检查**　ADAMTS13 活性测定在 TTP 诊断中的重要性日益受到重视。遗传性 TTP 患者 ADAMTS13 活性降低程度与疾病严重程度相关。少数获得性 TTP 患者 ADAMTS13 活性也可显著降低。

**6. 其他检查**　病理组织学检查可作为诊断辅助条件，无特异性。典型病理表现为小动脉、毛细血管中有均一性"透明样"血小板血栓，PAS 染色阳性，并含有 vWF 因子，纤维蛋白/纤维蛋白原含量极低。直接 Coombs 试验阴性。可发现抗血小板抗体、抗 CD36 抗体等。

## 四、处理原则

**1. 血浆置换疗法**　血浆置换为首选的治疗方法，使 TTP 预后大为改观。置换液应选用新鲜血浆或冷冻血浆。由于 TTP 起病急骤，病情严重，一旦高度怀疑或确诊为 TTP 时，应立即开始治疗。剂量 40～80ml/（kg·d），至少 5～7 天。一般 1～2 周治疗有效，血清乳酸脱氢酶浓度下降，血小板增高，神经系统症状恢复。

**2. 药物治疗**　获得性 TTP 患者可使用糖皮质激素、免疫抑制剂等进行治疗。具体用药方法详见"用药方案"。

**3. 脾切除**　脾脏在 TTP 发病过程中的确切作用并不清楚，但脾脏是自身抗体产生和抗原抗体复合物清除的主要场所。因此，通过脾切除术可以去除抗体产生部位。由于疗效并不十分肯定，目前较少采用，多用于其他疗法无效或多次复发者。

## 五、用药方案

**1. 糖皮质激素**　单独使用治疗效果较差，通常与血浆置换同时应用。一般开始用泼尼松 60～80mg/d，必要时增至 100～200mg/d。不能口服者也可用相应剂量的氢化可的松或地塞米松。持续治疗到病情缓解，再逐渐减量。

**2. 免疫抑制剂**　常用药物有长春新碱、环磷酰胺、硫唑嘌呤和环孢素等。TTP 患者血浆置换和药物常规治疗无效时，可考虑使用长春新碱（VCR），静脉注射每周 2mg，总量达 6～14mg 可完全缓解。另有报道认为硫唑嘌呤和环磷酰胺可用于治疗难治性 TTP。环孢素常与血浆置换同时应用。利妥昔单抗剂量为 375mg/m²，每周 1 次，约 4 周为 1 个疗程。

**3. 抗血小板药物**　抗血小板药物对部分 TTP 患者初次缓解和维持缓解起重要作用。因此，在综合治疗中常起辅助作用，在取得缓解后可用于维持治疗，一般疗程需长达 6～18 个月，停药过早易复发。单用疗效较差，常与糖皮质激素合用。

（1）双嘧达莫（dipyridamole，潘生丁）　口服量 25～50mg，3 次/天，待症状改善后，可改为 50～100mg/d，2 次分服。与阿司匹林合用时应注意调整剂量。

（2）右旋糖酐 40　静脉滴注 500ml，2 次/天，共 14 天。

## 六、建议

患者应保持心情愉快，避免外伤。病重者应绝对卧床治疗；病轻者，若出血症状轻，可以适当活动。80% 以上患者通过血浆置换治疗可长期存活。研究表明，TTP 患者 ADAMTS13 的活性是一个比较理想的预后指标，ADAMTS13 严重缺乏的患者其复发率要比非严重缺乏者高。

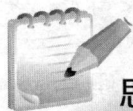

### 思考题

1. 血栓性血小板减少性紫癜的处理原则是什么？

2. 血栓性血小板减少性紫癜的常用治疗药物有哪些？

3. 血栓性血小板减少性紫癜的主要临床表现是什么？怎样进行诊断？

# 第四节　血友病

## 一、概述

凝血障碍性疾病是凝血因子缺乏或功能异常所致的出血性疾病，可大致分为先天性和获得性两类。血友病（hemophilia）则是一组由遗传性凝血酶生成障碍所引起的出血性疾病，包括血友病 A、血友病 B 和遗传性 FXI 缺乏症，其中又以血友病 A 最为常见。血友病以阳性家族史、幼年发病、活性凝血活酶生成障碍、自发或轻微创伤后出血不止为共同特征。在我国，血友病的发病率约为（5～10）/10 万人口，其中血友病 A 约占 80%，血友病 B 约占 15%，而遗传性 FXI 缺乏症极少见。

血友病 A 又称遗传性抗血友病球蛋白缺乏症或 FⅧ：C 缺乏症。FⅧ由两部分组成，即 FⅧ凝血活性部分（FⅧ：C）和 vWD 因子（vWF）。两者以复合物形式存在于血浆中，前者激活后参与 FX 的内源性激活，缺乏则引起凝血障碍及出血倾向的发生。血友病 B 又称遗传性 FIX 缺乏症。FIX 为一种单链糖蛋白，被 XIa 等激活后参与内源性 FX 的激活，缺乏亦造成凝血障碍及出血倾向。

FⅧ：C 基因位于 X 染色体长臂末端（Xq28），FIX 基因位于 X 染色体长臂末端（Xq26 - q），当其因遗传突变而出现缺陷时，使人体不能合成足量的 FⅧ：C 和 FIX，进而引发凝血障碍。血友病 A、B 均属 X 连锁隐性遗传性疾病。患病男性与正常女性婚配，子女中男性均正常，女性为传递者；正常男性与传递者女性婚配，子女中男性半数为患者，女性半数为传递者；患者男性与传递者女性婚配，所生男孩半数有血友病，所生女孩半数为血友病，半数为传递者。

## 二、诊断要点

出血为血友病的主要临床表现。血友病患者终身可有自发性或轻度外伤、手术后的出血倾向。因皮下组织、齿龈、舌、口腔黏膜等部位易于受伤，为出血多发部位。口腔底部、咽后壁、喉及颈部出血可致患者呼吸困难甚至窒息。出血轻重与血友病类型及相关因子缺乏程度有关，血友病 A 出血较重，血友病 B 出血则较轻。而按血浆中 FⅧ：C 的活性可将血友病 A 分为轻型、中型和重型。血友病 A 患者常在创伤、行走过久或运动之后引起关节出血，多见于膝关节，其次为踝、髋、肘、肩、腕关节等处，最终可致关节肿胀、僵硬、畸形，形成特征性的血友病步伐。此外，重型血友病 A 患者常发生肌肉出血和血肿。血肿压迫周围神经可致局部疼痛、麻木及肌肉萎缩；压迫血管可致相应供血部位缺血性坏死或瘀血、水肿；压迫输尿管可致排尿障碍。

血友病主要根据临床表现及实验室辅助检查结果进行诊断。①多为男性患者（女性纯合子极少见），有或无家族史，有家族史者应符合 X 连锁隐性遗传规律；②关节、肌肉、深部组织出血，有或无活动过久、用力、创伤或手术后异常出血史，严重者可见血肿及关节畸形。携带者及胎儿产前可通过 FⅧ：C、FIX 定量检查、PCR 和基因芯片等技术做出诊断,以利于优生优育。

在临床上需注意鉴别血友病 A 和血友病 B。血友病 B 临床表现基本同血友病 A,但程度较轻,可通过凝血活酶生成试验(TGT)及纠正试验,或测定 FⅧ:C 和 FⅨ 即可区别。还需注意血友病与血管性血友病相鉴别。血管性血友病为常染色体遗传性疾病,家族史调查有助于区别;另可根据出血时间延长、阿司匹林耐量试验阳性、血小板黏附率降低、vWFAg 测定等与血友病进行鉴别。

### 三、辅助检查

**1. 血常规** 一般无贫血,白细胞、血小板计数正常。

**2. 凝血检查** 束臂试验阴性,出血时间正常,凝血时间(CT)正常或延长,凝血酶原时间(PT)正常,活化部分凝血活酶时间(APTT)延长,简易凝血活酶生成试验(STGT)及 TGT 多异常。能被硫酸钡吸附正常血浆纠正者为血友病 A;能被正常血清纠正,但不被硫酸钡吸附正常血浆纠正者为血友病 B。

**3. 凝血因子活性测定** FⅧ:C 活性测定明显减少为血友病 A,分型:重型 <1%、中型 1%~5%、轻型 5%~25%。FⅨ 活性测定减少则为血友病 B。

**4. 其他检查** vWF 抗原(vWFAg)测定。基因诊断是一种有效、精确、快速的方法,主要采用 PCR 进行基因分析。

### 四、处理原则

**1. 一般治疗** 局部出血者以压迫止血治疗为主。注意减少活动,避免外伤和手术,如发生关节出血,应固定患肢。积极预防及控制感染,避免使用具有出血倾向的药物如阿司匹林等。

**2. 替代治疗** 目前血友病的治疗仍以替代治疗为主。通过补充缺失的凝血因子,将患者凝血因子水平提高到止血水平,是防治血友病出血的最重要措施。当患者 FⅧ:C 水平达到健康人的 3%~5% 时,一般不会有自发性出血,外伤或手术时才出血;但重型患者,出血频繁,需替代治疗。常用制剂有新鲜冷冻血浆、冷沉淀物、FⅧ、FⅨ 浓缩制剂、凝血酶原复合物和重组 FⅧ 等。FⅧ、FⅨ 半衰期分别为 8~12 小时和 18~30 小时,故补充 FⅧ 需连续静脉滴注或 2 次/天,而 FⅨ 1 次/天即可。对于血友病 A 患者,最低止血要求 FⅧ 水平达 20% 以上;出血严重或需做手术者应使 FⅧ 活性水平达 40% 以上。首次输入剂量 = 体重 × 预计 FⅧ 升高值(%)÷2。

(1)新鲜冷冻血浆 含所有的凝血因子,为轻型血友病 A、B 的首选治疗方法。但由于用量过多易导致血容量过大,其应用受到限制。

(2)冷沉淀物 主要含 FⅧ、vWF 及纤维蛋白原等,但 FⅧ 浓度较血浆高 5~10 倍,具有效力大而容量小的优点,适用于轻型和中型患者。冷冻干燥存于 -20℃ 以下可保存 25 天以上,室温放置 1 小时,活性丧失 50%。

(3)FⅧ、FⅨ 浓缩制剂 为冻干制品,每单位活性相当于 1ml 正常人新鲜血浆内 FⅧ 或 FⅨ 的平均活性。每输入 1U/kg,可提高患者 FⅧ 或 FⅨ 水平 2%。

(4)凝血酶原复合物 含 FX、FⅨ、FⅦ、FⅡ 等,适用于血友病 B。

(5)重组 FⅧ 药代动力学试验表明其与血浆 FⅧ 的生物半衰期极其相似,适用于血友病 A。

**3. 药物治疗**　可使用止血药物、糖皮质激素等进行治疗。具体用药方法详见"用药方案"。

**4. 手术治疗**　反复关节出血而致关节强直及严重畸形、影响正常活动者，在严格替代治疗的前提下，实行关节成型或人工关节置换术。

**5. 基因治疗**　利用载体以直接或间接的方式将 FⅧ：C、FIX 基因转入患者体内，以纠正血友病的基因缺陷。此疗法现阶段仍在研究中，已在动物实验中取得初步成功。

## 五、用药方案

**1. 止血药物**　常用药物有抗纤溶药物、促止血因子释放药物等。

（1）氨基己酸（epsilon – aminocaproic acid，EACA）　静脉滴注。初量可取 4～6g（20% 溶液）溶于 100ml 0.9% 氯化钠注射液或 5% 葡萄糖注射液中，15～30 分钟滴完，持续剂量为 1g/h。

（2）氨甲苯酸（PAMBA）　口服，成人用量 250～500mg，3 次/天；儿童（>5 岁）100～125mg，2～3 次/天。静注，100～300mg，用 0.9 氯化钠注射液或 5% 葡萄糖注射液稀释至 10～20ml，缓慢注射。

（3）去氨加压素（DDAVP）　为一种人工合成的抗利尿激素衍生物，具有抗利尿、促进血管内皮细胞释放 vWF 以稳定血小板功能及提高 FⅧ：C 水平的作用。用量 16～32μg/次，用 0.9 氯化钠注射液稀释至 50～100ml，在 15～30 分钟内静脉滴注；若效果显著，可间隔 6～12 小时重复给药 1～2 次。

**2. 糖皮质激素**　通过改善血管通透性及减少抗 FⅧ：C 抗体发挥作用。适用于反复接受 FⅧ：C 输入治疗但疗效渐差的患者。

**3. 其他**　达那唑：为合成雄性激素。剂量 300～600mg/d，顿服或分次口服。对轻、中型患者疗效较好，作用机制不明。

## 六、建议

在国外，血友病患者的家庭治疗已广泛开展。在专业医师的指导下，血友病患者及其家属应接受有关疾病的病理、生理、诊断、治疗和心理学等知识的教育。此外，由于本病尚无根治方法，因此预防更为重要。血友病出血多数与损伤有关，预防损伤是预防出血的重要措施之一。血友病患者应注意避免剧烈或易致损伤的活动、运动及工作，降低出血风险。同时，建立健全遗传咨询，严格做好婚前检查，加强婚前诊断，以减少血友病的发生。

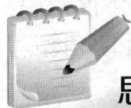

**思考题**

1. 血友病的主要临床表现是什么？怎样进行诊断？
2. 血友病的处理原则是什么？
3. 血友病的常用治疗药物有哪些？

（李成林）

**学习目标**

1. **掌握** 青光眼的分类、临床表现、处理原则与常用治疗药物。湿疹、银屑病的常用治疗药物。
2. **了解** 急性视神经炎的临床表现、处理原则。

## 第一节 青光眼

### 一、概述

青光眼（glaucoma）是一组以视神经萎缩和视野缺损为共同特征的疾病，病理性眼压增高是其主要危险因素。眼压是眼球内容物作用于眼球内壁的压力，眼压在 10 ~ 21mmHg 被认为是正常的。部分患者眼压大于 21mmHg，但并不出现视神经、视野损害，称为高眼压症（ocular hypertension），部分患者眼压在正常范围，却发生了典型青光眼视神经萎缩和视野缺损称为正常眼压青光眼（normal tension glaucoma，NTG），这说明青光眼并不总是和眼压升高有关，但高眼压是青光眼进展的危险因素。青光眼可分为原发性、先天性、外伤性和继发性四大类，而原发性青光眼又包括闭角型青光眼和开角型青光眼。

### 二、诊断要点

**1. 原发性闭角型青光眼（primary angle – closure glaucoma）** 是由于周边虹膜阻塞小梁网或小梁网产生永久性粘连，导致房水外流受阻，造成眼压升高的一类青光眼。根据眼压升高是骤然发生还是逐渐发展，又可分为急性闭角型青光眼和慢性闭角型青光眼。

（1）急性闭角型青光眼（acute angle – closure glaucoma） 典型的急性发作可分为以下六个不同的临床阶段：①临床前期：一侧眼急性发作，另一侧无任何症状，但具有前房浅、房角狭窄、虹膜膨隆等表现。在一定诱因下，如暗室试验后眼压明显升高者，也可诊断为本病的临床前期。②先兆期：表现为一过性或反复多次的小发作。患者感觉眼胀痛、视物模糊，可有虹视、眼眶酸痛、头痛和鼻根酸痛。若即刻检查可发现眼压升高至 40 mmHg 以上，此阶段持续时间较短，临床医生不易遇到，可依靠一过性发病的典型病史、特征性浅前房、窄房角等表现作出诊断。③急性发作期：表现为剧烈头痛、眼痛、畏光、流泪，视力急剧下降，可伴有恶心、呕吐等全身症状。发作时眼压急骤升高，常在 50 mmHg 以上；大发作的症状和眼部特征都很典型，房角关闭则是重要诊断依据。④间歇期：青光眼发作后，经药物治疗或休息后缓解，房角重新开放或大部分开放，小梁尚未遭受严重损害，眼压回复至正常。眼部症状基本改善，体征可部分或完全消退。⑤慢性期：急性大发作或反复小发作后，房角广泛粘连，小梁网功能遭受严重损害，眼压持续升高，眼底常可见青光眼特征性的视神经损害，并伴有视野缺损。⑥绝对期：高眼压持续过久，视神经损害严重，视力降至无光感且无法挽救。

（2）慢性闭角型青光眼（chronic angle - closure glaucoma）　由于房角粘连和眼压升高都是缓慢进展，患者多无明显自觉症状。在眼压较高时，可出现眼痛、头痛、虹视等。随着视神经损害加重，患者视力逐渐下降、视物范围变窄。诊断应根据以下几点：①周边前房浅，中央前房深度略浅或接近正常，房角中等狭窄，虹膜周边前粘连；②眼压中等度升高；③发生青光眼视神经损害，视功能检查可发现视野缺损。

**2. 原发性开角型青光眼（primary open angle glaucoma，POAG）**　病因尚不完全明确，其特点是眼压持续大于 21 mmHg，房角是开放的；眼底存在青光眼特征性视网膜视神经损害和视野损害。临床上早期开角型青光眼几乎没有症状，只有病变发展到一定阶段时，患者才有视力模糊、眼胀、头痛等感觉，晚期双眼视力都降低，会出现夜盲等现象。

由于原发性青光眼多无自觉症状，早期极易漏诊，诊断要基于眼压、眼底、视野等多因素综合分析、判断。其主要诊断指标如下。

（1）眼压　早期眼压可成波动性升高，随着病情的进展，眼压会逐渐的稳定上升。应根据具体情况观察各阶段眼压，必要时测定 24 小时内眼压。

（2）眼底　视盘凹陷进行性加深扩大，盘沿宽窄不一，尤其是上、下方盘沿变窄或局部变薄，出现视盘出血和视神经纤维层缺损等青光眼特征性视神经损害的征象。

（3）视功能　视野缺损是早期青光眼的表现，周边视力的丧失只有在疾病的晚期才出现。可出现新旁中心暗点或鼻侧阶梯状暗点，常是青光眼早期视野损害的征象。

## 三、辅助检查

早期诊断和干预是预防青光眼患者视功能严重丧失的关键措施，而先进的仪器设备辅助检查则进一步提高了青光眼的早期确诊率。例如超声生物显微镜检测技术不仅能观察房角及虹膜表面，还可以对后房形态及与前房角相关的解剖结构进行活体观察；光学相干断层呈像术（optical coherence tomography，OCT）能对视网膜神经纤维层进行定性和定量检测，更准确地反映青光眼视神经损害的程度；此外还可以利用海德堡视网膜断层扫描仪定量检测视盘形态学改变。

## 四、处理原则

**1. 原发性急性闭角型青光眼**　本病是眼科常见急症之一，应积极救治，迅速使用局部和全身药物降低眼压、开放房角，尽可能避免永久性周边虹膜前粘连产生，防止视功能进一步损害。眼压下降后及时选用激光或手术治疗。

**2. 原发性慢性闭角型青光眼**　药物治疗降低眼压，择期手术治疗。

**3. 原发性开角型青光眼**　首先采用低浓度、小剂量的药物进行治疗；单种药物不能控制眼压者，可联合用药。对于长期用药定期随访困难或眼压控制不良且视功能进行性损耗的患者，应择期进行手术治疗。

## 五、用药方案

**1. 拟副交感神经药物**　毛果芸香碱是该类代表性的缩瞳药，对于闭角型青光眼而言，用药后瞳孔括约肌收缩，瞳孔缩小，增加了房水外流，从而降低眼压，常用浓度为 1% 和 2% 滴眼液；急性发作时使用高渗剂和碳酸酐酶抑制剂，眼压有所下降后再局部频点毛果芸香碱眼液，同时联用其他局部用眼药水。对于开角型青光眼而言，毛果芸香碱可能是通过扩张巩膜静脉窦周围的小血管以及收缩睫状肌后，小梁网结构发生变化，使房水易于经小梁网渗入巩膜静脉窦中，降低眼压，因其单剂量不足以控制眼压到靶水平，因而不作为首选药物，常需与其他抗青光眼药物合用。频繁点药会经鼻泪道吸收，易产生全身毒蕈碱样的副作用，用药时应按压鼻根部以减少全身吸收。

**2. 肾上腺素受体激动药**

（1）酒石酸溴莫尼定　$\alpha_2$ 肾上腺素受体激动剂，具有双重作用机制：既减少房水生成，又能增加房水经葡萄膜巩膜途径外流。适用于开角型青光眼及高眼压症。因其可能使患者产生疲劳和倦怠，所以注意力需要高度集中的患者不建议使用，使用单胺氧化酶抑制剂治疗的患者禁用，因联合使用可能引起高血压危象。有严重心血管疾病、肝肾功能受损、精神抑郁的患者、婴幼儿及儿童慎用。

（2）地匹福林　肾上腺素前体药，在进入前房过程中转化为肾上腺素后起作用，适用于开角型青光眼。肾上腺素由于不易长期保存，因而目前不常用。0.1% 地匹福林降眼压效果可持续 12 小时。因有扩大瞳孔作用，闭角型青光眼患者慎用。高血压、严重的冠心病、心律不齐、甲亢患者禁用。

**3. β 受体阻滞剂**　此类药物通过阻断睫状体上皮内的 β 受体，抑制房水生成而降低眼压。共同特性为局部点药可引起眼压明显下降，降眼压作用长效，一般持续 12 ~ 24 小时；不引起睫状肌痉挛和瞳孔大小的变化。

（1）马来酸噻吗洛尔　非选择性的 β 受体阻滞剂，降眼压作用较强，副作用较小，适用于各类型青光眼。临床常用浓度为 0.5% 的滴眼液，婴幼儿及儿童建议使用 0.25%。该药联合缩瞳剂或碳酸酐酶抑制剂可增强降眼压效果。严重心脏病、窦性心搏徐缓、哮喘或严重的阻塞性肺疾患者禁用。

（2）盐酸左旋布诺洛尔　非选择性 β 受体阻断药，降眼压同时不伴有缩瞳作用，代谢产物双氢奈酮心胺同样具有降眼压效果。适用于各类青光眼，0.5% 溶液降压效应与噻吗洛尔相当。有 β 受体阻滞剂使用禁忌证的患者慎用。

（3）盐酸倍他洛尔　选择性 $\beta_1$ 受体阻滞剂，通过减少房水分泌降低眼压，不影响角膜的敏感性，不具有内在拟交感活性，局部使用对心脏及肺的不良反应极小。临床使用 0.25% 倍他洛尔混悬液，降眼压作用可持续 12 小时，长期治疗效果稳定，适用于慢性开角型青光眼、高眼压症。支气管哮喘，严重慢性阻塞性腹部疾病、窦性心动过缓、明显心衰、心源性休克者慎用。

**4. 碳酸酐酶抑制剂**　此类药物直接抑制睫状体上皮细胞的碳酸酐酶而减少房水生成，从而降低眼压，治疗青光眼疗效显著，是常用的降眼压药。分为口服用药和局部用药，但口服用药具有较多的全身副作用，不宜长期使用。

（1）乙酰唑胺　对各类高眼压性青光眼均有效果，是手术前应急控制眼压的有效药物。一般用于闭角型青光眼急性发作、开角型青光眼或者青光眼慢性期及各类继发性青光眼眼压高于 35 mmHg 时。乙酰唑胺盐也可做静脉注射用。由于乙酰唑胺易引起尿路结石、感觉异常、电解质平衡失调、骨髓抑制、剥脱性皮炎和肾炎等不良反应，因此不宜长期使用。肝硬化、酸中毒、肾功能不全、心力衰竭、电解质紊乱、尿路结石肾绞痛、磺胺尿结晶者、磺胺过敏者禁用，不可与高剂量阿司匹林同时服用。

（2）醋甲唑胺　药理作用与乙酰唑胺类似，因其吸收慢，排泄也慢，因而血浆中有效浓度维持时间长，主要用于对乙酰唑胺不能耐受或眼压不易控制的高眼压青光眼患者。治疗青光眼急性发作的效果较乙酰唑胺差，禁忌证同乙酰唑胺。

（3）布林佐胺　通过抑制眼组织中占优势的 2 型碳酸酐酶的活性，减少房水生成来降低眼压，可用于各类青光眼的治疗。单独使用效果不如马来酸噻吗洛尔，因此一般不作为开角型青光眼的首选药物，但是 β 受体阻滞剂使用禁忌证的青光眼患者可单独使用。布林佐胺与其他药物合用效果更佳，临床上多联合用药，几乎无配伍禁忌。最常见的不良反应是味觉异常，滴药后压迫鼻根部以及轻闭眼睛有助于减少这种不良反应。

（4）多佐胺　2% 多佐胺通过减少房水分泌降低眼压，适应证同布林佐胺，但作用更强，持续时间更长，可与其他类降眼压药物合用；禁忌证同布林佐胺。

**5. 前列腺素类衍生物**　前列腺素类药物是一类降压幅度大、效果持久、昼夜眼压波动小、严重副作用少、比较理想的降眼压药物。目前是欧美国家抗青光眼一线药物，在我国由于价格因素限制了其广泛应用。该类药物通过作用于睫状肌和巩膜 - 葡萄膜通道的基质金属蛋白酶，导致房水经巩膜 - 葡萄膜通道的外流增加而降低眼压，适用于房角开放的青光眼，对于房角广泛关闭型青光眼不宜使用。该类药物与 β 肾上腺素受体阻断剂、肾上腺素受体激动剂、α 肾上腺素受体激动剂及碳酸酐酶抑制剂联合应用，效果更好。此类药物可引起患者眼部充血及眼睛颜色改变、睫毛变化，用药前应告知患者。由于前列腺素与炎症反应相关，因而具有眼部感染史的患者及急性眼部感染的患者禁用。

（1）拉坦前列素　0.005% 拉坦前列素是第一个应用于临床的前列腺素类药物。本身是一种无活性物质，但能迅速渗透到角膜中经水解转变为拉坦前列腺酸来发挥作用。常用浓度为 0.005%，对开角型青光眼效果显著。局部用药可能发生轻中度的结膜或巩膜充血。

（2）贝美前列素　0.03% 的贝美前列素为一种合成的前列酰胺，是前列腺素结构类似物。可同时增加房水经小梁网及葡萄膜巩膜两条途径外流而降低眼内压，用于降低对其他降眼压制剂不能耐受或不够敏感的开角型青光眼及高眼压症患者的眼内压。最常见的不良反应为结膜充血、睫毛增生、眼部瘙痒。

（3）曲伏前列素　0.004% 曲伏前列素降眼压作用大，效果至少持续 24 小时，可降低眼压 7~8 mmHg。常见不良反应为眼充血。

**6. 高渗脱水剂**　全身应用高渗剂可使血浆渗透压骤然升高，眼内组织处于相对低渗状态，形成渗透梯度，将眼内的水分吸出，从而达到降眼压的目的。临床上常用的药物有甘露醇、甘油和异山梨醇，该类药物起效快，但维持时间短，因而多作临时降眼压手段。长期使用易引起电解质紊乱。

**7. 降眼压复方制剂**

（1）拉坦噻吗　本品含有两种成分：拉坦前列素和噻吗洛尔。适用于开角型青光眼和高眼压症患者、β 受体阻滞剂局部治疗效果不佳者。

（2）噻吗洛尔·毛果芸香碱　噻吗洛尔能抑制房水生成，毛果芸香碱能促进房水流出，两者的双重作用，可明显降低眼压。禁用于心功能不全、心动过缓或房室传导阻滞、哮喘或重度阻塞性肺疾患、急性虹膜炎、角膜损伤患者。

## 六、建议

情绪激动、暴饮暴食、失眠以及劳累等等都是青光眼常见的诱因，因而青光眼患者应当保持乐观的心情，保证充足的睡眠，避免劳累，多食清淡、高蛋白、高维生素的饮食，禁辛辣、烟、酒、茶等易导致眼压升高的食物。

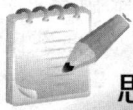

**思考题**

急性闭角型青光眼有哪些临床表现？治疗药物有哪几类，机制有何不同？

# 第二节　急性视神经炎

## 一、概述

急性视神经炎（acute optic neuritis，AON）是指眼球内段视神经炎，或称视乳头炎。常突然发病，其主要表现为急性或亚急性视力下降，视力障碍严重，多累及双眼，亦可先后发病。多见儿童或青壮年发病，经治疗一般预后好。很多疾病可引起急性视神经炎，常见于急性或慢性传染病，也可继发于眼眶、鼻窦、牙齿炎症或由于葡萄膜炎蔓延引起。但仍有约半数或较多病例不易查出病因，可能与变态反应有关。

## 二、诊断要点

急性视神经炎临床表现为多数双眼同时发病，视力急剧减退，1~2 天内可降至手动或无光感，早期有前额部疼痛、眼球及眼球深部痛。瞳孔常散大，单眼者直接对光反射迟钝或消失，间接对光反射存在，相对性传入性瞳孔反应缺陷阳性；双眼黑矇者，瞳孔散大，直接或间接对光反应消失。眼底检查可见视盘潮红和表面浑浊，系视盘表面毛细血管扩张及视神经纤维肿胀所致。视盘轻微水肿、边界模糊，视网膜静脉扩张，可有小出血。临床可根据视力、眼底及视野、瞳孔，特别是相对性传入性瞳孔反应缺陷等改变确诊，不能仅凭视力及眼底改变诊断，必须要有两项客观指标，视盘充血及边界模糊需与高度远视的视盘改变相鉴别。

## 三、辅助检查

视神经炎临床上诊断除根据病史、视力和眼底检查外，还要依据一些辅助检查手段，如视觉诱发动作电位（VEP）和磁共振成像（MRI）。VEP 能提示视觉径路的阻滞，反映的是一种功能的改变，而 MRI 不仅能清楚显示视神经形态的改变，还能显示病变部位的炎症水肿和脱髓鞘等。

## 四、处理原则

（1）病因治疗　与相关科室合作，积极寻找病因。

（2）使用糖皮质激素　对于急性病例，当病因不明确时，为保护视力，可考虑使用糖皮质激素治疗；对于有明确感染症状和体征的急性视神经炎必须在使用抗感染药物的基础上使用糖皮质激素。严重病例可采用大剂量糖皮质激素冲击疗法；由于可能加速视神经萎缩，不推荐球后注射糖皮质激素进行治疗。

（3）大量补充 B 族维生素。

（4）静脉滴注血管扩张药，改善微循环。

## 五、用药方案

**1. 糖皮质激素**　眼内通透性良好，主要利用其抗炎、抗免疫作用治疗急性视神经炎。大剂量应用糖皮质激素能迅速减轻炎症和水肿，改善视神经的轴浆流，从而恢复视神经的功能。糖皮质激素治疗视神经炎的机制是：①阻断磷脂 – 花生烯酸的代谢，减轻视神经的炎症。②支持能量代谢，保护微循环，有利于 $Ca^{2+}$ 和其他有害物质的转运。大剂量糖皮质激素短期冲击疗法首选甲泼尼龙 1000 mg 加入 5% 葡萄糖溶液静脉滴注，每天 1 次，连用 3 天，后改为口服泼尼松 1 mg/（kg·d），11 天后分 4 天逐渐减量停用。糖皮质激素治疗视神经炎的副作用有：睡眠紊乱、中度的情绪变化、消化道不适、患者感染症状及体重增加及反跳现象等。现认为静脉内大剂量冲击疗法的副作用要较正常剂量的副作用少。

**2. 维生素 $B_1$**　维生素 $B_1$ 能抑制胆碱酯酶的活性，当其缺乏时胆碱酯酶活性增强，乙酰胆碱水解加速，致神经冲动传导障碍，表现为视神经炎。治疗急性视神经炎，临床上常肌内注射 100 mg/次，每天 1 次进行治疗。大剂量肌内注射时，需注意过敏反应，表现为吞咽困难，皮肤瘙痒，面、唇、眼睑水肿等。

**3. 烟酸**　烟酸有扩张外周血管，改善眼部微循环的作用，治疗急性视神经炎时常口服 50～100 mg，每天 3 次（饭后服用）。常见皮肤潮红和瘙痒等不良反应，糖尿病、青光眼、痛风、肝病等患者慎用。溃疡病患者禁用。

## 六、建议

临床上诊断视神经炎时一定要注意和一些类似眼底表现的疾病（例如缺血性视神经病变、颅内肿瘤）的鉴别诊断。接诊患者尽可能详细询问病史、全身情况、家族史等，接诊过程中多借助一些眼科特殊检查等等。

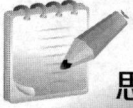

急性视神经炎的处理原则有哪些？

# 第三节 湿疹

## 一、概述

湿疹是一种具有多形性皮损和明显渗出倾向的过敏性皮肤炎症反应。以发红、水肿、瘙痒和发干为表征，可伴有结痂、剥落、起泡、开裂和渗血。发病原因不明，饮食、环境、气候等因素可诱导该病发生，过敏性体质也可能与之有关。

## 二、诊断要点

湿疹的主要特点是瘙痒剧烈，呈现红斑、丘疱疹、水疱、脱屑等皮损表现，对称分布，有渗出倾向，易反复发作，可多年不愈。湿疹可发于任何部位，但急性湿疹常发于面部、耳部等暴露部位，慢性湿疹常发于肛周、肘窝等褶皱部位，前臂、小腿等处可见急、慢性湿疹。一些湿疹因表现部位或病理形态特殊而命名，如肛周湿疹、小腿湿疹及钱币状湿疹等。湿疹根据皮损多形性特点有以下 3 型。

（1）急性湿疹 瘙痒剧烈，常因抓挠烫洗而加重病情。皮损呈多形性、对称性、红斑、丘疱疹或水疱通常密集成片，周围散在小丘疹、丘疱疹，常伴渗出、糜烂、结痂，若继发感染，可出现脓疱或脓痂。反复发作可转为亚急性或慢性湿疹。

（2）亚急性湿疹 相比于急性期，症状减轻，仍有较剧烈瘙痒。皮损以丘疹，结痂和鳞屑为主，仅有少数丘疱疹或水疱，糜烂渗出减少，皮损颜色可变暗。在此期间，暴露于新的刺激或处理不当会引起急性发作，经久不愈会转成慢性湿疹。

（3）慢性湿疹 常由急性、亚急性湿疹反复发作转变而来，但也有一发病便是慢性。表现为苔藓样病变，皮肤浸润、肥厚，表面粗糙。皮损多为局限性斑块，常融合成片，呈暗红或棕红色斑，边界清晰。病程可长达数月或数年，有时可见急性发作，出现水疱、渗出、结痂等急性损害。

## 三、辅助检查

湿疹的诊断主要根据临床表现，必要时需要结合实验室检查或组织病理学检查。

## 四、处理原则

（1）药物以对症治疗，止痒，抗过敏为主。

（2）尽量寻明致敏原并隔离，禁酒及辛辣刺激食物，避免过度劳累、紧张及用手抓挠皮损部位。

（3）注意皮肤卫生，避免热水和肥皂水烫洗。

## 五、用药方案

### （一）全身用药

主要通过抑制变态反应，对抗组胺的作用来治疗湿疹。口服抗组胺药物，主要用于控制血管渗出，减少血管水肿，与某些麻醉剂结构相似的抗组胺药有止痛止痒作用，必要时可 2 种配合和交替使用。由于糖皮质激素的副作用较多，仅在病情严重时才考虑使用，病情缓解后应逐渐减量。糖皮质激素使用无效或耐药时，可酌情使用免疫抑制剂。

**1. 第一代 $H_1$ 受体拮抗剂**　作用于 $H_1$ 受体，可竞争性阻断组胺对平滑肌作用。有抗胆碱作用，具有镇静作用的，常在晚上服用，通过催眠达到止痒效果。

（1）氯苯那敏　镇静作用较异丙嗪弱，中枢抑制作用较苯海拉明轻。口服：成人 4 ~ 8 mg/次，每日 3 次。小儿和老人反应敏感，应减少剂量。该药可诱发癫痫，故禁用于癫痫患者。哺乳期妇女、孕妇慎用，避免出现致畸作用。新生儿、早产儿、青光眼、高血压、甲亢、前列腺肥大患者及驾驶机动车辆和高空作业患者慎用。不良反应有口干、眩晕、恶心、嗜睡、心悸；偶见皮肤淤斑，出血倾向。

（2）苯海拉明　有与组胺结构相近的乙胺基团，从而竞争性拮抗 $H_1$ 受体。心血管病、甲亢、青光眼患者慎用。早期妊娠妇女、哺乳期妇女、新生儿及早产儿、肌无力患者禁用。常见不良反应：头晕、嗜睡、恶心呕吐、共济失调；偶见过敏性皮疹、胸闷、肌张力障碍。

**2. 赛庚啶**　选择性阻断 5 - 羟色胺受体，并可阻断 $H_1$ 受体，具有较弱的抗胆碱作用。孕妇、新生儿、青光眼、前列腺肥大、幽门梗阻及尿潴留患者忌用。驾驶员及高空作业者、老人和新生儿慎用。不良反应：口干、恶心、头晕、嗜睡。

**3. 酮替芬**　具有稳定肥大细胞细胞膜和抗组胺 $H_1$ 受体双重作用，抗过敏作用很强。孕妇、哺乳期妇女、驾驶员及高空作业者慎用。常见嗜睡、倦怠、口干、胃肠道不适等不良反应，偶见头痛、头晕、迟钝以及体重增加。也可引发过敏反应，主要表现为皮疹瘙痒、局部皮肤水肿等，如遇此情况应及时停药。

**4. 第二代 $H_1$ 受体拮抗剂**　为非镇静抗组胺药，不易通过血脑屏障，故中枢抑制作用较轻，无嗜睡作用。与一代 $H_1$ 受体拮抗剂相比优点在于：口服吸收快，作用时间长；作用在外周神经的 $H_1$ 受体，且特异性高；较小或无抗胆碱作用。常用的药物有阿司咪唑、氯雷他定、左旋西替利嗪以及特非那定。

**5. 抗生素**　用于急性炎症期伴继发性感染者。多用大环内酯类，有抗菌抗炎作用，可速效缓解炎症反应，并治疗细菌在皮肤上繁殖，以免加重炎症。

**6. 糖皮质激素**　急性发作期，病情严重、一般治疗无效时的患者可短期服用。抗炎止痒及减少渗出作用较快，但停药后很快发作，不良反应较多，原则上不用或尽量少用。应用时需监测不良反应。

**7. 非特异性脱敏剂**

（1）葡萄糖酸钙　可降低毛细血管和淋巴毛细血管的渗透性，作用于交感神经系统使血管收缩，因此可在皮肤科作为抗炎、抗过敏、镇静止痒剂。钙含量低于氯化钙，对组织刺激性较小，注射比氯化钙安全。葡萄糖酸钙既可以口服给药，也可以缓慢静脉注射。静脉注射可能会有发热感，注意勿渗出血管外，以免造成组织坏死，应用强心剂期间禁止注射钙剂。

（2）10%硫代硫酸钠　抗过敏和解毒作用，10%硫代硫酸钠 10 ml 加 5%～10% 葡萄糖 20 ml，加维生素 C 1.0～2.0 g，每日静脉缓慢推注 1 次。

**8. 免疫抑制剂**　环孢素、巯唑嘌呤、环磷酰胺可用于严重慢性湿疹，系统性使用糖皮质激素无效或不耐受时，试用可有一定疗效。

### （二）局部外用药

**1. 急性期多用洗液控制炎症**

（1）3%硼酸溶液　可用于急性湿疹有渗出者。冲洗或湿敷，湿敷时，用 6～8 层纱布浸于该药品冷溶液中，轻挤压后，敷于患处，5～10 分钟后更换，连续使用 1 小时，每日重复 4 次。偶有轻微刺激，大面积使用吸收后可发生急性中毒。

（2）0.1%雷夫奴尔液　小面积轻度外伤创面及感染创面的消毒外用，洗涤或涂抹患处。偶见皮肤刺激如烧灼感，或过敏反应如皮疹、瘙痒等。

（3）高锰酸钾溶液：用于急性期有渗出者，1∶8000 稀释后外用湿敷。大面积使用有一定毒性。

（4）炉甘石洗剂：炉甘石、氧化锌和甘油混合所得的混合液。用时摇匀，用于无渗出者局部涂擦，每日 2～3 次。

**2. 亚急性期多选用油剂、糊剂等进行治疗**

（1）1%～5%煤焦油　烟煤干馏的副产品，含苯酚。有轻度兴奋和刺激作用，刺激基底细胞增殖，加速形成正常角质。

（2）2%～5%黑豆馏油　主要用于亚急性患者，有抗炎、止痒、防腐、抗菌、收敛、促吸收的作用，对于经常抓挠部位可给予包封。

（3）2%～5%糠馏油　有促使角质新生及止痒、消炎、收敛等作用。

（4）氧化锌油剂或糊剂　可用于渗出较少者，有保护、收敛、吸湿的作用。

**3. 慢性期可用糖皮质激素软膏或搽剂**

（1）糖皮质激素类　外用疗效肯定，对各种类型湿疹均有效。长期使用会产生色素沉着，皮肤萎缩，皮肤毛细血管扩张，易产生依赖性。强效制剂连续使用不超过 2 周，不应在皮肤薄嫩处使用。老人、儿童不宜大面积使用。面部和生殖器部位慎用，可用氢化可的松或 0.1%糠酸莫米松霜。对于手足部位的疱疹可选用中效糖皮质激素。

（2）醋酸曲安奈德软膏　复方制剂，抗炎强度为氢化可的松的 5～20 倍，且抗炎作用和抗过敏作用强、较持久，水钠潴留作用较强。可用于伴有真菌感染或有真菌感染倾向的湿疹，治疗疗程一般不超过 4 周，长期使用可致皮肤萎缩、毛细血管扩张，也可引起酒渣样皮炎、口周皮炎。皮肤结核、梅毒或病毒感染者禁用，偶可引起局部刺激和过敏反应。

（3）曲安西龙尿素软膏　促进角质层吸收水分，软化角质层，促进药物经皮吸收。高浓度（大于 20%）时有抗菌、溶解角质作用。用于苔藓化范围小的皮损。

**4. 非甾体抗炎药**

（1）丁苯羟酸霜　其消炎、镇痛疗效与保泰松相似。外用可在局部组织达到较高浓度，而很少进入体循环。5%软膏或霜剂可用来治疗各种皮肤病、瘙痒。使用霜剂可能产生局部疼痛及烧灼感，也可引起过敏性皮炎及接触性皮炎。

（2）乙氧苯柳胺软膏　可抑制炎症介质引起的皮肤毛细血管通透性增加，抑制炎性肿胀和炎性增殖过程中的肉芽组织增生，对Ⅰ型、Ⅳ型变态反应具有抑制作用。个别患者可出现局部痒、红、灼热、脱屑以及接触性皮炎等。

**5. 免疫调节剂**

（1）他克莫司软膏　大环内酯类衍生物，适用于各种中、重度湿疹。成人可使用0.03%和0.1%的他克莫司软膏，儿童只用0.03%他克莫司软膏。本品应采用能控制特异性皮炎症状和体征的最小量，当这些症状和体征消失时应停止使用。

（2）匹美克莫司乳膏　可选择性地抑制前炎症细胞因子的产生和释放。适用于轻中度湿疹。常见用药局部反应有刺激、瘙痒、红斑、皮肤感染。

## 六、建议

小范围顽固性局部性损害可使用浅层 X 线放射治疗，放射性核素磷、锶敷贴，局部封闭，$CO_2$激光等疗法。

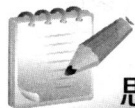

**思考题**

湿疹的主要特征有哪些？针对湿疹各期的局部用药分别有什么不同？

# 第四节　银屑病

## 一、概述

银屑病俗称牛皮癣，是一种慢性炎症性皮肤病。以红斑、鳞屑为主要特点。该病发病以青壮年为主，男性多于女性，北方多于南方，城市高于农村。银屑病病因尚未明确，目前认为是一种多基因的遗传相关疾病。一些环境因素及感染、精神创伤、内分泌失调等导致人体免疫状态异常的因素均可引起银屑病的发生。

## 二、诊断要点

红色斑疹，丘疹或斑块，上面覆有多层银白色鳞片。全身均可发病，以头皮，四肢伸侧较为常见，多在冬季加重。病程较长，易复发，有的病例几乎终生不愈。

根据临床表现，可将银屑病分为四种。

（1）寻常型银屑病　初期损害为红色丘疹，边界清晰，覆盖银白色鳞片。鳞屑易刮除，刮除后呈发亮的淡红色薄膜，轻刮薄膜可见针尖样点状出血（Asupitz 征）。皮损可呈回状、环状、疣状、点滴状或泛发性，且指甲可发生病变。

（2）脓疱型银屑病　包括泛发型脓疱银屑病、掌跖型脓疱银屑病。泛发型脓疱银屑病以红斑及无菌性脓疱为主要表现，掌跖型脓疱银屑病以掌跖部位无菌性脓疱间有黄褐色斑点为特征，也可见富有鳞屑的红斑。

（3）关节病型银屑病　5%～30%的银屑病病人可发生银屑病关节炎，少部分病人关节炎症状先于皮损病变出现。银屑病关节炎出现一个重要标志是侵蚀性改变。一般分为：单一和不对称的关节炎、远端指（趾）间关节炎、类风湿关节炎样表现、残毁型关节炎、脊柱炎和骶髂关节炎。

（4）红皮病型银屑病　以泛发红斑和鳞屑为特征，皮损几乎覆盖全身。面部常不受累，指甲可呈油滴状，点状凹陷、指甲分离等病变。发展成红皮病后，银屑病的典型皮损消失，可能会出现播散性无菌性角质层下脓疱。

## 三、辅助检查

典型银屑病的诊断并不困难，但不典型的银屑病诊断较为困难。临床医生在首诊中，应当仔细询问疾病的发生、发展及治疗的经过，必要时可借助皮肤镜技术、皮肤三维 CT 以及激光共聚焦显微镜技术进行诊断。

## 四、处理原则

依据病情发展，分别对症治疗。避免接触一切可能诱因，防止病情反复发作。避免饮酒，禁食辛辣刺激食物，禁用刺激性强的药物和热水肥皂洗浴。

## 五、用药方案

目前治疗多采用联合疗法、交替疗法、序贯和间歇疗法等，以减轻需长期用药患者的不良反应。对新发的面积不大的皮损，尽可能采用外用药。

### （一）全身治疗药物

**1. 维 A 酸类**　结构与功能和维 A 酸类似，主要通过细胞内核受体调节基因转录，对细胞分化增殖，免疫系统及胚胎发育发挥多重作用。

（1）阿维 A 酸　对各类银屑病均有效，是治疗肢端或泛发型脓疱型银屑病一线药物。单用即可迅速消退局限性、泛发性脓疱型银屑病及红皮病的皮损。完全清除银屑病皮损需联合应用外用皮质激素、外用维生素 D 衍生物、蒽林或光化学治疗等。阿维 A 酸是阿维 A 酯主要代谢成分和药理活性物质，与阿维 A 酯作用相似，但亲脂性弱于阿维 A 酯，故结合脂蛋白和白蛋白作用较弱。阿维 A 酸与酒精作用可发生再酯化生成阿维 A 酯，储存于皮下脂肪缓慢释放，故阿维 A 酸的治疗性避孕期为 3 年。所有女性在治疗期间及治疗后两个月应避免酒精摄入。

（2）阿维 A 酯（依替曲酯）　第二代维 A 酸类药物，用于治疗全身性脓疱型银屑病、掌跖型脓疱银屑病和红皮病型银屑病等重型银屑病，对慢性顽固性斑块状银屑病也有很好疗效。阿维 A 酯可以抑制上皮组织角化、增生和分化，因而治疗增生性、角质化过度皮肤病有较好疗效。治疗性避孕期为 2 年。

**2. 免疫抑制剂**　常用的免疫抑制剂大多是非特异性的，对正常和异常的免疫反应均呈抑制作用，也可抑制细胞增殖。因副作用较大，应严格控制其使用。

（1）甲氨蝶呤　叶酸类似物，竞争性抑制二氢叶酸还原酶，使 DNA 的生物合成受阻，主要作用于细胞周期的 S 期，抑制细胞增殖。不良反应为骨髓抑制，还可引起严重的黏膜炎症如溃疡性胃炎、出血性肠炎甚至肠穿孔。大剂量出现恶心、脱发等，有肝肾毒性。故肝肾功能异常、贫血、感染者禁用。

（2）羟基脲　主要用于顽固性和脓疱型银屑病。该药通过干扰 DNA 合成，选择性杀伤 S 期细胞来抑制表皮更换周期或抗淋巴增殖而起效。对寻常型银屑病和脓疱型银屑病治疗效果相似，对红皮病型银屑病和点滴状银屑病也有疗效，对关节型银屑病基本无效。由于避免了甲氨蝶呤的肝毒性和环孢素肾毒性，所以可在这些药物禁忌时替代使用。该药仅用于控制病情，不宜长期使用，主要不良反应为骨髓抑制、轻度消化道反应、致畸。

（3）环孢素　环孢素主要抑制 T 淋巴细胞，降低各种炎症因子的产生。常用于治疗其他治疗失败和不能耐受的银屑病。最常见不良反应是肾毒性，可用甘露醇预防。可见一过性肝损害、高血压、继发性感染、厌食、嗜睡、恶心、腹泻等症状。

（4）他克莫司　大环内酯类抗生素，其机制与环孢素类似，但免疫抑制作用是环孢素的 10 ~ 100 倍。具有高效及肝肾毒性低的特点。同时给予环孢素及本药可能会延长环孢素的半衰期，并且产生毒性作用。

### （二）局部治疗药物

急性期需用温和制剂及糖皮质激素缓解控制病情，稳定期及消退期可用作用较强的制剂。

**1. 焦油制剂**　2% ~ 10% 煤焦油、松焦油、黑豆馏油、糠馏油软膏有杀菌抗炎止痒作用，可减少银屑病皮损厚度。由于具有光敏性，因而与紫外疗法相结合效果更好。该类药物可能会引起色素沉着、刺激性皮炎、红斑、毛囊炎等。

**2. 蒽林**　局部抗增殖剂，确切机制目前尚不明确，已知具有细胞毒性，可抑制线粒体呼吸和细胞生长。蒽林软膏或糊剂从 0.05% ~ 0.1% 的浓度随着刺激耐受性增高而在数周内缓慢增加至 2%，至斑块消失。过量使用可引起刺激性皮炎。由于蒽林会对正常皮肤产生刺激，所以可结合糖皮质激素局部使用以减少刺激。

**3. 0.1% 异维 A 酸**　是维生素 A 代谢中出现的天然生理性物质，与维 A 酸为可相互转化的异构体。但异维 A 酸的半衰期是 20 小时，是维 A 酸的 20 倍。与维生素 A 不同，其不储存于肝脏及脂肪。使用 4 ~ 6 周可减轻红斑、浸润、脱屑，可与强效糖皮质激素或紫外疗法联用。

**4. 糖皮质激素**　一般至少需用中效糖皮质激素才能有效改善或消除皮损。强效糖皮质激素禁用于面部、腋下、腹股沟或褶皱部位。强效制剂短期使用可采用单一包封疗法、间歇冲击疗法或与蒽林、焦油、水杨酸等联用。

**5. 卡泊三醇**　维生素 $D_3$ 类似物，可抑制角质细胞增殖达到治疗银屑病的目的。主要副作用是应用部位的针刺感、灼烧感和刺激性。与强超效糖皮质激素联用具有协同效应，并可减少各自不良反应。

**6. 免疫抑制剂**

（1）他扎罗汀　第三代外用维 A 酸药物，是一前体药物，可由皮肤脂酶快速转化为活性产物，对轻中度银屑病有良好的疗效。他扎罗汀凝胶可使斑块厚度变薄，作用效果与醋酸氟氢松乳膏相近，但停止用药后，他扎罗汀凝胶的复发概率明显小于醋酸氟轻松乳膏。该药高浓度起效快，但持续时间短，因此用药时可先用高浓度快速起效，再用低浓度长时间维持。不良反应为轻、中度刺激，如红斑、瘙痒、刺痛。孕妇禁用，育龄期妇女慎用。

（2）他克莫司　0.03%和0.1%他克莫司软膏适用于成人和儿童，儿童只用0.03%他克莫司软膏。在患处皮肤涂上一薄层，一天2次。

**7. 其他药物**　5%水杨酸白降汞软膏、5%～10%硫黄软膏、0.005%～0.1%芥子气软膏、5-FU软膏、0.1%博来霉素、喜树碱等。

## 六、建议

由于银屑病的发病过程中给病人带来极大的身体和精神上的困扰，所以建议以"健康为中心"对待病人，注意药物副作用以及病人的精神和生理整体状况。

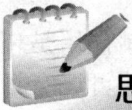

**思考题**

银屑病治疗方法主要有哪几类？各有什么优缺点？

（谢松强）

# 第一节 细菌、真菌感染和性传播性疾病概述

## 一、概述

细菌、真菌感染和性传播性疾病是指由革兰染色阳性和阴性细菌等致病菌或条件致病菌侵入血循环中生长繁殖，产生的外毒素和内毒素引起的急慢性局部或全身性感染，临床上以寒战、高热、皮疹、关节痛及肝脾肿大为特征。

临床常根据病原菌感染的发生率和致病机制的相似性分为非特异性感染（一般性感染）和特异性感染。最常见的化脓性感染称为一般性感染，其他的感染为特异性感染。一般性感染占外科感染的大多数，常见的致病菌有金葡菌、乙型溶血性链球菌、大肠埃希菌、变形杆菌、铜绿假单胞菌等，可以由单一病菌，也可以由几种病菌共同感染致病（称多菌感染）。特异性感染是指上述一般性感染的病菌以外的细菌、真菌等所引起，常见的如结核杆菌；伤口可能感染的如破伤风梭菌、产气荚膜梭菌；人体抵抗力低下时可能感染的如白念珠菌、新型隐球菌等。此类感染的病菌各有不同的致病作用可相应引起比较独特的病变。

细菌性感染的过程多由局部感染开始，逐步发展到全身性感染，因此按照部位可划分为局部和全身性感染。但因局部感染可合并高热、白细胞增多、呼吸增快等全身性感染的临床表现，其与全身性感染难于绝对划分，也可以是二者并存，如胆源性败血症。局部感染是致病菌侵入宿主后，局限在一定部位生长繁殖引起病变的一种感染类型，可以发生在消化系统、泌尿系统、神经系统等全身器官组织。因各系统器官有各自的感染后表现和治疗的特殊性，在各系统的在以下章节均有描述。全身性感染是感染发生后致病菌或其毒性代谢产物向全身播撒引起全身性症状的一种感染类型。

## 二、细菌、真菌感染和性传播性疾病的发病机制

细菌、真菌感染和性传播性疾病的发生通常是细菌数量和毒力超过宿主的防御能

力并繁殖生长引起机体免疫病理反应，导致组织、器官等损伤，生理功能紊乱，并出现一系列的临床症状和体征。宿主与致病菌的相互作用，感染在宿主机体发生、发展及转归的过程，即感染过程的表现形式可因人而异，可见宿主的防御与潜在的致病菌的相互作用十分复杂，该过程受到诸多因素的影响，一般认为细菌、感染局部和病人的全身情况是最为关键的三个因素。从宿主与病原菌的相互关系研究细菌感染是阐明发病机制和临床过程等应遵循的基本原则。

**1. 细菌因素**　细菌在伤口的附着和生长是感染的必要前提，细菌的种类和数量在感染的发生中起决定作用，能否引起感染受细菌毒力的影响，细菌毒力的大小取决于细菌的种类、菌株、数量、繁殖速度和毒素的性质。混合感染时，细菌之间可出现协同作用，例如，需氧菌的存在常有利于厌氧菌的繁殖，使感染加重；溶血性金葡菌和微量嗜氧链球菌一起能引起进展性协同性坏疽等。构成细菌毒力的物质是侵袭力和毒素。细菌的侵袭力包括荚膜、黏附素和侵袭性物质，侵袭力越强的细菌抵抗免疫细胞吞噬和消化能力、细菌在感染部位定植能力和扩散的能力越强，如肺炎克雷伯菌有荚膜，金葡菌有黏附素及 A 群链球菌分泌的其他侵袭性物质透明质酸酶、链激酶和链道酶等。细菌的毒素按照其来源、性质和作用等不同，可以分为外和内毒素。外毒素产生菌主要是革兰阳性菌如破伤风梭菌、产气荚膜梭菌、A 群链球菌、金葡菌等；一些革兰阴性菌如大肠埃希菌和铜绿假单胞菌等。内毒素是革兰阴性菌胞壁中的脂多糖，只有当细菌死亡裂解或用人工方法破坏菌体后才释放出来。

**2. 感染局部因素**　局部抵抗力与受累组织的结构、部位和血液供应情况有关。头颈部组织的血液供应良好，所以感染容易被控制。下肢和臀部脂肪肌肉较多，损伤后容易发生感染。伤口的大小、深浅、有无异物、血肿，无效腔、坏死组织和血管的血栓形成等，对局部抵抗力都可能产生一定的影响。

**3. 病人的全身情况**　全身抵抗力与年龄、营养、一般情况有关。婴幼儿和老年人患细菌、真菌感染和性传播性疾病较中青年普遍，另一种条件性感染除了与人体抵抗力低下相关，同时与病菌的抗耐药相关。在用某种广谱或联合的抗菌药物治疗过程中，原来的病菌被制止，但耐药的金葡菌、难辨梭菌或白色念珠菌等大量繁殖，致使病情加重，这种情况称为二重感染或菌群交替症。

## 三、细菌、真菌感染和性传播性疾病的治疗

**1. 抗菌治疗**　细菌、真菌感染和性传播性疾病的根本措施在于有针对性地进行抗菌治疗。那么，明确细菌、真菌感染和性传播性疾病的细菌类型是极为重要的。因此，在细菌、真菌感染和性传播性疾病的发展早期，特别是在应用抗菌药物之前，及时准确地进行标本采集和送检。在确认感染细菌的基础上，进一步通过体外药物敏感试验了解细菌的药物敏感情况，从而保证抗菌药物选用的合理有效。

鉴于初期诊断细菌类型需要一定的时间，所以在感染细菌类型确诊之前，临床医师可采取经验性用药，即根据感染症状、部位，凭借临床经验对患者疾病进行基本准确地判断，从而选择合适的抗菌药物治疗，往往可及早控制病情。

**2. 病灶处理**　应用抗菌药物治疗是控制细菌、真菌感染和性传播性疾病的核心，且对病灶的恰当处理也具有十分重要的意义。彻底及时的对病灶部位进行引流可大大

增强抗菌药物的效果，产生协同治疗效应。某些细菌、真菌感染和性传播性疾病以清除病灶为主，如病灶性扁桃体炎、化脓性鼻窦炎、中耳炎等。顽固的内源性哮喘可能在清除了某一化脓性病灶后不再发作；肾小球肾炎的病变也可能在清除了有关病灶后停止发展。"病灶清除术"如治疗脊柱结核病灶的手术处理、脓肿的切开引流、坏死组织的清除以及破伤风伤口的清创等。

**3. 对症支持治疗** 绝大多数细菌、真菌感染和性传播性疾病都是急性起病、病情发展快，临床表现复杂，随时都有可能出现新的变化。当感染性疾病病情严重时，常常会直接威胁到患者的生命，这些疾病包括感染性休克、昏迷等。此时对病原菌的治疗往往不能及时有效的控制病情挽救生命，因此对症治疗可以为病原菌的治疗争取到宝贵的时间，保证患者生命体征的正常。对细菌、真菌感染和性传播性疾病的合理有效的对症治疗，不仅可以促进患者的恢复而且减轻了患者的痛苦。

发热为细菌感染性疾病最常见的症状，是机体对病原体的一种生理防御反应。降温的方法通常以物理降温为主，如冷敷、冰敷、温水或乙醇擦拭、冷盐水灌肠以及降低室温等，发热较高时可辅以药物降温，降温药物种类较多，如复方阿司匹林等。另外，出血是很多感染性疾病的常见症状和体征，因此需要防止出血倾向。化脓性脑膜炎患者抽搐可给予抗癫痫治疗，并控制脑水肿，降低颅内压等；呼吸困难者给予吸氧，及早气管切开，给予人工呼吸等措施是抢救的关键。

**4. 基础疾病的治疗** 近年来细菌、真菌感染和性传播性疾病的细菌谱越来越广泛，逐步扩大了细菌、真菌感染和性传播性疾病的范围，并且细菌、真菌感染和性传播性疾病的患者也发生了变化，从原先的健康人群扩大到了原有基础疾病患者的复发。医院感染更是以原有基础疾病的患者为主要对象，随着抗生素的广泛使用，感染的细菌以耐药菌株及众多的条件致病菌为主。原有基础疾病的患者往往自身免疫力薄弱，故常常会感染自身内源性的细菌。由于耐药菌株的出现，使得该类疾病的治疗难度更大，一般在适当控制其基础疾病后，通过护理以及营养支持等手段增强患者的正常免疫功能，从而促进细菌、真菌感染和性传播性疾病的恢复。在临床上，各种免疫功能缺陷或低下的患者是细菌、真菌感染和性传播性疾病的易发人群。

**5. 抗菌药物合理应用原则** 抗菌药物特别是抗生素的出现为临床细菌、真菌感染和性传播性疾病的治疗提供了强有力的保障。在其强大疗效的背后，不合理应用导致的不良反应显得越来越不容忽视。为提高细菌性感染的抗菌治疗水平，保障患者用药安全及减少细菌耐药性，抗菌药的合理应用是非常关键的环节。

（1）尽早明确细菌类型 根据患者的症状、体征，或者在患者出现症状之前，尽早从患者感染部位、血、尿、痰液等取样培养分离病原菌，并进行体外抗菌药物敏感试验，从而有针对性地选用抗菌药物。检测标本的采集是提高阳性率的关键，直接影响到对疾病的诊断和治疗。检验结果的正确与否又与标本的采集质量和是否及时密切相关，留取标本愈早，阳性率愈高，有的需在刚入院未用药前采集；由真菌、结核分枝杆菌、螺旋体、支原体、衣原体、立克次体及部分原虫等病原微生物所致的感染也有指征应用抗菌药物。缺乏细菌及上述病原微生物感染的证据、诊断不能成立者和病毒性感染者均没有指征应用抗菌药物。

（2）按适应证选药 各种抗菌药物具有不同的抗菌谱，即使是具有相同抗菌谱的抗菌药物其药效学（抗菌谱和抗菌活性）和药代动力学（吸收、分布、代谢和排泄）特点不尽相同，决定其临床适应证也有所不同。临床医师应根据病原菌种类及细菌药物敏感试验结果，按照抗菌药物药效学、药动学特点，合理选择抗菌药物。应用抗菌药物有效控制感染，必须在感染部位达到有效的抗菌浓度。尤其是对于药物分布较少的器官组织感染，应尽量有针对性地选用在这些部位能达到有效浓度的药物。因此，药物的监测显得尤为重要，可通过测定和分析血液（或其他体液如尿液、唾液、组织液等）中的药物浓度，掌握药代动力学的规律，为实施个体化给药方案提供依据。

根据药代动力学/药效学（PK/PD）相互作用理论，抗菌药物可以分为浓度依赖性与时间依赖性两类。浓度依赖性是指在一定范围内药物浓度越高，杀菌活性越强，在使用过程中要最大限度提高药物浓度，氨基糖苷类和喹诺酮类均属于此类药物。时间依赖性是指药物的杀菌效能与血清药物浓度超过最低抑菌浓度（MIC）的时间相关，超过 MIC 持续时间越长，杀菌效力越强，所以要尽可能延长药物维持有效浓度的时间，大环内酯类等均属于此类药物。因此，临床必须根据各种药物的 PK/PD 特性采取不同的给药方案，实现个体化用药的目的。

（3）根据患者状况合理选药　患者的病理、生理、免疫等自身因素均影响到抗菌药物的选择。因此选用药物时，还要考虑患者的全身状况和肝、肾功能状态，有肝功能不全的患者应避免使用主要经肝脏代谢或者对肝脏有害的药物；有肾功能不全的患者应避免使用主要经肾排泄或者对肾脏有害的药物。此外，抗菌药的合理应用还要考虑患者的遗传、免疫功能及其有无过敏史等全身状况，心理和社会因素与机体免疫力密切相关，了解和掌握病人的心理状况，不仅有利于调动病人的积极性和树立战胜疾病的信心，也可协调医患关系，取得相互信任。

（4）谨慎实施预防性用药　预防性用药的目的是为了防止细菌可能引起的感染，进行必要的预防性用药可将感染控制在萌芽状态，不使之进一步发展危害患者生命健康。不适当的预防用药可引起病原菌高度耐药，发生继发性感染而难以控制。因此，为避免耐药菌株的产生，对没有感染指征的预防性用药应权衡它的风险，谨慎并严格控制。

（5）剂量和疗程　各种抗菌药物均有其各自的剂量和给药方法、疗程，临床医师可根据病情的轻重等特殊情况进行有依据的调整。一般病情危重的或有明显病灶的疗程较长，对于预后较差容易复发的感染，一般延长疗程或用间歇给药方法。对于特殊人群，尤其是老年人和儿童患者在应用抗菌药物的时候，需要严格控制剂量和疗程。患者严重感染在用药期间可调整或换药，以减轻不良反应以及避免耐药性的产生。

（6）防止抗菌药物的不合理使用　①病毒感染：除非伴有继发感染或细菌感染，抗菌药物对其通常无治疗作用，一般不应使用抗菌药物。②原因未明的发热：对于发热最重要的是明确病因，因而不宜立即使用抗菌药物，以免掩盖典型临床症状和影响病原体的检出而延误诊断及治疗，因此应首先采取降温措施，降温的方法通常以物理降温为主。③局部应用：除非皮肤感染必须局部应用抗菌药物，应尽量避免在皮肤黏膜的局部用药，否则可引起细菌耐药和变态反应的发生。④剂量要适宜，疗程要足够：剂量过小达不到治疗的目的且易发生耐药；剂量过大则可能发生严重的不良反应，疗程过短可能导致疾病复发或转为慢性、迁移性感染；疗程过长则会加重肝肾负担，增加发生耐药性的可能性。

**6. 抗菌药物的联合应用**　临床上绝大多数感染性疾病的治疗，一般只用一种抗菌药物即可。不必要或者不合理地联合应用抗菌药物，不仅会增加不良反应及治疗费用，耐药菌也更容易出现，而且有时反而会由于药物相互间发生拮抗作用而降低疗效。因此，通过合理的联合用药，可以提高疗效，降低毒性，扩大抗菌谱，延缓或减少抗药性的产生。

联合使用抗菌药物的原则　用一种抗感染药可控制的感染，无需联合用药；有明确联合用药指征，一般限于两药联用，极必要时才三药联用；联合用药中至少有一种对致病菌有明显的抗菌活性，其余的不应有明显的耐药性；联合应用时宜选用具有协同作用或相加作用的抗菌药物联合使用，联合应用时应将毒性大的药物剂量减少。除极少数情况外（如抗结核病时），不宜长期采用固定组分的联合用药，而且尽量缩短联合用药的时间。抗菌药物联合应用对药物抗菌活性与抗菌谱、细菌耐药性及不良反应均会产生影响。

# 第二节　细菌性脑膜炎

## 一、概述

细菌性脑膜炎是指各种化脓性细菌引起的以脑膜炎为主的感染性疾病。其致病菌 80% 包括脑膜炎球菌、肺炎球菌、流感嗜血杆菌，其次为葡萄球菌属、链球菌及大肠埃希菌等革兰阴性杆菌，其他少见者有产碱杆菌、不动杆菌及沙门菌等。

主要病理改变为蛛网膜、软脑膜炎症，脓性渗出物，弥漫性脑水肿和闭塞性小血管炎。起病形式有 2 种：①急骤起病者可迅速出现进行性休克、意识障碍和弥散性血管内凝血等，多系脑膜炎双球菌所致，若不及时治疗可在 24 小时内死亡；②亚急性起病者多为流感嗜血杆菌或肺炎链球菌脑膜炎，病程初期常有明显的上呼吸道感染或胃肠道症状。临床上以急性细菌性脑膜炎最为严重，为现代医药学研究的重点。

主要症状和体征：

（1）感染中毒症状　除上呼吸道炎症或胃肠道症状外，突然高热、精神萎靡，小婴儿表现为易激惹、不安、目光凝视。脑膜炎双球菌引起的脑膜炎患者常伴有皮疹体征。

（2）神经系统表现　①脑膜刺激征阳性，颈项强直；②颅内压增高，头痛、呕吐、惊厥等；③婴儿临床表现常不典型，情感及警觉状态的改变是其重要症状和体征。如表情淡漠、意识障碍，严重时呼吸循环功能障碍，甚至昏迷，出现脑疝；④基础状况差的老年患者常表现为嗜睡或反应迟钝。若炎症累及颅内血管及脑实质时，可出现肢体瘫痪或失语。

## 二、诊断要点

细菌性脑膜炎首先应根据临床表现进行诊断，如突起高热、头痛、呕吐、瘀斑、颈项强直及其他脑膜刺激征，还可能引起细菌感染性外周血象改变，脑脊液化脓性改变等其他表现。凡疑诊为脑膜炎患者，均应作腰椎穿刺及相应的实验室检查，对本病诊断有决定意义。同时做脑脊液培养及药敏实验，明确病原菌及指导抗菌药物的应用。

流行性脑脊髓膜炎主要发病于冬春季，患者主要为儿童，但在大流行时成人亦不少见，应予注意。该病病程发展迅速，尤其是暴发型，并伴有多种并发症和后遗症。不论患者有无脑膜刺激征，脑脊液是否有异常发现，均应于采集样本后立即按流脑进行治疗，对于出现休克患者更应分秒必争，进行抗休克治疗。

## 三、辅助检查

**1. 脑脊液检查** 脑脊液检查应在急诊时或入院后使用抗菌药物前立即实施，以免影响检查结果。疾病初期或为暴发休克型，脑脊液往往澄清。典型脑膜炎期其脑脊液压力均有升高，脑脊液呈浑浊，甚至为脓性，蛋白质反应阳性，多数患者脑脊液白细胞总数明显增加，以中性粒细胞为主。若脑脊液常规正常而临床仍疑为本病者，可在 $12 \sim 24\ h$ 后重复腰椎穿刺，此时常有异常发现。化脓性脑膜炎时，脑脊液的蛋白质明显增多，多在 $1g/L$ 以上，少数可高于 $10g/L$，同时有氯化物的含量降低。化脓性脑膜炎伴随产生的脑脊液糖降低可由多种因素造成，包括转运率增高、糖酵解加强、代谢率升高等。

**2. 细菌学检查** 脑脊液离心沉淀后涂片染色或培养找细菌，大多数（>90%）化脓性脑膜炎都可以从脑脊液沉淀物革兰染色涂片或培养中找到细菌。如发现细菌应仔细观察细菌的形态、染色反应及进行药物敏感试验。有效抗菌药物治疗 $24 \sim 28$ 小时后，98% 细菌学检查呈阴性。

**3. 免疫学检测** 如涂片未发现细菌，可作特异性免疫学检测，以利早期诊断。

（1）测定抗原的免疫学检查 包括对流免疫电泳、乳胶凝集试验、免疫荧光抗体试验及 ELISA 等，用以检测血液、脑脊液或尿中的致病菌抗原。

（2）测定抗体的免疫学检查 有间接血凝、杀菌抗体测定等。

（3）脑脊液中乳酸脱氢酶（LDH）测定 细菌性感染时脑脊液中 LDH 明显增高，一般在 100U 以上，主要为同工酶 LDH-4 和 LDH-5 升高，LDH-1 和 LDH-2 相对降低，非细菌性感染则为正常。

（4）PCR-探针杂交技术 PCR-探针杂交技术被用于检测肺炎球菌、流感杆菌和李斯特菌所致的细菌性脑膜炎，均取得了很高的敏感性和特异性。但是用 PCR-探针法分别检测细菌，将使这一方法繁琐、昂贵。

**4. 影像学检查**

（1）CT 细菌性脑膜炎 CT 检查发现与病程的早晚和长短有密切关系。细菌性脑膜炎 CT 表现：①早期可无异常发现，病变进展可显示基底池、侧裂池内密度增高，脑室对称性扩大，以两侧脑室颞角扩大出现最早；②增强扫描示脑池内明显强化，基底池、侧裂池部分或全部闭塞；③大脑皮质区可出现不规则形低密度区，为脑膜炎的表现；④可形成硬膜下积脓或积液，可合并脑脓肿；⑤脑血管受累可形成脑梗死；⑥晚期形成脑积水，脑膜炎后遗症常有脑软化、脑萎缩。

（2）MRT 细菌性脑膜炎 MRI 表现：早期可无异常，增强扫描示蛛网膜下不规则强化或脑膜线状强化，其余表现同 CT 表现。

### 四、处理原则

**1. 急性期**　急性期密切观察生命体征，意识，瞳孔等，保证热卡、水、电解质及酸碱平衡。

**2. 对症治疗**　患者出现头痛时，可酌情使用可待因、阿司匹林或高渗葡萄糖静脉注射。高热使用乙醇擦浴；惊厥可用10%水合氯醛灌肠，成人和儿童剂量不同。

**3. 抗休克治疗**　以青霉素 G 治疗，剂量 20 万～40 万 U，每 2～3 小时分次推注（青霉素 G 钠盐）或快速静脉滴注。同时进行抗休克治疗。

（1）扩充血容量　可采用生理盐水、平衡盐液或血浆等快速输入，并根据中心静脉压，休克纠正程度、尿量等调节液体量和速度。待休克纠正后立即减少输液量，以免引起肺水肿。

（2）纠正酸中毒　应根据血 $CO_2$ 结合力、pH 值等补充碱性液体如碳酸氢钠。

（3）给氧　可经鼻导管或面罩输予氧气。必要时可插入气管导管并以呼吸器辅助呼吸，使动脉氧分压维持在 10.7～16kPa（80～120mmHg）。

（4）选用血管活性药物　在经过上述处理后，如休克仍未纠正，可应用血管活性药物，首选多巴胺，剂量为每分钟 4μg/kg 左右，根据治疗反应调整速度和浓度。

（5）强心药物　心肌收缩不良是引起休克的一个重要因素，故可适量使用毛花苷 C 等快速洋地黄化试剂。

**4. 脑膜炎暴发治疗**　暴发脑膜炎时应用抗生素治疗，若患者出现休克症状，治疗重点是减轻脑水肿，防止脑疝和呼吸衰竭。

（1）使用20%的甘露醇每次 1～2g/kg 静脉推注或快速滴注，每 4～6 小时一次，直至呼吸、血压恢复正常，瞳孔两侧大小相等及其他颅内高压症状好转为止；

（2）对于高热、频繁惊厥以及有明显脑水肿及脑疝症状者，应使用氯丙嗪和异丙嗪各 1～2mg/kg 肌注或静注。安静后可用冰袋使体温降至 36℃ 左右。第一次注射后 5 小时左右再肌注 1 次，共 3～4 次。

（3）若出现呼吸衰竭征兆时除给予尼可刹米等中枢神经兴奋剂外，应立即供氧，可进行气管插管，尽量吸出痰液和分泌物。之后应用呼吸器辅助呼吸，并进行心肺监控。

**5. 并发症的治疗**

（1）硬脑膜下积液　轻症无需治疗，若积液量多伴有颅内压增高者，可硬膜下穿刺放液，迁延不愈者外科手术引流。若硬脑膜下积脓，除穿刺放液外，需根据病原菌适当注入相应的抗生素，必要时需外科处理。

（2）脑室管膜炎　侧脑室穿刺引流，脑室内注射适宜抗生素。

（3）脑性低钠血症　适当限制液体入量，酌情补充钠盐。

（4）脑积水　可行手术治疗，如正中孔粘连松解，导水管扩张和脑脊液分流术。

**6. 药物治疗**　尽早开始抗菌药物的经验治疗。在获知细菌培养和药物敏感试验结果后，根据经验治疗疗效和药物敏感试验结果调整用药。

## 五、用药方案

### 1. 抗菌药

（1）青霉素 G　治疗青霉素敏感菌株所致的脑膜炎，首选青霉素 G，青霉素 G 的脑脊液浓度约为血浓度的 10%～30%，若注射普通剂量不能使脑脊液内含量达到有效杀菌浓度，可加大注射剂量。每日剂量成人为 20 万～30 万 U/kg，儿童为 10 万～25 万 U/kg。应将剂量每 2～3 小时分次推注或快速静脉滴注。如诊断确定，则不需加用其他抗生素，单用青霉素 G 可控制感染。

（2）头孢菌素类　第一代头孢菌素因不易透过血脑屏障，故不宜使用，第三代头孢菌素可有效治疗细菌性脑膜炎。这类药物毒性低，抗菌谱广，对 β 内酰胺酶稳定，且脑脊液中浓度较高，对病原诊断尚不明确者可使用。临床试验中发现，三代头孢菌素比氯霉素和头孢呋辛疗效更好，并推荐用于治疗儿童细菌性脑膜炎。对于肺炎球菌和脑膜炎奈瑟菌脑膜炎，如果是对青霉素不敏感的菌株（MIC≥0.1μg/ml），也推荐用三代头孢菌素治疗。头孢噻肟成人剂量为每日 4～6g，儿童剂量为每日 150mg/kg，分 3～4 次静脉快速滴注。头孢曲松成人剂量为每日 2～4g，儿童为每日 100mg/kg，每天 1 次静脉滴注。三代头孢菌素也可用于治疗需氧革兰阴性杆菌（如大肠埃希菌或克雷伯菌属）引起的脑膜炎。

（3）碳青霉烯类　有人对美洛培南在小儿和成年细菌性脑膜炎患者中的应用进行了研究。成人剂量每天 120mg/kg，儿童剂量为 40mg/kg，临床疗效 98%，细菌学疗效为 100%。其可作为第三代头孢菌素的替代药物治疗细菌性脑膜炎，建议不要使用本品治疗对青霉素、头孢菌素高度耐药的肺炎链球菌引起的脑膜炎。美洛培南可用于治疗对标准治疗药物耐药的革兰阴性杆菌脑膜炎。

（4）氟喹诺酮类　此类药物（尤其是环丙沙星）曾成功治愈革兰阴性杆菌脑膜炎。这些药物仅用于多重耐药的革兰阴性杆菌脑膜炎，或者标准治疗药物无效或患者不能耐受。这些药物（如加替沙星或莫西沙星）只能作为细菌性脑膜炎的替代治疗药物。

（5）磺胺类　在耐磺胺率低于 10% 的地区仍可应用。成人采用复方磺胺甲噁唑或注射剂（含 SMZ 0.4g，TMP 0.08g）每次 3 片或 3 支，每日 2 次。儿童按 SMZ 每日 50～80mg/kg 计算，分 2 次口服、肌注或静脉注射。亦可采用磺胺嘧啶加 TMP 治疗。有肝、肾疾病，对磺胺药过敏或有毒性反应者均不宜使用。磺胺耐药的机制是由于 Nm 染色体上编码二氢核黄素的基因发生改变。

### 2. 肾上腺皮质激素类药

糖皮质激素早期使用效果好，抑制炎症渗出、减少粘连，从而降低颅内压并减少或防止脑积水的发生。泼尼松 1～2 mg/（kg·d）或地塞米松 0.25～0.5mg/（kg·d），共用 3～5 天。

## 六、建议

针对细菌性脑膜炎的危害性越来越大，除完善临床治疗外，还应加强卫生知识宣传，改善人类生活环境，提高人体免疫力，以预防细菌性脑膜炎。①重视呼吸道感染的预防：细菌性脑膜炎多数由上呼吸道感染发展而来，要对婴幼儿的上呼吸道感染等加以重视，平时让小儿多做户外锻炼，增强体质，在上呼吸道感染和化脑的好发季节，注意易感小儿的保护，如衣着适宜，避免相互接触传染等。②预防注射：国内已有流脑菌苗用于易感人群，流感杆菌菌苗国内近年已完成菌苗试制及局部推广工作。③药物预防：对与流感嗜血杆菌性脑膜炎接触的易感儿应服用利福平，脑膜炎双球菌性脑膜炎的全部易感者均服用利福平或磺胺类药物。

# 第三节 细菌性心内膜炎

## 一、概述

细菌性心内膜炎是指因细菌循血行途径引起的心内膜、心瓣膜或邻近大动脉内膜的感染并伴有赘生物的形成。常系在原有心血管病变基础上发生细菌感染。常见的致病菌是链球菌、葡萄球菌及肠球菌，其他少见的致病菌还包括革兰阴性需氧菌和HACEK菌群，即：嗜血杆菌属（H）、放线菌属（A）、人心杆菌属（C）、啮蚀艾肯菌属（E）、金氏杆菌属（K）。

细菌性心内膜炎按病程及细菌种类可分为急性与亚急性两型，也可分为自体瓣膜，人工瓣膜以及静脉药瘾者感染性心内膜炎。急性心内膜炎细菌侵袭力较强，有时能感染正常的心瓣膜；而引起亚急性细菌性心内膜炎的细菌，几乎总是感染异常或有病损的心瓣膜。以下几种病理情况是导致细菌性心内膜炎的常见病因：①皮肤、口腔黏膜和牙龈表面损伤；②某些外科、牙科和内科操作有可能直接将细菌带入血液；③进行人工瓣膜置换术（罕见）；④细菌通过血液或在开胸手术时直接感染心瓣膜或心内膜。

患有细菌性心内膜炎的大部分患者会出现并发症，如心力衰竭、全身性栓塞、细菌性动脉瘤、神经系统并发症、肾脏并发症等。大约60%的患者有过一种并发症，25%的患者有过两种并发症，8%的患者有过三种或三种以上的并发症。

## 二、诊断要点

细菌性心内膜炎最常见的临床表现是发热，可见于95%的患者。亚急性心内膜炎患者伴有进行性贫血、全身乏力、食欲不振及体重减轻、寒战盗汗，有时伴关节酸痛；急性心内膜炎患者除高热寒战，肌肉关节疼痛外，会出现败血症过程。起病数星期后可出现杵状指，肝脾常肿大。

在细菌性心内膜炎患者中几乎总能发现心脏杂音，如果未能闻及，那么细菌性心内膜炎的诊断就值得怀疑，除非是右侧心内膜炎或附壁血栓感染（少见）。

由于心内膜赘生物疏松而易脱落，因此常易产生身体各部位血管的栓塞。几乎有一半以上的细菌性心内膜炎病例会有栓塞表现，所以必须仔细检查眼底、皮肤、甲床和外周脉搏。眼底检查可显示典型的罗特斑，中心苍白的视网膜出血或者更常见的火焰状出血，斑点最常见于眼结膜。全身任何部位可见成簇的瘀点，常见部位有颊黏膜、上颚和四肢。手指和脚趾甲床下出现的裂片型出血是栓子栓塞远端毛细血管所致。最常见的栓塞现象如下。

（1）脑栓塞 表现为偏瘫，有时可产生弥散性栓塞性脑膜炎。脑栓塞可引起各种短暂或永久性神经系症状，但如有持久的头痛和脑膜刺激现象可能是脑部细菌性动脉瘤出血。

（2）肺栓塞　突然感觉胸痛伴有气促，咯血、X线胸片示楔状或小块状阴影。

（3）脾栓塞　大块脾栓塞引起右上腹部剧烈疼痛和脾脏明显增大，严重者可引起脾破裂。

（4）肾栓塞　心内膜炎可伴有弥散性肾小球肾炎，因此尿可出现蛋白、红细胞。如病人突然感觉肾区剧烈疼痛或尿蛋白及红细胞伴阵发性增多的情况，则提示肾栓塞。

（5）四肢动脉栓塞　可发生在腹主动脉分支处或桡动脉。患者感觉栓塞部位以下的肢体软弱，发冷变白及疼痛，动脉脉搏减弱。

急性细菌性心内膜炎为严重的心脏疾患之一，处理不当可危及患者生命。亚急性细菌性心内膜炎缓慢发生并持续数周到数月。少量细菌入血可能不会立即出现症状（菌血症），但菌血症可能逐渐发展成败血症，后者是一种严重的血液感染，典型的症状包括高热、畏寒、颤抖和低血压。败血症患者发生心内膜炎的危险性更高。

## 三、辅助检查

**1. 血培养**　血培养是诊断细菌性心内膜炎最重要的实验室检查方法。主要表现为持续的低水平菌血症。为了明确持续性菌血症的存在，血培养标本至少应该间隔15分钟抽取一次。对怀疑亚急性感染性心内膜炎的患者，推荐最初24小时血培养3次。在血培养证实阳性前，不可使用抗生素，因为抗生素可使血液中细菌下降到不可测水平，从而妨碍致病菌的鉴定。若患者是急性起病，3次血培养的标本可在45分钟内抽取，而后立即给予经验性抗生素治疗。通常情况下，血液中细菌很少，每个血培养瓶中至少接种10mL血液。微生物实验室血培养标本放置时间为7天，如果培养阴性则废弃。然而，如果怀疑是生长缓慢的HACEK菌群中的某种细菌感染，那就必须通知实验室保留血培养标本4周，并在含5% $CO_2$ 的巧克力琼脂做传代培养。假如怀疑是营养缺乏的链球菌感染，那就需要在培养基中加入特殊营养成分。血培养的敏感性高，初次血培养的阳性率估计可达到85%～95%，再次培养可达95%～100%。

**2. 超声心动图**　心脏超声是所有怀疑细菌性心内膜炎患者必须接受的另一项重要检查，主要是对赘生物进行诊断。根据赘生物的结构和回声特点显示赘生物。超声心动图一方面能显示心内膜区不同瓣膜部位的赘生物附着，另一方面还能检测出受累瓣膜的损伤情况，准确而有效的诊断出瓣膜病变，给临床的治疗工作提供了有效的依据。

**3. 胸部X线**　对所有怀疑细菌性心内膜炎的患者都应进行胸部X线片检查。清晰的圆形炮弹样渗出可见于右心细菌性心内膜炎患者，表明存在肺栓塞。主动脉瓣反流患者若出现左心衰竭失代偿或急性二尖瓣反流，则可以检测到弥漫性肺泡积液，揭示肺水肿。

**4. 心电图**　偶见急性心肌梗死或房室、室内传导阻滞，后者提示瓣环或室间隔脓肿。

**5. 尿常规检查**　尿检验结果常常异常，50%～65%的患者可有蛋白尿，30%～65%的患者可有血尿。

**6. 其他检查**　外周白细胞计数增高至10000～15000/mm³，提示心肌脓肿或其他血管外部位感染，但亦可在正常范围内。红细胞与血红蛋白进行性降低，血沉明显增快。

另一种炎症指标是 C 反应蛋白，几乎所有的患者都有升高。

## 四、处理原则

**1. 及时诊断，及早使用适宜的抗菌药物** 为治疗严重细菌性感染心内膜炎获得成功的主要关键。具体用药详见本节"用药方案"项下。

①早期用药，在连续送 3～5 次血培养后即可开始治疗；②用杀菌性抗生素，大剂量、长疗程，一般需要 4～6 周以上，静脉用药为主，以保持高而稳定的血药浓度；③根据血培养、致病菌药物敏感试验选择药物；④联合用药以增强疗效。

**2. 手术治疗** 单独内科治疗常常无法痊愈，特别是对人工瓣膜感染性心内膜炎患者。有相当部分的患者，手术取出感染的瓣膜或清除赘生物可以大大提高其生存率。手术治疗的指征包括：①中到重度充血性心力衰竭；②瓣膜周围或心肌脓肿；③1 处以上的全身性栓塞；④耐药细菌感染；⑤感染不能控制。

**3. 并发症处理原则**

（1）心力衰竭 最常见于主动脉瓣病变，发生率达 75%，二尖瓣和三尖瓣病变时分别为 50% 和 44%。可按心力衰竭的常规治疗，如由心瓣膜机械性损害所致应及早手术。

（2）肾衰竭 发生率约 50%，应作血液透析，除有利于改善全身状况外，还可使患者安然度过抗生素应用和免疫机制所致的肾脏损害阶段。

（3）血管栓塞 主要为对症处理，反复栓塞宜作手术以消除栓塞源。

（4）细菌性动脉瘤 微小的细菌性动脉瘤在有效抗生素治疗后可消失，颅内细菌性动脉瘤常为多发性，如为较大的动脉瘤或已发生过出血，且病变部位可以手术的应及早处理；未破裂的或出血较小的动脉瘤则应区别情况作相应处理。

（5）其他治疗 伴有心律失常者可酌情给予抗心律失常药物。抗凝治疗应慎重处理：①除非发生大块肺梗死，应禁忌使用肝素抗凝，因可增加致死性脑出血危险性；②如有使用华法林的明确指征（如已置换机械瓣），应调整剂量使 INR 在 2.5～3.5 之间；③尽量停用或不用抗凝剂，尤其患者已出现中枢神经系统症状；④必须行抗凝治疗时，选用静脉或口服给药，避免肌内注射造成的局部血肿。

## 五、用药方案

**1. 急性细菌性心内膜炎** 即使新近已接受了治疗，也不应使治疗延迟 2～3 小时，应在 30～60 分钟内抽取 4～6 次血培养后，立即开始静脉使用经验性抗生素治疗，因为瓣膜损伤和脓肿形成是迅速的。可用万古霉素、氨苄西林和庆大霉素联合应用以覆盖最常见的可能致病菌（金黄色葡萄球菌，包括 MRSA；肺炎链球菌和肠球菌），以待血培养结果。对亚急性和已接受过治疗而无效者，则可先停药 2～3 天，再连续血培养 4～6 次后按常见致病菌的用药方案，以青霉素为主或加庆大霉素 160～240mg/d，静脉滴注。

若就诊初期难以获得病原学证据，那么选择一个相对合适的初始经验性抗生素方案尤为重要。对于自体瓣膜细菌性心内膜炎和晚期人工瓣膜细菌性心内膜炎（瓣膜置换术后 12 个月以上）患者推荐联合使用氨苄西林钠舒巴坦钠或阿莫西林克拉维酸钾

12g/d 静脉滴注，分 4 次给药，持续给药 4~6 周；加庆大霉素静脉滴注 3mg/kg，分 2~3 次给药，持续给药 4~6 周。此用药针对不能应用 β–内酰胺类药物患者，若血培养呈阴性患者则需请感染科会诊。对于早期人工瓣膜细菌性心内膜炎（瓣膜置换术后小于 12 个月）可选用万古霉素静脉滴注 30mg/（kg·d），分 2 次，持续时间 6 周；加庆大霉素 3mg/（kg·d），分 2~3 次给药，持续时间 2 周和利福平口服，1200mg/d，分 2 次给药，持约 6 周。若无好转，必须考虑手术同时需要加用抗革兰阴性菌药物。

**2. 已知致病微生物时的治疗**

（1）对青霉素敏感的细菌如草绿色链球菌、牛链球菌、肺炎球菌等，首选青霉素 400 万 U 静脉滴注，每 6 小时 1 次，或用头孢曲松（头孢三嗪）2g/d 静脉滴注。青霉素过敏者可用万古霉素 15mg/（kg·d），分两次静脉注射。所有病例均至少用药 4 周。

（2）对青霉素耐药的细菌如链球菌、肠球菌可用氨苄西林 2g 静脉滴注，每 4 小时 1 次，加庆大霉素 160~240mg/d，用药 4~6 周。效果不佳时，可用万古霉素 1g 静脉滴注，每 12 小时 1 次，加庆大霉素，剂量同上。若耐万古霉素的肠球菌感染可选用替考拉宁，中度感染则静脉注射 400mg，以后每日 1 次，每次 200mg，静脉或肌内注射；重度感染则每 12h 静脉注射 400mg，连续 3 次，以后每日 1 次，每次 400mg。

（3）金黄色葡萄球菌和表皮葡萄球菌 ①萘夫西林或苯唑西林 2g 静脉滴注，每 4 小时 1 次；②青霉素过敏者，头孢噻吩 2g 静脉滴注或静脉注射，每 4 小时 1 次，或头孢唑啉 2g 静脉滴注或静脉注射，每 6 小时 1 次；③对青霉素和头孢菌素均过敏者，用万古霉素，剂量为每天 30mg/kg，分 2~3 次静脉滴注。该药对肾和耳有一定毒性，故肾功能减退患者慎用，并需有血药浓度的检测和监护。以上用药疗程均为 4~6 周；④铜绿假单胞菌首选头孢他啶，静脉滴注 2g，每 8 小时 1 次。也可选用哌拉西林和氨基糖苷类合用或多糖菌素 B1，多糖菌素 E；⑤其他致病性革兰阴性菌可选用氨苄西林 2g/哌拉西林 3g/头孢噻肟 2g，每 4 小时 1 次或头孢他啶 2g，每 8 小时 1 次；用法均为静脉滴注。亦可选用环丙沙星 200mg 静脉滴注，每 12 小时 1 次。

## 六、建议

一般认为选择较大剂量的青霉素类、链霉素类、头孢菌素类杀菌剂能穿透血小板—纤维素的赘生物基质，杀灭细菌，达到根治瓣膜的感染，减少复发的危险。对于杀菌剂治疗失败的患者，抑菌剂偶亦能治愈本病。抑菌剂和杀菌剂联合应用，有时亦获得良好的效果。疗效取决于致病菌对抗生素的敏感度，若血培养阳性，可根据药敏选择用药。

# 第四节　细菌性痢疾

## 一、概述

细菌性痢疾（bacillary dysentery）简称菌痢，是由志贺菌属（Shigella）细菌引起的常见肠道传染病，又称为志贺菌病（shigellosis）。直肠、乙状结肠的炎症与溃疡是其基本病理变化。其主要临床表现是发热、腹痛、腹泻、里急后重和黏液脓血便。

本病的病情轻重悬殊，依照病程将其分为急性、慢性两期。

## 二、诊断要点

通常根据流行病学史、症状、体征及实验室检查进行综合诊断。确诊依赖于粪便培养出志贺菌。

**1. 流行病学**

（1）地区性　细菌性痢疾传播途径复杂，人群易感性较高，发病率随着不同的纬度、地区而异。菌痢主要集中发生在医疗、卫生条件差的地区。

（2）季节性　菌痢全年均可发病，一般在 5~6 月开始上升，7~9 月为发病高峰，10 月后逐渐减少。南方如广州则自 3 月开始，5~6 月达到高峰，11 月下降；而北方则流行较迟。季节性发病率增加的原因除了与苍蝇活动有关外，与气候适宜于志贺菌属繁殖，夏季人们喜冷饮以及肠胃功能易于失常均有一定的关系。

（3）年龄分布　人群对志贺菌属普遍易感，但以学龄前儿童发病率最高，青壮年次之。

（4）接触史　受凉、疲劳、营养不良、暴饮暴食或者因其他疾病降低机体抵抗力，均有利于菌痢的发生，且排菌时间长并容易发展为慢性菌痢。病人和带菌者是传染源，因此，与病人接触者易被感染。

**2. 临床表现**　潜伏期为数小时至 7 天，大多数为 1~2 天。根据病情轻重与缓急，可以分为两期 6 型。

（1）急性细菌性痢疾　① 普通型（典型）：起病急，以发热开始，可伴畏寒、全身不适、乏力、肌肉酸痛等。继之出现腹痛、腹泻和里急后重，排黏液脓血便，每日腹泻 10~20 次甚至更多，量少，有时纯为脓血或者呈黏冻状。体检常有左下腹压痛及肠鸣音亢进。急性典型菌痢的自然病程为 1~2 周，大多可缓解或者恢复，部分病人转为慢性菌痢。重症患者每日大便次数可至 30 次以上，以至大便失禁，偶尔排出片状膜，常常伴有脱水、酸中毒、电解质失衡、周围循环衰竭或者神志模糊。② 轻型（非典型）：全身毒血症症状和肠道症状均较轻，腹泻每日数次，稀便有黏液但无脓血，显微镜下有少数红、白细胞。腹痛轻，无明显里急后重。病程 3~7 天，可能不治自愈，亦可以演变为慢性。③ 中毒型：多见于 2~7 岁的儿童。起病急骤，体温 40℃，个别体温不升，反复惊厥、迅速发生呼吸衰竭以及休克或者昏迷，而消化道症状较轻，甚至无腹痛与腹泻，用生理盐水灌肠后才能发现黏液，显微镜下可见白、红细胞，此型已少见，治愈率不断提高。此型按照其临床的表现还可以分为以下三型：休克型（周围循环衰竭型）、脑型（呼吸衰竭型）、混合型。

（2）慢性菌痢　菌痢病程超过 2 个月，即为慢性菌痢，小儿超过 1.5 个月者为慢性。急性期延误治疗或者治疗不当，营养不良，胃酸过低，肠道寄生虫病等是演变为慢性菌痢的诱因。由于未能彻底消灭结肠黏膜中的病原菌，常有间歇性排菌。患者除了有痢疾症状外，尚可有头昏、失眠、健忘等症状以及肠功能紊乱，可分为以下 3 类：① 慢性迁延型。反复腹痛、腹泻，大便常有黏液及脓血，伴有营养不良、贫血及乏力等症状。亦可表现为腹泻与便秘交替出现。② 急性发作型。有慢性菌痢史，常因进食生冷食物、受凉或劳累等因素诱发。患者有腹痛、腹泻和脓血便，而发热等毒血症症状较轻。③慢性隐匿型。1年内有急性菌痢史，近期（超过2个月）无明显腹痛、腹泻等症状，但是乙状结肠镜检查有肠黏膜炎症，大便培养有志贺菌属于此型。

## 三、辅助检查

**1. 常规检查** ①血常规：急性期血白细胞总数增加，大部分在（10～20）×$10^9$/L，中性粒细胞数量增加。慢性病人可有轻度贫血。慢性细菌性痢疾可有贫血表现。②粪便检查：粪便量少，外观多为黏液脓血便，没有粪质。镜检可见大量脓细胞或者白细胞（≥15个/HP），红细胞和少量巨噬细胞。粪便培养准确可靠，但不够迅速简便。国外建立不少检测粪便中志贺菌属抗原的免疫学技术，如荧光抗体染色法、玻片固相抗体吸附免疫荧光技术等，具有快速、敏感、简便等优点。

**2. 病原学检查** ①细菌培养：粪便培养检出志贺菌有助于菌痢的确诊，药物敏感试验以指导治疗。取粪便脓血部分及时送检、早期多次送检可提高细菌培养阳性率。②志贺菌核酸检测：用核酸杂交或PCR检测粪便中的志贺菌核酸。

**3. 免疫学检查** ①免疫荧光菌落法：粪便标本接种于荧光素标记的志贺菌属免疫血清的液体培养基中，4～8小时可发生凝集，用荧光显微镜检测，且细菌可继续培养并做药敏试验。②新型乳胶凝集试验：应用纯化的痢疾多价抗体致敏重氮基聚苯乙烯乳胶制成重氮乳胶试剂，用于检测志贺菌。只需约8小时即可做出诊断。

**4. 乙状结肠镜或纤维结肠镜** 检查对有痢疾样大便而怀疑有其他结肠疾患时可以进行肠镜检查。慢性菌痢可见结肠黏膜轻度充血、水肿、呈颗粒状，有溃疡、息肉与增生性改变。刮取黏液脓性分泌物培养，可提高阳性率。急性菌痢肠黏膜呈现弥漫性水肿、充血较轻，散在粗糙颗粒，可见溃疡、疤痕和息肉。

**5. X线钡剂灌肠** 检查用于慢性菌痢，可见肠道痉挛、动力改变、袋形消失、肠腔狭窄、肠黏膜增厚或呈节段状。

## 四、处理原则

**1. 急性菌痢** 消化道隔离至临床症状消失，粪便培养连续2次阴性。毒血症状重者须卧床休息。饮食以少渣易消化的流质或半流质为宜。注意水、电解质及酸碱平衡，脱水轻且不呕吐者，可口服补液。不能进食者则须静脉补液。

**2. 中毒型细菌性痢疾** 选用两种强效抗生素，加强对症处理，对发病急剧、病情严重的病例，必须分秒必争，全力以赴。根据病情变化的不同阶段针对主要症状采取综合性措施，把好高热、休克、惊厥和呼吸衰竭关。几种危重征象的处理原则如下：①高热、惊厥尚无呼吸循环衰竭症状者：病人急性发病，体温在39℃左右，惊厥1次或数次，嗜睡、谵语或昏迷，但无呼吸循环衰竭症状，此种病人占中毒型痢疾的大多数。凡甲皱微循环及眼底见微动脉痉挛者，应早期应用解除微血管痉挛药（如山莨菪碱、东莨菪碱），并应用2种强效抗生素联合用药及对症处理，后者包括降温及积极控制惊厥。②高热、惊厥并有重症休克症状者：病人有高热，或有惊厥、嗜睡、谵妄或昏迷，并伴有重症休克，此时循环衰竭症状明显，微血管处于痉挛状态，应用解除微血管痉挛药物的同时先快速补充一批液体（包括碱性液及等张含钠液），使痉挛的微循环得到舒张，并改善酸碱平衡及补充有效循环血量，待循环情况得到初步改善后，继续补充液体，保持血管紧张度，直至休克症状消失。在治疗过程中，至循环衰竭症状好转，等张含钠液宜停止补充，及时换为含钾液维持，否则易发生脑水肿、颅内高压征，出现呼吸衰竭。③过高热、反复惊厥并有呼吸及循环衰竭者：发病急骤，病情凶险，体温41℃以上，反复惊厥，呼吸、循环均出现衰竭迹象，此时应立即采取人工冬眠，同时应用解除微血管痉挛的药物，保持病人在低温下不发生严重的呼吸或循环衰竭。待病情稳定后，停止冬眠，逐渐复温，继续使用强效抗生素。④出现呼吸衰竭者在病情发展和治疗过程中，如出现呼吸衰竭症状，说明病人有脑水肿及颅内高压征，严重者可发生脑疝，故在抢救过程中，要早期发现颅内高压的症状，及时采取脱水疗法。

**3. 慢性细菌性痢疾**　注意提高身体素质及心理素质，如生活规律、适当锻炼、加强营养、保持良好的心态及情绪等；积极治疗并存的慢性疾病。针对病原菌的药敏试验选用有效抗生素，矫正菌群失调和中药治疗。

## 五、用药方案

**1. 急性菌痢**

（1）喹诺酮类　此类药物可加速临床恢复过程，并可以避免转为慢性和恢复期带菌。一般病例使用易被肠道吸收的口服药物，以利消灭固有层中痢疾志贺菌。诺氟沙星（norfloxacin）200~300mg，每日2~4次，儿童20~40mg/（kg·d），分4次口服；或环丙沙星（ciprofloxacin）每次0.25~0.59g，每日2次，儿童10mg/（kg·d），分2次口服；其他喹诺酮类，如左氧氟沙星（L-ofloxacin）、司帕沙星（sparfloxacin）等亦可酌情选用。疗程一般5~7天。

此类药物的副作用有食欲不振、恶心、嗳气、头昏、头痛、失眠、精神失常，血清转氨酶升高，尿素氮和嗜酸性粒细胞增加，以及血小板减少等。

（2）复方新诺明　复方磺胺甲噁唑（SMZ-TMP）。每片含SMZ400mg和TMP80mg，成人每次2片，每日2次，首剂加倍，儿童酌情减量。过敏者不用，孕妇及肝肾功能不良者慎用，用药期间应注意观察血常规。

（3）抗生素类　常用氨基糖苷类抗生素，肌内注射，如丁胺卡那霉素（阿米卡西）0.2~0.4g，每日2次。

**2. 中毒型菌痢**

（1）抗菌药物　药物选择同急性菌痢，应先静脉用药，病情好转再改用口服。

（2）抗惊厥药　高热易引起惊厥而加重脑缺氧及水肿，应积极行物理降温，必要时用退热药；高热伴烦躁不安、惊厥者，可采用亚冬眠疗法，氯丙嗪和异丙嗪各1~2mg/kg，肌内注射，尽快使体温保持在37℃左右。反复惊厥者给予地西泮、水合氯醛或苯巴比妥钠。

（3）血管扩张药　疾病早期即应给予血管扩张药物，以解除血管痉挛。可用阿托品，儿童0.03~0.05mg/kg，成人每次20~25mg，静脉注射，每5~15分钟1次。山莨菪碱副作用小，儿童0.2~2mg/kg，成人20~40mg，用药方法同阿托品。待患者面色转红、四肢转暖、血压回升稳定后减少用药次数或者停用。

（4）脑型的处理　当有呼吸衰竭早期迹象时，快速静脉注射20%甘露醇，每次

1g/kg，每 4 ~ 6 小时 1 次。及时应用山莨菪碱、糖皮质激素，吸氧，保持呼吸道通畅，保证有效的呼吸。

**3. 慢性菌痢**

（1）抗生素　根据药敏试验结果选用有效的抗生素。

（2）抗菌药　联合应用两种不同类型的抗菌药物，可适当延 1 ~ 3 个疗程。

（3）保留灌肠　选 0.3% 小檗碱液、5% 大蒜素液或 2% 磺胺嘧啶银悬液其中一种，每次 100 ~ 200ml，加少量糖皮质激素，每晚 1 次，10 ~ 14 天为 1 个疗程。

（4）肾上腺皮质激素　限于高热及感染中毒症状较重者早期应用，量不必过大，持续时间不可过长，高热渐退即可停用。

（5）强心苷类药　需要根据病情来选择，当出现心力衰竭、肺水肿时，加用毒毛苷 K 或者毛花苷 C。

## 六、建议

病人及带菌者应及时隔离、彻底治疗，隔日 1 次大便培养，连续 2 次大便培养阴性方可解除隔离。从事饮食业、保育及水厂工作人员，必须定期进行大便培养，更需做较长期的追查，必要时暂离工作岗位。各级医疗部门应加强疫情报告，早期发现病人，特别对轻症的不典型病例，进行详细登记以便及时治疗。

注意饮食、饮水卫生，搞好个人及环境卫生。切断传播途径。同时，可口服"依链"株菌苗等，可刺激肠黏膜产生特异性分泌型 IgA，预防免疫。

# 第五节　细菌性骨髓炎及化脓性关节炎

# 细菌性骨髓炎

## 一、概述

细菌性骨髓炎，又称为化脓性骨髓炎（osteomyelitis），是一种由于细菌入侵骨膜、骨密质、骨松质与骨髓组织所致的感染性疾病。一般有三条感染途径：①其他部位的化脓性病灶中的细菌通过血液循环蔓延至骨骼，即血源性传播；②周围软组织感染直接蔓延至骨骼；③骨质手术或开放性骨折等手术及非手术性外伤时引起的输入性感染。细菌性骨髓炎的主要致病菌是葡萄球菌，占血源性骨髓炎和输入性骨髓炎的 60%；在骨折固定器、关节植入等留置性人造物所致的骨髓炎中表皮葡萄球菌成为主要病原体，约占 30%；链球菌、分枝杆菌、革兰阴性杆菌、真菌等在一定条件下也会引起细菌性骨髓炎。按照感染途径可以分为血源性骨髓炎、创伤后骨髓炎、外来性骨髓炎。按照病情发展分为急性骨髓炎和慢性骨髓炎。

急性血源性骨髓炎（acute hematogenous osteomyelitis）是指化脓性细菌由身体其他部位的感染病灶经血液循环而累及骨组织的炎症。本病好发于儿童快速生长的长管骨如股骨、胫骨、肱骨的干骺端等部位。慢性血源性骨髓炎（Chronic hematogenous osteomyelitis）是因急性血源性骨髓炎治疗不及时或治疗不当而发展来的，也有一部分由于病人的抵抗力强而细菌的毒力较低，一开始就为慢性。此病男性多于女性，就诊年龄20～40岁的病人居多。常见的发病部位为胫骨、股骨、肱骨的干骺端或骨干。

## 二、诊断要点

急性骨髓炎的自然病程可以维持3～4周。起病急骤，寒战，高热，体温可达39℃以上。骨膜下脓肿穿破后疼痛即刻缓解，体温逐渐下降。有明显的毒血症状如腹胀、全身不适、食欲不振等。儿童可出现烦躁不安、呕吐、惊厥等，重者会出现昏迷及感染性休克。红、肿、热、痛和功能障碍是本病的五大局部表现。随着病变部位和病程的不同，病人的局部表现也各有差异。早期患处持续性深部疼痛，肢体半屈曲状，附近肌肉出现保护性痉挛，患者因剧痛拒做主动或被动运动。患处皮肤温度升高，软组织红肿，有局限性压痛。数日后形成骨膜下脓肿，局部出现水肿，压痛明显。脓肿穿破后疼痛减轻，但局部红、肿、热、痛更为明显。病灶邻近关节时可有反应性关节积液。

慢性骨髓炎随着病变的不同阶段而呈现不同的临床表现。急性发作阶段表现为体温可以升高1～2℃，患肢的红、肿、热、痛，原已闭塞的窦道口重新开放，并排出多量脓液，有时可以排出小的死骨。死骨排出后窦道口自行封闭，炎症逐渐消失。急性发作期可数月或者数年发生1次。体质不好或者机体抵抗力低下时可诱导急性发作。病变不活动阶段可以无症状，但骨骼可失去原有的形态，肢体增粗变形。局部皮肤菲薄而色暗，有多处瘢痕，稍有破损就会引起经久不愈的溃疡。肢体皮肤上可见窦道口，长期不愈合，窦道口见肉芽组织突起，流出臭味脓液。关节因肌肉的纤维化可以发生挛缩。长期多次发作使骨骼扭曲畸形、增粗，皮肤色素沉着，窦道口皮肤反复受到脓液刺激可发生癌变。儿童往往因骨骼破坏而影响骨骼生长发育，使肢体出现畸形，也有发生病理性骨折的可能。

## 三、辅助检查

**1. 白细胞计数**　急、慢性血源性骨髓炎中，白细胞计数升高，一般在(10～20)×10⁹/L以上，中性粒细胞可达90%以上。其中，急性血源性骨髓炎，血培养可获得致病菌，但阳性结果不明显，可在寒战高热期抽血或初诊时每2小时进行一次血培养，共3次，可提高阳性率，对所获的致病菌均需作药敏试验以调整抗菌药的使用情况。慢性血源性骨髓炎的脓液培养中，可检测出病原菌。通常应结合进行病原菌的药物敏感试验，以指导临床选择合适的抗生素。

**2. 影像学检查**　急性血源性骨髓炎病变早期，X线检查多无异常改变。发病2周后，随着病变的加重，X线检查可见病变部位的骨质稀疏、局部的层状骨膜反应、散在性虫蛀样骨破坏和死骨形成。CT和MRI检查有助于尽早发现骨膜下脓肿，但细小骨脓肿较难显示。MRI检查可早期发现局限于骨内的炎性病灶及范围。

慢性血源性骨髓炎X线片可见长管骨增粗，密度不均匀，以增生为主，周围新生包壳内有死骨及无效腔，死骨表现为完全孤立的骨片，浓白质密，无骨小梁结构，边缘不规则，周围存在间隙；CT片上可显示出脓腔和小型死骨，部分病例可经窦道插管注入碘水造影剂以显示脓腔。

**3. 穿刺** 急性血源性骨髓炎可进行局部脓肿分层穿刺，该检查对急性化脓性骨髓炎的早期诊断有特别重要的意义。

## 四、处理原则

急性血源性骨髓炎的治疗原则是早期给予彻底治疗，以争取达到完全治愈，避免复发以及形成慢性过程。给予抗菌药治疗，并尽早手术引流；患肢置于功能位制动，减少疼痛和避免病理骨折；加强营养，增加机体抵抗力，充分休息，注意维持水及电解质平衡。鉴别致病菌、彻底摘除死骨，清除增生的瘢痕和炎性肉芽组织，消灭无效腔，改善局部血液循环，为愈合创造条件、固定骨折。

慢性骨髓炎治疗时，在合理应用抗生素的前提下，以手术治疗为主。手术目的是清除死骨，消灭无效腔，切除瘘管。手术适应证：① 有死骨形成。② 有无效腔存在。③ 有经久不愈的窦道及流脓史。

## 五、用药方案

急性血源性骨髓炎应该及时采取足量有效的抗菌药物。一般在发病5日内使用抗菌药以有效控制炎症，之后细菌对所用抗菌药不敏感时可联合应用两种以上广谱抗菌药，再根据细菌培养和药物敏感试验结果及治疗效果进行调整。应用抗菌药3~4周至体温正常、症状消退后继续使用2周左右。一般除大环内酯类抗生素（macrolide antibiotics）外，大多抗菌药渗入骨量较小，喹诺酮类渗入骨组织量稍多。

慢性骨髓炎急性发作时不宜作病灶清除术，此时应以抗菌药治疗为主，手术前需取窦道溢液作细菌培养和药物敏感试验，最好在术前2日即开始应用抗菌药，使手术部位组织有足够的抗菌药浓度。应用闭式灌洗消灭无效腔时术后经灌注管滴入抗菌药溶液，持续2~4周至吸引液转为澄清。庆大霉素－骨水泥珠链填塞和二期植骨过程中，将庆大霉素粉剂放入骨水泥中，制成庆大霉素－骨水泥珠链填塞在骨腔内，每一颗小球约含庆大霉素4.5mg，珠链在体内会缓慢地释放出有效浓度的庆大霉素约2周之久。

## 六、建议

治疗急性化脓性骨髓炎时，为正确选择抗生素，需要高度重视致病微生物的确定，血培养与分层穿刺液培养较有价值。为了提高阳性率，需反复做培养。

# 化 脓 性 关 节 炎

## 一、概述

化脓性关节炎（suppurative arthriris）是由于化脓菌进入关节腔及其组成部分如滑膜、骨、软骨等所致的感染。常发生在髋关节和膝关节，表现为局部红、肿、热、痛等，甚至影响关节功能。各年龄段均可发病但一般多见于儿童、年老体弱以及慢性关节炎患者，男性居多。由于医疗卫生事业的发展和进步，该病的发病率下降，但偏远地区还偶有发现。

## 二、诊断要点

85%左右的化脓性关节炎是由金黄色葡萄球菌引起，其次为白色葡萄球菌、淋病双球菌、肺炎链球菌、脑膜炎球菌、肠道杆菌等。细菌感染关节的途径主要有：①血源性传播：身体其他化脓性病灶内的细菌通过血液循环进入关节内，主要见于儿童猩红热、肺炎、中耳炎、蜂窝织炎等；②局部蔓延：邻近关节的化脓性病灶直接蔓延入关节内，如关节周围的蜂窝织炎、骨髓炎等蔓延至髋关节；③直接感染：开放性关节损伤如战伤、外伤以及关节手术后感染和关节内注射皮质激素后发生的感染。细菌侵入关节后，病变发展过程可分为以下三个阶段。①浆液性渗出期：关节感染后会产生明显的滑膜充血、水肿并伴有炎细胞浸润以及渗透性增加，产生浆液性渗出物，含有白细胞、红细胞等，蛋白质含量也较高，此期病理改变可逆，关节软骨未受破坏，其他组织基本正常，若能及时控制感染，渗出物可被完全吸收而不影响关节功能。②浆液纤维蛋白渗出期：此期渗液增多黏稠，渗出物变为混浊，大量脓细胞及纤维素覆盖于滑膜和软骨面，影响软骨代谢；滑液中出现酶类物质加重滑膜炎症，血管通透性增强；软骨崩溃、塌陷及断裂。此期部分病理改变不可逆，修复治疗后会有不同程度的关节功能受损。③脓性渗出期：渗出物变为脓性，软骨被脓液中的蛋白溶解酶破坏变软、变薄。化脓细菌能蔓延至邻近骨质，形成骨髓炎、关节周围脓肿、蜂窝织炎，还可向外穿破形成窦道，由于关节囊的松弛及肌肉痉挛，会引起病理性脱臼，关节畸形，功能丧失。此期修复后关节重度粘连甚至纤维性或骨性强直，关节功能严重受损。

## 三、辅助检查

**1. 白细胞计数**　化脓性关节炎末梢血白细胞计数可增加至（10~20）×10^9/L，中性粒细胞高于0.90。血沉增快，C反应蛋白增高。

**2. 影像学检查**　化脓性关节炎早期可见关节周围软组织肿胀阴影，部分病例可见关节间隙增宽，但骨结构无明显异常或者仅见轻度骨质疏松。当关节软骨破坏后，X线片上可见关节间隙进行性变窄，软骨下骨质有冲蚀状破坏，病变周围有骨质增生。病变后期可出现关节挛缩畸形，关节间隙严重狭窄或消失，关节的骨性强直和病理性脱位。在X线检查阴性时，CT或者MRI检查可较早显示骨质破坏和骨膜周围脓肿。

**3. 穿刺**　化脓性关节炎时可进行关节腔穿刺，关节穿刺液应常规进行细胞计数和分类检查，还应该作涂片染色查找病原菌，以及关节穿刺液的细菌培养和药物敏感试验，其阳性发现率要较血培养为高。

## 四、处理原则

化脓性关节炎的治疗原则为早期诊断和治疗，及时正确处理，保全生命和肢体，尽量保持关节功能，同时要注意全身治疗和局部治疗相结合。全身治疗包括卧床休息，给予镇痛药、抗菌药，必要时补血、补液维持机体液体平衡。局部治疗包括关节穿刺，患肢固定。关节穿刺抽出关节液后注射抗菌药，抽出液逐渐变清则可继续注射至关节积液消失，若抽出液更混浊甚至发展为脓性应改为灌洗或切开引流。

## 五、用药方案

化脓性关节炎需全身性应用抗菌药至关节炎症消退。早期注射青霉素 G、氨苄西林、头孢唑啉、克林霉素、万古霉素、四环素、喹诺酮等药物能进入滑液。若无关节的其他基础病变，一般应用 2~3 周抗菌药；当患者有革兰阴性菌感染、经适当引流后对治疗反应仍然较慢者以及合并骨髓炎时均需延长治疗。化脓性关节炎应根据革兰染色结果及患者年龄选择用药。当为金黄色葡萄球菌感染时，可静脉给予耐酶青霉素；若患者对青霉素过敏或为耐甲氧西林金黄色葡萄球菌感染时万古霉素（vancomycin）是首选药物。通常流感嗜血杆菌、链球菌或革兰阴性球菌所致的化脓性关节炎应用抗菌药治疗 2 周，葡萄球菌引起的感染应用抗菌药治疗 3 周。

## 六、建议

早期诊断，及时正确处理，保全生命，尽量保留关节功能。有控制地活动关节及锻炼功能，局部炎症消退后及早开始肌肉收缩锻炼，如无不良反应，即可开始自动运动，以防止关节粘连，有助于关节功能恢复。但须注意局部炎症情况，活动不能过早、过于频繁，以免炎症扩散或复发。

# 第六节　皮肤及软组织感染

## 一、概述

皮肤及软组织感染（SSTI）又称皮肤及皮肤结构感染（SSSI），是化脓性致病菌侵犯表皮、真皮和皮下组织引起的炎症性疾病。皮肤及软组织感染包括毛囊炎、疖、痈、淋巴管炎、急性蜂窝织炎、烧伤创面感染、手术后切口感染及褥疮感染等。毛囊炎、疖、痈及创面感染的最常见病原菌为金黄色葡萄球菌；淋巴管炎及急性蜂窝织炎主要由化脓性链球菌引起，主要为 A 组链球菌感染，偶可见 B、C、G 组链球菌，金黄色葡萄球菌；褥疮感染常为需氧菌与厌氧菌的混合感染；化脓性关节炎非淋球菌感染者，以金黄色葡萄球菌多见，链球菌、革兰阴性杆菌也可引起，少数病例可合并厌氧菌；破伤风主要为伤口感染破伤风杆菌引起；带状疱疹为水痘带状疱疹病毒引起，常并发神经痛。皮肤、软组织感染病灶广泛并伴发热等全身症状，或有合并症者，属复杂性皮肤、软组织感染；不伴以上情况者为单纯性皮肤、软组织感染。

## 二、诊断要点

皮肤软组织感染的临床表现是多样的，就诊患者多主诉局部红、肿、热、痛，部分伴有溃疡形成、皮肤软组织坏死，甚至伴有全身症状如发热、乏力、萎靡等，乃至感染性休克表现。通常社区获得性耐甲氧西林金葡菌（CA – MRSA）导致的 SSTI 常表现为自发的脓肿。部分深部脓肿可能被误诊为蜂窝织炎，对于接受初始抗生素治疗不佳的蜂窝织炎应考虑深部脓肿的可能。对于所有难以鉴别的 SSTIs，床旁 B 超是最佳的检查方法。

坏死性 SSTIs（如协同型坏死性蜂窝织炎、坏死性筋膜炎、链球菌性肌坏死、气性坏疽等）常表现为严重的疼痛，迅速增大的硬结，多伴有生命体征变化。但这些疾病早期诊断却相当困难。通常 CA – MRSA 导致的坏死性 SSTIs 较其他致病原导致的疾病往往呈现亚急性，症状较轻。

通常按病情严重程度将 SSTIs 分为 4 级：1 级——患者无发热，一般情况良好，已排除蜂窝织炎诊断；2 级——患者有发热，一般情况稍差，但无不稳定并发症；3 级——患者有严重中毒症状或至少 1 个并发症，或有肢残危险；4 级——脓毒症或危及生命的感染。按 SSTI 复杂程度分为单纯 SSTI 和复杂 SSTI（cSSTI），后者指存在明显的基础疾病或有明确的创伤（包括咬伤）等并发的 SSTI。

### 三、辅助检查

**1. 一般过程**　询问病史、特别是发病诱因和危险因素对建立诊断及分析致病菌十分重要。体检要全面仔细，严格的体格检查往往可以发现隐藏的感染。下腹部、腹股沟、髋部的蜂窝织炎可表现为远部位感染，比如嵌顿疝或结肠憩室炎等。应检查受累皮肤是否有波动感或捻发音，皮损性质、溃疡形成状况及坏死程度，以及是否伴有压痛。与体格视诊程度不符的疼痛或压痛往往提示患有急需处置的坏死性感染。捻发音往往提示患有坏死性感染。波动感则提示局部化脓液体聚集需要引流干预。

**2. 细菌鉴定**　应重视 SSTI 特别是复杂性 SSTI 的致病细菌鉴定，对病程迁延、反复发作或抗菌药物治疗无效的患者更应做细菌学检查。可取溃疡或创面分泌物、活检或穿刺组织、血液等标本，根据病情可同时取创面和血标本，并做药敏试验。标本采集的原则是确保分离鉴定的细菌是真正致病菌。对于复杂 SSTI，应尽早获得细菌鉴定结果。应正确分析临床微生物检测结果及其意义，如取材时是否发生来自皮肤正常菌群的污染，分离菌株是污染菌还是致病菌，分离菌株与皮肤感染发生发展是否存在必然联系，药敏试验提示的敏感抗菌药物能否在感染局部发挥作用等。

**3. LRINEC 评分**　目前有研究指出 LRINEC 评分系统可以用来区分坏死性 SSTIs 与非坏死性 SSTIs，LRINEC 评分总分大于等于 8 的患者应高度怀疑坏死性 SSTIs。

**4. 影像学检查**　对于鉴别骨髓炎、皮下气肿、深部脓肿，软组织平片、CT、超声、MRI 可发挥极大作用。特别是深部脓肿与蜂窝织炎相鉴别时，超声诊断深部脓肿的敏感性可达 98% 以上，特异性可达 88% 以上。

### 四、处理原则

皮肤、软组织感染中病灶小而表浅、数量少者如脓疱病，只需局部用药。病灶广泛，并伴发热等全身症状时宜同时全身应用抗菌药物，轻症感染患者可口服给药，严重感染患者可静脉给药。局部用药以消毒防腐剂（如碘伏）为主，少数情况下亦可用某些主要供局部应用的抗菌药物，如莫匹罗星等。对于轻症患者可针对常见病原菌进行经验治疗。全身感染征象显著的患者，应做创面脓液培养，并同时做血培养，获知病原菌后进行药物敏感试验，必要时据此调整用药。接下来具体介绍常见的几种皮肤及软组织感染时的处理原则。

**1. 疖**　疖以局部治疗为主。早期促使炎症消退，红肿阶段可热敷、理疗或外敷金黄散、鱼石脂软膏等。局部化脓时及早排脓，有波动时，及时切开引流，禁忌挤压，以免感染扩散。如全身症状明显，应静脉给予抗菌药物治疗。

**2. 痈**　痈的治疗原则为局部处理与全身治疗并重。局部处理早期可用鱼石脂软膏、50%硫酸镁或70%乙醇外敷。理疗有助于控制感染扩散，促进炎症消退。已出现多个脓点或已破溃流脓时，需及时切开引流（但唇痈不宜采用），切口一般用"＋"字或"＋＋"字形切口，有时亦可作"Ⅲ"形，长度超过病变范围，要深达深筋膜。较大创面可待肉芽组织长出后，行植皮术。全身治疗时，患者应适当休息和加强营养，及时使用抗菌药物，有糖尿病时应控制血糖。

**3. 皮下急性蜂窝织炎**　炎症早期局部可外敷50%硫酸镁溶液、如意金黄散等予以理疗。若病变进展形成脓肿应切开引流。对产气性皮下蜂窝织炎，应及早作广泛的切开引流，切除坏死组织，伤口应以3%过氧化氢液冲洗和湿敷，并采取隔离治疗措施。口底及颌下急性蜂窝织炎应及早切开减压，以防喉头水肿、压迫气管而窒息致死。疑有全身感染时，应用抗菌药物。

**4. 丹毒**　需卧床休息，抬高患处。局部及周围皮肤外敷50%硫酸镁溶液、如意金黄散等进行理疗。全身应用抗菌药物，并在全身和局部炎症消失后仍继续用药3~5日，以防复发。

**5. 急性淋巴管炎和淋巴结炎**　需着重治疗原发感染。此外，休息、抬高患肢及抗菌药物的应用均有利于早期愈合。急性淋巴结炎已形成脓肿的，需切开引流。

**6. 破伤风**　破伤风是一种极为严重的疾病，死亡率高，为此要采取积极的综合治疗措施，包括清除毒素来源、中和游离毒素、控制和解除痉挛、保持呼吸道通畅和防止并发症等。

## 五、用药方案

外用抗生素在防治SSTI中占有重要地位，原因是：①直接作用于皮肤靶部位，对表皮或真皮浅层感染效果最佳；②根据不同部位和病变深浅选择不同的剂型；③药物在局部停留时间长，能较好的发挥抗菌作用；④减少抗生素系统用量，减轻患者经济负担；⑤外用吸收少，可避免发生系统给药的不良反应以及菌群失调等；⑥使用简单方便。理想的外用抗菌药物应具备以下特点：①广谱、高效，尤其对常见耐药菌株如MRSA有很强的抗菌作用；②不易产生耐药性，尤其是具有独特的抗菌机制且无系统制剂的抗菌药物，可以有效避免交叉耐药性的产生，减少院内感染耐药菌株的发生；③局部应用可以保持较高的抗菌活性，不受局部环境因素的影响；④抗菌药物及其基质不影响创面的愈合；⑤广谱抗菌同时，能有效维护皮肤微生态；⑥不易发生过敏反应。莫匹罗星软膏符合上述6条标准，是理想的外用抗菌药物。夫西地酸乳膏也有较强的抗菌作用，该药物有静脉给药剂型。传统的外用抗生素如红霉素软膏、新霉素软膏或氧氟沙星乳膏，因渗透性差、容易产生交叉或多重耐药，不宜选择或不作为首选。同时，要加强对外用抗生素耐药发生情况的监测。

此外，系统抗菌治疗在防治SSTI中亦具有重要作用，包括经验性抗菌治疗、金葡菌感染的抗菌治疗以及特殊情况SSTI抗菌疗法。①经验性抗菌治疗应根据病史、临床表现，结合分级、分类诊断，尤其是可能的诱因或危险因素，选择针对常见或可能致病菌的抗菌药物。坏死性 SSTI 如疑为梭状芽孢杆菌感染，首选青霉素，其他可考虑选择第 3 代头孢菌素类药物，并注意兼顾抗厌氧菌药物的选择如甲硝唑等。②金葡菌感染的抗菌治疗分为甲氧西林敏感葡萄球菌和 MRSA 两种情况。敏感菌可选择半合成的青霉素，如新青霉素 II、双氯西林等，或头孢氨苄、克林霉素等。MRSA 感染可选择万古霉素、利奈唑胺、达托霉素等，也可选择米诺环素或复方磺胺甲噁唑等，尤其是 HA－SSTI。③特殊情况 SSTI 抗菌疗法如糖尿病足感染、手术切口感染或动物咬伤后感染，其致病菌比较复杂，应根据分离的致病菌种类，结合药物敏感试验选择抗生素，并注意使用中对抗生素耐药性进行监测。接下来具体介绍常见的几种皮肤及软组织感染时的用药方案。

**1. 疖**

（1）抗菌药物　若有发热、头痛等全身症状时，可选用青霉素（成人静脉给药，一日 200 万～2000 万单位，分 2～4 次给药）或复方磺胺甲噁唑（成人静脉给药，TMP 2～2.5mg/kg、SMZ 10～12.5mg/kg，每日 4 次；或 TMP 2.7～3.3 mg/kg、SMZ 13.3～16.7 mg/kg，每日 3 次）等抗菌药物治疗。

（2）降糖药物　可予以磺脲类或双胍类口服，效果不佳应用胰岛素制剂控制血糖。

**2. 痈**

（1）对症治疗　感染严重者应加强营养支持，注意纠正水和电解质平衡、酸碱平衡。疼痛剧烈时可给予镇痛剂如盐酸布桂嗪（50～100 mg，每日 1～2 次，肌内注射），剂量可酌增。

（2）抗菌药物　可选用青霉素、头孢拉定（成人静脉给药，0.5～1g，每日 4 次，一日最高剂量为 8g）或阿奇霉素（成人静脉给药 500mg，每日 1 次）。

（3）降糖药物　参见本节"疖"项下。

**3. 皮下急性蜂窝织炎**　青霉素、头孢拉定及阿奇霉素参见本节"疖"、"痈"部分。甲硝唑成人静脉给药，首次剂量 15mg/kg，维持量按体重 7.5mg/kg，每日 3 次或每日 4 次给药，疗程不少于 7 日。

**4. 丹毒**　可静脉滴注磺胺类、大剂量青霉素或第一代头孢菌素，参见本节"疖"、"痈"项下。

**5. 急性淋巴管炎和淋巴结炎**　可静脉滴注磺胺类、大剂量青霉素或第一代头孢菌素，参见本节"疖"、"痈"项下。

**6. 破伤风**

（1）中和毒素药物　TAT 一般用量是 10000～60000U，应稀释于 5% 葡萄糖注射液中，缓慢静脉滴入；TIG 一般只用一次肌内注射，剂量为 3000～6000U。

（2）对症治疗药物　可交替使用镇静、解痉药物，可供选用的药物有：苯巴比妥钠肌内注射，每次 0.1～0.2g；地西泮 10～20mg 肌内注射或静脉滴注，每日 2～3 次；10% 水合氯醛溶液，口服剂量每次 10～15ml，保留灌肠量每次 20～40ml；病情较重者可用冬眠 1 号合剂（由氯丙嗪、异丙嗪各 50mg，哌替啶 100mg 及 5% 葡萄糖 250ml 配成）静脉缓慢滴入；痉挛发作频繁不易控制者，可用 2.5% 硫喷妥钠缓慢静脉注射，每次 0.25～0.5g。

（3）抗菌药物　青霉素 80 万～100 万单位，肌内注射或静脉滴注，每 4～6 小时 1

次；甲硝唑 2.5g/d，分次口服或静脉滴注，持续 7~10 日。

## 六、建议

SSTI 发生与皮肤屏障功能障碍关系十分密切。对生理性皮肤屏障功能障碍，如小儿应注意养成良好的卫生习惯，避免创伤。对老年患者，要指导他们正确的生活方式，特别是洗涤用品的使用，防治因过度洗涤加重皮肤屏障功能的破坏，并应在洗涤后外用保湿润肤剂。应合理治疗原发皮肤病，减轻瘙痒和控制搔抓，防止长期外用超强糖皮质激素制剂，及时恢复皮肤屏障；减少或避免不必要的对皮肤有创伤的检查和治疗。

加强身体锻炼，提高皮肤对外界的适应能力。对影响机体免疫功能下降的疾病如糖尿病等，应及早控制；对反复发生皮肤葡萄球菌感染的患者，可酌情使用免疫增强剂等。

一般来说，对无菌手术或皮肤屏障功能有障碍的患者，不主张常规应用抗生素预防 SSTI，尤其是系统用药。如手术创面较大，或发生皮肤感染的机会增多时，治疗以局部外用药物为主，以减少系统使用抗生素，防治耐药产生。对容易并发细菌定植，或发生皮肤感染患者，可定期在鼻腔外用莫匹罗星喷鼻制剂，以减少鼻腔金葡菌的数量。

# 第七节　真菌感染性疾病

# 浅 部 真 菌 病

## 一、概述

浅部真菌病（superficial mycosis）是由一些只侵害表浅角化组织（如皮肤、毛发和甲）而不侵害较深组织或内脏的真菌所引起的，简称为癣。真菌中主要的为皮肤丝状菌或称皮肤癣菌（dermatophytes）。皮肤丝状菌可分为 3 个菌属，即表皮癣菌属、小孢子菌属和毛癣菌属。一种皮肤癣菌可引起不同部位的病变，而同一病变也可由不同癣菌引起。

根据感染部位的不同，可分为头癣、体癣、股癣、手足癣、甲癣等。由马拉色菌引起的表皮角质层的感染称为花斑癣或汗斑，属于浅表真菌病。此外，由皮肤癣菌的抗原性物质，通过血循环，产生的过敏性反应，称为癣菌疹。除癣菌疹外，其他的浅部真菌病，刮取鳞屑直接检查或通过培养均可找到病原菌，可以确诊。本病系由接触传染引起，消灭传染源和切断传播途径是预防本病的关键。治疗以外用药为主，通常由抗真菌药和角质剥离剂配成溶液、酊剂或软膏等。

## 二、诊断要点

**1. 头癣**　头癣是毛发和头皮的皮肤真菌感染。据致病菌及临床症状不同分为黄癣、白癣、黑点癣及脓癣。

（1）黄癣（俗称秃疮）　有 3 大临床特征，即菌痂、萎缩性瘢痕和秃发。菌痂新鲜者呈硫黄色，边缘隆起，中央凹陷，状如碟形。陈旧者呈灰黄色或灰白色，除去菌痂，可见糜烂面，周围有暗红色浸润斑，表面有灰白色鳞屑，其下显现轻微鲜红色凹陷的萎缩性瘢痕。

（2）白癣（亦称斑癣） 是目前常见的类型。初起为数个散在分布的圆形白色鳞屑斑，边缘清，皮损常呈星状分布。稍有痒感，若不治疗可渐扩大或融合成片，界限清楚，病发根部可见白色菌鞘包绕是本病特点，距头皮 2~4mm 处折断。病发松动，易拔除，部分头发脱落。

（3）黑癣 起初为散在局限性点状红斑，以后发展为大小不等的圆形或不规整形灰白色鳞屑斑，酷似白癣，但其病发无明显菌鞘，沿皮面折断而呈黑色小点。黑癣的病程很长，进展缓慢，可直至成年尚未痊愈。毛囊可被破坏而致瘢痕形成。

（4）脓癣 比较少见，为白癣或黑点癣的一种特殊类型，隆起性肿块，逐渐扩展，边界清楚，质地柔软，表面有多数蜂窝状排脓小孔，从中可挤出脓液。损害常为单发。附近淋巴结常肿大。愈后常有瘢痕形成，引起永久性脱发。

**2. 体癣** 是发生于除头皮、胡须、掌、趾及腹股沟以外之平滑皮肤上的癣。原发损害为针头到绿豆大小红色丘疹、水疱或丘疱疹，以后形成中心逐渐向周围扩张的圆形红斑，大小不一，数目不定。边缘由散在的丘疹、水疱、丘疱疹、痂和鳞屑连接成狭窄隆起。炎症轻时只有脱屑，自觉瘙痒。多见于面部及颈部，亦可发生于躯干、四肢等。

**3. 股癣** 好发于腹股沟，可单侧或双侧发生，基本损害与体癣相同。常表现为下侧边界清楚，炎症明显的红斑，常有反复发作倾向。重者可从腹股沟向上蔓延至会阴及耻骨上部，形成有明显边缘的红斑。

**4. 手足癣** 是致病性皮肤丝状菌在手、足部引起的皮肤病。足癣可分为水疱型、角化过度型、鳞屑型、浸渍型和糜烂型。手癣的临床表现与足癣很相似。

**5. 甲癣** 又称灰指甲。指甲变形，变脆，没有光泽，初期病发部位呈浅黄色，往后呈黄色或灰褐色。表面会凹凸不平，甲板蛀空，导致甲板与甲床分离。

## 三、辅助检查

**1. 真菌镜检** 主要用于皮屑的检查。将皮屑置于载玻片上，滴加 10% KOH 溶液，也可加入 5% Parker 墨水，也可加入氯唑黑 E，增加阳性率。

**2. 真菌培养** 与细菌培养法大同小异。最常用培养基为沙氏培养基。不同真菌有不同的菌落特点，结合菌落特点和镜下染色检查可进行种属的鉴定；有时还须借助于生化和免疫学方法进行判断。

**3. 生化反应** 主要用于酵母菌的鉴定：①糖发酵试验；③同化碳源试验；③硝酸盐同化与还原试验；④尿素酶检测。

**4. Wood's 灯检查** 白癣病发呈亮绿色；黄癣为暗绿色；黑点癣无荧光色；花斑癣呈黄色荧光。

**5. 组织病理检查** 浅部真菌病一般无需组织病理学检查。体股癣或手足癣一般在角质层可见菌丝；花斑癣在角质层可见菌丝和孢子；甲真菌病显示皮肤癣菌多侵犯甲板中层，菌丝沿甲板线位平行生长，可见关节孢子。常规 HE 染色只有曲霉、接合菌等染色好，其他如念珠菌染色不好，须特殊染色，如 PAS、GMS、Gradly 等。

## 四、处理原则

**1. 头癣** 遵从五字疗法：服（药）、洗（头）、搽（药）、理（发）、消（毒）。可选用酮康唑内服，连续 4 周；治疗期间须每日洗头；坚持外搽适宜的抗真菌药膏 1~2 月；每周理发一次，直至治愈为止；病人日常用品，如帽子、毛巾、枕巾、梳子等须定期进行消毒。

**2. 体癣、股癣、手足癣** 这类癣病局部治疗可奏效，但须根据不同病情，不同皮损表现，采用不同剂型的癣药。

（1）癣药并发感染，应先控制感染。

（2）病变处肿胀渗出明显时，可选用 3% 硼酸水或 0.02% 呋喃西啉溶液湿敷，消肿、渗出液减少后再选择有效治疗癣的外用药。

（3）患处呈糜烂及少量渗出者，须先以黄连氧化锌油外用过渡 2~3 天，然后再酌情更换适宜癣药膏。

（4）病损表现为鳞屑角化型时，治癣药膏的剂型以软膏或霜剂为妥。

（5）如损害处有皲裂现象，忌用酊剂外搽，仍选取软膏或霜剂为好。

（6）皮疹以红斑、丘疹为主者，可选用酊剂或软膏和霜剂。

（7）面部、股内侧等部位皮损，禁止用高浓度角质剥脱剂，以免刺激而引起皮炎。

（8）只要剂型选择无误，多主张不宜频繁改换外用药。每种治癣药膏至少要用一周。

（9）病情顽固或皮损面积广泛、应用局部疗法治愈有困难者，可考虑给予酮康唑内服，200mg，1 次/日，连用 4 周。

**3. 甲癣** 以局部治疗为主，但由于甲板颇厚，一般药物不易渗透进去，故不能采取平常治癣办法来处置本病。局部用药前须尽量除去甲板，然后再外用抗真菌药。

## 五、用药方案

**1. 外用或内用** 一般浅部真菌病首选外用抗真菌药物。但头癣、甲真菌病首选内服药物，头癣以灰黄霉素为佳，甲真菌病以伊曲康唑或特比萘芬为佳。甲真菌病病情较轻或年老或有内部疾病者，应选用外用抗真菌药物治疗，如环吡酮、阿莫罗芬甲涂剂等。

**2. 经济的考虑** 首选传统性抗真菌药物。

**3. 初发疾病或反复发作** 初发者可选用一般抗真菌药物，如克霉唑、咪康唑等。如屡次发作，例如念珠菌性阴道炎，需加强用药，甚至口服。

下列三种药物是目前应用较为广泛的口服抗真菌药。

（1）氟康唑（Fluconazole） 对各种真菌，包括皮肤癣菌（及某些深部真菌）有很强的抗菌作用，体外抑菌活力高。该药主要是通过抑制真菌细胞膜的主要成分即麦角甾醇的合成发挥作用。常用于治疗体癣、股癣、手足癣以及皮肤念珠菌病等浅部真菌病。

（2）伊曲康唑（Itraconazole） 该药对浅部真菌（及某些深部真菌）具有高度的

抗菌活性。在少剂量下也可以抑制至少97%的常见病原性真菌（皮肤癣菌和念珠菌属）的生长。

（3）灰黄霉素（griseofulvin）　该药抗菌谱较窄，对各种浅部真菌有较强的抑制作用，但对深部真菌和细菌无效。通过干扰真菌核酸合成，抑制其生长发挥作用。临床主要用于治疗各种癣病。对头癣疗效很好，对体股癣、手足癣疗效也较好。对指、趾甲癣疗效较差。

## 六、建议

浅部真菌病流行颇广，在我国属于常见的多发病，在日常生活中要积极做好预防工作。

（1）鞋袜穿着要讲究，干燥透气常消毒　避免穿过紧而不透气的鞋袜，选用棉袜，以消除皮肤癣菌增殖的条件；定期对鞋袜进行消毒。

（2）毛巾拖鞋不共用，指趾甲要勤修剪　避免使用公用鞋袜、毛巾及其他浴具，尤其家庭的公用拖鞋，人来各往，是传染源。

（3）沐浴洗足用喷淋，有菌场所勿赤足　注意个人卫生，勤洗澡，沐浴或洗脚时请用淋水方式；避免在容易接触到真菌的地方，如游泳池、更衣室、浴室光足走路。

（4）宠物患癣免接触，人若感染早治疗　避免接触皮肤患真菌疾患的宠物；人若感染了真菌，要尽早治疗，坚持治疗，避免传染和扩散。

# 深 部 真 菌 病

## 一、概述

深部真菌病（systemic mycosis）是指除了表皮、毛发和甲床之外，真菌侵犯人体的皮下组织包括皮肤、黏膜、肌肉和内脏所引起的各种感染，统称为深部真菌病（systemic mycosis）。

根据病原菌的治病情况可分为致病性真菌和条件致病性真菌。免疫功能正常时，致病性真菌多呈隐性感染，多数可不治而愈；防御功能低下时或吸入的真菌孢子量多时，可首先引起肺部感染，并播散入其他器官，如组织胞浆菌、皮炎芽生菌、球孢子菌、副球孢子菌可引起败血症、中枢感染、骨及关节或皮肤软组织感染。条件致病性真菌广泛存在于自然界，也可正常寄生于人体口咽、肠腔、生殖泌尿道中，一般不致病，但在患有 HIV 感染、粒细胞缺乏、恶性疾病或消耗性疾病、接受器官移植或免疫抑制治疗时，可通过外源性或内源性途径引起各系统感染。在深部真菌病中，条件致病性真菌占重要地位。

## 二、诊断要点

深部真菌病的诊断特别是早期诊断至关重要，由于其临床表现多缺乏特异性，一般可表现为脓毒症（如发热、不适、血白细胞计数增加等）和不同局部器官受累的相应症状；由于多同时合并细菌感染，所以不易与细菌感染相鉴别。目前对于深部真菌感染的诊断仍然主要依靠病原学检查，包括病原真菌直接镜检、培养和组织病理学检查、临床症状和微生物学检查，但这些方法敏感性差，真菌培养往往需特殊培养基，培养时间长，阳性率较低，难以满足临床需要，影响其对于临床诊断和治疗的指导意义。快速、敏感、特异性高和非侵略性检测技术为近年研究的目标。近年来，一些替代指标主要用于检测真菌的抗原、细胞壁成分和特异性核酸，对深部真菌病的诊断有一定辅助作用。

除脓毒症的全身炎性反应表现外，不同种属的真菌侵犯组织有不同的特点。

（1）念珠菌易侵犯支气管、肺、消化道、泌尿系以及血行播散，可造成多发性皮损和多个内脏器官的小脓肿；而关节、肌肉和骨髓相对较少受累。10%以上的念珠菌感染会波及内眼，特别是白色念珠菌；在玻璃体内可见团絮状大量生长的菌丝或孢子，眼球肿胀甚至失明。因此，一旦怀疑是播散性真菌感染，应常规检查眼底。

（2）新生隐球菌感染好发于中枢，多表现为脑膜炎或脑膜脑炎的症状，如高热、脑膜刺激征、恶心呕吐、视力障碍甚至失明，后期还可出现意识障碍乃至昏迷。其次为隐球菌肺炎，临床表现轻重不一，缺乏特异性，半数以上合并中枢感染。

（3）曲霉菌易侵犯肺部。肺的曲霉菌感染主要为烟曲霉，其次为黄曲霉。曲霉孢子存在于腐变植物、土壤粉尘之中，在空气中飘散。曲霉孢子被吸入后，一方面可以表现为过敏性肺曲霉病，引起肺泡及支气管变态反应，表现为发热、咳嗽、哮喘、寒战等，形成肉芽肿或间质性肺炎，甚至导致支气管扩张和肺的纤维化。另一方面，在免疫功能低下的病人，曲霉菌极易在肺内乃至向全身播散，造成急性侵袭性肺曲霉病，X线片上示支气管肺炎伴多处絮状浸润，炎性浸润阴影的大小和位置易于变化。

（4）毛霉菌感染的最显著特点是其突出的"嗜血管性"。因此，一旦发生感染，死亡率往往高达80%以上，是最为凶险的一种深部真菌感染。毛霉菌一旦进入人体，很快即侵犯黏膜及黏膜下血管，特别是动脉，在血管内迅速繁殖。大量的菌丝阻塞血管而引起局部组织的干性坏死，继而坏死组织脱落形成溃疡出血甚至脏器穿孔，或在坏死部位形成更大的菌丝团块，这种菌丝与坏死组织混合形成的肉芽肿样团块由于和深部血管密不可分而极难脱落，若勉强清除则有可能造成其深方血管的大出血。气管内的毛霉菌感染尤其危险，一旦菌丝团块阻塞气道或脱落引发大出血，往往缺乏有效治疗手段，均可导致病人窒息死亡。

## 三、辅助检查

深部真菌感染的诊断主要依赖于病原学检查，包括病原真菌直接镜检、培养和组织病理学检查，但这些方法灵敏度差，耗时久，难以满足临床需要。快速、敏感、特异性高和非侵袭性检测技术为近年研究的目标。近年来，一些替代指标主要用于检测真菌的抗原、细胞壁成分和特异性核酸，对深部真菌感染的诊断有一定辅助作用。

血清学诊断方法应用免疫和生化的方法检测血清和其他体液中的真菌细胞壁和胞质抗原，如检测新型隐球菌和荚膜组织胞浆菌的多糖抗原，用于隐球菌脑膜炎和播散性组织胞浆菌病的快速诊断。检测体液中的巴西副球孢子菌抗原，可用于副球孢子菌病的诊断和随访。特异性抗体检测可用于诊断地方性真菌病，例如芽生菌病、球孢子菌病、组织胞浆菌病、副球孢子菌病和青霉病。最有价值者为半乳甘露聚糖（galacto-mannan，GM）和（1,3）-β-D 葡聚糖检测。

## 四、处理原则

（1）应首先在感染部位采取标本进行涂片检查及培养，找到病原真菌时方可确诊。自无菌部位采取的标本培养阳性者为疑似病例。确诊病例和拟诊病例可予抗真菌治疗，真菌寄殖者不需抗真菌治疗。

（2）根据感染部位、病原菌种类选择用药。在病原真菌未明确前，可参考常见的病原真菌给予经验治疗；明确病原菌后，可根据经验治疗的疗效和药敏试验结果调整给药。中性粒细胞减少症发热患者疑为侵袭性真菌感染，病原菌不明者，可根据可能的病原真菌，给予抗真菌经验治疗。

（3）疗程需较长，视感染部位而定，一般为 6～12 周或更长。

（4）严重感染的治疗应联合应用具有协同作用的抗真菌药物，应静脉给药，以增强疗效并延缓耐药菌株的产生。

（5）在应用抗真菌药物的同时，应积极治疗可能存在的基础疾病，增强机体免疫功能。

（6）有指征时需进行外科手术治疗。

## 五、用药方案

根据不同情况可分为预防性治疗、先发治疗、经验治疗和目标治疗。

**1. 预防性治疗**　即对尚未发生真菌感染的高危患者给予抗真菌药，可减少侵袭性真菌感染并减少抗真菌药的全身应用，降低与真菌感染相关的病死率和某些中性粒细胞缺乏和器官移植患者的总病死率。但该治疗理念使绝大多数无真菌感染的患者暴露在药物的不良反应中。目前认为预防性治疗的适应证为：①急性白血病诱导期采用细胞毒药物者；②同种异体造血干细胞移植受者及自身骨髓移植患者；③应用增强免疫抑制剂者；④AIDS 患者；⑤肝移植受者术后早期。用于预防性应用的药物有氟康唑、伊曲康唑、两性霉素 B（常规制剂和脂质性）、泊沙康唑。

**2. 经验治疗**　中性粒细胞减少症发热患者经恰当抗菌药物治疗 4～6 天后仍持续发热，原因不明者可予以经验性抗真菌治疗。经验性治疗中药物的选择不仅要考虑药物的确切疗效，更应考虑药物的安全性。20 世纪 80 年代研究已证实：中性粒细胞减少伴发热患者经广谱抗菌药治疗 3～7 天后仍持续发热者，其中 25%～30% 的患者可能发生侵袭性真菌感染，经验性应用两性霉素 B（常规制剂）可减少上述患者此后发生侵袭性真菌感染患病率及病死率。经验治疗可选用两性霉素 B、两性霉素 B 脂质体、氟康唑、伊曲康唑、伏立康唑和卡泊芬净。

**3. 先发治疗**　是对高危患者已有真菌感染迹象，但尚无临床表现者进行抗真菌治疗。现已确认对移植物受者应监测 CMV 抗原、CMV 培养和基因检测，如确证患者存在 CMV 脱壳时，在出现临床症状前开始抗病毒治疗，可提高治愈率。因此提示对高危患者采取先发抗真菌治疗，可能是有益的。

**4. 目标治疗**　对已明确病原真菌的深部真菌感染患者，针对病原真菌采用抗真菌药物治疗。

深部真菌病涉及全身各脏器，自皮肤黏膜真菌感染至危及生命的脑膜炎、血液感染和心内膜炎。在抗真菌治疗中除需考虑药物的抗真菌谱、抗菌活性外，必须了解各种抗真菌药体内过程的差异及毒性反应，根据病原真菌及感染类型、病情制订抗真菌治疗方案。

目前治疗深部真菌病的药物有：①多烯类，包括两性霉素 B、两性霉素 B 含脂制剂等。②嘧啶类，如氟胞嘧啶。③吡咯类，如三唑类的伊曲康唑、氟康唑、伏立康唑和泊沙康唑。④活性抗细胞壁药物棘白菌素类如卡泊芬净、米卡芬净和阿尼芬净。

（1）两性霉素 B 及其含脂制剂　两性霉素 B 能选择性地与真菌细胞膜上的麦角甾醇结合，使细胞膜通透性增高，细胞内重要成分如钾离子、核苷酸和氨基酸等外渗，从而抑制真菌生长，最终导致真菌的死亡；同时也有利于其他抗真菌药物进入菌体体内，增强抗真菌药的协同作用，如与氟胞嘧啶联合治疗，能减少两性霉素 B 的剂量及降低其毒性作用，并证实两性霉素 B 联合氟胞嘧啶治疗疗效较单用两性霉素 B 静脉滴注高。

两性霉素 B 脂质制剂最突出的特点是不良反应较两性霉素 B 明显减少。它是由两性霉素 B 和脂质体组成的复合体，其杀菌机制与两性霉素 B 相同，但实验证明，两性霉素 B 与脂质体结合后，增加其对真菌细胞膜麦角甾醇的亲和力，并降低对宿主细胞膜胆固醇的亲和力，从而提高了抗真菌活性，同时对宿主器官组织的损伤则大为降低。

（2）氟胞嘧啶（fluorocytosine）　抗真菌谱亦窄，主要用于治疗白念珠菌病、非白念珠菌病和新型隐球菌，对申克孢子丝菌、厌酷球孢子菌、烟曲菌虽有一定作用，但临床治疗效果较差。本品通过阻断核酸的合成发挥作用，低浓度时抑菌，高浓度时杀菌。

（3）吡咯类　吡咯类药物抗菌谱广，毒性较小。通过抑制真菌细胞膜麦角固醇的生物合成，破坏真菌细胞膜并改变其通透性，导致细胞内容物摄取受影响或流失而使真菌死亡。药物在低浓度时表现为抑菌作用，高浓度时可表现为杀菌作用。

①氟康唑（Fluconazole）　用于各种真菌感染如隐球菌病、慢性黏膜皮肤念珠菌病和播散性念珠菌病等。

②伊曲康唑（Itraconazole）　本品主要用于曲霉菌、念珠菌、隐球菌、组织胞浆菌等主要致病性真菌感染的治疗，是轻、中度组织胞浆菌病、芽生菌病的首选药，对各种类型曲霉病也有效。

③伏立康唑（Voriconazole）　本品对克柔念珠菌、光滑念珠菌和白念珠菌耐药株等具抗菌活性，对曲霉有杀菌作用，对皮炎芽生菌、球孢子菌、荚膜组织胞浆菌、副球孢子菌也有一定抗菌活性，但对接合菌属如毛霉和根霉属活性低。

④泊沙康唑（Posaconazole）　本品抗菌谱广，对念珠菌属、新型隐球菌、曲霉菌、镰刀菌、荚膜组织胞浆菌、塞多孢子菌、双极菌接合菌、酵母菌等均有良好作用。对念珠菌属有抑菌作用，但对新型隐球菌和曲霉具杀菌作用。

（4）棘白菌素类　此类药物通过非竞争抑制 β-（1,3）-D-糖苷合成酶，从而破坏真菌细胞壁糖苷的合成，为杀菌剂。在体外具有广谱抗真菌活性。

①卡泊芬净（Caspofungin）　本品对某些念珠菌属，尤其是耐氟康唑菌株、非白念珠菌、曲霉属及部分双相菌有杀菌作用，对白念珠菌和热带念珠菌具有高度抗真菌活性。

②米卡芬净　本品对念珠菌属、曲菌属具有广泛抗真菌作用，对耐氟康唑与依曲康唑的念珠菌亦有作用。对多种假丝酵母及曲霉有较强的杀灭作用，但对新型隐球菌无效。与两性霉素 B 联合给药，可以显著增加药物对新型隐球酵母菌的抗菌活性，还可以使两性霉素 B 的抗菌谱增宽。

③阿尼芬净　本品对念珠菌属作用强，具有抗白念珠菌、光滑念珠菌和热带念珠菌活性。对新型隐球菌、皮炎芽生菌、申克孢子丝菌等作用差。可口服或静脉滴注。

## 六、建议

深部真菌感染一般选择药物的联合治疗，以增强疗效、降低毒性、缩短疗程、减少复发及减缓耐药性的发生。两性霉素 B 联合氟胞嘧啶为目前治疗隐球菌性脑膜炎的标准方案，两者联合对隐球菌具有协同作用。吡咯类联合氟胞嘧啶对新型隐球菌具相加作用或协同作用。

# 第八节　性传播性疾病

性传播性疾病，亦称"性病"，传统观念是指通过性交行为传染的疾病，主要病变发生在生殖器部位。包括梅毒、淋病、软下疳、性病性淋巴肉芽肿和腹股沟肉芽肿五种，曾被称为"花柳病"。目前在国外列入性传播性疾病的病种多达 20 余种，其中包括传统的五种性病及非淋菌性尿道炎、尖锐湿疣、生殖器疱疹、艾滋病、细菌性阴道病、外阴阴道念珠菌病、阴道毛滴虫病、疥疮、阴虱和乙型肝炎等。我国目前要求重点防治的八种性传播疾病是梅毒、淋病、软下疳、性病性淋巴肉芽肿、生殖道沙眼衣原体感染、尖锐湿疣、生殖器疱疹、艾滋病。

# 梅　毒

## 一、概述

梅毒是由苍白（梅毒）螺旋体引起的慢性、系统性性传播性疾病。主要通过性途径传播，临床上可表现为一期梅毒、二期梅毒、三期梅毒、潜伏梅毒和先天梅毒（胎传梅毒）等。临床上早期侵犯皮肤黏膜，晚期主要侵犯心血管和神经系统，以及全身其他组织和器官，产生复杂的症状和体征。梅毒的主要传播途径为性接触感染，以及很少的先天传染——胎传。其中通过性接触感染的约占 95%，仅有 5% 是由输血、哺乳、接吻或接触有螺旋体黏附的物体而感染的。梅毒螺旋体通过破溃的皮肤黏膜进入人体后，首先与靶细胞黏附定植，主要靠其黏附蛋白，目前发现有 Tp0751、Tp0483、Tp0155 和 Tp0136 等。人体 T 细胞介导的迟发型变态反应是宿主清除梅毒原发性损害中病原体的主要机制，它的水平高低决定着梅毒疾病的发展过程，引起不同的临床表现。

## 二、诊断要点

**1. 一期梅毒**　临床主要表现为硬下疳和腹股沟或患部近位淋巴结肿大，应与软下疳、固定性药疹、生殖器疱疹等鉴别；二期梅毒临床表现为多形性皮疹，常泛发对称，自觉症状轻微，应与玫瑰糠疹、多形红斑、花斑癣、银屑病、体癣等鉴别；外阴及肛周可表现为扁平湿疣，头部可出现虫蛀样脱发；二期复发梅毒，皮损局限，数目较少，尚可出现眼损害、骨损害、内脏及神经系统损害等。此期患者梅毒血清学试验（非梅毒螺旋体抗原试验及梅毒螺旋体抗原试验）为强阳性。一、二期梅毒均具有较强的传染性。

**2. 三期梅毒（晚期梅毒）** 临床表现常见结节性皮疹及皮肤、黏膜、骨骼树胶肿等。

**3. 潜伏梅毒（隐性梅毒）** 无任何梅毒的临床表现。

## 三、辅助检查

**1. 病理学检查**

（1）暗视野显微镜检查一期、二期梅毒和早期先天性梅毒 在暗视野显微镜下，皮损分泌物中可发现螺旋紧密规则、折光强、运动活泼的梅毒螺旋体。

（2）直接免疫荧光抗体试验标本 用荧光染色后免疫荧光显微镜检查病原体。

（3）银染色检查梅毒螺旋体 被银溶液染成棕黑色，可用普通高倍显微镜下检查病原体。

**2. 血清学试验**

（1）非梅毒螺旋体抗原血清试验。

（2）快速血浆反应素环状卡片试验。

**3. 组织病理学检查** 使用嗜银染色。

## 四、处理原则

**1. 早诊断、早治疗，力争达到临床和血清学治愈的目的**

（1）一期梅毒的治愈率可达97%。

（2）二期梅毒的治愈率可达90%。

（3）血清尚未出现阳性的硬下疳期，几乎100%可达到临床和血清学治愈。

**2. 要充分随访，进行体格检查和血清学试验**

（1）治疗后第一年内，每3个月随访一次。

（2）治疗后第二年内，每6个月随访一次。

（3）治疗后第三年末，再随访一次。

## 五、用药方案

**1. 早期梅毒（一期、二期、早期潜伏梅毒）**

（1）普鲁卡因青霉素80万U，1次/天，肌注，连续15天，总剂量1200万U。

（2）苄星青霉素240万U，1次/周，肌注，共2~3次。

（3）对青霉素过敏者可选用多西环素100mg，4次/天，口服，连服15天。四环素500mg，4次/天，连服15天，对肝、肾功能不良者及孕妇、8岁以下患者禁服。

**2. 晚期梅毒（三期、晚期或病情不能确定的潜伏梅毒和二期复发梅毒）**

（1）普鲁卡因青霉素80万U，肌注，连续20天为1个疗程，必要时停药2周后，进行第2个疗程。

（2）苄星青霉素240万U，1次/天，肌注，共3次。对青霉素过敏者可选用多西环素 100mg，2 次/天，口服，连服 30 天。四环素 500mg，4 次/天，连服 30 天，肝、肾功能不良者及孕妇、8 岁以下患者禁服。

**3. 心血管梅毒**　必须住院治疗，在心功能代偿的状态下使用青霉素抗病原治疗，为了避免赫斯海默反应，青霉素从小剂量开始。用青霉素 G，肌注，第 1 日 10 万 U 1 次，第 2 日 10 万 U 2 次，第三日 20 万 U 2 次；第 4 日起用普鲁卡因青霉素 80 万 U，1 次/天，肌注，连续 15 天为 1 个疗程。休息 2 周后再重复 1 个疗程以上。对青霉素过敏者，可选用多西环素或四环素口服，剂量与用法同上，疗程 30 天。

**4. 胎传梅毒**

（1）早期（2 岁以内）　青霉素 G，10 ~ 15 万 U/kg，每日分 2 次静滴 1 次/天，连用 10 ~ 14 天；普鲁卡因青霉素，5 万 U/kg，1 次/天，肌注，连用 10 ~ 14 天。

（2）晚期（2 岁以上）　普鲁卡因青霉素，5 万 U/kg，1 次/天，肌注，连用 10 ~ 14 天为一个疗程。必要时可考虑给予两个疗程；对青霉素过敏者可用红霉素口服，每日 7.5 ~ 12.5mg/kg，分 4 次服用，连续 30 天。

## 六、建议

梅毒的潜伏期较长，临床表现在感染后平均 3 周出现，一般认为在 10 ~ 90 天，如果健康人与处在该期的患者性接触，感染梅毒的概率是 10% ~ 60%，如果反复接触，可达 90%。凡早期梅毒患者，能动员与之有过性接触的性伴接受检查和治疗，即可有效地控制可能出现的感染，血清也不出现阳性反应，如果能使所有接触者都接受诊疗，则梅毒的控制是能达到的。

# 淋 病

## 一、概述

淋病是性病中较常见的一种，它是由革兰阴性的淋病双球菌引起，主要侵蚀生殖系统，其中以尿道炎最为常见。淋病的传播途径主要是不洁性交。发病人群中男性多于女性，且青壮年居多。淋病男性患者的一般症状表现为：尿道黏膜组织肿大，发生急性炎症，阴茎排出黄白色水状分泌物或黄绿包脓液，并出现尿频、尿急和排尿疼痛症状。这些症状通常是病人就医的主要原因。如果只求症状的暂时缓解而不彻底根治，此病将转变为慢性，造成尿道狭窄、前列腺炎、精囊炎、附睾炎，进而引发脑膜炎、心内膜炎、关节炎、菌血症，甚至造成不育。淋病女性患者一般由于发病初期症状不明显，往往容易误诊或漏诊。女性淋病的并发症是盆腔内器官受侵蚀，从而引起不孕。

潜伏期淋球菌进入尿道后可分为三个阶段。第一阶段为侵入尿道，需 36 小时方能深入黏膜下层开始生长；第二阶段为发育阶段，侵入机体约 36 小时内完成一个生殖周期；第三阶段为排毒阶段，部分淋球菌死亡后，开始出现临床症状。一般说，临床症状在感染后 72 小时之后发生，潜伏期为 2 ~ 10 天，平均 3 ~ 5 天。

## 二、诊断要点

（1）患者主要为青壮年，但任何年龄均可发病。大多有不洁性交史、配偶感染史及密切接触史。

（2）男性淋病以尿道炎症状为主，潜伏期平均3~5天，初起尿道口红肿、刺痒、灼痛及有稀薄溢液，很快加重，出现尿道口溢脓、尿痛加剧、尿频、尿急及排尿困难。2~3周后症状减轻或基本消失，转为慢性。

（3）女性淋病除尿道炎症状外，同时伴巴氏腺红肿、宫颈充血、糜烂，有血尿，白带增多带脓血，腰痛，下腹坠痛等症。2周后症状减轻，转为慢性。

（4）急性期可伴发热、寒战、乏力、纳差及附近淋巴结肿大等全身症状。

（5）慢性淋病在饮酒、性交频繁、过度劳累及身体虚弱等情况下引起急性发作。

（6）男性可合并前列腺炎、精囊炎、附睾炎，造成尿道狭窄或不育；女性可并发盆腔炎、子宫内膜炎、输卵管炎及继发不育等。

## 三、辅助检查

**1. 涂片检查** 取患者尿道分泌物或宫颈分泌物作革兰染色，在多形核白细胞内找到革兰阴性双球菌。女性宫颈分泌物中杂菌多，敏感性和特异性较差，阳性率仅为50%~60%，且有假阳性，因此世界卫生组织推荐用培养法检查女性患者。慢性淋病由于分泌物中淋球菌较少，阳性率低，因此要取前列腺按摩液，以提高检出率。

**2. 培养检查** 淋球菌培养是诊断的重要佐证，对症状很轻或无症状的男性、女性患者都是较敏感的方法，只要培养阳性就可确诊，在基因诊断问世以前，培养检查是世界卫生组织推荐的筛选淋病的唯一方法。目前国外推荐选择培养基有改良的 Thay - Marin 培养基和 NewYork City 培养基。

**3. 抗原检测** 固相酶免疫试验（EIA）：可用来检测临床标本中的淋球菌抗原；直接免疫荧光试验是通过检测淋球菌外膜蛋白 I 的单克隆抗体做直接免疫荧光试验。

**4. 基因诊断** 淋球菌的基因探针诊断：所用的探针有质粒 DNA 探针、染色体基因探针和 rRNA 基因探针；淋球菌的基因扩增检测：PCR 技术进一步提高了检测淋球菌的灵敏性，它具有快速、灵敏、特异、简便的优点，可以直接检测临床标本中极微量的病原体。

**5. 药敏试验** 用纸片扩散法做敏感试验，或用琼脂平皿稀释法测定 MIC，用以指导选用抗生素。

**6. PPNG（产青霉素酶淋球菌）检测** β - 内酰胺酶用纸片酸度定量法，使用 Whatman I 号试纸，PPNG 菌株能使其颜色由蓝变黄，阳性为 PPNG，阴性为 N - PPNG。

## 四、处理原则

（1）急性淋病一经确诊应立即治疗，如转成慢性则给治愈带来困难。

（2）患者的配偶或性伴应同时治疗。

（3）在未达到治愈之前应注意隔离，患者的用具要消毒，以免传染给他人。

## 五、用药方案

**1. 第三代头孢菌素** 国外研究表明，头孢曲松 250mg 肌注后 24 小时即可清除泌尿生殖道（尿液、尿道黏膜及精液）中的淋球菌；头孢曲松 125mg 单次肌注亦可在血液中维持高效的杀菌浓度，可治愈99.1%的泌尿生殖道和肛门直肠无并发症淋球菌感染。头孢曲松的优点是血浆半衰期长，副作用少且轻微，可安全地用于妊娠妇女及新生儿。此外，头孢曲松治疗咽部淋球菌感染疗效高，对杜克斯雷嗜血杆菌有杀灭作用。

**2. 大观霉素**　属氨基糖苷类抗生素，对革兰阳性和革兰阴性细菌均有广谱抗菌活性。大观霉素主要或专门用于治疗淋病。大观霉素2g肌注，单次给药对泌尿生殖道和肛门直肠无并发症淋球菌包括PPNG感染非常有效，治愈率达98.2%。大观霉素一般无过敏现象，注射前不需要皮试。其副作用小，安全性好，可用于妊娠妇女。

**3. 喹诺酮类药物**　通过抑制细菌的DNA合成发挥作用，对淋球菌有很好的抗菌活性。且能口服，应用方便。因其对儿童骨骼发育有影响，孕妇和哺乳期妇女以及18岁以下青少年和儿童禁用喹诺酮类药物。近10年来喹诺沙星、环丙沙星和氧氟沙星等在许多国家已经广泛地作为淋病的一线治疗药物。新一代的喹诺酮类药物对沙眼衣原体和解脲支原体有较强的抗菌活性，是治疗非淋菌性尿道炎或宫颈炎的有效药物。

**4. 阿奇霉素**　为一种半合成的新型十五元环大环内酯类抗生素，其组织分布广泛，细胞内浓度高，半衰期长，对沙眼衣原体和淋球菌等有抗菌活性。阿奇霉素治疗淋病的有效剂量为2g，单次口服。1g剂量处于亚治疗水平，不足以清除体内的淋球菌且易诱导产生耐药性。近年来阿奇霉素在拉丁美洲某些国家作为治疗淋病的一线药物，已有报道在这些地区检出对阿奇霉素敏感性下降或耐药的淋球菌。

## 六、建议

避免非婚性接触。患者用过的物品应予消毒。淋病菌离开人体后非常脆弱，干燥环境中1~2小时死亡。煮沸、日光暴晒、市售的含漂白粉和聚维酮碘的消毒剂都有很好的杀菌作用。执行新生儿硝酸银溶液或其他抗生素液滴眼的制度，预防新生儿淋球菌性眼炎。

# 非淋球菌性尿道炎

## 一、概述

非淋球菌性尿道炎是指由性接触传染的一种尿道炎，本病的病原体主要是沙眼衣原体及支原体，故目前趋向于将本病分别改称"沙眼衣原体泌尿生殖道感染"和"支原体泌尿生殖道感染"。本病在西方国家发病率居STD首位。非淋球菌性尿道炎在临床上有尿道炎的表现，但在尿道分泌物中查不到淋球菌。有30%~40%的男性非淋球菌尿道炎患者无任何症状，也有不少患者症状不典型，约有一半的患者初诊时易被误诊。典型的症状是尿道瘙痒伴有不同程度的尿频、尿急、尿痛及排尿困难。较长时间不排尿或晨起首次排尿前，尿道外口可逸出少许黏液性分泌物，严重者可有赫液脓性分泌物。10%的病例非淋球菌尿道炎症状持续存在或反复发作。这类患者常与治疗不彻底或不适当、尿道结构异常、饮酒过度、性行为频繁以及心理障碍有关。女性非淋球菌尿道炎患者多无症状。当有尿道炎时，约有50%的患者有尿急、尿频及排尿困难，但无尿痛症状或仅有轻微尿痛。宫颈是女性主要感染部位，主要症状为黏液脓性宫颈内膜炎，可有白带增多、外阴阴道瘙痒及下腹部不适等症状。淋球菌性尿道炎、非淋球菌尿道炎症状相似，有些重症细菌性尿道炎也有相似症状，容易引起误诊漏诊，特别是出现合并感染时易漏诊。因此出现非淋球菌尿道炎症状要及早到医院检查治疗。

## 二、诊断要点

（1）非淋球菌性尿道炎者有性乱史。好发于性活跃人群。

（2）潜伏期 10～20 日。

（3）男性尿道刺痒，少量稀薄脓液性分泌物，或尿道口薄层浆痂。

（4）女性尿道炎症状轻，表现为阴道口瘙痒和白带增多，黏液脓性。

（5）男性可并发副睾炎、前列腺炎。女性可并发前庭大腺炎、阴道炎、子宫颈炎、输卵管炎及不孕症。

（6）尿道或宫颈口分泌物沙眼衣原体或解脲支原体培养阳性，或 PCR 阳性。

## 三、辅助检查

**1. 涂片染色检查**　排除淋球菌、念珠菌和其他细菌感染；尿道分泌物涂片高倍油镜下白细胞 >4 个/5 个平均视野；宫颈分泌物涂片高倍油镜下白细胞 >10 个/5 个平均视野。

**2. 尿白细胞酯酶试验**　不足 60 岁的男性，无肾脏疾病或膀胱感染，无前列腺炎或尿路机械性损伤，尿白细胞酯酶阳性者也可诊断为 NGU。

**3. 沙眼衣原体（CT）检查**

（1）细胞学检查　取分泌物涂片，固定后作 Giemsa 染色或碘染色检查。

（2）组织细胞培养检查　为确诊 CT 感染的标准方法。组织细胞培养法检测 CT 的特异性为 100%，敏感性为 80%～90%。

（3）血清学检查　包括补体结合试验、微量免疫荧光试验和对流免疫电泳试验。

（4）免疫学检查　主要用于 CT 的进一步鉴定。

①直接免疫荧光试验（DFA）　涂片后采用荧光素标记的单克隆抗体染色，但也有假阳性。

②酶免疫测定试验（EIA）　有 Kodak sure cell、Chlamydiazyme、Syva micro trak 和 IDEIA 等试剂盒，采用 EIA 技术检测清晨首次尿（FCU）沉渣标本中的 CT 抗原。

③固相酶免疫试验　如 Clearview test pack 等为一种快速免疫测定试验，主要用于检测宫颈标本中的衣原体抗体。

（5）分子生物学检查

①核酸探针检测法　近年应用的 Gen – Probe PACE2 系统和改良的 PACE2 法。

②核酸扩增检测法　又分为以下两种方法。

聚合酶链式反应（PCR）：以 CT 主要外膜蛋白（OMP – 1）作为引物，确定真阳性结果。该法快速、简便，对检测材料要求低，但也存在假阳性、假阴性及引物不同结果不同等问题。

连接酶链式反应（LCR）：对 CT 的 OPM – 1 靶基因用该法检查，敏感性和特异性均极强。

**4. 支原体检查**

（1）培养检查　为确诊支原体感染的标准方法。

（2）血清学检查　包括琼脂扩散法、荧光素标记抗体法和微量酶联免疫吸附试验。

（3）分子生物学检查　同衣原体检查。

## 四、处理原则

（1）非淋球菌性尿道炎临床表现与非淋菌性尿道炎的症状不相符合，且化验没有查出病原体，考虑是否为神经过敏症，此时要解释、安慰并使用镇静药物，经临床应用博乐欣效果较好。

（2）非淋菌性尿道炎治疗时不应滥用抗生素，如绝大多数青霉素药物对衣原体、支原体均无效，一般不应使用。

## 五、用药方案

红霉素、四环素是常用的并且被认为有效的抗支原体药物。但值得注意的是近年来支原体对抗生素的耐药性日渐增加，国外有研究显示当上述药物对支原体的经验性治疗无效时，强力霉素和喹诺酮类似乎是最适合的替代方案。国内也有研究显示，泌尿生殖系统支原体感染中红霉素、四环素耐药率最高，已不作为首选药，其次是氧氟沙星，而对交沙霉素、强力霉素、美满霉素敏感性较高。另外还有专家认为，不同类型的支原体感染对抗生素的敏感性不同，如红霉素对解脲支原体无效而对人型支原体有效，因此如果有条件，治疗前应查清型别，再根据药敏结果选择药物，这样既可提高疗效，又可避免滥用抗生素造成的耐药菌株和耐药率的增加，以控制支原体感染和复发。

## 六、建议

坚持正规治疗，避免半途而废。当完成治疗后再去医院复查或评价。如症状持续存在或复发，应立即去医院检查。在病人及其性伴侣彻底治愈前应避免性接触，使用安全套等隔膜性避孕工具。对患者的性伴侣也要坚持检查和治疗。新生儿在出生后即以红霉素或四环素眼膏滴眼。

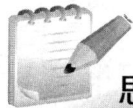

### 思考题

1. 细菌、真菌感染和性传播性疾病的发病机制以及对应的治疗措施是什么？
2. 简述细菌性脑膜炎抗菌治疗原则？
3. 细菌性心内膜炎的诊断方法有哪些？
4. 针对不同病原菌引起的心内膜炎怎样用药？
5. 细菌性骨髓炎感染途径有哪些？
6. 化脓性关节炎的诊断要点是什么？如何用药物及其他辅助方法进行治疗？
7. 皮肤及软组织感染的临床特点是什么？有哪些物理治疗方法？

8. 深部真菌病的病原菌有哪些？治疗的药物有哪几类？各有哪些作用特点和不良反应？

9. 梅毒的传播途径有哪些？

10. 淋病包括哪三个阶段？治疗的药物有哪几类？各有哪些作用特点和不良反应？

（郑仕中）

第二十六章 | 病毒性疾病的药物治疗

学习目标

1. **掌握** 流行性感冒、病毒性肝炎、艾滋病、带状疱疹的处理原则和用药
方案。
2. **熟悉** 流行性感冒、病毒性肝炎、艾滋病、带状疱疹的主要临床表现和鉴
别诊断。
3. **了解** 流行性感冒、病毒性肝炎、艾滋病、带状疱疹药物治疗的新进展和
其他治疗措施。

## 第一节 流行性感冒

### 一、概述

流行性感冒（influenza）简称流感，是由流感病毒引起的一种急性呼吸道传染病，其传染性强，发病率高，容易引起暴发流行或大流行。流感病毒主要通过空气中的飞沫、人与人之间的接触或与被污染物品的接触传播。流感典型的临床症状是：急起高热、全身疼痛、显著乏力和轻度呼吸道症状。一般秋冬季节是其高发期，所引起的并发症和死亡现象非常严重。流感病毒是一种造成人、狗、马、猪及禽类等患流行性感冒的 RNA 病毒，在世界各地常会有周期性的大流行。本病具有自限性，但在婴幼儿、老年人和存在心肺基础疾病的患者容易并发肺炎等严重并发症而导致死亡。流感的传染源主要是患者，其次为隐性感染者，被感染的动物也可能是一种传染源。主要传播途径是带有流感病毒的飞沫，经呼吸道进入体内。少数也可经共用手帕、毛巾等间接接触而感染。流感病毒一般只引起表面感染，不引起病毒血症。流感病毒侵袭的目标是呼吸道黏膜上皮细胞，偶有侵袭肠黏膜的病例，则会引起胃肠型流感。

### 二、诊断要点

在流行期结合临床症状诊断流感并不困难，但要确诊或流行监测时必须进行实验室检查，主要包括病毒分离培养、血清学诊断和快速诊断方法。流感潜伏期一般为 1～7 天，多数为 2～4 天。流感在临床上常需与普通感冒相区别。通常流感比感冒症状重，并发症更多，而且可以伴随肺炎等严重情况，死亡率也较高。其临床表现如下。

**1. 单纯型流感** 常突然起病，畏寒高热，体温可达 39～40℃，多伴头痛、全身肌

559

肉关节酸痛、极度乏力、食欲减退等全身症状，常有咽喉痛、干咳，可有鼻塞、流涕、胸骨后不适等，颜面潮红，眼结膜外眦轻度充血。如无并发症呈自限性过程，多于发病 3~4 天后体温逐渐消退，全身症状好转，但咳嗽、体力恢复常需 1~2 周。轻症流感与普通感冒相似，症状轻，2~3 天可恢复。

**2. 肺炎型流感**　实质上就是并发了流感病毒性肺炎，多见于老年人、儿童、原有心肺疾患的人群。主要表现为高热持续不退，剧烈咳嗽、咳血痰或脓性痰、呼吸急促、发绀，肺部可闻及湿啰音。胸片提示两肺有散在的絮状阴影。痰培养无致病细菌生长，可分离出流感病毒。可因呼吸循环衰竭而死亡。

**3. 中毒型流感**　表现为高热、休克、呼吸衰竭、中枢神经系统损害及弥漫性血管内凝血（DIC）等严重症状，病死率高。

**4. 胃肠型流感**　除发热外，以呕吐、腹痛、腹泻为显著特点，儿童多于成人。2~3 天即可恢复。

### 三、辅助检查

**1. 外周血检测**　白细胞总数一般不增高或降低，淋巴细胞增高。重症病例也可以升高。若合并细菌感染，白细胞总数及中性粒细胞上升。

**2. 血液生化检查**　部分病例出现低钾血症，少数病例肌酸激酶、天门冬氨酸氨基转移酶、丙氨酸氨基转移酶、乳酸脱氢酶、肌酐等升高。

**3. 病原学相关检查**　主要包括病毒分离、病毒抗原、核酸和抗体检测。病毒分离为实验室检测的主要方法；病毒的抗原和核酸检测可以用于早期诊断；抗体检测可以用于回顾性调查，但对病例的早期诊断意义不大。

（1）血清学诊断　采取患者急性期（发病 5 天内）和恢复期（病程 2~4 周）双份血清，常用血凝抑制实验（hemagglutination inhibition，HI）检测抗体。如果恢复期比急性期血清抗体效价升高 4 倍以上，即可做出诊断。补体结合试验（compliment fixation，CF）只能检测核蛋白（nuclear proten，NP）、基质蛋白（matrix proein，MP）抗体。这些抗体出现早、消失快。因此，CF 试验只能作为是否新近感染的指标。

（2）快速诊断　对患者进行快速诊断，主要是采用间接或直接免疫荧光法、酶联免疫吸附试验（ELISA）法检测病毒抗原。

**4. 影像学检查**　部分患者可表现为支气管纹理增多的支气管感染征象，重症患者可出现肺部浸润性病变或胸腔积液，甚至融合成片。

### 四、预防

**1. 综合防治**　流行性感冒是由流感病毒引起的急性呼吸道传染病，尚无特效抗病毒药物。早期发现、及早用药、可取得较好疗效。防治流感病毒一方面要加强流感病毒变异的检测，尽量作出准确的预报，以便进行有针对性的疫苗接种；另一方面是切断流感病毒在人群中的传播。

**2. 注射疫苗**　目前国际上应用的疫苗有金病毒灭活疫苗、减毒疫苗、亚单位疫苗和三价裂解疫苗四种。目前被我国卫生部门引进并在全国各城市防疫部门统一推广使用的流感疫苗属于三价裂解疫苗。具有抗原性好，不良反应少特点。

## 五、处理原则

流行性感冒的治疗目前尚无特效的抗病毒治疗，主要以对症和支持疗法为主。因地制宜，就地适当隔离、休息、多喝开水，房间多通风和消毒，对症治疗来减轻症状和控制细菌性继发性感染。抗流感病毒药物治疗只有早期（起病13天内）使用，才能取得最佳疗效。病程已晚或无条件应用抗病毒药物时，可对症治疗，应用解热药、缓解鼻黏膜充血药物、止咳祛痰药物等。严重患者如严重肺炎，呼吸极度困难，高烧不退等，需住院治疗。

## 六、用药方案

现有抗流感病毒药物主要为两类：$M_2$ 离子通道抑制剂和神经氨酸酶抑制剂。其中 $M_2$ 抑制剂只对甲型流感病毒有效，治疗患者中约有30%可分离到耐药毒株。神经氨酸酶抑制剂对甲、乙型流感病毒均有很好作用，耐药发生率低。

**1. $M_2$ 离子通道抑制剂**　金刚烷胺（amantadine）及金刚乙胺（rimantadine）：金刚烷胺成人常用量每次100 mg，每天2次口服，每日最大量勿超过200 mg；1～9岁按体重2.2～4.4 mg/kg，每天2次口服，每日最大量勿超过150 mg；10岁以上，一般同成人量。金刚乙胺成人常用量每次100 mg，每天2次口服，每日最大量勿超过200 mg；1～9岁按体重5 mg/kg，每天1次口服，每日最大量勿超过150 mg；10岁以上，一般同成人量。肾功能不全患者的剂量调整：金刚烷胺的剂量在肌酐清除率≤50 ml/min 时酌量减少，并密切观察其不良反应，必要时可停药，血液透析对金刚烷胺清除的影响不大。肌酐清除率≤10 ml/min 时，金刚乙胺推荐减为100 mg/d。

**2. 神经氨酸酶抑制剂**　在我国上市的有两个品种，即奥司他韦（oseltamivir）和扎那米韦（zanamivir）。奥司他韦（即达菲）为口服剂型，批准用于>1岁儿童和成人，<1岁儿童其安全性和有效性缺少足够资料；成人和13岁以上青少年用于流感治疗时，推荐口服用量为每次75 mg，每日2次，疗程为5天。对于危重或重症病例，奥司他韦剂量可酌情加至每次150 mg，每日2次。对于病情迁延病例，可适当延长用药时间。1岁及以上年龄的儿童患者应根据体重给药：体重不足15 kg者，每次30 mg，每日2次；体重15～23 kg者，每次45 mg，每日2次；体重23～40kg者，每次60mg，每日2次；体重大于40kg者，每次75mg，每日2次。对于吞咽胶囊有困难的儿童，可选用奥司他韦混悬液。用于流感预防时的推荐口服用量为每次75 mg，每日1次，至少7天。肾功能不全患者的剂量调整：在肌酐清除率≤60 ml/min 但>30 ml/min 时，推荐使用剂量减少为每次30 mg，每日2次；在肌酐清除率≤30 ml/min 但>10 ml/min 时，推荐使用剂量减少为每次30 mg，每日1次，并密切观察其不良反应，必要时可停药。

扎那米韦：为吸入粉雾剂，用于成人及12岁以上儿童。成人用量为每次10mg，分两次吸入，每日2次，疗程为5天。

## 七、建议

金刚烷胺对 B 型流行性感冒无效，易产生耐药性病毒且易导致不良事件；在流行性感冒流行时，出现临床流感症状的病人在症状出现 48 小时内使用神经氨酸酶抑制剂；无发热症状、免疫正常的患者和流感症状超过 2 天的患者不应应用抗病毒药物；虽然无临床研究数据支持，免疫缺陷患者在确诊流行性感冒后也应采用抗病毒治疗；对于近期未接种流行性感冒疫苗且与急性期流感患者有密切接触的人可使用抗病毒药物预防；在流行性感冒大流行时可使用抗流行性感冒药物进行预防。

# 第二节　病毒性肝炎

## 一、概述

病毒性肝炎（viral heptitis）是由多种肝炎病毒引起的、以肝脏炎症和坏死病变为主的一组感染性疾病，是法定乙类传染病，具有传染性较强、传播途径复杂、流行面广泛、发病率高等特点。临床上以食欲减退、恶心、上腹部不适、肝区痛、乏力为主要表现。部分病人可有黄疸、发热和肝大伴有肝功能损害。急性肝炎病人大多在 6 个月内恢复，部分乙型、丙型和丁型肝炎患者可演变成慢性，并可发展为肝硬化和原发性肝细胞癌，对人民健康危害甚大。病毒性肝炎的病原学分型，目前已被公认的有甲、乙、丙、丁、戊五种肝炎病毒，分别写作 HAV、HBV、HCV、HDV、HEV，除乙型肝炎病毒为 DNA 病毒外，其余均为 RNA 病毒。己型肝炎曾有报道，但至今病原分离未成功。

## 二、诊断要点

病毒性肝炎的临床表现复杂，切忌主观片面地只依靠某一项或某一次检查异常即可作出诊断，应根据流行病学史、临床症状和体征、实验室及影像学检查结果，并结合患者具体情况及动态变化进行综合分析，做好鉴别。然后根据肝炎病毒学检测结果做出病原学诊断，最后确诊。急性肝炎分为急性黄疸型肝炎和急性无黄疸型肝炎，潜伏期在 15~45 天之间，平均 25 天，总病程 2~4 个月。急性肝炎可有乏力、发热、黄疸、纳呆、恶心、呕吐、肋痛、腹胀、肝区疼痛、肝肿大等。慢性肝炎为急性肝炎迁延不愈，病程超过半年，可有急性期的症状和体征，也可有脾肿大、肝掌、蜘蛛痣等，还可有肝外多器官损害，最多见为关节炎和慢性肾炎。重症肝炎起病急骤，黄疸迅速加深、明显出血倾向、肝萎缩、肝臭、嗜睡、抽搐、烦躁、谵妄、昏迷、尿少或尿闭等。瘀胆型肝炎黄疸较重，并可有乏力、皮肤瘙痒、肝肿大、大便呈灰白色、消化系统症状较轻。慢性肝炎病人有门脉高压表现，如腹壁及食管静脉曲张，腹腔积液、肝脏缩小、脾大，门静脉、脾静脉内径增宽，且排除其他原因能引起门脉高压者，依肝炎活动程度分为活动性肝硬化和静止性肝硬化。

## 三、辅助检查

**1. 病原学诊断**　肝炎病毒血清学及病毒基因检测对慢性病毒性肝炎的诊断以及估价病情和指导治疗有着重要的意义。

（1）甲型肝炎　血清抗 – HAV IgM 阳性可确诊为 HAV 近期感染，抗 – HAV IgG 阳性提示既往感染且已有免疫力；

（2）乙型肝炎　有以下任何一项阳性，可诊断为现症 HBV 感染：①血清 HBsAg 阳性；②血清 HBV DNA 阳性；③血清抗 – HBc IgM 阳性；④肝内 HBcAg 和/或 HBsAg 阳性，或 HBV DNA 阳性；

（3）丙型肝炎　血清 HCV – RNA 阳性提示病毒活跃复制具有传染性；

（4）丁型肝炎　血清抗 – HDV IgM 在急性 HDV 感染时出现较早，一般持续 2～20 周，也可用于早期诊断，持续高滴度的抗 – HDV IgG 是识别慢性丁型肝炎的主要血清学标志，HBV 和 HDV 同时感染时，抗 – HBc IgM 和抗 – HDV 同时阳性，重叠感染 HBV 和 HDV 时，常表现为抗 – HBc IgM 阴性，抗 – HDV 阳性；

（5）戊型肝炎　抗 – HEV IgM、抗 – HEV IgG 均可作为 HEV 近期感染指标；

（6）庚型肝炎　HGV RNA，是 HGV 早期诊断和监测病毒血症的有效方法。

**2. 肝功能检测**　肝功能异常程度取决于慢性病毒性肝炎的病情。轻者丙氨酸氨基转移酶（ALT）略有升高，中度者 ALT 和门冬氨酸氨基转移酶（AST）反复或持续中等度升高，重度患者除 ALT 和 AST 反复明显升高外，还有碱性磷酸酶（ALP）、γ – 谷氨酰转移酶（GGT）、胆红素不同程度升高，血清白蛋白降低、球蛋白升高、凝血酶原时间延长、凝血因子 Ⅱ、Ⅴ、Ⅶ、Ⅸ、Ⅹ 减少。迄今尚无一项或一组血清学标志可对肝纤维化进行明确分期。

**3. 肝穿刺活组织检查**　是诊断各型病毒性肝炎的主要指标，亦是诊断早期肝硬化的确切证据，但因为系创伤性检查尚不能普及亦不作为首选。

**4. 其他实验室检查**

（1）血常规检查　急性肝炎初期白细胞正常或略高，黄疸期白细胞减少，淋巴细胞相对增多，偶可见异型淋巴细胞。肝炎肝硬化伴脾功能亢进时可有红细胞、白细胞、血小板减少。

（2）尿常规检查　尿胆红素和尿胆原测定是早期发现肝炎的简易有效方法，同时有助于黄疸的鉴别诊断。肝细胞性黄疸时两者均阳性，溶血性黄疸时以尿胆原为主，梗阻性黄疸以尿胆红素为主。深度黄疸或发热患者，尿中还可出现蛋白质、红细胞、白细胞或管型。

**5. 超声及电子计算机断层扫描（CT）**　B 型超声检查能动态地观察肝脾的形态、大小、血管分布情况，观察胆囊大小、形态，胆囊壁的厚薄，探测有无腹水、有无肝硬化，显示肝门部及后腹膜淋巴结是否肿大等。CT 检查亦对上述诊断有重要价值。

## 四、处理原则

病毒性肝炎尚无满意的治疗药物及方法。治疗原则是根据不同病原、不同临床类型及组织学损害区别对待。

**1. 一般处理**

（1）休息　急性肝炎的早期，应住院或就地隔离治疗并卧床休息；恢复期逐渐增加活动，但要避免过劳，以利康复。慢性肝炎活动期应适当休息，病情好转后应注意动静结合，不宜过劳。由急性肝炎或慢性肝炎转重者应卧床休息，住院治疗。

（2）营养　病毒性肝炎患者宜进食高蛋白质、低脂肪、高维生素类食物，碳水化合物摄取要适量，不可过多，以避免发生脂肪肝。恢复期要避免过食。绝对禁酒，不饮含有酒精的饮料、营养品及药物。

**2. 药物治疗**　各型肝炎病人有明显食欲不振、频繁呕吐并有黄疸时，除休息及营养外，可静脉滴注 10% ～20% 葡萄糖液及维生素 C 等。根据不同病情，可采用相应的中医中药治疗。

## 五、用药方案

**1. 抗病毒药物**　对乙型肝炎病毒有抑制作用的药物有干扰素（interferon、IFN）、阿糖腺苷（Ara – A、vidarabine）、一磷酸阿糖腺苷（Ara – AMP）、阿昔洛韦（无环鸟苷 acyclovir）、磷甲酸钠（foscarnet）、叠氮脱氧胸腺嘧啶核苷（AET）、右旋儿茶素（cyanidanol –3）、利巴韦林（三氮唑核苷、ribavirin）及干扰素诱导剂 - 聚胞嘧啶核苷酸（简称聚肌胞，即 polyl：C）等。干扰素 α（ IFN – α）、核苷（酸）类似物（nucleosideanologues，NUC）抗病毒单药治疗是目前乙型肝炎的主要治疗策略，且经抗病毒治疗后 CHB 患者的远期预后获得了显著改善。

（1）α 干扰素　α 干扰素治疗慢性乙型肝炎的指征为：①HBV 复制：HBeAg 阳性及 HBV DNA 阳性阳性；②血清 ALT 异常。治疗慢性丙型肝炎的指征为：①血清 HCV RNA（＋）和/或抗 – HCV（＋）；②血清 ALT 升高（除外其他原因），或肝活检证实为慢性肝炎。禁忌证为：①血清胆红素升高 >2 倍正常值上限；②失代偿性肝硬化；③自身免疫性疾病；④有重要脏器病变（严重心、肾疾患，糖尿病，甲状腺功能亢进或低下，神经精神异常等）。剂量及疗程：①剂量：300 万 ～500 万单位（MU）/次。②用法：每天一次，0.5 ～1 个月后改为每周 3 次，皮下或肌内注射，疗程 4 ～6 个月，可根据病情延长疗程至 12 个月。治疗丙型肝炎可将疗程延长至 18 个月，且可联合应用干扰素和三氮唑核苷（利巴韦林）。

（2）核苷类似物　核苷类似物可抑制病毒复制。目前，治疗慢性乙型肝炎的核苷类似物有拉米夫定及单磷酸阿糖腺苷。拉米夫定（lamivudine，3TC，TM）适应证及使用方法：有乙型肝炎病毒活动性复制的慢性乙型肝炎患者，年龄 12 岁以上。口服，成人每次 0.1g，每日一次。儿童最佳剂量为按体重 3mg/kg，每日一次。疗程至少 1 年。拉米夫定治疗期较长，否则容易复发，但长期治疗应注意发生病毒变异和产生耐药。耐药病人可出现病情变化。单磷酸阿糖腺苷（Ara – Amp）治疗慢性乙型肝炎对 HBV DNA 和 HBeAg 阴转率可达 30% ～40%，与胸腺肽或乙肝疫苗合用，可提高疗效。200mg，每日 2 次，肌内注射或静脉滴注，疗程为 30 天。不良反应可有恶心、呕吐、腹泻等胃肠道反应。在用单磷酸阿糖腺苷治疗过程中，应注意发生神经肌肉疼痛。

（3）膦甲酸钠（phosphonofomate）　膦甲酸钠是一种新的广谱抗病毒药，通过抑制 DNA 多聚酶、RNA 多聚酶和逆转录酶活性，具有抗病毒作用。剂量为 3g，加入 10% 葡萄糖液 250ml 中，静脉滴注，每日 2 次，疗程为 1 个月，HBV DNA 阴转率为 44%，HBeAg 阴转率为 33%。不良反应有低热、恶心、纳差、腹胀、头晕、头痛、腰痛、皮疹、脱发、多尿等。

**2. 免疫调节剂**　①免疫抑制疗法：常用药物有肾上腺皮质激素（泼尼松、泼尼松龙、地塞米松、琥珀酰氢化可的松等）、强力新、秋水仙碱、硫唑嘌呤等。②免疫促进剂：临床上在抗病毒药物的基础上联合 IFN - α、胸腺素 α - 1（thymosin α - 1，Tα - 1）、胸腺五肽或白细胞介素制剂等免疫调节剂，通过免疫调节作用来增加抗病毒疗效。胸腺肽是从猪或小牛胸腺中提取的多肽，每日 100 ~ 160mg，静脉滴注，3 个月为一疗程。胸腺肽 α1 为合成肽，每次 1.6mg，皮下注射，每周 2 次，疗程 6 个月。

## 六、预防

甲型肝炎系由摄取甲型肝炎病毒污染食物而感染，故流行率很大程度取决于该地的环境卫生状况、传播程度与生活经济条件和卫生知识水平密切相关。乙型肝炎病毒最主要通过血液传播，因而最重要的传播方式是母婴垂直传播和医源性感染，预防措施为采取隔离治疗传染源、切断传播途径、保护易感人群的综合性预防控制措施才可奏效。对病毒性肝炎要尽早发现、早诊断、早隔离、早报告、早治疗及早处理，以防止流行。

# 第三节　艾滋病

## 一、概述

艾滋病，全称为获得性免疫缺陷综合征（acquired immune deficiency syndrome，AIDS），是人类感染人类免疫缺陷病毒（human immunodeficiency virus，HIV）后导致免疫缺陷，并发一系列机会性感染及肿瘤，严重者可导致死亡的一种综合征。目前，艾滋病已成为严重威胁世界人民健康的公共卫生问题，是一种危害性极大的传染病。HIV病毒特异性地侵犯并毁损 CD4$^+$T 淋巴细胞（辅助性 T 细胞），造成机体细胞免疫功能受损。感染初期可出现类感冒样或血清病样症状，然后进入较长的无症状感染期，继之发展为获得性免疫缺陷综合征前期，最后发生各种严重机会性感染和恶性肿瘤，成为获得性免疫缺陷综合征。目前，艾滋病已成为严重威胁世界人民健康的公共卫生问题，是一种危害性极大的传染病。人体易于感染各种疾病，并可发生恶性肿瘤，病死率较高。HIV 在人体内的潜伏期平均为 8 ~ 9 年，患艾滋病以前，可以没有任何症状地生活和工作多年。HIV 感染者要经过数年、甚至长达 10 年或更长的潜伏期后才会发展成艾滋病病人，因机体抵抗力极度下降会出现多种感染，如带状疱疹、口腔霉菌感染、肺结核，特殊病原微生物引起的肠炎、肺炎、脑炎，念珠菌、肺孢子虫等多种病原体引起的严重感染等，后期常常发生恶性肿瘤，并发生长期消耗，以至全身衰竭而死亡。而这种综合征可通过直接接触黏膜组织（mucosa）的口腔、生殖器、肛门等或带有病毒的血液、精液、阴道分泌液、母乳而传染，因此各种性行为、输血、共用针头、毒品的静脉注射都是已知的传染途径。

## 二、诊断要点

艾滋病的全过程可分为急性期、无症状期和艾滋病期。急性期：通常发生在初次感染 HIV 后 2 ~ 4 周左右。临床主要表现为发热、咽痛、盗汗、恶心、呕吐、腹泻、皮疹、关节痛、淋巴结肿大及神经系统症状。多数患者临床症状轻微，持续 1~3 周后缓解。无症状期：可从急性期进入此期，或无明显的急性期症状而直接进入此期。此期持续时间一般为 6~8 年。但也有快速进展和长期不进展者。此期的长短与感染病毒的数量、型别，感染途径，机体免疫状况等多种因素有关。艾滋病期：为感染 HIV 后的最终阶段。病人 CD4$^+$T 淋巴细胞计数明显下降，多 < 200/mm$^3$，HIV 血浆病毒载量明显升高。此期主要临床表现为 HIV 相关症状、各种机会性感染及肿瘤。HIV 相关症状：主要表现为持续一个月以上的发热、盗汗、腹泻；体重减轻 10% 以上。部分病人表现为神经精神症状，如记忆力减退、精神淡漠、性格改变、头痛、癫痫及痴呆等。另外还可出现持续性全身性淋巴结肿大。HIV 相关机会性感染及肿瘤的常见症状：发热、盗汗、淋巴结肿大、咳嗽、咳痰、咯血、呼吸困难、头痛、呕吐、腹痛、腹泻、消化道出血、吞咽困难、食欲下降、口腔白斑及溃疡、各种皮疹、视力下降、失明、痴呆、癫痫、肢体瘫痪、消瘦、贫血、二便失禁、尿潴留、肠梗阻等。

有流行病学史、实验室检查 HIV 抗体阳性，加下述各项中的任何一项，即可诊为艾滋病。或 HIV 抗体阳性，而 CD4$^+$T 淋巴细胞数 < 200/mm$^3$，也可诊断为艾滋病。症状：①原因不明的持续不规则发热 38℃ 以上，大于 1 个月；②慢性腹泻次数多于 3 次/日，大于 1 个月；③6 个月之内体重下降 10% 以上；④反复发作的口腔白色念珠菌感染；⑤反复发作的单纯疱疹病毒感染或带状疱疹病毒感染；⑥肺孢子虫肺炎（pneumocystis carinii pneumonia，PCP）；⑦反复发生的细菌性肺炎；⑧活动性结核或非结核分枝杆菌病；⑨深部真菌感染；⑩中枢神经系统占位性病变；⑪中青年人出现痴呆；⑫活动性巨细胞病毒感染；⑬弓形虫脑病；⑭青霉菌感染；⑮反复发生的败血症；⑯皮肤黏膜或内脏的卡波氏肉瘤、淋巴瘤。

### 三、辅助检查

HIV/AIDS 的实验室检测方法包括 HIV 抗体、病毒载量、CD4$^+$T 淋巴细胞、P24 抗原检测等。HIV1/2 抗体检测是 HIV 感染诊断的金标准，病毒载量测定和 CD4$^+$T 淋巴细胞计数是判断疾病进展、临床用药、疗效和预后的两项重要指标。小于 18 月龄的婴儿 HIV 感染诊断可以采用核酸检测方法，以 2 次核酸检测阳性结果作为诊断的参考依据，18 月龄以后再经抗体检测确认。

**1. HIV1/2 抗体检测**　包括筛查试验（含初筛和复测）和确认试验。HIV1/2 抗体筛查检测方法包括酶联免疫试验（ELISA）、快速检测（快速试纸条和明胶颗粒凝集试验）等。

**2. 病毒载量测定**　艾滋病病毒载量测量是以拷贝（copies）为单位，计算每一毫升有多少病毒量，如 copies/ml。若病毒量在 10000 copies/ml 以下是"低"，100000 copies/ml 以上是"高"。

**3. CD4$^+$T 淋巴细胞检测**　一般建议对于 CD4$^+$T 淋巴细胞数 > 350/mm$^3$ 的 HIV 无症状感染者，每年应检测一次；对于 CD4$^+$T 淋巴细胞数在 200~350/mm$^3$ 之间且尚未开始抗病毒治疗（anti-virus therapy，AVT）的 HIV/AIDS 病人，应每半年检测一次；对于已接受抗反转录病毒治疗（antiretroviral therapy，ART）的病人在治疗的第一年内应每三个月进行一次 CD4$^+$T 淋巴细胞数检测，治疗一年以上且病情稳定的病人可改为每半年检测一次。

## 四、处理原则

目前，艾滋病的治疗尚无特效的病因疗法，总的治疗原则为抗感染、抗肿瘤、杀灭或抑制 HIV 病毒、增强机体免疫机能。包括：①抗艾滋病毒治疗；②恢复机体免疫功能；③防治机会性感染；④治疗恶性肿瘤；⑤对症支持治疗。

**1. 一般治疗** 对 HIV 感染者或获得性免疫缺陷综合征患者均无须隔离治疗。对艾滋病前期或已发展为艾滋病的患者，应根据病情注意休息，给予高热量、多维生素饮食。不能进食者，应静脉输液补充营养。加强支持疗法，包括输血及营养支持疗法，维持水及电解质平衡。

**2. 抗病毒治疗** 抗病毒治疗是艾滋病治疗的关键。随着采用高效联合抗反转录病毒治疗的应用，大大提高了抗 HIV 的疗效，显著改善了患者的生活质量和预后。

**3. 免疫调节及免疫重建治疗** 免疫调节治疗药物有免疫增强剂，如异丙肌苷、γ-干扰素等，另外骨髓移植、胸腺移植及淋巴细胞注入等免疫重建疗法，在艾滋病治疗中均有积极作用。

**4. 并发症的治疗** 对于各种感染均进行针对各种病原的抗感染治疗。如：念珠菌感染用氟康唑或伊曲康唑；单纯疱疹或带状疱疹用阿昔洛韦或泛昔洛韦，局部应用干扰素；PCP 应用复方新诺明，或联合克林霉素，重者联合糖皮质激素，甚至呼吸支持；细菌感染应用针对敏感菌的抗生素；活动性结核给予规范的抗结核治疗，出现结核性脑膜炎或结核性心包积液时需联合糖皮质激素；鸟分枝杆菌感染需乙胺丁醇联合克拉霉素（或阿奇霉素），重症可同时联合利福布汀或阿米卡星；深部真菌感染根据真菌的种类可选二性霉素 B、卡泊芬净、伏立康唑、伊曲康唑、氟康唑、氟胞嘧啶等；巨细胞病毒感染应用更昔洛韦或膦甲酸钠，累及神经中枢时需二者合用；弓形体脑病需乙胺嘧啶联合磺胺嘧啶，过敏者用克林霉素。并发肿瘤者如子宫颈癌，可根据分期不同选择根治手术、放疗、化疗。淋巴瘤需联合化疗。对发展较快的卡波氏肉瘤，局限者仅需抗 HIV 治疗，播散者需化疗。

## 五、用药方案

高效联合抗反转录病毒治疗（highly active antiretroviral therapy，HAART）是艾滋病的最根本的治疗方法，而且需要终生服药。治疗目标：最大限度地抑制病毒的复制，保存和恢复免疫功能，降低病死率和 HIV 相关性疾病的发病率，提高患者的生活质量，减少艾滋病的传播。抗反转录病毒（antiretroviral，ARV）药物（表 26－1）：①国际现有药物：六大类 30 多种。核苷类逆转录酶抑制剂（nucleoside reverse transcriptase inhibitors，NRTIs）、非核苷类反转录酶抑制剂（NNRTIs）、蛋白酶抑制剂（protease inhibitors，PIS）、整合酶抑制剂（integrase inhibitors，IIS）、融合抑制剂（fusion inhibitors，FIs）及 CCR5 抑制剂；②国内 ARV 药物：目前国内的 ARV 药物共 12 种，分为三类，即 NRTIs、NNRTIs 和 PIs。根据目前国际上已有的 ARV 药物可以组成以 2NRTIs 为骨架的联合 NNRTI 或 PI 方案，或 3NRTIs 方案等，需要提出的是，每种方案都有其优缺点，例如毒性、耐药性对以后治疗产生的影响、实用性和可行性等，需根据病人的具体情况来掌握。现以我国药物已有药物为基础推荐以下几种组合方案：①一线推荐方案：AZT（或 d4T）+ 3TC + EFV（或 NVP）；②替代方案 a：AZT（或 d4T）+ 3TC + IDV；b：ddI + d4T + EFV（或 NVP）；c：AZT + ddI + EFV（或 NVP）。

表 26 – 1　抗反转录病毒（ARV）药物

| 药物名称 | 类别 | 用法与用量 |
| --- | --- | --- |
| zidovudine（ATZ）<br>齐多夫啶 | 核苷类 | 成人：300mg/次，2 次/日<br>新生儿/婴幼儿：2mg/kg，4 次/日<br>儿童：160mg/ m$^2$ 体表面积，3 次/日 |
| lamividine（3TC）<br>拉米夫啶 | 核苷类 | 成人：150mg/次，2 次/日或 300mg/次，1 次/日；<br>新生儿：2mg/kg，2 次/日；<br>儿童：4mg/kg，2 次/日 |
| didanosine（ddI）<br>去羟肌苷（片或散） | 核苷类 | 片剂 成人：体重≥60kg，200mg/次，2 次/日；体重 < 60 kg，125mg/次，2 次/日<br>散剂 成人：体重≥60kg，250mg/次，2 次/日；体重 < 60 kg，167mg/次，2 次/日<br>新生儿/婴幼儿：50mg/m$^2$ 体表面积，每天两次；儿童：120mg/ m$^2$ 体表面积，每天两次<br>空腹服用 |
| stavudine（d4T）<br>司坦夫啶 | 核苷类 | 成人：体重≥60kg，40mg/次，2 次/日；体重 <60kg，30mg/次，2 次/日；<br>儿童：1mg/kg，2 次/日（体重 >30kg 按 30 kg 计算） |
| combivir（AZT + 3TC） | 核苷类 | 成人：1 片/次，2 次/日 |
| trizivir<br>（AZT + 3TC + ABC） | 核苷类 | 成人：1 片/次，2 次/日 |
| Nevirapine（NVP）<br>奈韦拉平 | 非核苷类 | 成人：200mg/次，2 次/日<br>新生儿/婴幼儿：5mg/kg，2 次/日<br>儿童：< 8 岁，4mg/kg，2 次/日；>8 岁，7mg/kg，2 次/日。<br>注意：奈韦拉平有导入期，即在开始治疗的最初 14 天，需先从治疗量的一半开始（每日一次），如果无严重的副作用才可以增加到足量（每日两次） |
| efavirenz（EFV）<br>依非韦伦 | 非核苷类 | 成人：600mg/次，1 次/日<br>儿童：体重 15 ~ 25kg，200 ~ 300mg，1 次/日；25 ~ 40kg，300 ~ 400mg 1 次/日；>40kg，600mg，1 次/日<br>睡前服用 |
| indinavir（IDV）<br>印第那韦 | 蛋白酶抑制剂 | 成人：800mg/次，3 次/日<br>儿童：500mg/m$^2$ 体表面积，3 次/日<br>空腹服用 |

　　某些特殊人群（如儿童、孕妇、合并结核、肝炎及静脉吸毒者）的抗病毒治疗均有其特殊性，应具体问题具体分析，不能照搬以上方案。①儿童治疗：首选 3 种抗病毒药物联合治疗方案，推荐儿童使用的一线药物包括 2NRTIs 加一种非核苷类药物（NVP 或者 EFV）：2NRTIS + EFV（用于 3 岁以上或能够吞服胶囊的儿童）、2NRTIs + NVP（用于 3 岁以下或是不能吞服胶囊的儿童）；替代方案为 2NRTIs 加一种 PI：PI 首选 LPV/RTV；由于 IDV 需要大量饮水，并需要 8 小时服用一次，故推荐为次选；②孕妇治疗：与成人开始抗病毒治疗的时机相同，但必须同时考虑以下问题：其一是所采

用的治疗方案要有能同时降低母婴传播的效果；其二是必须权衡抗病毒药物对孕妇、胎儿和新生儿的影响；一般原则是孕前已应用 HAART 的，不建议停用治疗；如原方案中无 AZT，在可能的情况下，应加入 AZT；如未开始治疗的孕妇在怀孕的前三个月一般不推荐治疗，推荐 AZT + 3TC + NVP 可以作为孕妇的一线方案；③同时合并有结核的 HIV/AIDS 病人：由于抗结核药物和 ARV 会出现药物间相互影响，加重肝毒性，故对诊断结核时未接受抗病毒治疗的 TB/HIV 合并感染者，一般建议在开始 ARV 治疗前先完成结核的治疗。但对于 AIDS 晚期病人，推迟 ARV 治疗可能会影响病人生存，故建议如病人 CD4$^+$T 淋巴细胞计数 <50/mm$^3$，当结核治疗有效，病情有好转即开始抗病毒治疗；如 CD4$^+$T 细胞计数在 50~200/mm$^3$，结核治疗强化阶段结束开始抗病毒治疗。如果需要同时服用抗结核药物和抗 HIV 药物，首选药物包括 AZT/3TC 或者 d4T/3TC 加另外一种非核苷类药物或者是 ABC。如果服用非核苷类药物，则 EFV 是首选的配伍药物，因为其对结核治疗过程中肝脏毒性作用要小于 NVP，但是其剂量可能需要增加到 800mg/d；在结核治疗过程中不推荐使用蛋白酶抑制剂，因为后者和利福平具有拮抗作用；抗病毒治疗过程中，应监测 CD4$^+$T 淋巴细胞、HIV – RNA 及常规血液检测，以评价疗效及副作用。

### 六、预防

**1. 预防 HIV 感染**　①传染源的管理：高危人群应定期检测 HIV 抗体，医疗卫生部门发现感染者应及时上报，并应对感染者进行 HIV 相关知识的普及，以避免传染给其他人。感染者的血液、体液及分泌物应进行消毒。②切断传播途径：避免不安全的性行为，禁止性乱交，取缔娼妓。严格筛选供血人员，严格检查血液制品。严禁注射毒品，尤其是共用针具注射毒品。不共用牙具或剃须刀。不到非正规医院进行检查及治疗。③保护易感人群：提倡婚前、孕前体检。对 HIV 阳性的孕妇应进行母婴阻断。包括产科干预（终止妊娠，剖宫产）+ 抗病毒药物 + 人工喂养。医务人员严格遵守医疗操作程序，避免职业暴露。

**2. 并发症的预防**　对于并发症最好的预防就是及时抗 HIV 治疗。①CD4$^+$T 淋巴细胞 <200/mm$^3$ 的患者，应口服复方新诺明 2 片/日预防肺孢子菌肺炎，至 CD4$^+$T 淋巴细胞升至 200/mm$^3$ 以上 3~6 个月。②弓形体脑病：避免生食或食用未熟透的肉类，避免接触猫及其排泄物。弓形虫抗体 IgG 阳性、CD4$^+$T 淋巴细胞低于 100/mm$^3$ 者可口服复方新诺明预防，至 CD4$^+$T 淋巴细胞升至 200/mm$^3$ 以上 3 个月。接触开放性结核的患者异烟肼预防。

## 第四节　带状疱疹

### 一、概述

带状疱疹（herpes zoster）是由水痘 – 带状疱疹病毒（herpes varicella – zoster virus，VZV）所引起的急性感染性皮肤病，以沿单侧周围神经分布的簇集性小水疱为特征，常伴有明显的神经痛。VZV 为本病的致病病原体，属于嗜神经及皮肤的疱疹病毒，侵犯儿童可引起水痘，在成年人及老年人则引起带状疱疹。部分患者被感染后成为带病毒者而不发生症状。由于病毒具有亲神经性，感染后可长期潜伏于脊髓神经后根神经节的神经元内，当抵抗力低下或劳累、感染、感冒时，病毒可再次生长繁殖，并沿神经纤维移至皮肤，使受侵犯的神经和皮肤产生强烈的炎症。本病愈后可获得较持久的免疫，故一般不会再发。带状疱疹皮损处含高浓度的 VZV，可经空气传播，导致易感者发生水痘。但带状疱疹比水痘传染性低。局限性带状疱疹只在出疹后至皮损结痂前有传染性，因此患者应避免接触易感者，直至皮损结痂。易感者包括：孕妇、小于 28 周出生的婴儿（早产儿）或体重 < 1000g 的婴儿、免疫缺陷患者。遮盖皮损后，VZV 传染性会下降。

## 二、诊断要点

带状疱疹的症状和体征非常有特点，足以作出准确的临床诊断。一旦看到不对称皮区的皮疹和簇集的水疱即可诊断为带状疱疹。其他临床诊断要点包括：发疹前有全身不适、乏力等前驱症状；患处有神经痛，皮肤感觉过敏等；皮疹按神经支配区域分布；呈单侧性、不过躯体中线；病程有自限性，约 2 ~ 3 周，愈后可有色素改变或瘢痕。

带状疱疹常见的并发症有：①带状疱疹后神经痛（postherpetic neuralgia，PHN）：皮疹消退后持续超过 4 周的疼痛；或在疼痛缓解后再次发生的超过 4 周的疼痛，约 10% ~ 20% 的带状疱疹患者会发生 PHN。可为从轻微到极度的疼痛；持续的、间断的、或由极小刺激诱发的疼痛；②带状疱疹眼病（herpes zoster ophthalmicus，HZO）：系病毒侵犯三叉神经眼支，多见于老年人，疼痛剧烈，可累及角膜形成溃疡性角膜炎；③耳带状疱疹：系病毒侵犯面神经及听神经所致，表现为外耳道或鼓膜疱疹。膝状神经节受累同时侵犯面神经的运动和感觉神经纤维时，可出现面瘫、耳痛及外耳道疱疹三联征，称为 Ramsay – Hunt 综合征；④其他不典型带状疱疹：与患者机体抵抗力差异有关，可表现为顿挫型（不出现皮损仅有神经痛）、不全型（仅出现红斑、丘疹而不发生水疱即消退）、大疱型、出血性、坏疽型和泛发型（同时累及 2 个以上神经节产生对侧或同侧多个区域皮损）；病毒偶可经血液播散产生广泛性水痘样疹并侵犯肺和脑等器官，称为播散型带状疱疹。

## 三、辅助检查

实验室内的病毒学诊断是诊断不典型病例及进行鉴别诊断的重要方法。孕妇和新生儿的 VZV 感染、免疫缺陷患者不典型的感染、可疑中枢神经系统 VZV 感染必须由实验室诊断确诊。

**1. Tzanck 涂片法**　检测皮损标本中的多核巨细胞和核内包涵体，但无法区分 VZV 和单纯疱疹病毒（herpes simoles virus，HSV）感染。

**2. 组织培养法直接检测病毒**　时间长，有假阴性，因为皮损处病毒不容易复活。

**3. 直接荧光抗体染色**　从皮损基底部做细胞刮片进行 V2V 感染细胞的直接荧光抗体（direct fluorescent antibody，DFA）染色，既快又灵敏。

**4. VZV 特异性免疫抗原**　VZV IgG 可自发的或在 HSV 感染复发时升高（抗原决定

簇的交叉反应），而 IgM 增高及高滴度的抗 VZV IgA 抗体常意味着 VZV 感染复发，无论有无皮损。

## 四、处理原则

带状疱疹的治疗目标是缓解急性期疼痛，限制皮损的扩散，缩短皮损持续时间，预防或减轻 PHN 及其他急性或慢性并发症。需强调的是：眼部合并症应尽快请眼科医生会诊，其他的颅神经并发症，如耳带状疱疹也需要专科医生会诊。

**1. 抗病毒治疗**　带状疱疹是一种自限性疾病，即使不进行抗病毒治疗，不伴危险因素的躯干带状疱疹及年轻患者四肢的带状疱疹通常能自愈，且没有并发症。然而，对于上述范围以外的患者，抗病毒治疗能缩短病程，并能降低 PHN 的发生率、严重程度及持续时间。共有 3 种系统性抗病毒药可以应用于带状疱疹的治疗：阿昔洛韦、伐昔洛韦和泛昔洛韦。这 3 种药都是鸟嘌呤腺苷类似物，对病毒有特殊的亲和力，但对哺乳动物宿主细胞毒性低。

**2. 糖皮质激素疗法**　在带状疱疹急性发作早期的治疗中，系统应用大剂量糖皮质激素可以抑制炎症过程，缩短急性疼痛的持续时间和皮损愈合时间，但对慢性疼痛（PHN）基本无效。在没有系统性抗病毒治疗时不推荐单独使用皮质激素。一般应用强的松（30mg/d，疗程为 7 天）。对 50 岁以上、相对健康的局部带状疱疹患者，抗病毒药和糖皮质激素联合治疗能改善患者的生活质量。

**3. 神经痛药物治疗**　应采用阶梯治疗方案。治疗过程中要注意个体化差异及药物不良反应。必要时应就诊于疼痛门诊。①第一步：非甾体类镇痛药如扑热息痛（对乙酰氨基酚），阿司匹林用于治疗 PHN 的作用有限，布洛芬则无效；②第二步：加服低效力的麻醉性镇痛药如曲马朵、可待因；③第三步：除"外周"止痛剂外，还可给予高效力的中枢阿片样物质，如丁丙诺啡叔丁啡、吗啡等；④最后一步适用于对基本治疗方法反应不佳的患者。对严重的神经痛，可以将步骤 1 或步骤 2 联合一种抗癫痫药（如卡马西平加巴喷丁）。抗癫痫药能减轻针刺样痛，但对持续性疼痛无效。抗抑郁药（如阿米替林）及神经镇静药（如甲氧异丁嗪）也可能有效，尤其对老年患者而言。

**4. 局部治疗**

（1）皮损：局部可以用 3% 硼酸溶液或冷水湿敷进行干燥和消毒，每日数次，每次 15~20 分钟。水疱少时可涂炉甘石洗剂。晚些时候，可以外用聚维酮碘、呋喃西林、苯扎氯铵溶液湿敷，去除结痂，预防继发感染。

（2）口内黏膜病损：若有糜烂溃疡，可用消毒防腐类药物含漱、涂布，如 2%~2.5% 四环素液、0.1%~0.2% 氯己定或 0.1% 高锰酸钾液含漱；5% 金霉素甘油糊剂或中药西瓜霜，锡类散局部涂搽，撒布，0.1% 碘苷液涂布，具有抗病毒作用。

（3）口周和颌面部皮肤病损：疱疹或溃破有渗出者，用纱布浸消毒防腐药水湿敷，可减少渗出，促进炎症消退，待无渗出并结痂后可涂少量 3% 阿昔洛韦软膏或酞丁安软膏局部涂擦。

**5. 物理疗法**　半导体激光、氦氖激光照射等均可作为带状疱疹的辅助治疗方法。带状疱疹患者早期应用氦氖激光照射能改善血液和淋巴系统循环，促进炎症吸收；激活巨噬细胞，增强其吞噬能力，提高免疫功能；减轻神经炎症，缓解疼痛。

**6. PHN 治疗**　抗病毒治疗并不能阻止所有患者不患 PHN，补充治疗策略包括：糖皮质激素，三环类抗抑郁药，抗癫痫药物，止痛剂及神经阻滞。

## 五、用药方案

**1. 抗病毒药物**　常用药物：阿昔洛韦、伐昔洛韦或泛昔洛韦。阿昔洛韦口服给药方法为：每天 5 次，每次 400mg，服用 7 天。阿昔洛韦静脉内给药是治疗免疫受损患者带状疱疹的标准疗法，剂量为 5～10mg/kg，静滴，3/日。在给药期间应给予患者充足的水，防止阿昔洛韦在肾小管内沉淀，对肾功能造成损害。伐昔洛韦是阿昔洛韦的前体药物，只能口服，每天 2 次，每次 0.3g，服用 7 天。与阿昔洛韦相比，能明显减少带状疱疹急性疼痛和 PHN 的发生率及持续时间。泛昔洛韦是喷昔洛韦的前体药物，只能口服，每天 3 次，每次 250mg，服用 7 天。它同伐昔洛韦一样，是口服治疗无并发症带状疱疹最常应用的抗病毒药物。泛昔洛韦对免疫力正常患者的带状疱疹急性疼痛及 PHN 的治疗效果与伐昔洛韦相似。对肾功能受损患者，静脉用阿昔洛韦、口服阿昔洛韦、伐昔洛韦及泛昔洛韦的剂量要相应调整。

**2. 营养神经药物**　常用药物：维生素 $B_1$ 口服，每次 10mg，每天 3 次口服；维生素 $B_{12}$，肌内注射，每次 0.15mg，每日 1 次。

**3. 糖皮质激素药物**　泼尼松，30mg/d，疗程为 7 天。

**4. 神经痛药物**

（1）非甾体类镇痛药　扑热息痛（对乙酰氨基酚）1.5～5g/d。

（2）麻醉性镇痛药　曲马朵，200～400mg/d，可待因 120mg/d。

（3）中枢阿片样物质　丁丙诺啡叔丁啡 1.5～1.6mg/d；口服吗啡 30～360mg/d。

（4）抗癫痫药　卡马西平 400～1200mg/d，加巴喷丁 900～2400mg/d。

（5）抗抑郁药　阿米替林 10～75mg，60 岁以上的带状疱疹患者可从 25mg 起始，在 2～3 周内逐渐增至 50～75mg。

（6）神经镇静药　甲氧异丁嗪 20～150mg/d。

## 六、建议

带状疱疹的治疗目标是缓解急性期疼痛，限制皮损的扩散，缩短皮损持续时间，预防或减轻 PHN 及其他急性或慢性并发症。需强调的是：眼部合并症应尽快请眼科医生会诊，其他的颅神经并发症，如耳带状疱疹也需要专科医生会诊。

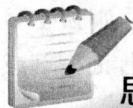

**思考题**

1. 流行性感冒、病毒性肝炎、获得性免疫缺陷综合征等的处理原则有哪些？治疗的药物有哪几类，各有哪些作用特点和不良反应？

2. 流行性感冒药物治疗有哪些新进展？

（张瑞涛）

# 第二十七章 | 寄生虫病的药物治疗

**学习目标**

1. **掌握** 疟疾、血吸虫病、阿米巴、肠寄生虫病、疥疮的处理原则和用药方案。
2. **熟悉** 疟疾、血吸虫病、阿米巴、肠寄生虫病、疥疮的主要临床表现和鉴别诊断。
3. **了解** 疟疾、血吸虫病、阿米巴、肠寄生虫病、疥疮药物治疗新进展和其他治疗措施。

## 第一节 疟 疾

### 一、概述

疟疾（malaria）是由雌按蚊叮咬人体后将其体内寄生的疟原虫传入人体而引起的一种寄生虫病。临床特点为反复间歇性、定时性、发作性的寒战、高热和大汗后缓解，继发贫血和肝脾肿大，发作多始于中午前后至晚9点以前，偶见于深夜。寄生于人体的疟原虫有4种，由4种不同的疟原虫引起，即：间日疟、恶性疟、三日疟和卵形疟。在我国间日疟较常见，恶性疟次之。间日疟、三日疟常有复发。恶性疟发热不规则，常侵犯内脏，引起凶险发作。现症病人和疟原虫携带者，当其末梢血液中存在配子体时即具有传染性，成为传染源。

### 二、诊断要点

#### （一）临床表现

（1）间歇性、定时性、发作性的寒战、高热、大汗。间歇周期，除三日疟72小时外，其他疟疾均为48小时。恶性疟发热不规则，但间歇周期不变。

（2）疟疾的凶险发作：急起高热、剧烈头痛、呕吐、谵妄、抽搐、昏迷。严重者可发生脑水肿和呼吸衰竭。

（3）继发性贫血。

#### （二）疟疾感染的诊断

按以下标准进行诊断：①近期内曾在疟疾流行区生活，有蚊虫叮咬史或近期输血史。②凶险发作时急起高热、剧烈头痛、呕吐、谵妄、抽搐、昏迷。严重脑型疟可发生脑水肿和呼吸衰竭。③血象：白细胞总数正常或减少，大单核细胞增高。红细胞和血红蛋白减少。④血液或骨髓涂片（薄片或厚片）：找到并鉴定疟原虫种。⑤血清学检查：抗疟抗体阳性。

## 三、辅助检查

**1. 血象** 白细胞正常或减少，可有红细胞、血红蛋白及血小板减少。

**2. 疟原虫检查** 血涂片染色查疟原虫是确诊的最可靠方法。另外，可做骨髓穿刺涂片染色查疟原虫。

**3. 疟原虫抗原快速检测** 经近年的临床应用证实，该方法简单、快速、方便、准确。

**4. 腹部 B 超** B 超检查可见肝、脾有不同程度的肿大。

## 四、处理原则

**1. 一般处理** ①虫媒隔离：灭蚊；②休息：应卧床休息，减少活动；③饮食：发热期以易消化、清淡饮食为主；④病情观察：注意观察病人精神、神志、尿量、尿色及呕吐物和大便的颜色（在出现消化道出血时，会呈现咖啡样呕吐物及黑便）。

**2. 对症处理** ①典型发作：寒战期应注意保暖；发热期给予降温；大汗期后给予温水擦浴，及时更换衣服、床单，同时应保证足够的液体入量；②凶险发作：出现惊厥、昏迷时，应注意保持呼吸道通畅，并按惊厥、昏迷常规护理；③黑尿热：严格卧床至急性症状消失；保证每日液体入量 3000～4000ml，每日尿量不少于 1500ml，发生急性肾功能衰竭时给予相应护理；贫血严重者给予配血、输血；停用奎宁、伯奎；改用氯奎、乙胺嘧啶或青霉素；静滴氢化可地松碳酸氢钠，输同型鲜血人血白蛋白等；处理急性肾衰；④高热或昏迷：输液、氢化可的松；⑤抽搐：地西泮或复方冬眠灵；⑥脑水肿与呼吸衰竭：甘露醇；⑦应用低分子右旋糖酐，防止血管内红细胞凝集，有利于 DIC 的治疗与预防。

**3. 药物治疗** 抗疟药的使用应遵循安全、有效、合理和规范的原则。以下治疗剂量均为成人标准，儿童剂量按体重或年龄递减。为保证疟疾病人全程规范服药，要求各级基层医疗卫生机构加强对病人的服药进行督导，做到送药到手，看服到口，服完再走，一日一送，连续八天，确保病人全程服药。并对病人抗疟药品服用情况进行登记，由患者本人签名确认。

## 五、用药方案

**1. 间日疟的治疗** 氯喹加伯氨喹：氯喹口服总剂量 1200mg。第 1 日 600mg 顿服，或分 2 次服，每次 300mg；第 2、3 日各服 1 次，每次 300mg。伯氨喹口服总剂量 180mg。从服用氯喹的第 1 日起，同时服用伯氨喹，每日 1 次，每次 22.5mg，连服 8 日。

此疗法也可用于卵形疟和三日疟的治疗。

**2. 恶性疟的治疗** 选用以下一种方案。

（1）青蒿琥酯片加阿莫地喹片　口服总剂量青蒿琥酯和阿莫地喹各 12 片，每日顿服青蒿琥酯片和阿莫地喹片各 4 片，连服 3 日。

（2）双氢青蒿素哌喹片　口服总剂量 8 片，首剂 2 片，首剂后 6 ~ 8 小时、24 小时、32 小时各服 2 片。

（3）复方磷酸萘酚喹片　口服总剂量 8 片，一次服用。

（4）复方青蒿素片　口服总剂量 4 片，首剂 2 片，24 小时后再服 2 片。

**3. 重症疟疾的治疗**　选用以下一种方案。

（1）蒿甲醚注射剂　肌注每日 1 次，每次 80mg，连续 7 日，首剂加倍。若病情严重时，首剂给药后 4 ~ 6 小时可再肌注 80mg。

（2）青蒿琥酯注射剂：静脉注射每日 1 次，每次 60mg，连续 7 日，首剂加倍。若病情严重时，首剂给药后 4 ~ 6 小时，可再静脉注射 60mg。

采用上述两种注射疗法治疗，患者病情缓解并且能够进食后，改选用恶性疟治疗方案，再进行一个疗程治疗。

（3）咯萘啶注射剂　肌注或静脉滴注，总剂量均为 480mg。每日 1 次，每次 160mg，连续 3 日。需加大剂量时，总剂量不得超过 640mg。

**4. 孕妇疟疾治疗**　孕妇患间日疟可采用氯喹治疗。孕期 3 个月以内的恶性疟患者可选用磷酸哌喹，孕期 3 个月以上的恶性疟患者采用恶性疟治疗方案。孕妇患重症疟疾应选用蒿甲醚或青蒿琥酯注射剂治疗。

**5. 间日疟休止期根治**　伯氨喹：口服总剂量 180mg，每日 1 次，每次 22.5mg，连服 8 日。

**6. 预防服药**　选用以下一种方案。

（1）磷酸哌喹片　每月 1 次，每次服 600mg，睡前服。

（2）氯喹　每 7 ~ 10 天服 1 次，每次服 300mg。

## 六、预防

**1. 管理传染源**　根治现症病人和带疟原虫者。急性期病人症状消失后可解除隔离。

**2. 切断传播途径**　消灭按蚊滋生地及杀灭蚊虫。

**3. 保护易感人群**　注意个人防护，穿长衣、长裤，房间内要防蚊、驱蚊，如使用蚊帐、驱蚊剂等。

## 七、建议

典型的疟疾发作都具有间歇性、定时性、发作性的寒战、高热、大汗、间歇的共同特征。而当疟疾两重感染、混合感染、疟疾的初发、恶性疟疾和疟疾的凶险发作时，治疗不当或免疫力增强时，其发作可以不典型。因此，高度疑似疟疾、多次血片检查疟原虫又是阴性时，应及时作诊断性治疗，切勿贻误病情。对耐药虫株感染，要选用有效的抗疟药治疗，预防病情复发。进入高疟区工作的外来人口，应选用有效的抗疟药进行预防，警惕感染疟疾。

## 第二节　血吸虫病

### 一、概述

血吸虫病（schistosomiasis）是由裂体吸虫属血吸虫寄生在人体门静脉系统所引起的一种慢性寄生虫病，严重危害人类健康。血吸虫病主要流行于亚、非、拉美的 73 个国家，患病人数约 2 亿。血吸虫病由皮肤接触含尾蚴的疫水而感染，主要分两种类型，一种是肠血吸虫病，主要为曼氏血吸虫和日本血吸虫引起；另一种是尿路血吸虫病，由埃及血吸虫引起，我国主要流行的是日本血吸虫病。根据临床表现及病理变化可分为急性、慢性、晚期血吸虫病及异位血吸虫病。急性期病人有发热、肝肿大与压痛，腹泻或脓血便，血中嗜酸性粒细胞显著增多；慢性期以肝脾肿大为主；晚期则以门静脉周围纤维化病变为主，可发展成门静脉高压，巨脾和腹水。

### 二、诊断要点

日本血吸虫病的临床表现与感染的轻重即感染度、病程、患者的免疫状态、虫卵沉积的部位等有关。如大量尾蚴入侵可引起急性血吸虫病，而轻度感染者多数没有征象，但粪便中可排出虫卵；重度或反复感染，未经治疗或不及时治疗，易发展为晚期血吸虫病。在疫区已感染血吸虫病者，即使再感染大量尾蚴，则很少表现为急性血吸虫病，而从非疫区来的人，一旦进入疫区，则常出现急性血吸虫病的临床表现。虫卵沉积的部位不同，其致病的严重性有异，如沉积于脑部或肺部，可引起脑型血吸虫病或肺型血吸虫病。

**1. 慢性血吸虫病**　①有疫水接触史；②可有腹痛、腹泻、脓血便、多数有以左叶为主的肝肿大，少数伴脾肿大；③粪检查出虫卵或毛蚴。无治疗史者直肠活检发现虫卵；有治疗史者发现活卵或近期变性虫卵；④无治疗史或治疗时间在 3 年以上病人，环卵沉淀试验环沉率≥3% 及（或）间接血凝试验滴度≥1∶10，酶标记反应阳性。具备①、②为疑似病例；具备③为确诊病例；具备①、②、④可作临床诊断。

**2. 急性血吸虫病**　①发病前 2 周至 3 个月内有疫水接触史；②发热、肝肿大、周围血嗜酸性细胞增多，伴有肝区压痛、脾肿大、咳嗽、腹胀及腹泻；③粪检查出虫卵或毛蚴；④环卵、血凝、酶标记等血清学反应阳性者，标准参见慢性血吸虫病诊断标准。具备①、②为疑似病例；具备①、②、③为确诊病例；具备①、②、④可作临床诊断。

**3. 晚期血吸虫病**　①反复接触疫水或有明确的血吸虫病史；②有门脉高压症状、体征或有侏儒或结肠肉芽肿表现；③粪检查到虫卵或毛蚴，直肠活检查到虫卵（无治疗史者）或活卵、近期变性虫卵（有治疗史者）；④血清学诊断阳性，参见慢性血吸虫病诊断标准。具备①、②为疑似病例；具备①、②、③为确诊病例；具备①、②、④可作临床诊断。

### 三、辅助检查

**1. 病原检查**　从粪便内检查虫卵或孵化毛蚴以及直肠黏膜活体组织检查虫卵。

（1）直接涂片法　重感染地区病人粪便或急性血吸虫病人的黏液血便中常可检查到血吸虫虫卵，方法简便，但虫卵检出率低。

（2）毛蚴孵化法　可以提高阳性检出率。

（3）定量透明法　用作血吸虫虫卵计数。

（4）直肠黏膜活体组织检查　慢性及晚期血吸虫病人肠壁组织增厚，虫卵排出受阻，故粪便中不易查获虫卵，可应用直肠镜检查。

**2. 免疫检查**

（1）皮内试验（IDT）　一般皮内试验与粪检虫卵阳性的符合率为90%左右，但可出现假阳性或假阴性反应，与其他吸虫病可产生较高的交叉反应；并且病人治愈后多年仍可为阳性反应。此法简便、快速、通常用于现场筛选可疑病例。

（2）抗体检测　血吸病人血清中存在特异性抗体，包括IgM、IgG、IgE等，如受检者未经病原治疗，而特异性抗体呈阳性反应，对于确定诊断意义较大；如已经病原治疗，特异性抗体阳性，并不能确定受检者体内仍有成虫寄生，因治愈后，特异性抗体在体内仍可维持较长时间。

（3）检测循环抗原　由于治疗后抗体在宿主体内存留较长时间，其阳性结果往往不能区分现症感染和既往感染，也不易于评价疗效。循环抗原是生活虫体排放至宿主体内的大分子微粒，主要是虫体排泄、分泌或表皮脱落物，具有抗原特性，又可为血清免疫学试验所检出。从理论上讲，循环抗原的检测有其自身的优越性，它不仅能反映活动性感染，而且可以评价疗效和估计虫种。

## 四、处理原则

**1. 支持与对症疗法**　急性期持续高热病人，可先用肾上腺皮质激素或解热剂缓解中毒症状和降温处理。对慢性和晚期患者，应加强营养给予高蛋白饮食和多种维生素，并注意对贫血的治疗，肝硬变有门脉高压时，应加强肝治疗以及外科手术治疗。患有其他肠道寄生虫病者应驱虫治疗。

**2. 病原治疗**

（1）吡喹酮　本药目前为治疗血吸虫病的首选药物，具有高效、低毒、副作用轻、口服、疗程短等优点。对幼虫、童虫及成虫均有杀灭作用。对急性血吸虫病临床治疗治愈率很高。副作用少而轻，可有头昏、乏力、出汗、轻度腹疼等。

（2）蒿甲醚和青蒿琥酯也可用于治疗血吸虫病。

## 五、用药方案

吡喹酮为血吸虫病病原治疗药物。治疗时必须说明相关注意事项及禁忌证。

**1. 急性血吸虫病**　吡喹酮按体重120（140）mg/kg服药，6日疗法，每日总剂量分3次服。其中二分之一剂量在第1、2天分服完，另二分之一在第3～6天分服完。

**2. 慢性血吸虫病**　2日疗法，吡喹酮总剂量成人按体重60mg/kg，儿童体重不足30kg者总剂量按体重70mg/kg，每日2～3次餐后服。成人总剂量最多3600 mg；1日疗法，吡喹酮总剂量按体重40mg/kg，1次顿服。血清学检查和询检阳性者参照上述慢性血吸虫病的治疗方法给予化疗1次。

**3. 晚期血吸虫病**　对大多数肝脏代偿功能良好的晚期血吸虫病人，可用吡喹酮总剂量按体重 60mg/kg，2 日疗法。对年老、体弱、肝功能差的病人，可用总剂量 60mg/kg 体重 3 日疗法，或按体重 90mg/kg 6 日疗法。具体各型晚期血吸虫病人的治疗还需要及早配合进行外科手术治疗、内科中西医结合治疗、激素治疗。

## 六、预防

（1）不在有钉螺分布的湖水、河塘、水渠里游泳、戏水。

（2）因生产生活不可避免接触疫水者，可在接触疫水前涂抹防护油膏，预防血吸虫感染。

（3）接触疫水后，要及时到当地血防部门进行必要的检查和早期治疗。

# 第三节　阿米巴病

## 一、概述

阿米巴病（amebiasis）是由溶组织内阿米巴寄生人体引起的一类疾病，临床习惯简称阿米巴。其中肠道阿米巴原虫种类多，大多寄生于人体内作为共居生物而无致病能力，唯有溶组织内阿米巴寄生于人体后，在一定条件下，可引起疾病，被认为是有致病力的阿米巴。按其寄生的部位及临床表现可分为：肠阿米巴病和肠外阿米巴病。肠阿米巴病由溶组织内阿米巴侵袭结肠所致，其典型表现为阿米巴痢疾，全身症状不重，但易迁延为慢性或多次复发，也可能在肝、肺、脑等处形成迁徙性脓肿，易并发肠内并发症（肠穿孔、肠出血、阑尾炎、结肠阿米巴瘤等）及肠外并发症（阿米巴肝脓肿、阿米巴肺脓肿、阿米巴脑脓肿等）。肠外阿米巴病主要类型是阿米巴肝脓肿，主要表现为长期不规则发热、全身性消耗、肝脏肿大压痛及白细胞增多，易引起胸部并发症。

本病见于全世界各地，其感染率的高低同各地环境卫生和居民营养状况等关系极大。溶组织内阿米巴病在热带、亚热带、温带地区，发病较多，以秋季为多，夏季次之。发病率农村高于城市，男子多于女子，成年多于儿童，幼儿患者很少，可能与吞食含包囊食物机会的多少有关。

## 二、诊断要点

普通型阿米巴病起病一般缓慢，有腹部不适，大便稀薄，有时腹泻，每日数次，有时亦可便秘。腹泻时大便略有脓血痢疾样。如病变发展，痢疾样大便可增至每日 10 ~15 次或以上，伴有里急后重，腹痛加剧和腹胀。回盲肠、横结肠，尤其是直肠部可有压痛，有时像溃疡病或阑尾炎。全身症状一般较轻微，同细菌性痢疾迥然不同。粪检可有少量或多量滋养体，大便有腐败腥臭，须与细菌性痢疾、血吸虫病、肠结核、结肠癌等相鉴别。

阿米巴肝脓肿症状的出现，在肠阿米巴数月、数年，甚至数十年之后，亦有从未患过肠阿米巴病的。起病大多缓渐，以长期不规则发热，间歇热或弛张热；食欲减退、恶心呕吐、腹胀腹泻等为特征，伴有右上腹痛或肝肿大伴压痛、局限性叩击痛等。在发病前一周至数年间可有类似痢疾样发作史。须与细菌性肝脓肿、原发性肝细胞癌等相鉴别。

从新鲜粪便标本中查到吞噬有红细胞的滋养体，或从肠壁活检组织中查到滋养体是本病确诊的可靠依据。从粪便标本中仅查到 $1 \sim 4$ 个核包囊或肠腔型滋养体，应报告为溶组织内阿米巴、迪斯帕内阿米巴感染。此时即使患者有症状，亦不能据此得出肠阿米巴病的诊断，应根据流行病学史、血清抗体检测、粪抗原检测或 PCR 检测证实感染虫株确属溶组织内阿米巴后，诊断才能确立。否则必须寻找引起腹泻的其他原因。在有症状患者的血清中若能查到高滴度的阿米巴抗体，亦是本病诊断的有力证据。

### 三、辅助检查

**1. 粪便检查** 大便呈暗红色，有粪质，带血、脓或黏液，呈腥臭。镜检可发现 RBC 多，WBC 少；稀便中可见滋养体及夏-雷晶体。成形大便中可找到包囊。

**2. 血清学检查** 一般用于粪便检查阴性者，尤其对肠外阿米巴病的诊断意义更大。常用方法：间接血凝试验（indiret hemagglutination，IHA）、免疫荧光抗体试验（immunofluorescence antibody IFA）和酶联免疫吸附试验（ELISA）等肠阿米巴病的阳性率可达 $60\% \sim 80\%$

**3. 乙状结肠镜检查** 如粪检阴性，乙状结肠镜检查有很大诊断价值。溃疡常较表浅，覆有黄色脓液。溃疡边缘略突出，稍见充血，自溃疡面刮取材料作显微镜检查，发现病原体的机会较多。

**4. 阿米巴肝脓肿** 腹部 B 超检查可见到病灶。

### 四、处理原则

**1. 一般治疗** 胃肠道隔离，急性期应卧床休息，进食易消化的食物，补充热量及维生素。

**2. 抗阿米巴药物治疗** 先用组织型滋养体杀灭剂，再用肠腔型滋养体杀灭剂。经多次复查未找到阿米巴时，方可认为治愈（治疗后半年内应逐月复查大便）。对无症状排包囊者，可单用肠腔型滋养体杀灭剂。常用方案如下。

（1）普通型 一般采用甲硝唑，治愈率可达 90%，加用四环素或巴龙霉素更能提高疗效。如有包囊排出，可加用二氯尼特或双碘喹啉（或喹碘方）。

（2）暴发型 可静脉给予甲硝唑，同时与抗生素联合，并对症治疗。

（3）慢性型 根据病情轻重，适当选用二氯尼特、甲硝唑或双氯喹啉治疗。

（4）无症状型和轻型 给予二氯尼特、双氯喹啉（或喹碘方）或甲硝唑治疗。

**3. 并发症治疗** B 超显示肝肿大直径 3cm 以上、靠近体表者，可行肝穿刺引流，应与抗阿米巴药治疗后 $2 \sim 4$ 天后进行。尤其对抗阿米巴药治疗后肝脓肿症状无改善或有肝局部隆起，压痛增剧，预示有穿破可能时应痢疾肝穿刺。穿刺应在 B 超定位下进行。对脓液量超过 200ml 者，须间隔 $3 \sim 5$ 天重复引流。对继发性细菌者应选对致病菌敏感的抗菌药物。外科手术引流的指征：①肝脓肿穿破引起化脓性腹膜炎者；②内科治疗疗效欠佳者。

## 五、用药方案

目前常用的抗溶组织内阿米巴药物有硝基咪唑类衍生物和二氯尼特（diloxanide furoate），又名糠酯酰胺（furamidc）。

**1. 硝基咪唑类衍生物**

（1）甲硝唑（灭滴灵）　是首选药物之一，原是抗滴虫药物，对侵袭组织的阿米巴滋养体有极强的杀灭作用且较安全，适用于肠内肠外各型的阿米巴病。剂量为400mg，口服，一日3次，连服10日为一疗程；儿童为按体重35mg/kg，分3次服，连服10日。对重型阿米巴痢疾患者可选甲硝唑静脉滴注，成人先用0.5g，每隔8小时一次，病情改善后改为每12小时一次，或改用口服剂型，总疗程亦为10天。

（2）替硝唑（tinidazole）　成人每日2g，1次口服，连服5天为一疗程。必要时亦可作静脉滴注。

**2. 二氯尼特（安特酰胺、二氯散）**　是目前最有效的杀包囊药物，对轻型及带包囊者的疗效80%~90%。成人用0.5g，每日口服3次，连服10天为一疗程。

**3. 磷酸氯喹**　成人0.5g（基质0.3g），2次/日，连服2天后改为0.25g（基质0.15g），2次/日，以2~3周为疗程。

**4. 其他抗阿米巴药物**　过去曾用于治疗阿米巴痢疾的药物，如依米丁（emetine）、双碘喹（diiodohydroxyquine）、喹碘仿（chiniofon）、安痢平等，因疗效欠佳、不良反应较多而已极少在临床上应用。

## 六、预防

煮沸、过滤、消毒饮水，防止吃生菜及防止饮食的被污染，适当处理粪便，防止苍蝇滋生和灭蝇，均为重要措施。检查和治疗从事饮食业的排包囊者及慢性患者极为重要。

# 第四节　肠寄生虫病

## 一、概述

寄生虫在人体肠道内寄生而引起的疾病统称为肠道寄生虫病。常见的有原虫类和蠕虫类（包括蛔虫、钩虫、蛲虫、绦虫、鞭虫、阿米巴、贾第虫、滴虫等）。肠道寄生虫的种类多，在人体内寄生过程复杂，引起的病变并不限于肠道。依据感染寄生虫的种类和部位以及人体宿主的免疫状况、临床症状和体征各异。大多数肠道寄生虫感染与当地的卫生条件、生活习惯、健康意识、经济水平和家庭聚集性等因素有关。自然界的气温、雨量以及人们的生产和生活习惯是流行病学上的重要的因素。

## 二、诊断要点

**1. 鞭虫**　为人体肠道常见寄生虫。轻度感染多无明显症状，感染严重时，患者可有下腹阵痛和压痛、慢性腹泻、大便带鲜血或隐血。严重感染的患儿可出现脱肛、贫血、营养不良和体重减轻。大便中找到虫卵可以确诊，结肠镜检查可见回盲部有虫体及肠黏膜损伤。

**2. 阿米巴痢疾**　为人体肠道常见原虫病。受感染的人多数为无症状的病原体携带者，少数可有典型的临床症状，表现为腹绞痛、脓血黏液便，一日可达数十次。可伴有腹胀、消瘦、贫血等。阿米巴痢疾尚可并发肠出血、肠穿孔及肝、肺、脑、泌尿生殖道和邻近皮肤等的脓肿。典型阿米巴痢疾诊断不难，确诊有赖于粪便中找到病原体。不典型病例往往需借助结肠镜检查、血清学检查及诊断性治疗等措施。

**3. 蓝氏贾第虫鞭毛虫病**　蓝氏贾第虫鞭毛虫病（giardiasis，简称贾第虫病）是由蓝氏贾第鞭毛虫引起的一种以腹泻为主要症状的肠道疾患。受感染的人多数为无症状的病原体携带者。急性期典型症状是暴发性水泻，有恶臭，多伴有腹胀、臭屁和嗳气、恶心、厌食、呕吐、疲劳及中上腹绞痛等。若不及时治疗，多发展为慢性，表现为间歇性稀便，黄色泡沫状，亦有恶臭，反复发作，病程可长达数年。儿童患者可因腹泻而导致贫血及营养不良。当虫体寄生在胆道系统时，可引起胆囊炎或胆管炎。值得注意的是，本病急性期症状酷似急性病毒性肠炎、细菌性痢疾，或由细菌及其他原因引起的食物中毒、急性肠阿米巴病、毒性大肠埃希菌引起的"旅游者腹泻"，应与之进行鉴别。贾第虫病的主要特征为，潜伏期较长、粪便为水样具恶臭味，明显腹胀，粪内无血、黏液和细胞渗出物等。粪便检查为最常用的方法。

**4. 蛔虫病**　为人体肠道常见寄生虫病。患者可不产生任何症状，但儿童、体弱或营养不良者症状出现机会多。以反复发作的脐周痛较常见。有时伴食欲不振、恶心、呕吐、腹泻及便秘。严重感染者，特别是儿童，常可引起营养不良、智能和发育障碍。有时尚可出现精神不安、烦躁、磨牙、瘙痒、惊厥等。部分患者可出现过敏反应，如血管神经性水肿、顽固性荨麻疹等。除以上症状外，有时可引起严重的并发症，如胆道蛔虫病、肠梗阻、肠穿孔和腹膜炎等。实验室检查在大便中可见蛔虫卵，血白细胞和嗜酸粒细胞升高等。

**5. 钩虫病**　为人体常见且危害较严重的肠道寄生虫病。感染初期，感染处有奇痒和烧灼感，继而出现小出血点、丘疹或小疱疹。数日内可消失。抓痒可继发细菌感染、局部淋巴结肿大。受染后 3～5 天，患者常有咳嗽、喉痒、声哑等，重者有剧烈干咳和哮喘等呼吸系统症状，大多持续数日自行消失，长者可达 1～2 个月。患病初期尚有上腹部不适、隐痛等，后期常因贫血出现恶心、呕吐、腹痛腹泻、顽固性便秘或大便潜血等消化系统症状。有些患者喜食生米、生豆，甚至泥土、碎纸等，通常称为"异嗜症"。贫血为钩虫病的主要症状，重度贫血患者皮肤蜡黄、黏膜苍白，并可导致头昏、乏力、心悸、水肿等心功能不全症状。儿童重症患者可致发育障碍。血常规检查可以有血色素下降、嗜酸粒细胞升高；大便中可找到虫卵。

**6. 猪肉绦虫病和囊虫病**　患者一般无明显症状，少数有腹部隐痛、消化不良、腹泻、体重减轻等。粪便中发现白色片状物（节片）是最常见的就医原因。当人误食猪肉绦虫的虫卵，虫卵在人体内发育成幼虫（囊虫），就会患囊虫病。囊虫主要寄生在皮下、肌肉、眼和脑等组织内。对人的危害比绦虫大得多。侵入皮下或肌肉的囊虫形成结节，可自觉肌肉酸痛无力、发胀；寄生于脑部可引起癫痫发作、头痛、头晕、记忆力减退、肢麻、听力障碍、精神障碍等，寄生于眼的可引起视力下降甚至失明。有生食或半生食猪肉史有肠绦虫史者出现皮下结节、原因不明的癫痫发作等表现时应该考虑本病。血清囊虫抗体可呈阳性。头颅核磁检查能够见到典型的囊虫病灶。

**7. 蛲虫病** 蛲虫，线头状，乳白色，是寄生在肠道内的小型线虫，可以引起蛲虫病。当人睡眠后，雌虫移行到肛门外大量排卵，排除的卵就黏附在肛周外的皮肤上，临床表现主要为肛门瘙痒，女性患者偶有阴道尿道被感染而出现相应症状，其他部位感染非常少见。此外，患者常有烦躁不安、失眠、食欲减退、夜惊等表现。如果雌虫在肛门外产卵后进入阴道、子宫、输卵管、尿道或腹腔、盆腔等部位，即可引起阴道炎、子宫内膜炎、输卵管炎及其他炎症。诊断：用粘纸在肛门处粘过后在显微镜下可看到虫卵，一般在清晨便前进行。

## 三、辅助检查

粪便中寄生虫卵及原虫的检查是常用以诊断肠道寄生虫病的方法和重要依据，它既能观察寄生虫的感染情况，考核抗寄生虫药物的疗效，也是进行这些寄生虫病流行病学调查的一种重要手段。

## 四、处理原则

建议查清病源，由于病源不同，所以使用相对应的驱虫药治疗。需注意孕妇不宜服用驱虫药。幼童需根据医生的指示进行治疗。

## 五、用药方案

防治寄生虫病药物应用的目的，在于消灭人（或家畜）体内的寄生虫，它不仅可以治愈或减轻病情，促进人体健康，而且可减少由这些寄生虫引起的发病率。尽管化疗后可能会发生再感染，但可使疾病获得短期缓解，有助于生活质量的提高；并且，有效治疗能够消灭传染源，切断传播途径，预防寄生虫感染。在寄生虫病的防治工作中起到重要的作用。常用的抗肠寄生虫药物见表 27−1。

表 27−1　常用抗肠寄生虫药

| 药物 | 用途 | 用法 |
|---|---|---|
| 吡喹酮 praziquantel （环吡异喹酮） | 广谱抗吸虫和绦虫药；成熟血吸虫更敏感 | 血吸虫：急性期：10mg/kg tid ×4 天；慢、晚期：10mg/kg ×2 天；<br>肺吸虫：25mg/kg tid ×3 天；<br>肝吸虫：15 ~ 25mg/kg tid ×2 天；<br>姜片虫：10mg/kg 顿服；<br>带绦虫：15mg/kg 顿服；<br>囊虫：20mg/kg tid ×3 天/疗程<br>包虫：30mg/kg ×5 天 |
| 硫双二氯酚 bithionol （硫氯酚，别丁） | 治疗吸虫和绦虫病 | 肺吸虫：1g tid ×10 ~ 15 天；<br>姜片虫：3g 晚间顿服或连服 2 晚；<br>绦虫：3g 空腹顿服，或空腹 1g/h ×3 次 |

续表

| 药物 | 用途 | 用法 |
|------|------|------|
| 甲苯达唑 menbendazole | 为广谱驱肠线虫药 | 蛔虫、蛲虫：500mg，顿服；<br>钩虫、鞭虫、粪类圆线虫：100～200mg bid×3 天<br>绦虫：300mgbid×3 天 |
| 阿苯达唑 albendazole（丙硫咪唑、肠虫清） | 主要用于肠道蠕虫、组织内线虫感染，亦可用于囊虫病、包虫病和肝、肺吸虫病等 | 蛔虫、蛲虫：400mg 顿服；<br>钩虫、鞭虫：400mg×3 天<br>旋毛虫：10mg/kg bid×7 天；<br>囊虫：10mg/kg bid×10 天/疗程；<br>包虫：10mg/kg bid×30 天 |
| 左旋咪唑 levamisole | 可用于驱蛔虫，蛲虫次之，对钩虫较差，对丝虫及微丝蚴也有一定的抗虫作用 | 蛔虫：150～200mg 睡前顿服；<br>钩虫：1.5～2.5mg/kg，睡前顿服×3 天；<br>蛲虫：0.1g 睡前顿服×7 天；<br>丝虫：2～2.5mg/kg bid×5 天 |
| 伊维菌素 ivermectin | 目前我国主要用于治疗丝虫病。国外仅被用于治疗粪类圆线虫病 | 丝虫：0.1～0.2mg/kg 顿服×2 天；<br>粪类圆线虫：0.15mg/kg×2 天 |
| 乙胺嗪 diethylcarbamazine（海群生，益群生） | 主要作用于微丝蚴，是治疗和预防丝虫病的首选药 | 普治：1～15g 顿服或 0.75g bid×1 天；<br>重感染：0.2g tid×7 天；<br>间歇疗法：0.5g/周×7 周 |
| 哌嗪 piperazine（胡椒嗪，驱蛔灵） | 主要用于驱蛔、蛲虫 | 蛔虫：3～3.5g，睡前顿服×2 天；<br>蛲虫：1～1.2g，bid×7～10 天 |
| 噻嘧啶 pyrantel（双羟萘酸噻嘧啶、驱虫灵、抗虫灵） | 为广谱驱线虫药 | 蛔虫：500mg 顿服；<br>钩虫：500mg×3 天；<br>蛲虫：10mg/kg，顿服，2 周后复治 |

## 六、预防

预防肠道寄生虫病的关键在于：①不喝生水，不吃生食和不洁瓜果；②饭前便后要洗手、勤剪指甲；③教育小儿改掉吃手指、咬指甲的坏习惯；④加强水源管理，避免水源污染；⑤不随地大小便，加强粪便无害化处理，不用新鲜粪便施肥；⑥加强家畜管理，城市不养鸡、鸭、鹅；⑦托幼机构、学校应定期检查粪便，及早发现寄生虫病儿，以利彻底驱虫。

## 第五节　疥疮

### 一、概述

疥疮（scabies）是由疥螨在人体皮肤表皮层内引起的接触性传染性皮肤病，可在家庭及接触者之间传播流行。临床表现以皮肤柔嫩之处有丘疹、水疱及隧道，阴囊瘙痒性结节，夜间瘙痒加剧为特点。主要通过密切接触传播，尤其在青年男女性乱者中，本病传播迅速，故已经被世界卫生组织列入性传播性疾病之中。患者皮肤剧烈瘙痒，皮疹多发于皮肤皱折处，特别是阴部最为常见。疥疮由人型疥螨通过直接接触包括性接触而传染，也可通过病人使用过的衣物而间接传染。疥螨成虫寄生在人体表皮角质层内，在皮下开凿一条与体表平行迂曲的隧道。疥疮发病过程中有体液和细胞免疫参与，瘙痒症状与疥螨在皮损中活动、疥螨粪便等排泄物的物理、化学刺激，以及炎性因子和细胞的参与有关。

### 二、诊断要点

根据传染病接触史和好发部位，尤以指间有丘疹、丘疱疹和隧道，夜间剧痒，家中或集体单位常有同样的患者，一般不难诊断。若找到疥螨即可确诊。但需与虱病、湿疹、荨麻疹、皮肤瘙痒症、丘疹性荨麻疹相区别。

### 三、辅助检查

损害处若能查出疥虫，无疑将对本病的确诊具有决定意义，其检查方法如下。

**1. 针挑法**　本法适用于皮损为隧道或水疱。首先要仔细观察隧道，然后于盲端处找出淡黄色虫点。用消毒针头从侧旁刺入，在其底部把虫体挑出，置于载物玻片上用放大镜或显微镜检查。若水疱者，多在疱边缘处可找到虫点，按上面方法把它挑出进行检查。

**2. 皮肤刮片法**　挑选早期丘疹，滴少许液体石蜡或普通镜油于皮损上，后用外科刀在皮损表面稍微使劲刮数下，直至油内出现小血点为度，最后移放到油载玻片上实施镜检。

**3. 镜检法**　在待查皮损上加一滴矿物油或普通镜油，以45度角入射强光源（高压汞灯），随后可在低倍镜下直接观察检查。

**4. 滤过性紫外线灯检查**　先于隧道皮损处涂0.1%四环素液，干后用蒸馏水棉球拭净，然后再放在灯下照射，如隧道内呈亮绿色荧光则阳性。

### 四、处理原则

**1. 一般治疗**　按接触性传染病隔离，消毒衣物寝具。用药必须自颈部以下，全身涂擦杀疥螨药才能彻底消灭，同居者或家属患有疥疮时应该同时治疗以防复发及相互侵染。

**2. 药物治疗**　全身涂药，有无皮疹处均要涂药，用药量较大；两周后发现新皮疹，再重复第二疗程治疗；继发湿疹样变者，参照湿疹治疗原则及用药；继发感染者，给予抗生素治疗，参照球菌性皮肤病的抗生素药物治疗；小儿用药与成人用药不同，使用浓度偏低的硫黄制剂为宜；阴部疥疮结节可用皮损内注射疗法；止痒可选用 1~2 种抗组胺剂。

## 五、用药方案

**1. 常用抗疥疮的外用药物**

（1）硫黄制剂　硫黄软膏是治疗疥疮的传统外用药，10% 硫黄软膏应用于成人，5% 硫黄软膏应用于婴儿，治疗方法是病人先用热水和肥皂洗澡，拭干以后，自颈部以下全身涂擦，在丘疹水疱处要多揉擦，早晚各一次，连擦 3 天。两周后如仍发现疥螨，应按此法再治疗一次。

（2）硫代硫酸钠溶液及稀盐酸　洗澡及拭干后，用 40% 硫代硫酸钠溶液遍擦颈部以下的全身皮肤，药液干燥后再擦一次，10 分钟后改用 4% 盐酸溶液涂擦全身，每隔 5 分钟一次，共擦 4 次，如此连续治疗 3~4 天。如仍发现疥螨，可再应用 1~2 个疗程。

（3）γ-六六六　（又名丙体六氯苯，γ-666，lindane），1% 洗剂、乳剂或霜剂有很强的杀疥螨力。使用时从颈部至脚外用，使药持续保留在体表 6~12 小时后洗掉，1 次用药有效率可达 96% 以上。但不可多次或长期涂擦，以免大量吸收而使人中毒。孕妇及 5 岁以内儿童于擦药后 4~12 小时洗澡，2~7 天后再如法治疗一次。1% γ-666 霜只擦一次的治愈率可达 94%，少数病人有暂时性头晕、皮炎及局部风团。

（4）克罗米通　10% 克罗米通乳剂或搽剂每日早晚各涂 1 次，连用 3 天；凡上述外用药物治疗后，应观察 2 周，如无新皮损出现，方可认为痊愈；因疥虫卵在 7~10 天后才能发育为成虫；愈后无新发皮疹仍有痒者，可外涂复方炉甘石洗剂。

**2. 疥疮结节的治疗**　①焦油凝胶每晚涂搽，2~3 周；②皮损内注射糖皮质激素（曲安奈德）；③曲安奈德新霉素贴膏局部外贴；④冷冻治疗。

**3. 内用药物**　瘙痒严重者酌情选用抗组胺药物，继发感染者加用抗生素。

## 六、预防

注意个人卫生，"三勤"：勤洗澡、勤换衣、勤晒衣被。不与病人同居、握手，不能和病人的衣服放在一起。发现症状及时治疗，换下的衣服要煮沸灭虫，不能煮烫者用塑料包包扎 1 周后，待疥螨饿死后清洗。

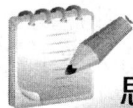

**思考题**

1. 疟疾、血吸虫病、阿米巴病、疥疮等的处理原则有哪些？治疗的药物有哪几类，各有哪些作用特点和不良反应？

2. 疟疾、血吸虫病、阿米巴病、疥疮等治疗有哪些新进展？

（张瑞涛）

# 第二十八章 | 恶性肿瘤的药物治疗

**学习目标**

1. **掌握** 各型肿瘤的处理原则和用药方案。
2. **熟悉** 各型肿瘤主要诊断要点。
3. **了解** 各型肿瘤的辅助检查。

## 第一节 概 述

恶性肿瘤是世界范围内患病率及致死率极高的恶性疾病，并且患病率逐年递增。世界卫生组织（World Health Organization，WHO）最新公布的癌症报告中显示，全球每年新增癌症病例约为1400万，约有820万人死亡。我国每年新增癌症病例约307万，其中约220万人死亡，分别占全球总量的21.9%和26.8%。从中国癌症登记年报中获悉，我国每年癌症死亡率占全国居民死亡率的13%。恶性肿瘤已经从罕见病发展为常见病，并且对人类健康构成极大的威胁，成为我国严重的疾病负担。我国发病率较高的恶性肿瘤包括：肺癌、乳腺癌、胃癌、结肠癌、肝癌、食管癌、卵巢癌、前列腺癌。死亡率较高的恶性肿瘤包括：肺癌、肝癌、胃癌、食管癌、结直肠癌、女性乳腺癌、胰腺癌。其中肺癌发病率及死亡率均居首位。

恶性肿瘤（malignant neoplasm）又称癌症（cancer），是一类以细胞异常增殖为临床特点，通过体循环及淋巴循环转移到机体的其他部位，在机体局部形成肿块的恶性疾病。恶性肿瘤的发病机制十分复杂，是多种因素共同作用的结果。其发病影响因素主要分为外源性及内源性两部分，外源性因素包括：化学因素、物理因素、致瘤病毒等；内源性因素包括：遗传因素、激素水平等。有研究显示，肿瘤的形成与人类生活方式的改变及心理因素也有一定的关系。恶性肿瘤细胞分化程度较低，异型较大，多可见病理性核分裂象，细胞增殖较快并呈浸润性或外生性生长，常见出血、坏死及溃疡的形成。一般恶性肿瘤可转移且易复发，破坏原发部位和转移部位的组织，对机体影响极大。国际上广泛采用 TNM 分期系统，对肿瘤的生长范围及转移范围进行分类：T 代表肿瘤原发灶的情况，$T_0$ 表示未见原发肿瘤，$T_{is}$ 表示原位癌，依次用 $T_1 \sim T_4$ 表示递增的肿瘤体积和周围组织受影响的范围；N 代表区域淋巴结受累的情况，$N_0$ 表示无淋巴结转移，依次用 $N_1 \sim N_3$ 表示递增的淋巴结受影响的程度和范围；M 代表远处转移情况（通常指通过血液循环转移），$M_0$ 表示无远处转移，$M_1$ 表示有远处转移。通常情况下，恶性肿瘤的分级和分期越高，生存率往往较低。准确的了解肿瘤的分级及分期有助于制定合理的治疗方案，并且是预后重要的参考。

恶性肿瘤目前的治疗方法包括：手术切除、放射治疗、化学治疗、免疫治疗和多种方法结合的综合治疗。手术切除和放射治疗适用于清除局部恶性肿瘤病灶。化学治疗和免疫治疗适用于有远程转移的恶性肿瘤。本章从临床药物治疗学角度出发，介绍肿瘤化学治疗的药理学机制、化学治疗的用药原则及常见肿瘤的化学治疗药物。

## 一、肿瘤化学治疗的基础

### （一）细胞动力学

细胞动力学（cellular dynamics）是指通过量化的方法研究细胞群体增殖、细胞分化、细胞分布和细胞消亡的规律性学科。肿瘤的形成发展过程中，细胞的增殖速度是不一致的，对药物的敏感性也不同。肿瘤组织和正常组织均由增殖细胞群和非增殖细胞群组成。增殖细胞群占全部细胞的比例称为生长比率（growth fraction，GF），是反映肿瘤对药物敏感性的重要指标。生长比率越大，肿瘤对药物的敏感性越高，治疗效果越好。非增殖细胞包括两类：①处于休止状态的细胞或暂不增殖的细胞，但在特定条件下会进入增殖期，是肿瘤复发的原因；②终末细胞，对肿瘤的生长关系不大。非增殖细胞群对化疗药不敏感或完全不敏感。临床上根据作用机制不同将化疗药物分为：周期非特异性药物（cell cycle non – specific drugs）和周期特异性药物（cell cycle specific drugs）。周期非特异性药物对肿瘤增殖细胞群和非增殖细胞群杀灭作用较强，在一定的剂量范围内量 – 效关系较好，剂量增加一倍，对癌细胞的杀伤能力可增加数倍甚至是数十倍，是目前临床上较为常用的化疗药物。此类药物包括：①烷化剂：环磷酰胺、氮芥、白消安、异环磷酰胺等；②抗肿瘤抗生素：放线菌D、丝裂霉素等；③其他类：顺铂、奥沙利铂等。周期特异性药物对肿瘤细胞的杀伤能力较弱而且较慢，需要一定的时间才能发挥作用，量 – 效关系不明显。此类药物包括：①甲氨蝶呤、阿糖胞苷等，主要作用于DNA的合成阶段，仅对细胞增殖的S期有效；②长春碱、长春新碱、紫杉醇等，主要损伤纺锤体，使细胞分裂停止于分裂中期。

### （二）肿瘤分子靶向药物

分子靶向药物（molecular targeted agents）是指利用肿瘤细胞特殊的生物学特征（包括基因、酶、信号转导等），抑制肿瘤细胞的增殖，最终使细胞死亡的药物。分子靶向治疗药物是目前治疗效果较好、副作用较小的化疗药物，其主要作用的途径包括细胞增殖信号通路及肿瘤血管形成的重要信号转导通路。信号通路（signal pathway）是指将细胞外分子信号经细胞膜传入细胞内发挥效应的一系列酶促反应的通路。细胞表面受体可从接受外界刺激，将外界信号转化为细胞内信号，并经过放大，分散产生一系列细胞应答，包括下游基因的表达、细胞内酶活性的变化、细胞骨架的构成等。抗肿瘤分子靶向药物通过阻断信号通路中细胞增殖的关键物质使其能够进行靶向治疗，减少对正常细胞的毒副作用。分子靶向药物是目前抗肿瘤药物研发的热点。

### （三）抗肿瘤药物作用机制

肿瘤化疗药物种类繁多，作用机制不尽相同，按照作用靶点其机制可分为：干扰核酸合成的药物、直接影响 DNA 结构和功能的药物、影响转录及 RNA 合成的药物、影响蛋白质合成的药物和新型分子靶向药物。

**1. 干扰核酸合成药物** 此类药物通过干扰或阻碍 DNA 合成的必要物质，起到阻碍细胞增殖，进而杀伤细胞的作用。此类药物与核苷酸代谢所必需的物质的化学结构相似，抑制脱氧胸苷酸合成酶，阻止胸腺嘧啶核苷酸的合成；抑制二氢叶酸还原酶，使二氢叶酸不能被还原为四氢叶酸，使 DNA 合成受阻；阻止嘌呤核苷酸合成，影响 RNA和 DNA 合成等都属于此类药物。此类药物包括氟尿嘧啶（fluorouracil, 5 – FU）、脱氧氟尿苷（floxuridine, FUDR）、甲氨蝶呤（methotrexate, MTX）和阿糖胞苷（cytarabine, Ara – C）等。

**2. 损伤纺锤体** 阻碍纺锤丝的形成，抑制有丝分裂。此类药物包括长春碱（vinblastine, VLB）、长春新碱（vincristine, VCR）、紫杉醇（taxol）等。

**3. 直接作用 DNA 干扰 DNA 结构功能** 此类药物包括：博来霉素（bleomycin, BLM）、丝裂霉素（mitomycin）、噻替哌（thiotepa, TSPA）、环磷酰胺（cyclophosphamide, CTX）等。

**4. 影响转录及 RNA 合成** 干扰核酸合成中的转录过程，阻碍 RNA 的合成，如阿霉素（adriamycin, ADM）等。

**5. 抑制蛋白质合成** 与 DNA 双螺旋链形成共价键，破坏以 DNA 为模板的转录过程，使 mRNA 和蛋白质的合成受阻。此类药物包括放线菌素 D（dactinomycin D）、玫瑰树碱（ellipticine）等。

**6. 靶向治疗药物** 此类药物通过阻碍肿瘤增殖信号通路或抑制肿瘤相关因子信号通路，从而抑制癌细胞的增殖或影响癌组织的相关功能。如贝伐单抗（avastin），作为以 VEGF 为靶点的抗体，可以与 VEGF – A 配体结合，使肿瘤血管退化，持续抑制肿瘤血管的再生。

## 二、肿瘤化学治疗的原则

### （一）化疗应用范围

恶性肿瘤进行化学治疗可应用于以下几种情况：①单纯化学治疗，应用于某些全身性肿瘤和晚期肿瘤患者；②手术及放射治疗的辅助化疗；③手术前的新辅助化疗。

### （二）化学治疗的必要条件

进行化疗的肿瘤患者应具备以下条件：①活检证实为恶性肿瘤，即病理证据确凿；②具有明显的症状、体征；③签署知情同意书，得到病人及家属的配合；④达到最低限度以上的正常骨髓、肝脏、肾脏、心脏、肺生理功能指标；⑤具有有效的监护和积极的生理及心理支持。

### （三）单纯化学治疗

单纯化学治疗（chemotherapy alone）适用于失去手术机会的肿瘤晚期患者或因特定原因不能进行手术的肿瘤患者及全身性肿瘤不能进行手术切除的患者。肿瘤种类及肿瘤细胞的差异对化疗药物的反应程度不一致，敏感程度也不一致。因此，为提高化疗的疗效，需根据肿瘤的分期分类对抗肿瘤药物进行选择。肿瘤化疗的疗效可分为以下情况：①治愈或延长生存期的肿瘤：绒毛膜上皮癌、恶性淋巴瘤等；②可缓解并延长生存期的肿瘤：前列腺癌、乳腺癌、骨肉瘤等；③可缓解并可能延长生存期的肿瘤：卵巢癌、慢性粒细胞性白血病等；④可能缓解的肿瘤：支气管肺癌、消化道癌、黑色素瘤等。

### （四）辅助化学治疗

辅助化学治疗（adjuvant chemotherapy）主要是指为提高手术或放射治疗的效果，防止术后肿瘤复发转移及可能存在的微转移病灶而进行的化疗。放射治疗前进行化疗目的是缩小肿块体积，减少照射的范围，为放射治疗创造必要的条件。某些肿瘤经过化学治疗，会增加肿瘤细胞对放射治疗的敏感性。手术后化疗主要是清除肿瘤原发病灶切除后残留的微小转移病灶，防止残余肿瘤细胞进入血液循环和淋巴循环，防止术后肿瘤的复发。辅助化疗可提高某些肿瘤的治愈率，但对于一些常见的肿瘤尚未有确切的治疗方案。

### （五）新辅助化学治疗

新辅助化学治疗（neoadjuvant chemotherapy）亦称诱导化疗，是指对于较难切除及不能进行放射治疗的肿瘤，在术前短时间内给予辅助化学治疗，一般给予 3 个疗程，主要目的是缩小原发性肿瘤的范围，有利于手术切除肿瘤。新辅助化学治疗的主要优势有：①缩小肿瘤体积便于手术切除；②防止因手术引起的肿瘤细胞扩散和转移；③避免肿瘤原发灶切除后引起的潜伏继发病灶的快速增长；④减少抗药性的产生。

新辅助治疗应严格掌握适应证，包括：①以往未经过治疗的病人；②病人身体条件能够支撑化疗及手术；③化疗后手术能够切除肿瘤；④实验室检查，白细胞 $>4 \times 10^9/L$，血小板 $>100 \times 10^9/L$，肾功能正常，未发生大范围扩散及远处转移。

### （六）联合化疗

联合化疗（combined chemotherapy）是指一个化学治疗的过程中，根据肿瘤的生物学特性及抗肿瘤药物的药理学特性，合理选择数种药物进行化学治疗。联合化疗的治疗原则包括：①选择单独使用有效的药物，在不增加药物毒性的前提下可选用单用无效的药物；②药物之间的作用机制及作用效果与细胞时相不同；③药物治疗效果相互增益；④药物毒性作用的器官不同或作用于同一器官的不同时相；⑤药物之间无交叉耐药。

### （七）姑息化学治疗

姑息化学治疗主要适用于手术或放射治疗失败或肿瘤已经发生远处转移的患者，目的在于尽量延长患者的生命，提高患者的生活质量。

为使化疗效果最大化，化疗前应考虑药物的抗瘤谱、作用机制、毒副作用、病理学分期、抗药性等问题。出现严重呕吐、腹泻、肝肾及神经系统损伤的患者应立即停止用药。若有严重肾脏疾病，发生骨髓转移，多次进行化疗和放疗使白细胞和血小板低下，应禁止化疗。

## 三、抗肿瘤药物治疗学进展

恶性肿瘤患病率每年呈上升趋势，预计到 2035 年，我国患肿瘤人数将达 2400 万，这就要求医务工作者能够安全、合理、高效的使用抗肿瘤药物。抗肿瘤药物治疗学是涵盖肿瘤生物学、肿瘤药理学及肿瘤诊断学的综合性学科，是医学与药学的桥梁性学科，是临床药师针对肿瘤患者的病理、生理、心理等特征制定和实施合理化个体治疗方案的基础。近年来随着分子生物学等相关学科的发展，使肿瘤药物治疗学得以快速发展。本节将从以下三方面对恶性肿瘤药物的治疗学进展进行阐述。

**1. 抗肿瘤中药**　经研究发现，许多中药成分如苦参中的苦参碱能够抑制肿瘤血管再生，并能够作用于肿瘤细胞的 DNA，影响肿瘤细胞的正常周期；姜黄中的姜黄素、胡椒碱及多糖能够抑制肿瘤细胞的增殖，诱导肿瘤细胞的凋亡；秋水仙植物中的秋水仙碱能够促使肿瘤细胞骨架的解散。有些中药还可以通过调节免疫系统功能或降低化学治疗的毒性等方式发挥抗肿瘤作用。目前已经上市的抗肿瘤中药包括复方苦参注射液、西黄丸、贞芪扶正丸等。然而中药的安全性、有效性及质量可控性也是制约抗肿瘤中药发展的主要因素。

**2. 抗肿瘤的生物药物**　目前临床治疗恶性肿瘤的生物药物主要分为细胞毒类药物和新型分子靶向药物。细胞毒类药物主要通过干扰核酸的合成，直接影响 DNA 的结构和功能，从而发挥抗肿瘤功能，但此类药物选择性较低毒性较大，易出现较为严重的副作用。代表药物包括氟尿嘧啶、脱氧氟尿苷、甲氨蝶呤、阿糖胞苷、长春碱、长春新碱、紫杉醇等。

**3. 新型分子靶向药物**　新型分子靶向药物是目前抗肿瘤药物研发的热点，其主要机制是选择性作用于肿瘤细胞增殖和肿瘤血管形成的关键因子或细胞通路，从而提高选择性，降低毒副作用。蛋白激酶抑制剂是一类能够与 ATP 竞争性结合细胞外的配体结合位点，阻断蛋白激酶的活化过程，抑制癌细胞增殖和肿瘤血管形成的药物。根据其抑制蛋白种类的不同可分为丝氨酸、苏氨酸、酪氨酸蛋白激酶抑制剂。如 2012 年 FDA 批准的抗肿瘤药博舒替尼（研发代号：SKI－606）是一类强效的蛋白激酶 Src－Abl 和 Bcr－Abl 的双重抑制剂，用于治疗白血病，属于第二代激酶阻断靶向治疗药物。目前经美国 FDA 批准上市的蛋白激酶抑制剂包括：伊马替尼（imatinib）、拉帕替尼（laptinib）、尼洛替尼（nilotinib）等。

抗肿瘤药物种类繁多，临床医生和药师在选择药物时，应以抗肿瘤药物治疗学为指导，注意理论联系实际。抗肿瘤药物治疗学分别描述了流行病学特征、病理学特征、临床诊断标准、处理原则及药物治疗方案等方面的内容，对肿瘤的诊断、药物治疗及预后均有十分重要的意义，是进行肿瘤治疗的医务工作者必须掌握的一门学科。尽管我国抗肿瘤药物治疗学起步较晚，但是具有广阔的发展空间，希望在广大医务工作者的共同努力下，使抗肿瘤药物治疗学能更加完善。

# 第二节　肺癌

## 一、概述

肺癌是当今世界上严重威胁人类健康与生命的恶性肿瘤，起源于支气管黏膜或腺体。近半个世纪以来，世界各国肺癌的发病率和死亡率都呈明显上升趋势。根据 2014

年世界卫生组织最新的全球肿瘤流行病学统计数据显示，肺癌在所有癌症类型中，发生率和致死率均居首位。

肺癌的病因和发病机制迄今尚未完全明确。一般认为肺癌的发病与下列因素有关：吸烟、化学致癌因子（如石棉、无机砷化合物、二氯甲醚）、电离辐射、基因遗传等。此外，病毒感染、真菌毒素以及职业接触等因素对肺癌的发生也可能起到一定的作用。

肺癌早期诊断无特异性，常伴有刺激性咳嗽、痰中带血及胸闷等呼吸系统症状，可伴有区域淋巴结及血行转移。其病情进展速度与肺癌病理学类型及细胞生物学特性有关。

肺癌按组织病理学可分为以下几类。

### （一）非小细胞肺癌（non-small cell lung cancer）

**1. 鳞状上皮细胞癌（squamous cell cancer）**　多来源于段和亚段的支气管黏膜柱状上皮细胞，在受到致癌物质的刺激、诱发后发生癌变而形成。临床较常见，约占肺癌的40%～69%，多见于老年男性，与吸烟关系密切，恶性程度低，进展缓慢，转移晚。典型的鳞状细胞癌，细胞体积大，呈多形性，胞浆丰富，有角化倾向，核畸形，染色深，细胞间桥多见，常呈鳞状上皮样排列。

**2. 腺癌（adenocarcinoma）**　起源于支气管腺体，也可来自瘢痕组织。临床较常见，多为周围型，约占肺癌的20%～40%，女性多见，恶性程度较高。典型的腺癌呈腺管或乳头状结构，细胞大小较一致，圆形或椭圆型，胞浆丰富，含有黏液，核大，染色深，常有核仁，核膜比较清楚。

**3. 大细胞癌（large cell lung cancer）**　约占肺癌的2%～8%，恶性程度中等。癌细胞为多边形或不规则型，大小不一，胞浆丰富，核大、核仁明显，核分裂常见，呈实性巢状排列，常见大片出血性坏死。

**4. 其他**　腺鳞癌、类癌、支气管腺体癌（腺样囊性癌、黏液表皮样癌等）。

### （二）小细胞癌（small cell lung cancer）

来源于支气管黏膜上皮和神经外胚层的肠嗜铬细胞或嗜银细胞。恶性程度最高，约占肺癌的10%，发展快，侵袭力强，远处转移早。癌细胞为圆形或菱形，体积小，类似淋巴细胞，胞浆少，染色深。

肺癌按解剖学部位可分为以下几类。

**1. 中央型肺癌**　系起自三级支气管以内的肺癌，影像学检查肿块影多位于肺门附近，约占3/4，以鳞状上皮细胞和小细胞未分化癌多见。中央型肺癌的症状出现早且重，症状明显。

**2. 周围型肺癌**　系指发生于肺段以下支气管直到细小支气管的肺癌。影像学检查肿块影位于周围肺野，约占1/4，以腺癌为多见。周围型肺癌症状出现晚且较轻，甚至无症状，常在体检时被发现。

## 二、诊断要点

肺癌的临床表现比较复杂，症状和体征的有无、轻重以及出现的早晚，取决于肿瘤发生的部位、病理类型、有无转移、有无并发症，以及患者的反应程度和耐受性的差异。

肺癌的症状大致分为：局部症状、全身症状、肺外症状、浸润和转移症状。总的来说，对于 40 岁以上，长期重度吸烟，患有慢性呼吸道疾病、具有肿瘤家族史及致癌职业接触史的高危人群，出现下列情况之一，应作为可疑肺癌对象进行相关检查。

（1）咳嗽程度加重，次数变频，咳嗽性质改变如呈高音调金属音，持续时间 2~3 周。

（2）原因不明的出现痰中带血或咯血。

（3）原因不明的肺脓肿，胸部有不规则的隐痛或钝痛，四肢关节疼痛。

（4）肺部孤立性圆形病灶和单侧性肺门阴影增大。

（5）原有的肺结核病灶已稳定，而形态或性质发生改变。

（6）与肿瘤相关的异位激素分泌综合征，如异生长激素综合征、神经－肌肉综合征和异位甲状旁腺激素分泌综合征等。

（7）淋巴结转移时可见气管旁或隆突下淋巴结肿大，可压迫气道，出现胸闷，气急甚至窒息。

## 三、辅助检查

### （一）影像学检查方法

目前，影像学检查方法主要有 X 线胸片、电子计算机断层扫描（computed tomography，CT）、磁共振成像技术（magnetic resonance image，MRI）及正电子发射计算机体层扫描（positron emission tomography，PET）等，应根据患者病情选择相应的检查方法。

**1. X 线胸片** X 线胸片是诊断肺癌的重要手段，X 线下肺野可见块状阴影，轮廓不规则，常呈现小的分叶或切迹。边缘模糊毛糙，常显示细短的毛刺影。螺旋 CT 可以发现直径 <5mm 的肿瘤，尤其当病变靠近膈肌、胸壁时。

**2. CT 和高分辨率 CT（HRCT）**

（1）相对 MRI 而言，CT 比较方便、经济、快捷，且能发现 X 线胸片所不能发现的肺内隐蔽部位的病灶，并能通过图像处理方法对病灶进行形态学上的分类和定性。早期肺肿瘤 CT 检查常呈小结节影，晚期肿瘤较大常呈分叶状肿块。肿瘤边缘若不规则，有多发棘状突起，代表肿瘤以浸润型生长。肺肿瘤内可有不规则低密度区；增强检查，低密度区更为明确，代表瘤内坏死组织。直径 <2cm 肿瘤内可见细小充气的细支气管影，病理上为瘤组织所包绕的正常或轻度扩张的细支气管。

（2）HRCT 可以进一步显示肺肿块内部结构、边缘特征及其与肺门、胸膜的关系。如腺癌内部常有小空泡，边缘多有脐样切迹或深分叶、毛刺和胸膜牵拉，鳞癌边界缘较规则，中心易坏死形成空洞，多呈偏心性，内壁凹凸不平，小细胞癌肺内原发灶可能很小且边界光滑，转移淋巴结很大，大细胞癌则多呈土豆样较大肿块。

**3. 磁共振成像技术** MRI 可区分血管和肺实质病变，且 MRI 冠状面图像可以清楚地显示主动脉弓下、左肺动脉与左支气管间的肿瘤。对于肺癌的淋巴结转移，MRI 诊断纵隔或肺门淋巴结肿大较 CT 更敏感，同时能显示肿瘤旁气管、支气管、血管受压和移位情况。目前，在应用 MRI 对肺门及纵隔内淋巴结肿大的检查时，一般认为淋巴结短轴径 >10mm 为异常，隆突下区 >12mm 为异常，而上段气管旁及左侧支气管周围淋

巴结 >7mm 为异常，内乳动脉区及横膈组淋巴结 >6mm 也视为异常。

**4. 正电子发射计算机体层扫描**　PET 能探查局部组织代谢异常，对肺内良恶性疾病鉴别的敏感性为 95%，特异性可达 81%，其可以较准确地对直径 >1cm 的肺癌及其有无纵隔淋巴结转移进行诊断，但仍有一定的假阳性（如感染性肺病变）及假阴性腺癌结节（如肺泡癌、类癌等）。对于 <1cm 的肺结节，可 1～3 个月后复查 CT 扫描。

### （二）痰脱落细胞学检查

痰脱落细胞学检查是一种简单、有效、无创且易于普及的、能达到早期诊断目的的方法之一。根据细胞学形态标准，能够确定良恶性病变，大部分病例就细胞形态表现还能够推断其组织来源。

鳞癌是肺癌最常见的一种类型，主要发生在大支气管，因此，痰液细胞学检查阳性率较高。分化程度高的鳞癌细胞多成团或散在、腺腔样或乳头状排列，散在的呈圆形或椭圆形，胞浆可见空泡，核仁大，多嗜碱性。

小细胞未分化癌是肺癌中较为常见的一种类型，其恶性程度也最高。小细胞未分化癌细胞体积较小，直径约 8～10μm，似淋巴细胞样，癌细胞呈圆形、卵圆形、三角形或呈特殊形态（如燕麦形），一端钝圆，另一端尖细。染色质深，结构似滴状。

大细胞未分化癌的特点是胞体大，核大，核仁明显，胞质较多，既没有鳞癌特点，亦无腺癌特点，癌细胞多为单个细胞脱落。

### （三）纤维支气管镜检查

对位于近端气道内的肿瘤，纤支镜刷检结合钳检阳性率达 90%～93%。一般将肺癌的支气管镜下改变分为增生型和浸润型。增生型表现为菜花状、结节状、息肉状或乳头状突起，其边界清楚，周围支气管正常，部分肿瘤表面有坏死、出血或伪膜；浸润型支气管镜下可见支气管黏膜充血、水肿、糜烂或溃疡，黏膜也可增厚，出现纵行皱襞，管腔变窄甚至闭塞。肺癌的支气管镜下改变还可归纳为支气管管壁的变化和管腔的变化。肿瘤在支气管壁上生长可呈结节状、多结节状、平滑、凹凸或颗粒状，可见坏死和血管怒张。也可呈浸润性生长，黏膜表面凹凸不平、肥厚、粗糙、血管怒张、光泽消失、坏死；部分黏膜表现为苍白、肿胀、充血、软骨轮廓不清。管腔变化主要表现为狭窄和闭塞。

### （四）活体组织检查

淋巴结活检、经胸壁肺穿刺活检、胸腔镜活检、开胸肺活检等。活体组织检查技术近年来在临床已应用广泛，对肺部病变的诊断准确率较高，对纤维支气管镜和痰脱落细胞学检查不能确诊的病例，活体组织检查可以提供确切的病理诊断。活组织检查一般常用石蜡包埋，切片用苏木精 - 伊红（HE）染色，在 1～4 天内做出病理诊断。为了满足临床需要，还要做冰冻切片。一般在 15 分钟左右就可以作出准确的诊断。

### （五）血清肿瘤标记物

CEA 是一类具有人类胚胎抗原特异性决定簇的酸性糖蛋白，可进入淋巴与血液循环中，使血清中水平升高。有研究表明，肺腺癌血清中 CEA 水平明显高于其他类型肺癌，提示其在肺腺癌的诊断中具有很高的临床价值。NSE 是一类糖酵解酶，主要存在于神经元及外周神经内分泌组织中，小细胞肺癌是具有神经分泌特性的肿瘤，因此，

NSE 是小细胞肺癌的敏感性和特异性均较高的标志物，是用于诊断小细胞肺癌的首选标志物。CYPRA21 –1 是细胞结构蛋白，一般位于肿瘤细胞的细胞质中。当肿瘤细胞死亡，便释放到血清中，使其血清水平升高，常作为肺鳞癌的特异性标志物，在肺鳞癌的临床诊断中具有很重要的意义。

### （六）酶学检查

某些酶如 α –1 抗胰蛋白酶（AAT）、胎盘碱性磷酸酶（PAKP）、淀粉酶、芳香烃羟化酶（AHH）、唾液酸、磷酸己糖异构酶（PHI）和乳酸脱氢酶的同工酶（LDH –5、LDH –3）以及谷胱甘肽 S –转移酶、神经原特异性烯醇化酶等也具有一定参考价值。

## 四、处理原则

### （一）采取以外科治疗为主的综合治疗

外科手术是治疗肺癌的首选方案，但是临床中，约有 80% 的患者在确诊时就失去了手术机会。对于不能实施外科手术治疗的患者，应及时采取放射治疗、化疗、分子靶向治疗、免疫治疗和中医药治疗等其他治疗手段综合治疗。对于没有发生转移的 I 期、II 期和部分ⅢA 期病人可进行手术根治性切除，I 期病人术后辅以免疫治疗；II 期病人术后可采用辅助化疗；ⅢA 期病人可先进行新辅助化疗，在此基础上再进行根治性手术切除，术后辅以化学治疗。对于手术切除不完全者，术后可进行放射治疗。对于ⅢB 期病人，往往手术难以完全切除，以化学与放射治疗结合为主；IV 期病人治疗原则为减轻痛苦、提高生活质量为主，争取延长生存期。因此，对于此类病人的治疗方法是姑息治疗。

### （二）疼痛护理

采取各种护理措施减轻疼痛，减少可诱发和加重疼痛的因素。提供舒适安静的环境，保证患者充分的休息；小心搬动患者，防止用力不当引起病变部位疼痛；指导协助胸痛患者用手或枕头护住胸部以减轻疼痛。药物止痛，按医嘱用药，遵循三阶梯镇痛用药原则，按需按时给药，有条件采用自控用药。物理治疗，如按摩、针灸、经皮肤电刺激止痛穴位或局部冷敷等，以降低疼痛的敏感性。

### （三）用药护理

化疗药物不仅杀伤癌细胞，对机体正常的白细胞也有杀伤抑制作用，应注意观察骨髓抑制情况，每周检查 1 ~2 次白细胞总数，当白细胞计数降至 $3.5 \times 10^9/L$ 时应及时报告医师，当白细胞计数降至 $1 \times 10^9/L$ 时，遵医嘱使用抗生素以预防感染，并作好保护性隔离。化疗期间饮食宜少量多餐，避免粗糙、过热、酸、辣刺激性食物，以防损伤胃肠黏膜。化疗前后 2 小时避免进餐。化疗后患者常出现口干、口腔 pH 值下降，易致牙周病和口腔真菌感染，需要进行口腔护理。因化疗药物刺激性强，疗程长，要注意保护和合理使用静脉血管，防止药物外渗。

### （四）肺癌合并肺结核化疗原则

肺癌患者常并发肺结核，对于此类患者要遵循"早期、规律、全程、联合、适量"的结核病化疗原则。非活动性肺结核患者，以治疗肺癌为主。活动性肺结核患者，肺结核和肺癌化疗需要同时进行。肺结核按初治、复治及耐药的化疗方案给予治疗。肺癌按病理类型、分期及全身情况选择一种或多种治疗方法的综合治疗方案。有研究证明抗肿瘤治疗并不影响肺结核的治疗，目前尚未发现两种药物之间有拮抗作用。

### （五）化疗禁忌证

（1）患者全身情况差，Karnofsky 功能状态评分（KPS）<60 或体力状况 ECOG 评分>2，不宜进行化疗。

（2）白细胞少于 $3.0 \times 10^9/L$，中性粒细胞少于 $1.5 \times 10^9/L$，血小板少于 $60 \times 10^9/L$，红细胞少于 $2 \times 10^{12}/L$，血红蛋白低于 80g/L 的肺癌患者原则上不宜化疗。

（3）肺癌患者肝肾功能明显异常，或有严重并发症者不宜化疗。

（4）在化疗中如果出现以下情况应当考虑停药或更换方案：治疗 2 个周期后病变进展或在化疗周期的休息期中再度恶化者，应当停止原方案，酌情选用其他方案；化疗不良反应达 3~4 级并对患者生命有明显威胁时或出现严重的并发症时，应当停药，下次治疗时改用其他方案。

## 五、用药方案

### （一）化学治疗

**1. 常用化疗药物**　目前肺癌常用的化疗药物分为两大类，细胞周期特异性药物：抗代谢药物及有丝分裂抑制剂，如长春新碱（VCR）、异长春碱（NVB）、依托泊苷（VP－16）、吉西他滨（GEM）、紫杉醇（TXL）类等；细胞周期非特异药物：烷化剂、抗生素类，以及顺铂（DDP）、卡铂（CBP）等。

（1）小细胞肺癌化疗　小细胞肺癌具有增长快、易早期远处转移和易复发的生物学特征，对化疗药物非常敏感，化疗已成为小细胞肺癌的首选治疗方案。目前 EP 方案（依托泊苷＋顺铂）仍是治疗各期小细胞肺癌的标准方案。

①EP 方案：依托泊苷（VP－16）$100mg/m^2$，第 1~3 日静脉滴注；顺铂（DDP）$80mg/m^2$，第 1 日静脉滴注。每 3 周为一个周期。

②EC 方案：依托泊苷（VP－16）$120mg/m^2$，第 1~3 日静脉滴注；卡铂（CBP）$300mg/m^2$，第 1 日静脉注射。每 3 周为一个周期。

③CAV 方案：环磷酰胺（CTX）$1000mg/m^2$，第 1 日静脉注射；阳霉素（ADM）$50mg/m^2$，第 1 日静脉注射；长春新碱（VCR）$2mg/m^2$，第 1 日静脉注射。每 3 周为一个疗程。

④ACE 方案：环磷酰胺（CTX）$1000mg/m^2$，第 1 日静脉注射；阳霉素（ADM）$1000mg/m^2$，第 1 日静脉注射；VP－16 $80mg/m^2$，每 1~3 日静脉注射。每 3 周为一个疗程。

⑤VIP 方案：依托泊苷（VP－16）$75mg/m^2$，第 1~4 日静脉滴注；异环磷酰胺（IFO）$1.2g/m^2$，第 1~3 日静脉滴注；顺铂（DDP）$20mg/m^2$，第 1~4 日静脉滴注；每 3 周为一个疗程。

（2）非小细胞肺癌的化疗

①EP 方案：依托泊苷（VP－16）80~120$mg/m^2$，静滴第 1~3 天，顺铂（DDP）60~120$mg/m^2$，第 1 天静滴，每 3 周为一周期，3 周期为一疗程，有效率 19%~38%。

②CAP 方案：环磷酰胺（CTX）400 ~ 500mg/m²，静注第 1 天，阿霉素（ADM）40 ~ 50mg/m²，静注第 1 天，顺铂（DDP）40 ~ 50mg/m²，静滴第 1 天。每 4 周为一周期。

③MVP 方案：丝裂霉素 8mg/m²，静脉注射，第 1、5、10 日；长春地辛 3mg/m²，静脉注射，第 1、9 日；顺铂 120mg/m²，静脉滴注，第 1、5 日。

④NP 方案：长春瑞滨（NVB）25 ~ 30mg/m²，静注第 1、8 日。顺铂（DDP）100 ~ 120mg/m²静滴第 1 日。每 3 周为一周期。

⑤TC 方案：紫杉醇（TAX）135 ~ 225mg/m²，静滴第 1 日。卡铂（CBP）300 ~ 375mg/m²（或 AUC6）静滴第 1 日。每 4 周为一周期。

⑥DC 方案：泰索帝（DOC，TXT）50 ~ 100mg/m²，静滴第 1 日。顺铂（DDP）75 ~ 100mg/m²静滴第 1 日。每 3 周为一周期，有效率为 30% ~ 66%。

⑦GP 方案：双氟脱氧阿糖胞苷（GCB）1000mg/m²，静滴第 1、8、15 日。顺铂（DDP）80 ~ 100mg/m²，静滴第 1 日或第 2 日。每 3 ~ 4 周为一周期。

**2. 分子靶向药物治疗**

（1）吉非替尼（gefitinib）　吉非替尼分子量低，是一种合成的苯胺喹唑啉［4 -（3 - 氯 - 4 - 氟苯胺）- 7 - 甲氧基 - 6（3 - 异构亚丙氧基）喹唑啉］，选择性抑制表皮生长因子受体酪氨酸激酶活性，适用于治疗既往接受过化学治疗或不适于化疗的局部晚期或转移性非小细胞肺癌。推荐剂量为 250mg，每日 1 次，空腹或与食物同服。

（2）厄洛替尼（erlotinib）　该药较吉非替尼亲和力更高，特异性更强，且能延长患者生存期。厄洛替尼单药用于非小细胞肺癌的推荐剂量为 150mg/d，至少在进食前 1 小时或进食后 2 小时服用。持续用药易出现不能耐受的毒性反应。

（3）西妥昔单抗（cetuximab）　该药属 IgG Ⅰ型抗 EGFR 人/鼠嵌合单克隆抗体，通过识别受体的胞外结构域，竞争与配体的结合位点，抑制 EGFR 的二聚化并下调细胞表面 EGFR 的数量，通过对与 EGF 受体结合的酪氨酸激酶（TK）的抑制作用，阻断细胞内信号转导途径，从而抑制癌细胞的增殖。起始剂量为 400mg/m²，滴注时间 120 分钟，滴速应该控制在 5ml/min 以内。维持剂量为一周 250mg/m²，滴注时间不少于 60 分钟。

（4）曲妥珠单抗（trastuzumab）　曲妥珠单抗是一种针对 HER2 原癌基因产物的人/鼠嵌合单克隆抗体，该药联合化疗方案与单独化疗相比并无明显优势，但在 HER2/neu（+ + +）的患者中，联合方案优于单独化疗，且未明显增加不良反应。初次负荷剂量为 4mg/kg，90 分钟内静脉输入。

## 六、建议

肺癌应当采取综合治疗的原则，即根据患者的机体状况、肿瘤的病理学类型、浸润范围（临床分期）和发展趋向等，采取多学科综合治疗（MDT）模式，有计划、合理地应用手术、化疗、放疗和生物靶向等治疗手段，以期达到根治或最大程度控制肿瘤、提高治愈率、改善患者的生活质量、延长患者生存期的目的。

对于不能手术切除的非小细胞癌患者，推荐放疗、化疗联合的治疗手段，根据具体情况可选择同步或序贯放化疗。同步治疗推荐化疗药物为依托泊苷/顺铂或卡铂（EP/EC）与紫杉醇或多西他赛/铂类。

对于新发肺癌患者应当建立完整病案和相关资料档案，诊治后定期随访和进行相应检查。其具体检查方法包括病史、体检、血液学检查、影像学检查、内镜检查等，旨在监测疾病复发或治疗相关不良反应、评估生活质量等。随访频率为治疗后2年内每3~6个月随访1次，2~5年内每6个月随访1次，5年后每年随访1次。

# 第三节　乳腺癌

## 一、概述

乳腺癌是最常见的女性恶性肿瘤之一，在我国乳腺癌的发病率在逐年增长，目前已升至女性恶性肿瘤的首位，是可以预防的恶性肿瘤之一，早期诊断将大大地提高治愈率。乳腺癌是一种需要手术、放疗、化疗、内分泌治疗等综合治疗的癌症，单纯用某一种治疗手段可能达不到预期疗效，会使生存率大大下降。乳腺癌的治疗也较其他肿瘤有着更多的治疗手段和更好的治疗前景。

虽然乳腺癌的发病机制至今尚不清楚，但已有证据表明乳腺癌的发生与生育及内分泌等因素有关。乳腺是多种内分泌激素的靶器官，如雌激素、孕激素及泌乳激素，其中雌酮及雌二醇与乳腺癌的发病有直接关系。20岁以前发病较少，20岁以后发病率迅速上升，45~50岁较高，绝经后发病率继续上升，可能与年老者雌酮含量提高有关。公认的高危因素有：12岁以前月经初潮、50岁以后才闭经、30岁以后生育足月第一胎、产后未曾哺乳、长期摄入高脂肪饮食、超重以及有乳腺癌家族史等。

乳腺癌有多种分型方法，目前多采用以下病理分型。

**1. 非浸润性癌**　包括导管内癌（癌细胞未突破导管壁基膜）、小叶原位癌（癌细胞未突破末梢乳管或腺泡基膜），预后较好。

**2. 早期浸润性癌**　包括早期浸润性导管癌（癌细胞突破管壁基膜，开始向间质浸润）、早期浸润性小叶癌（癌细胞突破末梢乳管或腺泡基膜，开始向间质浸润，但仍局限于小叶内）。此型仍属早期，预后不如非浸润性癌，但比浸润性癌好。

**3. 浸润性特殊型癌**　包括乳头状癌、髓样癌（伴有大量淋巴细胞浸润）、小管癌（高分化腺癌）、腺样囊性癌、黏液腺癌、大汗腺样癌、鳞状细胞癌。此型分化一般较高，预后尚好。

**4. 浸润性非特殊型癌**　包括浸润性小叶癌、浸润性导管癌、硬癌、髓样癌（无大量淋巴细胞浸润）、单纯癌、腺癌等。此型一般分化低，预后较上述类型差，且是乳腺癌中最常见的类型，但判断预后尚需结合疾病分期等因素。

## 二、诊断要点

早期表现是患侧乳房出现无痛、单发的小肿块，常是患者无意中发现而就医的主要症状。肿块质硬、表面不光滑，与周围组织分界不清楚，在乳房内不易被推动。随着肿瘤增大，可引起乳房局部隆起。若累及Cooper韧带，可使其缩短而致肿瘤表面皮肤凹陷，即所谓的"酒窝症"。邻近乳头或乳晕的肿块因侵入乳管使之缩短，可把乳头牵向肿块一侧，进而可使乳头扁平、回缩、凹陷。肿块继续增大，如皮下淋巴管被癌细胞堵塞，引起淋巴回流障碍，出现真皮水肿，皮肤呈"橘皮样"改变。

乳腺癌淋巴结转移最初多见于腋窝。肿大淋巴结质硬、无痛、可被推动，以后数目增多，并融合成团，甚至与皮肤或深部组织粘连。乳腺癌在转移至肺、骨、肝时，可出现相应的症状。例如肺转移可出现胸痛、气急，骨转移可出现局部疼痛，肝转移可出现肝大、黄疸等。

有些类型的乳腺癌的临床表现与一般乳腺癌不同。值得提出的是炎性乳腺癌（inflammatory breast carcinoma）和乳头湿疹样乳腺癌（paget's carcinoma of the breast）。炎性乳腺癌并不多见，特点是发展迅速，预后差。局部皮肤可呈炎症样表现，发病初期比较局限，不久即扩散到乳房大部分皮肤，皮肤发红、水肿、增厚、粗糙、表面温度升高。乳头湿疹样乳腺癌较少见，恶性程度低、发展慢。乳头有瘙痒、烧灼感，以后出现乳头和乳晕的皮肤变粗糙、糜烂如湿疹样，进而成溃疡，有时覆盖黄褐色鳞屑样痂皮。

## 三、辅助检查

### （一）乳腺钼靶 X 线检查

钼靶检查对微钙化的显示具有一定的优势，乳腺癌内微钙化的发生率为 30%，通过对钙化灶良恶性的判断为诊断提供依据。

**1. 乳腺癌的钼靶直接征象**

（1）单纯钙化最易出现在导管原位癌，钙化的形成是肿瘤细胞坏死、脱屑和钙盐沉积所致。钙化灶的表现分为三种：线状、短杆状，泥沙样，成丛成簇样钙化。线状或泥沙样钙化的密度、形态和大小多不均质，丛状及簇状钙化多呈圆形、不规则形或从乳头向深部走向的 V 形。

（2）单纯肿块改变最常见，大多见于黏液腺癌、髓样癌和浸润性导管癌，肿块多为不规则形，浸润边缘、星芒状边缘及小分叶状边缘被认为是恶性征象。如果 X 线片上所测量的肿块小于临床所扪及的肿块，也是诊断乳腺癌的有力证据。

（3）肿块伴钙化常位于肿块中、边缘或周围，钙化灶多为泥沙样或针尖大小。当肿块伴钙化中的钙化颗粒数目多于 10 枚，或 1cm×1cm 范围内超过 5 枚，或钙化灶直径≥3 cm 时，浸润性导管癌的比例明显增高。

（4）正常乳腺结构扭曲，包括从一点发出的放射状影、局灶性收缩，或者在实质的边缘扭曲，而未见明显肿块。

**2. 乳腺癌钼靶的间接征象** 间接征象是指乳腺癌周围组织继发性改变所形成的影像。常见间接征象有血管异常增粗、局限性皮肤增厚、漏斗征、恶性晕圈征、Cooper's 韧带牛角征等。

### （二）超声检查

超声检查能显示出乳腺癌微小状态时的声像特征，具有高度的敏感性和良好的特异性。动态观察包括观察肿块的可压缩性及活动度，其主要表现如下。

（1）恶性肿块通常轮廓不整齐，呈分叶状，边缘多粗糙，纵径通常大于横径，无包膜回声，内部回声不均匀，呈实性衰减，肿块后方回声多减弱且不清，侧方声影少见，常有周围组织浸润，CDFI（彩色多普勒血流图）显示肿块内有较丰富的高阻血流。

（2）钙化呈强回声光点或光团，其后方有声影，但对于微小钙化显示有困难。

（3）结构紊乱表现为腺体增厚，内部呈强弱不等的网格状回声。

（4）导管出现增粗扩张。

（5）转移性淋巴结肿大多表现为单个或多个群集淋巴结，形态不规整，边缘不光滑，被膜断续可见，皮髓质分界不清且回声较低，CDFI 显示皮髓质区血流信号丰富。

### （三）CT 扫描

具有高分辨率，空间定位准确，可清晰显示乳腺各层的解剖结构，对囊肿、出血和钙化的敏感性高，而增强扫描能提高致密型乳腺中恶性病变的检出率。乳腺癌 CT 形态特点如下。

（1）肿块形态学上 CT 表现与 X 线相似，但由于 CT 的空间及密度分辨率高，可发现较小的病变，同时可根据 CT 值的测量对囊肿、肿块内的脂肪以及出血、坏死进行判断。

（2）钙化与 X 线表现相似，但对于非常细小的钙化灶显示不及 X 线钼靶。

（3）乳头内陷及局部皮肤增厚、凹陷。

（4）乳腺后间隙消失及淋巴结增大能够显示腋窝及胸骨后肿大的淋巴结。

### （四）乳腺 MRI

乳腺 MRI 不受乳腺致密度的影响，形态学分析与 X 射线检查相似，能检出多灶或多中心性病变。形态学上主要表现为形态不规则，呈星芒状或蟹足样，边缘不清或呈毛刺样。T1WI 上病变多呈低或中等信号，T2WI 上病变信号强度根据其细胞、纤维成分及含水量不同而异，纤维成分多的病变信号强度低，细胞及含水量多的病变信号强度高，恶性病变内部可有液化、坏死、囊变或纤维化，甚至出血，可在 T2WI 上表现为高、中、低混杂信号。大多数乳腺癌在动态增强 MRI 显示为"速升速降"或"速升－平台－缓降"的强化曲线。良性病变多为"缓升缓降"的表现。MRI 检出的敏感性高，但特异性低。必须结合乳腺钼靶摄片及超声成像的检查结果来决定随诊观察或穿刺活检。

### （五）核素显像

目前较常用的是正电子发射计算机体层成像（PET－CT），PET 通过检测葡萄糖代谢等指标可以获得功能和代谢信息。目前多用 18 氟－2－脱氧－D－葡萄糖（FDG）检查乳腺癌原发病灶及转移灶。糖转运蛋白 1 超表达及己糖激酶活性增加，导致 $^{18}F$ 标记的氟代脱氧葡萄糖（$^{18}F$ – fluorodeoxyglucose，$^{18}F$ – FDG）浓聚于癌细胞内。不同病理类型、分级及增殖状态的乳腺癌，$^{18}F$ – FDG 标准化摄取值不同：浸润性导管癌明显高于小叶癌，恶性程度高者显著高于恶性程度低者，弥散性生长方式者明显低于边界清晰者，增殖速率慢者低于增殖速率快者。

## 四、治疗原则

Ⅰ期、Ⅱ期乳腺癌以手术治疗为主，术后根据患者的具体情况决定是否做辅助治疗；Ⅲ期乳腺癌可先进行术前化疗，然后做根治性手术或单纯乳腺切除加腋下淋巴结清扫，术后继续化疗，并根据肿瘤大小、淋巴结转移及肿瘤的激素受体表达情况决定放疗和内分泌治疗；Ⅳ期乳腺癌以化疗和内分泌治疗为主，必要时加用姑息性手术或放疗。

## 五、药物治疗

### （一）内分泌治疗

目前主要是基于雌激素受体（ER）的状态来判断是否应该对患者进行内分泌治疗。根据 ER 状态把乳腺癌患者分为三类：内分泌敏感型（ER 表达 >10%），内分泌不确定型，内分泌无反应型。病理学上认为 ER 阳性细胞大于 1%，即判定为 ER 阳性的乳腺癌。而事实上在判定为 ER 阳性的患者体内也存在相当一部分 ER 阴性的细胞。

ER 测定的结果与乳腺癌的疗效有明确关系：①ER 阳性者内分泌治疗的有效率为 50%～60%，而阴性者有效率低于 10%。同时测定孕酮受体可以更正确地估计内分泌治疗效果，两者皆阳性者有效率可达 77% 以上。受体的含量与疗效的关系是正相关，含量越高，治疗效果亦越好。②受体阴性的细胞常是分化较差的，受体阴性的病人术后易有复发。不论淋巴结有无转移，受体阴性者预后较阳性者差，阳性者如有复发时常向皮肤、软组织或骨转移，而阴性者则向内脏转移。③激素受体的测定目前已用于制定术后辅助治疗的方案。

**1. 适应证**　适用于晚期、复发性乳腺癌，激素受体阳性者，尤其是绝经后患者，手术到复发的时间较长，皮肤、软组织及骨转移者。

**2. 绝经前（或闭经后 1 年内）患者的治疗**

（1）去势治疗　传统有效的治疗方法是去势术，主要是手术去势，放射去势极少使用。未经选择的病例在应用卵巢切除时的有效率为 30%～40%，而激素受体阳性的病例有效率可达 50%～60%。近年来，出现了药物去势的方法，使用促性腺激素释放素的类似物（LHRHa），如戈舍瑞林（goserelin）3.6 mg 肌内注射，每月一次，可很快抑制体内雌激素水平，达到药物性"切除"卵巢的作用。

（2）内分泌药物治疗　①丙酸睾酮：100 mg，肌内注射，每日 1 次，连用 5 次后，减为每周 3 次，视症状缓解情况及全身反应，可减量使用，持续 4 个月左右。如用药 6 周无效，可停用。②氟羟甲睾酮：与丙酸睾酮相似，但雄激素作用相对较少。可供口服，剂量 10～30mg/d。③二甲睾酮：睾丸酮衍生物，作用较丙酸睾酮强 2.5 倍，可供口服，150～300mg/d。④他莫昔芬：是一种抗雌激素药物，它与癌细胞的 ER 结合，抑制癌细胞的增殖。常用剂量为 10mg，2 次/日，口服，再增加剂量不能提高疗效。

**3. 绝经后（闭经 1 年以上）患者的治疗**　绝经后患者主要以药物治疗为主：①他莫昔芬 10mg，2 次/日，口服。由于已广泛应用于乳腺癌术后辅助治疗，此药作为一线药物用于绝经后晚期乳腺癌的治疗越来越少。②甲羟孕酮 200～300mg，肌内注射，2 次/日。③己烯雌酚 1～2mg，口服，3 次/日。④氨鲁米特为第一代芳香化酶抑制剂的代表药物，每次 125mg，口服，4 次/日，同时口服氢化可的松 25mg，2 次/日，或泼尼松 5mg，2 次/日。一周后氨鲁米特 250mg，2 次/日，氢化可的松 25mg，4 次/日，或泼尼松 5mg，3 次/日。⑤福美司坦（formestane）为第二代芳香化酶抑制剂，可用作三苯氧胺治疗乳腺癌失败的替代用药。用 250mg 肌内注射，每 2 周 1 次。⑥来曲唑（letrozole）2.5mg 口服，1 次/日。⑦阿那曲唑（anastrozole）1mg 口服，1 次/日。⑧依西美坦（exemestane）2.5mg 口服，1 次/日。

来曲唑、阿那曲唑、依西美坦均为第三代芳香化酶抑制剂，对芳香化酶的抑制作用更强，因其具有高度的选择性，因而不良反应较小。

### （二）化学药物治疗

**1. 可手术乳腺癌的术后辅助化疗**　手术治疗的目的在于使原发肿瘤及区域淋巴结得到最大限度的局部控制，减少局部复发，提高生存率。但是肿瘤切除以后，体内仍存在残余的肿瘤细胞。全身化疗的目的就是根除机体内残余的肿瘤细胞。

（1）术后辅助化疗的适应证　腋窝淋巴结阳性的绝经前妇女，不论激素受体状态如何，均应进行辅助化疗；腋窝淋巴结阳性的绝经后患者，不论激素受体状态如何，均应进行辅助化疗合并内分泌治疗；腋窝淋巴结阴性的乳腺癌患者，对于肿瘤直径 >2.5cm、浸润性小叶癌、脉管瘤栓等的患者应考虑给予化疗。

（2）常用化疗方案　见表 28 - 1。

**表 28 - 1　可手术乳腺癌的术后辅助化疗常用化疗方案**

| 给药方案 | 药物 | 剂量（mg/m$^2$） | 给药途径 | 给药时间 | 备注 |
|---|---|---|---|---|---|
| CMF | CTX | 600 | 静脉注射 | 第 1、8 日 | 每 4 周重复 1 次，共 6 个周期 |
| | MTX | 40 | 静脉注射 | 第 1、8 日 | |
| | 5 - Fu | 600 | 静脉注射 | 第 1、8 日 | |
| CAF | CTX | 500 | 静脉注射 | 第 1 日 | 每 3 周重复静脉滴注 1 次，共 6 周期 |
| | ADM | 50 | 静脉注射 | 第 1 日 | |
| | 5 - Fu | 500 | 静脉滴注 | 第 1 日 | |
| AC | ADM | 60 | 静脉注射 | 第 1 日 | 每 3 周重复静脉滴注 1 次，共 6 周期 |
| | CTX | 600 | 静脉注射 | 第 1 日 | |
| TAC | TXT | 75 | 静脉注射 | 第 1 日 | 21 日为一周期，4~6 个周期为一疗程 |
| | ADM | 50 | 静脉注射 | 第 1 日 | |
| | CTX | 500 | 静脉滴注 | 第 1 日 | |
| AT | ADM | 40~50 | 静脉注射 | 第 1 日 | 21 日为一周期，3~4 个周期为一疗程 |
| | TAX | 135~150 | 静脉滴注 | 第 3 日 | |
| NA | NVB | 25 | 静脉滴注 | 第 1、8 日 | 21 日为一周期，3~4 个周期为一疗程 |
| | ADM | 40~50 | 静脉注射 | 第 1 日 | |

注：CTX：环磷酰胺；5 - Fu：5 - 氟尿嘧啶；MTX：甲氨蝶呤；ADM：阿霉素；TXT：多西紫杉醇；TAX：紫杉醇；NVB：长春瑞滨

**2. 新辅助化疗**　是指局部晚期乳腺癌在手术或放疗之前所进行的化疗，又叫术前化疗，是与乳腺癌术后的辅助化疗相对而言的。以全身化疗作为乳腺癌的第一步治疗，通过治疗使肿瘤缩小或淋巴结明显缩小后，采取手术及其他治疗。除非证实为浸润性乳腺癌，否则不应进行术前化疗。一般是在手术前给予 2~4 个周期的化疗，以后再手术或放疗。

（1）新辅助化疗的适应证　一般适合临床 Ⅱ、Ⅲ 期的乳腺癌患者。

（2）治疗方案　①以蒽环类为主的化疗方案，如 CAF、FAC、AC、CEF 和 FEC 方案（C：环磷酰胺；A：多柔比星，或用同等剂量的吡柔比星；E：表柔比星；F：氟尿嘧啶）。②蒽环类与紫杉类联合方案，如 A（E）T、TAC（T：多西他赛）。③蒽环类与紫杉类序贯方案，如 AC→P 或 AC→T（P：紫杉醇）。④其他含蒽环类的化疗方案，如 NE（N：长春瑞滨）。新辅助化疗周期数不应少于 3～4 个。

**3. 晚期乳腺癌的化疗**　晚期乳腺癌包括复发和转移性乳腺癌，是不可治愈的疾病。晚期乳腺癌的治疗目的是控制疾病发展和改善患者生活质量，延长生存期。化疗药物在乳腺癌复发转移的治疗中占有非常重要的地位。

（1）适应证　①病变发展迅速。②内脏转移，如肝、肺广泛转移，皮肤受侵伴淋巴管转移或脑转移。③DFS＜2 年。④既往内分泌治疗无效。

（2）用药方案　单一用药：①阿霉素 40～50mg/m²，静脉注射，每 3 周 1 次。②紫杉醇 135～200mg/m²，静脉滴注，每 3 周给药 1 次。③表柔比星 60～90mg/m²，静脉注射，每 3 周 1 次。④卡培他滨 2500 mg/m²，口服，2 次/日，连用 2 周，休息 1 周为一周期。⑤多西他赛 75mg/m²，静脉注射，每 3 周 1 次。⑥诺维本 25～30mg/m² 静脉注射，每 1 周 1 次。

联合化疗：作为晚期乳腺癌的一线治疗，联合化疗的有效率为 45%～80%。除上述 CMF、CAF、AC、AT、NA 方案外，尚有其他治疗方案（表 28－2）。

表 28－2　晚期乳腺癌的化疗方案

| 给药方案 | 药物 | 剂量（mg/m²） | 给药途径 | 给药时间 | 备注 |
|---|---|---|---|---|---|
| CAP | CTX | 500 | 静脉注射 | 第 1、8 日 | 21 日一周期，3～4 周期为一疗程 |
| | ADM | 40 | 静脉注射 | 第 1 日 | |
| | DDP | 40～50 | 静脉滴注 | 第 3～5 日 | |
| TP | TAX | 135～150 | 静脉滴注 | 第 1 日 | 21 日一周期，3～4 周期为一疗程。 |
| | PDD | 80～100 | 静脉滴注 | 第 3 日 | |

注：DDP：顺铂

### （三）分子靶向治疗

目前用于乳腺癌临床治疗有确切疗效的分子靶向治疗药物主要有两类，一类是针对 HER－2 阳性的分子靶向治疗药物；另一类是针对血管内皮生长因子（VEGF）的靶向治疗药物。

**1. 针对 HER－2 阳性的分子靶向治疗药物**　包括曲妥珠单抗和拉帕替尼。

HER－2 也称为 CerbB－2 或 neu。正常乳腺细胞不表达 HER－2（HER－2 阴性），但在 20%～30% 的乳腺癌患者中 HER－2 是阳性的，即乳腺肿瘤细胞中 HER－2 有异常的、过度的高表达。HER－2 阳性的肿瘤细胞对化疗不敏感，可抑制细胞凋亡，促进肿瘤细胞存活和肿瘤新生血管生成，增强肿瘤细胞的侵袭力等。因此，HER－2 阳性可提高乳腺癌细胞的转移潜能，从而使 HER－2 阳性的乳腺癌患者更容易复发和转移。曲妥珠单抗（赫赛汀）等分子靶向治疗药物是针对 HER－2 基因表达的蛋白质产物，能够和 HER－2 基因表达的蛋白质特异性结合并灭活使其不起作用。

曲妥珠单抗（赫赛汀）是一种人源化单克隆抗体，主要用于 HER－2 阳性的乳腺癌，既可以用于转移性乳腺癌的治疗，又可用于乳腺癌手术后的辅助治疗及术前的新辅助治疗。拉帕替尼用于 HER-2 过度表达的晚期乳腺癌的治疗。

**2. 针对血管内皮生长因子（VEGF）的靶向治疗药物**　贝伐单抗是针对血管内皮生长因子 A（VEGF-A）亚型的重组人源化单克隆抗体，对经多疗程化疗的转移性乳腺癌有效。研究结果表明，对晚期乳腺癌，贝伐单抗联合紫杉醇的疗效显著优于单用紫杉醇。

**3. 针对表皮生长因子受体（EGFR）酪氨酸激酶的靶向治疗**　如吉非替尼、埃罗替尼、西妥昔单抗（IMC-225）在非小细胞肺癌、肠癌等肿瘤的治疗中取得了令人瞩目的疗效，这些药物在乳腺癌的实验室研究中显示出一定的抑制乳腺癌细胞生长的作用，但临床研究尚未表现出令人满意的疗效。

**4. 针对环氧化酶-2（cyclooxygenase-2，COX-2）的靶向治疗**　COX-2 是前列腺素（PG）合成过程中的关键酶，其异常表达导致 PG 合成增加，进而刺激细胞增殖及介导免疫抑制。塞来昔布（西乐葆，celecoxib）是一种选择性 COX-2 抑制剂。研究结果提示塞来昔布对乳腺癌可能不仅有预防作用，也有治疗作用。

## 六、建议

乳房自我检查有助于早期发现肿瘤。月经来潮后乳腺不受体内激素的影响，此时进行检查较为合适。乳房自检方法如下：①仔细观察两侧乳房有无异常情况，如乳头的位置、大小是否对称，两侧乳头是否处于同一平面，乳头是否有抬高、回缩、凹陷，有无异常分泌物自乳头溢出，乳房皮肤有无凹陷、水肿、结节、红肿、皮疹、橘皮样改变等异常现象，乳晕颜色是否有改变。②上举双臂，两手在头部后面交叉十指，并压向头部，而后双手用力叉腰，把肩部和肘部向前转动，并微向前弯腰，用力挺胸，观察乳房位置有无变化，正常者不论是两手下垂、叉腰、上举，双侧乳房的位置都应该是对称的。③抬起左臂，右手三指或四指并拢，放在左乳处，使用手指肚做画圈运动，轻触摸发现异常之后，可改深触摸。完成上述步骤后，再用手轻轻按压乳晕部，并注意捏挤乳头时有无溢液，要注意不要遗漏腋窝下部及腋窝与乳房之间部位的检查。

除自检外，凡 30 岁以上的女性，应每年请乳腺专科医生进行系统的检查，40 岁以上妇女，每半年检查 1 次，以便及早发现病变。

# 第四节　原发性肝癌

## 一、概述

肝癌分为原发性肝癌（primary liver cancer）和转移性肝癌，前者是由细胞或肝内胆管上皮细胞发生的恶性肿瘤，后者指来自其他器官的转移癌。原发性肝癌（以下简称肝癌）是临床上最常见的恶性肿瘤之一，从组织学上，可以把其分为 3 种类型，即肝细胞性肝癌、胆管细胞性肝癌、混合细胞性肝癌。在我国每年新诊断的肝癌患者超过 62.6 万人，居于恶性肿瘤的第五位；每年死亡人数接近 60 万，死亡率在消化系统恶性肿瘤中排第 3 位，男比女多，约（2~5）：1，发病以 40~49 岁为多，高发于江苏、福建、广东、广西等东南沿海地区。在世界范围内，肝癌也是常见的恶性肿瘤之一，高发于东南亚、非洲、日本、法国、意大利等地区，发病率逐年增长，其发病与肝硬化、病毒性肝炎、黄曲霉素等致癌物质有关。

## 二、诊断要点

早期肝癌病人既无症状，体格检查亦缺乏肿瘤本身的体征，此期也称之为亚临床肝癌。若出现肝癌相关症状，就诊者病程大多已进入中晚期。因此，了解和掌握肿瘤患者的体征和症状，对于肿瘤的早期发现和治疗以及提高疗效、防止转移、延长生存期具有十分重要的意义。

**1. 早期症状**　肝癌从第一个癌细胞形成发展到自觉症状，大约需要 2 年时间，在此期间，病人可无任何症状或体征，少数病人会出现食欲缺乏、上腹闷胀、乏力等，有些病人可出现轻度肝肿大。

**2. 中、晚期症状**　肝癌的典型症状和体征一般出现在中、晚期。主要有肝痛、乏力、消瘦、黄疸、腹水等。

（1）肝区疼痛　最常见的是间歇持续性钝痛或胀痛，是由癌细胞迅速生长使肝包膜绷紧和肿瘤侵犯膈肌所致，可放射至右肩或右背；向右后生长的肿瘤可致右腰疼痛；突然发生剧烈腹痛和腹膜刺激征提示癌结节包膜下出血或腹腔破溃。

（2）消化道症状　食欲缺乏，消化不良，恶心呕吐和腹泻等因缺乏特异性而易被忽视。晚期少数病人可呈乏力、消瘦、全身衰弱等恶病质状。

（3）发热　一般为低热，偶达39℃或以上，呈持续发热或午后低热或弛张性高热。发热与癌肿坏死产物吸收有关，癌肿压迫或侵犯胆管可并发胆道感染。

（4）肝增大　中、晚期肝癌的典型体征。肝增大，多有结节或凹凸不平，肝质较硬。

（5）转移灶病症　肿瘤转移之处有相应体征，有时为发现肝癌的首发症状。如转移至肺可引起咳嗽、咯血；胸膜转移可引起胸痛和血性胸腔积液；癌栓栓塞肺动脉可引起肺梗死，可突然发生严重呼吸困难和胸痛；癌栓阻塞下腔静脉可出现下肢严重水肿，甚至血压下降；阻塞肝静脉可出现 Budd - Chiari 综合征，亦可出现下肢水肿；转移至骨可引起局部疼痛或病理性骨折；转移至脊柱或压迫脊髓神经可引起局部疼痛和截瘫等；颅内转移可出现相应的定位症状和体征，如颅内高压可导致脑疝而突然死亡。

（6）其他　全身症状常见的有以下几种。

①伴癌综合征：由于肿瘤本身代谢异常，进而影响机体而致内分泌或代谢异常方面的症候群，称之为伴癌综合征。以自发性低血糖症、红细胞增多症较常见。

自发性低血糖症：10%～30%患者可出现因肝细胞异位而分泌胰岛素或胰岛素样物质，或分泌一种胰岛 B 细胞刺激因子，或糖原储存过多；亦可因肝癌组织过多消耗葡萄糖所致此症。严重者可致昏迷休克导致死亡，正确判断和及时处理可挽救病人生命。

红细胞增多症：2%～10%患者可发生红细胞生成素增加而引起的相关症状。

②其他：罕见的尚有高脂血症、高钙血症、类癌综合征、性早熟和促性腺激素分泌综合征、皮肤卟啉症等。

③黄疸：黄疸是部分中晚期肝癌的体征。5%～44%弥漫性肝癌、胆管细胞癌和巨

大肝癌可压迫肝胆管或侵犯胆管，导致胆管阻塞，引起阻塞性黄疸。

肝细胞癌侵犯胆管可能有以下途径：肿瘤直接浸润进入肝内胆管；癌细胞侵入静脉或淋巴管，逆行侵入肝管；肿瘤细胞沿神经末梢的间隙侵入肝管；肿瘤细胞进入肝内胆管后，继续生长阻塞胆总管或是脱落的肿块进入肝外胆管造成填塞。当肿瘤阻塞一侧肝内胆管出现黄疸时，可伴有皮肤瘙痒、大便间歇呈陶土色、食欲不振，少数患者可表现为右上腹绞痛、畏寒、发热、黄疸，极个别人出现重症胆管炎的症状。肝癌患者伴发阻塞性黄疸临床并不少见，但其临床表现并无特殊之处，因此临床上误诊率较高，可高达75%。因此慢性肝病患者出现阻塞性黄疸时，要考虑到肝癌的可能性。部分患者的黄疸也可因肝功损害所致，此种黄疸经保肝治疗后可以部分缓解，而癌肿所致的黄疸，经保肝治疗无效。

### 三、辅助检查

**1. 血液检查** 甲胎蛋白（α-fetoprotein，AFP），不仅对肝癌诊断有意义，也可见于肝炎、肝硬化、转移癌。若 AFP 的检测结果 >500μg/L 持续 1 周，>200μg/L 持续 8 周，浓度逐渐升高不降，可提示为肝癌。

**2. 影像学检查**

（1）B超 超声显像结合 AFP 检测，已广泛用于肝癌的普查，有利于早期发现、早期诊断，可发现直径 >2cm 的肿瘤。

（2）CT 局灶性边界清晰的密度减低区，可发现直径 >2cm 的肿瘤，同时进行肝动脉造影（CTA）可发现直径 <1cm 的肿瘤，增强时造影剂快进快出。

（3）DSA血管造影 选择性腹腔动脉和肝动脉造影可发现直径 >1cm 的肿瘤，在CT、B超不能诊断时才选用，是发现小肝癌的首选方法。

（4）放射性核素 可显示肝脏大小、位置、形态和功能，从而排除血管瘤。

（5）肝穿 在超声或 CT 引导下用特制活检针穿刺癌结节，吸取癌组织检查可获病理诊断，是目前获得 2cm 直径以下小肝癌确诊的有效方法。

### 四、处理原则

#### （一）手术治疗

**1. 手术切除** ①患者全身情况和肝功能代偿良好，无肝硬化者，规则性肝切除仍为主要术式。对合并肝硬化的亚临床肝癌或小肝癌，非规则性肝切除成为主要术式。②对肿瘤包膜完整者，倾向于非规则性肝切除；对肿瘤包膜不完整者，多考虑较为广泛的切除。③从部位来说，左侧肝癌，以力求根治为原则，尽可能选用规则性半肝切除或左三叶切除。右侧肝癌，既要照顾根治原则，也要考虑安全性，不强求右半肝切除。位于肝中叶，特别是左内叶肿瘤主要施行非规则性肝切除，特殊情况下施行左半肝或左三叶切除术。

**2. 肝移植术** 目前认为肝移植术如用以治疗小肝癌特别是伴有肝硬化者，疗效较好，优于根治性切除术。

**3. 二期切除** ①右叶或肝门区单个大肝癌，包膜较完整，因伴有肝硬化特别是小结节性肝硬化而不能切除者。②右叶大肝癌伴卫星结节，但仅局限于右肝者。③主瘤在右叶或左叶有 1~2 个小的可切除结节者。

### （二）放射治疗

**1. 适应证** 病理组织学或细胞学证实的原发性肝癌；肝硬化 Child – Pugh 分级为 A 型。

**2. 禁忌证** 继往有肝脏放疗史；在影像学上无法确认是否为肿瘤；肝外转移或远处转移。

### （三）中药治疗

中药治疗应遵循辨证治疗原则，可配合肝动脉化疗栓塞、放射治疗等同时使用，在配合其他治疗期间以健脾理气为主，避免使用活血药物和有毒药物。若单独使用可适当应用有毒中药。中成药推荐使用华蟾素、艾迪、榄香烯等。

## 五、用药方案

肝癌的单一药物化疗起效甚微，目前常用的是联合化疗用药，常用药物如下。

### （一）氟尿嘧啶及其衍生物

氟尿嘧啶（fluorouracil，FU）在体内转化为氟去氧一磷和氟尿三磷，氟去氧一磷可抑制胸腺嘧啶核苷合成酶，阻断尿嘧啶脱氧核苷转变为胸腺嘧啶核苷，从而影响 DNA 的合成而具有抗癌作用。注射剂量一般为每日 10~20mg/kg，连用 5~10 日，疗程量 5~7g。静滴剂量一般为每日 300~500mg/m²，静滴时间不少于 6~8 小时，连用 3~5 日，此量不能用于推注。腹腔内注射，每次 500~600mg/m²，每周一次，2~4 次为一疗程。

### （二）多柔比星及其衍生物

多柔比星（doxorubicin，ADM）为蒽环类糖苷抗生素，能嵌入 DNA 的双螺旋结构内阻断 RNA 聚合酶，从而抑制 RNA 的合成，对增殖期内的肿瘤细胞皆有杀伤作用。静注，每次 60~75mg/m²，3 周一次，连续 3 日，间隔 3 周再给药。目前认为每疗程总量不宜超过 450~550mg/m²，以免发生严重心脏毒性。

### （三）顺铂及其衍生物

顺铂（cisplatin，DDP）可与 DNA 双螺旋结构上的碱基形成交叉联结，影响 DNA 的模板功能，抑制 DNA 和 RNA 的合成。DDP 经静脉注射后在肝脏中的分布仅次于肾脏，故可用于治疗肝癌。成人常规剂量每日 20mg/m²，溶于 500ml 生理盐水中，静脉滴注，连用 5 天，或每日 30mg/m²，连用 3 日，间隔 3~4 周可重复给药。腹腔内注射，每次 30~60mg，7~10 日一次。

### （四）吉西他滨

吉西他滨（gemcitabine，GEM）是阿糖胞苷衍生物，多模式作用于 DNA 合成的 S 期，为细胞周期特异性药物。成人使用本品推荐剂量为 1000mg/m²，静脉滴注 30 分钟，每周 1 次，连续 3 周，随后休息 1 周，每 4 周重复 1 次，依据患者的毒性反应相应减少剂量。

### （五）丝裂霉素 C

丝裂霉素 C（misogynic C，MMC）能共价结合到 DNA 上并和 DNA 交叉连结以破坏 DNA 的结构周期非特异性，对 $G_1$ 早期及 S 期尤为敏感，因此有类似烷化剂的抗肝癌作用。依给药途径不同，用药剂量如下：①静注：成人每次 4~6g，用注射用水或等渗盐水 10~20ml 溶解，每周 1~2 次，40~60mg 为一疗程。还可采用 10~30mg，每 2~3 周一次。也可将药物溶于等渗盐水 200ml 中静滴（在 1 小时内滴完）。②动脉注射：剂量同静注。③腔内注射：尽量抽尽积液后注入 4~10mg，每 5~7 日一次，4~6 次为一疗程，也可作膀胱内灌注。④口服：每日 2~6mg，总量 100~150mg 为一疗程。

### （六）长春瑞滨

长春瑞滨（vinorelbine，NVB），其结构是长春新碱母环，而不同于其他长春新碱类药物的结构变化，故有独特的抗癌作用。单药治疗：25~30mg/m² 第 1、8、15 日，静脉注射，每 21 天重复。

其他常用于治疗肝癌的化疗药物尚有长春新碱、羟基喜树碱、噻替哌、喜树碱、博来霉素、甲氨蝶呤、紫杉醇等。

## 六、建议

对于大多数不适合局部治疗的肝细胞癌患者，全身化疗仍是一种积极的治疗方法。铂类、喜树碱类、氟尿嘧啶类和吉西他滨是近年全身化疗的主要用药，在控制病情发展、延长生存期方面已取得一定疗效，但仍需进行随机、对照、大规模、多中心的 Ⅲ 期临床试验确证。

联合化疗被推荐用于一般情况良好、肝功能处于代偿期的患者。传统方案多以蒽环类、氟尿嘧啶和顺铂为基础，客观疗效较单药有明显提高，一般为 15%~35%，中位生存期 ≥6 个月，缺点是不良反应较大。新一代方案多含奥沙利铂、吉西他滨、卡培他滨等，其疗效与传统方案相似或略高，但患者耐受性良好。

# 第五节　大肠癌

大肠癌是指大肠黏膜上皮在环境或遗传等多种致癌因素作用下发生的恶性疾病。大肠癌包括结肠癌和直肠癌，是胃肠道常见的恶性肿瘤。我国大肠癌发病率逐年上升，每年新发病人数约 13 万~16 万，死亡人数约 6 万~9 万。男性大肠癌的发病率明显高于女性，约为 1.6∶1。大肠癌易发部位依次为直肠、乙状结肠、盲肠、升结肠、降结肠、横结肠。

大肠癌的病因尚未完全清楚，目前认为主要是环境因素与遗传因素综合作用的结果。

**1. 环境因素**　大肠癌的发病与环境因素，特别是饮食因素密切相关。一般认为高脂肪食谱与食物纤维不足是主要因素。

**2. 遗传因素**　典型病例如家族性结肠息肉综合征和家族遗传性非息肉病大肠癌。

**3. 其他高危因素**　①大肠息肉（腺瘤性息肉），一般认为大部分大肠癌起源于腺瘤，故将腺瘤性息肉看作是癌前病变。②炎症性肠病：溃疡性结肠炎可发生癌变，多见于幼年起病、病变范围广而病程长者。③胆囊切除术后大肠癌发病率增高，这与次级胆酸进入大肠增多有关。

## 二、诊断要点

大肠癌早期多无症状，随着肿瘤的增大和病情的发展，才显露出症状。常见症状有粪便形状改变，如由粗变细、变扁或带槽沟；粪便变黑或呈暗红色、变稀、有黏液；排便次数增多，但排不出粪便；痔疮反复不愈，贫血、体重减轻；腹部胀痛；大便内有脓血或黏液血丝，大便习惯改变，便频或腹泻、便秘交替；经久不愈的肛门溃疡、持续性肛门疼痛；发现有结肠多发息肉或乳头状腺瘤等。因此对于大肠癌，首先应做到不漏诊。

大肠癌一旦进入晚期，可出现较明显的症状，但有些并非为特异性症状，且与癌肿所在的部位有关。①右侧结肠癌：主要表现为消化不良，乏力，食欲不振，腹泻，便秘，或便秘腹泻交替出现，腹胀，腹痛，腹部压痛，腹部包块，进行性贫血。此外可有发热、消瘦，并有穿孔及局限性脓肿等并发症，此时病变已进入最晚期。②左侧结肠癌：由于乙状结肠肠腔狭小，且与直肠形成锐角，因而易发生狭窄和进行性肠梗阻，多有顽固性便秘，也可见排便次数增多。由于梗阻多在乙状结肠下段，所以呕吐较轻或无，而腹胀、腹痛、肠鸣及其肠型较明显。癌肿破溃时，可使粪便外染有鲜血或黏液。梗阻近端肠管可因持久性膨胀、缺血、缺氧而形成溃疡，甚至引起穿孔，也可发生大量出血及腹腔脓肿。③直肠癌：主要表现为排便次数增多，粪便变细，带有血液或黏液，伴有里急后重。由于癌肿可侵犯骶丛神经，出现剧痛。如果累及膀胱可出现尿频、尿痛、尿急、尿血等症状，也可引起肠梗阻。④肛管癌：主要表现为便血及疼痛，排便时疼痛加剧。当癌肿侵犯肛门括约肌时，可有大便失禁。

一般按右侧或左侧大肠癌的临床表现，结合相关疾病进行鉴别。右侧大肠癌应注意和肠阿米巴病、肠结核、血吸虫病、阑尾病变、克罗恩病等结合鉴别。左侧大肠癌则需和痔、功能性便秘、慢性细菌性痢疾、血吸虫病、溃疡性结肠炎、克罗恩病、直肠结肠息肉、憩室炎等结合鉴别。结肠镜检查可资鉴别。还要注意，对近期出现症状或症状发生改变的年龄较大者，切勿未经检查而轻易诊断为肠易激综合征，以免漏诊大肠癌。

## 三、辅助检查

**1. 粪便隐血试验**　至少可检查至距肛门 7～8cm 以内的直肠壁情况。粪便隐血试验对本病的诊断虽无特异性，但方法简便易行，可作为普查筛选手段，也可提供早期诊断的线索。由于大肠癌常因黏膜糜烂溃疡而呈现不同程度的出血，因此可利用本试验监测大肠癌。一般的大便隐血试验只要消化道内有 2ml 左右的出血就可出现"阳性"。

**2. 直肠指检**　检查时可根据检查需要，受检者取不同的体位，如取下肢屈曲的侧卧位、仰卧截石位、胸膝位及蹲位，检查者将全部食指伸入直肠，指尖依次按左右前后触摸。早期的直肠癌可表现为高出黏膜的小息肉样病灶，指检时必须仔细触摸，避免漏诊。大的病灶均容易触及，表现为大小不一的外生性肿块，也可表现为浸润性狭窄。

**3. X 线钡剂灌肠检查**　病变在乙状结肠上段或更高位置者，须进行 X 线钡剂灌肠检查。普通 X 线钡剂灌肠检查对较小的大肠癌容易漏诊，最好采用气钡双重造影，可观察细小的黏膜病变，提高放射学诊断的正确率，也要注意充钡后肠管形态，特别是肠管折叠部分如乙状结肠，还要采取多种体位，反复观察以免遗漏病变。

**4. 乙状结肠镜检查** 硬管乙状结肠镜一般可检查至距肛门20cm的深度，60cm纤维乙状结肠镜由于其弯曲性好，不但可窥视直肠、乙状结肠，而且有的还可达到降结肠，甚至脾曲结肠。如果纤维乙状结肠镜插到脾曲结肠，73%的大肠癌可被查出。

**5. 电子结肠镜检查** 可清晰地观察全部结肠，并可在直视下钳取可疑病变进行病理学检查，有利于早期及微小结肠癌的发现与确诊，进一步提高了诊断的正确率，是大肠癌最重要的检查手段。

**6. 血清癌胚抗原测定** 在大肠癌患者的血清中，可以检测到癌胚抗原（CEA），用放射免疫法检测CEA，作定量动态观察，对判断大肠癌的手术效果与监测术后复发有一定意义。大多数大肠癌患者血清CEA水平常升高，超过$50\mu g/ml$。如果肠癌经手术将肿瘤完全切除后，则血清CEA逐渐下降；若复发，又可再度升高。

**7. 细胞与组织学诊断** 包括脱落细胞学检查和活检组织标本病理检查。肠道脱落细胞学检查对恶性肿瘤的诊断有较高特异性，其方法包括直肠冲洗、肠镜直视下刷取、线网气囊擦取以及病灶处指检涂片法，经脱落细胞巴氏染色法染色后进行光镜检查，发现恶性细胞则有诊断意义，如属可疑恶性或核略大、染色质增多诊断核异质细胞者，不足以做出最终诊断，应做复查或活组织检查以确诊。活检组织病理检查是最理想的肿瘤诊断方法。

**8. 其他检查** 直肠内超声扫描、CT检查。

## 四、处理原则

大肠癌的治疗关键在于早期发现与早期诊断，从而能有根治机会。

**1. 外科治疗** 大肠癌的唯一根治方法也是最有效的治疗方法是外科切除手术治疗。对有广泛癌转移者，如病变肠段已不能切除，则应进行捷径、造瘘等姑息手术。

**2. 经结肠镜治疗** 结肠腺瘤癌变和黏膜内的早期癌可经结肠镜用高频电凝切除。切除后的息肉回收做病理检查，如癌未累及基底部则可认为治疗完成；如累及根部，需追加手术，彻底切除有癌组织的部分。对晚期结、直肠癌形成的肠梗阻，患者一般情况差、不能手术，可用激光打通肿瘤组织，作为一种姑息疗法。

**3. 化学药物治疗** 大肠癌对化学药物一般不敏感，是一种辅助疗法。早期癌根治后一般不需化疗。化疗药物包括氟尿嘧啶、卡培他滨、奥沙利铂、伊立替康、贝伐单抗、西妥昔单抗、帕尼单抗等多种药物，氟尿嘧啶类至今仍是大肠癌化疗的首选药物，常与其他化疗药物联合应用，具体使用方法详见用药方案。

**4. 放射治疗** 用于直肠癌，术前放疗可提高手术切除率和降低术后复发率；术后放疗仅用于手术未达根治或术后局部复发者。但放疗有发生放射性直肠炎的危险。

**5. 手术后的肠镜随访** 鉴于术后可发生第二处原发大肠癌，术中可能漏掉同时存在的第二处癌，故主张在术后3～6个月即行首次结肠镜检查。

## 五、用药方案

**1. 单一药物治疗** 常用的药物有氟尿嘧啶类、亚硝脲类及丝裂霉素等，但这些药物的疗效也很有限。顺铂及其同类物卡铂对大肠癌有一定疗效，奥沙利铂、伊立替康、卡培他滨等对大肠癌也有较好的疗效。

**2. 联合化疗** 为了提高疗效，降低或不增加毒性，减少或延缓耐药性出现，已有不少联合化疗方案用于大肠癌的治疗（表28-3）。

表28-3 大肠癌常见联合化疗方案

| 给药方案 | 药物 | 剂量（mg/m²） | 给药途径 | 给药时间 | 备注 |
|---|---|---|---|---|---|
| De Gramont | CF | 200 | 静滴 | 第1，2，15，16天 | 每28天重复 |
| | FU | 400 | 快速静滴 | 第1，2，15，16天 | |
| | FU | 600 | 缓慢静滴 | 第1，2，15，16天 | |
| Folfox4 | L-OHP | 85 | 静滴 | 第1天 | 每14天重复 |
| | FU | 400 | 快速静滴 | 第1，2天 | |
| | FU | 600 | 缓慢静滴 | 第1，2天 | |
| | CF | 200 | 静滴 | 第1，2天 | |
| Folfox6 | L-OHP | 100 | 静滴 | 第1，15天 | 每28天重复 |
| | FU | 400 | 快速静滴 | 第1，15天 | |
| | FU | 600 | 缓慢静滴 | 第1，15天 | |
| | CF | 400 | 静滴 | 第1，15天 | |
| Folfiri | CPT-11 | 180 | 静滴 | 第1天 | 每28天重复 |
| | FU | 400 | 快速静滴 | 第1，2天 | |
| | FU | 600 | 缓慢静滴 | 第1，2天 | |
| | CF | 200 | 静滴 | 第1，2天 | |
| FLO | CF | 300 | 静滴 | 第1~5天 | 每21天重复 |
| | FU | 750 | 静滴 | 第1~5天 | |
| | L-OHP | 125 | 静滴 | 第1天 | |
| OI | L-OHP | 300 | 静滴 | 第1，15天 | 每28天重复 |
| | CPT-11 | 80 | 静滴 | 第1，8，15天 | |
| XELOX | xeloda | 200 | 口服 | 第1~14天 | 每21天重复 |
| | L-OHP | 70 | 静滴 | 第1，8天 | |

注：CF：四氢叶酸钙；FU：氟尿嘧啶；L-OHP：草酸铂；CPT-11：伊立替康；L-OHP：奥沙利铂。

**3. 靶向治疗** 靶向药物对大肠癌具有一定的效果，代表药物有西妥昔单抗。推荐初始计量为400mg/m²，滴注时间120分钟，滴速应控制在5ml/min以内。维持剂量为一周250mg/m²，滴注时间不少于60分钟。提前给予$H_1$受体阻断剂，对预防输液反应有一定作用。

## 六、建议

及早进行X线钡剂灌肠或结肠镜检查，提高对结肠癌的警惕性，是早期诊断的关键。此外，应积极防治大肠癌的前期病变，对结肠腺瘤性息肉，特别是家族性多发性肠息肉病，须及早切除病灶。对病程长的溃疡性结肠炎应定期进行结肠镜检查，应避免高脂肪饮食，多进富含纤维的食物，注意保持排便通畅。

# 第六节　白血病

## 一、概述

白血病是一类造血干细胞或祖细胞异常的克隆性恶性疾病。多种致病因素引起造血干细胞或祖细胞异常，使白血病细胞失去进一步分化成熟的能力，因此细胞发育被阻滞在造血的某个特殊阶段，但具有超强增殖能力且凋亡受到抑制，导致骨髓和其他造血组织中白血病细胞异常增生。大量集聚的白血病细胞抑制骨髓的正常造血功能，导致贫血、出血及感染，并浸润全身组织和器官，引起肝、脾、淋巴结肿大，皮肤、骨骼和中枢神经系统也发生相应改变。人类白血病的病因尚不完全清楚，多种因素与白血病的发病有关，可能的因素有病毒、放射性因素、化学因素、遗传因素和其他血液病等，其中病毒是主要因素。

根据白血病的自然病程和细胞分化程度，可分为急性和慢性两大类。根据白血病细胞的系列和类型再进一步分类。

**1. 急性白血病（acute leukemia，AL）**　可分为急性淋巴细胞白血病（acute - lymphoblastic leukemia，ALL）和急性髓系白血病（acute myeloid leukemia，AML）两大类。ALL 可分为三型，包括 $L_1$ 型、$L_2$ 型和 $L_3$ 型。AML 分为 $M_0$ – $M_7$ 8 个亚型。

**2. 慢性白血病（chronic leukemia，CL）**　可分为慢性淋巴系白血病（chronic lymphoid leukemia）和慢性髓系白血病（chronic myeloid leukemia）。慢性淋巴系白血病包括慢性淋巴细胞白血病（chronic lymphocytic leukemia，CLL）、幼淋巴细胞白血病（prolymphocytic leukemia，PLL）、毛细胞白血病（hairy - cell leukemia，HCL）、绒毛淋巴细胞白血病（splenic lymphoma with circulating villous lymphocytes，SLVL）等。慢性髓系白血病包括慢性粒细胞白血病（chronic myelogenous leukemia，CML）、慢性 - 单核细胞白血病（chronic myelomonocytic leukemia，CMML）、不典型慢性粒细胞白血病（atypical chronic myeloid leukemia，ACML）、慢性中性粒细胞白血病（chronic neutrophilic leukemia，CNL）等。

## 二、诊断要点

### （一）急性白血病

急性白血病的症状和体征主要与骨髓正常造血功能受到抑制及肿瘤细胞对组织器官的浸润有关。

**1. 主要症状**

（1）发热　半数的病人以发热为早期表现。可低热，亦可高达 39 ~ 40℃，热型不定。虽然白血病本身可以因白血病周转率增加和核蛋白代谢亢进而发热，但高热往往为继发性感染所引起。呼吸道及肺部感染、扁桃体炎、牙龈炎、咽峡炎为最常见的继发性感染。

（2）出血　近 40% 的患者早期表现为出血。出血的主要原因是血小板减少，当血

小板在 $50 \times 10^9/L$ 以下时，极易出现严重出血，在 $20 \times 10^9/L$ 以下时，可有颅内出血的危险，颅内出血可出现头痛、呕吐、瞳孔不对称，甚至昏迷。出血可发生在全身各处，以皮肤、口腔及鼻腔黏膜最为常见，偶见眼底出血，眼底出血可致视力障碍，往往是颅内出血的前兆。

（3）贫血　贫血往往呈进行性发展。患者表现苍白、无力等。贫血的原因一方面是白血病细胞扩增，正常造血细胞被排挤；另一方面由于白血病细胞生成因子抑制正常造血。

**2. 主要体征**

（1）淋巴结肿大　淋巴结肿大一般无触痛和粘连，局限于颈、腋下和腹股沟等处，以急性淋巴细胞白血病较多见。

（2）肝脾增大　是较常见的体征，有轻至中度肝脾增大，可见于各型白血病，常随病情进展而进展。

（3）中枢神经系统病变　白血病细胞侵入中枢神经系统形成中枢神经系统白血病（central nervous system leukemia，CNSL），临床表现为头痛、恶心、呕吐、颈部强直，甚至抽搐。

（4）骨关节疼痛　白血病细胞浸润骨和骨膜引起骨关节疼痛，可产生肢体或背部弥漫性疼痛，亦可局限于关节痛，常导致行动困难。尤以胸骨中下段压痛常见。

**（二）慢性白血病**

慢性白血病一般起病缓慢，早期无明显症状，患者常因健康检查或因其他疾病就医时才发现，血象异常或脾脏肿大而被确诊为慢性白血病。常见疲乏、低热、多汗、体重减轻、脾脏肿大等，约95%患者有脾大，可平脐甚至伸入盆腔，质地较硬、平滑、无压痛。如果发生脾梗死则压痛明显，并有摩擦音。约半数患者有肝大，部分患者有胸骨中下段压痛。当白细胞显著增高时可有眼底静脉充血及出血。白细胞极度增高时（ $>200 \times 10^9/L$ ）可发生"白细胞瘀滞带"，表现为呼吸窘迫、头晕、语言不清、中枢神经系统出血、阴茎异常勃起等。慢性期一般为 $1 \sim 4$ 年；此后逐渐进入加速期，出现体重下降，脾进行性肿大，骨疼痛、贫血和出血，原来有效的药物失效，此期可维持几个月甚至数年；急变期为终末期，临床表现与急性白血病类似，预后极差，一般在数月内死亡。

## 三、辅助检查

### （一）急性白血病

**1. 血常规**　大多数患者白细胞增多，部分患者可 $>10 \times 10^9/L$ ，称为高白细胞性白血病。也有部分患者的白细胞计数在正常水平或缺少，低者可 $<1.0 \times 10^9/L$ ，称为低增生性白血病。白血病患者有不同程度的贫血，少数病人血片上红细胞大小不等，可找到幼红细胞。约一半的病人血小板 $<60 \times 10^9/L$ ，晚期血小板往往极度减少。

**2. 骨髓象**　多数患者骨髓象有核细胞显著增多，主要是白血病性的原幼细胞，由于较成熟中间阶段的细胞缺失，并残留少量成熟粒细胞，形成所谓"裂孔"现象。正常的幼红细胞和巨核细胞减少。白血病型原始细胞形态常有异常改变，例如胞体较大，核浆比例增加，核的形态异常（如切迹、凹陷、分叶等），染色质粗糙，排列紊乱，核仁明显，分裂象易见等。

**3. 细胞化学反应**　主要用于鉴别各类白血病细胞。常见白血病的细胞化学反应见表 28-4。

糖原染色（PAS）除了能鉴别上述三种细胞外，亦可用于鉴别 $M_6$ 型白血病与巨幼细胞贫血，前者往往呈现强阳性反应，后者反应不明显。

表 28-4　常见急性白血病类型鉴别

| | 急性淋巴细胞白血病 | 急性粒细胞白血病 | 急性单核细胞白血病 |
|---|---|---|---|
| 过氧化物酶（POX） | （-） | 分化差的原始细胞（-）～（+）<br>分化好的原始细胞（+）～（+++） | （-）～（+） |
| 糖原反应<br>（PAS） | （+）<br>成块或颗粒状 | 弥漫性淡红色<br>（-）/（+） | 呈淡红色表面<br>（-）/（+） |
| 非特异性酯酶（NSE） | （-） | NaF 抑制不敏感<br>（-）～（+） | 能被 NaF 抑制<br>（+） |
| 碱性磷酸酶（AKP/NAP） | 增加 | 减少或（-） | 正常或增加 |

**4. 免疫学检查**　根据白血病细胞免疫学标志，不仅可将急淋、急性和髓性白血病区别，而且可将各亚型的白血病细胞加以区别（表 28-5）。

表 28-5　急性白血病各亚型的免疫学鉴别

| | $M_1$ | $M_2$ | $M_3$ | $M_4$ | $M_5$ | $M_6$ | $M_7$ |
|---|---|---|---|---|---|---|---|
| CD13 | + | + | + | + | + | | |
| CD33 | + | + | + | + | + | | |
| CD14 | - | +/- | - | - | - | - | - |
| CD41 | - | - | - | - | - | - | + |
| Ret | - | - | - | - | - | + | + |
| Lectoferrin | - | + | - | + | - | - | - |
| | CD2 | CD7 | CD19 | HLA-DR | CD33 | | |
| T | + | + | - | - | | | |
| B | - | - | + | + | | | |

**5. 染色体和基因改变**　白血病常伴有特异的染色体和基因改变。例如 $M_3$ t（15；17）（q22；q21）系 15 号染色体上的 PML（早幼粒白血病基因）与 17 号染色体上 RARa（维 A 酸受体基因）形成 PML/RARa 融合基因。这是 $M_3$ 发病及用维 A 酸治疗有效的分子基础。其他常见的异常（表 28-6）。此外，某些急性白血病尚有 N-ras 癌基因点突变、活化，抑癌基因 p53、Rb 失活。

表 28 - 6　急性白血病各亚型的染色体和基因异常

| 类型 | 染色体改变 | 基因改变 |
| --- | --- | --- |
| $M_2$ | t（8；21）（q22；q21） | AML1/ETO |
| $M_3$ | t（15；17）（q22；q21） | PML/RARa，RARa/PML |
| $M_{4EO}$ | Inv/del（16）（q22） | CBFB/MYH11 |
| $M_5$ | t/del（11）（q23） | MLL/ENL |
| $L_3$（B - ALL） | t（8；14）（q24；q32） | MYC 与 IgH 并列 |
| ALL（5% ~20%） | t（9；22）（q34；q11） | bcr/abl，m - bcr/abl |

**6. 其他检查**　在化疗期间，血清尿酸浓度升高。病人发生弥漫性血管内凝血（DIC）时可出现凝血机制障碍。急性单核细胞白血病血清和尿溶菌酶活性增高，急粒白血病不增高，而急淋白血病常降低。

### （二）慢性白血病

**1. 血象**　白细胞数明显增高，初期一般为 $50 \times 10^9/L$，多数在（100 ~ 300）$\times 10^9/L$，最高可达 $1000 \times 10^9/L$。可见各阶段粒细胞，其中以中性中幼粒及晚幼粒细胞增多尤为突出，分别占 15% ~ 40% 及 20% ~ 40%，原始粒细胞一般为 1% ~ 3%，不超过10%。嗜酸、嗜碱性粒细胞增多，后者有助于诊断。患病早期血小板多在正常水平，部分患者增多，后期血小板逐渐减少，并可出现贫血。

**2. 骨髓象**　骨髓增生明显至极度活跃，以粒细胞为主。粒细胞：红细胞比例可增至（10 ~ 50）：1，其中性中幼、晚幼及杆状核粒细胞明显增多。原核粒细胞不超过10%。嗜酸、嗜碱性粒细胞增多，红系细胞相对减少。巨核细胞正常或增多，晚期减少，偶见 Caucher 样细胞（系吞噬细胞吞噬大量粒细胞而形成的）。

**3. 细胞遗传学及分子生物学改变**　90% 以上的慢性白血病患者的血细胞中出现 Ph 染色体即 t（9；22）（q34；q11），Ph 染色体可见于粒、红、单核及巨核等细胞中。由于 9 号染色体长臂上 c - abl 原癌基因异位和 22 号染色体长臂上出现断裂点集中区（bcr），形成 bcr/abl 融合基因。由于 bcr/abl 融合基因灵敏度达到 $1/10^6$，因此对微小残留病灶的检测很有帮助。慢髓急变过程中，尚可有其他染色体畸变，例如额外的 Ph 染色体或 17 号染色体长臂的等臂染色体等。

**4. 免疫学检验急变期细胞特性**　对于慢性粒细胞白血病而言，髓细胞急变表现为CD33、CD13、CD15、CD14 及 HLA - DR 阳性；淋巴细胞急变表现为 CD3、CD7、CD2、CD5、CD10、CD19、CD20、CD22、SIg 及 HLA - DR 阳性；巨核细胞急变可表现为 CD41a、CD41b 及 PPO 阳性。

## 四、处理原则

### （一）急性白血病

**1. 一般治疗原则**　当患者出现高白细胞血症时（白细胞数 $>100 \times 10^9/L$），可产生白细胞淤滞带，此时患者需要对白细胞进行紧急处理。应使用血细胞分离机，或化疗前预处理，清除过高的白细胞，进行联合化疗。对于合并感染的患者要积极实施抗感染治疗，防止高尿酸血症，积极给予输血支持，静脉滴注红细胞悬液及单采血小板以纠正贫血及止血。

**2. 化学治疗原则**　抗白血病治疗分两个阶段。

（1）诱导缓解阶段　目的是消灭发现的白血病细胞，使之达到完全缓解状态，即白血病的症状和体征消失，中性粒细胞绝对值 $>1.5\times10^9/L$，血小板 $>100\times10^9/L$，血涂片无白血病细胞。骨髓中原始细胞 $\leqslant5\%$，造血功能恢复。治疗原则：早期治疗、联合化疗。先用周期特异性药物，并根据同步化疗原理，采用序贯疗法，最后用周期非特异性药物的联合化疗方案。剂量：在能耐受的毒性范围之内，以最大数量杀死白血病细胞为最佳。一般初治患者主张早期、足量、联合及个体化的化疗原则。

（2）维持缓解阶段　目的是进一步清除体内残存的白血病细胞，争取患者长期无病生存和痊愈。其主要方法是化疗和造血干细胞移植（HSCT）。在白血病进展期，人体内白血病细胞可达 $10^{10}$ 个。当减少到 $10^9$ 个即可产生临床部分缓解，下降至 $10^8$ 个以下即达完全缓解。化疗药物治疗时，如用 4 个疗程无效者一定要更换方案。一般使用 1~2 个疗程后，化疗指数不能达到 50% 以上者也需更换方案。白血病细胞倍增时间 5~7 天，而正常细胞倍增时间比白血病短 4~5 天，故一疗程以 5~7 天为佳，间歇 4~17 天为宜。其目的是使正常细胞得以恢复，而白血病细胞增殖不显著。原则上，治疗以后的白细胞下降而未回升到正常者，可延长间歇期到 14 日。间歇期能使 $G_0$ 期细胞进入增殖期，且对药物敏感，易被消灭。目前主要采用联合化疗的方法治疗急性白血病，化疗实施的原则为早治、联合、充分、间歇、分阶段。必要时应同时进行抗感染、支持治疗、化疗。

**3. 维持治疗原则**　大量白血病细胞在诱导缓解过程中被杀灭，白血病细胞的密度降低，此时有大多数的白血病细胞进入分裂周期，故应使用周期特异性药物（阿糖胞苷、6-巯基嘌呤、甲氨蝶呤等）以杀灭新转入分裂周期的细胞。此外仍有一些细胞处于休止期，故也应在其后用周期非特异性药物（氮芥类、植物类、顺铂类、抗生素类等）进行化疗。在化疗过程中应有间歇期，使病人的正常造血组织和免疫机能在间歇期得以恢复，但间歇期应尽量缩短，以减少白血病细胞再生的机会。

### （二）慢性白血病

慢性白血病的治疗原则与急性白血病的治疗原则基本相同，只是慢性白血病注重慢性期的治疗，可单药化疗亦可联合化疗，使血象和体征得到控制，力争分子水平的缓解和治愈。

## 五、用药方案

### （一）急性白血病

**1. 急性白血病联合化疗的方案主要有以下几种。**

（1）CAG 方案　粒细胞集落刺激因子（ $100\mu g/m^2$，每隔 12 小时一次，皮下注射，第 1~14 天）、阿糖胞苷（ $10mg/m^2$，每隔 12 小时一次，皮下注射，第 1~14 天）和阿克拉霉素 [ $5\sim7mg/(m^2\cdot d)$，静脉滴注，第 1~8 天]。

（2）DA 方案　柔红霉素（ $40mg/m^2$，静脉滴注，第 1~4 天）和阿糖胞苷（ $100mg/m^2$，皮下注射，第 1~5 天）。

（3）MA 方案　米托蒽醌（ $10mg/d$，静脉滴注，第 1~3 天）和阿糖胞苷

（200mg/d，分2次静脉滴注，第1~7天）。

（4）VCAAP方案　长春新碱（1.5mg/d，静脉滴注，第1、8、15、22天）、环磷酰胺（800mg/d，静脉注射，第1、15天）、阿霉素 [20 mg/（m²·d），静脉滴注，第1、8、15、22天]、阿糖胞苷 [100 mg/（m²·d），静脉滴注，第1周] 和泼尼松 [1mg/（kg·d），口服，第1~28天]。

**2. 其他化疗药物**

（1）环磷酰胺（cyclophosphamide，CTX）　CTX是临床上最常用的氮芥类化疗药物之一，属于细胞周期非特异性药物，抗菌谱广，对白血病、淋巴瘤及实体瘤均有效。80% 经肾排出，可用静脉推注或短时间静注给药，也可用于口服。口服剂量为 50 ~ 100mg/（kg·d），静脉剂量变化大。CTX 的主要副作用是出血性膀胱炎、骨髓造血抑制、恶心、呕吐等。

（2）甲氨蝶呤（methotrexate，MTX）　MTX 对二氢叶酸还原酶有极强的抑制作用，是 S 期自限性特异性药物。主要作用于 S 及 $G_1$/S 期。MTX 主要用于急性淋巴细胞白血病的治疗，亦是治疗中枢神经系统白血病的首选药。MTX 可口服、静脉、动脉或鞘内注射给药。此药不易透过血脑屏障，剂量大小不等，口服 10 ~ 15mg /次，每周2次；亦可大剂量静注 500 ~ 1000mg，但须在给药后 6 ~ 8 小时内用四氢叶酸钙救援；肌注剂量为 6 ~ 9mg，每 6 小时肌注 1 次，需 8 次。MTX 的主要副作用是血液系统疾病和胃肠道毒性反应，但在停药后可以恢复，口腔和肠道黏膜损伤也较常见，大剂量 MTX 可引起肝、肾功能损害。

（3）阿糖胞苷（arabinoside cytosin，Ara‑C）　Ara‑C 是最具有代表性的抗嘧啶代谢物，也是治疗急性髓系白血病最有效的药物之一，属周期特异性药物。口服生物利用度低，主要经静脉注射、肌注或鞘内注射给药。对于急性髓系白血病，静脉注射剂量为 100mg/m²，每日多次给药或持续静注。Ara‑C 单药可用于成人急性粒细胞白血病的诱导缓解，剂量为 200mg/（m²·d），持续静脉输注 24 小时以上，连用 5 天，总剂量为 1g/m²，每 2 周为一疗程，根据血液学反应来调整剂量。此药主要的副作用为骨髓抑制，胃肠道黏膜损害，恶心、呕吐、腹泻等，大剂量 Ara‑C 可引起严重的胃肠道损伤和消化道出血。

（4）三尖杉酯碱（harringtonine，Har）及高三尖杉酯（homoharringtonine，Hhar）Har 及 Hhar 均由粗榧树皮中提取，均抑制蛋白质和 DNA 生物合成。主要用于急性髓系白血病的治疗。经肌内注射或口服吸收慢而不完全，主要用于静脉注射，成人剂量 1~4mg/d，7~10 天为一疗程，2 周后可重复给药。主要副作用是骨髓抑制，胃肠道反应和心脏毒性。

（5）巯嘌呤（mercaptopurinum）　巯嘌呤适用于急性淋巴细胞白血病及急性非淋巴细胞白血病、慢性粒细胞白血病的急变期。成人常用量：①初始给药，每日 80 ~ 100mg/m²，每日 1 次或分次口服，一般用药后 2 ~ 4 周可见效，如果用药 4 周后，仍未见临床改进及白细胞数下降，可考虑增加剂量。②维持给药，每日 50 ~ 100mg/m²。此药常见的不良反应为骨髓抑制，肝脏损害，偶见消化道反应等。

**（二）慢性白血病**

**1. 羟基脲（hydroxyurea，HU）**　为 S 期特异性抑制 DNA 合成的药物，起效快，但持续时间较短。用药后 $2 \sim 3$ 天白细胞迅速下降，停药后又很快回升。对血小板的影响较小。可致红系巨幼样变。常用剂量为 $3g/d$，分 2 次口服，待白细胞减至 $20 \times 10^9/L$ 左右，剂量减半；降至 $10 \times 10^9/L$ 时，改为小剂量（$0.5 \sim 1g/d$）维持治疗。需经常检查血象，以便调节药物剂量。副作用较少，与烷化剂无交叉耐药。用该药治疗慢性髓性白血病生存期比白消安长，为当前首选化疗药物。

**2. 白消安（busulfan，BU）** BU 属于细胞周期非特异性药物，主要作用于 $G_1$ 和 $G_0$ 期细胞。选择性地破坏粒细胞，对血小板和红细胞抑制作用较轻。主要用于治疗慢性粒细胞白血病。口服吸收好，剂量 $4 \sim 6mg/d$，也可大剂量用于骨髓移植预处理。用药 $2 \sim 3$ 周，外周白细胞开始减少，停药后白细胞减少持续 $2 \sim 4$ 周。当白细胞降至 $20 \times 10^9/L$，剂量减半，降至 $10 \times 10^9/L$，可暂时停药观察。主要的副作用是骨髓抑制，肺间质纤维化，皮肤色素沉着，闭经等。

**3. α - 干扰素（alpha interferon，α - IFN）** 干扰素具有抗细胞增殖作用。与联合化疗不同，干扰素对 Ph′阳性细胞的抑制作用相对缓慢，达到完全缓解的患者，3 年生存率为 $94\%$。剂量为（$3 \sim 9$）$\times 10^6U/d$，皮下或肌内注射，每周 $3 \sim 7$ 次，持续用药数月至两年不等。对于白细胞过多者，宜在第 $1 \sim 2$ 周并用羟基脲或白消安。该药与小剂量阿糖胞苷联用，可提高疗效。

**4. 靛玉红（indirubin）** 靛玉红是从中药大青叶中分离提取的生物碱，具有抗癌作用。用于治疗慢性粒细胞白血病，对急性粒细胞白血病也有一定疗效。口服剂量为 $150 \sim 300mg/dl$，分三次服用，用药后 $20 \sim 40$ 天白细胞水平下降，2 个月下降至正常水平。副作用有腹泻、腹痛等。

## 六、建议

对于正常人而言，避免接触过多的 X 射线及其他有害的放射线，对从事放射工作的人员需做好个人防护，尤其是孕妇及婴幼儿应注意避免接触放射线；应注意防治各种感染，特别是病毒感染；慎重使用某些药物，如某些抗菌药物、抗病毒药物、抗肿瘤药物等；避免接触某些致癌物质，如硝基苯，农药，有毒有害物质等；对白血病高危人群应做好定期检查工作，特别注意血象及髓象的检查结果。注意白血病的早期症状，做到早发现，早确诊，早治疗。由于白血病分型和预后分层复杂，因此没有千篇一律的治疗方法，需要结合细致的分型和预后分层制定治疗方案。目前主要有下列几类治疗方法：化学治疗、放射治疗、靶向治疗、免疫治疗、干细胞移植等。白血病治疗的重要手段是应用药物的化学治疗，其目的是减少并最终彻底杀灭体内异常增殖的白血病细胞，以恢复骨髓造血功能，达到病情完全缓解，并延长患者生存期。对于大多数患者而言，采用诱导化疗、缓解化疗和强化治疗的联合化疗方法进行治疗。通过合理的综合性治疗，白血病预后得到极大的改观，相当多的患者可以获得治愈或者维持长期稳定的状态。

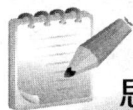

**思考题**

1. 试述抗肿瘤药物的作用机制及代表药物。

2. 试述肿瘤化疗的应用范围及抗肿瘤药物联合化疗的治疗原则。

3. 肺癌的诊断要点和处理原则是什么？常用的化疗方案有哪些？

4. 肺癌的化疗禁忌证包括哪些？

5. 肺癌的辅助检查手段各有什么特点？

6. 吉非替尼和西妥昔单抗用于治疗肺癌的机制和用药方法是什么？

7. 乳腺癌的诊断要点和处理原则是什么？常用的治疗药物有哪几类？

8. 试述用于乳腺癌化疗的单抗和生物制剂有哪些，并说明各自的作用特点。

9. 乳腺癌患者采用内分泌治疗的适应证是什么？

10. 丙酸睾酮、二甲睾酮、氟羟甲睾酮、他莫昔芬适用于哪类乳腺癌患者的用药？

11. 原发性肝癌的诊断标准和处理原则是什么？

12. 原发性肝癌治疗的药物有哪几类？举例说明各类药物的用药原则。

13. 举例说明目前已经应用于临床的抗肝癌分子靶向药物。

14. 大肠癌的处理原则是什么？治疗的药物有哪几类，各有哪些作用特点和不良反应？

15. 急性和慢性白血病的诊断要点是什么？举例说明常用的治疗药物有哪些。

16. 羟基脲、白消安、α-干扰素治疗慢性白血病的机理分别是什么？如何用药？

（常福厚）

# 急性中毒的药物治疗

## 学习目标

1. **掌握** 常见化学性毒物（包括药物、农药、有害气体）及动植物毒物急性中毒的治疗原则及药物治疗方法。
2. **熟悉** 常见化学性毒物及动植物毒物急性中毒常用治疗药物的特点
3. **了解** 常见化学性毒物及动植物毒物急性中毒的中毒机制和临床表现。

急性中毒（acute intoxication）是指大量毒物短时间内经皮肤、黏膜、呼吸道、消化道或注射等途径进入人体，引起机体的急性病理生理改变甚至死亡的过程。临床上根据毒物种类将急性中毒分为化学性毒物中毒（包括药物、农药、有害气体和有机溶剂）和动植物性毒物中毒。

各类急性中毒的机制、临床表现和治疗方案虽有差异，但基本原则是相似的。大多数急性中毒的常见临床表现有头晕、出汗、恶心、呕吐、胸闷、腹部不适、昏迷等，但一些中毒有其独特表现。出现下述情况应考虑为特殊毒物的急性中毒：

（1）昏迷伴有口唇红润见于急性一氧化碳、氰化物中毒；

（2）昏迷伴有皮肤及口唇青紫见于亚硝酸盐、亚甲蓝（美蓝）中毒；

（3）昏迷伴有双侧瞳孔缩小见于阿片类药物、海洛因类毒品、有机磷农药、毒蘑菇、某些安眠药中毒；

（4）昏迷伴有双侧瞳孔扩大见于肉毒杆菌、阿托品类药物、氢化物中毒；

（5）出现三流现象（流泪、流鼻涕、流口水）见于有机磷农药中毒；

（6）呼吸有异常气味　大蒜气味见于有机磷中毒、苦杏仁味见于氰化物中毒；

（7）持续的剧烈抽搐见于毒鼠强中毒。

急性中毒发病急骤、严重、变化迅速，如不及时救治可危及生命。急性中毒的一般救治原则如下。

（1）评估患者情况，稳定生命体征。急性中毒时心肺复苏与稳定生命体征及其重要，必要时应先于清除毒物进行。

（2）切断毒源，使中毒患者迅速脱离染毒环境。

（3）立即清洗染毒皮肤及器官，及早催吐、洗胃、导泻和吸氧，迅速阻断毒物的继续吸收。

（4）尽快明确毒物接触史，接触史包括毒物名称、理化性质与状态、接触时间和吸收量及方式，若不能立即明确，须及时留取洗胃液或呕吐物、排泄物及可疑染毒物送毒物检测。

（5）尽早足量使用特效解毒剂，选择正确的给药方法，使特殊解毒剂在最短的时间发挥最好的疗效；注意解毒剂的配伍，充分发挥解毒剂的联合作用，如有机磷农药中毒时阿托品与胆碱酯酶复活剂的合用；毒鼠强中毒时安定与纳洛酮的合用等。

（6）补液、利尿，加速体内毒物排出。可使用体外清除技术，如血液透析、腹膜透析、血液灌流（活性炭、合成树脂等吸附剂）、血浆置换等方法增加毒物的清除速度。

（7）有效的支持及对症治疗　多数中毒无特殊解毒疗法，通过积极的对症支持治疗抢救危重患者，为重要器官功能恢复创造条件。具体措施：①保持呼吸道通畅，必要时气管插管、呼吸支持；②补充循环血容量，使用血管活性药和正性肌力药；③输液或鼻饲供给营养；④应用巴比妥类、地西泮等药物抗惊厥治疗；⑤选用适当抗生素防治感染；⑥对脑水肿、肺水肿、呼吸衰竭、休克、心律失常、肾功能衰竭、电解质及酸碱平衡紊乱等情况给予积极救治。

## 第一节　常见药物中毒

## 阿片类药物中毒

### 一、概述

阿片类药物包括吗啡、可待因、美沙酮、芬太尼等，误用过量或频繁使用可致中毒。激动体内阿片受体，对中枢神经系统先兴奋、后抑制，以抑制作用为主。吗啡可抑制大脑皮质的高级中枢，继之影响延脑，抑制呼吸中枢；同时能兴奋脊髓，使脊髓的反射增强；可提高胃肠道平滑肌及其括约肌张力，减低肠道蠕动，对支气管、胆管及输尿管平滑肌也有兴奋作用；大剂量吗啡可促进组胺释放，使外周血管扩张，血压下降，脑血管扩张，颅内压升高，超大剂量可引起心动过缓。

### 二、诊断要点

**1. 毒物接触史**　吗啡成人中毒量为 60mg，致死量为 300mg；可待因毒性约为吗啡的 1/4，中毒剂量为 200mg，致死量为 800mg。

**2. 临床表现**　急性阿片类药物中毒有短暂的欣快感和兴奋表现。一般中毒症状为头痛、头晕、恶心、呕吐、兴奋或抑郁，肌张力先增强后迟缓、出汗、皮肤发痒或有便秘及尿潴留等。重者可出现昏迷、针尖样瞳孔和呼吸抑制的吗啡中毒"三联症"。中毒病人脊髓反射增强时，常出现肌肉抽搐、惊厥、牙关紧闭和角弓反张。急性中毒 6～12 小时内多死于呼吸麻痹；超过 12 小时后，常并发肺部感染；超过 48 小时者，预后较好。

**3. 实验室检查**　取尿液或胃内容物等做化学检验，可检出毒物。

### 三、处理原则

**1. 支持治疗**　维持中毒者生命体征，保持呼吸道通畅，如呼吸中枢发生障碍或昏迷时应迅速给氧；补充血容量，维持血压正常；纠正心律失常。

**2. 清除毒物** 采用催吐、洗胃和导泻等方法阻止毒物吸收，也可应用利尿剂或高渗葡萄糖注射液尽快促使毒物排出体外，中断对机体的继续损害。

**3. 特殊解毒药治疗** 中毒时可给予特殊解毒药治疗，包括特效解毒剂及生理拮抗剂等，其可通过与体内存留的毒物起中和、氧化、沉淀等化学作用，改变毒物的理化性质，使其失去毒性。

## 四、用药方案

临床常用阿片受体阻断剂，即选用化学结构与吗啡极相似，对阿片受体有拮抗作用的药物。该类药物有纳洛酮和烯丙吗啡等。

**1. 纳洛酮（naloxone）** 纳洛酮作为阿片类药物中毒的特效解毒药，能够特异性拮抗阿片受体，起效迅速，只要掌握好时间，把握好用量，其临床疗效显著，且副作用轻微。阿片中毒者给予纳洛酮 0.4~0.8mg 肌注或静注，一般静脉注射纳洛酮 2~3 分钟即出现药效，肌内或皮下注射 15 分钟方可出现药效。对于呼吸抑制较重者，开始即可静脉注射纳洛酮 2mg，若注射后体征没有得到扭转时，可再注射 2~4mg，必要时再重复，也可给予 0.8~1.2mg 静脉滴注维持，总使用剂量可达 20mg。如反复注射纳洛酮至 20mg 仍无效，则应考虑合并有缺氧、缺血性脑损伤，或合并其他药品、毒品中毒。

**2. 烯丙吗啡（nalorphine，纳洛芬）** 能迅速及特异性对抗吗啡和其他与吗啡结构类似镇痛药的许多作用，如欣快感、镇痛、催眠、呼吸抑制、催吐、缩瞳以及胃肠道平滑肌痉挛等。一般 5~10mg 静注，必要时间隔 10~15 分钟重复注射，总量不超过 40mg。

**3. 对症治疗** 保持呼吸道通畅，条件允许应吸氧，若呼吸抑制可交替选用阿托品、山梗菜碱、尼可刹米、二甲弗林等兴奋呼吸中枢；循环衰竭，血压降低者应用血管升压药；中毒惊厥者可应用地西泮或硫喷妥钠；昏迷伴呼吸道感染者可应用抗生素预防和控制感染。

## 五、建议

对阿片类药物重度中毒患者，纳洛酮的抢救治疗维持时间不应少于 4~8 小时，最好在 12 小时以上，如过早撤药，病人有可能再度出现呼吸抑制而导致死亡。

# 巴 比 妥 类 药 物 中 毒

## 一、概述

巴比妥类药物为镇静、催眠、止惊及麻醉药物，应用广泛。该类药物主要作用于脑干网状结构上行激活系统，对中枢神经系统的抑制有量-效关系，随剂量的增加，产生由镇静、催眠到麻醉的作用，大剂量可抑制延髓呼吸中枢及血管运动中枢，造成呼吸麻痹和血压下降，从而导致呼吸循环衰竭。

## 二、诊断要点

**1. 毒物接触史** 一次服用大剂量巴比妥类药物可引起急性药物中毒；长期滥用可引起耐药性和依赖性从而导致慢性中毒。

**2. 临床表现** ①轻度中毒：头痛、眩晕、嗜睡、情绪不稳定、记忆力减退、语言迟钝、共济失调及神志模糊；一般呼吸正常或稍慢；血压正常或稍低；②中度中毒：沉睡或进入浅昏迷状态，用强刺激可唤醒，呼吸减慢、眼球震颤、对光反射迟钝；③重度中毒：进行性中枢神经系统抑制，由嗜睡到深昏迷；瞳孔散大、全身弛缓、角膜、咽反射消失、腱反射消失；呼吸中枢抑制，呼吸变浅变慢，直到呼吸停止；体温、血压下降、少尿或无尿，可因呼吸、肾和循环衰竭而死亡。

**3. 实验室检查** ①呕吐物、胃液、血液、尿液及脑脊液检查，可测定巴比妥类药物浓度；②对重度中毒病人，应做血中非蛋白氮、肌酐、二氧化碳结合力、电解质及肝肾功能检查。

## 三、处理原则

**1. 清除毒物** 采用催吐、洗胃和导泻等方法阻止毒物吸收，促进毒物排出，中断对机体的继续损害；也可应用利尿剂尽快促使毒物排出体外。

**2. 对症支持治疗** 维持中毒者的生命体征，保持呼吸道通畅，呼吸中枢发生障碍或昏迷时应迅速给氧；中毒昏迷患者可采用中枢兴奋药治疗，常用药物有尼可刹米和贝美格；补充血容量，维持血压正常。

## 四、用药方案

**1. 支持治疗** 保持患者呼吸道通畅，补充血容量，维持血压正常，对难纠正的低血压，可应用多巴胺或去甲肾上腺素，纠正心律失常。可给予葡萄糖、维生素B、纳洛酮促进意识恢复。纳洛酮首次剂量 $0.4 \sim 0.8mg$（儿童每次 $0.01mg/kg$）皮下、肌内或静脉注射，或以 $4mg$ 加入 $5\%$ 葡萄糖注射液 $500 \sim 1000ml$ 中，静脉滴注，1 次/天，直至患者苏醒。

**2. 清除毒物** 口服大量药物 $5 \sim 6$ 小时内的中毒患者，应立即洗胃。一般给予 $1:2000 \sim 1:5000$ 的高锰酸钾溶液或 $0.9\%$ 氯化钠注射液洗胃；使用利尿剂可加速毒物排泄，一般使用 $20\%$ 甘露醇注射液静脉滴注，$3 \sim 4$ 小时后可重复使用；呋塞米口服，$20mg/$ 次，$1 \sim 3$ 次/天，使用利尿剂时应注意水、电解质平衡，及时补充丧失的钠、钾等电解质；碱化尿液，静滴 $5\%$ 碳酸氢钠维持尿液 pH 值为 $7.8 \sim 8.0$，以减少药物的重吸收，加大药物的排泄量。血液灌流和血液透析术对有昏迷、呼吸抑制、低血压，尤其是有急性肾功能衰竭的危重患者，在生命体征基本稳定的基础上及早采用血液灌流、血液透析术，尤其是对于结合蛋白较少的长效巴比妥类药物透析效果更好。

**3. 对症治疗** 中毒昏迷患者可采用中枢兴奋药治疗，常用药物有尼可刹米（nikethamide）和贝美格（bemegride）。尼可刹米肌注或静注 $0.25 \sim 0.5g/$ 次，必要时间隔 $1 \sim 2$ 小时重复一次，或与其他中枢兴奋药交替使用，直到呼吸抑制缓解、无肌震颤或抽搐。贝美格 $50mg$，用 $5\%$ 葡萄糖注射液稀释后静脉滴注，至病情改善为止，必须密切观察，谨防过量引起惊厥。出现皮疹时，可应用抗组胺药物；若发生剥脱性皮炎，可用氢化可的松、地塞米松等治疗；对昏迷患者，必要时可考虑应用青霉素、链霉素等抗生素，预防肺炎及其他继发感染。

### 五、建议

对于中毒者不主张常规使用中枢兴奋药进行抢救治疗，因其虽有兴奋呼吸的作用，但同时增加机体对氧的需求，从而增加了发生惊厥和心律失常的危险。

应用本类药物时，应严格掌握剂量和给药速度；与其他中枢抑制药同用，剂量应减少；酒精中毒病人禁用本类药品。

# 吩噻嗪类药物中毒

### 一、概述

吩噻嗪类药物包括氯丙嗪、三氟拉嗪、乙酰普马嗪和氟奋乃静等。药物过量可引起中枢神经系统毒性反应，为对大脑皮质及皮质下中枢的抑制，控制纹状体的化学介质乙酰胆碱和多巴胺，氯丙嗪能阻断多巴胺受体，使乙酰胆碱相对占优势，出现锥体外系兴奋症状；抑制血管运动中枢和阻断肾上腺素能 α 受体，使血管扩张，外周阻力减低，引起低血压甚至休克，抗胆碱能作用引起口干和心动过速。

### 二、诊断要点

**1. 毒物接触史**　在治疗精神分裂症时大剂量服用药物或误服大剂量本类药物，可致急性中毒。

**2. 临床表现**　中毒时表现困倦、过度镇静、嗜睡、意识障碍、谵妄及昏迷、瞳孔缩小、低血压、口干、尿潴留、心率加快以及体温下降，还可出现恶心、呕吐、流涎等。重症患者肌张力减退、腱反射消失、昏迷、惊厥、休克、呼吸抑制及心律失常等。若长期大剂量使用该药物可出现锥体外系症状，如帕金森综合征、静坐不能及强直反应。过量时可使痉挛阈值降低，出现癫痫样发作，尤以氯丙嗪、奋乃静多见。氯丙嗪中毒的患者可发生剥脱性皮炎、粒细胞缺乏症、肝炎、药物热、低血压和突然窒息而死亡。

### 三、辅助检查

①尿液中氯丙嗪定性试验；②血常规，必要时做骨髓涂片检查；③血糖、胆固醇、肝、肾功能检查。

### 四、处理原则

**1. 清除毒物**　口服中毒未超过 6 小时者，一般首选 1∶5000 高锰酸钾溶液洗胃，或用温开水灌洗，每次给予 250ml 反复冲洗，直至洗出液完全澄清，洗胃后可注入 50% 硫化镁（钠）溶液 40～60ml 导泻，以排出毒物；静注高渗葡萄糖或右旋糖酐，促进利尿，排泄毒物。

**2. 对症及支持治疗**　保持气道通畅，有呼吸抑制时，可适量使用中枢兴奋剂；急性中毒出现低血压多由于血管扩张所致，应输液补充血容量，若无效，可选用间羟胺等血管活性药物升压；锥体外系反应明显，帕金森综合征出现可选用苯海索、东莨菪碱等；肌肉痉挛及张力障碍，可用苯海拉明口服或静注；有粒细胞缺乏症或再生障碍性贫血可用肾上腺皮质激素、粒细胞巨噬细胞集落刺激生物因子（GM-CSF）等治疗，必要时输血；若出现过敏反应选用大剂量激素治疗。

## 五、用药方案

吩噻嗪类药物中毒无特效解毒剂，以对症和支持治疗为主。

**1. 昏迷**　药物中毒昏迷且有呼吸抑制患者，可适量使用中枢兴奋剂贝美格，其中枢兴奋作用快和毒性较低。贝美格 50~150mg 加葡萄糖注射液或 0.9% 氯化钠注射液 100ml 静滴，50~60 滴/分钟，至患者出现肌张力增加、肌纤维震颤、肌腱反射恢复。如静滴 2~3 小时无效，则静脉推注贝美格 50mg 每 3~5 分钟一次，直到病情改善或出现轻微中毒症状为止。

**2. 锥体外系症状**　若锥体外系症状明显，有震颤性麻痹综合征及口周震颤可选用盐酸苯海索，口服 2mg/次，每日 2~3 次，服用 2~3 天；急性肌肉痉挛及肌张力障碍，可用苯海拉明，口服 25~50mg/次或肌注 20~40mg/次。

**3. 支持治疗**　低血压者可选用升压药，如间羟胺；心律失常者可选用利多卡因；出现黄疸、肝肿大或有过敏性皮炎时，可选用氢化可的松、地塞米松等；有粒细胞缺乏症或再生障碍性贫血可用肾上腺皮质激素治疗，必要时输血；病情严重者行血液透析。

## 六、建议

长期应用本类药物，应定期检查血液指标；精神病人使用本类药物，须嘱其家属密切观察；因本类药物引起的低血压，禁用肾上腺素作升压药。

# 酒 精 中 毒

## 一、概述

急性酒精中毒（acute alcohol intoxication）是指由于短时间摄入大量酒精或含酒精饮料后出现的中枢神经系统功能紊乱状态，多表现为行为和意识异常，严重者损伤脏器功能，导致呼吸循环衰竭，进而危及生命，也称为急性乙醇中毒（acute ethanol intoxication）。

酒精中毒大多为成人服下过量酒精或酒精类饮料所致，主要表现为对胃的刺激性症状及中枢神经系统先兴奋后抑制的症状。小剂量乙醇（血中乙醇浓度小于 500mg/L）时具有兴奋作用，这是由于乙醇能作用于脑中枢苯二氮䓬-γ-氨基丁酸受体，阻断 γ-氨基丁酸受体对脑中枢的抑制所致。随着血中乙醇浓度的增加，继之皮层下中枢和小脑活动受累，逐步发展作用于网状结构，引起昏睡、昏迷、而后至延脑和脊髓，抑制血管运动中枢功能，麻痹呼吸中枢及心脏，重者引起呼吸和循环衰竭。此外，长期酒精刺激可造成慢性胃炎，导致维生素等物质吸收障碍而发生神经炎，伴发其他营养障碍及躯体疾病如贫血、胆囊炎、胰腺炎、结核病等。

## 二、诊断要点

**1. 毒物接触史**　成人中毒为短时间摄入大量酒精或含酒精饮料，小儿偶见。乙醇成人致死剂量在 $250\sim500g$，小儿的耐受性较低，婴儿致死量约 $6\sim10g$，儿童约25g。

**2. 临床表现**　急性酒精中毒临床表现主要为消化系统和神经系统症状，可分三个阶段：①兴奋期：欣快、语言增多、面色潮红或苍白、眼球结膜充血、自控力降低；②共济失调期：动作不协调、步态不稳，反应迟钝、语无伦次、身体难以平衡；③昏睡昏迷期：皮肤湿冷、面色潮红或苍白加重、呼吸缓慢、可有大小便失禁、沉睡不醒，甚至昏迷；如延髓受抑制，可引起呼吸和血管运动中枢麻痹，从而发生呼吸及循环衰竭，甚至引起死亡。

## 三、辅助检查

①急性酒精中毒时，血液或呼出气体酒精检测乙醇浓度 $\geqslant11mmol/L$（$50mg/dl$）；②肌红蛋白、血清铁蛋白升高，血钾、钠、氯明显低下；③糖耐量下降，肝功能异常等。

## 四、处理原则

**1. 基础治疗**　饮入大量酒精者，可刺激咽部催吐；保持呼吸道通畅，头偏向一侧，避免呕吐物阻塞呼吸道，或误吸呕吐物导致窒息；低流量氧气吸入；酒精中毒深昏迷者，若在饮酒后 1 小时内无呕吐者，建议洗胃。

**2. 药物治疗**　美他多辛是乙醛脱氢酶激活剂，能拮抗急、慢性酒精中毒引起的乙醇脱氢酶（ADH）活性下降；加速乙醇及其代谢产物乙醛和酮体经尿液排泄，降低血中乙醇浓度，属于促酒精代谢药。

**3. 对症治疗**　加用利尿剂，促进酒精分解代谢，维持水电解质、酸碱平衡；呼吸抑制时给予呼吸中枢兴奋剂；昏迷患者可给予中枢兴奋剂；严重中毒者可行血液透析。

## 五、用药方案

**1. 美他多辛**　乙醛脱氢酶激活剂，能拮抗急、慢性酒精中毒引起的乙醇脱氢酶（ADH）活性下降；加速乙醇及其代谢产物乙醛和酮体经尿液排泄，降低血中乙醇浓度。美他多辛能对抗急性乙醇中毒引起的 ATP 下降和细胞内还原型谷胱甘肽（GSH）水平降低，维持体内抗氧化系统的平衡，起到拮抗急慢性酒精中毒引起的氧化应激反应的作用，改善饮酒导致的肝功能损害及改善因酒精中毒而引起的心理行为异常，可以用于中至重度中毒特别伴有攻击行为、情绪异常的患者。静脉滴注给药，0.9g/次，哺乳期、支气管哮喘患者禁用。

**2. 阿片受体拮抗剂**　纳洛酮可以拮抗急性酒精中毒时增高的 $\beta$-内啡肽对中枢神经系统的抑制，有缓解酒精中毒症状、缩短神志异常时间、加快患者的恢复且不良反应少等特点，是临床治疗急性酒精中毒的常用药物。纳洛酮 $0.4\sim0.8mg$，缓慢静脉滴注，有助于缩短昏迷时间，必要时可重复给药。

**3. 胃黏膜保护剂**　大量饮酒及剧烈的呕吐会损伤胃黏膜。呕吐剧烈者给予甲氧氯普胺 10mg 肌注；同时给予奥美拉唑 40mg 加入 0.9% 生理盐水 250ml 静脉滴注；伴有消化道出血者予以止血。

**4. 利尿药和脱水药**　通过作用于肾脏，增加电解质和水的排出而加速酒精排泄，防止脑水肿。脑水肿导致颅内压升高时，可用 50% 葡萄糖溶液 60~80ml 或 20% 甘露醇 200ml 静脉滴注；必要时可给呋塞米 20mg 静脉推注。

**5. 对症治疗**　适当补液及补充维生素 $B_1$、$B_6$、C 有利于酒精氧化代谢；精神症状严重者给予中小剂量抗精神病药，如奋乃静、氯丙嗪等；对于兴奋躁动、行为紊乱而无癫痫发作者，给予氟哌啶醇 5~10mg 肌注，肢体震颤者可口服适量氯硝西泮。

## 六、建议

在急性酒精中毒的诊治中，既要避免对病情评估不足延误诊治，也要避免过度医疗，浪费资源；对酒精过量烦躁兴奋者禁用巴比妥类或吗啡类药物；原有心、肝、肺、肾疾病者，禁用含酒精饮料。

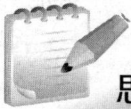

### 思考题

1. 急性阿片类药物中毒的治疗原则有哪些？常用治疗的药物有哪些？
2. 酒精中毒的药物治疗有哪些？

# 第二节　农药中毒

# 有机磷农药中毒

## 一、概述

有机磷农药大多数属有机磷酸酯类或硫代磷酸酯类化合物，包括硫磷、敌敌畏、敌百虫、乐果等，是目前应用最广泛的农药，绝大多数为杀虫剂。有机磷酸酯的结构近似于乙酰胆碱，进入人体后与胆碱酯酶结合形成磷酰化胆碱酯酶，使其失去分解乙酰胆碱的能力，造成胆碱能神经的化学递质乙酰胆碱蓄积过多，临床出现以毒蕈碱样、烟碱样和中枢神经系统症状为主要表现的一系列胆碱能神经兴奋症状。

## 二、诊断要点

**1. 毒物接触史**　急性有机磷农药中毒多因误服、自服或食用污染食物所致，成批有机磷农药中毒多见于蔬菜污染，散发病例农村多于城市。

**2. 临床表现**　根据中毒程度不同，急性中毒可分为轻、中、重三级。①轻度中毒，症状类似毒蕈碱样症状，表现为恶心、呕吐、腹痛、腹泻、头痛、流涎、多汗、头晕、视力模糊等，血液胆碱酯酶活力在 50% ~ 70% ；②中度中毒除上述症状外，尚有胸部压迫感、呼吸困难、肌肉颤动、瞳孔缩小、共济失调等，血液胆碱酯酶活力在 30% ~ 50% ；③重度中毒，上述症状明显加重，瞳孔极度缩小、口唇发绀、呼吸衰竭、大小便失禁、惊厥、昏迷等，少数患者可有脑水肿，血液胆碱酯酶活力在 30% 以下。

## 三、辅助检查

①血液胆碱酯酶活力测定，如胆碱酯酶活力降至正常人 80% 以下即有诊断意义；②测定尿中有机磷的代谢产物，如敌百虫中毒时尿中可检出三氯乙醇；对硫磷中毒时尿中可检出对氨基酚，可作为早期诊断方法之一。

## 四、处理原则

**1. 脱离毒源，清除毒物** 接触中毒者，应立即脱离中毒现场，脱去污染衣服，用清水或肥皂冲洗污染皮肤、毛发和指甲等部位。眼部污染时，可用清水、0.9% 氯化钠注射液、2% 碳酸氢钠溶液或 3% 碳硼酸溶液冲洗。口服中毒者，立即用清水、2% 碳酸氢钠溶液（敌百虫中毒时忌用）或 1 : 5000 高锰酸钾（对硫磷中毒时忌用）反复洗胃，直至洗出液清亮、无农药气味为止。

**2. 心脑肺复苏** 有机磷中毒常死于肺水肿、呼吸衰竭等，因此要紧急采取复苏措施，保持呼吸道畅通，心脏停搏时行心脏按压复苏，人工呼吸和氧疗等，积极防治休克、肺水肿、脑水肿，可用抗生素预防合并感染。

**3. 特效解毒剂使用** 根据病情，早期、足量和联合应用特效解毒药，并选用合理的给药途径。常用解救药物有阿托品（atropine）和胆碱酯酶复活剂如氯解磷定（pralidoxime）、碘解磷定（pralidoxime iodide）等。

## 五、用药方案

**1. 阿托品**

（1）抗乙酰胆碱药物，可阻断 M 胆碱能受体，对抗乙酰胆碱的毒蕈碱样作用，解除平滑肌痉挛，抑制支气管分泌，保持呼吸道通畅，防止发生肺水肿；可消除和减轻有机磷农药中毒的中枢神经系统症状，兴奋呼吸中枢，对抗呼吸中枢的抑制，拮抗有机磷中毒引起的血压升高和心律失常。

（2）治疗原则 及时、足量、重复给药，直至阿托品化。轻度中毒时阿托品 1 ~ 2mg 皮下注射，1 ~ 2 小时给药一次，患者阿托品化后改为 0.5mg 皮下注射，8 小时一次；中度中毒时 2 ~ 4mg 静脉注射，以后每 30 分钟 1 ~ 2mg 静脉注射，达阿托品化后改为 0.5 ~ 1mg 皮下注射，4 ~ 6 小时一次；重度中毒时 3 ~ 10mg 静脉注射，之后 10 ~ 30 分钟给予 2 ~ 5mg 静脉注射，阿托品化后改为 0.5 ~ 1mg 皮下注射，每 2 ~ 6 小时用 1 次。有条件可采用微量泵持续静注阿托品可避免间断静脉给药血药浓度的峰谷现象。

**2. 胆碱酯酶复活剂**

（1）氯解磷定、碘解磷定等肟类化合物能与磷酰化胆碱酯酶作用，恢复被抑制的乙酰胆碱酯酶活力。肟类化合物能与血中的有机磷酸酯类直接结合成为无毒物质由尿排出。

（2）轻度中毒者，可单用氯解磷定 0.5～0.75g 肌内注射，必要时 1 小时重复 1 次；中度中毒者，首次 0.75～1.5g 肌内注射或静脉注射，每 1 小时可重复 0.5～1g；重度中毒者，在使用阿托品同时给予氯解磷定 1.5～2.5g 用 0.9% 氯化钠溶液 10～20ml 稀释后缓慢静脉注射，根据病情每 0.5～1 小时重复 1～1.5g，6 小时后如病情好转可停药。

（3）有机磷农药中毒的治疗，最理想是胆碱酯酶复活药与阿托品二药合用，不能相互取代。磷酰化胆碱酯酶经过数小时后老化，则活性难以恢复，故胆碱酯酶复活药应早期使用。在使用胆碱酯酶复活剂时忌多种复活剂同时使用，可使毒效增加。复活剂不宜与碱性药物合用，因为在碱性环境中复活剂易水解为剧毒的氰化物。

## 六、建议

在用阿托品抢救病人过程中的既要阿托品化，又要防止阿托品中毒，尤其要注意纠正病人脑水肿、酸中毒及循环血量不足等情况，否则病人对阿托品的反应低下或无反应。

# 有机氮农药中毒

## 一、概述

有机氮杀虫剂主要包括杀虫脒（氯苯脒）、杀螨脒、去甲杀虫脒等，其中以杀虫脒使用最多，可通过皮肤、呼吸道及消化道吸收中毒。有机氮农药的中毒机制比较复杂，其主要机制可能是其具有利多卡因样麻醉作用，大剂量可造成心肌收缩力受抑制和血管扩张，呼吸和循环衰竭而死亡。

## 二、诊断要点

**1. 毒物接触史** 急性有机氮农药中毒多因误服、自服或食用污染食物及饮用水所致；在生产、包装、销售及使用过程中防护不慎，可经消化道、呼吸道、皮肤进入机体导致中毒。

**2. 临床表现** 中毒症状主要包括：神经系统症状，如头痛、头晕、嗜睡、反应迟钝、言语不清、昏迷；高铁血红蛋白血症，如皮肤黏膜发绀、呼吸困难；出血性膀胱炎，患者有尿频、尿急、尿痛、血尿等；消化道刺激症状，有恶心、呕吐、腹痛或腹泻等；严重中毒者可有心律失常、溶血、脑水肿、休克、多器官功能衰竭等。

## 三、辅助检查

①血常规检查有贫血，血中查到变形珠蛋白小体（中毒后 4～8 小时出现，3～7 日消失）；②尿中可检出氯苯甲脒及其代谢产物，尿蛋白阳性，可有大量红细胞。

## 四、处理原则

根据中毒途径，迅速清除毒物。皮肤污染用肥皂水清洗，口服 1%～2% 碳酸氢钠彻底洗胃。发绀者可用还原剂解除高铁血红蛋白血症。对症支持治疗，出血性膀胱炎者给予碳酸氢钠静滴碱化尿液，并予抗生素预防尿路感染；心律失常者采用心电监护，必要时给予抗心律失常药。

## 五、用药方案

**1. 亚甲蓝**　有机氮农药中毒后会引起高铁血红蛋白血症，导致组织严重缺氧。亚甲蓝可使高铁血红蛋白还原为亚铁血红蛋白，从而消除高铁血红蛋白引起的组织缺氧和发绀症状。中毒时首选小剂量亚甲蓝，1~2mg/kg，25%葡萄糖注射液稀释后缓慢静注；重度发绀持续时间长的患者，可酌情增加亚甲蓝每日剂量。应用亚甲蓝可同时给予维生素C，2~4g/d，可加强对高铁血红蛋白的还原作用。

**2. 对症治疗**　意识障碍、嗜睡、昏迷患者给予改善脑循环，促进脑细胞代谢，恢复苏醒的药物，如纳洛酮；降低颅内压，预防脑水肿时可给予甘露醇、地塞米松等药物；出血性膀胱炎时常规碱化尿液、止血及抗感染治疗；加强对高铁血红蛋白的还原作用时，可给予大剂量维生素C，4~10g/d治疗。

## 六、建议

警惕有无与有机磷农药或其他农药合并中毒的可能性。

# 菊酯类农药中毒

## 一、概述

菊酯类农药可通过呼吸道、消化道及皮肤吸收中毒。其毒性主要作用于中枢神经系统和周围神经。其氰基通过影响细胞色素C和电子传递系统，选择性减慢神经膜细胞钠离子通道"M"闸门的关闭，钠离子通道保持开放、去极化延长，引起周围神经出现重复动作电位，使脊髓神经和周围神经兴奋性增强，造成肌肉的持续收缩；作用于氨基丁酸（GABA）受体，使之丧失对大脑的抑制功能，大脑兴奋性相对增加，出现共济失调，抽搐等症状；作用于肾上腺髓质及心肌组织交感神经末梢，使肾上腺素、去甲肾上腺素浓度升高，导致血管收缩、心律失常、呼吸困难、肺水肿等。

## 二、诊断要点

**1. 毒物接触史**　急性菊酯类农药中毒多因误服、自服或食用污染食物及饮用水所致；在生产及使用过程中不注意防护，施药时配置浓度过高或接触持续时间过长也能导致中毒。

**2. 临床表现**　轻度中毒时有头痛、头晕、恶心、呕吐、乏力、流涎、视物模糊及精神萎靡；接触部位可有皮肤潮红、肿胀、疼痛、皮疹等；中度中毒时出现嗜睡、胸闷、肌肉震颤及心律失常；重度中毒时有呼吸、心率增快，血压下降、阵发性抽搐或惊厥、角弓反张和昏迷等。

## 三、辅助检查

可取胃液、血液及尿液等作毒物及代谢产物分析，以取得可靠的诊断依据。

## 四、处理原则

**1. 清除毒物**　污染皮肤或眼黏膜用清水或肥皂水清洗；口服中毒者及时用2%碳酸氢钠溶液洗胃，迅速清除毒物。

**2. 对症处理**　防治神经系统症状并预防肺水肿、脑水肿、呼吸衰竭的发生。

## 五、用药方案

**1. 解毒治疗**　目前尚无特效治疗药物，可静脉注射或静脉滴注葛根素控制缩短病程。葛根素250~300mg，2~4小时重复1次，24小时总量不超过20mg/kg。

**2. 对症治疗**　镇静和止惊可用地西泮5~10mg或苯巴比妥50~100mg肌注；合并有机磷农药中毒，应使用阿托品；促进毒物排出可应用利尿剂；可给予维生素C、ATP、辅酶A等改善能量代谢。

## 六、建议

警惕有无与其他农药（包括有机磷农药）合并中毒的可能性。

# 杀鼠剂中毒

## 一、概述

杀鼠剂种类较多，中毒机制不尽相同，常用且毒性极强的急性杀鼠剂为毒鼠强（化学名四亚甲基二砜四胺）。毒鼠强属神经毒性灭鼠剂，其作用机制是拮抗 $\gamma$ −氨基丁酸（GABA）与其受体结合，从而阻断 GABA 的生理性抑制作用，导致中枢神经系统过度兴奋，以致惊厥。中毒者死亡原因主要为呼吸肌持续性痉挛导致窒息死亡、严重缺氧致脑水肿或毒物抑制呼吸中枢致呼吸衰竭、严重的心力衰竭致急性肺水肿等。

## 二、诊断要点

**1. 毒物接触史**　杀鼠剂广泛应用于农村和城市，皮肤接触、呼吸道吸入或误食误用，可导致中毒。毒鼠强对人的致死量为一次口服5~12mg（0.1~0.2mg/kg），毒性极大，为氰化钾的100倍。

**2. 临床表现**　经呼吸道或消化道黏膜吸收，中毒表现与接触毒物量及纯度有关。轻度中毒有头疼、头晕、恶心、呕吐、四肢无力等症状；中重度中毒可有精神症状，如幻觉、妄想，严重阵挛性惊厥和脑干刺激的癫痫大发作。

## 三、辅助检查

①可取呕吐物、洗胃液或剩余食物作毒物检测；②肝肾功能受损，淀粉酶可升高；③血液检查心肌酶可升高，有辅助诊断意义。

## 四、处理原则

毒鼠强中毒目前尚无特效解毒剂，其治疗原则是：尽早清除毒物，迅速控制抽搐，积极防治脏器功能不全，加强对症支持治疗，防治神经系统症状并预防肺水肿、脑水肿、呼吸衰竭的发生。

## 五、用药方案

中毒者应立即洗胃，排出毒物。洗胃后胃管内注入活性炭 50～100g 吸附毒物，20%～30% 硫酸镁导泻。无确切特效解毒剂，主要给予镇静抗惊厥治疗：地西泮，10～20mg/次静注或 50～100mg 加入 5% 葡萄糖注射液 250ml 静滴，总量 200mg；苯巴比妥钠 0.1g 肌注，每 6～12 小时重复 1 次，持续 1～3 天；硫喷妥钠 3mg/（kg·h）间断静注，直至抽搐停止；严重者可血液灌流和血液透析，加速毒鼠强排出体外。

## 六、建议

接诊患者时应仔细询问病史，注意有无相关毒物自服、误服及接触史，避免对病情评估不足延误诊治。

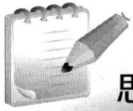

### 思考题

1. 简述有机磷农药中毒的治疗原则有哪些？
2. 杀鼠剂的药物治疗有哪些？
3. 病例：

患者男性，60 岁，误服有机磷农药中毒入院。查体：患者 T 36.5℃，P 140 次/分钟，R 12/分钟微弱，BP 60/90mmHg，双肺布满哮鸣音和湿啰音，烦躁不安，发绀，瞳孔缩小，口腔呼气带"蒜臭"味，四肢及躯干肌束颤动，大小便失禁。诊断为急性有机磷农药中毒。简述该患者的治疗方案。

# 第三节　有害气体和化学物质中毒

# 一氧化碳中毒

## 一、概述

一氧化碳（CO）为无色、无臭气体，工业生产及日常生活中最常使用的燃料，其中毒又称煤气中毒，多因煤气、石油气、煤炉等含碳物质燃烧不完全产生 CO 气体，或通风不良所致。

一氧化碳经呼吸道进入血液后，与血红蛋白（Hb）结合形成碳氧血红蛋白（HbCO），HbCO 不能携带氧，可使氧离曲线左移，阻碍氧的释放和传递，导致低氧血症，造成组织缺氧。高浓度一氧化碳可与含二价铁的肌球蛋白结合，影响细胞内氧弥散，损害线粒体功能，阻断电子传递链，抑制组织氧化呼吸。中枢神经系统对缺氧极为敏感，急性一氧化碳中毒导致脑缺氧后可发生血管壁细胞变性，渗透性增加，严重者有脑水肿。心肌细胞对缺氧也较敏感，可发生类似改变。

## 二、诊断要点

**1. 毒物接触史**　当空气中一氧化碳浓度为0.02%时，人吸入2～3小时即可出现中毒症状，吸入浓度为0.08%的一氧化碳2小时即可致人昏迷；浓度为0.1%时，可使人血液中一半血红蛋白成为碳氧血红蛋白。急性一氧化碳中毒的死亡率在急性中毒中仍居首位。

**2. 临床表现**　①轻度中毒患者有恶心、呕吐、头痛、眩晕、乏力、心悸及视力模糊。离开中毒环境，吸入新鲜空气后，症状可消失；②中度中毒患者口唇、皮肤、指甲、黏膜呈樱桃红色，或有神志不清、震颤，经迅速抢救，给予患者氧气治疗后，可恢复，一般无并发症和后遗症；③重度中毒患者可出现昏迷、惊厥、呼吸及心率加快，四肢肌张力增高，意识障碍，可死于呼吸循环衰竭。严重中毒患者经抢救存活后可留有不同程度的后遗症。

## 三、辅助检查

①血液碳氧血红蛋白测定，如碳氧血红蛋白饱和度超过10%即有诊断意义；②心肌酶谱监测，如ALT、ASK、CK、CK－MB和LDH等，多在中毒后4～8小时升高，24～36小时达高峰；③心电图，表现为ST－T改变、传导阻滞和心律失常等。

## 四、处理原则

立即使患者脱离中毒现场，置于空气新鲜处，保持呼吸道通畅。给予机械通气、高压氧等治疗。氧疗法是治疗一氧化碳中毒组织缺氧的最有效措施；扩张血管，改善微循环；采用利尿药防治脑水肿及并发症；维持水、电解质及酸碱平衡。

## 五、用药方案

**1. 防治脑水肿**　20%甘露醇0.5～1.0g/（kg·次）快速静脉滴注，4～8小时一次，待2～3天颅内压增高现象好转后可减量；呋塞米20～40mg静推，8～12小时一次；肾上腺皮质激素如甲泼尼龙、氢化可的松或地塞米松，可降低血管通透性，缓解脑水肿，如地塞米松10～30mg分次静推或静滴；对于昏迷时间较长（10～20小时以上）伴高热中毒患者可实施人工冬眠疗法。

**2. 对症治疗**　高热惊厥和烦躁不安者，可给予地西泮、氯丙嗪等镇静剂治疗，如地西泮10～20mg静注；呼吸衰竭者可使用纳洛酮0.02～0.03mg/（kg·次）静滴；应用抗生素防治肺部合并感染；重度一氧化碳中毒者可选用促进代谢药物如细胞色素C、三磷酸腺苷、辅酶A等作辅助治疗。

## 六、建议

广泛宣传一氧化碳中毒的预防方法和急救常识；在急性一氧化碳中毒的诊治中，可根据特异性临床表现对患者评估诊断，及时给予治疗。

# 硫化氢中毒

## 一、概述

硫化氢是无色而有类似臭鸡蛋气味的气体，通过呼吸道进入机体，主要影响细胞氧化过程，造成组织缺氧。大量硫化氢经肺泡吸收进入血液循环及组织细胞，与氧化型细胞色素氧化酶的三价铁结合，影响细胞氧化过程，造成组织缺氧，首先影响对缺氧最敏感的神经系统。硫化氢与黏膜上的水分接触后很快溶解，与钠离子结合成硫化钠，对眼和呼吸道黏膜产生强烈的刺激作用，可引起眼炎甚至肺水肿。

## 二、诊断要点

**1. 毒物接触史**　工业生产过程中可产生大量硫化氢气体，如防护不周，生产场所的空气中硫化氢逾量可导致中毒；有机物腐败的场所，如粪坑、沼气池、下水道及矿井等，都有硫化氢弥散，若工作人员未加防护，吸入大量硫化氢气体可导致中毒，严重时可突然昏倒。

**2. 临床表现**　接触低浓度硫化氢后，患者可有眼部灼热、刺痛感，严重时可引起角膜炎，同时还有咽痒、咳嗽、头痛、恶心、呕吐等症状；吸入高浓度硫化氢后，在数秒或数分钟后即感头晕、心悸，继而产生躁动不安、谵妄和惊厥，很快进入昏迷状态，患者常有血压降低、脉搏微弱、呼吸衰竭，最后可因呼吸麻痹而窒息死亡。如暴露在超过 $1000mg/m^3$ 的硫化氢浓度下，可因呼吸中枢麻痹立即昏倒死亡，称为"电击样"中毒。

## 三、辅助检查

检测血液中硫化氢或硫化物含量、尿中硫代硫酸盐含量可增高。

## 四、处理原则

立即将患者搬离中毒现场并移至空气新鲜处，必要时给予氧治疗；使用特效解毒剂，维护脑、循环、肺等重要脏器功能；对于中毒产生的眼部和呼吸道刺激症状，应局部用药对症治疗。

## 五、用药方案

**1. 亚硝酸钠**　亚硝酸钠进入人体，可使血液中的血红蛋白氧化为高铁血红蛋白，后者的三价铁可夺取与氧化型细胞色素氧化酶结合的硫离子，恢复细胞色素氧化酶活力，产生解毒作用。可予3%亚硝酸钠溶液 $2\sim3ml/$ 分静滴或亚硝酸钠 $10\sim15ml$，加入25%葡萄糖注射液20ml中，缓慢静脉注射。

**2. 亚甲蓝**　高铁血红蛋白形成剂，有低血压或休克不宜用亚硝酸盐类药物，可予亚甲蓝 $10mg/kg$ 入25%葡萄糖注射液40ml中缓慢静脉注射。亚硝酸盐使用过量导致青紫症可用1%亚甲蓝 $5\sim10ml$ 稀释后静推。静注50%葡萄糖20ml加维生素C $300\sim500mg$，有助于高铁血红蛋白还原。

**3. 对症治疗** 中毒产生的眼部刺激症状患者可用2%碳酸氢钠液洗眼，继而2%~3%石硼酸溶液洗眼，再用可的松液滴眼，2~4次/日；呼吸道刺激患者可用5%碳酸氢钠液喷雾呼入，因呼吸道肿胀狭窄而发生呼吸困难时，可静滴氨茶碱和氢化可的松；有支气管炎或肺炎时应用抗生素治疗；血压降低时，可用多巴胺或间羟胺。

# 氰化物中毒

## 一、概述

氰化物种类甚多，常见的剧毒氰化物有氰化氢、氰化钾及氰化钠等。氰化物通过消化道、呼吸道及皮肤进入体内，进入体内后析出氰离子（$CN^-$），可迅速与细胞线粒体内氧化型细胞色素氧化酶的三价铁结合，阻止三价铁还原为二价铁，从而阻断细胞氧化呼吸过程中的电子传递，使组织细胞不能利用氧而致急性中毒。首先影响对缺氧最敏感的中枢神经系统，特别是呼吸及血管运动中枢。

## 二、诊断要点

**1. 毒物接触史** 工业生产氰化物，或用氰化氢作熏蒸消毒时可有氰化氢气体逸出，毒性极大，如防护不周，可致吸入中毒；误服氰化物、高浓度电镀液时亦可中毒。

**2. 临床表现** 根据病程经过，急性氰化物中毒可分四期：①前驱期：眼和上呼吸道有刺激症状，口内有金属味或苦味，伴有头痛、头昏、耳鸣、恶心、呕吐、震颤、大便急迫感等；②呼吸困难期：胸闷、呼吸困难、心悸、瞳孔先缩小后逐渐扩大、伴有头痛、头昏加重，意识模糊甚至昏迷或痉挛等；③痉挛期：阵发性或强直性痉挛，大汗淋漓、大小便失禁、血压下降，晚期可出现肺水肿；④麻痹期：痉挛停止，意识完全丧失，瞳孔散大，反射消失，呼吸循环中枢麻痹死亡。

## 三、辅助检查

①尿液中可检测出氰酸盐或硫氰酸盐；②动静脉血氧分压差缩小。

## 四、处理原则

吸入性中毒者应立即撤离中毒现场并移至空气新鲜处，保持呼吸道通畅，必要时给予氧治疗；口服中毒者催吐、以1:2000高锰酸钾洗胃；发生循环、呼吸衰竭者给予强心剂、升压药、呼吸兴奋剂等对症抢救治疗。

## 五、用药方案

促使高铁血红蛋白形成的药物主要有亚硝酸盐和亚甲蓝，以及新药二甲氨酚（dimethylaminophenol）和对氨苯丙酮（p-aminopropiopphenone）。

**1. 亚硝酸盐** 中毒时应立即给予3%亚硝酸钠溶液10~15ml入25%葡萄糖注射液20ml中，缓慢静脉注射，有低血压或休克者不宜用亚硝酸盐类药物。

**2. 亚甲蓝** 高铁血红蛋白形成剂，1%亚甲蓝10ml入25%葡萄糖注射液40ml中缓慢静脉注射，每4小时一次。

**3. 二甲氨酚和对氨苯丙酮**　　新型高铁血红蛋白形成剂。轻度中毒者口服二甲氨酚 180mg 或对氨苯丙酮 90mg；中度中毒者肌注二甲氨酚 0.4g；重度中毒者肌注二甲氨酚 0.4g，静注硫代硫酸钠 10g，必要时 1 小时后重复半量。应用本品者严禁再用亚硝酸盐类，防止高铁血红蛋白形成过度。

# 亚硝酸盐中毒

## 一、概述

亚硝酸盐为强氧化剂，进入人体后，可使血液中的血红蛋白被氧化成高铁血红蛋白，失去携氧能力，造成组织缺氧。亚硝酸盐对血管舒缩中枢有麻痹作用，可松弛血管平滑肌，使血管扩张，血压下降，易引起周围循环衰竭。

## 二、诊断要点

**1. 毒物接触史**　　亚硝酸盐中毒多为食用亚硝酸盐或亚硝酸盐含量较高的食物，口服亚硝酸钠致死量儿童为 2mg/kg，成人为 1～5g。

**2. 临床表现**　　中毒时患者血液中的高铁血红蛋白含量增高，病人常因缺氧出现头痛、头晕、乏力、恶心、呕吐、心悸、呼吸困难等症状，严重时出现血压下降、惊厥和昏迷等。

## 三、辅助检查

①血液检查可作高铁血红蛋白定性及定量检测；②剩余食物中亚硝酸盐的定量检验。

## 四、处理原则

**1. 清除毒物**　　采用催吐、洗胃及导泻排出体内毒物，给氧及特效解毒药分解排除毒物，必要时输血或红细胞置换治疗。

**2. 对症支持治疗**　　血压下降或休克时可给予缩血管药物间羟胺治疗；呼吸衰竭者给予呼吸兴奋剂尼可刹米治疗；惊厥时给予镇静药治疗。

## 五、用药方案

轻度中毒患者缺氧不严重时，只需休息和饮用含糖饮料，机体的红细胞有很强的抗氧化和还原能力，经 24～72 小时血液中的高铁血红蛋白可逐渐降至正常范围；中毒严重、缺氧明显者，应立即给予低浓度亚甲蓝 1～2mg/kg 入 25% 葡萄糖注射液 20～40ml 中缓慢静脉注射，1 小时后青紫未退者可静注 50% 葡萄糖 20ml 加维生素 C 300～500mg，有助于高铁血红蛋白还原为血红蛋白。亚甲蓝是治疗亚硝酸盐中毒的特效药。

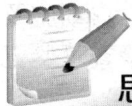

**思考题**

1. 简述急性一氧化碳中毒的治疗原则及常用药物。

2. 简述硫化氢中毒的临床表现及药物治疗。

3. 病例：

患者男性，43 岁，因误服氰化钠昏迷 20 余分钟入院。查体：患者 T 36℃，P 130 次/分，R 15/分微弱，BP 65/95 mmHg。皮肤湿冷，两侧瞳孔等大等圆，直径 3mm，对光反射迟钝，昏迷，口唇发绀，呼气中有苦杏仁味，双肺呼吸音弱，未闻及干湿啰音，四肢强直，有间歇性抽搐。诊断为急性氰化钠中毒。简述救治方法。

# 第四节　动植物毒素中毒

# 毒蛇咬伤

## 一、概述

蛇毒是一种蛋清样黏稠液体，由多种酶、非酶蛋白质和多肽组成，按性质主要分为神经毒、血液循环毒和混合毒三类。眼镜蛇、眼镜王蛇及金环蛇含有神经毒，该毒具有神经肌肉阻断作用，引起横纹肌麻痹，常因呼吸肌麻痹而导致呼吸衰竭死亡；蝮蛇、五步蛇及蝰蛇含有血液循环毒，该毒包括心脏毒、凝血毒、抗凝血毒、纤维蛋白溶解毒、溶血毒、出血毒等，可引起心肌坏死、凝血、出血、溶血、毛细血管损伤等；混合毒既包含神经毒成分，又含有血液循环毒成分。

## 二、诊断要点

**1. 毒物接触史**　通常是被毒蛇咬伤中毒，多发生于夏、秋两季。

**2. 临床表现**　①神经毒表现：患者被咬伤后，局部可有麻痒感、轻度灼痛和肿胀，常易被忽视。被咬 1~6 小时后出现全身中毒症状，如头痛、眩晕、视力模糊、眼睑下垂、声音嘶哑、言语不清、吞咽困难、共济失调和牙关紧闭等，重者有肢体迟缓性瘫痪、昏迷、休克、瞳孔散大和呼吸麻痹等，如不及时抢救可危及生命；②血液循环毒表现：患者被咬伤 3~5 分钟可出现局部红肿、剧痛，迅速向肢体近心端蔓延，有时延及躯干，常伴有出血、水疱及组织坏死；被咬 2 小时后可有全身中毒症状，如畏寒、发热、恶心、呕吐、腹痛、头晕、胸闷，重者可全身广泛出血及溶血，引起血压下降、心律失常、少尿或无尿，最后因心、肾功能衰竭、中毒性休克而死亡；③混合毒表现：常见于眼镜蛇、眼镜王蛇、蝮蛇等咬伤引起，兼有上述两类蛇毒症状，但有主次差别。如眼镜蛇以神经毒为主，其神经毒症状较明显；而蝮蛇以血液循环毒为主，则以血循毒表现较突出。

## 三、辅助检查

①血液检查可有红细胞及血红蛋白减少、总胆红素及间接胆红素增高、白细胞及中性粒细胞增高；②尿液检查可有血尿、蛋白尿、管型尿等；③免疫学血检查可鉴定何种毒蛇咬伤。

## 四、处理原则

**1. 紧急处理**　毒蛇咬伤后应防止毒液扩散和吸收。立即停止伤肢活动，在伤口上方近心端数厘米处结扎肢体，每隔 20～30 分钟松解 2～3 分钟，以免组织坏死。结扎后，立即以口吸毒，并准备进一步处理。

**2. 局部处理**　缚扎伤口上方近心端肢体，行伤口冲洗，局部应用胰蛋白酶 2000～5000U 以 2% 利多卡因 5ml 稀释，在伤口及周围皮下进行浸润注射及伤口近心端作环形注射封闭。

**3. 药物治疗**　尽早足量使用抗毒血清、破伤风抗毒素以及抗生素防治伤口感染；给予防治休克、肾功能衰竭、呼吸衰竭等对症支持治疗。

## 五、用药方案

**1. 抗蛇毒血清**　中和蛇毒的特效解毒药。抗蛇毒血清有单价和多价两种，单价对同类毒蛇咬伤有效，疗效好；多价含多种抗蛇毒血清，抗毒谱广，但疗效稍差。受伤后应及时应用抗蛇毒血清，在受伤后 2 小时内用药效果最佳。注射治疗前应做皮肤过敏试验，若有过敏反应，应脱敏注射。目前国内批准生产的抗蛇毒血清有四种，均为单价血清，分别为：抗蝮镜蛇毒血清 1000IU/支、抗蝮蛇毒血清 6000U/支、抗五步蛇毒血清 2000U/支、抗金环蛇毒血清 10000U/支。一般溶于 5% 葡萄糖盐水中，缓慢静注或静滴。病情严重者可用重复剂量。

**2. 对症治疗**　糖皮质激素可抑制和减轻组织过敏反应和坏死，可减轻伤口局部反应和全身中毒，用量：氢化可的松 200～400mg 或地塞米松 10～20mg，连用 3～4 天；毒蛇咬伤伤口应给予破伤风抗毒素及抗生素，从而防治伤口感染。

# 蜂 类 蜇 伤

## 一、概述

蜂毒是一种成分复杂的混合物，含有多肽类、酶类、组织胺、酸类、氨基酸及微量元素等，蜂毒主要成分为多肽类，包括蜂毒肽、蜂毒明肽等，另外还含有蚁酸等。毒素进入机体，可引起严重的局部炎性反应，若群蜂蜇伤大量毒素吸收，可引起全身炎性反应，严重者可致溶血、出血、急性肾功能衰竭和中枢神经损害等。

## 二、诊断要点

**1. 毒物接触史**　多由于在林区、树上工作或玩耍时，不慎触动蜂窝而被蜂蜇伤中毒。

**2. 临床表现**　蜂类蜇伤后，主要表现为蜇伤局部的红肿、刺痛、瘙痒，烧灼感，有时出现水疱或坏死。群蜂蜇伤大量毒素吸收可出现全身中毒症状，如发热、头痛、头晕、恶心、呕吐、腹胀、腹泻、肌肉痉挛、昏迷等，严重者可出现出血、溶血、急性肾功能衰竭、心肌和呼吸机麻痹等。有特异体质者可迅速发生荨麻疹、支气管痉挛、过敏性休克等。

## 三、辅助检查

①血液检查可有血红蛋白及血小板减少、白细胞及中性粒细胞增高；②心肌酶 AST、CK、CK – MB 可升高。

## 四、处理原则

治疗措施包括：局部处理，使患者保持镇静，结扎被刺部位近心端，除去毒刺、毒囊，局部用药物洗敷；全身中毒症状严重者采用抗毒治疗；有过敏者采用抗过敏治疗；其他症状者对症及支持治疗。

## 五、用药方案

**1. 局部处理**　局部伤口用 5% 碳酸氢钠、肥皂水等洗敷。

**2. 全身处理**　中毒症状严重者，可给予蛇药片或注射针剂治疗，如南通蛇药片、上海蛇药片及针剂均可使用；全身过敏甚至休克者，可予 1:1000 肾上腺素 0.5ml 皮下注射，静脉注射甲泼尼龙 40mg、氢化可的松或地塞米松，服用抗组胺药物，如氯苯那敏、苯海拉明；肌肉痉挛者予 10% 葡萄糖酸钙 10ml 缓慢静注；支气管痉挛致严重呼吸困难者吸入支气管扩张剂，如沙丁胺醇气雾剂，也可静注氨茶碱。

# 河豚毒素中毒

## 一、概述

河豚鱼的卵巢及睾丸、肝脏、血液中含毒素最多，成分主要为河豚毒和河豚酸两种，属于神经毒素，毒性稳定，不易被高温、高压、盐腌等破坏。河豚毒素可选择性地阻断神经细胞及心肌细胞膜上 $Na^+$ 通道的开放，从而阻止神经冲动的发生和传导，使神经肌肉丧失兴奋性，继而使神经中枢和神经末梢发生麻痹，先引起感觉神经麻痹，其次为运动神经麻痹，严重者脑干麻痹，最终导致呼吸、循环衰竭死亡。

## 二、诊断要点

**1. 毒物接触史**　误食或因剖剥、洗涤、烹调等处理不当而致食入中毒。

**2. 临床表现**　进食河豚 0.5 ~ 3 小时后起病，患者出现颜面潮红、口唇、舌尖麻木、上睑下垂、恶心、呕吐、腹痛、腹泻、四肢无力、共济失调、心律失常及呼吸困难等症状。严重者血压下降、言语不清、呼吸困难、瞳孔散大及昏迷等，救治不及时可因呼吸、心搏骤停或休克死亡。

## 三、辅助检查

①心电图检查：可见不同程度的房室传导阻滞；②动物试验：取患者尿液 5ml，注射于雄蟾蜍的腹腔内，于注射后 0.5、1、3、7 小时分别观察其中毒现象，可作确诊及预后诊断。

### 四、处理原则

**1. 清除毒物**　采用催吐、洗胃、补液及导泻等方法促进体内毒素排泄，一般选用5%碳酸氢钠溶液洗胃。

**2. 药物治疗**　河豚毒素分子结构中产生毒性的原因是有一个内酯环，如开环则毒性消失，半胱氨酸就可改变河豚毒素的分子结构从而解毒；全身中毒症状严重者可给予阿托品、东莨菪碱等抗胆碱能药物抗毒治疗；血压下降或休克时可给予缩血管药物间羟胺治疗；呼吸衰竭者给予呼吸兴奋剂尼可刹米治疗；肌肉麻痹者给予士的宁治疗；惊厥时给予镇静药巴比妥类治疗。

### 五、用药方案

**1. 清除毒物**　刺激咽部或1%硫酸铜溶液100ml口服，或阿扑吗啡5mg皮下注射催吐，并以1∶5000高锰酸钾溶液或5%碳酸氢钠溶液洗胃，口服15～30g硫酸镁导泻。

**2. 药物治疗**　注射用乙酰半胱氨酸100～200mg肌注，2次/天，儿童酌情减量；抗胆碱能药物能对抗河豚毒素对横纹肌的抑制作用，参考剂量为阿托品1～2mg/次、东莨菪碱0.3～0.6mg/次或山莨菪碱40～60mg/次，肌注或稀释后静注，每次间隔15～30分钟，直至阿托品化。

**3. 对症治疗**　应用维生素$B_1$、$B_2$、$B_{12}$及士的宁治疗神经肌肉麻痹，士的宁2～3mg肌内注射或皮下注射，3次/天；呼吸衰竭及休克患者，应用呼吸兴奋药，必要时行气管插管或气管切开，以维持有效通气；惊厥时给予镇静药如苯巴比妥、地西泮等治疗；及时补液，以纠正水、电解质和酸碱平衡。

# 毒蕈中毒

### 一、概述

毒蕈俗称毒蘑菇，多数毒蕈毒性较低，中毒表现轻微，但有些毒蕈毒性极高，可迅速致人死亡。毒蕈中所含毒素主要有：胃肠毒素、毒蕈碱、毒蕈溶血素、精神症状毒素及毒肽和毒伞肽等。胃肠毒素含有胍啶和蘑菇酸，刺激胃肠道，引起胃肠道炎症反应；毒蕈碱是类似于乙酰胆碱的生物碱，易溶于水，毒性极强，能兴奋胆碱能节后纤维，兴奋副交感神经，引起一系列中毒症状；毒蕈溶血素可导致机体溶血；某些毒蕈中含有毒蝇碱、蟾毒素等毒素，能引起幻觉及精神异常等精神症状；毒肽和毒伞肽可引起肝、肾、心、脑等损害，对肝损害最严重。

### 二、诊断要点

**1. 毒物接触史**　多因误食或烹调不当而致食入中毒。

**2. 临床表现**　①胃肠道症状：恶心、呕吐、腹痛、腹泻，易发生水和电解质紊乱，严重者可致休克；②毒蕈碱样症状：流涎、流泪、多汗、血压下降、脉搏缓慢、呼吸急促、瞳孔缩小、支气管痉挛等，可因呼吸道阻塞或呼吸抑制而死亡；③神经精神症状：幻听、幻觉、谵妄、精神错乱、昏迷等，有些还可引起四肢麻木、感觉和运动障碍等周围神经炎症状；④血液系统症状：溶血毒素（如误食鹿花蕈）可致溶血，患者可有贫血、黄疸、血红蛋白尿及肝、脾肿大等症状；⑤肝脏损害症状：毒肽和毒伞肽（如毒伞、白毒伞等）中毒常致肝、肾、心、脑等重要脏器损害，尤以肝损害最为严重，可有黄疸、转氨酶高、出血等表现，严重者可死于急性重型肝炎。

## 三、辅助检查

①尿液检查可有红细胞、白细胞及血清肌酐增高；②血液检查可有血清胆红素、非结合胆红素、结合胆红素及转氨酶升高。

## 四、处理原则

采用催吐、洗胃、导泻、补液及利尿等方法清除毒物；使用解毒药和抗蕈毒血清治疗；中毒引起的溶血性反应给予肾上腺皮质激素治疗；兴奋、谵妄、惊厥等神经精神症状可予镇静剂治疗；呕吐、腹泻严重者补液维持水和电解质平衡；急性肾功能衰竭给予血液透析和血液灌流。

## 五、用药方案

**1. 毒蕈碱样症状** 阿托品可阻断毒蕈碱对 M 受体的兴奋作用，缓解其中毒症状。肌注阿托品 0.5~1mg，儿童每次 0.03~0.05mg/kg，每 30 分钟注射一次，直到病情好转后再减量和延长时间间隔维持用药，必要时可加大剂量或改为静脉注射。若患者表现为阿托品样症状时，应慎用或不用抗胆碱药治疗。

**2. 巯基螯合剂解毒药** 含巯基药物可与毒肽及毒伞肽结合，将毒素分子的巯醚键打断，从而保护了体内巯基酶的活性或使失活的酶恢复活性。可选用二巯丁二钠 0.5~1g，稀释后静脉注射，每 6 小时 1 次，首剂加倍，症状缓解后改为每日注射 2 次，5~7天为一疗程。当内脏损害时可予二巯丁二钠 0.5~1g，稀释后静脉注射。

**3. 肾上腺皮质激素** 严重毒蕈中毒引起溶血性反应，中毒性心肌炎、中毒性脑炎时，可给予氢化可的松 200~300mg 或地塞米松 10~20mg 加入 5% 葡萄糖 500ml 中静脉滴注治疗，待病情好转后可改为泼尼松口服。

**4. 对症治疗** 对中毒引起的胃肠炎症，呕吐、腹泻严重者补液维持水和电解质平衡；对肝脏损害者应给予巯基、高渗葡萄糖、谷氨酸、维生素 B 和维生素 C 等保肝治疗；有兴奋、谵妄、惊厥等神经精神症状可予镇静剂治疗；急性肾功能衰竭者给予血液透析和血液灌流等治疗。

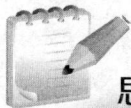

### 思考题

1. 简述毒蛇咬伤中毒的临床表现及治疗原则。
2. 简述毒蕈中毒的药物治疗有哪些。

（杨　帆）

# 参 考 文 献

1. 程德云，陈文彬. 临床药物治疗学. 第四版. 北京：人民卫生出版社，2012.
2. 姜远英. 临床药物治疗学. 第三版. 北京：人民卫生出版社，2011.
3. 郭代红，朱曼. 药学监护典型案例分析. 北京：人民卫生出版社，2014.
4. 中国药学会医院药学专业委员会主编. 中国药历书写原则与推荐格式（2012 年版）. 北京：人民卫生出版社，2012.
5. 陈一岳. 药物治疗学. 北京：中国医药科技出版社，2002.
6. 刘治军，韩红蕾. 药物相互作用基础与临床. 北京：人民卫生出版社，2009.
7. 韦恩（美）等原著；文爱东，罗晓星，张琰，译. 药物相互作用原理与临床应用指南. 北京：人民军医出版社，2011.
8. 邵志高. 治疗药物监测与给药方案设计. 南京：东南大学出版社，2010.
9. Terry L. Schwinghammer 原著；陈东生，主译. 临床药物治疗学病例分析. 北京：人民卫生出版社，2008.
10. 李家泰. 临床药理学. 第三版. 北京：人民卫生出版社，2011.
11. 李幼平. 循证医学. 北京：高等教育出版社，2013.
12. 潘贤仪. 临床实用抗菌药物治疗学. 合肥：合肥工业大学出版社，2011.
13. 陈灏珠. 实用内科学. 第十四版. 北京：人民卫生出版社，2013.
14. 杨宝峰. 药理学. 第八版. 北京：人民卫生出版社，2013.
15. 葛均波，徐永健，主编. 内科学. 北京：人民卫生出版社，2013.
16. 冯起校. 专科医师培训指南 - 呼吸与危重症医学科必读. 北京：人民卫生出版社，2012.
17. 贾建平. 神经病学. 第6版. 人民卫生出版社，2012.
18. 马风杰，徐恩. 神经病学. 人民军医出版社，2013.
19. 吕传真，周良辅. 实用神经病学. 第4版. 上海：上海科学技术出版社，2014.
20. 董为伟. 神经系统疾病治疗学. 第2版. 北京：科学出版社，2013.
21. Headache Classification Committee of the International HeadacheSociety（IHS）. The International Classification of Headache Disorders, 3rd edition（beta version）［J］. Cephalalgia, 2013, 33（9）：629－808.
22. 宋立刚. 药品不良反应与药源性疾病. 北京：人民卫生出版社，2012.
23. 杨泽民，邓剑雄. 药品不良反应学. 北京：中国中医药出版社，2011.
24. 郝伟，于欣主编. 精神病学. 第7版. 北京：人民卫生出版社，2013.
25. 邱明才. 内分泌疾病临床诊疗思维. 第2版. 北京：人民卫生出版社，2013.
26. 张石革. 代谢综合征药物治疗学. 北京：北京科学技术出版社，2014.
27. 陈立，赵志刚. 临床药物治疗学. 北京：清华大学出版社，2012.
28. 张建中. 糖皮质激素皮肤科规范应用手册. 上海：上海科学技术出版社，2011.
29. 阳晓. 内科学. 北京：北京大学医学出版社，2011
30. 徐瑞华，姜文奇，管忠震，主编. 临床肿瘤内科学. 北京：人民卫生出版社，2014.

31. Kent R. Olson, 主编. 董亚琳, 翻译. 药物过量与中毒. 第 6 版. 北京: 人民卫生出版社, 2013.

32. 王怀良, 陈凤荣. 临床药理学. 北京: 人民卫生出版社, 2013.

33. Frederick S, Southwick. 感染性疾病临床短期教程. 第二版. 天津: 天津科技翻译出版公司, 2011.

34. 贾辅忠, 李兰娟. 感染病学. 南京: 江苏科学技术出版社, 2010.

35. 李静, 王艳辉, 田月洁. 药物联合应用手册. 北京: 军事医学科学出版社, 2012.

36. 马亦林, 李兰娟. 传染病学. 第 5 版. 上海: 上海科学技术出版社, 2011.

37. 任成山等主编. 现代临床疾病防治学. 郑州: 郑州大学出版社, 2012.

38. Wilbert S. Aronow, Jerome L. Fleg. Cardiovascular Disease in the Elderly. Third Edition, Revised and Expanded. Marcel Dekker Inc. 2010.

39. 中华医学会儿科学分会呼吸学组慢性咳嗽协作组, 《中华儿科杂志》编辑委员会. 中国儿童慢性咳嗽诊断与治疗指南 (2013 年修订). 中华儿科杂志, 2014, 52 (3): 184 – 188.

40. 中国医师协会呼吸医师分会, 中国医师协会急诊医师分会. 普通感冒规范诊治的专家共识. 中华内科杂志, 2012, 51 (4): 330 – 333.

41. 中华医学会呼吸病学分会哮喘学组. 支气管哮喘控制的中国专家共识. 中华内科杂志, 2013, 52 (5): 440 – 443.

42. 慢性阻塞性肺疾病急性加重 (AECOPD) 诊治专家组. 慢性阻塞性肺疾病急性加重 (AECOPD) 诊治中国专家共识 (2014 年修订版). 国际呼吸杂志, 2014, 34 (1): 1 – 10.

43. 中华医学会呼吸病学分会慢性阻塞性肺疾病学组. 慢性阻塞性肺疾病诊治指南 (2013 年修订版). 中华结核和呼吸杂志, 2013, 36 (4): 1 – 10.

44. 中华医学会皮肤性病学分会免疫学组, 特应性皮炎协助研究中心. 中国特应性皮炎诊疗指南 (2014 版) [J]. 中华皮肤科杂志, 2014, 47 (7): 511 – 514.

45. 中华耳鼻咽喉头颈外科杂志编委会鼻科组. 中华医学会耳鼻咽喉头颈外科学分会鼻科学组. 变应性鼻炎特异性免疫治疗专家共识 [J]. 2011, 46 (12): 976 – 980.

46. Goddard AF, James MW, McIntyre AS, et al. Guidelines for the management of iron deficiency anaemia. Gut, 2011, 60 (10): 1309 ~ 1316.

47. 阮长耿, 余自强. 2012 版血栓性血小板减少性紫癜诊断与治疗中国专家共识解读. 临床血液学杂志. 2013, 26 (3): 145 ~ 146.

48. 丁秋兰, 王学锋, 王鸿利, 等. 血友病诊断和治疗的专家共识. 临床血液学杂志. 2010, 23 (1): 53 ~ 49.

49. Ku LC, Boggess KA, et al. Bacterial Meningitis in Infants. Clinics in perinatology. 2015; 42 (1): 29 – 45.

50. Ferro JM, Fonseca AC. Infective endocarditis. Handbook of clinical neurology. 2014; 119: 75 – 91.

51. Antiretroviral therapy for HIV infection in adults and adolescents: recommendations for a public health approach [J]. World Health Organization, 2010: 19 – 20.